U0208240

湘雅精神医学

主 编 杨德森 刘协和 许又新

科学出版社

北京

内 容 简 介

本书系统阐述了精神医学的基础理论与专业知识,突出湘雅精神医学专业的优势和特色,内容涉及人性的自然形成与社会塑造、心理过程的正常变化及其相互关联、人格的正常变化、人格障碍与性心理障碍,精神障碍的症状学、诊断分类与标准,精神障碍检查与精神科诊断思维,心理测验、药物与其他躯体治疗,以及各种精神障碍的诊断与治疗。最后,分章阐述了公共精神卫生、精神医学与伦理法律问题,以及湘雅心理治疗等。

本书以临床实用为主,透彻讲解公认的学术理论,同时做到各抒己见、求同存异、文笔精炼,适宜精神医学专业长学制本科生、研究生、住院医师、主治医师和进修医师参考使用,也是精神科执业医师的案头工具书。

图书在版编目(CIP)数据

湘雅精神医学 / 杨德森,刘协和,许又新主编 . —北京:科学出版社,2015.3
ISBN 978-7-03-043386-2

Ⅰ. 湘⋯　Ⅱ. ①杨⋯ ②刘⋯ ③许⋯　Ⅲ. 精神病学　Ⅳ. R749

中国版本图书馆 CIP 数据核字(2015)第 029463 号

责任编辑:杨小玲 / 责任校对:张怡君　朱光兰
责任印制:赵　博 / 封面设计:陈　敬

科 学 出 版 社 出版
北京东黄城根北街 16 号
邮政编码:100717
http://www.sciencep.com

北京厚诚则铭印刷科技有限公司印刷
科学出版社发行　各地新华书店经销

*

2015 年 3 月第　一　版　　开本:889×1194　1/16
2024 年 6 月第十二次印刷　　印张:44
字数:1 405 000
定价:198.00 元
(如有印装质量问题,我社负责调换)

前　言

　　中国近百年来，经历了内忧外患、多难兴邦与步入小康的三个不同时期，百年来中华文化与欧美文化，中医与西医，中国教育模式与西方教育模式，存在强势与弱势、吸收与抵制、渗透与兼容、模仿与改进的过程。随着中国经济的进一步繁荣发展，中华文化有望逐渐地走向世界，走向辉煌。

　　湘雅精神医学作为一个医学教育特种专业的发展，首先是向先进的西方科学技术恭恭敬敬地学习，把尽量多的骨干教师、医师派出去访问、进修、科研协作，请他们大部分回来报效祖国，投身学科建设；因故留在国外工作的，要求他们继续科研协作与培训后继外派的师资队伍。与此同时，我们开放课堂、精神病房、门诊、实验室，连续邀请国外合作院校资深教授来我精神科自由从事教学、专病种的医疗与科研资料收集，独立做出他们的诊断与病因分析。我们贡献的是原始资料，收获的是西方前沿学术理念、科研技术、教学与培训人才的不同方法。通俗地说就是，黄猫请白猫合作，逮住老鼠就都成了好猫。

　　其次，发展湘雅精神医学，重点放在高端教育。当国内由全面五年制本科教育转向在少数院校首先试办七年制与八年制时，湘雅医学院精神卫生专业的办学重点便及时向高端转移；当内地20世纪80年代初期恢复医学专业研究生招生时，我们就争取学校与医院领导的支持，突破限额多招，评选博士生导师时，尽量争取名额，致使当前湘雅医学院精神医学特种专业已毕业与在校的博士生、硕士生名额，超过了国内培训总数的一半，许多校友已成为各地专业医教部门的骨干。最值得庆幸的是，他们都以投身科研、教学、公办城市医疗机构服务为人生终极目标，极少弃医经商与改行从政的。

　　最后，我们敢于肯定，湘雅精神医学专业在中南地区是一枝独秀，列入了全国高校评定的重点学科。我们始终积极参与本专业的全国协作教学、科研与医疗活动，精诚合作，不夜郎自大，不以邻为壑，不让合作者吃亏，不让学员无偿劳动，全心全意为发展与繁荣我国精神医学事业，做出自己一份贡献，即"俏也不争春，只把春来报，待到山花烂漫时，她在丛中笑"。事在人为，因势利导，远处着眼，近处着手，同样的舞台，同样的背景，可以导演不同的戏剧，获得不同的演出效果。

　　我们最盼望的是医学教育中贯彻教授治校理念，改革行政为主导办校与市场经济为主导办院的现状，实行自主招生，并在医学教育课程中增加社会人文学科选修课，这对于精神医学特种专业教学尤其重要。忽视社会人文科学在本专业中的教学分量，是被纯生物医学教育模式所束缚的顽疾。

　　百校一面，千师一面，高度统一集中，难得百花齐放。医学特种专业的开办与维持，总有些朝不保夕、举步维艰的感觉。希望今后有一个更适合社会发展需要的专科、本科与长学制医学院校的分工，就专业人员服务农村、中小城镇与大都会城市的不同医疗服务要求，不同社会需求数量，分办不同年制、不同生物医学与人文学科授课比例、不同临床技能考核标准、不同继续教育制度，使本专业各级人力资源各尽所能，各得其所。

有鉴于此，本书由从事于本专业的受邀校友们执笔编写，各抒所长，作为一本长学制本科生、研究生、住院医师、主治医师、进修医师的教科书或参考书。其编写宗旨是：

1. 以临床实用为主，在实用上体现水平。

2. 介绍学术理论只包括公认的定论，讲解透彻。

3. 学术上各抒己见，求同存异。

4. 文笔精炼，惜墨如金，深入浅出，做到三读不厌。

杨德森　谨识

目 录

第一章　人性的自然形成与社会塑造

导语　医学院校教育课程中，缺少人文科学中哲学、心理学、伦理学及人权、民法等知识的必修和选修课，精神科临床医师需要更多了解人的生物性与社会性，特别关注人性与个性。个人为了自我生存与发展，既具有动物共有的攻击性、欺诈性和霸占性等"弱点"，也有合群性、依从性和慈爱利他性等"优点"，其可塑性为后天社会教化提供了前提条件，本章从一种观点或视角，展示了人性形成与发展的一个缩影。

一、人的低级追求与人性弱点

人有天性，有本能，这是人和动物维护自身生存与发展共有的特性。然而，人还是社会性的动物，社会通过不断的社会教育与社会实践来改变人性，塑造人性。

人性有比较低级的欲望追求，显示出人性的一些弱点。正是这类弱点，让人类历史发展充满了缺陷，让社会生活和个体内心不断处于矛盾冲突、挫折痛苦与不安动荡之中。对此，古今中外学者都有明确的描述。春秋战国时代的政治家、法家商鞅对自然人性有过论述，他说："民之性，饥而求食，劳而求佚，苦则索乐，辱则求荣，此民之情也。"意思是说，平民百姓，肚子饿了，就要找食物；太劳累了，就要去休息；生活苦了，就要有娱乐；太屈辱了，就希望得到荣誉和表扬，这就是自然的人性。

荀子是孔子的学生，他在《性恶篇》称："若夫目好色，耳好声，口好味，心好利，骨体肤理好愉佚，是皆生于人之情性者也。"好色，广义地讲，人的眼睛爱看好看的东西，如黄山、张家界的自然风光，苏州、杭州的人文景色；狭义地讲，人爱看长得英俊、漂亮的异性。耳好声，广义地讲，耳朵爱听好听的声音，如音乐、戏曲、相声，大家都爱好听；狭义地讲，喜欢听别人表扬自己，鼓励自己的话，也就是喜欢听好话；口好味，喜欢吃味道好的东西；心好利，每个人心中都希望得到较高的工资、较多的奖金，

买彩票希望中大奖，希望亲戚朋友送他的是他最喜欢的东西；骨体肤理好愉佚，骨骼、肌肉、皮肤喜欢轻松、休息、娱乐，如现今的洗桑拿、做按摩，使躯体感到很舒适，人的本性就喜欢这些东西。荀子主张人的本性为恶。人性当中都有这些内容，每个人都有，多少不一样，承认这一点，才好理解人性。他认为要"化性起伪"，即通过后天教化，才能学会仁、义、礼、智等"人为（伪）"的习性。

明学者黄宗羲则很直白地说："有生之初，人各自私也，人各自利也"，即人一生下来，都要保存自己，发展自己，都为自己的利益而劳作。自私自利是人的本性，如果把个人利益，自己的利益，视为必须完全克制，必须彻底放弃或牺牲的东西，只强调"我为人人"，建立"君子国"，结果是在君子国中，卖方尽量压价，不惜血本，而买方尽量提价，怕占了别人的便宜，按照反常规方式交易，双方争执不下，最终买卖也难于成交。强调人人都要"狠斗私心一闪念"，净化心灵，入神脱俗，只能形成假话、大话、空话、神话。文化大革命时期的"讲用会"只起到扭曲人性，压制个性的作用，不如提出"利己利人"、"互惠双赢"的当今人类普世行为准则，更切实可行。

清末有学者谓："古来儒者立说，无不以利己为人道之大戒，此不近人情之言也"，即儒家认为人不能利己，利己之心必须戒掉。这种说法是不符合人的本性的。

战国时期韩非说："舆人成舆，则欲人之富贵；匠人成棺，则欲人之夭死。"做轿子的人，希望人都

富起来,人人都有轿子坐。现在卖轿车的人,希望大家都富贵起来,他的轿车生意就很好。做棺材的木匠,他就想,大家早点死,棺材生意好,周转快一点。本性都是希望他的生意做得好一点,这两种商人,一种想法是利己也利人的,说出来大家都能接受;一种是损人利己的,这样想、这样说,别人都反对。虽然市场是以供需情况来调节的,并不受个人好恶的影响,但是有些社会职业有损从业者的名声或健康,必须有社会补偿才能有人去干,例如大家都不太自愿去干的丧葬业。这就要使从业人员获得较高的工资、福利收入,而他们也要做到"天上(死者)人间(亲属)都满意",这样就达到了爱岗敬业与互惠双赢。

告子也是孔子的弟子,他说:"食色,性也。"好吃,好色,这是人的本性。孔子本人也说:"吾未见好德如好色者也",即我没有见过追求道德高尚的人有追求美色的人这样多。因为道德是根据社会与他人的利益需求,控制个人的行为、约束人的生理本能满足方式的。人需要通过社会教化才能在适当范围内改变他的本性,所以,追求道德高尚的人,愿意上德育课的人,愿意接受思想教育的人,愿意接受行为规范的人,愿意接受纪律约束的人,总不会比要求直接满足本能欲望的人那样多,那样自发与自觉,需要持久的、艰难的后天教育工程来塑造,如直接灌输法、典型引导法、志愿参与法、强制惩罚法等。教育工作者都知道,凡是符合他本性的,你不教育他都会,都愿意去做;与他的本性不符合的,便难于让他轻易地直接地来接受,而要用以奖励为主的条件反射方法来塑建。

清代学者鞠普说:"若男女相悦,正也,非奸也;乐也,非淫也。"男女到了青春期以后,性成熟以后,互相都有一种吸引力,这是很正常的现象,很令人心动、向往的事,不一定就是淫乱。所以孔子的礼教提出,"男女授受不亲",男女大防等都是人为约束他的本性,对人的本性加以限制,并与此同时给一条正当的出路,即男大当婚,女大当嫁。至于现代文明社会为了追求高学历、高职务、高回报而将适婚年龄延迟十年甚至更长,把生育数量限制到最少,这样做究竟是人性的进化,还是对人性的压迫,要等历史发展到一定的阶段才能得出正确答案。老和尚让小和尚下山,告诉他女人是老虎,不能看,小和尚回寨时说就那东西好看,这就是本性;你不让他看,这是剥夺人的本性的爱好,他做不到。人有低级的追求,就是他的弱点所在。利用别人的种种弱点来"钓鱼",即利用他人好色、好斗、嗜赌、贪财,设局勾引,是谋取不义之财与谋取不正当社会权势地位的惯用手段,历史教训虽多,活报剧仍不断重演,其热闹程度视当时社会风气而定。不是听当今政府说得怎样,而是看当今政府做得怎样。

清戴震曰:"饮食男女,人之大欲存焉。圣人治天下,体民之情,遂民之欲,而王道备。遂己之欲,亦思遂人之欲,而仁不可胜用矣;快己之欲,忘人之欲,则私而不仁。"国家领袖治理国家,体察民情,顺应人的欲望,就是王道。做国家领袖的,首先考虑满足自己的欲望,例如过去皇帝,有很多的嫔妃,可纵情欢乐;若是也能想到满足别人的欲望,让平民百姓都安居乐业,那就是施行仁政,就是很仁爱的人了,帝王的仁爱就用不完了。如果只满足自己的欲望,忘记别人也有同样的欲望,那就是自私而不仁。历代帝王自己三妻六妾,七十二嫔妃,却把在内宫服务的男性(太监)从小阉割、培训,就是很残酷不仁的措施;死后强迫妻妾殉葬,表扬自愿殉葬的,更是精神奴役、礼教杀人、穷凶极恶的惨剧。古今中外都有专制政权,把男女百姓长时间分营,吃大锅饭,集中生产劳动,组织女兵上阵厮杀,或到处建立改造营地,这也是一种不仁或不人道,违反人性的措施,虽然百姓苦不堪言犹山呼万岁,达成不了真正的内心和谐,建立不了和谐社会,建立不了真正的太平盛世。

清李庆芳讲:"贪夫死利,荡子死色,夸夫死名",是指纵欲也没有好结果。贪官死于利诱,花花公子葬于情场,沽名钓誉的人,最后以身败名裂告终。纵欲不能带来持续的快乐,不能带来终极的幸福。

古希腊哲学家亚里士多德说:"多数人生来愚昧、懒惰、贪婪、残忍"。人天生是愚昧、懒惰的,而勤奋、勤劳是后天训练的。社会倡导的都是以勤奋好学为荣,以愚昧、懒惰为耻。

人都是很贪婪的,而且都是贪得无厌的;人也是很残忍的,从历次战争可看到成千上万的人互相残杀死去,17世纪是100万,第二次世界大战死了几千万人。纳粹德国的法西斯集中营、日本的南京大屠杀等,都显示了在专制政权的压迫与蛊惑下,人性残忍的一面。

康德认为个人之间无休止的争斗(恶),反而是人的潜能得到发展的根源。人类要有斗争,才有发展。

德国黑格尔说:"当人们说人的本性是恶这句话时,是说出了一种伟大得多的思想","恶是推动历史前进的原动力"。

恩格斯说:"正是人的恶劣的情欲……贪欲与权势欲,构成了历史发展的杠杆。"

我们现在引入竞争机制,搞市场经济,让一部分人先富起来,推动整个社会的发展,意想不到在改革开放的三十年间,中国的经济面貌得到了显著改变。而过去有同样一段三十年时期,斗富人、斗地主、均贫富,达到了贫穷普遍化,大家以穷为荣,以苦为乐,搞的是很原始的共产主义。邓小平说过,贫穷不是社会主义。我们不要只看到人性恶的消极一面,而忽略它是促进社会发展的动力的积极一面。老一辈人老叹息"人心不古,世道衰微"、"人欲横流,道德沦丧",对社会转型期的权钱交易、权力寻租、迅速形成新的权贵阶层、不公平竞争现象形成贫富差别悬殊、社会保障滞后深感悲观,想念均贫年代。事实上千年以来儒家的复古守旧,不求发展创造财富,强调"为富不仁",控制人的基本欲望的追求和满足,只会使社会停滞不前,生活难于改善,在全球化、科技现代化过程中,国家与民族就难于自保。所以要向前看,推动民主化政治改革进程,衣食足同时讲礼义,讲诚信,讲公德,力求经济建设与文化建设共同繁荣与发展。

二、人性常见弱点分类

(一)趋利(reward dependence)与避害(harm avoidance)方面

杂技表演中,驯兽员手里拿着好吃的东西,塞到动物嘴里去,作为奖赏;此时如果剥夺食物的话,它的下一个动作就不做了。这就是利用动物的趋利(求食获得奖赏)来定向塑造行为。

与动物一样,人也是趋利的。人的趋利表现在:

(1)大众有爱接受奉承、接受表扬的倾向:人都是求有好名声和好口碑的,即求荣求奖。你要他表现出你要塑造的行为,就要给他奖励,给他发奖状,奖劳模,奖英雄,号召大家跟着去学,跟着去做,就要利用人的趋利特性,奖勤罚懒,奖善惩恶。

(2)大众有爱图小利、占小便宜的倾向:街头清仓大甩卖,紧跟托儿排队抢购的,都是在从众心理引导下,为贪便宜买来自己无用的伪劣商品。

有些人搞传销,盼牛市,赌彩票,求暴利与暴富。传销与炒股都曾风行一时,在几个月之内,想要得到几十万,真正得到的是在传销链塔尖的一两个人,其他的下线底层贪求速富的人(受骗的本人与自己再骗来的亲戚朋友)都是弄得本钱丢光,食宿路费全无着落的。

(3)有人表现争权夺位,好色聚财,贪得无厌的倾向:古今不少政府官员对于权、钱、色,总是贪得无厌,多多益善,拼命亦在所不惜,以致年年反贪防腐,年年丑闻不断,严重到了卖官鬻爵的程度。

(4)有人表现讨好、巴结、紧跟在位有权利可图的人:这种人工于心计,善察言观色,摸清主子(靠山)的爱恨情仇,投其所好,低三下四,不计人格尊严,出卖色相;或者是拉关系,结帮派,唯求分享好处。

(5)大众有临难求苟免,遇困求天助的倾向:贪生怕死,温顺、屈从于妖鬼天神、救世主。为了避免自己当前的苦难处境或者是祈求来生的幸福承诺。各种宗教与迷信、邪教大行其道。

人都是避害的。怕惩罚,将被惩罚的事,有的人不会去干,有的人不敢去干,即不干社会与他人指明是错误或犯罪的行为;他要是被某种欲望驱动,鬼使神差,明知有罪错,还是心存侥幸或冒险去干了,那么他就必须为行为后果负责任。所以,用惩罚的办法在一定程度上可以控制危害社会的行为、使别人受害的行为。

人之将死,例如在医院检查发现癌症已入晚期,便有不同的表现:有人惊慌失措,因为蝼蚁尚且贪生;有人愤慨苍天无眼,好人(自认的)并无好报;有人焦虑抑郁,寝食俱废;有人心存侥幸,否认诊断的正确性;最滑稽的是少数无神论者开始寻求精神支柱,不分释道耶稣,叩头如同捣蒜,竟如此贪生怕死。

(二)趋乐避苦(pleasure pursuing and suffering avoidance)方面

(1)大众有爱声色犬马,喜吃喝玩乐的倾向。原来这些嗜好都是贬义词,可是反问自己,谁不爱吃,谁不爱喝,谁不爱玩,谁不求乐。人都想吃香的喝辣的。谁愿意追求痛苦?谁不希望娱乐?种花养鸟,琴棋书画,饲养宠物,按摩足浴,歌舞旅游,电视电影,健身活动,都是各有所好的正当娱乐。

(2)大众有好吃懒做,好逸恶劳的倾向:如果说人人都有天生的热爱劳动的天性,像工蜂、工蚁那样,终生劳动不息,或者是像老黄牛那样,"不用扬鞭自奋蹄",即热爱劳动是人的天性,而不是后天环境塑造的结果,那只是未获科学论证的美言而已。农民工一天工作十个小时,十二个小时,是非常苦的;过去所谓的血汗工厂,奴隶矿井,现在还有;农民工卖苦力图生,把体力、健康都消耗在这里面,几年下来,有病有伤或有慢性职业中毒的,遭到无情地抛弃。他们很勤劳,和我们几千年以来的祖祖辈辈的劳动人民一样,看来自觉自愿,但都也出于生活所迫。

从七天工作制改六天工作制,大家高兴,从六天改到五天,大家还是高兴,如果五天再改到四天工作制,有谁反对?八小时改七小时,谁反对过?七个小时改六个小时,谁又会反对?生产进一步发展,每周工作20小时,是指日可待的事。生产上去了,工作时间减少了,劳动才会和娱乐一样,真正成为生活的需要。

(三)喜争、好斗,喜新、求变,追求刺激(risk seeking,novelty seeking)方面

(1)人都有攻击性:包括肢体和言语攻击与消极抵制(如配偶之间的冷暴力),其族群内攻击性类似猿猴(杂食),弱于虎狼(食肉)而强于羊兔(食草)。

攻击性包括对他人、社会、自然界的仇恨、凶杀、虐待、破坏、残忍、报复(报仇与忘恩不报)。人类之间有许多家庭不和睦,同事不和睦,到处都在窝里斗,搞不好关系的现象。婆媳难于相处是老大难的问题,爱人之间闹着要离婚的在我国由于改革开放,配偶经济独立,个性解放等多种原因而有逐年增加的趋势。美国离婚率为50%左右,我们也达到10%以上了。还有家庭内弱智、残疾、生活难于自理的老幼成员的被歧视、受虐待等,这些情况从原始人类到今天的人类中都是普遍存在的,经济发达国家靠政府投入人力、财力与社会救助来弥补,表现出社会的进步。人人都有爱心、同情与怜悯之

心的一面,与此同时,人人也有互相嫉妒、憎恨和冷酷的一面;既有宽容的一面,又有报复的一面。人类是隐恶扬善的,要他们随时把恶的一面展示给你看,那是不可能的,也是不现实的。但只要有一定的土壤和气候(出现战乱与治安真空,出现家庭经济困难,在饥荒大灾年代,在人为制造内部仇敌、斗争与动乱的年代),就会自动暴露无遗。

(2)人都有欺诈性:无人没有说过谎话,包括善意的谎言在内;你听到别人当面对你说的好话中,如果分不出其中一部分是假话,那么或者是你自己智力不高,或者是低估了别人的智力,因为大家都知道,傻子才不会说谎。但又由于表扬的不实之词仍比批评的实话听来顺耳,所以大众才选择多讲好话,即"多栽花,少栽刺"的交际策略。

欺诈性的内涵包括阴谋、陷害、诬告、猜疑、幸灾乐祸、愚弄、挑逗、恶作剧等,动物里面有,人类里面也有,只是表现形式与复杂程度不同而已。

人的本性里面就包含上述的内容,是许多课本都避而不谈的。为什么?因为这个社会是劝善的,避开谈阴暗面的。佛家也好,道家及世界各国宗教教义也好,共产主义理论也好,都谈好的一面,都掩盖人类恶的本性。我国曾有一段时间内,盛行阶级分析方法,一旦有恶的表现,就说那是资产阶级思想影响,那是剥削阶级的影响,那是旧社会的影响,假定无产阶级天生就是善良的,是没有这些缺点的。但是消灭剥削阶级几十年后,两三代之后的小孩子身上,还大量显示这些东西,那又作何解释呢?其实这里面有人的生物性表现,不完全是社会影响、资产阶级影响、外来的进口的影响,如果说都是因为:"窗户打开了,苍蝇也跟着进来了",这样的解释就简单化、公式化了。你说这些都源于人的本性,不怕道学家骂你海淫海盗吗?其实大部分人类之中表现的弱点,不良习性,都是土生土长的,自古就有的,根源在本土、在人性,社会影响是土壤与气候问题,这才是比较科学的解释,也是建立和谐与文明社会需要深思的问题。

(3)人都有好奇性:爱游戏、赌博、探险,科学探索,这是人的天性。猴子、小狗、小猫,到处玩,到处乐,它好奇,打打闹闹;儿童也是如此。一定要给他充分的时间游戏,从游戏中学会生活,学会工作与人际交往。

你说赌博的人是少数人,但人口中统计50%以

上的人广义说都参加了赌博;赌博作为一种文化现象有悠久的历史,在原始社会末期、奴隶社会初期就有了赌博,人在许多场合都会不惜一搏,这是人的天性,在儿时与青壮年中尤其明显;商场也是搏,战场也是搏。彩票、福利彩票、足球彩票,就是国家办的赌博;赛马、赛足球、六合彩、股票,里面都有浓厚的赌博成分;下棋、打扑克、玩麻将,小孩子喜欢猜拳、玩弹珠、猜卡片来分胜负,也是赌博。赌博包含个人对未来机遇的预测,与满足人类追求心理刺激的需求有关。

好奇的人爱探险。为什么有人不要命地去大江源头漂流,有人要骑着摩托车跨越长城、跨越黄河峡谷,有人攀登高寒雪山、徒步穿越沙漠、几百米高空走钢丝,这就是人们探险精神的表现。许多杂技、魔术的设计,就是要满足人的好奇、探险的这种心理需要。爱游戏,爱赌博,都是比较外向的,比较开拓的,比较好动的,比较求新的,比较有探索精神的那些孩子们的表现,常被老成持重的家长们所反对,其实关键在于引导,而不是单纯把它当做一种恶习,当做一种坏品质来对待。

三、欲求与价值取向

(一) 事业追求

事业追求十分投入的人:安排过多工作,牺牲业余休息时间,刚健有为,自强不息,"吃得苦中苦,方为人上人";这种人往往不照顾家庭生活,不注意身体健康,是争强好胜永无止境的工作狂,日本和中国青年中间,为集体,为公司,为个人前途艰苦奋斗的,大有人在。

按儒家的观点,按政府,按社会的要求,每个人应当刚健有为,自强不息,"吃苦中苦,做人上人"。今天寻找公务员工作岗位,求职、上岗竞争激烈,在工作岗位上,晋升提拔,十分不易。我国基层当前盛行的公关型社会,要向更为文明的法理型社会转变,有待社会的继续进步。许多人艰苦打拼到中年,活到五十几岁,便积劳成疾,得了一身的病,如高血压、冠心病、失眠症。但他们对社会做了贡献,自己做了牺牲,牺牲了健康,牺牲了娱乐,牺牲了个人的休息时间。为什么他们要这么去做,这决定于他们的个性、人生观、价值观。

美国、法国或是德国的总统很忙,他们除周末休假外,每年还定期到外地休假,在中国国家总理级别以上的高官,无不日夜操劳、政绩卓著,他们为人民所爱戴,却从来不会为自己安排休假;经常出国与节假日下基层,也不带家属。这种作风源于大公无私、为民垂范的中华文化特色。在中国,公开受表扬的是一心为公,一心为民,积劳成疾,得了癌症也不休息的、英年早逝的基层与中层干部,宣扬公而忘私,公私对立而不兼顾的行为,这也是当今中华文化特色的一个方面表现。

一般平民百姓劳动只为生存与生活得到逐渐的改善。广大群众身处中流,压力就没有这么大了,心理上就没有这么多负担,中年以后,"五十而知天命",持超脱态度的人,便可"为而不争",随遇而安,顺其自然,"不敢为天下先",他们可能长寿,只是对社会贡献少一点,可能其社会消费也少,收支持平。中国当前有数亿提前下岗、退休、离休、离职、失业的闲人,靠政府养着,心中还有各种怨气。对芸芸众生,就只要求他们安分守己,维持社会稳定,不找既得利益阶层的麻烦,就算天下太平了。

工作十分投入而搞得焦头烂额的人前来医院就诊,医师就要告诉他超脱一点,实行心理减压、减负;对十分超脱的人,明天没有早餐费用仍然不急的人,就要劝他多投入一点,发现与发挥而不是埋没自己的潜能,鼓动他的成就需要,鼓动他求荣求奖。少年要意气风发,敢争上游,但也不必把竞争对手都视为仇敌,如果互相嫉妒排斥怨恨,自己心里也就没有了阳光与蓝天。青年人是不能超脱的,要尽力而为,制定奋斗目标却要量力而为。老年人对此要超脱一点,特别是下了岗,退了休,不要跟现在的中年人比,不要跟现在的领导比,不要和有钱有地位的人去比,要与处境更差,温饱难得的人去比,因为每个人的社会地位与个人成就都处在马拉松跑道的一个点上,比上不足,比下有余。攀比要挑选好参照指标。

(二) 名誉、权位追求

十分投入者:重视名誉地位和权力,希望获得社会与他人的表扬、赞赏与尊重,希望成为新闻人物、先进、模范;争强好胜,喜欢与人攀比。盼望有权有势,喜欢发号施令,指挥他人,自己说话要能够算数;非常爱面子,人格不能受侮辱,不愿接受别人的指挥。

现在"感动中国"受媒体大力宣传的,一种是科学巨星,如成功设计与制造核弹与导弹的开局元勋;一种是平凡工作岗位特别尽职尽责的,如终年徒步跋山涉水为农民服务的乡村邮递员;一种是家境富裕、乐善好施,自己远赴他乡,常年投身去照顾灾后孤儿、艾滋病、麻风病患者或其他残疾人群体,显示大爱忘我的人;一种是自己温饱不足却省吃俭用,将收废品、卖小吃的微薄结余,慷慨捐给因贫失学儿童的人;一种是并非直系亲属却多年艰苦积蓄,代还巨额债务的诚实守信农民兄弟;一种是幼年当家,照顾病残长辈,起早贪黑做家务,勤工俭学,品学兼优,孝道为先的少年;一种是大学毕业自愿去偏远山区、少数民族地区从教、从医,终生无悔,以及因学历不达标,长年拿低补助的乡村代课教师,他们得到的是较少的报酬,做出的是较多的贡献。我国当前对于富帮穷的善举,常视为是应尽的义务,应向社会回报,有人提议限制他们的资金外流,这里多少有些仇富的思想反映。对其大额捐助义举,后来只查是否落实,不问支付能力是否遇到困难;而对穷帮穷,就特别感动,也就不问他的支付能力,不劝说他留足口粮,再捐余粮,也不去设想将残疾人家庭年幼子女,和长期服刑的犯人子女一样,从其苦难童年生活中解救出来,另行社会寄养,家庭认养,社会托管。因此,对来自弱势群体的义举受到表扬,在感动与震撼之余,还留下令人揪心的担忧与遗憾。

对此持超脱态度者:不求有功,但求无过;淡泊名利,远离权贵,不沽名钓誉,不计较地位、待遇;不求富贵,不慕荣华,深谙老庄哲学,适合老年养生。

(三) 财利追求

十分投入者:唯利是图,利润挂帅,金钱可以交换一切其他需要;相信"人为财死,钱可通神",见利忘义,十足拜金。

对此持超脱态度者:文明经商,合法谋利,不求富贵,不慕荣华;量入为出,省吃俭用;粗茶淡饭,安于清贫。

(四) 配偶追求

十分投入者:相信爱情至上;以美满婚姻为最高幸福,为恋爱与婚姻付出大量时间;不尽悲欢离合,情意缠绵,最顾家庭;或在烟花楼巷,浪迹一生;或水性杨花,门庭若市。

对此持超脱态度者:视恋爱婚姻为例行公事,爱情生活不过是粗茶淡饭,夫妻相聚是过日子,生儿育女是尽责任。

(五) 价值冲突

个人内部与不同人群之间的价值冲突,是十分常见并将永恒存在的现象。意识到这种差别和冲突,在和谐社会建设中,领导者采取尊重与宽容的态度,是明智的选择。因为每个人各自的需要、欲望、兴趣、爱好不尽相同,而且与他人利害无关,不必干涉。

在历史与现实中,由于不理解价值的多样化,不接受价值冲突普遍存在的事实,曾导致一些极端化的观念与简单粗暴的做法,排斥他人的价值观念与价值标准,或将自己的价值观念与价值标准强加于人,强加给下级,强加给子女,强加给亲人。作为唯一真理或终极标准的极端主义想法和做法,"家长制"与"一言堂",常被历史发展事实所否定。

小伙子娶了一个外国女孩为妻,大家都为他祝贺,像是占了便宜似的;中国美女外嫁,大家就不怎么高兴,像是吃了亏似的。在少数民族与汉族通婚过程中,也遇到同样的情况。其实,汉朝王昭君出塞与唐朝文成公主和番,换来几代人之间的民族和谐,功莫大焉。

价值是人的一种选择。讲价值观,生命、爱情、自由都有价值,有法国人说过:生命诚可贵,爱情价更高,若为自由故,两者皆可抛;但是生存权毫无保障的条件下,得到的个人自由也只是奢侈的装饰品。也有人认为金钱是万能的,更有人认为金钱本身只是供交换的中性通货,虽然有它不是万能的,没有它也是万万不能的。金钱不是一切,人间更有金钱买不到的真情实义。社会走向共同富裕之后,拜金主义会逐渐地淡出历史舞台,精神文明价值才会显示出它的终极魅力。

四、人性中的优点与高级(社会性)追求

(一) 古今中外学者论述

汉学启蒙读本《三字经》提出:"人之初,性本善。性相近,习相远。苟不教,性乃迁"。说的是人人生性都是善良的,后天环境中的习性形成,则差异显著,于是近朱者赤,近墨者黑。

孟子《性善论》提出:"恻隐之心,人皆有之

（仁）；羞恶之心，人皆有之（义）；辞让（恭敬）之心，人皆有之（礼）；是非之心，人皆有之（智）。"而且都是生而有之的，不是后天通过教育学来的。孟子举了一个例子：一个一两岁的小孩，正向井边爬去，即将跌落，旁边过路的行人见此情况，都会自发的向前施救，这就是人人都有天生的怜悯之心或恻隐之心的证据。据现代儿童心理学的观察与研究，儿童之间的同情心与嫉妒心，友爱与仇恨心在早年即有表露，而羞恶与是非之心，是与行为道德意义的识别与判断同时发展的，要到学龄期才有所表现。至于孔融四岁让梨，大梨给哥吃，自己吃小的，证明人有天生辞让之心，那不是儿童中常见的现象。

孟子所说是非之心、羞恶之心，是在儿童心理发展达到一定年龄，开始形成对错、善恶观念之后才出现的，不是生而知之的，是学而知之的。

君子，圣贤，德高望重的人，都是靠；正心、诚意，修身齐家，即后天修养、久练而成的。孟子（《滕文公下》）提出做人的原则："得志与民与之，不得志独行其道，富贵不能淫，贫贱不能移，威武不能屈，此之谓大丈夫。"，孔子提出"君子之道，仁者不忧，智者不惑，勇者不惧。"理想的圣贤人格是集忠、孝、仁、义于一体，兼智、仁、勇三德，正道直行，天下为公，终达"内圣外王（内效圣贤，外行王道）"的高标准。这些品质都是后天教育塑造形成的，不是天生人性自然发展而成的。

有学者提出：人有求真（科学、知识），向善（道德、价值），爱美（文学、艺术），求安（宗教、治安）的需要。对真理的追求，道德的自律，艺术的创造，显示出了人的高级需要与尊严。

有学者提出：人有自由与自觉劳动的需要、社交与娱乐的需要、享受与发展的需要、自我完善与自我实现的需要。

费尔巴哈提出：凡是活着的东西就有爱，即使只爱自己和自己的生命。只有在爱（的关系）中，才有人与自然的和谐，才有人与人的和谐，才有人的自由。人性有追求人道（仁爱，博爱）、自由、平等、民主、公平、理智的天性（阶级性是人性的特殊分化）。

（二）人性优点的表现

1. 追求自由，追求个性解放

动物都有追求自由的天性，野生禽兽被捕之

后，在牢笼中有不停抓咬挣扎体力衰竭致死的，有拒食饥饿而死的，有刨地三尺企图逃走的。至于牛耕田、马拉车，也是经过世代驯化，还要自幼加上鼻栓口铁与缰绳，不断鞭策训练，才成为人类的"驯服工具"的。各种专制政权所施的愚民政策，都采取限制自由、封锁外界信息、软硬兼施、还要达到感恩戴德的权谋作法。

自由传达思想和意见是人类最宝贵的权利之一（法国《人权宣言》）。思想自由在立法上是一种绝对的自由，任何人、任何法律无法干涉他人自由的思想，只能限制其行为。

但言论是一种行为，它受到法律的规范。行使言论自由权时，以不侵犯他人自由为限，即言论不得侮辱或诽谤他人，也不得煽动他人犯罪、败坏道德、妨害社会治安。

政治言论自由是判断专制与民主政府的试金石，在西方民主国家中，它包括：批评和反对现行法律的言论自由；批评政府的自由；发表言论宣传和支持各种政治见解、观点、学说和信仰的言论自由；批评执政党的言论自由。人是生而自由的，但却无所不在枷锁之中（卢梭《社会契约论》）。限制思想与言论自由不利于发展真理，正确的意见也需要反对意见的刺激才能充满活力。

中国文化传统提倡安分守己，谨言慎行，以服从为天职，如对妇女要求"三从"：少年未嫁在家从父，既嫁从夫，老年夫死从子，"四德"要求妇德（道德）、妇言（辞令）、妇容（修饰）、妇功（手艺），压抑妇女自主发展的个性。不过，当年反其道的激进妇女解放运动口号为："三从四德打狗屁，贤妻良母是猪婆"，也不为中国社会大众所接受。讲求温良恭俭让的淑女之风，总比提倡做望而生畏的女强人更为男性为主导的社会所接受；我们继续提倡妇女做贤妻良母，作为东方女性（包括日、韩等国）特有的美德，它具有东方文化的永久魅力。

（2）追求平等与社会保持地位等级差别：群体动物在觅食与逃生活动中就有领头羊、领头雁，它们临时或在较长时间内充当"领袖"，是因为个头较大，或者是凶猛好斗，其他同群个体便尾随紧跟。而蚁群、蜂群，则蚁王、蜂王与工蜂工蚁已有外部形态与内部谋生与繁殖分工的明确界定。到了猴群，不定期出现猴王位置的争夺战，猴王有带头冲锋陷阵，保家守土的义务，同时有"妻妾"满堂，"吃香喝辣"的优先权利。但是不如人类的世袭继承制想得周到，猴群王位不能继承，一到年老体弱，就被赶下位来。

个人的天生素质、能力是不平等的，个人后天的努力：德能勤绩的表现是不一致的；对社会要求平等（平均）分配并不公正。每个人在获得政治、法律地位平等之后，经济地位、社会地位、学术地位也是不平等的。任何政府都设官衔、军衔、学衔，划分不同工种技术等级，教师、医师、公务员都设等级，按贡献大小，给予不同的报酬，选贤与能，奖勤罚懒。社会经济要发展，就必须引入竞争机制，在劳动分配上，多劳多得，奖励劳动发家致富。保持一定的分配差距，同时防止贫富悬殊差别过大，利用所得税、遗产税与社会福利保障政策，进行第二次分配，加以调节。

工作职务完全无等级、分配待遇完全无差别的平等社会，只能存在于幻想之中。从太平天国到个别兄弟友邦，集体出工，吃大锅饭，全国人民都当公社社员，只讲贡献，不计报酬，由带着封建思想、无政府主义思想的农民革命领袖，采取比较激烈的阶级斗争与独裁专政方式，引军跑步进入的，只能是生产比较落后的、比较原始的共产主义。结果不言而喻，此路不通。我国总结了充分的历史经验教训，也看到了苏联解体与东欧剧变的严峻现势，不当"领头羊"，不输出革命，也不作"冤大头"，也停止"窝里斗"，另走一条以经济建设为中心，可持续发展，同时进行政治改革，建设和谐社会的道路，为中华民族的振兴与国家的长治久安，逐渐地找到了一条阳光大道。

3. 追求博爱

绝大多数人追求一个互助合作、相互关爱、和睦相处的人性化社会。我国政治生活中，经历过从斗争哲学到以和为贵、从党同伐异到求同存异、从不同而斗到不同而和、从坚持原则不怕"鱼死网破"到调和折中韬光养晦、从你死我活到互惠双赢等，都是从以阶级斗争为纲转变到建立和谐社会、和谐世界为目标，在认识与政纲上的一次脱蛹化蝶的升华。

中国文化传统是亲亲（爱有差等）。在现实生活中爱有等级顺序，对待亲人与陌生人是有差别的，而不是平均分配、人人均等受惠的。人如何排

列自己所爱的对象级别的呢？按顺序，人首先爱自己，其次才是配偶，再次是子女，再次是父母，再次是旁系亲属，再次是邻居朋友、同学同乡，最后才是素不相识的陌生人，以及动物、生物界、自然界。

从动物界到人类，爱源于共同生存与发展的需要，首先是对自己和配偶的爱，它符合人类求生存与求繁衍后代的生理需要。抚幼行为是一切雌性动物的本能，动物中不少雄性也分担孵卵、为雌幼提供食物与防卫的服务。因此，爱源于爱情与亲缘关系，把自己、配偶和子女，即核心家庭的成员，摆在前三位，一般并无异议。但也有一些女士认为，爱子女应摆在爱配偶的前面，她们的母爱胜于性爱，可能在从幼年、中年到晚年，排序有所变动。所以"幼年丧母，中年丧偶，老年丧子"才最感悲痛。

冰海沉船演绎了不少动人故事，坦泰尼克号旅游船航行海上时，一对青年男女迅速相识相恋，不久船触冰山逐渐沉没，男主角找到一个救生圈给了女友，即把生的希望留给了女友，而自己漂浮在女友周围寒冷的冰海中慢慢冻僵死去，多年后女友重访打捞起来的沉船，一曲"永恒的爱"，怀念旧情，催人泪下。为何影片与主题歌如此感人，因为男主角颠倒了"爱有差等"的排序。

在爱有差等的排序中，子女与父母的排序是子女在前，父母在后的。抚幼是一切动物包括人类共同的本能或本性，而孝亲养老是人类社会后天教育中形成的独有的美德。

在动物界，古人提出"羊有跪乳之恩，鸦有反哺之义"，把孝亲行为普及到动物之中，增强说服力。但是生物学家看到的动物行为，却有另外一种解释：小羊在母乳喂养之下，逐渐的长高，母乳头位置较低，前肢必须屈曲，才能继续吸乳；幼鸦学飞的一段时间内，与母鸦同巢，含些许食物回巢，也是给自己作零食的，不是孝敬母鸦的，等到翅膀强壮，就会扬长而去，义无反顾了。

原始部落生产力低下，族群同居，集体狩猎，集体防卫，以图生存，其中的老、幼成员，遭遇的生存危险较多，壮年成员全心护幼，而对老弱病残，就只能按物竞天择的原则淘汰了。据说有一太平洋岛上部落住民，为老者共庆60岁生日，然后将老者逐出部落，任其自生自灭。当然现代文明社会，丰衣足食之后，尊老爱幼已蔚然成风，住在老人医院的富贵病人，医疗费用有报销，每月离退休工资由其

下岗子女分享,他们都很孝顺,生怕老人离院、离世;同住在老人医院的贫穷病人,子女难于或不愿分担医疗与生活费用者,则暗暗怨其不死。可见和谐家庭与和谐社会,经济基础不能被忽视。

我国长期处于小农经济、宗法封建社会之中,大家庭成员与各级亲属,动则上百,见于婚丧礼庆之时,坐下来就有几十桌,其中当然有不少是同乡、同学、朋友邻居,组成一个具有中国特色的关系网、人情网、裙带网,且家国同构,以致人情大于国法,基层社区拉关系、走后门、徇私枉法、社会不公等现象皆出于此。立山头,结帮派,"一人得道,鸡犬升天"与"树倒猢狲散",都是此类人情关系的写照。

"东俗则不然。亲养其子,复育其孙……屡代同居,传为佳话。交游称贷,视为当然,其偿也无期,其质也无物,唯以感情为条件而已……以此富者每轻去其乡里,视戚友若盗贼。实施此淳俗者多外饰厚情,内恒愤忌"。

爱有差等的排序系列中,依次在爱自己,爱配偶,爱自女,爱父母,爱近亲以及旁系亲属,爱同乡、同学、朋友、邻居(有时远亲不如近邻)之外,然后就是爱陌生人(同类相亲)与爱动物及生态环境。这里要强调三点。

(1)爱是一种经常互动变化的过程,夫妻反目,父子成仇的事,屡见不鲜;而久病无孝子,暴虐怪癖者众叛亲离,也都有目共睹。

(2)"娘痛(爱)满子,爷痛(爱)长孙",出生顺序不同,受到长辈两代人的不同关爱。

(3)爱之最深,关系最密切,失之悲痛也大,所以人生最怕如前所述的"少年丧母,中年丧偶,老年丧子"。

人间产生爱心与同情心的同时,也会产生嫉妒心与怨恨心,社会不同群体之间经常产生互相误解、偏见与歧视现象,如不同政治与宗教信徒之间的互相歧视,富人与穷人之间的互相歧视,不同肤色人种之间的互相歧视,以及不同职业(如殡葬业,清理垃圾业)被歧视,不同文化水平,不同性别,不同年龄,不同城乡地域与家庭出身,都可成为一个社会成员的烙印与被歧视的理由。如果不能逐步消除这些社会偏见,被歧视、被虐待的社会成员,即社会弱势群体,长期缺乏心理和谐,也就难于构建和谐社会了。

实现大同社会与博爱天下(实现"四海之内皆为兄弟")之前,必须先解决造成社会偏见与仇恨、冲突和战争的根源:当今世界最为突出的矛盾是贫富贵贱或阶级的区分与对立;皮肤颜色与种族的区分与对立;宗教信仰的区分与对立(基督文明、伊斯兰文明、儒教文明的冲突);政治制度的区分与对立等最现实的矛盾,这些都不是我们想怎样解决就能怎样解决的,需要大国都分担实现世界和平的责任,需要政治互信,需要合作与共同持续发展经济的时间与空间,需要耐心平等协商取得共识,真正做到互惠互利共赢,携手共建经济合作区或共同体,建立各种形式的区域经济与政治合作组织,最后实现一个根除战争的和谐世界。

4. 高级精神追求

首先是在政治社会生活领域追求民主、和平、进步与发展。

民主政治从基层普选乡镇干部,到各级人民代表由选举产生,到国家大事、政府施政方针,国家与地方立法,有人民代表大会审议表决,通过执行,遵循少数服从多数的原则和对一切政府限制权力的政策。它不是一种最优的求全机制,而是保证人民满意的纠错机制。

民主是一种"参与机制"与"监督机制",健全的民主制度不会导致动乱和不安定,而且还是长治久安的根本保障。因此民主不是一种目的,而是一种手段。

在法治社会里,对公民来说是:"法无禁止即自由",法律一般只能叫你不准做什么(恶事),而不能叫你自觉去做什么(善事);对政府来说是:"法无授权不得为",要依法执政。

政治民主化进程,是从独裁专政(替天行道)到(自许)为民做主,再从民主执政到由民自主(还政于民);而中国传统文化,从来就是提倡当官为民做主,平民感恩戴德,人治取代法治,权大于法,积习甚深,而养尊处优的既得利益集团,权力寻租,官商勾结,垄断土地与矿产资源,如果缺乏有效监督,容易形成官僚或权贵资本主义,像现今俄罗斯的经济发展模式那样的倾向性,而不是坚持社会主义下的全民共富的市场经济发展模式了。所以政治民主化的改革,转变政府职能,由管理为主到服务为主,把政府财政大部分收入用于改善民生,委任更多有高学历、有留学经历,又能深入基层,调查研究,勤政爱民,作风民主的新兴一代国家中层干部,不再实行国家预算留下余地,不再让地方官"跑部钱进",严格公务消费和公务用车管理,刹住公款消费之风,学习国外廉政的成功经验,加大监察与纪检,公开接受各级人民代表及社会贤达人士与单位公推群众代表的监督,就不怕官商勾结、钱权交易、吃喝成风的腐败气息竟能长盛不衰。

只有和平与稳定的社会环境最有利于经济发展;市场经济的发展可促进贸易自由、平等交换、信息公开、政治民主(抵制特权和垄断),也能促进个性解放与社会公平。

其次,人通过教育,有追求真、善、美,厌恶假、丑、恶;追求理性,追求科学,追求文明的习性(后天学到并可终生实践的),能够学会自律,自我控制,自觉为国家、为社会、为家庭、为他人尽责任,尽义务,作贡献。

温家宝(2007年3月16日)在十届五次全国人大会议答记者问的会上,有下列一段高度概括的精辟论述:"民主、法制、自由、人权、平等、博爱等,这不是资本主义所特有的,这是全世界在漫长的历史过程中共同形成的文化成果,也是人类共同追求的价值观。""中国社会主义建设面临两大任务与两大改革。两大任务:一是集中精力发展社会生产力;二是推进社会公平与正义。两大改革:一是推进以市场为取向的经济体制改革;二是以发展民主政治为目标的政治体制改革。"

五、人性的社会教化

康德说过,教育"把兽性变成人性"。品德不是天生的,与遗传几乎无关,是通过教育而形成的一种品质或习惯。

荀子说:"今人之性,生而有好利焉,顺是,故争夺生而辞让亡焉;生而有嫉恶焉,顺是,则残贼生而忠信亡焉;生而有眼目之欲,有好声色焉,顺是,故淫乱生而礼义文理亡焉……故必将有师法之化,礼义之道,然后出辞让,合乎文理而归于治。"即人的天性是争夺利益的,是嫉妒侵害他人的,是爱好声色的,顺着这种本性去作,就只有争夺、残害、淫乱而无谦让、忠信、礼义了,所以必须用礼治和法治来治理天下。

尽管我们人类生就一番合作与友爱之心,但还天生拥有滋生成见和仇恨的能力,人类必须经过后天的教育,才能学会宽容。

各种宗教都劝人为善,教义中都吸收了当时社会主流文化中的道德规范、行为准则,耻感与罪恶感是各种宗教伦理、道德情感教化的产物。认定教徒生来有罪(基督教),或预言恶行必受良心责备或现世报应,或生死轮回的报复性惩罚,而使其不义行为有所收敛。

感恩、报恩、自虐、吃苦、自我奉献与自我牺牲也是宗教伦理、道德教化的产物,感恩、报恩源与对上帝、神灵护佑了自己(从大难不死到小病自愈,从财源广进到胜利归来,从早生贵子到指日高升),即从求神许愿到如愿以偿之后,必须感恩图报,以求得神灵的继续护佑,避免忘恩负义受到神灵的惩罚。自虐、吃苦(从禁欲、素食到削发、乞讨)、自我奉献(献出财产、向神职人员或朝圣者献出贞操)与自我牺牲(个体与群体自焚、自溺、自坠)在古代都是某种宗教信念的情感与行为表达。现代迷信与造神运动、狂热的政治运动中也对信徒灌输感恩、无私奉献与自我牺牲的情感和行动。而真正的自由平等博爱精神期望的是人己之间的平等互利,兼容兼顾,己所勿欲勿施于人,遂己之欲亦思遂人之欲,不以苍生万物为刍狗,而让"万类霜天竞自由"。

宗教戒律提出的是大多数人能做到的伦理或道德底线,如不杀生、不偷盗、不奸淫、不谎骗。而人性美德如讲仁爱、讲清廉、讲名节、讲诚信是大多数人不那么容易做到的,是道德或伦理的顶线。于光远提出:美德是只允许表彰,只允许鼓励,不应该因为没有达到某种理想的程度就对他进行舆论的谴责。

法律只能是事后治标之策,只能解决"不准"和"不敢"的问题,无法解决"不想"和"不愿"的问题。而道德自律可以解决或弘扬人们"应该"和"需要"做的问题,是防微杜渐的治本。要根本杜绝人们的越轨行为,还是取决于人们的道德自律。

因此各个社会都采用激励与惩罚机制,克服人性弱点,发扬人性优点,办法就是:奖勤罚懒,惩恶扬善,扶正祛邪。提倡勤奋勇敢、反对好逸恶劳;提倡见义勇为、反对贪生怕死;提倡大公无私、反对贪得无厌;提倡吃苦耐劳、反对好吃懒做;提倡互助合作、反对攻击争夺;提倡友爱同情、反对冷酷无情;提倡诚信、善良、反对歪曲偏袒;提倡公平、正义、正直、反对阴险、狡诈、凶恶。

在人性的社会教化这个"百年树人"的宏伟工程中,要有常抓不懈、切实可行的措施,和抓国家经济建设一样,要取得日新月异的效果。2001年10月我国国务院精神文明建设办公室提出了实施纲要,值得我们为人师表者与莘莘学子认真阅读与思考。

1. 抓公民道德建设

建设的主要内容是:坚持以为人民服务为核心,以集体主义为原则,以爱祖国、爱人民、爱劳动、爱科学、爱社会主义为基本要求,以社会公德、职业道德、家庭美德为着力点。

提倡爱国主义、集体主义、社会主义思想与为人民服务的精神;反对拜金主义、享乐主义和极端个人主义。

倡导:"爱国守法,明礼诚信,团结友善,勤俭自强,敬业贡献"的公民基本道德规范或全民社会公德。

增强:"自主意识,竞争意识,效率意识,民主与法制意识和开拓创新精神",即与社会主义市场经济相适应的道德建设。

宣扬:"解放思想,实事求是,与时俱进,勇于创新"的时代精神。

提出文明礼貌,助人为乐,爱护公物,保护环境,遵纪守法为社会公德,提出爱岗敬业,诚实守信,办事公道,服务群众,奉献社会为职业道德,提出尊老爱幼,男女平等,夫妻和睦,勤俭持家,邻里团结为家庭美德。

提出正确处理个人与社会,竞争与协作,先富与共富,经济效益与社会效益的关系。提倡尊重人、理解人、关心人,发扬社会主义人道主义精神,为人民,为社会多做好事。

精神文明建设的目的在于努力提高全民族的思想、道德素质和教育、科学、文化水平,培养有理想、有道德、有文化、有纪律的社会主义公民。

精神文明建设纲要提出六个坚持的原则:

1) 坚持社会主义道德与社会主义市场经济相适应。

2) 坚持继承优良传统与弘扬时代精神相结合。

3) 坚持尊重个人合法权益与承担社会责任相统一。

4) 坚持注重社会效益与维护社会公平相协调。

5) 坚持把先进性要求与广泛性要求结合起来。

6) 坚持道德教育与社会管理相结合。

公民道德建设过程是教育与实践相结合的过程,以活动为载体,吸引公民普遍参加,是新形势下加强公民道德建设的重要途径。

有5类实践活动:

1) 以"讲文明树新风"为主题的群众性精神文明创建活动;

2) 各种形式的社会公益活动;

3) 学习先进典型的活动;

4) 重要节日和纪念日的庆祝纪念活动;

5) 必要的礼仪、礼节、礼貌活动。

2. 在公民道德建设中借鉴古今中外,整合创新

首先可借鉴的是中华文化传统中可继承的美德部分,与此同时,吸收外国现代文化中先进的内容,达到整合创新(张岱年)的目的。

(1) 中华文化传统的主要内容:在中国传统文化中,儒家强调自省修身,墨家强调身体力行,道家强调返璞归真、顺其自然。

儒家处世养生原则:修齐治平(正心、诚意、修身、齐家、治国、平天下),仁义忠孝;少立大志,耀祖光宗;内圣外王,立德立功;刚健有为,自强不息。儒家文化提倡仁爱、和谐、宽容、进取的人文精神是值得我们今天继续学习和发扬的;儒家学说的缺点是:尊古(缺乏创新)、守礼(压抑个性)、伦理(人际不平等)、亲亲(爱有差等)、人治(权大于法)。

道家处世养生原则可归纳为:利而不害,为而不争;少私寡欲,知足知止;知和处下,以柔胜刚;返璞归真,顺其自然。道家文化追求个性自由与精神超脱,而道家学说的缺点是:出世、复古、弃智、虚无。

"人类要想永远和平,需要从2500年前的孔子学说中寻求和平共处的方案。在不久的将来,儒家学说会被越来越多的人接受,逐渐成为人类文化的中心。"(诺贝尔奖金获得者巴黎宣言,1998)

儒家对个人修养提出了过高的要求:人人都作圣贤、君子,但由于寄托在个体自觉的基础上而难于落实,造就了许多的"双重人格"与伪君子。

因此,儒家把中国知识分子带进社会秩序之中,使他们满腔热情、经世致用、建立功名;但他们一旦受到打击,道家就把他们接过去,消除他们的苦闷和忧伤,使他们的心灵得到安慰。达成儒道互补的巧妙结合,通常是少年崇儒,老年崇道。这也和"少不看红楼,老不看三国"一样,不是时候,看不懂其中的奥妙,或者是已经失去兴趣。

(2)中西传统文化对比:中国传统文化是以儒家文化为主干,中国人传统文化心理有如下特征:勤劳节俭,自强不息;求同务实,谦和持中;家庭为重,亲疏有别;伦理为纲,尊卑有序。中国人传统文化提倡"刚健有为,自强不息"的进取精神;"天下兴亡,匹夫有责"的爱国主义精神;"先天下之忧而忧,后天下之乐而乐"的奉献精神;"富贵不能淫,贫贱不能移,威武不能屈"的正气和"勤劳俭朴,诚实守信"的处世美德。尤以下列特征为中国人传统文化特色:以和为贵;家、国利益为重;讲人情,讲仁义;崇德治。

严复在《论世变之极》中提出中西文化心态差异如下(1895):中国最重三纲,西人首明平等;中国亲亲,西人尚贤;中国以孝治天下,西人以公治天下;中国尊主,西人隆民;中国贵一道而同风,西人喜党居而州处;中国多忌讳,西人众讥评;中国美谦屈,西人务发舒;中国尚繁文,西人乐简易;中国夸多识,西人尊新知;中国委天数,西人恃人为。

(3)中美文化与心理特征对比:美国文化尊重真理,尊重人权,尊重隐私,关心个人尊严与平等、自由,关心个人成长与发展;中国文化家族取向,崇尚孝道,以和为贵,感恩图报,集体主义,强调社会责任与人际关系。

(4)新加坡社会(华人社会)共同价值观:经新加坡政府倡导,大众讨论,国会批准,上世纪末新加坡社会形成了"共同价值观":国家至上,社会为先;家庭为根,社团为本;关怀扶持,尊重个人;求同存异,协商共识;种族和谐,宗教宽容。

1993年新加坡政府聘请社会学心理学专家们成立家庭委员会,拟定"家庭价值观",举行全国各族讨论会修改制定,即:亲爱关怀,互敬互重,孝顺尊长,忠诚承诺,和谐沟通。1994年通过"赡养父母法案"。1977年起,成立居民委员会及其他社区组织,开展"睦邻节"及多种文明礼貌活动,违规者重罚。中学生普遍接受伦理道德课的教育。18岁青年普遍服兵役2年。

李光耀说,我们从家族来推进经济增长,将个人与家庭的雄心纳入我们的规划。政府能够创造一种环境,使人们在其中愉快生活,获得成功和发展自己的见解。其价值观仍然体现出了儒家的先"家"后"国"思想。

(5)东方文化与西方文化的差异与近同(表1-1)。

表1-1　东西方文化的比较

东方文化特点	西方文化特点
重农轻商	重商主义
重义轻利	重利轻义
重道德轻法律	重法律轻道德
重家庭为本	以个人为中心
重社会关系	重个人自由
重群体意识	重个体意识
重教育(政治、伦理)	重教育(科学、创新)
讲仁爱、尊长、克己;以含蓄、谦虚、服从为德	讲博爱、平等、自由;以开放、创新、张扬为本

(6)展望中国人文化与心理特征的未来发展,构建和谐社会与美好人生:中国传统观念必须现代化,接受西方文明必须中国化,实现两方面的整合创新(张岱年)。

如果拒绝了现代文明中的科学、民主、开放、自由、法律、平等、市场、个性等观念,我们就无法在价值观念上实现与现代化的对接;如果数典忘祖,丢掉全部中华传统文化精华,我们就都成洋奴,不战而自灭了。未来中国人发展形成的文化与心理特征必有华人现代社会特色,表现如下:①爱国爱家,关心社会;②义利兼顾,礼貌诚信;③勤奋勇敢,朴实谦和;④标新立异,敬业乐群;⑤民主自由,遵法守纪。这些特征吸取了传统文化之优点,如爱国爱家,就有中国特色的内涵,千万海外华人华侨春节期间回国、回乡、回家探亲,蔚为壮观,事实说明了中国人的家国情深;另一方面,应与现代民主自由精神相结合,坚持标新立异、勇敢创新、与时俱进,接受市场经济发展必需的义利兼顾与诚信为本的精神,吸收各种先进文化,多元并存,体现自强不息、厚德载物的精神。

中国传统文化和封建专制制度结合起来对人的塑造,就是要遏制人的欲望,泯灭人的个性。新中国成立后有一段时间内,个人迷信盛行,教条主义横行,人的主体地位被忽视,人的主动性、积极性、创造性受到严重压抑，养成了一种依赖型人格：对党的依赖，对社会主义制度与集体经济的依赖，对经典理论的依赖。唯唯诺诺，万马齐暗。任何个人欲望、个人利益、个性自由都在"突出政治"，"斗私批修"的旗号下，受到批判和排斥。

而马克思说："每个人的自由发展是一切人的自由发展的条件"。社会主义市场经济的发展要求个性解放；知识创新、制度创新、科技创新也要求个性解放。合乎人性发展的秩序和规则，永远是一个社会文明进步的特征。

建立和谐社会，要求我们做到：

1）调动一切社会积极因素，增强社会生机活力。

2）协调各方利益，维护社会公平。

3）加强民主法制，维持社会稳定。

4）营造良好社会风气与人际关系。

5）保护生态环境，维护人与自然和谐相处。

总之，建立一个民主法治、公平正义、诚信友爱、安定有序、充满活力、人与自然和谐相处的社会。多一点科学，多一点民主，多一点理智，多一点宽容，多一点关爱，就会创造更多的和谐。建设和谐社会的过程中，提出建设和谐社区、和谐家庭，塑造和谐人格，就成为精神文明建设应有的内容。

在我国，赋予了道德含义的人格（不同于集心理特征的人格—个性）的形成和发展过程，是由生物性的自我转变为社会性的自我的过程，是无知的幼童在成长时期不断接受社会教化的过程，是模仿、学习、接受成年人的思维方式（伦理道德观念、为人处世方法、日常生活知识等）、情感反应与表达方式、行为方式及其社会规范（风俗、习惯、礼节等）的过程，从而形成个人的认知、情感与行为方式及倾向性，即个人的人格。

从人格的形成与发展的道德水平方面来看，人格的高尚与低下，是与利己和利他、为私与为公、个体主义与群体主义、求利与求义、缺德与厚德的伦理观念及人生价值观密切相关的。从这个角度来观察，人格的发展水平可以概括如下。

最低水平：损人利己水平，以损人为特征，其中有损人害己（如犯罪），损人不利己（如恶作剧），损人利己（如制假以谋求暴利）三种情况，都是以损害他人与社会利益而被认为是不道德的、人格卑劣的行为。

第二级水平：专门利己、毫不利人是人格发展的第二级水平，既然其前提是并不损人，它的存在便是合法、合理的，也是人性发展低级阶段的必然产物。

第三、四级水平：以利己、利人（互助）为特征，并以先己后人、先人后己分为低、高两个等级。

第五级水平：以毫不利己、专门利人为特征。

最高级水平：舍己为人，为此奉献出自己的生命，则是人格发展的最高境界（表1-2）。

表1-2　人格发展坐标示意图

以道德为标志的人格发展等级	1. 损人利己	2. 专门利己 毫不利人	利己、利人（互助）		5. 毫不利己 专门利人	6. 舍己为人
			3. 先己后人	4. 先人后己		
	生物性自我		社会性（化）自我			
弗洛伊德分类	原我（id）	自我（ego）	超我（supergo）			
马斯洛分类	生存需要	安全需要	归属需要（信仰需要）	成就需要（超脱需要）		
中国传统文化分类		杨朱学说（宣扬纵欲行乐）	儒家学说		共产主义价值观（主要是极左派提倡的观点）	
			道家学说	墨家学说（兼爱互利非攻）		
			佛家学说			
价值观分类	利己，为私，求利，存欲，缺德		利他，为公，求义，存理，有德			

人格的形成与发展是与价值观、人生观或世界观密切相关的。人生的道路决定于他的价值取向、他的信仰，一个国家公民的信仰是宪法规定可以自由选择的。一个民主国家、一个理想社会在学术思想上都是提倡真正的百花齐放、百家争鸣的。一个民主社会的政府也十分注意种族和谐、宗教宽容、

不同社会思潮求同存异的。政治民主化完全可以达到不同而和或和而不同,弘扬主旋律,容许多样化。这样才能避免文化专制、学术禁锢、思想僵化、形而上学猖獗、文化发展停滞不前的局面;才能创造促进健全人格能够全面发展的社会环境,进而促进现代文明社会的和谐、健康发展。

六、社会控制与行为矫正

1. 政府需要实施一定程度的传媒控制

一个国家的报纸、电视、网络等各种传媒工具,如果让它掌控在反对派手里,天天净说当政者的坏话,不说好话,那么一个政绩平平的执政党,在经济不景气、文盲比例较高、失业率居高不下、国内贫富差距较大的小国里,加入一些境外政治势力的影响,便可以在几个月的时间内,将其政权颠覆。当今世界,不少地区,不断在发生这样的不流血的战争,我们已司空见惯,不以为奇。这样的事在我们国家不可能发生,不必杞人忧天。但是如果注意到我国近年群体性突发事件有渐增趋势,矛头指向公安机关与基层政府的也时有发生,使维持社会稳定的人力、财力投入,出现与日俱增的趋势,因此,居安思危,全社会都不能掉以轻心。

我国一直公开实行"扫黄打非"的措施,传媒内容都建立社会控制机制,政府派官员常驻新闻机构,什么可以播放或刊登,什么不能播放或刊登,我国政府与其他许多国家一样,都是要进行公开或隐秘的监控与审查的,不过立法与执行标准不一。

我国政府在文化事业上,提倡弘扬主旋律,保持多样化;多样化是有界限的,例如下面的事情是不准出现在公开传媒上的,查禁力度依序为:

1)宣传迷信、占卜、巫术、邪教的内容。

2)宣传黄色淫秽与暴力的内容。

3)宣传种族主义、民族分裂主义、恐怖主义的内容。

4)宣传崇洋媚外、民族虚无主义、极端民主自由或无政府主义的内容。

5)宣传欺诈、虚伪、阴险、仇恨、丑恶的内容(假、丑、恶)。

6)宣传金钱至上、损人利己、腐化堕落、颓废混世的内容。

2. 亚文化组织的精神控制

帮派组织、传销组织、邪教等其他亚文化组织(法西斯党团为典型)对信徒的精神控制:

1)社会隔离,封闭训练,限制人身自由。曾经把人拉到广西,拉到海南岛,全封闭,跟外界隔绝,训练一个礼拜,天天满负荷地灌输邪教,或者是传销歪理,或者是极端主义。

2)邪教或极端主义信念的满负荷灌输,强化训练。

3)世界末日危言,极乐天堂引渡或短期内发财致富的承诺。

4)树立教主或帮主的个人绝对权威,发文告、指示、语录、经文。

5)内部联谊,开展"手拉手","心连心","问声好"活动,建立感情纽带。

6)信徒思想自报,交心,忏悔;互相检举、监控。

7)舆论一律,教义唯真,内部不许反对意见存在,控制与外界信息交流与表达自由。

8)改变新参加者的正常认知,让他们利令智昏,鬼迷心窍。这可通过模仿、暗示、劝诱各种手段,利用从众心理,忍耐、服从心理,外加周围心理气氛压力等来达到此目的。通过奖罚,来巩固所灌输的邪念。

3. 复归社会生活技能训练

对属于违反社会治安,轻微违法的亚文化群体头目,或者是屡教不改的吸毒者、惯偷、制造与贩卖淫秽录像产品者、失足(专业卖淫)妇女等,政府实行集中收容管教的社会改造与行为矫正办法,对维护社会治安,仍是当前一项必要的违法行为矫治措施。

1)集体生活,军事化训练。对他们这个范围的人,实行集中教育、全方位军事化训练是最好的。纪律是训练出来的,遵纪守法的思想与行为自控都得依靠反复训练。

2)满负荷集体活动安排,限制个人自由活动的时间与空间,少让他们闲着去想那些荒诞迷幻的东西。

3)体能训练,组织体育竞赛。

4)心理健康教育。

5)法制与公民道德教育。

6）科学教育,无神论宣传,文化学习。

7）职业技能培训与有酬生产劳动。

8）民主生活会,组织有影响的持正、反对立观点的辩论会,学员可任选一方立场参辩,不必代表自己的观点,以便畅所欲言,不急于取得统一。

9）文娱活动安排,联欢会,社会、亲友帮助。

10）推行全封闭(严管)、半开放(普管)、全开放(宽管)的分级管理与根据表现实行动态升、降级管理制度。

德治与法制并重。控制政府官员越轨的最有效手段,并不是制定越来越多的准则和加强对违反准则者的惩处,而是提高政府官员的认识,使其守法观念与个人利益保持统一。以德治国需要个人具有良好的操守、个人"良心"的自觉为前提和条件,并且以德治国缺乏法律的威严;没有法律为基础,单纯依靠德治,德治就容易沦为人治,而法制的特点是具有客观性(有法可依)、公平性(法律面前人人平等)、强制性(有法必依)、时代性(随时代发展而发展)。因此要德法兼治、德主刑辅。

七、学校教育:德育课,公民课,思想政治课,心理健康课,军事训练课

教育目的的区别与聚合:现在许多大学中,设立了一个教研室,由不同的教师分别担负德育、思想政治教育和心理健康教育的任务。首先要明确它们各自的目的:

1）德育的目的:提高学生道德素质,按社会要求的道德标准自觉调节思想与行为。

2）心理健康教育的目的:促进心理健康,预防心理疾病。

3）思想政治教育的目的:宣传马克思主义,使教育对象接受(拥护)中国共产党的领导,支持(坚决)走社会主义道路。培养"有理想,有道德,有文化,有纪律"的新人,实现社会的全面进步。

过去思想政治教育的缺点:

1）首先确定一系列不切实际的原则与目标;

2）要求教师不管理解与不理解,都必须贯彻执行;

3）不管讲授内容是否符合实际,教学效果如何,继续搞形式,走过场,固守不移,僵化不变;

4）只看考试成绩,及格过关,不管现实表现与学生素质。

当今国内与国外青年中,总有一股对家长、对校长、对单位与政府领导持对抗态度,抱有"粪土当年万户侯"的逆反心理或叛逆精神,同时出现一批纨绔子弟,即"官二代"、"富二代",他们凭股票、房产等丰厚家产,即可饱食终日,无所用心,说不定还要对社会秩序的稳定,不时制造一点小麻烦。他们被称为或自我标榜为新人类、新新人类、嬉皮士、雅皮士与愤青(激愤青年)。他们的特征如下。

1）只知享受现代生活,玩世不恭,不愿承担社会责任。

2）热衷于追赶各种流行时髦风尚,服饰、发型、音乐、舞蹈、休闲生活方式,性自由,以及创造新词新语,对工作不感兴趣。

3）愤世嫉俗,反对任何权威,痛斥社会黑暗,缺少自控自律,不遵守学校纪律与社会公德,自我中心,自我表现。

与此同时,更有一大批青年,奋发有为,学习科学,学习技、艺,深知纵有良田万亩、广厦千间,仍不如薄技在身。他们以经世致用为目的,学好本领,报效祖国,爱国爱家,利己利人,对于他们的教育,是学校德育的重点对象与主流任务。

德育教育方式的创新探索:

教育的方式不一样,解决的问题与取得的效果也就不一样。传授科学知识最常用的是灌输式教育方式,如果老师课前作好充分准备,把握重点、疑点、难点,以生动的语言,深入浅出的方法,可以使学生花较少的时间获得较多的知识,故有"同君一夜话,甚读十年书"的赞誉。但是被动灌输不能取代主动自学。主动阅读与思考,它投入时间花得很多,但最终会获得学能致用的丰收成果,至少是能满足个人的爱好与获得个人的乐趣。

德育不能没有灌输,但以灌输作为唯一的方式,"天天讲,月月讲,年年讲"而且是老生常谈,"以不变应万变",便是以往部分学校德育课收效较差所应吸取的教训。

第二种教育方式是典型引路的方式,创劳模,树标兵,评选道德模范,在媒体上广泛宣传,达到家喻户晓的程度,是我国广泛应用并取得很好效果的教育方式。只要所树形象贴近大众、贴近生活,不拔高求全,追求神圣;不至于超出人性要求的极限,不至于令人望而生畏,便可达到见贤思齐,而不是

高山仰止,自惭形秽的消极效果。

第三种德育教育方式是志愿参与的方式,近年在我国已逐渐地得到发展,但与国外先进地区相比存在差距,尚未达到家喻户晓、在居民社区经常与广泛开展、蔚然成风的规模。我国一些扎根边疆、少数民族地区的乡村医师、乡村教师,最初就是大学毕业生作为志愿者献身,而终于因为热爱当地的乡亲与他们的子女,同时也被他们所热爱,而终于下定决心,长期留下的。更早年代的大学毕业生,也都是服从祖国需要,到最艰苦的地方去,支援国防建设,边疆建设,离开大城市与舒适生活环境,"献出青春献子孙,无悔无怨为人民"的,在今天我国步入小康社会的时候,饮水不忘掘井人,对他们提供充分的养老、医疗及其他社会福利保障,体现了和谐社会统筹兼顾的善政措施。

第四种德育教育方式是惩罚式教育方式。一时耸人听闻的"虎妈",与过去常闻的"严父"、"严师"、"酷吏"、"暴君"都是主张"魔鬼训练法","苦其心志,劳其筋骨",使其"吃得苦中苦"的。其实,首先要考虑的是因材施教,对与桀骜不驯的孩子,总不能和胆小怕事的孩子采取同样的教育方式吧。对于人与动物的技能培训,都离不开奖励为主、惩罚为辅,不可偏废,不可倒置。

当前有半数母系单亲家庭的男孩,在幼儿园与小学,接受的都是妈妈和女老师的管理与教育,学会了温文尔雅的行为规范,"娘娘腔"的交往技能,只会文斗不会武斗,处处歌舞升平。长此以往,整个民族将丧失尚武精神。因此,青年学生中的体育、武术,大学生入学前的军事训练是绝对不能形同虚设的,世界许多国家一直有适龄青年的定期义务兵役制,我国在遭遇百年列强凌虐,经历二次世界大战,取得反法西斯侵略胜利,取得与恢复联合国五大常任理事国之后,一直实行积极防御的国防政策,保护自己国家的核心利益,在步入小康与建设和谐社会的同时,不能让青年一代放弃我们民族在救亡图存年代发扬得最好的尚武精神。

政治品质、道德品质、心理素质的培养,它们的区别与相关性何在?政治品质好是否就是道德品质好?道德品质好的人是否心理素质也好?这样的问题,在政治教育课堂上或德育课堂上提出来,一定会引起学生们的兴趣与各抒己见的讨论,使课堂上学生动脑思考起来而不必急忙做出谁是谁非的结论,如果再导入一些两难论题,例如有德行的教会长老如何判别他的政治品质?才貌双全的妓女如何判别她的道德品质?在地震、火灾、海难中救生,不能全救,只有一部分人能获救时,救生应本着怎样的指导原则,是老弱病残妇女儿童优先,还是先救那些对社会更有贡献,更有价值的人呢?如果医疗设备条件有限,是优先去抢救那少数严重烧伤,难于存活的患者,还是根据现实医疗条件,去救助多数轻伤患者,取得实效而因对将死的重症不予优先抢救,宁可备受责难呢?

看来,多组织课堂讨论,多提出没有现成答案的社会热点问题,多提出个人理想、前途、职业、配偶、家庭的个人设想,多组织社会调查,社区志愿服务,特殊家庭访问,是改善这门课程教学的一条应走的创新探索途径。

(杨德森)

主要参考文献

杨德森.2008.中国人心理解读.上海:上海科学技术出版社.
杨德森,赵旭东,肖水源.2009.心理和谐与和谐社会.上海:同济大学出版社.

第二章　心理过程的正常变化及其相互关联

导语　人脑的认知过程、情绪情感过程和意志过程有着无与伦比的神奇和美妙。人类因此改变了世界,也成就了自身。心理活动的正常与否不会是泾渭分明、非黑即白。从量变到质变,其间一定存在广袤的模糊的灰色地带。探索心理活动正常变化的边缘,任何量化的标准都可能顾此失彼,难免阴差阳错。

心理活动林林总总、形形色色,可谓精彩纷呈、变化万千。哪些属于正常范围内的"量"变,哪些属于异常的"质"变呢?

医学是这样定义"异常"的。人体的各种生物学参数大体上服从正态分布,于是可以计算出一个平均值和95%健康个体的所在范围。正常范围之外,便是"异常"。多数情况下,这种定义是适用的。但是,生物医学是跛足的医学,对于丰富多彩的心理现象仅用这种统计学标准来定义是不够的。

心理学是这样定义"正常"的。基础心理学以正常成人的心理现象为研究对象,将各种研究成果加以概括,总结出心理活动最普遍、最一般的规律。这种规律对人类共同的心理活动具有一定的指导意义。但是,个体与个体之间的心理活动并不完全相同,从简单的感知觉到复杂的思维活动,个体差异无所不在。如果将这些普遍的、一般的规律视为"正常标准",那就几乎没有一个人完全正常。

由此,我们至少可以做出如下三点合理假设:

(1)心理活动符合正态分布。那么,按照统计学的原理,从量上来看,人类大部分的心理活动皆属正常。

(2)心理活动的正常与否不会是泾渭分明、非黑即白。从量变到质变,其间一定存在广袤的模糊的灰色地带。探索正常变化的边缘,任何量化标准都可能有阴差阳错。因此,必须加上质化评估,对个体差异化内心体验、社会功能、心理背景等做出诠释。

(3)跨文化研究的结果提醒我们,现代文明的修饰使得人类的心理活动愈发脱离自然属性,而呈五花八门、形态多样的社会化属性。因而正常的心理活动应该是不拘一格、包罗万象的。心理变化的正常范围应该拥有最宽松的空间、最无限的自由、最豁达的包容。既要包容其社会、宗教、政治、风俗等文化上的迥然不同,也要包容其年龄、性别、种族等个体上的巨大差异;像大海那样接纳泥沙俱下,包容鱼龙混杂。

心理活动发生、发展和结束的过程叫心理过程,分为认知过程、情绪情感过程和意志过程。以下将逐节讨论单个心理过程的正常变化及其相互关联。

第一节　认知过程及其正常变化

认知(recognition)是个体对客观事物的认识过程,是脑对环境事件进行信息加工的过程,是由表及里、由粗及精、由现象到本质地反映客观事物特征与内在联系的心理活动。早在人类受精卵形成3周时,前驱细胞的边缘即卷起形成神经沟,再通过边缘的汇合形成神经管。随后,神经管后一段成为脊髓,前一段成为脑。因此,所谓"胎教"如果不是空穴来风,就意味着人类的认知功能从胎儿时即已得到发生发展。

认知的概念有狭义和广义之分。狭义的认知仅指"认识"或"知道",而广义的认知却包含一个"过程"。正如心理学家奈瑟(U. Neisser)的划时代专著 Cognitive psychology 中所述，"认知"是感觉输入的转换、简化、储存、恢复和运用的所有过程，在流程上可分为：①接受和评估信息的过程；②产生应对和处理问题方法的过程；③预测和估计结果的过程。很多人都知道 2011 年菲律宾的一名女婴被认证为地球的"第 70 亿人"的新闻。如果不仅知道了这个简单的数字，还从中读出了人口激增的危机信号，便实现了从狭义认识到广义认知的飞跃。正所谓"狭义认知的背后是广义认知的舞台"。

日常生活中狭义认知与广义认知孰多孰少，因人而异、因时而异、因事而异。两者常常相互渗透或旋即转换。忙人（或忙时）只能从月缺月圆中推测出初一十五、划算光阴；而闲人（或闲时）则可能读出月圆如诗、月缺如画。一位地震学家，突然发现他天天记录下的地震波和他擅长吹奏的铜管乐器发出的声波有极其相似的律动，于是他将 20 世纪 90 年代美国加州的那场大地震的地震波谱按比率放大，谱写了一曲《地震四重奏》。作为那场大地震的亲身经历者，我更相信，在狭义认知的当下，大脑可能迅疾开启心智之门，掀起广义认知的朵朵浪花。

认知包括感觉、知觉、记忆、思维等心理现象，以下分别论述。

一、感　　觉

认知始于感觉，感觉是人对客观事物个别属性的认识。一个物体有它的颜色、形状、温度、质地、气味、声音等，可是没有哪个感觉器官对这些属性能够统统认识。人体只能通过不同的器官，对这些不同的属性分别去感觉。比如眼睛分辨了明暗、耳朵听到了声音、鼻子嗅到了气味、皮肤感受到了冷暖。感觉可分为外部感觉如视、听、味、嗅、触觉和内部感觉如平衡觉、运动觉、机体觉等。

每个人都有感觉器官，但感觉的能力却很不相同。人类的视觉研究发现，在晴朗夜空下视力的极限可看见 40 公里外的烛光，而在大多数人的眼前却是幽暗一片。除外视力，色觉亦是视觉中的重要一环。满目琳琅经由眼球成像到视网膜，才完成其缤纷多彩的颜色定义。这种定义具有三种特性：明度、色调和饱和度。若上述三个特征之一发生改变，则视觉上的色感觉就会发生变化。因此，有些人即使不是色盲，却也青蓝不分；同理，道艺精深的染布匠却能将大众仅能辨识的单一蓝色分出几十个层次。

视觉研究有一个非常有趣的命题：人脑判断苍蝇在房间里嗡嗡作响时，到底是苍蝇在运动，还是眼球在运动，还是脑袋在运动或背景房间在运动呢？如果说苍蝇总是处于视野中央，那么人脑如何能正确感知静止背景下苍蝇的移动呢？科学家发现大脑皮质 V3A 和 V6 区能选择性地比较眼球运动与投射在视网膜上的视觉运动，从而达到正确地感知运动中的对象的位移。这种选择性比较的功能，正是基于视觉系统中视锥细胞、视杆细胞、视神经、视觉中枢等的合作，从而产生和校正视网膜上形成的视觉印象，并有选择地对周围环境的运动发生视觉反应。

在过去的三十年里，研究者发现视觉处理通过两条平行通路得以实施。一条为腹侧枕颞叶的"What"通路，亦称为"腹侧流"通路，其与物体形状、物体身份和物体着色的视觉处理相联系。另一条为背侧枕颞叶"Where/Why"通路，亦称为"背侧流"通路，其着眼于物体位置的视觉-空间信息，并参与视觉-运动规划。

突破性的研究来自于耶路撒冷的科学家，他们将眼光投向了描绘视觉的"声音"——借助于感官替代装置（SSDs），研究人员使得先天性失明者重新"看见"物体。SSDs 的原理是利用盲人的听觉进行信号转化。先通过摄像头采集待测物图像，继而通过预测运算法则转换成"声音"，最终将来自相机的视觉信息转化为听觉信息。通过使用这种装置训练后可以鉴定复杂事物，定位各种姿势，并具读字功能。令人惊奇的是，在 SSDs 信号转换过程中，盲人的视觉皮质可呈现与正常人相似的信息通路，可是盲人的视觉皮质是缺乏正常人的视觉经历的。而且，这种视觉信息处理与背/腹侧视觉通路分工何其类似，当盲人被要求辨别 SSD"图像"的位置或形状时，其视觉皮质的背或腹侧流区域就会被激活。对此现象唯一可能的解释是，两种通路所处的视觉系统在某种程度上可以完全不依赖于视觉经历。研究者将此发现延伸至视觉系统的大规模分工研究中，推测整个大脑的本质也许是任务特异性而非感官依赖性的。也就是说，大脑对输入的感官（视觉、听觉或触觉）信息并不存在特异反应，仅仅是对感官提出的任务或运算有特异性回答。并且这些任务形式和运算形式多种多样，因而即使视力"正常"，视觉也可能出现很多变异。

人类听觉阈在 20~20 000Hz，安静条件下的听力极限为 6 米开外手表的滴答声，这得益于人类耳蜗单个听觉神经元可以精确分辨细至一个音阶之 1/10 的声音频率变异。这种卓越的分辨力曾经被认为只有蝙蝠和猫头鹰等声呐高手才具有，因为猫头鹰的耳蜗前庭器中含有 16 000~22 000 个神经元，鼓膜面积约有 $50m^2$，并且其听觉神经中枢也特别发达。人类听力大师的表现也毫不逊色，著名音乐指挥家小泽征尔能在上百人的乐团演奏中听出某小提琴的第几根琴弦音准的失误。当然，并非每个人都有这种超常的听觉分辨力，生活中不乏五音不全、荒腔走板的歌者。

人体的热敏神经元和冷敏神经元可感觉皮肤表面温度 1℃ 的差异；触觉的最小阈值可感觉小小尘埃轻抚面颊。值得注意的是，外周感受器可因其"适应性"最终导致感受能力的变化甚至失灵。所谓"熟视无睹"，大概就是这个意思。感受器的适应现象主要与神经末梢递质耗竭、突触间隙内递质再摄取障碍、神经传导电兴奋疲劳有关。

与动物相比，人类的视觉、听觉、嗅觉、味觉等感官能力在绝大多数情况下，可谓是相形见绌。蟾蜍可以感知地震海啸将来之时的地幔变化。蝙蝠在黑暗的洞穴里能畅通无阻。狗和兔子有着高度发达的嗅觉和触觉找到同伴。猫能用随身测量仪猫须丈量鼠穴。上述特化的感官能力，已经成为各自物种的普遍性标志；而作为高等动物的人类，却因个体的差异导致感官能力千差万别。

例如，一个内置人工耳蜗的先天失聪者和一个听觉系统正常者，在接收相同声音的刺激时，两者的感觉是大不相同的。尤其在欣赏音乐时，常人听来是"天籁之音"，而耳蜗助听者却是"锅碗瓢盆大杂烩"。因为人工耳蜗只能帮助人听见语言的声响，如单词的发声、音节的组合等，却不能将音乐的韵律或腔调转化为大脑皮质的听觉刺激。由此，失聪者即使佩戴了助听器，仍无法享受听觉的盛宴。

如果不仅仅是某种感觉缺失或削弱，而是视觉、听觉、触觉、痛温觉、味觉等的全面被剥夺，又会出现什么情况呢？科学家曾满怀冒险精神地对健康受试者进行此种"感觉剥夺"实验。受试者被要求戴上特制塑料眼镜以阻断视觉；戴上厚实的手套和纸板隔断以削弱触觉；置身于隔音室并让空气调节器的嗡嗡声占领听觉；然后安静地躺在帆布床上。在最初的几个小时中，大部分受试者均感觉到无聊和焦躁不安。随着测试时间的推移，部分受试者出现注意涣散、思考力缺乏。再接下去，部分测试者的脑电波活动严重失调，并出现幻觉。此时出于伦理学考量，实验立即终止。但结果已经证明，日常生活的适量环境信息刺激，对于保持感觉在适度状态是何等重要。

这种重要性在动物实验里来得鲜明的多。科研人员饲养了同胎出生的若干雄鼠，分别置于三种不同的实验环境中。在标准环境的笼子中，空间适度，设施正常；在贫乏环境的笼子中，空间很小，设施简单；在丰富环境的笼子中，研究者构建了一个老鼠的"迪斯尼乐园"，供其吃喝玩乐的物品应有尽有，且花样不断翻新。区别饲养 10 周后，将老鼠断头进行大脑重量、皮质厚度、神经细胞生长、神经递质含量等各方面检测。结果显示，在丰富环境中生活的老鼠大脑重量增加、皮质加厚、神经细胞突触增多、递质活性升高，与贫乏环境中的老鼠大脑相比在各项指标均有显著性差异。进一步研究还发现丰富外界环境刺激能使神经细胞内负责运送谷氨酸的驱动蛋白"KIF1A"增加，并能有效促进神经细胞突触的传递效率。

由此可见，环境刺激可以影响感觉，进而激发脑的可塑性。这也能解释为何即使最简单的心理现象——感觉——也会存在如此之多的个体差异。

二、知　　觉

知觉以感觉为前提，但并非仅是感觉的简单相加或拼凑集合。知觉是在综合多种感觉的基础上形成的整体映象，是大脑对不同感觉信息进行综合加工的结果。知觉具有主动性和选择性，且依赖于过去的知识经验，是现实刺激和过去知识经验相互作用的结果。同一物体，不同的人对它的感觉是基本相同的，但对它的知觉却可以有很大不同。就像显微镜下的血样，只要不是色盲，谁看都是红色的，但只有医生能看出其中的内容和意义。正是这种对感觉的统领或解读，成了个体知觉差异的来源。

早期的知觉模型可被比喻为一块串联电路板，

人脑通过接收信息、形成假设等一站式方式完成信息的呈递。这就好比一列载着环境意义信息的列车，信息从某一站被感觉攫取上来，到另一站被知觉触动后被释放下去。后期的知觉模型将单向串联升级为环路组，人脑相当于联结交互站，当其接收或搜寻信息后即进行检验假设，如果假设不正确则继续返回，直到假设被验证为正确，就像是进行着不断地返回原点再高于原点的螺旋式攀升。

将环路学说进一步完善后，知觉模型便成了信息高速公路的模样，分为自下而上（bottom-up）加工通路和自上而下（top-down）加工通路。自下而上是指由环境事件始发的加工，先起于对较小的知觉单元加工过程，再转为较大的知觉单元进行加工；经过一系列加工流程达到对环境信息的解释。此种知觉加工方式程序繁琐，效率低、能耗高。自上而下则是指调员已有的概念和知识对环境信息加工，依赖自身的经验并由此形成知觉期待。所谓"一叶落知天下秋"就是自上而下成功地加工了环境刺激的例子。但是这种多快好省的方式也容易导致知觉错误的发生。所幸，知觉过程中两种通路总是相互结合、相互补偿、相得益彰。当知觉条件良好时，个体更多地依赖于感觉输入的直接作用；反之则倾向于依赖自身的经验和由此形成的知觉期待。

不难发现，在同样的外部环境刺激面前，不同个体产生的认知可以大相径庭。科学家猜测个体脑部是否存在某种物质参与调解认知过程，最终导致个体间的认知差异。随着人类基因组计划的实施和蛋白质组学的发展，此种物质被证明可能是某种信号转导分子、某种体液、某类激素、某些神经递质，也可以是某些基因复制、转录、翻译过程中的突变体。这些物质不仅仅影响着人体生理健康，也对心理健康有着莫大作用。

以科学家在 1800 名女性 DNA 中鉴定出的"离婚基因"为例，此种催产素受体基因突变体被认为是导致女性婚姻失败的"罪魁祸首"。因为催产素可能是亲密关系的润滑因子，缺乏催产素将导致女性产生人际疏离感。因而，带有所谓"离婚基因"的女性一般较难感觉到温馨、幸福和甜蜜，在婚姻中不能与伴侣和谐互动。事实上，激素参与亲密关系的建立已不是科研新闻，然而激素水平的波动对知觉体验的影响则是一种新的观点。

神经核团在知觉调控中也不甘寂寞。已知杏仁核与大脑处理和记忆恐惧环境事件有关，那么损毁杏仁核是否使人不再恐惧或更为勇敢。或者说，当个体知觉到某种行为可能导致负面后果时，杏仁核是否会参与抑制个体进入这类负性环境刺激。研究者完成了如下实验，为健康受试者和脑部杏仁核受损者设立不同赌注的赌局：赌局 A 为或者输 5 美元、或者赢 20 美元；赌局 B 为或者输 20 美元、或者赢 20 美元，两个赌局的输赢概率均为 50%。研究发现，健康受试者多倾向于接受赌局 A、拒绝赌局 B；而杏仁核受损者则两个赌局都愿意下注。杏仁核受损者并非计算输赢不清，而是他们不屑于正确评估赌局所设的风险，倾向于走大胆冒险的路子。研究者认为，正是杏仁核的受损，导致"排斥损失"的知觉经验减退或消失，使其不易对风险产生恐惧、担忧、害怕。这一成果目前被用于分析个体的认知过程和决策行为，解释为何一些人比其他人更乐于面对风险、承担风险甚至铤而走险。

三、记 忆

个体具有储存已经接纳和编码完毕的信息的功能，即记忆功能，已有研究报告，除外大脑，人体的其余部分也可能具有记忆功能，如脂肪细胞的囤积具有部位指向性等，是否神经系统的参与指挥了这种趋向性的囤积尚不得而知。所以此处仍旧采用记忆的经典描述：即记忆是人脑对过去经验的保持和再现，此时为动词；也可表述为已经接收、保持的经验和体验，此时为名词。

记忆包括识记、保持、回忆和再认几个环节。其中"识记"为个体识别和记住环境事件的过程，是记忆的前提和关键。"保持"为已识记信息在人脑中的巩固过程。"回忆"为过去经历的事物不在当下出现却能将储存的已有经历在脑海中重现的过程。"再认"为过去经历的事物再次出现加以确认的过程。

根据记忆时意识参与的程度，记忆可分为外显记忆和内隐记忆。前者为个体有意识地主动地收集某些知识经验来完成当前任务项目时的记忆。后者最早被法国哲学家笛卡尔描述为"无意识状态下，个体知识与经验自动对当前任务项目产生影响的记忆"。

根据记忆内容的不同，可将记忆分为形象记忆、情境记忆、语义记忆、情绪记忆和运动记忆等。

关于记忆的生物学机制有如下发现与假说。

1. 记忆功能定位学说

该学说认为,大脑将不同感官的信息接收、加工后储存于相应的功能中枢内以便执行相应的功能,进而提出诸如视觉记忆中枢、听觉记忆中枢、语言记忆中枢等定位概念。

2. 记忆功能整体学说

科学家发现很多脑部受损的患者可出现记忆功能的代偿性恢复,这一现象远非单个记忆中枢学说所能解释。由此推测各个记忆中枢在功能和定位上存在一定的关联性,即记忆是整合的心理现象而非单纯的独立记忆中枢。

3. 记忆的突触学说

神经生理学家认为突触是记忆痕迹牢固储存在大脑的物质结构基础;记忆过程会引发的突触囊泡释放、门控通道开关、突触间隙受体和配体调控及突触传递的激活。科学家已观察到与记忆编码相关的新突触空间排布矩阵。另外,通过监测学习过程中动物脑部运动皮质椎体细胞新树状棘的迅速生长,科学家已发现动物形成新记忆期间大脑回路的重新架构。

4. 记忆的分子生物学假说

除外突触学说,近年来越来越多分子生物学研究者认为,承载着生命记忆信息的 DNA 将成为解开记忆之谜的密码。使用基因敲除技术让小鼠缺失某类基因,得以观察该基因对记忆等认知功能的影响。以编码 EPAC 蛋白的基因为例,其存在两个突变体 EPAC1 和 EPAC2,两者在大脑中均广泛表达。科学家将 EPAC 进行无效突变,发现缺失 EPAC 蛋白的小鼠长时程增强效应显著受损,且该记忆缺损与空间认知障碍、社会交流能力缺陷并存。进一步研究发现,这种突变也能直接介导 miR-124 的转录过程及 Zif268 的翻译过程。假如继续敲除 miR-124 则能恢复 Zif268 的作用,从而逆转 EPAC 缺陷表型造成的影响;反之,敲除 Zif268 则会造成与 EPAC 无效突变同样的影响。最终,研究者得出结论:miR-124 为鼠脑长时程记忆、空间认知和社交能力的途径因子,其转录受到 EPAC 蛋白调控,进而影响 Zif268 表达。这种对信号通路因子实行基因过表达或敲除的方法,对于深入了解大脑认知和社交功能的分子机制极有裨益。

除外上述种种学说,尚有研究者提出"远古记忆"和"现代记忆"在神经细胞中的并存。此说法为镶嵌于碱基对中的记忆痕迹提供了支持。经历了对于海马齿状回细胞和神经元的研究热情,众多学者还将神经胶质细胞等传统意义上的"支持细胞"纳入记忆研究的范畴。加拿大科学家发现星形胶质细胞和小胶质细胞除了营养和支持神经元外,还参与大脑信息传递过程。正因为胶质细胞在神经环路中的这一独特地位,科研人员一度倾向于将神经胶质细胞的地位应置于神经元之上。这不仅因为胶质细胞的数量远远超过神经元的个数,更因为胶质细胞在信息传递、轴浆运输、突触连接、髓鞘修复、免疫应答等方面均有出色的表现。

记忆系统为一包含感觉记忆、短时程记忆和长时程记忆的三级加工框架。

首先,任何一种准备进入感觉记忆的刺激信息,几乎都要被人脑登记并保持其鲜明的形象性,此为记忆的一级加工阶段。例如,当图像刺激作用于人眼后,即使这种刺激立刻消失,其形成的视像仍可瞬时保留在视觉通道内,仿佛该图像在人脑视觉系统中有了一席之地,是谓"视觉登记"。同理,听觉系统对声音刺激信息的瞬间保留可形成"听觉登记"。在一级加工阶段中,人脑极其苛刻地挑选有资格获得登记权的刺激。事实上每一秒接收到的刺激信息中,只有不到十万分之一的信息能被准许登记,其精度相当于从 20 张打满字母的 A4 纸中挑选出一个字母。

继而,信息进入二级加工阶段——短时程记忆。短时程记忆阶段的加工机制为神经细胞特有的环状分程传递。当登记的信息分拣到这一阶段时,涉及短期记忆的神经细胞自动相互连接在一起,接受记忆信息的脉冲式传导。每一条记忆的信息均由一组特殊的电压脉冲组成,从一个神经细胞不加变化地传递到下一个神经细胞,直到这条信息又循环到第一个神经元上。上述环状和分程传递方式,使得信息能短暂地保留在脑中。如果进入该阶段的信息没有得到复述,则其保留时间通常为5~20s,最长不超过 1 分钟。如果进行信息复述,则这种循环往复的刺激将不断改善和加强循环圈结构,使得突触电压脉冲释放增多、神经递质释放增加，实现电压脉冲更为可靠的细胞间传递。

长时程记忆为记忆的三级加工站。至此，信息已经过了充分加工，在人脑中可以保持很长时间。理论上说，三级加工站记忆信息的容量是无限的，记忆痕迹保留的时限是永恒的。然而现实中这种记忆的"无限时空化"却罕有发生。早在半个世纪前，关于人脑长期记忆的储存容量可相当于"1千座藏书为1亿册的图书馆"的说法不胫而走。可事实却是人脑记忆硬盘的实际使用量却不到1%。即使已经成为长时程记忆的信息也会随内外环境变化发生记忆痕迹的加强、减弱、扭曲、重构、缺损、覆盖、丢失、消散。一位历经沧桑的老者可因其前额叶皮质（PFC）执行工作记忆的功能降低，导致其记忆信息提取困难、记忆痕迹淡化或自行重构、甚至完全消散。一位解甲归田的战士，却常有生动鲜活的战场记忆终生相伴、挥之不散。

四、思　维

思维是心理活动发展的最高阶段，包括分析、综合、比较、抽象、概括、判断、推理和理解等基本过程。

分析是在头脑中将事物分解为各个成分和各个属性的过程。综合是在头脑中将事物的各个成分和各个属性结合起来，形成一个整体的过程。比较是将几种有关事物加以对照，确定相同之处和不同之处的过程。

抽象是将事物的共同属性和本质特征抽取出来，并舍弃其非本质的属性和特征。概括是将抽取出来的共同属性和特征结合在一起的过程。判断是对事物进行肯定或否定的思维形式。这些将事物共同属性和特征进行特异抽取、排列、组合、取舍的思维能力，是在分析、综合、比较等思维基石上更大的跨越。

推理是由已知的判断出发，推出另一种新判断的思维形式。已知的判断叫做前提，由其推出的新判断叫做结论。要使结论正确，推理必须具备两个条件：一是前提要真实，即前提应是正确反映客观事实的真实判断；二是推理要符合逻辑规则，即推理的前提与结论的关系应有必然的联系，而不是偶然的凑合。

推理的种类很多，主要有演绎和归纳两种。演绎推理是根据一个普遍承认的原则为前提，进而推演到特定事例。逻辑中的三段论就是最典型的演绎推理。归纳推理则是以多个事例的经验为根据，归纳出概括性、一般性的原则，用以解释事物并形成判断。根据部分事例所下的推论，称为不完全归纳；根据全部事例所下的推论，称为完全归纳。事实上完全归纳的情况极少，因为要观察全部事例，既不可能也无必要。因而，现实世界里不完全归纳才具有推理的意义。

（一）思维的五种特性

1. 概括性与间接性

概括性是思维最显著的特性，就是说思维所反映的事物，不是个别事物或个别事物的个别特征，而是反映了一类事物的共同本质和事物之间的内部联系或规律。概括性越高、知识性越强、迁移越灵活，思维能力、智力和创造能力就越发达。间接性即思维不是直接而是凭借知识经验来反映客观事物的。由于思维的间接性，人脑才能完成"去粗取精，去伪存真，由此及彼，由表及里"的思维活动，使得思维过程和结果超出各种感官的局限。

2. 逻辑性和形象性

逻辑性思维即为抽象思维，其存在一定的形式、特定的方法、普遍性的规律、独特性的判断。形象性思维指借助形象化的材料来进行思考，形象既是思维的载体，也是思维的工具。左右大脑半球与逻辑性思维、形象性思维的对应研究早已不是新闻，不同人群抽象思维和形象思维的差异一直是心理学关注的热点。精神病学家倾向于在偏侧化研究兴盛的同时，关注胼胝体纤维与双侧大脑半球的结构联结和功能整合。

3. 统一性和差异性

从整体上看，人类思维的基本层面是一致的。但由于年龄、能力、兴趣、种族及社会文化背景等的千差万别，在深层次的思维能力上个体之间却有天壤之别。

4. 历史性与现实性

人类思维的历史即为人类的发展史，远古认知的存留为现代的人类注入了祖先的基因;而思维的现实性要求个体结合现实环境执行思维程序。因此,人类生来懂得趋利避害,自觉地远离洪水猛兽,自动地遵守昼作夜息,自然地按照社会法则生存。

5. 言语性

辞海中定义"思维是在语言材料基础上进行的",思维并非借助于声音和写在纸上的外部语言,而是经由内化的言语活动实现的。语言学家和心理学家都发现早期失去语言环境的"狼孩"即使重归人类环境,也无法用人类的思维模式思考或指导生活。原因就是其早期语言内化的缺失,已无法进行人类社会的交流。

(二) 从思维抽象性与否分类

1. 动作思维

又叫感知运动思维,例如儿童在垒积木的时候,边操作边思考。此时,操作的动作是思维的支撑。运动员对技能和技巧的掌握也需要动作思维做基础。

2. 形象思维

形象思维是以直观形象和表象为支柱的思维过程。作家创作人物、画家描绘风景、音乐家谱写旋律,首先要在头脑中构思出某个人物、某个场景和某种声音的表象。这个过程就是形象思维。

3. 抽象思维

或称逻辑思维,是人类思维的核心形态。它是以抽象的概念、判断和推理作为思维形式,来揭露事物的本质特征和规律性联系的思维活动。

(三) 从智力品质方面分类

1. 再现思维

再现思维即依靠过去的感知觉体验和经验记忆而进行的思维。如简单的计数过程即为再现思维。

2. 创造性思维

依赖过去的经验和知识加以综合、组织而形成全新的东西。如史蒂夫·乔布斯(Steve Jobs)引导

苹果公司在操作系统开发和用户体验完善的创举即为创造性思维的生动体现。

近年来,越来越多的心智探求者醉心于思维或心智模式的开发,已经将思维模式细分到数十种之多。被开发的个体由此获得大脑宝库的巨额恩赐,成为富有创造力、想象力、超高速演算能力或大量记忆能力的人。足以可见思维的复杂与神奇。

综上所述,思维的丰富多彩不胜枚举。

五、注　意

外部世界纷繁复杂,随时随地都有大量的刺激作用于感觉器官。但是,感觉器官接受外界刺激的能力又是有限的,因而必须有所选择。这种有意识的选择就是注意。

注意不是一种独立的心理过程,感知觉、记忆、思维等心理活动均需要注意的参与,因此注意是一切心理活动的共同属性。

作为一种极其复杂的信息加工方式,注意按主要形式分为无意注意和有意注意。无意注意是没有预定目的,不需要意志努力就能维持的注意,又叫不随意注意。一个人正在散步,突然听到救护车呼啸而过,不由得看了一眼,这就是无意注意。有意注意是由预定目的,需要付出一定意志努力才能维持的注意,又叫做随意注意。认真听课、专心开车,全神贯注、心无旁骛,都需要意志努力,都属于有意注意。有意注意是人所特有的一种心理现象。

注意的品质为:

1. 注意的广度

也称注意的范围,它是指同一时间内能清楚把握对象的数量。一般而言,成人在注意点不移动的情况下(1/10秒内),可看到8~9个黑色圆点,或4~6个不相关联的字母。注意广度的大小取决于注意对象的特点,是否集中、是否排列有序。同时,也与个体的知识经验有关。

2. 注意的稳定性

也称注意的持久性,它是指注意在时间上的特征。影响注意稳定性的原因很多,如果注意对象内容丰富、生动有趣、变幻莫测、意义重大,比如儿童看动画片、少年上网玩游戏、老年人打麻将,其注意

都可能表现出超常的稳定性;反之,从事单调静止的活动,注意就较难持久。注意的稳定性也很受环境因素的影响,嘈杂、脏乱等不良因素的干扰,都会影响注意的稳定性。当然,个体的意志、态度、目的、兴趣以及健康状况,都是注意稳定性的决定因素。

3. 注意的分配与转移

注意的分配是指同一时间内将注意指向两种或两种以上的对象上。有的人能做到一心二用,甚至一心多用,就是其高超的注意分配技巧使然。注意的转移,是主动地将注意从一个对象转移到另一个对象上。注意的转移和注意的分散是不一样的,虽然都在转移注意,前者是积极的、主动的,后者是消极的、被动的。注意的分配与转移紧密相关,每次注意的转移一定会引发注意的重新分配。很多因素都会影响注意转移的快慢与易难,如果原来注意的紧张度越高,转移就越难越慢,反之亦然。新注意的对象越符合个体的需要与兴趣,转移就越容易越迅速,反之亦然。当然,个体神经过程的灵活性也是影响注意转移的重要因素。

六、有关认知的研究

关于认知的研究在200多年前即已开始,彼时的实验方法多为实验法和观察法。实验法的经典模式是分水平分层次地摘除动物脑的不同区域,观察是否导致某些特定功能的损害。观察法则通过尸体的颅骨解剖记录下颅骨表面隆突等物理特征,将其分为对应的区域以代表对应的人类心智特征。

随着时间的推移,这两种方法的缺陷很快暴露出来。实验法常出现不同部位的损伤导致同一种心智功能的丧失,这种将原本相互配合的脑区进行人为割裂的研究方法遭遇到挑战。观察法也因无法将颅骨物理特征和心智模式准确对应而饱受争议。

100年后,医学家们醉心于从正常人脑和病人脑中"找茬儿"。著名的神经病学家布罗卡(Broca)发现运动型失语症(aphasia)病人可以理解语言但无法正常发音或叙述。最终定位于病人左前叶皮质部分区域受损,由此产生"Broca语言产生区"或"44区"。再后来,又发现了与运动型失语的表现

相反的感觉性失语症病人,其发音完全正常,但说话语无伦次。这种输出障碍最终被鉴定为继发于输入障碍,即病人的语言理解能力受损,而损伤区域则位于大脑颞横回的语言感觉区——后被命名为"Wernicke区"。而后的几十年中,医学家和心理学家更是乐此不疲地为大脑皮质制定了大量概念性定位,如"意念中枢"、"阅读中枢"、"书写中枢"、"空间定向中枢"等。

之后的研究方法升级的版本更为高端。科学家开始用各物种脑与人脑做找茬游戏。通过大胆假定人脑是猴脑的放大版,灵长类的类Broca区域也被昭告天下。但跟人类Broca区功能不同在于,灵长类该区与面部肌肉组织的控制相关,可参与调控猕猴交流过程中的面部表情和动作。

追溯这一漫长历程的变迁,无论是大脑物理结构分区图抑或皮质功能定位图,均企图将大脑认知功能限制于大脑特定区域。正是这种近乎机械论的判断,导致不少研究者试图从物质性的神经结构出发去探寻心理功能的神秘路径。

也正因为这种单纯的研究梦想,科学家试图通过电生理反应的研究对清醒动物的单细胞记录、多细胞记录、阵列电极记录来发掘其电变化;通过分子神经生物学技术如组织化学等方法测量神经细胞、神经胶质细胞间信息传递和物质运送的电变化和化学变化;通过质谱分析或蛋白质组学找寻病变组和正常组的蛋白质差异;通过皮质水平上对人类大脑的各种无创性认知成像技术来揭示大脑功能和结构的异同。于是从一张张布满靶点的二维电泳图片,从若干条振幅和频率差异的脑电图,从某种特定基因过表达或敲除的模型,从脑区域能量代谢的变化或者血流的变化,研究者挖掘着神经元的兴奋和抑制之间的确切关系,期待着能有一天从实际意义上确定脑功能活动发生的位置和时间。

眼下,极具物质性标准的检测手段如神经心理测验、脑CT、MRI技术及针对脑功能定位信息的PET、fMRI技术等仍为在竭尽所能地揭秘认知过程。PET通过计算机控制的探头检测放射性示踪物在人脑中的代谢动态过程;以微米量级的分辨率查获人脑认知过程中脑部各区血流量、耗氧量的变化情况。fMRI通过测量血氧浓度与血红蛋白携氧量的改变导致的磁性变化,以毫米量级的空间分辨率和毫秒量级的时间分辨率检测脑部兴奋区域和

心理过程的发生关系。

科学家还利用荧光示踪技术绘制各类动物模型的认知地图。以小鼠视觉系统地图绘制为例，依靠钙敏性荧光染料暴露于特定颜色即会发光的特性，观测特定视觉刺激下鼠脑神经元的活动水平波动所引发的钙量变化。通过记录染料的闪耀亮度、时程变化、浓集区域，测量神经细胞的电兴奋程度、化学兴奋程度和细胞间相互信号联系。值得一提的是，这种细胞或细胞间研究的精密度已可达到单个神经元大小。

电子显微成像的发展，使得在神经网络重建工程中观察神经元之间的连接或突触定位得以实现。科学家曾经花费十余年心血依靠此种技术构建出含有302个神经元的线虫神经网络模式图。新近研发出的mGRASP技术可确保将人脑多达1000亿个神经元的神经网络重建工作在几个星期内完成。这种技术将GFP的基因序列分割为两部分并在目标神经元中分别表达，以检测神经元间的距离是否形成了突触连接。除外荧光显微镜的应用，相关生物、化学技术与计算机生物图像信息学技术的匹配，科研人员已开发出一套完整的定量分析系统用于直观记录和模拟神经系统认知过程的各个环节。

伴随着认知领域研究技术的一代代革新，认知理论也在蓬勃发展。物理符号论、联结理论、模块论等即为其中之翘楚。

物理符号论将外部信息刺激及内部信息操作——符号化。整个信息加工系统包括"感受器"、"效应器"、"加工器"。加工器可以对符号进行制作、销毁、复制、粘贴、剪切、删除；其基本功能是建立信息输入、信息输出、信息储存、符号结构构建及条件性迁移。心理学家认为有智能行为的个体必然具备上述功能，将符号操纵内化为基本的适应能力，并表现出目的性行为。

联结理论有力地驳斥了串行理论的缺陷，借助神经元间群编码概念，将神经元置身于时空结构中，并寻找认知活动的层次连线。然而，此编码体系与单个神经元兴奋或抑制编码的关系，尚不明了。

借助于计算机模块的启发，模块性理论将大脑看成高度专门化模块的集合，某些模块负责功能，另一些模块负责结构。模块之间由看不见的天然联系组成"模块间电路"，模块内部由有机的整体组成"模块内集团"。在运动系统和记忆研究中，模块被更加细分至精细组块。例如，"屈肌收缩的同时，伸肌舒张"或"奖赏中枢和成瘾"等命题均属于模块研究。

各类认知理论的熠熠生辉巩固了神经生理学特征检测和功能柱理论的主流地位。同样，这些相互独立的比照性的研究手段，也意味着将大脑的认知信息加工认为是独立的、缺乏反馈或相互作用的过程。如PET与fMRI通过进行特定认知活动状态和空白对照状态下脑功能成像相减的办法，将相减的结果显示的兴奋区域界定为特定认知任务相关的脑区。这种方法的前提是将作为研究目的的认知任务从其他的认知活动中独立分离出来，但实际认知活动本身并不能完全满足这样的要求。不过，也正因为功能性影像探测到所有的认知活动都有多个脑区的同时兴奋，之前长久占据神经学家和心理学家心头的"一个脑区对应一种特定的功能"的机械论观点走到了终点。

同样走到终点的是19世纪风靡全球的白质前连合切除术。如果将截然不同的大脑解剖学区域比作交响乐团的各色乐器，该手术的核心思想是：如果听到了不和谐的音符，则将演奏该音符的乐器毫不留情地摧毁。这个理论在今天看起来十分荒谬，因为一首完美的脑力协奏曲必定需要精密的协调合作，只有不断的协调磨合整合才能达到最佳效果。可在当时，此法却成为治疗精神分裂症患者的一道良方。很多接受了该手术的患者出现大脑功能的严重弱化，其认知、情绪和意志行为能力都呈现大幅衰退。

除外精神分裂症，孤独症、阿尔茨海默病等疾病均可引起患者大脑白质束缺陷，且白质束连接功能不足将严重影响神经信号的传播速度。因此拨乱反正后的科学界开始呐喊"白质束是人大脑中的无名英雄"，并就此提出"低质联结（under-connectivity）理论"。此理论来自对孤独症患者额叶和脑后区的观察，及对低质量白质束联结所致非同步性激活信号的研究。通过使用相应的数字模型，校正额叶和脑后区之间的异常通信带宽，提高联结质量，可使二者达到同步激活。由此主流医学家和心理学家亦更加肯定：认知功能的行使是由大脑各区域网络相互作用的，包括不同脑区、不同种类的核团、不同的神经元接替站、不同的连接纤维、不同的信号转导途径；但无论多么多的不同，其整体协作性的本质是相同的——永远不能轻易地丢弃某一区域。

尽管认识领域理论学派林立、研究手段五花八门，然而针对认知普遍性特征却有如下共识：

1. 多维性

从不同角度观察同一事物会有不同的认识，而对事物完整认知的形成应该考虑其多维性。如"横看成岭侧成峰，远近高低各不同"或"盲人摸象"或"一百个人眼中有一百个哈姆雷特"都是多维性的体现。

2. 相对性

由于认知的个体不同，且同一个体认知的水平波动或发展或衰退，导致认知反映客观事物本质的能力具有相对性。"福祸相依"、"己之良药，彼之砒霜"、"塞翁失马，焉知非福"等即是古人对认知相对性的生动表述。

3. 联想性

认知过程包括感觉、知觉、思维、判断、情感、意志等过程，因此认知过程会为感觉所偏倚、知觉所制约、思维所限定、判断所倾斜、情感所左右、意志所控制，而最终的认知结果亦是上述过程合力的结果。

以互联网 Web 语义为例，将机器可理解的语义数据添加至电脑中，用启发式的元数据实现自动信息处理过程。此处的认知个体从人变成了人工智能，认知的联想性通过电路触发自动发生。然而这种能通过已读取的信息自动提供强大扩展的 Web 语义功能，正是人工智能的精髓所在。

认知联想性的另一个例子，来自于医学家对雷诺病的研究。他们发现雷诺病人出现典型的血液和血管相关的生理改变，导致血液黏滞度升高、血小板易于聚集、血管收缩增强等病理生理学异常。而鱼油被证实具有降低血液黏滞度，减少血小板聚集的作用。基于认知的"A-B-C"联想模式，研究者从"雷诺病"和"血管状态"的认知与"血管状态"和"鱼油"的认知，联想到"鱼油"和"雷诺病"可能存在相互关系。1985 年美国医学家施旺生（Swanson）将鱼油应用于雷诺病的治疗并取得可喜成果。在此例中，关于雷诺病的认知和关于鱼油的认知在新理论提出之前都是独立存在的。新的治疗方法的产生绝非简单地将两种认识相加，而是通过认知的

可联想性将每种认知中的事物角色分析进行推理判断综合而得。

4. 发展性

由于认知活动与个体知识结构、文化程度、所处社会环境背景等因素相关，因此人类的认知功能有其历史性或发展性的特点。正如地心说到日心说的变迁，或疾病的定义从单纯躯体疾病到"生物-社会-心理"模式的疾病观的发展均为认知发展性的证明。

行为决策过程就是认知发展性不断深化的一个范例。其步骤如下：

（1）识别具体认知领域的传统决策模型及其假设；

（2）揭示已有认知理论和实际环境意义事件不一致现象；

（3）归纳行为特征，增加行为变量或用考虑行为因素后的变量替代原模型中的变量，得到新的认知架构和决策模型；

（4）对新模型进行实证检验，寻找该模型的新推论，并论证其对谬与否。

纵观全程，此种螺旋式波浪式发展即为认知的不断推进，以达到对旧认知的修订和对新认知的完善。

5. 整合性

即个体表现出对某一事物的整体的本质的规律性的认知或认识，这一认知结果是综合感知、记忆、思维、理解、判断等心理过程之后获得的。经由认知整合性的特点，个体可获得经常性的自我修正，并将修正结果进一步整合至大脑对事物的反馈中。

认知活动的结构基础是反射弧，其为多系统共同参与的整合过程：环境刺激作用于感受器，各个感觉器官汇报给大脑中枢，各脑区共同作用，将输入信息进行或识记或再认或编码，形成输出信息传达给效应器予以执行。

由多维性、相对性、联想性、发展性和整合性衍生出的认知模式是多种多样的，最显著也是最普遍的一种模式是左右脑功能偏侧化。人类学家从出土石器的打制方式发现古人类多数为右利手：右手握持要敲打石器的石块，左手拿着要制成器具的石块。左脑操控的右手，维持一定的角度和速度敲

打;右脑操控的左手,则依据脑中描绘出的形状仔细调整敲打的部位和量。历史学家从壁画中也发现,远古时代约有 90% 的人是右利手。

"左右脑分工理论"称,左半脑司逻辑理解、记忆、时间、语言、判断、排列、分类、逻辑、分析、书写、推理、抑制、五感(视、听、嗅、触、味觉)等。右半脑司空间形象记忆、直觉、情感、身体协调、视知觉、美术、音乐节奏、想象、灵感、顿悟等。

除外从左右手外显功能上对人脑的探究,科学家还通过对比不同年龄、不同职业、不同脑部疾患、不同背景、不同种族的人群其感觉、知觉、记忆、注意、思维等方面的异同,于相同之处探寻人脑的普遍性和规律性,于不同之处揣摩人类思维的复杂性和个别性。

第二节　情绪、情感过程及其正常变化

情绪、情感是以个体为中介的一种心理活动形式,是对客观事物与个体需要之间的关系的反映,体现个体需求和欲望。不同的需要可导致个体不同的态度与体验。一般而言,凡是能满足个体需要的事物会使人产生愉快的情绪,凡是符合个体意愿的事物会使人产生喜爱的情感;反之亦然。

一、情绪与情感

情绪更多地与生理需要相联系,情感则更多地与社会需要相联系。饥饿时得到食物就会很高兴,这是一种情绪,不能说对食物产生了情感。情绪是人和动物共有的,而情感却是人类特有的心理活动,如审美感、道德感、归属感等。

情绪发生较早,情感发生较晚。婴儿最初产生的基本上是情绪,饿了哭、饱了笑,所谓有奶便是娘。到了后来,在不断受到爱抚关怀的过程中,婴儿对母亲依恋的情感也就逐渐的培养起来。

情绪多具情境性、暂时性和冲动性,而情感则有稳定性、持久性和内隐性。

尽管情绪与情感有区别,但两者密不可分,都是对需要是否满足所产生的体验。一般而言,情感的产生会伴有情绪的反应;而情绪的变化又常常受情感的支配。为了叙述的方便,本节将情绪情感二者合一,通称情绪。

二、情绪的分类

情绪的成分颇为繁杂,在构成上有外显行为、内在体验、生理唤醒等成分;在搭配上有基本情绪与复合情绪等类别,后者如爱恨交织;在程度上,可有强烈或淡漠、激烈或恬静、短暂或持久等多种水平。最流行的是按其组成结构将其分为基本情绪及其次级情绪。基本情绪有四种:恐惧、愤怒、悲伤、快乐。次级情绪则是基本情绪的细微变体或综合变体。诸如,欣喜和惊喜是快乐的变体;忧郁和惆怅是悲伤的变体;惊慌和焦虑是恐惧的变体;厌恶和憎恨是愤怒的变体。

以下对四种基本情绪做简要阐述。

1. 恐惧

恐惧是因为不可预料或不可确定的外部因素而导致的无所适从的心理或生理的一种强烈反应,为人和动物所特有。此种痛苦和不安是非常强烈和极端的。

恐惧的存在可以追溯到远古时代。人类之所以能在远古恶劣的环境里生存下来,正是得益于恐惧。恐惧强化了求生的欲望,也可激发身体的潜能;恐惧使人学会了敬畏、学会了规避、学会了抱团,因而可能躲过种种危险;恐惧保证了人类的生存,也促成了社会的进步。由于恐惧寒冷和黑夜,原始人学会了钻木取火;由于恐惧雷电,人们制造了避雷针;由于恐惧野兽,人们发明了冷兵器;由于恐惧瘟疫、风雪和洪水,人类学会了医药、盖房、修堤筑坝……时至今日,因为恐惧战争与死亡,人们学会了谈判、妥协、合纵连横或和平共处。但是,自然仍旧反复无常、社会仍旧乱象丛生,恐惧可能会长期伴随着人类,甚或永远。

恐惧情绪不仅仅可以自发感受,而且还可以加诸于他人,即恐惧是可以传递的。在著名的"香蕉和黑猩猩"的实验中,一根香蕉被挂在黑猩猩触手可得的地方,然而如果黑猩猩一碰香蕉,就会被电击。聪明的黑猩猩在遭遇了多次电击后,不敢再触碰这根可怕的香蕉。如果再放入一只新的黑猩猩,就会发现第一只黑猩猩会力阻第二只黑猩猩触碰香蕉。它们之间是如何传递这一恐惧信息尚不得而知。但事实是，第二只黑猩猩仿佛很快就领悟了，不再碰触此香蕉。更好的印证在于第三只黑猩猩的参与，当其进入后，第二只猩猩也帮着劝阻其触碰香蕉。其实，三只黑猩猩中只有第一只真实受到过伤害，但这种群体性恐惧的蔓延绝对不仅仅是简单的行为复制，而是精密的准确的信息传递，且精准度已足以对黑猩猩认知结构和情绪结构发生质的影响。

自然界遍地存在利用恐吓和威胁而取得胜利的高手：鸟类在争斗时发出犀利的叫声作为示威，蛇类吐出猩红的信子和做出游离摇摆的姿态恐吓敌人，人类的制裁、断交、通牒、威慑等都是利用恐惧大做文章的例子。

行为主义认为，恐惧症是一种习得行为，与患者的生长环境有关。比如父母的恐惧很可能会潜移默化地感染给孩子。另外，恐惧的对象有时候是间接的、可以泛化的。比如"一朝被蛇咬，十年怕井绳"。又如，有人在车祸一刻看到了一颗纽扣，生还后便害怕再穿带扣的衣物。

精神医学家们尝试通过暴露疗法缓解恐惧病情，但疗效和接受治疗者的承受能力有关，有些人愿意更多地直面自己恐怖的对象，直到害怕的情绪逐渐消失。然而有人质疑，此时恐惧的情绪到底是被消除了，还是被逐渐适应了呢？已经被适应了的恐怖情绪还能称之为恐怖情绪吗？

2. 愤怒

古挪威语"angr"是愤怒（anger）和痛苦（anguish）共同的词源，其准确的含义是：外在环境刺激所带来的不幸感。困扰和痛苦情绪压抑到一定的程度，人就会变得疯狂，这种疯狂状态即为痛苦所引发的"主动的情绪"。

愤怒是由痛苦、冲突所引发的情绪。作为一种主动的情绪，愤怒伴有一定痛楚感和其他生理特征，如：心跳加速、面红耳赤、瞳孔缩小、眉弓抬高、双目圆睁、炯炯有神、呼吸急促、鼻翼外张、嘴唇紧闭、皱额蹙眉、胸部起伏、胳膊紧攥、拳头紧握、青筋暴露、重心前移等。

研究发现，身体和心理的变化都能引发愤怒，而愤怒也会对身体和心理产生影响。在患心血管病的人群中，部分人属于高激惹性，其心电图在愤怒情绪主控时呈现剧烈变化，预计三年内这部分人群需使用电除颤的几率比对照组要高10倍。

不过，对于愤怒的看法也是见仁见智，虽然愤怒的爆发对身心可能会产生负性影响，但同时也可使压抑过久的情绪得以疏泄、压力得以释放。

3. 悲伤

悲伤是由分离、丧失和失败等导致的情绪反应，含沮丧、失望、气馁、意志消沉、孤独等情绪体验。依据其程度不同，可细分为遗憾、失望、难过、悲伤、极度悲痛等。

悲伤情绪并非是快乐情绪的反义词，事实上，没有任何一种情绪有真正意义上的反义情绪。悲伤不仅是一种消极的负面情绪，也具有自我保护的正面功能。强烈的悲伤情绪减缓了功能的运转，停止了正在进行的事务，给个体提供了缓冲接纳、养精蓄锐的机会；这是一种自然状态下人类心理的自我修复。因此，如果用药物来抵抗一般强度的悲伤情绪，可能会影响人类情绪的自然成长。当然，超出一定强度和持续时间的悲伤则另当别论，此种情况会导致个体心理功能和免疫功能的削弱，使人易患消化系统疾病、心血管疾病等心身疾病。

4. 快乐

快乐是人们常常追求的一种情绪，是所谓的正面情绪。和悲伤不一样的是，快乐的感觉通常都是短暂的、无法留住的。为了品尝到那种稍纵即逝的满足和幸福感，人们会追逐和反复强化这种昙花一现的快乐反应，寻找激发这种情绪的环境刺激。快乐虽然转瞬即逝，却又无处不在。美酒佳肴带来的感官快乐、功成名就带来的精神快乐、行善助人的道德快乐，甚至还有"建立在别人痛苦之上"的快乐……研究认为，虽然助人为乐与幸灾乐祸的社会意义和道德水准大不相同，但其实际感受及其心身反应并没有本质区别。

部分研究者认为，过于愉快或持续快乐的人会显得愚蠢、笨拙，这可能与大脑缺氧有关。"范进中举式"的癫狂喜悦或"歇斯底里"的无厘头快乐会产生强烈的间歇性呼吸，导致肺通气量增加及血管收缩、血压升高、面色潮红等一系列自主神经功能兴奋的变化。

情绪在过分强烈渲染下，可以发生"漂移"，即情绪突然从一种状态转到另一种状态。这种漂移可以是同类情绪中发生的小部分位移,也可以是诸如"喜极而泣"、"乐极生悲"这种完全相反类型的情绪转换。显然,这种两极化意味着情绪构建中发生了原系统的崩塌和新系统的重建。然而,人脑如何在瞬间完成认知背景的重新架构,如何完成对环境刺激的重新认知,如何完成两者的重新比对,均是未解之谜。值得一提的是,情绪转换并非一定是病态的,只有无法理解的、极端的、无序的情绪转换才是异常的表现。

三、情绪的基本理论

情绪可以导致人体生理功能的变化,反之,生理功能在情绪产生中也发挥着作用。关于孰先孰后,孰因孰果尚无定论。既有证据表明,气急败坏之时血压升高、心跳加速、瞳孔放大、呼吸急促,也有证据表明"因为哭泣,所以愁苦;因为打骂,所以生气;因为发抖,所以害怕"。

如果将体液调节或神经调节等引起生理变化的时相与情绪发生变化的时相做对比,很容易发现前者缓慢并滞后,因此仅通过生理因素无法完全解释情绪的瞬时性和易变性。

同理,同一内脏活动可参与到各种大相径庭的情绪发生,比如兴高采烈和惊慌失措都有心跳的加速,然而共同生理表象的两种背景情绪却完全不同。因此,单纯依靠生理变化也难以对各种情绪加以区分。

之后科学家采用"横断法"制作各个切面的动物模型,以期找出物理意义上存在的情绪调节中枢。"假怒"猫模型即为其中的一种。将猫间脑以上结构横断,模型猫呈现瞳孔放大、吹胡瞪眼、嘶吼不安的反应。然而这种机械性的离断仍旧躲避不了其弊端,即缺乏正常的一体化情境。

"一体化"的思想在应激反应的研究上得到了体现。传入信息通过各级神经元换元及丘脑的呈递,最终到达大脑皮质。大脑皮质发出反馈的指令:一方面引起交感神经兴奋、交感缩血管纤维激活、肾上腺素-醛固酮系统激发、血液中激素水平变化、骨骼肌血管舒张、内脏血管收缩、血液重新排布、心跳加速等生理反应;另一方面,大脑发出情绪指令使个体处于高度紧张、兴奋的体验中。由此,个体在心理和生理上都做好了应对的准备。

在一般状态下,情绪总是如潜伏在水平面下的冰山,一旦出现某种"紊乱",情绪就像突击兵一样浮出水面。另一种比喻则是,可将人脑情绪当做一个蓄水池,基准是毫无波澜的状态。当环境刺激如同石子一般投入其中时,小的石子可能泛起丝丝涟漪,大的石子则可能涌起惊涛骇浪。从这个角度看,好情绪和坏情绪一样都是一颗颗石子,是对心理平衡的破坏,所以无论快乐还是悲伤都是一种失衡的情绪状态。

根据上述过程,研究者提出情绪"唤醒"模型。该模型由知觉环境意义信息系统、过往经验认知加工系统、环境意义信息输入与过往认知比较系统三部分组成。模型的核心是对外部事件的认知。无论是过往经验信息的储存记忆,还是新接触的环境信息的接收,抑或两者间的识别,都依赖于认知的强大支持。当环境意义信息通过知觉输入时,若现实事件与过往经验信息判断一致,则没有情绪产生。反之,则比较系统会迅速发出信号,唤醒情绪并同时进行生理生化动员,使身体适应当前情绪的要求。

四、情绪的相关研究

(一)情绪研究的开展

研究情绪大致可从两个方面开展,一是了解个体的主观体验,二是获取个体的客观指标。

获取主观体验的方法为谈话或问答。其典型操作为:给予被试者某情绪刺激,然后要求被试者汇报其内部体验。例如,听朋克、摇滚、乡村音乐、摇篮曲等不同音乐,询问被试者是否产生了情绪体验,针对每种音乐的情绪体验是否有所不同,哪些体验是正向的即愉快的、积极的、充满活力的,哪些体验是负向的即悲伤的、消极的、失去动力的。并要求被试者说明体验产生的强度、程度、持续时间和起止点等。

另一种是问卷调查,各类问卷均有详细的刻度分值。这种方法的缺陷在于受试者主观判断比重过大,因为不同受试者基于各自的认知水平、意志程度及各自内在结构基线的不同,可能会导致针对同一外界环境刺激的内省报告南辕北辙、大相径庭。因此在情绪研究中主观体验如果能够匹配客观指标,便可能获得相对可靠的数据和结论。

客观指标指的是测量对象伴随情绪发生而出现的生理变化、动作变化等。通过各种电子仪器测量各类情绪相关靶器官，便可得到诸如肺功能、心血管功能、大脑影像等生理数据。并通过采用照相、录像（或录影）等方法记录表情动作等行为变化，达到尽可能的客观化。另外，电子仪器不仅是记录工具，还可作为研究手段。如通过磁刺激（TMS）经头骨对大脑进行脉冲刺激，既可以激发生理改变和行为变化，也可对受试者情绪进行干预。然而，通过各种仪器记录或诱发了生理变化，并不等于得到了确切的某种情绪。换言之，单纯的心跳加速并不能区分到底是亲人久别重逢的心潮澎湃还是地震幸存者的惊魂未定。

（二）情绪研究的内容

情绪研究的内容可分为三部分：伴随情绪的生理变化、伴随情绪的表情动作、情绪的主观体验。大多数生理指标并未和特定的情绪形成一对一的关系。生理变化的测量只能证明有机体情绪"唤醒"与否，而无法对情绪的内容加以分析揣测。因此，结合生理数据、面部表情和肢体动作，既取得客观记录又获取主观体验的研究方式，值得借鉴。

早期的生理变化指标常为感受器电位变化。但即使情绪刺激有其特殊性，单一反复地不断刺激也可导致感受器发放冲动的疲化，或不再能冲破阈电位达到动作电位，或导致神经递质的耗竭，或中枢高级指挥系统对同一输入信号的敏感性下降。同样性质同样内容的刺激会有"久入芝兰之室不闻其香"的情况发生。再者，人体是一个生物电系统，心脏的自律性依靠自律细胞的4期自动去极化，大脑的信息输入、信息处理、信息输出依靠神经冲动环路的良好运作，各类激素、递质、信号转导路径的因子释放、再摄取需要电活动促发，更不用说所有细胞膜上各类电压门控性离子通道的开关都受生物电影响。所以，电变化实则是牵一发动全身的现象。单纯地界定将某种情绪导致某种电变化也由此颇为牵强。

除外皮肤电变化等感受器电位指标，血压水平也是情绪生理研究中的一个重要指标。以看电影实验为例，爱情片、悲情片和灾难片预期将分别激发性情绪、愤怒情绪和恐惧情绪。但重复研究发现，实际很难获得与上述预期完全相符的结果。在影片内容和情绪唤起之间，仅有爱情片激发出性情绪这一效应屡次被证实，而且在观看爱情片时血压的波动亦十分显著。这或许说明，美好的爱情为大多数人所向往、所享受，少有例外；但面对悲情或灾难时，不同心理背景的人内在体验可有莫大差距。

因此，在类似性质的实验中，要格外留意不同的认知背景、认知结构、意志品质、个性心理等对实验结果造成的影响。以不同地区人群对地震的情绪反应为例，处于地震频发带的人群，无论在震时逃生还是余震威胁中，都表现出比非地震带人群更为冷静沉着的一面。此时，如果将认知背景看作一个平台或"池"的话，位于地震带者对该类事件的认知"池"容量相对较大，环境刺激来临时认识结构上的扩容效应较好，情绪反应也较为稳定。当环境意义刺激像一颗投入"池"中的"石子"时，其激起情绪波涛的难度也相应增加。反之，罕有地震经历或预警训练者，其大脑缺乏对该类环境刺激的认知痕迹，因而认知"池"容量相对较小，对环境意义刺激易感性较强，小小的"石子"也可兴风作浪。

除外皮肤电、血压等，目前还有语图分析、脑电波及各类生化指标作为搜集的数据。语图分析的原理是基于发音随意肌和非随意肌的运动，在紧张情绪状态时发音器官的正常颤动被抑制。通过语图仪和声音应激分析器即可以对正常状态的发音信息做比对，从而判断此时的情绪状态。脑电波数据经由脑电图描记，不同的波长和频率反映不同年龄段和不同生理状态下的脑电情况。生物化学和分子生物学指标可用于测定与情绪反应有关的各类生物化学物质，如激素、递质、信号转导通路上下游因子等。

情绪情感研究不妨借鉴进化论的观念。正如石器时代可划分为旧石器时代和新石器时代，科学家也提出旧小脑或新小脑、旧纹状体或新纹状体之分。更有学者提出原始大脑和现代大脑并存学说，力证人类不断进化的大脑中隐藏着远古的记忆。原始人类族群而居，敬畏光火雷电，原始图腾反映了宗教和信仰的萌芽；上述种种都可在今天的人类社会找到案例。人类的进步既是外在文明的一次次革新，更是内部认知中大量知识、信息、经验的不断继承。

达尔文在《动物和人类的情绪表达》一书中强调，襁褓中的婴儿即可分辨母亲的面部表情，也懂得运用自己的表情和肢体语言。他们能识别亲人的脸，还能通过解读他们脸上的表情来感知他们的态度。无怪乎新生婴儿被誉为具有不需学习即可获得面部表情模式的天才，甚至8个月大的婴儿就已经能评判外界环境事件、产生好恶情绪了。

除外婴儿们的实验，不同人种面部表情与情绪的关系也相当一致。非洲土著能辨认出一张板着脸的白人照片，也能准确判断出照片上的人正在生气。这说明尽管当今人类在诸多方面都存在大大小小的地域差异，但人生而具有一套互通的、恒定的、大同小异的情绪表现结构。

针对表情和动作的研究如人体骨架一般，具有系统性、层次性、脉络性。但并不能说具有某个表情或做某个动作就是某种意识的行为或某种带情绪的体验。能够确定的是借助于表情肌和躯体肌的两套肌肉系统，情绪得到了有意识的表达。另一方面，由于这种表达是出于本能行为，而非后天习得的或受到后天影响的，所以从这个层面而言就是无意识的。

经典的面部表情研究常需用到直线量表、圆形量表、三维模式图等。特定的面部表情和动作的编码系统，也为现代表情测量技术开辟了道路。肢体动作的研究早期比较简单，如观察被试者是否因为恐惧情绪出现颤抖、身体蜷缩或因为愉悦情绪出现肢体舒展等。当然，没有人能做到庖丁解牛一般得心应手，将不同动作与不同情绪一一对应。

主观体验是情绪情感研究中最为复杂的部分。即使在环境刺激面前，产生了生理变化、面部表情变化和动作变化，主观体验仍常常莫可名状。对主观体验的完美掌控一直以来是人类的一个愿望。20世纪的许多伟大的思想家都企图节制自己的情感，尝试"过一种没有情绪体验的生活"。著有《生命中不能承受之轻》的米兰·昆德拉（Milan Kundera）形容这种生活"十分冷酷，却也十分完美"。值得追问的是，这种"没有情绪体验"的体验是否本身也是一种情绪呢？

多数教育家、心理学家、精神医学家对于情绪体验的研究热点常常围绕在自由表达、自由体验情绪及控制情绪、压抑情绪对心理的影响。有研究证明自由的表达情绪会增强原本的情绪，故鼓励人们适度的压制情绪。因为研究者发现恐惧的情绪如果常常表达，以后更容易产生恐惧。但也有研究认为，压抑主观体验的结果或者是情绪的爆发，或者是身心的损害，因而鼓励人们自由表达使情绪及时缓解。

英国的一项长达5年的研究，针对3850名中老年人群的主观体验进行分析，正向主观体验（快乐、安宁、兴奋等）和负向主观体验（焦虑、抑郁、悲伤等）的受试者死亡率出现显著性差异。将受试者收入、年龄、性别、疾病及吸烟等与健康相关的多种因素纳入考虑范畴之后，研究人员发现，自诉最不快乐的受试者死亡率超过7%，而自诉最快乐的受试者同期死亡率仅为3.6%。研究者对这一数字的解释是，负面情绪原发或许可导致疾病的发生，或负面情绪继发疾病而来，都让患者的生存质量和存活寿命雪上加霜。并且推测，如果对受试者继续进行10~15年跟踪调查，"快乐者"和"悲伤者"之间的死亡率差距还会更大。

快乐的内心体验和健康的关联早已不是秘密，然而具体的机制尚未得到充分阐述。有部分研究证明，快乐的体验本质为多巴胺等递质的释放或奖赏中枢的兴奋，从而激发全身多系统的协调运作。如果将人体当做一部机器，快乐也许是这台机器的润滑剂。正向的内心体验所带来的积极情绪，不仅有助于精力充沛、从容自信、获得更多成功的机会，还能在机体生理或病理过程中发挥独特的作用。正如喜剧电视节目可以增加人的痛阈达平均增幅10%之多。又如乐观情绪有助于降低中风几率。

五、情绪的正常变化

1. 不同性别所导致的情绪有所区别，而且情绪的体现方式也不尽相同

研究者认为男性情绪易于表达，而女性情绪易于变化；这种规律与负责情绪处理的杏仁核功能模式存在"性别差异"有关。

回忆恐怖电影情节可激活男性大脑右侧杏仁核，而同样的刺激却激活女性大脑左侧杏仁核。在女性大脑中，流向左侧杏仁核的血流量与大脑其他部位的血流量涨落同步，右侧杏仁核则没有这种现象。而在男性大脑中，血流量随其他部位一同涨落的是右侧杏仁核。

激活的杏仁核会继续兴奋不同的大脑区域，所以在女性大脑中与杏仁核一同活跃的是使人体处理压

力反应、影响感情的视丘下部和下皮质。而在男性大脑中与杏仁核一同活跃的是大脑控制行动和视觉的区域。这意味着，男性在处理情绪时可能更容易将它与外部世界联系起来，因而情绪比较外露。

2. 除外性别差异，选择情绪实验人群时必须重视社会文化背景的差异

有研究称，相比高学历、高收入人群，社会地位相对较低者更能理解别人的情绪。在释义图片表情时，社会地位低者能很好地阐释每一种面容所蕴含的情绪意义。研究者分析这是由于社会经济地位较低者更频繁的依赖社会关系的支持和他人的资助，因此他们会更加留意他人的情绪信号。而对于社会地位较高者通常可以自行解决问题而无需看人脸色，因而不善于或不顾及他人的情绪信号。为了证实这种差异的根源，研究者对社会地位高的人进行了说服和要求。后续实验证明，他们在判断他人面容情绪的准确度旋即有了显著提高。

第三节　意志过程及其正常变化

意志是"自觉的设立目标、调节行动、克服困难、努力实现预定目标的心理过程"。意志是人类特有的心理现象，它是人类意识能动性的集中体现。意志不仅对主观世界的形成和发展具有重要作用，而且对客观世界的改造具有重要意义。如果说认知是外部刺激向内部意识的转化，意志则是内部意识向外部动作的传达。

只有通过行动，意志才能发挥作用。意志行动是有目的的，但有目的的行动并不都是意志行动，意志行动必须与克服困难相联系。克服的困难越大，意志水平越高。

在带有神学色彩的理论中，意志总是高高在上。仿佛人类认知过程中的感觉、知觉、理解、思维、判断、想象等都只是意志的奴仆，它们秉承意志的圣旨搜集各类环境事件信息作为素材，并经由悟性指引，让意志最终发号施令。

一、理论模型

提到意志，势必要提到"动机"概念。动机和意志本质相同，但各自的欲望水平却不一样。当欲望低于某一阈值时，仅仅形成动机；而只有越过某一界限，才能形成意志。

动机和意志都能引起、维持动作行为，并为实现某一目标而进行。动机斗争分为三种情况："双趋冲突"即同时存在两种渴望满足的需要，且这两种需要激发起来的动机力量大致相等，必须从中作出抉择。"双避冲突"即两个需要避开的刺激，只有接受其一，才能避开其二。"趋避冲突"则带有矛盾意向的含义，指对同一事物既有好而趋之，又有恶而避之。不少研究者认为不同类型的动机斗争都会激发意志的诞生；且动机斗争越激烈，意志的诞生就越有必要。然而，需要理解的是，停留在意志层面的胜利与实际行动并无对等关系。

意志是否是理性的？对酗酒者的研究可见一斑。一方面，酗酒者酒精欲望指数高涨；另一方面，他们也深知酗酒的危害，期待自控或戒除恶习。但最终是否有足够的意志去抵抗酒精的诱惑，取决于酗酒者在上述两个方面的博弈。然而，欲望似乎总是屡战屡胜，人类的理性往往沦为非理性的阶下囚。于是观察家不再执著于假定"人类是理性的动物"，并纷纷质疑"意志服务于理性"这一假设。无数的事实也说明人类顶多是半理性的，意志往往臣服于理由背后那些无法明察的动机和莫可名状的欲望。

正因如此，有的模型力图说明"意志力激发理智、控制情感、矫正认知"；有的模型试图说明"意志受认知冲突的拮抗、受情绪情感的制约"。有的则将两者结合起来，"知-情-意"三者形成循环圈，以期能解释人类的种种理性和不理性抉择。

二、意志的神经科学研究

神经科学实验常常关注意志的五类线索：①动作引发；②意向性活动；③决定；④控制和阻止；⑤中介学说。在此五类研究线索中，常常出现角色的重叠，既将"意志"当做动作引发器的同时，又将其置于认知-情绪-意志流水线的中介环节。意志既是叱咤风云的骁勇将军，扣响动作行为的扳机；也是谨小慎微严格律己的高僧，确保动作行为不越雷池半步。

以下即对五类研究线索做一简要描述。

1. 意志是从动作引发到外显的"发令枪"

fMRI 的监测显示，大脑运动皮质、辅助运动区（SMA 区）和前 SMA 区、前额叶背外侧皮质（DLPFC区）等各个亚区分别调节刺激-行动关系或冲突-动作关系。通过记录意志过程中内生型和外生型动作分别引发各脑区活性变化的时间差，科学家还发现意志其实是准备电位升级为始发动作电位的前奏曲。这就好比运动比赛的"各就各位——预备——跑"。除了始发动作的激活，在随意运动接替、动作结束等方面，意志也发挥了重要作用。所以，意志成了扣动"预备跑"、"跑变走"、"预备停"的扳机。

2. 意志是一种意向性活动

多数情况下，意向是一种边界清晰的、状态恒定的，经过抽象思考、计划、准备的，有目的性的驾驭未来动作行为的状态。然而，实验记录到大脑准备电位的发生比意向的发生早了整整 350 毫秒。换句话说，动作始发的那一瞬间其实是没有任何意向掌控的，过了 350 毫秒后人脑才能感知自己有做某种动作的意向。在这之后意向才通过各个脑区通力合作，发出目的性行为动作使意向得到表达。

日常生活中某些动作或个体运动就是在没有任何意向的情况下发生的。甚至有实验数据称，动作意向的预测信息比动作意向实际信息被感知早了足足 7~10 秒。这只能让人相信无意向状态确确实实存在，且很有可能影响到最终被感知的意向。"意向指挥动作"理论在上述事实面前不得不重新审视自己，以免变成皇帝的新衣。

3. 意志过程的本质是做出决定的过程

意志的本质是对矛盾的环境意义信息统筹后达成统一；统一的目的就是做出决定。在这个过程中，意志就像董事长，动作就像执行官：董事长旨意高高在上，执行官绝对服从；而决定就是董事长向执行官的发号施令。令人惊奇的是，这种号令不仅可被自身感知并执行，还能影响到其他个体；被影响的个体会重新解读这些意志，并做出相应的决定和发生相应的动作行为。更为神奇的是，重新调整过的意志下的决定和动作行为，又会反馈影响前者的意志、决定、动作行为。

要说明这一点，引入一个颇为有趣的实验：假设

A 盒和 B 盒中有一个盒子藏有宝石，让挑选者从中选出一个盒子。很容易理解，挑选者的意向无一例外的是要选中那个有宝石的盒子，但选 A 盒还是 B 盒的决定过程和行为动作是各有不同的。如果挑选者猜测宝石在 A 盒并且决定选 A，但实际上宝石却在 B盒，那便不能实现挑选者的个人意志。反之，如果挑选者决定选 B，则可以实现这一意志。这里需要记住的是，不管挑选者选择是 A 盒还是 B 盒，其希望得到"装有宝石的盒子"的意志是统一的，只是在做选择时，说不清道不明的理由在一瞬间指示人们伸出手臂去选择了那个有或者没有宝石的盒子。

很容易想象受试者选到 A 盒的沮丧和选到 B盒的欣喜，但这并非是这个实验的初衷，请牢记此处体现的一个意志是：挑选者希望选到有宝石的盒子而非没有宝石的盒子。如前所述，意志是不仅仅可以被自身执行，也可以被他人解读。被解读的意志将在他人大脑中形成新的意志，并影响其决定过程和行为动作。接下来实验引入了"知情人"的角色，知情人已知盒子与宝石的匹配关系，并充当着挑选者的助手一角。

研究者此时发现，除少数人出于戏谑而怂恿挑选者选择错误盒子（这种选择结果已经违背了实验中制定的"助手"角色的规则，故这部分人群被剔除）外，其余知情人均选择了各种方式，诸如直接给 B 盒，或者扔掉 A 盒，或明晰地或暗示地帮助挑选者得到宝石。

当问及原因时，知情人纷纷表现出对挑选者意志分析的一致性和准确性，即他们并不会纠缠于前一个实验中挑选者选 A 或选 B 的随机表现，而是很肯定地认为：

（1）如果帮助挑选者选择正确的盒子，挑选者会很高兴，自己的任务也圆满完成，皆大欢喜。

（2）如果没有帮助挑选者选择正确，助手难则其咎。

（3）令人真正感兴趣的是盒子里的宝石而非单纯的盒子，所以盒子本身不作为选择的依据。

（4）如果挑选者自己知情，毫无疑问他会选B 盒。

从上面的分析看出，知情人深刻解构了挑选者的意志，并据此形成了自己的意志。他们坚信在充当助手过程中，最应该做的事情就是帮助挑选人成功的取得宝石。此刻，受试者其实变成两种人，一

种是与前述一样的不知晓真相的挑选者;一种是作为助手的知情人。前者意图明显、意志清晰但行为随机、决定盲目;后者的意志是帮助前者实现其意志,需要做的是配合或调试前者的行为和决定以达成其意图。

这种场景是否似曾相识?人类历史中,"意志可传染"的例子比比皆是,因为"意志-决定-动作"的群体间循环往往导致群体意志的产生;而诞生的群体性意志到底是否合理则无法简单判断。安·兰德(Ayn Rand)在陈述其客观理性主义思想时,第一条即为谨慎对待群体意志;因为"意志的传染"有时近乎盲目,但其威力却可不衰减扩布甚至级联放大。另一需要谨慎对待的是人工智能——这种能够揣摩人类意志而非简单接收人类行为信息的机器——具有对人类意志的绝对客观解读、重构能力,并可对人类意志及其表象进行剥离。

4. 生理学中的意志是高级命令中枢对低级执行区域的抑制或激活

意志和动作行为的关系就像上级和下属一样,前者是指点江山的统帅,后者是令行禁止的士兵。意志就像是动作发生进程中的"监视器",动作行为该不该发生,何时发生,怎样发生,发生的先后,保持的状态,终止的时间,都由这个监视器一手掌控。由于大脑的众多区域都涉及反应选择、冲突抉择、目的性思考、抽象或具体决策,因此各亚区在执行过程中的具体控制作用还有待更多的研究。

5. 意志是情感-动作行为或认知-动作行为路径的中继站

好比烽火台一般,意志总能从容不迫忙而有序地充当中继站的角色。肌肉疼痛、呼吸困难、血管扩张、神经紧张等生理信号或思维迷惑、精神压力、情绪波动、信仰失落等心理信号,都可以让意志的烽火台燃起熊熊火焰。经由意志的中继作用,刺激得以增强、信念得以拾取、动能得以增加,从而力挺意向性信息雄赳赳气昂昂,直到实现其旨意。

意志的这种中继效应之强,甚至会让个体误以为意向指导下的动作行为已经发生过了。此时的心理结构,具有明确的认知刺激、强烈的情绪色彩,能激发出意志实现后特有的认知反馈和情感反馈。与记忆缺损后的自行弥补不同,意志中继站的内容并非是缺损,也并非捏造,而是类似于原本心理预设的空白画板被涂抹上了意志达成后的图画。

三、意志的社会心理学研究

除外上述五种关于意志的神经科学研究外,心理学家还进行了许多与平时生活、学习等相关的意志研究。

社会学家发现的生活满意度方方面面与意志子系统,即个人兴趣、价值观、个人因果判断方式等,息息相关。

例如,具有良好的意志品质的学生,其成绩比缺乏学习意志者高出 30~50 个百分点。受过意志锻炼的学生,其学习的轻松度愉悦感也相应较高,出现挂科或退学的比例明显减少。

运动员意志品质不仅能在赛前对其心理施加极大影响,更能极大程度地影响其生理状况及行为动作,甚至运动生涯也因此缩短或延长。

歌唱家发声的意志过程分为积极动作意志行动与放松动作意志行动。前者是歌唱者按照预定目标积极地控制动作器官进行的协调运动。后者是指演唱者有意识地阻止与预定目的相矛盾的行动。在发声时,如果调控唇、齿、舌的积极动作就会引起运动神经的兴奋,这就是积极动作意志行动;相反,喉咙肌肉紧张性此时处于暂时性的减弱的活动状态即做到"放开嗓子",这就是放松动作意志行动。歌唱家通过两者的相互配合确保正确无误地完美演绎一首动人的歌曲。

四、意志的总体特征

第一,意志活动的各个组分均受到认知、情绪的影响;意志过程和认知过程、情绪过程密不可分。明确的目的犹如意志的灯塔,指引着意志行动的航程。

意志的产生是以认识过程为前提的。虽然目的性带有主观色彩,但它却来源于对客观现实认知的结果。目的的选择、达到目的的方式等都是在认识活动的基础上产生的。人在确定目的、选择方法时,需要审定客观形势、分析主观条件、回顾过去的经验、设想将来结果、拟订方案、编制计划、反复权衡、仔细斟酌……上述种种均需通过感知、记忆、思维、想象等认识过程才能实现。可见,意志行动离不开认识过程,意志是在认识活动的基础上产生的。

对环境意义事件的深刻认识、对事物发展规律的明晰洞察、对未来发展趋势的经验预判、对欲望或抱负的调整设定,对意志指令的再度确认,对动作指令的纠正修复,对动作行为发生的时机、持续的时间的确定,均透露出认知、情感、意志三者的彼此交融。

第二,意志活动必须以随意运动为基础。制定决策、偏好选择、动作轮替等意志过程中的随意注意是其一大特征。

随意注意是有预定目的、需要意志努力的注意,其能力高低与意志的达成往往成正相关,且二者相辅相成。随意注意时间占总注意时间比例高的学生有着更为明确的学习目的、良好的学习习惯、出色的自我掌控及优秀的学业成绩。

第三,意志活动必须与克服困难相联系。即意志组分中总是存在互为矛盾和冲突的方面。意志过程将这种冲突体现出来并加以克服。需要注意的是,克服的困难程度是因个体而异的。例如,对于军人而言,正步走十小时算是休闲一般,根本无需咬紧牙关;但是对于参加军训的学生而言,则算是巨大的体力挑战。

心理学家认为"一个人意志坚强的水平,往往以困难的性质和克服困难的努力程度加以衡量"。换言之,过于浅显的矛盾或冲突,甚至人脑都无法意识到,更不用说激发意志。另一方面,一定意义上矛盾和冲突越升级,意志就越强烈。然而这种矛盾和冲突并非越白热化越好,过于杂乱或激烈的矛盾冲突也无法激起有效的意志,甚至干扰和剿灭正常意志的形成。

此处有必要引入"挫折"这一概念。

挫折是指"个体的目的性行为受到阻碍时的情绪体验"。意志产生却无法实现将导致挫折的发生。在人类长期与困难做斗争的历史中,应对挫折的方式可谓多种多样。

第一种挫折适应方式为积极适应,包括升华、补偿、改变策略等。"天将降大任于斯人也,必先苦其心志,劳其筋骨,饿其体肤,空乏其身,行拂乱其所为。所以动心忍性,增益其所不能",这是升华挫折的绝佳注解。

第二种挫折适应方式为消极适应,包括攻击行为、固执行为、退化行为、白日梦、逆反等。产生消极适应的过程中,同样需要新意志的产生或者原有意志的转化。

第三种挫折适应方式为妥协方式,包括自我安慰、自我整饰、推诿等。

五、意志的正常变化

综上所述,意志是一种特殊的、针对行为活动方面的心理过程,它使人类具有高度的主动性和创造性,从而在根本上区别于其他低等动物。意志的品质特性就是其在行为驱动过程中所表现出的动力特性;反映了人类行为价值的目的性、层次性、强度性、外在稳定性、内在稳定性、效能性、细致性等。

意志过程不是孤立的,而是与认识、情感情绪与意志过程紧密联系、相互作用的。一方面,人的情绪情感和意志受认识活动的影响,认识过程是意志产生的前提和基础,客观世界和社会实践是意志力量的源泉。另一方面,人的情绪、情感和意志也影响着认识活动,积极的情感、锐意进取的精神能推动人的认识活动,而消极的情感,畏难苟安、意志薄弱就会阻碍人的认识。

意志包含自觉性、果断性、坚韧性、自制性等品质。每种品质都有高低不等的水平,各种品质的不同水平可以排列组合成无限多的意志状态,构成意志在正常范围内的多种变化。

近年来意志的研究纵横精神医学、心理学、社会学、文学等领域,各个分支的理论体系和实验证据也不断丰富和完善,有理由相信,关于人类自由意志之谜,或人类终极意志等命题,会成为更加诱人的研究热点。

第四节　心理过程的相互联系与相互影响

认知、情感与意志三个心理过程,分别反映了与客观事物发生事实关系、价值关系、行为关系的三种主观反应。认知的调节、情感的左右、意志的操控是人类心理过程中不可分割的三大组成部分:它们彼此配合,又彼此约束;彼此合作,又彼此竞争;彼此影响,又彼此独立。

一、知、情、意之间的逻辑关系可以从多种角度进行考察

在哲学家的笔下,情绪情感是一种特殊的认知,包含在广义认知的范畴之内;意志是一种特殊的情感,包含在广义情感的范畴之内。

在生理学家的眼中,一般事物的刺激信号在大脑皮质相应区域诱发兴奋,这一兴奋灶与周围神经组织之间,能建立一定的神经联系,这种联系的总和就是认知。倘若信号来源不仅仅是一般事物而是价值事物,其在大脑皮质相应区域诱发的兴奋灶与边缘系统、网状结构之间的神经联系称为情感。而意志则是由行为活动的刺激信号导致的兴奋灶与边缘系统及网状结构所建立的神经联系。

在经典心理学中,将心理过程的流程设定为:先产生认知,再出现情绪,最后形成意志。如果没有形成对事物的基本认识,就不可能产生任何情感;没有形成对事物的基本情感,就不可能产生任何意志。大量的实验也证明,三种心理功能的相互"控制":意志控制着情绪,情绪又控制着认知。需要明确的是,意志对情绪的控制并非对情绪的否定和压抑,而是对情绪的综合运用和统筹兼顾,使人不至于在各种情绪上顾此失彼或轻重失衡;反之,情绪对认知的控制亦非对认知的否定和压抑,而是对认知的协调和组织,使认知不至于盲目无序。

在进化论中,情感被视为一种特殊的认知且从一般的认知中抽离而出;意志作为一种特殊的情感且从一般的情感中分化而成。认知为情感提供功能基础,情感又为意志提供功能基础;如果没有认知功能,就不可能产生任何情感,反之亦然。情感使认知有的放矢,意志使情感不至泛滥成灾,从而两者都能符合人的价值需要进行发展。如果没有情感的引导,认知活动就是漫无边际;没有意志的引导,情感活动也会沦为盲目的、受本能控制的低级趣味。

尽管认知过程、情绪情感过程和意志过程必然包含上述三者各自独立的特性;然而,这种独立性几乎仅限于理论中,实际上并非真实存在。上述各个环节经由人为地构建流程、定义参数,匹配相关支持事例,都是为了达到阐述和归类的目的,此为其"独立性"的来由。

因此,割裂其中的任何一个过程,均是理论上的虚拟而非现实上的存在。因为根本无法界定一个完全纯粹的情感范畴,同样无法认定一个完全纯粹的认知范畴或意志范畴。

这种不可分割性在"反射弧"中得到深刻阐释。传入神经和传出神经之间的传导通路被当做环境刺激和人脑反应相互独立的生物学基础。为了研究和教学的需要,通路的各个环节看似彼此独立,其实都是一个有机整体的组成部分。传入神经和传出神经在运作时会发生交互作用——"刺激中总是包含着反应,而知觉中往往包含着行为"。

认知、情感、意志三者本身具有独特性、瞬变性、发展性、半确定性、半预测性,遂要求应用动态的、发展的、普遍联系的理论予以解释。也只有对具有个体性、改造性、适应性的人类心理过程关系进行多方思辨,才能为三者联系和相互影响作出相对全面的解读。正如完美的案件审理,必须有法官、陪审团、检控机关、各方律师、证人等的共同参与,才能一锤定音。这也提醒研究者,探讨心理过程之间的相互影响并无错误,但切不可只见树木不见森林。

二、知、情、意关系研究的发展历程

古希腊哲学家对欲望、理性和勇气的划分促成了"知-情-意"的雏形。对于这三种心理过程的功能研究是古希腊和古罗马的哲学篇章中的重要一页。著名的哲学家柏拉图(Plato)首先发现三者各具独立性及难以规避的相互冲突。但对于认知和情绪关系的实质性探讨,则始于他的弟子——有"情绪认知理论之父"之称的亚里士多德(Aristotle)。

尽管柏拉图用二元论或准二元论将人类视为"包含在肉体中的灵魂",亚里士多德却认为并不存在隐匿于肉体中的精神,而是仅有"无机体"和"有机体"之分。其哲学思想中的"知"、"意"二分法,将感觉、记忆、想象、思维等归于认知功能,将欲望、意志、激情等归于动求功能。另外,亚里士多德还将柏拉图的情绪论——即情绪是"一匹不易驯服的野马"——修正为任何情绪都是人类高级认知和低级感官欲望相结合的产物。

直到勒内·笛卡尔(Rene Descartes)的"心身交感论"和贝内迪特·斯宾诺莎(Benedictus Spinoza)

的"灵肉不可分论"站上舞台,关于心理过程论点的争鸣才愈发白热化。"通过情绪,我们才能理解身体的变化、身体自身行动的力量及有关身体变化的观念;并使得上述变化、力量、观念或增强或减弱或促进或阻碍",斯宾诺莎已注意到情绪具有或促进或阻碍认知、意志行为等的作用。

然而,主流认知派心理学说纷纷将理论重心置于认知对于情绪和动机的调控:过于强调观念、知觉等认知活动对个体情绪情感和动作行为的控制力,却忽略其余两者对认知的反作用。

认知派处于上风的状况,一直持续到上世纪40年代,届时心理学从哲学中分化抽离。不过即使在今天,仍有不少心理学家将心理过程三要素分为"1-2-3"步步为营,将认知作为后两者的先决条件。尽管不少实验研究已经证实,情绪或行为的发生可以与认知分离;但由于实验到理论的归纳和演绎道路总是颇有波折,导致"常态"和"异端"冲突不断。

幸运的是,科学总是具有自我纠正功能的。越来越多的心理学家开始意识到"还原论"的兴盛有时可能歪曲了现象运作的真实方式。这种观点的核心是将统一的心理过程人为地划分为近乎分裂的认知、情感、意志三种子过程,并热衷于通过对基本诱因变量的分析来理解问题。

驳斥方的理由非常充分,因为按照最为纯正的神经科学和医学理论,遵循细胞-组织-器官-系统路径,个体实则为一包含种种变化的复杂集合。在此集合中,每一种独立的诱因机制都失去了单纯的自身意义。

当然,科学并不应该谴责还原论的推理方式,因为其证据确凿:在三种心理过程之中,认知、意志、情绪之间确实存在着差异;但需要纠正的是,通过还原论方式做出结论的思路。

因此,目前主流观点在承认三者差别的基础上,将它们的相互联系和影响描述为:"认知过程、情绪情感过程中包含着意志成分;意志过程中也包含着认知过程和情绪情感成分"。

以"动机唤起"模式的个体差异为例,可见三者的成分是如何交织的。某人去世,其至爱亲朋可能痛哭流涕号啕悲泣,点头之交可能心怀哀思但不至悲痛欲绝,而毫无交际者则不会产生任何特别情绪。可见,情绪的产生首先一定要有相当程度的了解,这种了解既基于共同的认知背景和情感背景,

也基于情绪信息的正确解读和传递。其次,情绪的产生必须有环境意义事件作为刺激。对个体大脑不构成意义的单纯刺激无法激发任何情绪。并且,看似相同的环境刺激也可带给个体截然不同的意义感知。例如"黛玉葬花"的悲戚和"日出江花红胜火"的朝气,就是"花"这一环境意义刺激不同个体产生的差异化情绪。再次,受影响的个体必须处在一个容易被打动或激动的状态之下,即形成"易感性条件环境"。第四个条件为情绪外显的条件允许,如面部表情流露的悲伤或肢体表达的恐惧等。四者皆具备,则情绪发生。

由上可知,没有认知的情绪是一种盲目的情绪,它不着边际、泛滥无意。没有意志的情绪是一种空洞的情绪,它不能抒发内心,也不能缓和心境。没有认知的意志是一种盲目的意志,它草率鲁莽,带来无穷的麻烦。没有情绪的意志是一种麻木的意志,它无法感染自己,更无法感染别人。没有情绪的认知是一种麻木的认知,它机械而毫无生气,结不出真正的认知果实。没有意志的认知是一种空洞的认知,它无法创造任何实践,也无法对主观和客观世界产生任何改造的力量。

三、认知-情绪的关系研究

不少学者将认知和情绪的关系比作是"鸡"和"蛋"的关系,柏拉图就是一名坚定的"鸡生蛋"派。在对愤怒的研究中,柏拉图称"愤怒可看作是我们或我们的朋友受到不公正的轻慢所导致的情感伤害或者报复的愿望或冲动"。他将负面情绪当做认知的特定结果,由于自身或其关切的人或事受到伤害,因而生发"受害感"或"报复心"。

亚里士多德进一步升华了"鸡"和"蛋"的关系,认为理性与情绪是具有相互作用的——理性必须控制情绪,且情绪的产生也要依靠理性。在这个相互作用过程中,思维和动机起着最重要的诱发作用。如愤怒的目的常常是对伤害的报复,而这往往又是由于个体脆弱的自尊所致。

但是,认为"蛋孵鸡"的学者也不在少数。社会心理学先驱罗伯特·扎荣茨(Robert Zajonc)即是其中的杰出代表。扎荣茨进行了大量关于爱好养成、偏好激发、偏态形成、印象成型、决策制定的实验,最终得出结论:情感可能完全独立于各种知觉和认

知过程,甚至先于它们发生。该爆炸性的理论开启了认知和情绪谁是主位的争端,悬而未决的争论触动了长久蛰伏在各学派内那根神经。

这次争论因除扎荣茨之外的不少心理学大家纷沓于舞台而熠熠生辉,一度关于认知和情绪关系的各类情境类实验喧嚣尘上。认为认知是情绪的先决条件的学者,通过电生理记录细胞动作电位激发时间与情绪发生时间差,以获得二者在毫秒级精度的先后。也有研究者从体液调节和神经调节层面,企图将激素、递质、信号系统构建出完整的认知-情绪模式图。

另一些学者从跨种族研究和进化论观点发现,各族群人们可以轻易理解对方的面部表情及传递的情绪信号,却根本无需构建共同的语言背景或文化背景。这恰恰说明了情绪的天然性和遗传性。天赋的情绪能力还表现在,婴儿在从未学习的情况下就可以理解诸如母亲的声音、表情和姿态所传达的赞同或反对,且社交反应性微笑几乎是婴儿诞生之日即存在的表情。

彼时的领军人物将各自理论冠名为"情感首因论"和"认知首因论"。然而正如这些掌门人所言,"首因"并非指的是情绪或认知孰轻孰重或孰因孰果,更不是否认"非首因"的必要性。

尽管领军人对自身学说的严谨性给予了说明,但研究者们试图找出知-情确切因果关系的热情毫无削弱,如上述,除了"鸡生蛋"、"蛋孵鸡",还有一种交互理论也颇能大行其道。

交互式理论构架可以追溯到阿尔伯特·班杜拉(Albert Bandura)提出的交互决定论原则,这种原则将心理活动和行为的发生视为是一个连续的流程——个体可以从这个流程的任何一个环节切入。所以任何反应同时又可能是一个刺激,由一个认知引发的情绪又可以成为新认知的环境刺激,如此循环往复。交互式理论最大的优点为将认知和情绪看成是既相互独立又相互影响的系统。当其他派别仍陷入寻觅认知和情绪轻重定性的困境时,交互理论派已经将认知和情绪合而为一。

交互原则最大的解释性作用在于承认了人类行为是动态画卷而非静态图片。这种解释脱离了"一个给定刺激做出一个反应"的局限,从而清楚地界定"情绪是对意义的反应,同时它又发生在下一个思维之前。下一个思维又是对已产生情绪一个

反应"。例如,当个体对自己的无理举动感到羞愧时,有可能会否认所谓的"理",然后个体又会体验到防卫性的愤怒。这种"认知1-情绪1-对情绪1的新认知即认知2-情绪2……"就是交互原则的基本模式。

这种解说相当于已超越了简单的"鸡-蛋"关系,并形成了螺旋式上升的交互循环圈。据此,情感心理学家推导出"认知的出发点实则就是情感"的理论。主体从自己的命运、遭遇、背景所累积的情感中出发;历经认知的挑战,对世界有了各式各样的体验;最终,终结于一种更新的更深刻的情感。

现代知情关系研究不仅受到心理学家、哲学家、医学家的关注,也受到来自历史学、社会学、生物学、人类学等跨领域研究者的目光聚焦。"横看成岭侧成峰,远近高低各不同",各类领域的独有视角为知情关系的研究注入了丰富多彩的笔墨。

这种多维度和多层次研究趋势是一种必然。人是一种看似简单实则复杂的生物,简单在于每个人解剖结构都是小范围变异大范围相似。复杂在于每个人的心智是如此的变幻莫测。

这种复杂性从俄罗斯人对情感的语言描绘即可略窥见。俄语总计有5000~6000个词汇专用于表达各类情感。而更多时候,人类情感的微妙使得任何言语表达都显得那样贫乏。因此,认知结构的个体多维化和情感细分的多层次化既是符合科学研究的客观要求,也是符合人类心理过程的主观要求。

越来越多的研究者认识到,知-情的研究如果总是停留在单纯的一维时空,势必缺乏时间的交互性或空间的网状关联。最终,既不能正确阐述两者在单一个体中的关系,也无法明了个体知-情与群体知-情的关系。而且,要回答个体知-情在多大程度和范围上受到群体知-情的影响绝非易事——因为往往人们倾向于忽略这种影响的双向性。

在人类学里,个体和群体的关系可表述为:个体会按照社会类别进行自我归类——因此群体内的成败、善恶都会为群体成员所"共享";在中国古语亦有"物以类聚,人以群分"之说。因而,个体与群体的知-情双向影响更具复杂性和波动性。

以群体内疚(collective guilty)为例,新闻工作者对于战争中进行过杀戮或非正义侵害的个人进行追踪采访,发现不少参与了非正义方的杀戮或见证

了战争残酷的人,一生都无法摆脱战场的阴影——这些阴影不仅仅是夜晚的梦魇,更是白日的煎熬。

这是因为个体在认识到自己违背了道德或不正当伤害了他人并应为此负责时,会产生莫大的内疚、懊悔、自我谴责等负面情绪反应。同时,当个体认识到自己归属于施害群体,并认为群体应该为群体成员所做过的不正当伤害负责时,也会产生类似的内疚感和耻辱感。第二次世界大战后,某些轴心国国民的负罪感即是如此。

这种从个体内疚到群体内疚的研究跨度,堪称人类心理过程研究方式的一大进步。一方面,处于群体中的个体对群体行为进行认知,形成为群体成员所认可的群体化认知。毫无疑问,只有群体成员的认知信息趋于一致,才能实现群体情绪,最终激发群体意志行为。另一方面,接受群体意志的个体,最终会产生对自己的主观认知,即个体化认知。此时激发的个体化认知有别于作为独立个体时的情绪情感,而是作为群体一份子时的情绪情感反馈。基于此,群体内产生的情绪经过积累、级联、反馈,再积累、再级联、再反馈,最终引发所谓的"蝴蝶效应"。

背景选择之所以在知-情关系研究中占有一席之地,是因为同样的环境意义刺激可以带来不尽相同的认知信息。况且,即使相同的认知信息也可导致不同的情绪效应。同理,相同的情绪由于个人认知背景的不同,也可呈现不同的表现方式。期间糅杂的多样化、网络化、交错化、复杂性和瞬间性都是需要考虑的因子。

除外心理因素,文化因素(文化、亚文化、社会阶层等)、社会因素(家庭、角色、地位等)、个人因素(年龄、生命周期段、职业、经济环境、个性等)均可成为知-情关系的背景因子。

一个简单的例子是股票市场的众生相——看似潜伏无数危机或契机的K线图中,或隐或现各类复杂的认知和情绪:赌徒式的散户投资者和谨慎的私募操盘手,面对同样一张走势图有完全不同的心情。经验老到的专家和初入市场的新手,面对市场起伏带来的情绪波动亦完全不同。

另一个例子是不同文化背景的人对于人物表情的判断。大方向上,不同种族和国度的人们,在情绪解析上是超越种族隔阂而共通的。但细微处,也暴露了文化间的差异。例如,亚洲人的情绪表露相对于欧美人内敛得多,并且对负面情绪的掩饰性强得多。这是因为,即使对于同样的认知信息,人们会根据社会生活中习得的、后天文化土壤中孕育的表露规则进行情绪外显。东方文化讲究内敛和隐忍,造就了亚洲人情绪表露远远不如欧美人那样开放外露。除了文化背景,性别也影响到表露规则的设置。"男儿有泪不轻弹"和"女人是水做的"就是很典型的例子。

情绪对认知外显的加工力是极其丰富的,其丰富度甚至超出想象。人类可以有多少种情绪?面部表情所透露的情绪信息是真实性的还是误导性的?人们能否像利用语言一样利用表情来撒谎?是否最精密的测谎仪也敌不过最高明的撒谎者?适用于单个个体的情绪定义是否真的适用于其他人?诸多内容还有待进一步的研究。

引发情绪的途径多种多样,例如认知结构中的很多成分都可激发情绪的产生。其中以记忆刺激情绪和想象激发情绪最为常见。

记忆刺激情绪的例子随处可见,老电影中的"流金岁月",日记中的"三省吾身",照片中的"追忆似水年华"……大多数人在重现和重温从前的情绪经历时,都会立刻表现出情绪,仿佛"身临其境"。并且,重新被激发的情绪也会带来相应的面部表情变化、生理反应等。有时候,栩栩如生的回忆会将情绪级联放大,所以会有"举杯消愁愁更愁"之说。现实生活中,人们总是倾心于铭记甜蜜温馨以重温彼时的快乐,而不愿意遭受负面记忆的困扰或沉溺黑暗情绪的漩涡。但那些脑海中不断浮现惨烈战情的退役士兵,那些襁褓中便遭暴力伤害的孩童,那些饱受世间坎坷曲折的忍者,都常有一不留神划入痛心记忆又激发痛楚情感的经历。

另一种引发情绪反应的途径是想象。"想象激发情绪"原理已被应用到各个方面。现代化战斗演练就是在计算机模拟战场中,经由士兵的想象力去感知并激发情绪,获得跟真实战场上一样的气氛感受和情绪体验。跟重温经历引起的情绪相比,想象引发的情绪反应更为难以预测。因为没有曾经的情绪经历痕迹的覆盖,想象的经历可以随时变化,从而使得激发的情绪有不同程度或性质的变异。

人脑天然的情绪滤过装置极大地保护了大脑不会对所有认知信息都做出情绪化反应。现实生活中情绪浮浮沉沉、若有若无、时强时弱;上一秒还情绪激荡，下一秒就可能心平气和。即使广泛用于研究情绪功能的 fMRI 能绘制出 2~3 秒内的大脑活动图像，但对于大脑瞬息万变的情绪的捕捉，仍旧是望尘莫及。

也有科学家认为个体的情绪并不是若隐若现、若有若无的。相反，个体时时刻刻都受到情绪的眷顾。只是过于细微的情绪大脑根本意识不到，或者该种程度的情绪也不会对行为施加任何影响。所以，这种难以察觉的情绪背景可在研究中被默认为基线"0"或"无"状态。

还有一种观点认为，认知即是挑起情绪的指挥棒，也是情绪发生后的调节棒。基于认知，个体在很短的时间内产生情绪并被自身感知。情绪一旦被意识捕捉，个体的认知系统又很快对其进行甄别、归类、分析，以判定是否立刻对该情绪加以抑制，或是增强。

这也正是情绪过程与众不同的地方，情绪出现的速度、情绪反应的程度、情绪反应的持续时间，以及恢复到常态的时间——都带有鲜明的个体化特征。

情绪的另一点特性是，其产生与人类进化的自然选择相关。情绪像一个忠诚的仆人，殷勤地为认知服务。最简单的例子就是，人们在食不果腹时情绪低落；在饕餮大餐时情绪高涨；当飞来横祸时，充满了悲哀和凄苦；当福禄双至时，油然而生幸福和喜悦。这种角色定位其实早在远古时期人类脑中就已形成。情绪总是为个体做好了应对突发重要事件的准备，让人不假思索就能做出反应。

以危险逼近时惊恐情绪的激发为例。在交通事故发生的一瞬间，认知系统监控到外界危险信号的瞬间，情绪就跃然而起控制个体的语言、行动和思想。此时，机体反应为脚踩刹车、手转方向盘、心跳加速、双腿即刻充血。伴随着生理数据的变化，是惊恐不安的情绪。危险过后，心有余悸之时，机体仍旧需要一定的时间使得情绪得到平复。在情绪得到认知传达的"警报解除"的安抚过程中，心率、呼吸、脉搏、血压、肌肉状态等也会发生相应变化。同样，情绪产生的信号也会反映在表情、脸色、声音、体态上。

情绪对于认知反馈的速度之快，一直被认为是一个谜。人脑与生俱来就有洞察与人生存息息相关事件的敏锐感，从原始人狩猎时的机警就已经形成。原始大脑将这种即刻注意周遭环境的能力保留下来，传承千秋万代，直到今日的现代人仍旧具备着老祖先这一大脑功能。因此，人类的进化过程自然选择，造就了情绪反应的敏感和敏捷。

想象一个认知过程和情感过程出现断层的世界会是怎样？人类生活不再有情感的融入，情感赋予生活特有的情趣和微妙色彩也不复存在。人们不会再因雪中送炭而心怀感激，不会再因生灵涂炭而感到愤怒，不会再因揭开哥德巴赫猜想而激动不已，不会再因花花世界而感到兴奋惊奇。没有情感的认知信息，彻底成了一堆毫无生机、缺乏内在价值、缺乏道德意义、空虚乏味却无休止无穷尽的杂乱信号。

同样，社会化进程也会因认知与情感的割裂而停滞。一旦人们不再认为"人生得一知己足矣"，不再有"大庇天下寒士俱欢颜"的气度和胸襟，不再坚持"自由、民主、文明"的价值信条，不再口口相传"老吾老，以及人之老；幼吾幼，以及人之幼"。彼时，世界将变成"人间的沙漠，爱的荒原"。

四、认知-意志的关系研究

不仅认知和情绪的相互作用是研究焦点，认知与意志（或决策、行动、动机）的相互影响亦是热门话题。

最简单的认知意志关系可以来自"巴普洛夫的狗"。因为条件反射的建立，即使是在假饲时，狗也会出现流涎、泌酸等生理学反应。当狗的耳朵听到铃响，是谁指令其做好消化系统的调整的呢？无疑是大脑。但大脑发出的指令，应该至少两步：第一步，大脑形成"准备进食"的意志指令；第二步，指令告诉各个系统做好进食准备。而这种指令的产生和下达，不仅仅是简单的生理反射，更是有意志的参与。

人们常常有这样的体验，饥肠辘辘之时，便会有强烈的食欲。除了简单的神经环路反射、体液调控外，更是因为意志在告诉自己"我很饿，我要吃东西"。有时候意志的作用如此之强，甚至会让个体以为已经进行过这些体验。"望梅止渴"、"画饼充饥"都是这样的例子。

意志可以帮助人们得到自己想要的东西，无论是一种饮水后的顺畅，还是饱餐后的满足。同时，意志又是那么容易被认知信息激发出来，并让个体向想去的地方靠近。

有了意志,就有了支配力量,同样的也产生了服从力量或配合力量。但无论是支配力还是服从力都是在认知情境造就下产生的。然而,这种轻易地被认知信息激发、毫无顾忌地带领个体到达目的地的多方力量,往往脱离了认知的约束和校正。好比脱缰的野马,其破坏力和盲目性都是惊人的。这既会折损自身,也会殃及无辜。

二战期间,纳粹集中营的军官奉命执行毒气、绞刑、枪决以屠杀1200万犹太人。战后全球关于此暴行进行了广泛讨论。即便领导者的残酷意志操控着战局,人们仍旧无法理解那些原本品行驯良之人为何如此忠于执行残暴的命令?社会心理学家的结论是,在一定认知情境下,支配力产生的同时,服从力也随之而生。个人会服从指令进行难以置信的行动的原因在于,外界环境意义刺激中颇具暗示意味的情境信息会让平常理智的人丧失个人正常的意志,转而接受特定支配意志,最终犯下罪行。

这种支配力和服从力既可以存在于同一个体内部,也可存在于不同个体之间,或个体与群体关系中。无论哪一种场景,认知信息所施加的背景信息都会对意志的产生和实现发挥莫大作用。

认知信息到底是如何系统地让个体产生支配力、服从力呢?尽管认知的输入以携带环境刺激为目的,然而正如"搭便车"一样,很多噪音信息也随之一并进入人脑。因此,无论哪种反应条件或自控条件下,处理并管理大量繁杂的信息是获得理性认知的最大挑战。由于注意力、贮存信息以及提取信息能力的限制,决策过程中大脑会自动借助认知捷径、既存的知识结构来提高信息处理与判断决策的效率。

认知过程在意志活动中的作用,与其在情感活动中基本等同。主要区别仅仅在于逻辑过程所反映的对象不同。情感活动中逻辑思维所反映的对象是一般事物的价值关系,而意志活动中逻辑思维所反映的对象是主体自身行为的价值关系。

这种等同使得意志被认为是一种特殊形式的"类情感"过程,价值信息可视为认知的功能,价值关系判断可当成情绪的功能,自身行为活动可看做意志的表象。此时,自身行为活动和意志的关系遵循以下三条定律:

第一定律(意志强度对数正比定律):意志的强度与自身行为活动的价值率高差的对数成正比——价值率高差较大的行为将会不断地加强,价值率高差较小的行为将会不断地削弱。

第二定律(意志强度边际效应定律):意志的强度随着自身行为的活动规模的增长而下降。

第三定律(意志强度时间衰减定律):意志的强度随着自身行为的持续时间的增长而呈现负指数下降。

认知与意志关系的突破性研究来自"情境适应"。情境适应指的是在某种情境中个体与其所处的社会环境间存在的利害关系。意志的产生有赖于在"情境秩序"和"个体自身需要"之间找到平衡。

菲利普·津巴度(Philip Zimbardo)于1969年进行的著名的"破窗实验",即从情境适应入手,掀开了知-意联系的新篇章。菲利普发现,如果一扇窗户破了却不去修补,不久后其他的窗户也会莫名其妙地被人打破。如果墙被涂鸦占了一角而不去清洗,很快所有墙面都会布满画痕。人们置身于整齐有序的环境中会自觉地维护有序的环境;但环境一旦变得杂乱,则在产生厌恶感的同时,人们倾向于加重对无序环境的破坏。

因此,菲利普的"破窗理论"认为,对环境的负面认知会激发负面情绪,并产生更加负面的意志以强化之前的负面认知,进而酝酿出各种偏见或不满情绪,最终外显为带有偏见性或不快的行为。

虽然意志强力的外显归类确实符合意志的本质定义——有目的的克服困难的心理过程;然而这种硬性归类并非越强越好。如果使用过分强力的意志去规整、分类、肃清则会招致意想不到的后果。意志招致灾难最典型的例子是战争,人们跟随着某种"至高无上的意志"的召唤,奉献头脑和生命。

必须承认的是,适当运用意志力量显然对人的生存发展大有裨益。通过意志扫清达到目标的障碍,还可以营造一个良性反馈的外界环境。日本企业的"红牌作战"就是通过5S方法 Seiri(整理)、Seiton(整顿)、Seiso(清扫)、Seikeetsu(清洁)和 Shit-suke(素养),用意志的力量实现企业的高效运转。

意志的力量是如此强大,为认知创造了如此广博的发挥空间,无怪乎有学者认为"意志力是高于思考力的一种能力",并理应冠有"统帅"的头衔。对意志伟大力量的推崇,从古代的"头悬梁锥刺股"可见一斑,这姑且算是一种集合生理与心理磨炼于一体的意志力锻炼方法。较为科学的意志力训练方法也为心理学家们陆续开发,比如冬泳、马拉松等。不过,有些意志品质的锻炼方法却也十分新奇,例如在寒冬腊月进行冰面爬行,或限时从椅子起身再坐下再起身如此般30次,或将一盒火柴全部倒出后一根根装回盒子里……

通过有心地修炼和提升,意志力可以上升成为无比巨大的力量。诸如气场、魅力、影响力等都是意志力外显的产物。意志力强大到既可以完全控制个体或群体的精神世界,也可以带动被控制的个体或群体到达前所未有的境地。然而在那种境地,已经很难区分到底是意志在操控个体,还是个体在自我强化意志。

就像麦克斯韦(Maxwell)电磁理论所言,"磁生电-电生磁"构成了科学的驱动力。人的认知和意志的互相沟通,甚至融为一体,筑成了世界的驱动力。尽管对于意志力的源泉,意志力如何大行其道,意志力的积极作用和反作用或局限性等众说纷纭;无可否认的是,在充满各种挑战的世界里,强大意志可以超脱肤浅的欲望或理念,扎根于灵魂最深处,指挥人们去行动、去作为、去实现那些易碎的欲望或梦想。

认知有时候就像咿咿学语的孩子,需要意志大人的搀扶和帮助。在儿童发展研究中,语词"I want"(我想要)或"I desire"(我需要)是个体意志自我表达的开始。从此,意志将伴随着认识发生发展的全过程。对着陌生的五线谱,歌手要如何驾驭自己的嗓音;身陷重重困境,士兵要如何作出反应绝处逢生;面对口诛笔伐,辩论家要如何舌战群雄且不失风雅。如此种种,人们也许不会意识到意志力的存在,而仅仅认为是认知的力量在起作用。实则差矣。事实上,无论哪种技能,无论多么复杂,任何一种需要克服非自然性的任务,无论是动作还是想法,都需要意志力的参与。

意志还可以对认知内容和形式产生各式各样的影响。纪昌学射时进行"视小如大,视微如著"的意志力和眼力训练,使得其观察一只苍蝇犹如车轮大小。这种意志影响视网膜成像的案例,堪称一绝。生理学家还记录到,如果人的意志集中于凝视,那么眼神会有神采奕奕的光芒。如果意志力专注于倾听,则能闻及千里外的马蹄声。如果意志力集中于神经末梢,就会像盲人一样有超常的触觉灵敏度。如果醉心于某一项运动,伸肌屈肌就会完美配合地收缩和舒张。

个体意志的塑造对其认知能力的发展颇有好处。越是高等的智慧活动,越是精细复杂的工具操作,越是困难的目标实现,越需要强大的意志保驾护航。一个对于意志和认知关联认识深刻的人,会对其行为或身体状态保持高度的敏感性,对环境意义刺激信息保持敏锐的洞察力。跳舞时,聚精会神地练习姿势和神态。唱歌时,注意力高度集中于每个音符和旋律。学习时,专注地投入到知识的汲取和创新中。这种强大的自控力,可以帮助个体尽可能多地感知到各种内外环境变化,甚至其中的每一个细节。

当一个人持续不断地感知世界,坚持不懈地进行思维、记忆、想象等认知活动,其脑海中对事物的看法和解构便越发生动可信。在强有力的意志驱使下,认知水平可以达到前所未有的高度:能对具体事物的分析细致入微,能对相关的事物旁征博引,能使隐藏的规律昭然若揭。意志的唤起,带来了认知的活跃,人、事、物、时间、地点、方式有如节点一般在脑海里合纵连横。那些在直升机上鸟瞰就能绘出包括下水道在内的城市地图的超能力者,其无与伦比的记忆痕迹也是拜超强意志力所赐。

反之,如果个人意志力既没有得到自然发展,又没有得到有意识的训练,个体往往无法出色地完成认知任务。

值得注意的是,意志是否满足自身道德需求也是意志是否产生和为何产生的重要原因。在道德层面上,意志力可分为正当意志和不当意志。道德的约束和庇佑使得正当意志力得以升华为高尚的品行、良好的认识世界和改造世界的能力。不当意志力则会产生偏执、冥顽、僵化,并对认知活动带来负面影响。

当然,意志的道德要求常常随时代背景、文化背景的不同而莫衷一是,甚至南辕北辙也并不罕见。诸如"自由意志"一说也被斯金纳这样的大家所挑战。在斯金纳看来,世间只存在"不自由的意志"。其本质就是所谓的"操作性条件反射"——对认知系统中某些信息的正强化利用,可以训练人类或动物完成相应需要完成的任务。在这位狂热的心理学家心目中,世界的统治者应该是行为心理学家,他们负责训练大众有条件地对认知信息作出反应,最终引导出对认知信息进行特定条件反射的意志;由此,社会便井然有序,人们便安居乐业。

五、情绪-意志的关系研究

恐惧、爱慕、厌恶、忠诚等情绪和情感都能唤起巨大的意志力。因此,意志也可以当做一种"类情感"过程或"类情绪"反应。在知觉信息激发多种情绪或态度时,意志就是那只做出选择的手。好比一个分拣糖豆的机器人,在一个情绪糖豆罐子里,分拣出一颗红色的或一颗绿色的糖豆,选择权在于意志。

对个体而言,选择权是个人面对外部世界采取的一定态度。所以,安徒生童话里一只坚定的锡兵在烈火中融化的时候,仍满脸笑容。面对死亡,视死如归是一种态度,死亦何哀是另一种态度,"托体同山阿"也是一种态度。没有优劣之分,但有选择之别。对于意志力而言,个人情感的一般模式是最关键的动力。理智地对情绪加以控制会扩大意志产生影响力的范围,使大脑变得通透灵活,使人完成某项事情的决心更加坚定。

初始的、未经巩固的意愿升级到具有选择权的、目的性的意志,需要经历三个等级:简单的愿望、明晰的目标、百折不挠的决心。三者缺一不可。他们之间的关系是:当大脑设立了某种目标后,意志力便开始茁壮成长。这时,强大的自控力使自身服从于意志的支配,去克服眼前的困难,而实现尽管看上去非常遥远或渺茫的愿望。

情绪和情感一直被认为是具有消耗性的过程。一个人是自己情绪的主人还是奴隶,决定了他的心理过程是主动还是被动。情感的稳定或多变,持久或短暂,强大或微弱,会使得意志力发生相应的变异。无论是快乐还是沮丧,满意还是厌恶,同情还是反感,吸引还是排斥,情绪情感的消耗性都会不期而遇的迸发出来,进而对意志施加磨砺。

然而,情感状态对大脑的影响是因人而异的。害怕会让人大脑一片空白,也会让人急中生智。快乐会让人忘乎所以,也会让人神清气爽。伤感会让人悲从中来,也会让人奋发图强。情绪高涨之时,某些个体的各种功能可超常发挥;而另一些个体的各种功能却可能陷入瘫痪。甚至同一个体,在情绪波动时,也可出现部分功能活跃程度升高,而其他功能兴奋性下降。

经典的动机理论里提及不同水平的情感内容时,将情感现象分为三个层次。每一个层次都由相应的需求激发不同的动机斗争,产生不同的情感反馈。

1. 与生物性需求相联系的情感心理

基本生物性需求即衣食住行。对这类需求的情感反馈在人类刚出生时就能察觉,婴儿天生能通过面部表情或肢体语言来传递自己对食物的需要、对温度的敏感及对大人照料的需求。

生物性需求构成了个体早期情感的主体成分。随着社会化进程发展,个体对于这类认知信息所激发的情感反应逐渐下降;但无论如何,实际上是始终存在的。"葡萄美酒夜光杯"能表达味觉的快意,"朱门酒肉臭,路有冻死骨"却凸显悲凉的氛围,"风声鹤唳""草木皆兵"又诠释了一种莫可名状的惶恐不安。如此种种,皆是最初最简单的生物性情感需求的社会化、情景化体现。

2. 与社会性需求相联系的情感心理

社会性需要是人在社会化过程中发生和发展起来的,但却较少因教育而获得。从群居狩猎产生的依恋感、归属感,从贝壳-牛羊的简易商品交换产生的价值感、存在感,从火种的延绵、雷电的轰鸣产生的敬畏感、使命感,从海洋到陆地到天空的猎奇产生的好奇感、征服感……一个比较成熟的个体,其情感内容中很大一部分是由社会性需求所蕴含的动机所激发的。

3. 与高级社会性需求相联系的情感心理

高级社会性需求为个体受教育影响所致或后天习得。对真理和知识的孜孜以求是人类追求高层次智商活动的需求体现,"五讲四美三热爱"是对自己或他人行为思想及社会道德行为准则的需求体现,对自然、社会、艺术的美感、鉴赏、塑造、追求是创造性的需求体现。

环境刺激信息经整合、内化的过程,绝不仅是一条简单的神经生理流水线。内化信息并衍生目的化指令的每一种方式,除了基于个体认知体验外,均受到情绪的大背景影响,以及意志的目的性驱使。一个生机勃勃精力充沛的人,就像一个热火朝天的工厂。认知兢兢业业地投入生产线,整个工厂沉浸在莫大的情感熔炉中,而意志就是维系生长线完好运转、工厂里一片红火的规章制度。

长久以来,人类社会组织架构倾向于对于个体意志进行占有或剥夺,这常常被粉饰为"秩序"或"规则"。诚然,一定的秩序和规则是人类社会必需的;但如何界定对个体意志的限制是否越界,仍旧是一个争论不休的问题。因而,早期研究者倾向于回避这类问题。另外,由于意志的隐蔽性和一定意义上带来的沉重责任感,相比情绪的轻易外显和认知的察觉可感,研究者更倾向将意志撇在幕后置之不理。

当代心理学家已经破除了这种陈旧的信条,并洞察到情绪和意志行为的五项规律,从而对行为的幕后操控者意志的角色予以揭示:

规律1 情绪是不由人的意志自由支配的,但行为却服从人的意志。作为随意运动的号令者,意志可以控制行为,但却难以控制已爆发的情绪。虽然意志难以直接控制情绪,却可通过行为对情绪施加间接影响而使其改变。

规律2 情绪伴随行动、环境的变化,也会迅速地变化。情绪的瞬时性和伴随情绪的生理快感容易使个体沉溺其中。如果一种瞬时性快感营造的环境氛围,使得个体获得了一定程度的需求满足或动机宣泄,那么大脑中的奖赏系统和中枢的吲哚酚等正性物质会让大脑感觉极大的安慰性补偿。同时,海马区的记忆痕迹会保留这种瞬时性快感产生的条件、方式、原因和情景。从这个层面而言,如果激发一种情绪需要意志,那么摆脱一种情绪就需要更强大的反意志;凭借这个不一样的反意志,获取一个不一样的内外环境,从而改变之前的情绪。

规律3 积极的行为可带来愉悦的正向情绪;消极的行动则带来不适的负向情绪。此处的"积极行为"不仅仅指时间上的行动迅捷,亦指行为方式上的高主动性和坚定不移的目的。"消极行为"不仅仅指时间上的拖拉冗长,亦指行为方式上的高被动型和散漫易变的目的。

规律4 行为和情感态度(又称"情感习性")呈性质上的正相关。反复采取正确的行动,可培养愉快的情感态度;正向的情绪态度又能促使个体继续执行原先行为意志的旨意。若反复采取错误的行动,则可培养不愉快的情感态度;负向的情绪态度会自发要求个体终止之前的行为意志旨意,被终

止的旨意又会激发情绪上的不快,从而形成负向循环。倘若无法克服不快情绪,或习以为常地自行逃避,个体将会反复体验失败感、自卑感、受挫感,从而反复强化各类不快的情绪体验,最终使得负性的情感态度和错误行为习惯化。

规律5 反复的错误行为所导致的不快情感,会因为反复正确行为所形成的愉快情感而自行消失。这一规律实则是对规律4的场景补充。当反复采取逃避现实的错误态度,形成怯懦、自卑、忧郁等情感态度后,不快的情感态度可出现固着化。所幸的是,情感态度的固着化并非永久,如果努力坚持正确行动,反复采取正确行动养成愉快的情感态度,不快的情感会逐渐消失。去固着化的过程会带给个体久违或未曾出现过的满足感和喜悦感。

从上述5条规律可知,关于"知-情-意"的关系本质并不在于区分"时间先后",而在于认识到认知、情绪、意志间存在的交互作用。这种交互作用形成了有信息意义的认知评价,激发了关键性作用的意志力量,催生了符合环境信息的情绪情感。由此,认知(和动机)成为情绪的必备特征,情绪的任何变化都是新的认知评价所诱发的后续事件。

因此,心理过程的理想状态应该是一个完整、健康的、高效的、实用的和谐体。在该状态下,个体对于客观世界和主观信息有着正确的认知,尽努力超越感知觉的生理局限,规避各种推理、演绎、归纳等逻辑错误。个体对情绪情感有着恰如其分的表达,既不压抑成疾,也不宣泄乱世。个体对于意志的激发和外显,既能抵御负面欲望的诱惑,也能接受正面动机的鼓舞。

当然,只有在完美的理论中才能做到上述认知、情绪、意志的"大一统"。然而,现实里正是一个个不同的"知-情-意"组合才构成了纷繁的人类社会。有识时务的智叟,也有不信邪的愚公;有哭断长城的孟姜女,也有水性杨花的潘金莲;有扶不起的阿斗,也有难不倒的唐僧;有心静如水临危不乱敢唱空城计的诸葛亮,也有爱憎分明一触即发横刀当阳桥的猛张飞。

所幸的是,极好的与极差的都是罕见的。绝大多数人无论是先天造化或是后天洗礼均可培养出和谐的"知-情-意",成为具有合格的感觉、知觉、记忆、思维能力,同时又有一定的自我觉察力、情绪管理力,且能在顺境中不骄奢、逆境中不卑乞的人。

也只有这样的人才能拥有优秀的观察力、洞悉力、思考力、自控力、影响力、反击力,成为一个心理过程顺畅、从容、健康的个体。

人脑的认知过程、情绪情感过程和意志过程在这个世界上有着无与伦比的神奇和美妙。人类因此改变了世界,也成就了自身。想象这样一个画面:在一望无际的情绪之海中,意志驾驭的认知之帆缓缓驶来。情绪之海是如此深不可测,忽而风起云涌、忽而平如镜面。意志是这艘船上高深莫测的舵手,他小心翼翼地观测着四周,接受着来自四面八方的讯息,确定着航船的方向、航线和目的地。他歌唱于情绪大海静谧之时、舞蹈于情绪大海汹涌之际。而海、帆、舵手之间的较量和配合造就了一个个独特心理、一幕幕鲜活故事、一场场别样人生。

曾几何时,人类如此自信是世界的主宰。但是,随着科技的发展,这种自信遇到了些许尴尬甚至挑战。“深蓝”机器人的国际象棋棋艺已经战胜了人类的世界冠军。在研的电子脑极有可能精准解读人类的意志、体会人类的情绪,再辅以人工智能原本就出色过人的认知本领、过目不忘的扫描速度、超出人类感官的听觉视觉触觉分辨率、刀枪不入的金刚不败之身,似乎未来的它们无所不能。如果有一天,人工智能对人类认知、情感和意志的研究、剖析和洞察已经程序化、编码化、内在化,会不会出现比人类认知更丰富、情感更细腻、意志更坚定的智慧生物呢?这也许是我们始料不及的。

(曾　洁　张亚林)

主要参考文献

戴维·迈尔斯.2006.社会心理学.第8版.张智勇译.北京:人民邮电出版社.

菲利普·津巴多.2007.态度改变与社会影响.邓羽译.北京:人民邮电出版社.

菲利普·津巴多.2008.普通心理学.王佳艺译.北京:中国人民大学出版社.

古斯塔·夫勒庞.2011.乌合之众:大众心理研究.第2版.戴光年译.北京:新世界出版社.

郭秀艳.2004.实验心理学.北京:人民教育出版社.

肯·艾索尔德.2011.行为背后的动机.张智丰译.北京:中国人民大学出版社.

理查德·格里格.2011.心理学与生活.第18版.英文版.人民邮电出版社.

林崇德.2008.发展心理学.北京:人民教育出版社.

孟昭兰.2005.情绪心理学.北京:北京大学出版社.

彭聃龄.2004.普通心理学.第3版.北京:北京师范大学出版社.

斯托曼.2006.情绪心理学:从日常生活到理论.王力译.北京:轻工业出版社.

Bem DJ. 1967. Self-perception: An alternative interpretation of cognitive dissonance phenomena. Psychological Review, 74:183~200.

Deci EL. 2000. The ‘what’ and ‘why’ of goal pursuits: Human needs and the self-determination of behavior. Psychological Inquiry, 11: 227~268.

Deci EL. 2012. Self-determination theory in health care and its relations to motivational interviewing: a few comments. Int J BehavNutrPhys Act, 9:24.

Derek JK. 2004. Handbook of Judgement and Decision. Blackwell Publishing.

Diederik AS. 2011. Coping with Chaos: How Disordered Contexts Promote Stereotyping and Discrimination. Science, 332:251~253.

Neighbors C. 2008. Self determination theory and motivational interviewing: Complementary models to elicit voluntary engagement by partner-abusive men. American Journal of Family Therapy, 36: 126~136.

Pessoa P. 2012. Interactions between cognition and emotion during response inhibition. Emotion, 12:192~197.

Vansteenkiste M. 2012. Toward systematic integration between self-determination theory and motivational interviewing as examples of top-down and bottom-up intervention development: autonomy or volition as a fundamental theoretical principle. Int J BehavNutrPhys Act, 9:23.

第三章　人格的正常变化

> **导语**　世界上没有两片完全相同的树叶。同样,世界上也没有两个个性完全一样的人,每个人在这个世界上都拥有独一无二的人格。因此,各种心理学著作中都把人格看成是人与人区别开来的独特的心理特性。本章将简要介绍几种主要的人格研究领域,并从遗传、环境的角度探讨人格的形成与发展,再介绍几种主要的人格发展阶段理论。最后,从人格特质、压力的面对和调适,以及社会文化背景的影响等角度探讨正常人格的变异。

在现实生活中,我们经常能发现人和人很不一样,如有的人热情奔放,有的人冷淡孤僻;有的人聪慧敏捷,有的人反应迟缓;有的人顽强果断,有的人优柔寡断;有的人善良助人,有的人恃强凌弱等,这些具有差异的特点,就是我们称之为“人格”的东西。而在心理学研究中,人格可谓是理论分歧最大、方法最不相同的一个研究领域。人格心理也一直被认为是最难研究的问题,但也一直吸引着人们的兴趣和关注。尽管人格主要涉及人们的心理差异现象,但心理学研究更关注的是人与人之间究竟存在着哪些人格差异、是什么原因造成的人格差异、个体的人格差异又是如何形成和发展的、用什么方法可以测定出人格的差异、人格的正常与异常如何划分等问题。本章将简要介绍几种主要的人格研究领域,并从遗传、环境的角度探讨人格的形成与发展,再介绍几种主要的人格发展阶段理论。最后从人格特质、压力的面对和调适,以及社会文化背景的影响等角度探讨正常人格的变异。了解这些,将有助于我们对人格特征进行有效的解释与调整,进而更好地改善与塑造自我。

第一节　人格的概念

在生物学上,进化程度越高的动物,个体差异就越大。正如成语“龙生九子”所描述的,人的个体差异是非常大的。在心理学中,主要探讨个体与个体之间差异的领域是人格心理学。心理学家在多年对人格差异的研究中,取得了丰富的研究成果。但由于种种原因,人格方面的研究比能力方面的研究更为困难。本节将重点介绍心理学家对人格概念的界定、人格的基本特征,以及到目前为止,人格研究的七大领域。

一、人格的定义

日常生活中,人们常常说某人人格高尚,某人人格卑劣等,这往往是从伦理道德出发运用“人格”一词对人的行为进行评价,人们还经常用性格来指代人格。心理学对人格也有自己的解释。人格的英文单词是 personality,也可以翻译成个性,源于拉丁语 persona,原意是指古希腊罗马时代的喜剧演员在舞台上扮演角色所戴的假面具,它代表剧中人物的角色和身份,表现剧中人物的某种典型心理,如狡诈的人、忠厚老实的人等。心理学沿用其含义,把一个人在人生舞台上扮演的角色的种种行为的心理活动都看做是人格的表现。因此,各种心理学著作中都把人格看成是人与人区别开来的独特的心理特性。

给复杂的人格下定义是很困难的。据美国心理学家奥尔波特(G. Allport)1937 年统计,人格定义已达 50 多种,人格的现代定义也有 15 种之多。美国心理学家兰迪·拉森(Randy Larsen)和大卫·巴斯(David Buss)认为,人格是个体内部的心理特征和机制的集合,具有组织性和相对持久性,它们影响到个体对心灵内部的、物理的和社会环境的适应以及与它们的相互作用;我国的心理学家黄希庭(2002年)则认为,人格是个体在行为上的内部倾向,它表现为个体适应环境时在能力、情绪、需要、动机、兴趣、态度、价值观、气质、性格和体质等方面的整合,是具有动力一致性和连续性的自我,使个体在社会化过程中形成的给人以特色的心身组织。

人格定义的不同,反映了心理学家们对人格研究的侧重点不同以及所采用的研究方法的不同。罗列式的定义认为人格是个人所有属性的组合,一般只是列举属于人格的东西;整合式的定义则强调人格的组织性和整合性;层次型的定义认为人格不仅是有组织的,而且这种组织是有层次的;适应性的定义强调个体对环境的适应,认为人格是个体在社会生活中形成的独特的适应方式;区别性的定义又强调人与人之间的区别,即独特性。事实上,在如何描述人格以及人格心理学应该包括哪些问题上,人格心理学家还在进行无休止的讨论。但无论如何定义,了解以下两个方面有助于我们更好地理解人格。首先人格是稳定的。我们可以在不同的时间和情境下鉴别这些稳定的行为方式。我们可以预测,今天活泼开朗的人,明天也应该是活泼开朗的;一个在工作中喜欢竞争的人,在运动或游戏中很可能也是喜欢竞争的。当然,这并非等同于说一个外向的人无论时间场合都是兴高采烈情绪高涨的,也并非等同于说一个人是一成不变的。只是因为人格的存在,我们可以很大程度上预测人们在行为方式上的某种稳定性。其次,内部过程和外部环境的影响也是人格所需要关注的一个方面。父母教养方式自然影响着孩子将来变成什么类型的成人,我们的情绪通常也是对我们所经历的事情的反应,但是某种行为的产生不仅是情境的作用,我们每个人对情绪的不同表达方式和应对方式是来自于我们内部的。

二、人格的基本特征

德国哲学家莱布尼兹曾说过,世界上没有两片完全相同的绿叶。同样,世界上也没有两个个性一模一样的人,我们每个人在这个世界上都是独一无二的,都拥有独一无二的人格。上面说到,为了更好地了解人格,我们必须知道他具备哪些特征。总

的来说,人格具有整体性、独特性和共同性、稳定性和可变性、社会性和生物性等特征。

1. 人格的整体性

人格的整体性是指构成人格的各种心理成分不是相互独立的,也不是机械地联合在一起,而是错综复杂地相互联系、交互作用,构成个体整个心理面貌的完整的功能系统。人格对人的心理活动和行为的调节,是由人格系统的整体起作用的。

人格的整体性首先表现在各种心理成分的一致性。一个正常的人总是能及时地、正确地认识和评价自己,能及时地调整在人的内部心理世界中的各种矛盾,调整人格中的各种心理冲突,使人的心理和行为经常保持和谐一致。如果没有这种一致性,人们就会长期处于对立的动机、价值观、信念的斗争中,人的心理活动就会出现无序的状态。这就是一种人格分裂现象,也称"双重人格"或"分离性身份识别障碍"。

人格的整体性还表现在,只有从整体出发,在和其他人格特征联系中,才能准确认识个别特征,使其具有确定的意义。如沉默寡言,使人显得孤独这一特征,在不同人身上,可能有不同意义。甲可能由于害羞,不愿出头露面,这说明他/她敏感怯懦;乙可能是不想暴露自己的真实面貌,这说明他城府深;丙可能是想靠别人的努力,获取自己的满足,这说明他/她被动懒惰。

个体的人格特征与行为表现并不是一一对应的。同一种人格特征在不同的人身上的表现会各不相同;同一种行为往往是不同人格特征的表现。要认识一个人的人格特征,必须从人格的整体性上进行把握。

2. 人格的独特性与共同性

人格的独特性是指,每个人都有与他人不同的人格特征。哪怕在遗传上最为相近的同卵双生子,其人格也是有差别的。人格独特性充分地表现为人们在需要、动机、兴趣、爱好、价值观、信念、能力、气质、性格等方面的差异性。

人格也具有共同性,即某一群体、某个阶级或某个民族在一定的群体环境、生活环境、自然环境中形成的共同的典型心理特点。例如,由于共同的社会文化影响,同一民族、同一地区、同一阶层、同

一群体的个体之间具有很多相似的人格特征。文化心理学家发现,个人主义文化主要在西方体现,而集体主义文化则主要在东方体现,美国文化崇拜象征个人英雄主义的孤独牛仔和运动明星,而亚洲文化则更崇拜团队领导和一只取胜的队伍(Kitayama, Markus, 1999; Markus, Kitayama, 1991)。人类学家认为这种差别源于早期东亚属于农耕社会,生存更依赖团队协作,而早期的西欧属于游牧社会,生存更依赖个体努力,因此衍生出场依存和场独立两种不同的认知风格。这种统一文化陶冶出的共同的人格特征被称为群体人格或社会人格,是由于群体的基本的和共同的经验产生的。因此,人格是独特性和共同性相统一的整体。

3. 人格的稳定性和可塑性

人格的稳定性是指,个体的人格特征具有跨时间的持续性和跨情境的一致性。人格特征跨时间的持续性是指人格具有相当的稳定性,不会在短时间内有很大变化。因此,人们常说"三岁看大,七岁看老"。人格特征跨情境的一致性是指在不同的情境下,同一个人的人格特征在一定程度上会保持不变。例如,一个内向的人,在不同场合都会表现出不爱讲话、不爱交际的行为倾向。

由于人格具有稳定性,我们才能将不同人的精神面貌区别开来,从而有效地推测他在某种情况下的行为表现。但是,人格的稳定性是相对的,人格的特征也是可以变化的,从而使人格具有可塑性的特征。例如,具有决定意义的环境因素和机体因素会使个体的人格特征发生改变。例如,一个平时很乐观的人,可能因一次重大的打击而变得郁郁寡欢。需要注意的是,人格的变化不同于行为的变化。行为变化是由情境引起的、暂时的变化,而人格的变化则是内在的特质的变化,具有永久性。例如,一个很温和的人,也会偶尔因急躁而发脾气。这是行为的暂时变化。如果他从原来宽松的环境中来到一个充满压力的环境中生活,他变成了一个急躁的人,经常会发脾气,这就是人格变化。

4. 人格的生物性和社会性

个性既有生物性,又有社会性。所谓生物性,就是指人的人格是在人的自然的生物特性的基础上发展起来的,人的生物特性影响着人格发展的道路和方式,也决定人格特点形成的难易。例如,一个神经活动类型属于强而不平衡型的人,就比较容易形成勇敢、刚毅的人格特点;而要形成细致、体贴的人格特点就比较困难。相反,一个神经活动类型属于弱型的人,就比较容易形成细致、体贴的人格特点;而要形成勇敢、刚毅的人格特点就比较困难。

但是,人的生物特性并不能决定人格的发展方向。对人格发展起决定作用的是个体的社会历史文化背景。这就是人格的社会性。例如,在一定的社会中,同一民族、同一阶级的人们在某些共同的生活条件下生活,逐渐掌握了这个社会的风俗习惯和道德观念,就会形成某些共同的人格特点。

三、人格研究的七大领域

人格研究中的每一个领域都已经积累了自己的知识理论基础。但研究者们依然期望整合各领域,使它们成为一个有机的整体。人格的每一个部分都是一个知识领域,代表了人格某一方面知识的集合。人格心理学领域可以被分成七个不同的知识领域:人格受与生俱来的或发展而来的特质的影响,即特质领域;受生物因素的影响,即生物学领域;受个体内心冲突的影响,即心理动力学领域;受个人思维、情感、期望、信念以及主观经验的影响,即认知领域;受20世纪60年代关注自由意志和存在主义哲学的影响,即人本主义领域;受个体应对生活中不可避免的挑战时所作出的适应的影响,即适应性领域;受社会、文化和性别角色的影响,即社会文化领域。

不同领域的人格心理学家经常持有不同的理论观点,有时甚至显得互相对立。例如,弗洛伊德的精神分析观点认为,人格是由非理性的性本能和攻击本能构成的,这些本能最终导致人的一切行为。而20世纪下半叶发展起来的认知观点则认为,人是理性的,一直在试图冷静地预测、预期和控制周围世界中发生的事情。事实上,人类完全有可能既有很强的性和攻击动机,又能准确知觉和预测时间的认知机制。在某些时候,基本的情绪和动机被唤起,而在另一些时候,冷静的认知机制被激活。还有可能两种机制在某些时候会联合起作用,如通过理性的机制满足基本的欲望。总之,人格领域中的每一种理论观点都关注人类心理功能的某一个关键部分，但是每一种观点自身并不能把握完整的人，因此，对人格的理解也必须综合不同的理论观点，这样才能形成对整个人的认识。

1. 特质领域

特质领域关注的是个体之间的差异。该领域与其他领域都有交集，因为个体在习惯化的情绪、习惯化的自我概念、生理倾向，乃至心理动力学机制上都可能存在差异。然而，特质领域有别于其他领域之处在于它对基本特质的数量与种类感兴趣。此领域的人格心理学家旨在找到并测量重要的个体差异，以及差异的起源、发展与维持。20 世纪初，哈佛大学心理学家奥尔波特（Gordon Allport）一手创立了备受关注的特质论，此后特质理论一直是人格研究的主流，并不断引发学界新的兴趣。如今，大五人格特质已经广为人接受。

2. 生物学领域

生物学领域的核心假设是，人首先是生物系统的集合体，这些生物系统为个体提供行为、思想和情感的基础。人格心理学中的生物学取向通常包含三个研究方面：遗传学、生理心理学和进化论。而遗传学领域涉及的问题主要包括同卵双生子与异卵双生子相比，人格上是否更相似？将同卵双生子分开抚养或者一起抚养，将会有何不同？在生理心理学领域，研究者依据神经系统的功能总结出人格的生理基础。包括大脑皮质的唤醒与神经递质、基本的反射，神经系统的强度、耐痛性、生理节律，以及人格的性激素之间的关系。而进化论则涉及人类的心理功能是如何进化而来的。它假设构成人格的心理机制经历了数千年的进化，这些机制能有效地解决适应性的问题。进化的观点也能使人格所具有的功能性清晰明白地显现出来。

3. 心理动力学领域

心理动力学领域研究人格的心理机制，其中许多机制是在意识之外起作用的。其经典理论的代表人物是弗洛伊德的精神分析理论。精神分析理论的基本假设是关于本能系统的，即性动机和攻击动机驱动人类的大多数行为。但是，这些假设常常无法得到直接的实证检验。心理动力学领域的研究还包括防御机制，例如压抑、否认、投射。

尽管心理动力学领域与弗洛伊德的经典精神分析理论联系最为紧密，后期依然诞生了新心理动力学派的代表人物和理论。不同于经典理论强调潜意识和性驱力，后期的理论强调人格中自我的力量。从阿德勒（Alfred Adler）的自卑情结到现代的多重自我理论。人们如何以及为何拥有"自我"的感受这一问题直到今天依然吸引着心理学家们。此外，心理动力学领域还具有现代的视角，例如，关于权力动机、成就动力和亲密动机的许多研究都是以心理动力为研究假设。

4. 认知领域

认知领域关注认知和主观经验，例如关于自己和他人的有意识的思考、情绪、信念和期望，但是，不同主观经验的心理机制在形式和内容上不尽相同。主观经验的一个重要成分是自我和自我概念。自我描述表明了我们对自己的看法：对自己的认识、过去的自我形象以及将来可能的自我形象。我们把自己看作好人还是坏人？过去的成功或失败对我们的自我认识是否重要？是否想象过将来结婚生子或事业成功时的自我？如何评价自己，即自尊，是认知领域的另一个方面。

5. 人本主义领域

人本主义领域强调崇尚个人的精神本性，强调为获取自我实现和尊严而奋斗。该领域相信人的潜能，关注人的需要和成长。其代表人物罗杰斯（Carl Rogers）提出了很多富有影响力的理论，探讨是什么使人类独一无二，是什么使人们感到幸福和成就感？

6. 社会文化领域

社会文化领域的基本假设为，人格不仅仅存在于人的大脑、神经系统和基因中，人格还影响社会与文化，并被社会与文化所影响。在文化层面上，不同群体之间具有非常大的差异。人类学家本尼边克特（R. Benedict）考察了北美印第安人的两个部落，发现处在不同文化圈内的人具有不同的人格。朱尼（Zuni）部落的人和奎久特尔（Kwakiutl）的人，在人格特征上有很大差异。朱尼人的特点是中庸、节制与和平；奎久特尔人的特点是任性和好竞争。换言之，不同的文化会塑造成人格的不同方面，并通过行为表现出来。每个人身上不仅有暴力倾向，也有和平倾向。我们会表现出哪种倾向，很大程度上取决于何者被其所处文化鼓励和接受。

7. 适应领域

适应领域是指人格在人们应对、适应和调节日常生活的各种起起落落中起着关键作用。已经有很多的证据表明，人格与重要的健康状况有关，如 A 型人格与心脏病。人格确实和各种与健康相关的行为有关，例如抽烟、酗酒和冒险行为，甚至有研究发现人格与我们的寿命有关。

除了健康之外，应对和适应领域的许多重要问题都可以追溯到人格。在该领域中，特定的人格特征与适应不良有关，并被认为是人格障碍。下一节将介绍人格障碍，如自恋型人格障碍、反社会型人格障碍、回避型人格障碍等。我们可以通过考察人格障碍去理解"正常"的人格机制。

第二节　人格的形成与发展

美国国家地理频道的一部著名纪录片《子宫日记》(In the Womb) 曾记录了这样一则真实事例，萨尔索与希苏斯是同卵双胞胎，他们由相同的父母抚养，并在同一个家庭中一起长大，在经历重要成长阶段的大部分时候他们都生活在一起。长大后他们的外貌依旧相似，但他们的喜好和兴趣开始出现差异。萨尔索对音乐、舞蹈和科学研究感兴趣，希苏斯则更喜欢运动。这对兄弟间还有另外更惊人的差异，哥哥萨尔索是同性恋，弟弟希苏斯是异性恋。很明显，萨尔索与希苏斯有很多共同之处，如基因、环境，然而，就像其他双胞胎一样，他们形成了截然不同的人格。我们不由地思索，人格是如何发展变化的？

这一节我们考察人格的遗传（先天）和环境（后天）的决定作用。这在历史上一直是个富有争议的问题。研究表明，尽管我们可以肯定遗传对人格的贡献，环境对人格的塑造也是重要的。但环境的一个重要组成部分——家庭，并不是以同样的方式影响家庭中所有的孩子。

达尔文的侄子高尔顿基于他对家谱的研究，得出"先天极大地胜过后天"的结论。在先天和后天或遗传和环境的争论中，他的提法为风靡了下一个

世纪的争论奠定了基调。这一争论不仅涉及科学问题，还涉及政治和社会问题，而且一直延续至今（Baumrind, 1993; Hermstein, Murray, 1994; J. Jackson, 1993; Pervin, 1984; Scarr, 1992, 1993）。最初的问题是：是先天造成的还是后天造成的？是遗传造成的还是环境造成的？以后问题变成：先天的影响多些？还是后天的影响多些？再后来，问题变成：遗传与环境如何交互作用形成心理特征（Anastasi, 1958）？总之，在考虑人格的先天和后天时，著名行为遗传学家普朗明（Robert Plomin）的观点广受认可：人格的发展变化总是遗传和环境交互作用的体现。即没有环境，遗传便不起作用；没有遗传，环境也不起作用。

一、人格的先天形成

使我们人类与众不同的遗传是通过基因（genes）起作用的。我们遗传了 23 对染色体，每一对都来自我们的亲生父母。染色体包含上千种基因。基因由 DNA 分子构成，并指导蛋白质分子的合成。基因被认为是沿特定的线路指导蛋白质分子合成的信息源。正是基因中包含的信息指导着有机体的生理发展。也正是这一信息指导着有机体从受精卵到胎儿，到一个完全成形的初生儿，一个有着第二性征的青少年，再到年龄不同而有不同性格特征的成年人的生理发展。基因中所含的信息量确实是惊人的。正确看待基因与行为的关系，需了解基因并不直接支配行为，这一点很重要。因此，没有"外向的基因"或"内向的基因"，也没有"神经质的基因"。基因对人格特征发展的影响程度是通过身体的生理功能直接起作用的。基因可能决定物种特定的生物进程发展，但要发展出物种特定的行为，还需要环境经验的作用（Goldsmith, 1991）。

有必要强调的一点是，人格心理学家感兴趣的大多数行为是受多种基因影响的，而并非任何一种单一基因的作用。我们经常听说发现了某种特征的基因，这种基因常常决定人的某种疾病。这些发现可能导致人们得出错误的假设，认为大多数重要的人类特征，包括那些决定个体差异的特征，是由一种基因决定的。事实上，多数这样的特征可能是由多种基因的交互作用决定的。我们感兴趣的许

多人格特征是由多种基因的组合而不是一种基因决定的,了解这一观点有助于我们理解为什么有些受遗传影响的特征不在家庭中延续。基因只是控制人格发展方向和生物结构与过程的功能的信息源泉。这些生物结构结合过程与环境的联合作用控制着被观察行为的发展。正是由于基因的功能与经验的共同作用,是我们一方面作为同一种族的成员彼此相似,另一方面作为独特的个体彼此又有差异。

1. 进化的观点

在研究人格形成发展变化的过程中,很多心理学家提出了进化论的观点,这一观点认为基本的心理机制是选择进化的结果。以择偶偏好和妒忌原因的男女性别差异的进化解释为例。

根据进化理论,由于早期选择压力的结果,男性和女性已进化出了不同的择偶偏好。这一理论基本上围绕着男女之间两个方面的基本差异。一是亲代投资理论(parental investment theory)。这一理论认为,相比男性,女性对于子孙有更大的亲代投资,因为女性的基因传给更少的子孙。在两者的生育期都有限的前提下,女性的生育期和男性相比更受年龄范围的限制。因此,才会有女性在择偶上比男性有更强的偏好的看法(Trivers,1972)。也因此认为男性和女性在择偶上有不同的标准,前者更强调未来配偶的生殖潜能,如年轻、丰满;后者更强调男性的提供资源和保护的潜能,如财富地位、身材高大。二是父母身份可能性(parenthood probability)的问题。由于女性携带受精卵,她们总是能够确定自己是孩子的母亲。但男性就不能肯定孩子是自己的,所以他们必须采取措施保证他们的投资是直接指向自己的子孙,而不是其他男性的子孙(D. M. Buss,1989)。因此,会有这样的看法,认为男性比女性更多地关注情敌,更看重未来配偶的贞操与忠贞。这也导致男女之间在引起妒忌的事件上也应该有差异。男性更多地为性的忠贞和父亲身份的可能性受到威胁而妒忌,女性则更容易因为情感依恋和资源受到威胁而妒忌。

2. 选择性喂养、双生子研究和收养研究

行为遗传学家常常用三种方法来确定遗传和行为的关系:选择性喂养、双生子研究和收养研究。选择性喂养(selective breeding)用动物进行研究。在这种研究中,将具有研究所需要的特质的动物进行选择和交配,同样的选择过程再用于其子孙的连续各代,直到具有理想特征的动物产生为止。尽管这种方法对动物可行,但从伦理上却不允许用于人类。对人类我们必须寻求"自然的实验",如果两个有机体在遗传上一致,后继观察到的差异将是环境的不同造成的。另一方面,如果两个有机体遗传上不同,却经历了同样的环境,则差异是由遗传决定的。在我们不可能有理想的、不同程度的遗传或环境相似的情况下,同卵双生子(monozygotic,MZ)和异卵双生子(dizygotic,DZ)是最接近研究理想的。同卵双生由一个受精卵发育而成,在遗传上是完全相同的。异卵双生由两个独立的受精卵发育而成,平均约有50%的遗传是一致的。收养研究(adoption studies)提供了另一种研究遗传和环境作用的方法。收集充分的资料后就可以考察收养的孩子和他们的亲生父母的相似性,而亲生父母并不从环境上影响他们;也可以考察他们和养父母的相似性,而养父母和他们之间并没有共同的基因。他们和亲生父母的相似程度表明了遗传因素的作用,而和养父母的相似程度则表明了环境因素的作用。

3. 遗传率估计

在双生子和收养研究中,可以把遗传相似程度不同的个体放到不同的环境中去。通过测查这些个体的有关特征,我们就可以确定他们的遗传相似性能解释每一特征上一致性分数的程度。行为遗传学家计算相关系数,并根据它们得出有遗传因素导致的分数变异程度的估计,被称为遗传率(heritability)估计,用 h^2 表示。遗传率估计严格意义上是指可归为遗传因素作用的、观测到的分数变异比率。下面两段话可以代表目前行为遗传学家对于人格的遗传问题的看法:"难以发现确实显示不受遗传影响的心理特质"(Plomin, Neiderchiser,1992);"从目前所研究的所有行为特质来看,从反应时间到信仰宗教,都表明人与人之间分数变异的很重要的一部分都和遗传有关,事实不容争辩"(Bouchard, Lykken, McGue, Segal, Tellegen,1990)。迄今为止,大量的双生子研究和收养研究

已涉及广泛的人格变量，由于被试取样的关系，有些研究还扩展到不止一个发展时期。许多研究发现，不管是分开抚养还是一起抚养至成人的同卵双生子，他们不仅外貌、声音相似，连态度、爱好和对宠物的偏好都惊人的相似（Lykken，Bouchard，McGue，Tellegen，1993）。

还有一系列的研究结果都证明遗传几乎在人格功能的各个方面都有重要作用。有研究发现人格总的遗传率为40%，但对每一特征而言，由于不同的研究者研究的群体不同或者使用的方法不同，得出的遗传率估计应该是一个范围，如智商的遗传估计是0.30~0.80（占总变异的30%~80%），外倾的是0.32~0.65（占总变异的32%~65%）。态度的遗传率估计因所研究的不同态度而异。研究已发现，对犯罪的惩罚和婚前性行为态度的遗传率估计高于对经济政策和教育问题的态度的遗传率估计（Eaves，Eysenck，Martin，1989；Tesser，1993）。值得注意的是，遗传率估计是一种群体统计，因测量的特征、方法、被测者的年龄、其他被测群体的特征、运用双生子研究或收养研究数据等的不同而异。再者，遗传率指数只是对一种特征的变异比率的估计，是以特定的方法在特定的人群中得到的可以归因为遗传变异的估计。另外，即使某些东西完全由遗传决定，也并不意味着它不能被环境所改变。遗传只是提供一个发展的轮廓，在轮廓内有机体可以沿着不同的路径发展。

二、人格的后天形成

行为遗传学的数据已表明，大约40%的单一人格特征的变异和人格整体的变异是由遗传决定的，剩余的群体变异应该是环境影响和测量误差的共同作用所致。那么，接下来要探讨的问题是，环境究竟对差异起了什么作用？例如，对于人格，在相同的家庭环境中成长会产生人格发展的不同吗？除了共同的基因外，子女们在人格上的相似性是否是在相同的家庭环境中抚养的结果？行为遗传学家不仅要估计由遗传造成的某一特征的总变异的比率，还要估计由各种不同的环境造成的变异比率。环境可以被区分为共享环境和非共享环境。共享环境（shared environment）由子女们在同一个家庭成长所共同享有的环境构成。非共享环境（non-shared environment）由在同一个家庭成长却不被子女们共同享有的环境构成。例如，子女们因性别差异、排行顺序或特定的生活事件而被父母区别对待。

行为遗传学主要通过以下几个方面的比较来研究哪一种环境特征对子女的人格发展是最为重要的。比较生长在同一家庭环境和不同家庭环境中的亲生子女；比较在同一家庭环境中抚养的收养子女和在不同环境中抚养的亲生子女。如果共享环境是重要的，一起抚养的亲生或养子女应比分开抚养的亲生或养子女更相似。如果非共享环境是重要的，这种关系就不成立。

很多人经常会发出"为什么同样的父母生养的、在同一个家庭长大孩子会有如此大的差异"的疑问，答案正是非共享环境的作用。很多研究证据表明，同一个家庭的成员共享的环境作用经验似乎不如非共享环境的作用重要。换言之，子女们在家庭内外所拥有的独特经验远比由于在同一家庭而获得的共同经验对人格发展更重要。

这是否就意味着家庭经验不重要呢？是否与精神分析学派的心理学家要我们相信的有所不同，意味着早期经验对人格发展不重要呢？事实并非如此。相反，正如在家庭以外的经验一样，家庭影响也是重要的，但重要的不是家庭单位，而是每个孩子在家庭中的独特经验。除了父母实际对待上的所有差异，更重要的是感知上的不同。孩子经历的是自己在某一年龄阶段父母的对待经验，但观察到的却是兄弟姐妹在比自己年长或年少时的父母对待经验。这两者间的差异，可能是造成兄弟姐妹经验不同的重要原因。

由于年龄的不同，两个子女可能在不同的文化时代长大——相对于保守的50后来说，60、70后可能更激进；而绝大多数80、90后是伴随着计划生育政策出生的独生子女，因为被认为是"自我中心的一代"；而相对于80后来说，90后的人又更社会化。学校经验和同伴经验也经常会对人格发展有重要影响，兄弟姐妹们随处都可获得不同经验的机会。其中，有些经验可能会导致兄弟姐妹间在遗传差异的基础上产生进一步的差异。如一个长得乖巧可爱、讨人喜欢的或活跃的孩子具有的同伴经验很可能与一个很不讨人喜欢或不活跃的兄弟姐妹的不同。还有些经验可能仅仅是由偶然的因素造成，如某个孩子有个很杰出的老师，但其他孩子没有；某个孩子经历了朋友的死亡而其他的没有；某个孩子经历了一次对他影响很大的旅行，而其他孩子没有。不管是好的经历还是坏的经历，偶然发生的事件在人格发展中的作用可能比我们想象的更大（Bandura，1982；Lewis，1995）。

人格发展过程中另一个很重要的环境因素是周围人的反应。我们对自我同一性的感知很大程度上取决于他人如何看待我们：如果父母、老师和朋友喜欢我们并对我们抱有很大的期望，我们很可能形成积极的自我形象。相反，不受欢迎的生理特征能引起他人不悦的反应，并导致个体形成消极的自我形象。

甚至从相亲节目《非诚勿扰》中我们也可以看到这种差别对待——个高、相貌帅气的男生更能得到异性的同情和关注，而他的缺点更容易被异性所忽视。我们倾向于"尊敬"高个子，"轻视"矮个子。个高、外貌姣好的人更容易被看作是品德高尚的、高贵的、杰出的，而个矮、外貌平平的人更容易被认为是品行恶劣、卑下、矮胖的。当然，这些都是刻板印象，但是它们却在我们生活的社会中如此的常见和顽固以至于对人格的形成造成很大的影响。许多严重烧伤者或有生理瘢痕的人会表现出低自尊和羞怯。这些都是影响人格的生物因素，但是却起源于社会机制，即他人的期待和反馈。

贝克汉姆也许不是踢球踢得最好的，但这毫不影响他成为最受欢迎的足球明星；科比·布莱恩也许不是 NBA 技术最全面的球星，但他受到的追捧却远胜过其他很多队友。社会心理学的研究发现，许多人预期外表有吸引力的人能够做好人好事（Dion，1973；Hatfield，Sprecher，1986）。这种外表吸引力的刻板印象被概括为"美即是善"的倾向。成年人对长得漂亮的儿童会有更多的期望，我们中的大多数人都认为有魅力的人更容易成功。外表对人格可能存在一种什么样的效应？虽然外表有吸引力的人会因为衰老而可能变得更加痛苦，但他们大部分时候都倾向于更快乐。人格一部分是由生物因素决定的，但这并非基因的直接效应，而是通过他人的反馈起作用。

值得注意的是，人格的测量可能会导致兄弟姐妹间的差异看起来比实际上的更大。表面的差异可能掩盖了潜在的相似性，即表现型（phenotype）的差异可能掩盖了基因型（genotype）的相似性。表现型是指那些可观察的特征，基因型是指潜在的结构。例如就控制来说，两兄弟姐妹也许都有支配-服从的冲突或问题。一个可能以过度抱怨的方式处理冲突，另一个则以过度专横的方式处理冲突。或者两兄弟姐妹都面临着如何表达愤怒的问题，一个以爆发性的方式表达，而另一个以过分压抑的方式表达。在这两种情况下，根据可观察的特质进行的人格测量都可能掩盖源自共同家庭动态的潜在相似性。

总之，人格心理学家都认为后天因素是重要的，儿童在家庭内外得到的经验对其人格发展都有重要影响。大家也一致认为人格特征是多元决定的，即由当下以及一生中起作用的多种因素决定。人格的形成与发展依赖遗传因素和环境因素的交互作用。

三、遗传和环境的交互作用

如前所述，先天和后天总是交互作用的，随着遗传和经验作用的不断展现，研究者已区分出了三种特殊的遗传-环境交互作用形式（Plomin，1990；Plomin，Neiderhiser，1992）。第一，同样的环境经验对有不同遗传构成的个体有不同的作用。例如，焦虑父母的同一种行为对易激惹的、反应不灵敏的孩子和对平静的、反应敏感的孩子的影响会不同。除了父母焦虑对两类孩子的直接影响是不相同的外，还存在父母行为与孩子特征的交互作用。在这种情况下，个体是环境事件的被动接受者。遗传因素和环境因素的交互作用只在被动的、反应的意义上存在。

在第二种遗传-环境的交互作用中，具有不同遗传结构的个体可能会唤起不同的环境反应。例如，易激惹、孤僻的孩子唤起的父母反应可能与安静的、反应灵敏的孩子唤起的父母反应不同。很有趣的是观察一群在医院里看望刚出生的婴儿的亲属。他们除了对新出生的亲戚感兴趣外，还对其他的婴儿有或多或少的兴趣。他们很快就认定一些婴儿可爱，而另一些有着"只有妈妈才会爱"的脸，有些十分活跃，另一些十分安静，有些看起来聪明，另一些看起来不怎么聪明。这种最初的差别对正在形成中的亲子关系有重要的影响。例如,比较一对焦虑的父母与一个生来性急的婴儿和与另一个生来安静的婴儿的第一次交互作用,前者可能会增加父母的焦虑,后者则可能会减弱父母的焦虑。前者会使父母想到自己是一个"可怕的母亲或父亲",后者则会使父母觉得自己是个"好母亲或好父亲"。即使新生儿的行为与父母的行为没有一点关系,但两个婴儿唤起的不同父母行为能启动完全不同的亲子交互作用方式。

在第三种形式的遗传-环境的交互作用中,具有不同遗传结构的个体会寻求、改变和创造不同的环境。一旦个体能够积极地作用于环境,遗传因素就影响着对环境的选择和创造。外向者所寻求的环境与内向者不同,活跃者与不活跃者,有音乐天赋者与有视觉想象力者所寻求的环境各不相同。当个体开始日益有能力选择自己的环境时,这些影响将随时间推移而增加。到一定的时间,就难以确定在何种程度上个体是环境影响的"接受者"而不是环境影响的"创造者"。

总之,个体既是环境影响的相对被动的接受者,又可通过自己唤起的反应在环境事件中起作用,还可以在选择和创造环境中发挥积极的作用。每一种情况都有先天和后天、遗传和环境的交互作用。由于存在这样的交互作用,现在行为遗传学家重视遗传对环境测量的影响或环境遗传学(Plomin, Bergeman, 1991; Plomin, Neiderhiser, 1992; Plomin, Rende, 1991)。先天和后天的交互作用在儿童早期就产生了,而且作为一种过程持续个体的一生。

四、人格发展的阶段理论

常听到周遭的人们有两种说法。有人说"我一直就知道他会……"或"从他一生下来,我就知道他会走向……";又有人说"谁也没料到他最后会……"或"我从没想到他会变成这样一个……"有人认为至少某些人的生活之路是可以预测的,有的人又认为这是不可能的。很多人都相信生辰八字、面相、手相能够预测一个人今生的命运。星座、生肖也常被人津津乐道地拿来推断人格。是否可以从某个特定发展时期来预测一个人今后的生活呢?人格随着时间的流逝有多

大的稳定性?很多心理学家认为发展由若干阶段组成。发展的阶段理论(stage theory)有三个明确的特征。

第一,他们根据阶段或时期来看待发展,有机体在每一阶段都可用特定的特征来描述,不同阶段的特征有本质的区别。换言之,阶段的更替代表着有机体的本性发生了质的变化。

第二,假定每一阶段在一特定的时期出现,这一时期通常有一个范围,有的人开始早而有的人开始晚,但通常总会有一个预期发生的时间段。例如有的男孩或女孩出现第二性征比其他人早一些,有的比其他人迟一些,但对所有男孩女孩来说,这些性征存在一个预期出现的时间段。

第三,各阶段出现的顺序或轨迹是固定的。每一阶段有其特定的特征,它在前一阶段的基础上发展起来,又为下一阶段打下基础。许多心理发展阶段理论以观察为基础。最著名的阶段理论家是皮亚杰(Jean Piaget, 1896~1980),皮亚杰认为,婴儿和儿童的认知发展可以描述为一系列的阶段,各阶段有其明确的特征,并都可预期其发生的时间段。皮亚杰的认知发展理论以临床观察为基础,进而通过系统的研究探索儿童认知能力的发展。

1. 弗洛伊德的心理性欲发展理论

最著名的人格发展理论是弗洛伊德的心理性欲发展阶段理论。根据弗洛伊德的观点,本能或驱力的源泉是躯体的焦虑状态。躯体焦虑的来源并因而成为本能或驱力的能量的身体部位叫性感区(erogenous zone)。从发展的角度看,躯体主要的性感区的转移都受生理因素决定。因此,随着早期性感区的改变,每一时期都有相应的兴奋和能量投注到一定的性感区。儿童、青少年在理智和情绪上的成长取决于相应性感区内的社会交合作用、焦虑和满足。心理性欲发展阶段理论强调婴儿和儿童早期的生活经验对人格的发展的重要意义,认为它是构成个体人格的主要因素。这种理论认为,人格发展一般经过五个阶段。

第一阶段是口腔期(0~1岁)。婴儿的本我人格从喂食、吮吸等口腔刺激中获得满足和快乐。当父母训练婴儿学习自己扶奶瓶吸奶,用杯子喝东西时,个体开始体验本我的期望与现实要

求间的冲突,导致婴儿自我人格的发展。在成人生活中,可以看到大量口腔活动,如嚼口香糖、爱吃、吸烟和接吻。尽管表现的方式变了,但仍与早期的阶段和满足模式有关。这一阶段理论认为,生命中最初五年体验到的满足和挫折极大地影响着人格的发展。若这一阶段婴儿口腔活动无法获得满足而遇到太多挫折,则可能会形成将来的"口腔人格",其人格特征包括:苛求的、无耐心的、猜忌的、贪婪的、自恋的、被动的、依赖的、退缩的、悲观压抑的,还会表现出咬指甲、吃手指、抽烟、酗酒、贪吃等行为问题。

自恋人格(narcissistic personality)也许最能体现与口腔发展阶段相关的人格类型(Emmons, 1987;Raskin, Hall, 1981),自恋人格功能的基础是一种对自我的关注和一种对他人的兴趣,这种对他人的兴趣仅以他人如何能满足自己的自尊为基础。这些个体倾向于有一种言过其实的感觉,即应从他人处获得东西,应受到他人羡慕和爱戴,应是特别的或与众不同的。他们喜欢在讲话时频繁地为自己找参照,并需要他人的注意。根据这一理论,这种性格类型在成人期会有不同的表现(表现型),但基本的潜在人格结构(基因型)是相同的。

第二阶段是肛门期(2~3岁)。幼儿通过大小便排泄获得满足,便溺会刺激肛门部位的黏膜而得到快感。当父母开始如厕训练的时候需要幼儿延迟便溺,个体本能欲望开始被规定在何时何处才能获得满足,这与幼儿因便溺带来的快乐发生冲突,幼儿自我人格进一步发展。若此时父母训练如厕过分严格,挫折感过多,则可能导致将来的"肛门人格",其特征与肛门发展期出现的生理过程和人际过程有关,即与粪便的聚集和释放、排泄愿望与排泄训练的冲突有关。与肛门人格有关的人格特征有:渴望权力与控制、占有时的快乐、对浪费和失控感的焦虑、选择屈服还是选择反叛、冷酷无情、顽固、刚愎、吝啬、生活秩序紊乱等。

第三阶段是性器期(4~5岁)。此时兴奋和焦虑集中在生殖器官。儿童以抚弄自己的性器官而获得快乐和满足,体验到对异性父母的爱而对同性父母发展出敌对和嫉妒,产生"恋父情结"或"恋母情结"。但儿童会压抑这种动机而认同和模仿同性别父母人格,开始其超我人格的发展。这一时期的发展若无法顺利完成,则可能会因与父母竞争而产生罪恶感,或导致将来性生活失败等不良适应行为。男孩会因为生殖器的勃起而对其兴趣日益增加,并日益意识到女孩没有阴茎,因害怕失去阴茎而产生"阉割焦虑"。这一阶段两性间的生理差异与不同的心理发展相联系。因此男孩以后发展出的与这一时期相关的特质包括竞争、注重强壮有力,而女孩以后发展出的相关特质包括爱出风头、既诱人又纯真。

第四阶段是潜伏期(6~11岁)。儿童性与攻击冲动开始进入潜伏期,转为开始注意学校的活动、嗜好、运动及同性伙伴的友谊,价值观的学习使超我人格获得进一步发展。

第五阶段是生殖期(12~18岁)。由于性器官的成熟,个体由儿童进入青春期,开始对异性产生兴趣,在心理上逐渐有了与性别相关的职业计划、婚姻理想等,并从自我中心阶段转入利他阶段。至此,个体性心理的发展即告成熟。

弗洛伊德的心理性欲发展阶段理论过分强调生理的发展和本能的作用而广受争议,其理论中对女性的解析更是受到女权主义者的批评。在此提出这种理论并非是对它评价,而是举例说明一种广为影响的人格发展的阶段理论。于是我们可以看到弗洛伊德是怎样提出早期的身心发展包含有一些具有固定顺序的阶段的,其中的每一阶段都发生在某一近似的时间点,并且各自都有其确定的特征。此外,每一阶段都与成人人格特征的某种模式相关联,成人人格特征的表现形式是其童年时表现形式的变化。精神分析学派以对心理异常者的临床观察和经验为基础,不仅提出了人格结构,并且阐述了人格的发展,虽然某些观点在科学性上广受诟病,但也不失为一种较为完善的人格阶段理论。

2. 埃里克森的心理发展阶段

与弗洛伊德强调生物和本能发展相比,埃里克森强调各阶段的社会性发展。他还增加了几个发展阶段,将其对人格的影响延伸到成年且成年后(表3-1)。

表 3-1　埃里克森的八个心理社会发展阶段及其对人格的影响

心理阶段	年龄	积极结果	消极结果
基本信任对不信任	1	内在好的感觉,信任自己和他人,乐观	坏的感觉,不信任自己和他人,悲观
自主性对羞怯和疑虑	2~3	意志训练,自我控制,能做决定	刻板严厉,过度自责,关注自我,空虚
主动性对罪疚感	4~5	成功的快乐,主动性,方向性,目的性	对深思的目标和取得的成就感到罪疚
勤奋对自卑	潜伏期	能够被生产性的工作吸引,因完成工作而自豪	不适感和自卑感,不能完成工作
同一性对角色混乱	青少年时期	对内在一致性和连续性有信心,一生的憧憬	角色混乱、没有固定目标、感到虚伪
亲密对孤独	成年早期	感情的共鸣,分享想法、工作和感情	避免亲密、关系冷漠
繁殖对停滞	成年期	能投入工作和建立亲密人际关系	失去对工作的兴趣、人际关系贫乏
自我整合对失望	老年期	秩序感和意义感,对自己和自己的成就感到满足	怕死,对生活及生活中已得到的或没有发生的事情感到痛苦、失望

就第一阶段而言,埃里克森认为这一阶段的重要性不是因为口腔的快感,而是因为婴儿与养育者在养育情境中形成了一种信任或不信任的关系。同样,肛门阶段的重要性也不仅是因为主要的性感区发生了变化,而是因为排泄训练是这一时期的一种重要的社会情境,它可以能使儿童形成一种自主感,也可能使儿童产生羞怯、自我怀疑。在生殖器阶段儿童必须为获得快乐而奋斗而不是对自信、竞争和成功感到愧疚。

尽管弗洛伊德认为人生最初的五年对个体的基本性格结构有决定作用,但埃里克森认为其决定作用要小一些。如前所述,后面的发展阶段有其自身相关的问题并为新的发展和积极结果提供机会。例如,青少年期的关键任务是建立自我同一性,这是一种因认为自己与自己的过去有连续性并和他人的知觉保持一致而自然增长的自信心。和发展了同一性的人相反,角色混乱的人会感到自己确实不知道自己是谁,不知道自己心目中的自己是否与别人心目中的自己一致,并且不知道他们是如何发展成这个样子的,也不知道未来会走向何处。在青少年晚期和大学阶段,这种同一性感觉的斗争可能导致加入不同的团体并且在生涯规划中感到极其痛苦。如果这些问题在这段时间没有解决,那么个体以后的生活中会充满一种绝望感,会觉得生命太短暂,从头开始已太迟。

埃里克森最为闻名的可能是他所强调的同一性对角色混乱(identity versus role diffusion)阶段,也正是这一阶段引发了一些伟大的研究。埃里克森的阶段理论以临床观察为基础。在一个访谈大学生的研究中,马西娅(Marcia, 1996, 1980)扩展了埃里克森对这一阶段的研究,界定了四种可能结果的同一性:同一性实现(identity achievement)、同一性延迟(moratorium)、同一性混乱(identity diffusion)、同一性拒斥(foreclosure)。同一性实现是个体发展的理想结果,包括对可选的价值和生涯目标的某种探索,其中有些可能为其父母所反对,但准备付诸行动的。同一性延迟是指不断探索和反省,常伴有大量不自主的专注和焦虑,却不付诸实际行动。角色混乱是指缺乏方向感,但却没有延迟执行中的那些不断抗争的特征。同一性拒斥是指虽然有对价值和目标的实际行动,但却是没有经过考虑就选择的。这种行为是不成熟的,可能是基于过分需要遵循父母的价值和目标,也可能是基于过分害怕处理探求中的不确定事件。

正如大多数的阶段论者一样,埃里克森没有把各阶段看成是完全相互独立的。个体的发展是一个整体,因此每一阶段都受前一阶段所发生情况的影响,并对下一阶段的发展有影响。例如,个体能够发展起稳定的同一性,这可能得益于其早期在成就和方向性中获得的快乐(主动性),而非得益于对目标和成就感到的愧疚(罪疚感)。并且,建立了这种稳定的同一性的个体比在这一时期没建立同一性的个体能更善于继续形成稳定而亲密的人际关系(Kahn, Zimmerman, Csikszentmihalyi, Getzels, 1985)。

总之,埃里克森的贡献有三个方面是引人注目的:首先,他强调人格发展的心理基础,也强调生理基础;其次,他将心理性欲发展阶段扩展到了人的一生,并讲清了以后各阶段面临的主要问题;最后,他认为人们既展望未来也看重过去,并且认为人们如何分析他们的过去可能与他们如何分析他们的未来一样都是其人格中重要的一部分。同时,和其他阶段论者相一致,他强调各阶段有一定的顺序性,都发生在特定的时间,并有确定的主题和可能的积极、消极结果。并且,在界定与每一阶段相联系的发展可能时,他也强调某一阶段内的发展既依赖于那些先前的阶段,也影响着以后阶段的发展。也正如其他的人格阶段理论家一样,他的兴趣在于每一阶段的广泛的系统性的发展效应。

发展阶段理论强调阶段的固定顺序,各阶段有自己的特点,以及开始和结束的大致年龄点。而且,许多阶段理论认为阶段代表着发展的关键期(critical periods),即如果预定的发展不在该时期发生,那么在以后的阶段中发展就会不完善。很多人对这种观点表示异议,并且关键期的概念正在被敏感期(sensitive periods)所代替(Bornstein,1987,1989;Wachs,1992)。其概念指的是这个阶段的易感性较大,其之前和之后的敏感性都较低,它们之间的转换是相对渐进的。

值得注意的是,敏感期的概念并未完全去除发展时期的重要性,也不是说有机体的发展具有无限制的开放性和可塑性。相反,它只是相对地减弱了关键期概念所说的特定作用的固定影响。因此,敏感期的概念是指有机体在特定的时期内对特定的环境影响特别敏感。然而,它也指这种影响未必是永久的,未必在以后的任何情境中都不变更。敏感期的概念认为不是所有的刺激对所有发展阶段都同等重要。它还认为,这些刺激在特定的时期重要并不意味着它的出现或缺乏所产生的效应是不可改变的,而是说以后的变化可能要求更特殊的条件。

总之,发展阶段的概念只是用来描述一些特定时期的重要性以及典型的质变和量变顺序的重要性。某些特定的时期对特定的特征的发展比其他时期更重要,在这些时期特定种类的环境输入比其他种类的环境输入更重要。而且,许多特征确实有一个自然的出现顺序。然而,发展过程也并不像阶段理论本义所表明的那样是总体的、固定的和僵化不变的。

第三节　人格的正常变异范围

网络名人"凤姐"原名罗玉凤,重庆人,因一系列雷人言论在网络上走红。她自称懂诗画、会弹琴,精通古汉语,"9岁起博览群书,20岁达到顶峰,智商前300年后300年无人能及"、"经常看的都是经济类和人文社会类的书,如《知音》《故事会》"。她曾公开到地铁站和电视上征婚,要求对方"必须具备国际视野,有征服世界的欲望。奥巴马才符合我的征婚标准"。2010年,罗玉凤在网上表示"我到美国了",并声称"出国就没有打算回去"。随后她又被曝在纽约哥伦比亚大学门前发传单征婚,征婚要求大体如下:年龄在25~31岁,身高175~186cm,没结过婚没有孩子,毕业于世界名牌大学,如哈佛、耶鲁、麻省理工、西点军校等。罗玉凤曾经当过小学老师、超市收银员,甚至还能写得一手好诗。《延河》杂志的一位编辑曾说:"不带任何偏见地说,凤姐的诗写得还不错,可以看出受顾城等朦胧诗人诗作的影响。尽管她本人很有争议,甚至表现得粗俗不堪,但是她写的作品可以很纯洁,很能打动人"。2012年6月,网上有人爆料称罗玉凤如今在美国的一家洗脚店打工,过着给老外修脚的日子,并配上照片。对此,她在微博上如此回应,"我学历不高,长相又丑。也就只有给老外修修脚的工作能做。高档的工作我还真做不下。"

时而轻狂自恋,时而勤劳苦干的凤姐;时而招摇另类,时而阳光可爱的芙蓉姐姐……我们周遭似乎总是不缺这样一个个有着特殊而鲜明个性特点的焦点人物。一个让人感兴趣的问题是,这些人看似另类的人格到底属于正常还是异常呢?如果说异常,但似乎他们表现出的特征人皆有之,大部分人在人生的某些阶段都经历过自恋、招摇、自负、不羁、易怒的时候;如果说正常,其他大部分人似乎表现得又没那么持久而鲜明。心理学意义上的障碍(disorder)指的是使个体产生烦恼和痛苦的行为模式或体验,它会导致个体在重要的生活领域(如工作、婚姻或人际关系恶化等问题)中无能,与痛苦的加深、功能丧失、死亡等风险的增加有关(APA,1994)。而上述个体似乎都乐在其中、乐得其所,并未表现出比周遭大多数人更多的自我痛苦体验,因此似乎不符合"障碍"的条件。事实上,当我们接触的形形色色的人越多,我们越发觉得哪怕在正常的人格范围内,人格也体现出极大的多样性和个体差异。在我们探讨人格的正常变异范围时,我们首先得了解一下人格的特质。

一、人格的特质说

特质(traits)是我们用来描述某人的人格特点的描述词,例如直率的、友好的、谨慎的、羞怯的、争强好胜的、慷慨大方的等等。不管是对一个非常了解的人还是刚认识的人,不管是对一个我们在多种场合都见过的人还是只在一种情况下遇见过的人,我们都可用这些词来做有用的概括性的描述。尽管我们有时会很惊奇地发现某人在我们所了解的他的情况之外还有非常不同的行为,我们一般仍乐于用这些特质词来描述他们。

1. 人格特质的历史

人类很早以来就试图描述人格,早在两千多年前的战国时期,中国人在《黄帝内经》之《灵枢·通天篇》中就提出了阴阳五态人的人格类型,认为有"太阴之人,少阴之人、太阳之人、少阳之人、阴阳和平之人"。其各自的个性特征如下。

太阴之人的人格特点是:贪而不仁,表面谦虚,内心阴险,好得恶失,喜怒不形于色,不识时务,只知利己,惯于后发制人,基于此种个性心理特点,太阴之人的行为则表现为面色阴沉,假意谦虚,身体长大却卑躬屈膝,故作姿态。

少阴之人的人格特点是:喜贪小利,暗藏贼心,时欲伤害他人,见人有损失则幸灾乐祸,对别人的荣誉则气愤嫉妒,对人没有感情。基于这种个性心理特点,少阴之人的行为则表现为貌似清高而行动鬼祟,站立时躁动不安,走路时似伏身向前。

太阳之人的人格特点是:好表现自己,惯说大话,能力不大却言过其实,好高骛远,作风草率,不顾是非,意气用事,过于自信,事败而不知改悔。基于这种个性心理特点,太阳之人的行为则表现为高傲自满,仰胸挺腹,妄自尊大。

少阳之人的人格特点是:做事精审,很有自尊心,但是爱慕虚荣,稍有地位则自夸自大,好交际而难于埋头工作。基于这种个性心理特点,少阳之人的行为则表现为行走站立都好自我表现,仰头而摆体,手常背于后。

阴阳和平之人的人格特点是:能安静自处,不务名利,心安无惧,寡欲无喜,顺应事物,适应变化,位高而谦恭,以理服人而不以权势压人。基于这种个性心理特点,阴阳和平之人的行为则表现为从容稳重,举止大方,为人和顺,适应变化,态度严肃,品行端正,胸怀坦荡,乐天达观,处事理智,为众人所尊敬。

这种分类表现了比较典型而纯粹的个性类型,但是大多数人不具备这种典型表现,因此在实践中以这种分类去一一对照每一个人则困难;对于这种情况《内经》已有所认识,《灵枢·通天篇》在论上述五态人时曾指出:"众人之属,不如五态之人者……五态之人,尤不合于众者也。"

而在西方,早期的特质理论家之一的高尔顿·奥尔波特(Gordon Allport)曾列举了英语中可以用来描述人的四千多个形容词。因此,人格心理学家早期就在思索如何将所有这些特征组合为一个有用的结构体系。"类型学"的体系最初是为了区分和描述这些特征而产生的,其目的就是为了发现人有多少种类型,并确定每个人所属的类型。例如,古希腊哲学家希波克拉底就根据体液的混合比例,将人的气质分为以下几种类型:血液占优势的多血质、黑胆汁占优势的抑郁质、黄胆汁占优势的胆汁质和黏液质占优势的黏液质。多血质的人是充满希望的、愉快的;抑郁质的人是悲伤的、郁闷的;胆汁质的人是易怒的、暴躁的;黏液质的人是迟钝的、缺乏兴趣的。直到17世纪文艺复兴时期,体液学说才渐渐没落。

如今已没人使用上述分类方法了,因为严格的分类方法会产生一些不易证明的假设。比如类型说就假定我们每一个人都适合于一种人格类型,而同一类型的人基本上是相似的。这一学说还假定,某一类型的人行为与其他类型的人的行为明显不同。显然,这些假设很难与事实相符。尽管类型说在普罗大众之间依然很有市场,如星座说,诸如"处女座的人一般都有洁癖,双子座的人往往比较情绪化"等等之类的标签。但时至今日,类型说已经被特质说所取代。

2. 人格的特质维度

几乎任何你想得到的人格特征都可以用一个倒U型的正态分布曲线图来表示,其横坐标指的是某类人格特征从左至右由极低到极高的程度,其纵坐标指的是具有某类人格特征的人数。人格特质的许多重要特征都可以在这个简单的图中得到说明,如乐观、自尊和成就动机。首先，特质心理学家们划定了一个能够展现于这一连续体上的广泛的行为范围。例如，成就动机涵盖了从高驱动坚持性的一极到毫无兴趣的另一极之间的范围。特质心理学家还认为，任何人都处在该连续体上的某一位置。比如我们或多或少都带有一些攻击性，也或多或少有些友善等。如果我们想测一个样本足够大的群体，并把他们的分数置于这一连续体的适当位置上，我们也许会发现，这些分数是呈正态分布的。这就意味着只有相当少数人的分数是极高或者极低的，大多数人都处于这一分布的中间位置。因此，正常人格范围内也包含大多数符合"主流"个性的人和少数"另类"个性的人，而人格异常的人毕竟是少数，分布与这个正态曲线的两端，它与正常人格都处于这个连续谱中，两者之间只有程度而非绝对的不同。

一种特质就是一个人格维度，它是依据人们在某一种特征上所表现出的程度而分类的。这种关于人格的特质说建立于两个重要的假设之上。首先，人格特征在时间上是相对稳定的。假如一个人在某一天喜欢跟很多人在一起，而第二天就害羞地逃避社交场合，则很难说他具有善于交际的人格特征。当然，我们经常会有时候想一个人独处，有时候又很渴望跟朋友一起出去热闹。但当我们长期观察某个人的行为，会发现他的交际性水平是相对稳定的。特质研究者认为，一个今天开朗、外向、健谈的人，在下个月、明年乃至很多年以后应该也是开朗、外向、健谈的。确实有研究发现，成年之后，人格测验得到的分数具有明显的跨时间的稳定性（Roberts, Del Vecchio, 2000）。

特质说的第二个基本假设是人格特征具有跨情境的稳定性。例如，假如罗玉凤只是在电视上表现出自恋与轻狂，在其他场合则内敛理智，那很难说她具有特殊的自恋型人格，或许那只是一种伪装。当然，我们都会在某些情境中表现出比其他情境中更强的表演性。但特质研究者认为，即使在许多不同的情境中，还是能够确定一个相对稳定的表演性的平均水平。然而，一些学者也对跨情境一致性的证据提出了挑战（Mischel, Peak, 1983）。虽然人们的行为在不同情境中表现出相当明显的一致性，但一些学者却认为这与事实不符。由于诸多原因，我们容易看到这种行为上的一致性，但若深入考察，它也许并不存在。人们看到的往往是他们想

看到的东西。假如我认为张三很难打交道，我就会特别留意他对别人的冒犯，忽视他对别人的友善。此外，我们在大多数情况下，只是看到处在一种情境中或充当一种角色的人，而不能充分认识到是情境而不是其本人对其行为的影响程度。

举例来说，中南大学年仅 22 岁的在校本科生刘路因为破解了世界数学难题西塔潘猜想而被学校破格聘任为正教授级研究员，这一新闻迅速地引起了全国人民的关注。央视《面对面》栏目也专访了刘路，面对记者略显严肃的提问，节目中的刘路不苟言笑、思维缜密、甚至有点钻牛角尖。再结合"数学天才"、"最年轻的教授"这些词汇，很容易让人将他往木讷沉闷的理科宅男方向上联想。而记者进一步地了解发现，刘路竟然还是院运动会短跑冠军和长跑亚军，而且是哈利波特的忠实粉丝。有时我们对待人们的方式会导致他们的逢迎，而非真实行为。再譬如，如果你假定某个同事对你是怀有敌意的，你大概也会以一种对抗的方式与他打交道，这就会导致他作出敌意的反应，而强化了你的认知。

3. 人格特质说的特点

与其他人格学说相比，特质研究通常没兴趣预测一个人在某个特定情境下的行为。相反，他们想要预测那些得分处在特质连续体上某一范围的人们有什么样的典型行为表现。因此，一个特质研究者会把在社交焦虑量表上得分较高的人们和那些得分较低的人们作比较。研究者也许会发现，平均来说，与低社交焦虑的人相比，高社交焦虑者有更多的目光接触。但是，特质研究者并不去预测某一个人的行为。当然，在此研究中会有一些高焦虑的人目光接触却很少，也有一些低焦虑的人目光接触却很多。此研究的目的只是要查明分别来自这两个群体的人的典型行为之间的差异。这与精神分析学派显然不同，精神分析治疗师总是试图解释某个行为。特质说的另一个显著特征是，与其他流派的理论家相比，特质理论学家常常不注重查明行为机制。许多特质研究者更关注描述人格和预测行为，而不是解释人们为什么会表现出这样的行为。

然而，我们也不能由此断言特质研究者只对描述特质感兴趣。确定特质和预测行为，常常只是解释性过程的第一步。特质研究者常常调查具有特

殊人格者行为特征背后的那些过程。例如,关注那些能使子女形成高成就需要的父母教养方式,而对社交焦虑感兴趣的心理学家则想知道,那些容易羞怯的人为什么逃避社会交往。

特质说研究人格的主要优势之一就是容易把人们进行比较。一种对特质的描述把人们置于某一人格特质曲线上相对于他们的某个位置。当我们说某人具有女性化倾向时,意思是说,这个人比大多数人更加女性化。当一个研究者说"自我意识较强的人不容易交到朋友"时,他实际上是在说,与那些居于该特质曲线低端的人相比,这类人在交友方面的困难相对更多些。

特质学说很少论及人格的变化,特质研究者收集的信息对于治疗者在治疗过程中进行诊断和制定治疗计划是有用的。此外,特质研究者考察的许多特征,如自尊和社交焦虑,对于被治疗者的个人适应也是有意义的。但是,对人格特质的研究结果只是为那些在某人格维度上可能过高或者过低的人们提供了一个如何改变的方向。特质心理学家更多的从事学术研究,而非临床治疗。

大五人格(the Big Five)

20 世纪 80 年代末以来,人格研究者们在人格描述模式上达成了一些共识,认为人格有五种最主要的稳定的特质,即大五因素模式。具体因素和特征见表 3-2。

表 3-2 大五人格模式的因素和特征

因素	特征
外倾性(extrover-sion)	外倾性高的人是热情奔放的、健谈的、自信的、活跃的、社交的、果断的、富有冒险精神的、乐观的;内倾性的人容易害羞、腼腆、顺从、安静
神经质(neuro-ticism)	或称情绪稳定性。情绪稳定的人是平静的、非神经质的、不易发怒的;而神经质高的人则容易焦虑、表现出敌对的、压抑的、冲动的
责任心(con-scientiousness)	责任心程度高的人一般是有条理的、负责任的、可依靠的、尽职胜任的、公正自律的、谨慎克制的;责任心程度低的人倾向于粗心、无秩序、不可靠
随和性(agree-ableness)	随和性较高的人是友善的、合作的、可信任的、直率、利他的、依从的、谦虚的;随和性低的人则是较冷漠的、好争论的、充满敌意的
开放性(openness)	开放性高的人是明智的、有想象力的、独立思考的、具有审美能力的、情感丰富、求异、诙谐幽默、富有创造力的;开放性低的人比较肤浅、简单

这五个特质的头一个字母构成了"五个特质的头一词",代表了"人格的海洋"。目前,"五因素人格结构理论"被称为当代人格心理学新型的特质理论。

4. 近年来我国有代表性的人格特质研究

张厚粲针对我国实际情况,提出了适合性格与职业、专业相互适应的理论。张教授认为:人格可以分为艺术型、经营型、事务型、研究型、自然型、技术型、社会型这七种类型,其行为特点以及与其相适应的职业类型分别是:

艺术型的人在个性上敏感深刻,自由奔放,他们喜欢在宽松自由的环境中,借助于音乐、文字、形体、色彩等形式表达自己的感受,追求与众不同。他们情感丰富,做事凭直觉,不适合常规性的工作。他们所适合的工作应为作曲、服装设计、写作等。

经营型的人在个性上精明自信、乐观进取,对商业信息比较敏感,善于说服他人接受自己的观点。喜欢追求经济效益和个人成就,具有一定的组织计划能力。他们工作时精力旺盛,喜欢冒险竞争,不喜欢讨论纯学术问题。他们喜欢从事营销、经营管理、与法律打交道的工作等。

事务型的人细致认真、严谨自律,喜欢规范明确、秩序井然的工作环境,偏爱系统性、条理性、规则性比较强的活动,不太喜欢变化过多或比较冒险的活动。他们喜欢做的工作是银行业务员、秘书、图书资料管理员等。

研究型的人严谨缜密、勤学好问,善于观察分析,更偏重逻辑思维,喜欢以理性思考的方式探究事物,富有批判精神,喜欢独立的工作氛围,重视知识在个人发展中的作用。他们喜欢成为数据统计分析师、科研人员等。

自然型的人喜欢户外活动,对大自然中的事物充满了浓厚的兴趣。喜欢探索生命现象,了解各种动植物的生活习性和生长发育规律,不喜欢受约束,实干意识比较强。他们喜欢从事农产品开发、医疗、矿产勘探等工作。

技术型的人稳重踏实、崇尚实干。在人和事物之间,偏爱与具体有形的事物打交道,不善社交,喜欢在需要动手的环境中,通过使用各种工具、设备,按照一定工作程序,制造出具有实用价值的产品。他们喜欢成为信息工程技术人员、机械师、飞行员等。

社会型的人为人热情友善、容易相处。在人和事物之间，偏爱与人打交道。善于表达，喜欢倾听和了解他人，关心社会，乐于助人。交友广泛，亲和力强，有较强的合作精神，但缺少竞争意识。从事的职业有教师、社区工作者、心理咨询人员、导游等。

此外，王芙蓉、张亚林（2006）针对较大样本的军官群体的因素分析后，构建了适合我国国情的军官职业人格理论模型，包含有3个维度、16个因子的具体内涵如下：

（1）武德取向维度：反映军官在理想信念、价值观念、道德品质等方面的人格特质。

忠诚：反映个体对国家、民族的忠诚以及诚实、可靠、正直的特质。

果敢：反映个体的果断性、勇气、魄力和冒险精神。

牺牲精神：反映个体无私奉献、助人为乐、勇于牺牲的利他精神。

集体意识：反映个体的集体荣誉感、团队意识和合作精神。

（2）任务取向维度：反映军官在工作情境中执行和完成具体任务方面的人格特质。

责任感：反映个体对承担任务认真、负责的程度。

进取心：反映个体追求成功、获取成就的欲望和勤奋、努力的程度。

自我感：反映个体对自身能力等方面的整体认识和态度。

领导能力：反映个体的权力动机、判断力、决策力以及影响他人的能力。

聪慧性：反映个体的智力、想象力、创新力以及艺术兴趣。

情绪力：反映个体的心境、情绪稳定性以及情绪调控能力。

独立性：反映个体独立自主的意识和能力。

计划性：反映个体的自制力、计划性、有序性和条理性。

意志力：反映个体的恒心、毅力和心理承受能力。

（3）人际取向维度：反映军官在人际交往方面的人格特质。

外向性：反映个体心理活动是倾向于内部主观世界还是外部客观世界。

社交性：反映个体的社交能力和受人欢迎的程度。

谦让心：反映个体虚心、谦逊，善于接受、包容他人的特质。

二、人格变异的范围

1. 特殊人格的成分

正如上文所述，人格特质描述的是个体在行为、思想或行动上的一致性，代表了有意义的个体差异。特殊人格则可以被视作正常人格特质中出现的程度不同的适应问题的变量或者组合。例如，一个信任水平较低、敌对感较高的人可能具有较偏执的人格倾向；一个较为孤僻而又较为焦虑的人可能会表现出社交恐惧型的人格倾向；一个善于表现、低焦虑水平的人则可能显示出表演型的人格倾向。因此，诸如五因素人格结构模型中的特质概念对描述特殊人格非常有帮助。

动机是人格的另一主要部分，可以帮助我们理解特殊人格。动机描述的是个人的某种需求以及特定行事方式的目的。某些特殊人格与一些常见的动机适应不良有关，尤其是亲密动机和权力动机。其中一个重要的变量是亲密动机的缺失，它会表现在某些特殊人格中；另一个变量是较强的权力欲，当达到一定的水平时，就会导致一种看似另类的特殊人格。其他动机也可见诸于特殊人格中，如在一些自恋的人格倾向者身上很容易发现爱出风头、喜欢被赞扬等需求；而在强迫型人格倾向者身上则表现出对条理和细节的较高要求。

认知同样也能帮助我们理解特殊人格。认知是指在知觉、解释和计划过程中的心理活动。这些认知过程都有可能在某些特殊人格中存在一定程度的扭曲，如某些人总是对他人意图作出一致性的曲解。某些特殊人格会涉及一些不健全的社会判断力。例如，一个具有偏执人格倾向的人会更容易对他人抱有敌意，认为他人都有可能跟自己作对；一个具有表演型人格倾向的人可能会认为自己会得到所有人的喜欢。总之，很多特殊人格都涉及对他人观念或社会认知的某种程度上的扭曲。

情绪也是理解特殊人格的一个重要领域。在

正态分布曲线图中的大多数人个体间都存在正常的情绪差异,而许多人格障碍和特殊人格中则存在较为两极化的情绪体验。有些人表现为对情绪的极端释放,有些则表现为较为极端化的焦虑、恐惧或愤怒等情绪。

自我概念是理解人格的另一重要成分。自我概念是一个人对自我认识的集合。某些特殊人格涉及自我概念的扭曲。我们中的大多数人都能建立并维持一种稳定且真实的自我意象:我们了解自己的观点,了解自我价值,知道自己想要的生活。然而少数人的自我概念缺乏稳定性,他们可能会觉得自己是个空壳,害怕做决定,或者需要不断得到来自他人的肯定。自尊也是自我的一个重要部分,某些特殊人格与过高或过低的自尊相关。

有一部分人经常有对社会关系的困扰和适应不良。熟悉社会和文化领域的一些知识对理解特殊人格也很重要。例如,拥有良好亲密性关系的人知道何时发生性行为是合理的、被接受的,何时是不合理、不受欢迎的。亲密关系问题,无论是与他人关系过于疏远,还是过于亲近,是少数具有特殊人格的人存在的特征。同理心(empathy)即了解他人的内心感受,是重要的人际交往技巧,部分人缺乏足够的同理心,因此表现得要么曲解他人,要么不在意他人感受,因此这部分人社交技巧都比较缺乏。

2. 什么是异常

异常(abnormal)的定义有很多种。一种简单的界定是指任何异于常态的状态,这是一个统计学上的定义,因为研究者可以通过统计计算某事出现的频率,如果极为少见,就被称为异常。从这个角度来说,色盲和多指(趾)都可被视为异常。另一个概念是建立在社会容忍度基础上的社会学意义。如果在此意义上界定为异常,那么任何不被社会所接受的行为都为异常。因此,乱伦和虐待儿童都是异常行为。但是,无论是在统计学意义上还是社会学意义上的异常,其含义都会随着时间和社会文化规范的改变而改变。几十年前被认为具有侵犯性或者被社会视作不合理的行为如今可能会被视为是合理的。例如仅仅在二三十年前,同性恋很少公开而且是一种不被社会认可的现象,甚至被大部分国家视为一种需要治疗的精神异常行为或精神疾病。

而如今情况发生了翻天覆地的变化,同性恋在全世界大多数医学、精神病学与心理学专业领域已不再被认为是异常(APA,1994),在很多欧美发达国家和地区,同性恋受到民权法的保护,甚至有与异性恋相同的婚姻权,而针对同性恋的"治疗"在大多数这些国家和地区被视作不人道或非法的。因此,统计学和社会学上对异常的界定只是短期的,因为社会在不断改变。

文化背景因素也应该被纳入到对人格正常/异常的理解中。对于一条鱼来说,整个世界就是水的世界,因为这就是它了解的全部。如果我们不置身于我们所处的文化之外是很难看清一个问题的特性的。一旦和别的文化相比,那些看似自然和常规的事物可能带有某种文化特异性。在中国的大街上,如果你看到一个全身大部分地方都有文身,并且戴有很多耳环和鼻环的十八岁少女,绝大多数人都会觉得她是异常的,但是如果我们告诉你她是从非洲巴布亚新几内亚来上海世博会参加表演的一名部落族人,我们则更能理解和接受。对很多美国人来说,吃狗肉无异于吃人肉,是恶心和难以接受的;但对于印度人来说,吃牛肉才是奇怪和难以接受的。不同地方、不同文化背景下的人格有着不同的含义。在日本,对于如何与团队合作,以及如何待人方为礼貌,是有着明确的社会期望的。一个吵闹、挑衅、唐突无礼的日本人会受到社会的指责,他很可能会被贴上"有病"或者"疯子"的标签,他会感到很痛苦,继而真的可能变成有病的人;而在美国、意大利,情况则刚好相反,一个害羞、保守、唯唯诺诺的人更可能感到失败和被孤立。因此,个体若与所处的社会主流文化不适应或不协调则可能被视为异常,而这种不协调产生的应激也是导致个体心理障碍的一个重要因素。

心理学家期望找到其他识别异常行为和体验的途径。他们审视人的内心,考察人的主观情感,如焦虑、沮丧、不满、孤独等。他们考察人们如何思考和体验自己与世界。心理学家发现,有些人思维混乱、知觉分裂、观念和态度异于常人,与所处的环境格格不入。心理学家找到了人们无法融洽相处,无法在社会中和谐生活的种种问题。他们分析了人们应对这些境况时所作的无效行为,甚至将他们置于更大困境中,这些行为通常会给人们带来伤害而非帮助。从心理学角度来看,它们都是异常行为。

结合所有的这些异常的研究方法(统计学、社会学、心理学),心理学家和精神病学家发展了一个被称为精神病理学(psychopathology)的领域,来研究心理障碍。对心理障碍的诊断既是一个独立的学科,又是精神病学家和心理学家的一项重要临床工作。了解如何定义和识别障碍是制订治疗方案的设计研究的第一步。

目前用得最为广泛的人格异常分类体系来自《精神障碍诊断与统计手册》第四版(DSM-Ⅳ)的类别模型。DSM-Ⅳ由五个独立的轴组成;对人格研究而言,这是一个非常重要的进步,因为人格异常被单独作为一个部分或者轴Ⅱ分类,它们是从轴Ⅰ的临床症状中区别开来的。这种分类的变化促进了对人格异常的研究和新的治疗方法的产生。此前,人格异常被认为是无法治愈的,被排除在长程(long-term)心理分析外,人格异常本身的成因也十分复杂难解。DSM-Ⅳ分类体系给予研究者确认当事人是否患有人格异常的标准方法。

DSM-Ⅳ将人格异常定义为"一种内在体验与外部行为的持久的模式,它明显背离了个体所处文化的预期,既普遍又稳定,肇端于童年或者成年早期,不随时间的变迁而改变,会造成精神上的痛苦与损伤"。DSM-Ⅳ将人格异常大致分为三个不同的组,总共有十类人格障碍的诊断:偏执型、分裂样、分裂型、反社会型、表演型、强迫型、依赖型、自恋型、回避型、边缘型。然而,研究者已经发现了很高比率的重叠归类,以致众多患者遇到过重复的诊断。这种问题表明了 DSM-Ⅳ 分类系统缺乏精确性,因而可能最终影响这种系统的使用。另外一个批评是,此系统对次级的变化缺乏灵敏度,而这些变化可能对治疗有着重要的意义。一些临床心理医生和研究者认为,DSM-Ⅳ分类系统的麻烦,还在于对这个系统性质的描述以及它将重点放在临床综合病症上。他们批评DSM-Ⅳ在理解和说明这些障碍的病因学时缺乏一致的理论基础,在制定治疗计划时也缺乏临床相关性。他们也对分类系统或者类型学背后的基本假设提出质疑,这种假设是:人格异常是不连续的,或者是分离的,同时截然不同于人格发展的正常范围,而且绝非由正常人格特征自然发展而成。考虑到这些,DSM-Ⅴ将人格障碍的诊断分类简化为五种:反社会型、回避型、边缘型、强迫型和分裂型,并更强调人格适应不良(adaptive failure)。

三、特殊人格的测评与心理诊断的建立

临床心理科与精神科日常医疗实践中,遇到的主要是特殊个性与人格障碍的问题,他(她)们的人际关系都不好,才前来求助、求医。心理咨询与心理治疗的最终目的,简单明白地说,也就是对个性或行为方式的塑造与改建或改善的问题。

美国明尼苏达大学医学院制定的多相人格测验,由 S. R. Hathaway 和 J. C. Mckinley 教授自1930 年开始研究,收集与个性特性相关的问题 1000多条,编成问卷,分头测试于效标组(确诊有心理障碍的来医院求诊患者)与对照组(确定为正常人,无任何异常行为者),比较两组对每个测试题的答案,如果绝大多数受试者中两组答案是相同的,这个测试题不能发现差异,即予删除;如果同一测试题在两组中的答案有明显差别,此题即予保留,因它有鉴别诊断的价值。例如测试题为:"我与周围大多数人都相处得很好",如果对照组答"是"的人很多,而效标组中答"否"的人很多,此题在鉴别有无人格障碍方面,差异十分显著,便很有鉴别诊断的意义。

明尼苏达多相人格测验量表(Minesota multidimensional personality inventory, MMPI)共有 566 个题目,其中 16 个题目为重复的,试探被试者先后两次对同一问题的答案是否一致,作答是否认真、可靠,所以共计是 550 个题目,其中与临床各种精神或心理障碍密切相关的题目,只有 399 题,据此已另组成简式问卷专用于临床需要之时。MMPI 的临床量表有 10 个,以效标组命名,每个疾病诊断列为一个效标组,测试约 50 个同类病例后形成,对照组为明尼苏达大学各医院就诊者中精心挑选的近 700 名16~55 岁正常受试者。10 个效标组的命名为:

HS, hypochondria, 疑病;

D, depression, 抑郁;

Hysteria, 癔症;

Pd, psychopathic deviance, 精神病态;

Mf, masculinity-feminity, 男性化女性化;

Pa, paranoia, 妄想狂;

Pt, psychasthenia, 精神衰弱;

Sc, schizophrenia, 精神分裂;

Ma, hypomania, 轻躁狂;

Si, Social introversion, 社会内向。

其中8个量表直接与某种精神或心理障碍相关, 高分虽不能据此确诊为某种疾病, 但显示有某种疾病特征的倾向性, 可作为临床医师确定诊断的参考数据。另外两个效标组, 即 Mf 与 Si, 说明受试者性别定向或人际关系取向, 与疾病诊断无关。全部10个量表得分定点连续, 即为人格特征廓图, 其中的最高分数与次高分数点, 即经校正换算后的各量表中的 T 分, 如超过70分, 即属异常值, 用此量表鉴别各种病例, 与临床诊断的符合率较高。MMPI 的566项中, 有一些问题是精神病性症状的直接表达, 这在正常人格特征问卷中是罕见的, 例如:

121. 我相信有人暗算我。

123. 我相信有人跟踪我。

151. 有人想对我下毒药。

209. 我相信我的罪恶是不可饶恕的。

275. 有人控制了我的心神。

278. 我常感有些陌生人以谴责的眼光注视我。

334. 有时我嗅到一种特别的气味。

349. 我有一种奇异的和特别的思想。

350. 当我独处时听到一些奇异的事情。

所谓人格特征突出或特殊性格, 指的是某些人具备一种突出的性格特征, 成为典型人物、典型性格, 接近他(她)的人都知道, 都注意"小心火烛", 避免自讨没趣或发生正面冲突, 达到互相适应, 和平共处。临床心理科常见的特殊性格有如下一些类型, 各具不同特色:

(1) 孤僻(或孤独)性格:沉默寡言, 回避社交, 缺少热情, 我行我素。

(2) 敏感多疑性格:非常注意与重视他人对自己的看法, 希望获得赞许、认可, 更多的是生怕别人误解、指责、造谣中伤, 反复去作解释与辩白, "无风三尺浪, 有雨一身泥", 少数女性、社会名流在绯闻的唾沫中沉浮, 达到了身心交瘁的程度。三国演义中曹操落荒途经故友吕伯奢家, 主人家丁磨刀霍霍, 准备杀鸡宰羊, 沽酒买菜, 热情接待, 曹操顿起疑心, 先发制人, 杀尽好友全家, 还说"宁可我负天下人, 不可天下人负我。"至今难抹去后世对他不义恶行的谴责。

(3) 焦虑、强迫性格:以穷思竭虑、优柔寡断、做事认真、谨小慎微、反复核对、不安全感、期待不幸、求全责备、生活有序、循规蹈矩、睡眠警醒、生怕迟到为性格或素质特征, 不一定出现焦虑症或强迫症。

(4) 嫉妒性格:胸怀狭隘, 小气吝啬, 对别人的成功感到痛苦, 对别人的失败暗暗高兴, 限制配偶或子女的社会交往, 总觉得人心难测, 世道不宁。家庭内有许多不和、虐待、暴力, 均沿于嫉妒心强。工作中妒贤嫉能, 使人难于共事。

(5) 疑病性格:过度关注自身健康状况, 特别害怕狂犬病、性病、癌症、心脏病, 有多种躯体不适感与慢性疼痛, 反复就诊和化验检查, 长期不离药物, 无病呻吟, 小病大养, 反复病休, 过早病退。习惯于充当病人角色, 在生活中依赖性强。

(6) 抑郁性格:一生中大多数时间内多愁善感, 闷闷不乐, 压抑自卑, 对生活失去乐趣, 对社交活动不感兴趣, 对工作感到力不从心, 且心无大志。

(7) 偏执性格:争强好胜, 能言善辩, 主观武断, 追求指挥、支配、操纵他人, 并且一意孤行, 总是有理, 听不进不同的意见。生性多疑, 心存敌意。

(8) 冲动、攻击性格:脾气火爆, 一刺就跳, 敢于出手, 自制力差, 对人易生敌意与仇恨报复情绪, 缺少同情心与悔咎心, 爱好冒险、赌博, 有药品成瘾倾向, 难于维持固定职业和家庭生活, 流动性大。常有违纪违法行为。

(9) 自恋或癔症性格:自我中心, 爱表现自己, 希望吸引他人注意, 自我张扬, 自鸣得意, 矫揉造作, 不懂装懂;乐于参加社会活动, 情绪波动, 有同情心。

四、疾病与人格

20世纪40年代末, 研究者对约翰·霍普金斯大学医学专业的一群大学生的生理和心理特点进行了研究, 他们被分为慢且稳定(谨慎、独立)、迅速且灵活(冷静、聪明)、无规矩且不稳定(情绪化、高要求)三种类型。这些人被追踪了30年, 在之前被归为"无规律且不稳定"的类型的人中, 大多数(77%)在30年间出现了严重的健康问题, 而其他类型的人中仅有1/4的人遭遇了健康问题。之后对该校学生进行的重复研究再次发现, "无规律且不稳定"气质类型的人更可能患病或死亡, 而有社会和情绪问题的医生也更容易患癌症（Shaffer, Graves, Pearson, 1987）。他们似乎天生就有健康状况不良的倾向，当然这或许也与他们的成长环境有关。在另一项针对2000多名公司男性员工的大规模研究发现，他们中有一些人在抑郁和社会关系不良的测量中得分很高，换句话说，他们不开心、对批评敏感、不善交际、睡眠不好、自我价值感较低。在接下来的20年追踪调查中发现，这些抑郁的人比其他人更可能死于癌症。即使研究者考虑了被试的年龄、抽烟习惯、职业和癌症家族病史之后，这种风险依然存在（Persky, Kempthorne-Rawson, Shekelle, 1987）。

忧郁会导致头疼、受压抑的妇女易得乳腺癌、A型人格者容易患心脏病，这些都是真的吗？真的存在癌症倾向人格和冠心病倾向人格吗？有可以活得更久、更健康的自愈型人格吗？以上都是人格心理学中令人着迷却又很复杂的问题。下面我们介绍几种最为常见的与疾病相关的特殊人格：

1. A型人格与心脏病

美国心脏病医生梅伊·弗瑞德曼（Meyer. Friedman）在诊室里接待了一位家具商。家具商说他一定是接待了许多焦虑不安的人，医生问他为什么？他说办公室里沙发和椅子的手柄磨损得特别快，这表明医生的许多病人坐下以后都必定是焦虑不安地握住扶手。根据这一灵感，弗瑞德曼和他的同事瑞·罗森曼开始了他们的研究工作，最后形成了A型行为类型的理论。

在现实生活中，有这么一种人，做一件事总想一下子干完，不干完不踏实。他总觉得时间紧张，不够用；走起路来风风火火，上楼梯也是三步并两步；坐公共汽车，遇到交通拥挤车开得慢，他坐立不安，恨不得把司机换下来，自己开；若要排长队买东西，他宁可不买；做工作总要尽善尽美，比别人好，让领导说不出什么；也不喜欢别人插手的工作，总觉得不如自己干得好；他有很强的竞争欲，也有很强的嫉妒心，人际关系也比较紧张。这种行为方式被称为："A型行为"。与之相对的行为方式则被称为"B型行为"。

弗瑞德曼和罗森曼通过近十年的研究，发现A型行为被试者冠心病的发病率是B型被试者发病率的2倍以上。

A型行为其特征有：其一，雄心勃勃，争强好胜，对自己寄予极大的期望；其二，苛求自己，不惜任何代价实现目标；其三，以事业上的成功与否，作为评价人生价值的标准；其四，把工作日程排得满满的，试图在极少的时间里做极多的工作；其五，终日忙忙碌碌、紧紧张张，不知道放松自己，极不情愿把时间花在日常琐事上。

A型性格的人，由于对自己期望过高，以致在心理和生理上负担都十分沉重。他们被自己顽强的意志力所驱使，抱着"只能成功，不能失败"的坚定信念，不惜牺牲自己的一切，乃至宝贵的生命，拼命直奔超出自己实际能力的既定目标。由于他们长期生活在紧张的节奏之中，其思想、信念、情感和行为的独特模式，源源不断地产生内部的紧张和压力。由于一系列的紧张积累，A型人极易导致心血管病，甚至可随时发生心肌梗死而猝死。有统计表明，85%的心血管疾病与A型行为有关。同样，有关研究也表明，A型性格与冠心病的发生密切相关。在心脏病患者中，A型性格达98%。尸体解剖检验证明，A型性格的人，心脏冠状动脉硬化的要比B型性格的人高5倍。有关专家认为，其原因是：A型性格能激起特殊的神经内分泌机制，使自血液中的血脂蛋白成分改变，血清胆固醇和甘油三酯平均浓度增加，而导致冠状动脉硬化。

2. D型人格

1996年荷兰学者Denollet在研究中指出应该采用一种人格观察法来评估高危病人，他发现有的病人康复速度慢，容易再发作，而且死亡率高，于是提出了D型人格概念。D型人格又称为忧郁型人格，包括消极情感（negative affectivity, NA）和社交抑制两个维度（social inhibition, SI）。NA是指人们长期经历消极情感，并且这种经历往往比较稳定，不受时间和情境的影响。他们往往忧虑，对生活抱有悲观想法。同时，他们比一般人更容易生气，而且不易体验到正性情感。高NA的人在大五人格量表（NEO-FFI）中的N因素和埃森克人格问卷（EPQ）的神经质维度上会得高分。NA与胸痛感有关；而对于冠心病患者来说，NA则与其身体症状有关。D型人格中的SI是指人们在社会交往中压抑自己对情感和行为的表达。因为他们与别人接触时感觉紧张、不安全，便会有意识地维持自我压抑的状态。高 SI 特质的人在大五人格量表中的 E 因素和埃森克人格问卷的外向性维度上得低分,他们认为,世界充满了威胁,所以与人交往时极不自如,尽量逃避可能出现的危险,如别人的拒绝和尴尬。他们言谈举止很不自信,在交往中始终与人保持心理距离。具有高 SI 特点的人,心脏不良反应增多、心脏复原能力减弱、心率变化缩小,长此以往就会形成动脉粥样硬化,引发冠心病,甚至死亡。

3. 中毒、生理疾病对人格的影响

如今有众多儿童由于铅中毒而患有渐进性脑损伤。成千上万的儿童暴露于铅含量超标的环境中,例如旧的油漆粉刷或水管修理、铅气体和环境中的其他因素。铅中毒危害儿童神经系统的发育,损伤认知功能并产生异常行为,如类似于多动症和品行障碍的反社会行为(Needleman, Bellinger, 1991)。除此之外,已有充分的研究证明,水银(汞)中毒也会引起人格的显著变化。其他重金属物质,如锰和镉,也可能影响人格,研究发现挖掘锰矿的工人容易变得冲动、好斗,且之后易患帕金森症。

一个稳定的人格取决于健康、功能良好的大脑,相反,影响脑功能的疾病和毒物经常影响人格(Grunberg, Klein, Brown, 1998)。阿尔兹海默症(Alzheimer's disease)是一种病因不明的严重的大脑皮质功能障碍性疾病,多为老年期发病。患者的早期心理症状是人格改变和记忆缺失。当病情恶化会产生剧烈的人格改变,患者似乎丧失了他所有的人格,甚至有些患者会表现出无节制的性欲旺盛。这些症状对于和患者一起生活的成年后代常常是难以忍受的。眼看着自己的父亲或母亲丧失了人格而变得像陌生人所带来的悲伤是巨大的。而这些变化给我们带来的痛苦很大程度上说明,我们爱一个人,实际上是爱其人格。

中风会损伤部分大脑并能够显著影响人格。一个友善的人患了中风后通常会变得攻击性和难以合作,有时情况则相反。有些手术也可能导致病人人格的改变,国内外都有这样的例子——许多人向医生抱怨他们的配偶在冠状动脉搭桥手术后个性有所变化。尽管人格心理学家很少对此进行研究,但许多疾病和毒物确实都会影响人格。

4. 产后抑郁人格

抑郁是一种持续、稳定的心理特征。而它作为一种情感障碍,其发展和持续受到生物、心理和环境因素的交互作用的影响。但是产后抑郁症这一抑郁症的亚型,则有非常明显的生物学基础。处于产后期的女性有患抑郁症的高风险。尽管家庭经济困难和过往心理问题增加了患产后抑郁的风险,但是它在那些已经计划怀孕并且无心理疾病过往史和家族史的妇女中也很常见(Seyfried, Marcus, 2003)。

很多初为人母者都患过一种被称为"产后忧郁"的暂时性情绪失调。产后 3 至 5 天内,产妇会因为激素水平的剧烈变化,经历为期 1~3 天的以下症状:沮丧、易怒、混乱、焦虑、情绪波动、失眠和食欲下降。幸运的是,大部分女性的这种抑郁较为轻微,在不需要接受任何治疗的情况下会自行消退,恢复正常。

产后抑郁则更为严重。据估计,至少约 10% 的产后妇女会患病,而且,产后抑郁在生育后不久就能诊断,诊断标准和一般的抑郁症诊断标准类同,至少要符合 9 种抑郁症状中的 5 种以上。虽然大部分妇女接受专业心理和药物治疗后都能够康复,但是产后抑郁症对父母、新生儿以及家庭其他成员有长期的消极影响。

除此之外,研究者还发现,病人若拥有比平均水平更加冷静或热情的人格,就更容易死亡。看来,否认生病是不健康的,过分的情绪化也是不健康的。社会学家指出,退休并不是对所有人来说是健康有益的。如果退休意味着放弃有趣的日常活动、失去经济地位并远离朋友,那么退休很可能是不健康的(Antonovsky, 1979)。总之,了解任何一种人格取向对于我们更好地理解和获取健康都是有益的。正如我们在本章试图强调的,每一种理解人格的角度都为充分认识人类的人格提供了有用的见解。

(陈 欢 张亚林)

主要参考文献

陈仲庚, 张雨新. 1986. 人格心理学. 沈阳:辽宁人民出版社.

黄希庭. 2002. 人格心理学. 杭州:浙江教育出版社.

彭聃龄. 2001. 普通心理学. 修订版. 北京:北京师范大学出版社.

王芙蓉, 张亚林. 2006. 军官职业人格量表的初步编制. 中国临床心理学杂志.

杨德森. 2004. 特殊人格与人格障碍. 中国行为医学科学, Vol. 13,

No. 3.

张勇, 张亚林. 2006. D 型人格量表在儿童青少年情绪障碍患者中的信效度研究. 中国行为医学科学, Vol. 15, No. 8

Allport, G. W. 1954. The Nature of Prejudice. Cambridge, MA: Assison-Wesley.

Howard S. Friedman, Miriam W. Schustack. 2009. Personality: Classic Theories and Modern Research, 4th Edition. Pearson Education, Inc.

JerryM. Burger 著, 2000. 人格心理学. 陈会昌译. 北京: 轻工业出版社.

Nisbett, R. E. 2003. The Geography of Thought. New York: Free Press.

Randy J. Larsen, David M. Buss. 2011. Personality Psychology: Domains of Knowledge About Human Nature, 2nd Edition. McGraw-Hill Education.

R. J. Sternberg. 2000. Handbook of Intelligence. London: Cambridge University Press.

第四章 人格障碍与性心理障碍

导语 人格障碍指人格特征明显偏离正常,使患者形成了一贯的反映个人生活风格和人际关系的异常行为模式。这种模式显著偏离特定的文化背景和一般认知方式,明显影响其社会功能与职业功能。

第一节 人格障碍概述

人格障碍(personality disorder)的现象很早就被人们所认识,Schneider 将人格界定为稳定的"情感、价值倾向和意志的混合",于 20 世纪初提出病态人格(psychopathic personalities)一词,特征是"由于他们的不正常,贻害自己,累及社会。"他指出病态人格并非病理性,故应排除于疾病模式之外。早期关于人格障碍的描述还有不正常人格、变态人格、人格异常等。自 ICD-9(1978)和 DSM-Ⅲ(1980)开始,这两个疾病分类系统均采用人格障碍一词取代广义的病态人格。ICD-10(1992)和 DSM-Ⅳ(1994)指出了人格障碍的三个要素:早年开始,于童年或少年起病;人格的一些方面过于突出或显著增强,导致牢固和持久的适应不良;对本人带来痛苦或贻害周围。

一、基 本 概 念

ICD-10(1992)认为,人格障碍是个体性格学体质与行为倾向上的严重紊乱,通常涉及人格的几个侧面,几乎总是伴有个人与社会间显著的割裂。CCMD-3(2003)认为,人格障碍指人格特征明显偏离正常,使患者形成了一贯的反映个人生活风格和人际关系的异常行为模式。这种模式显著偏离特定的文化背景和一般认知方式(尤其在待人接物方面),明显影响其社会功能与职业功能,造成对社会环境的适应不良,患者为此感到痛苦,并已具有临床意义。DSM-5(2011)则强调人格障碍是自我和人际功能的损害,这种损害不符合个人发展阶段和社会文化环境的一般表现。

我们认为,人格障碍是指人格特征明显偏离正常,并具有稳定和适应不良的性质。人格障碍通常开始于童年期或青少年期,并长期持续发展至成年甚至终生,其表现具有跨时间和情景的一致性。患者虽然没有智能障碍,但因为适应不良的行为模式难以矫正,仅少数患者在一定程度上有所改善。

二、患 病 率

人格障碍患病率的研究主要通过临床晤谈和问卷评定,不同方法之间一致性较差,抽样和诊断标准也缺乏一致性,使研究得到的患病率高低不一。国外发达国家的调查数据表明,人格障碍总患病率介于 2%~10%。美国精神病协会(2000)公布的人格障碍在整个人群中的比例为 0.5% 到 2.5%,其中 10%~30% 为住院患者,2%~10% 为门诊患者。Jackson 等(2000)在澳大利亚的一项全国性调查显示:澳大利亚成人人格障碍的患病率为 6.5%。Samuel 等(1994)在美国精神卫生流行病学监测区研究工作中用半定式工具进行成人人格障碍患病率的调查,发现人格障碍患病率为 5.9%。

1993 年我国 7 个地区精神疾病流行病学调查的结果为 0.1‰,1986 年我国进行的 12 个地区流行病学调查结果显示人格患病率为 0.13‰。有专家认为我国人格障碍的患病率低的原因可能与调查人员对人格障碍的认识和评价方法有关。

Maier 等(1992)分析得到人格障碍患病率的年龄分布结果为:19~24 岁年龄组为 8.5%;25~44 岁年龄组为 11.6%,45~64 岁年龄组为 8.5%;65 岁及以上为 6.8%。另外,有研究提示有婚姻问题(分居、离婚、过婚龄而未婚)者、受教育水平低者及经济状况差者的人格障碍患病率较高。

三、病因和发病机制

与很多精神障碍相似,人格障碍的病因是多因素的,涉及生物-心理-社会各个方面。目前认为它是异源性的集合体,在大脑先天性缺陷的基础上,遭受环境有害因素(特别是心理社会因素)的影响而形成。人格障碍的各个类型具有共同的病原因素。

1. 遗传因素

对人格障碍患者的家谱调查、双生子、寄养子的研究和染色体分析的研究结果认为,人格障碍与遗传有关。家谱研究发现,人格障碍患者的亲属中人格异常的发生率与血缘关系的远近成正比,血缘关系越近,发生率越高。对同卵双生子与异卵双生子的研究也表明,前者比后者人格障碍发生的一致率更高。对寄养子的研究发现,人格障碍患者的子女寄养出去后,人格障碍的发生率仍较高。

人格障碍遗传学的研究以社交紊乱型人格障碍(反社会性人格障碍)多见。一项早期有重要意义的寄养子研究显示,出生时便与反社会行为父母分离的寄养子与父母无反社会行为的寄养子相比,其社交紊乱型人格障碍的发生率较高。Lyons 等(1995)的双生子研究也证实反社会行为的遗传性,且遗传因素对成人反社会行为的影响比儿童或青少年大,而环境因素对儿童和青少年更为重要。

2. 生物学因素

脑电图检查发现,人格障碍患者常有慢波出现,与儿童脑电图相似,故有学者认为人格障碍是大脑发育成熟延迟的表现。大脑皮质成熟延迟在一定程度上说明其冲动控制和社会意识成熟延迟。人格障碍者到中年以后情况有所改善,可能是大脑皮质成熟程度增高的结果,与临床观察一致。

人格障碍患者似乎存在神经递质代谢的异常。

Coccaro 等(1991)研究表明人格障碍患者去甲肾上腺素(NE)功能亢进,代谢物水平升高,对 NE 能激动剂氯压定的生长激素反应也增大。他们(1990)对边缘型人格障碍患者的研究发现,这类人格障碍患者的 5-羟色胺(5-HT)功能降低。另有对社交紊乱型人格障碍的研究发现,其脑脊液内 5-HT 代谢产物 5-羟吲哚乙酸(5-HIAA)浓度较低(Linnolia 和 Virkkunen,1992)。Brown 等(1979)发现脑脊液中 5-HIAA 浓度与人格障碍患者终生攻击行为史呈负相关,而 3-甲氧-4-羟苯乙醇浓度与终生攻击行为史呈正相关。多巴胺(DA)的研究多集中于分裂样人格障碍。研究发现,患者的血浆和脑脊液中的高香草酸浓度升高。DA 功能与阳性症状呈正相关,与缺陷症状呈负相关。

近年来开始出现人格障碍的神经影像学研究。社交紊乱型人格障碍的头颅磁共振研究发现,患者的前额叶灰质减少(Raine 等,2000),杏仁核体积减小(Blair,2003)。边缘型人格障碍的磁共振研究发现,患者海马和杏仁核容积减少,也有研究发现其前扣带和左眶额叶皮质容积减少,但未被其他研究所重复(Rush 等,2002)。对分裂型人格障碍的研究认为,此类患者常出现各种皮质(尤其额叶)加工作业的损害、脑室容积增加和多巴胺活动指数降低的表现。

3. 心理因素

父母养育方式对人格的形成影响较大。这其中重要的因素是父母亲给予的关爱和呵护,对爱体会得少与多种人格障碍密切相关。粗暴凶狠、放纵溺爱或过分苛求都可导致人格的病态发展。

早年与父母分离可影响人格障碍的发生。幼年与母亲分离可导致其后来反社会行为的出现,以及难以建立亲密的人际关系等人格特征。

童年经历和精神创伤对人格的形成具有重要作用。有研究发现,人格障碍患者儿童期遭受虐待的比例高达 73%,儿童期受虐对边缘型人格障碍的影响最大。童年强烈的精神创伤如家庭破裂、剥夺母爱或父爱、生活重大变故等通常会给人格发展带来严重影响,在持续处于焦虑、恐惧、压抑等心理状态下,逐渐形成病态的防御机制和应对方式,难以适应正常的社会生活,逐渐发展成为人格障碍。

4. 社会文化因素

从社会文化的角度来看,人格障碍与文化适应不良有关,不同的社会和文化塑造不同的性格。人格障碍的异常情绪和行为反应,都是儿童成长过程中从环境中习得的,通过条件反射机制逐渐固定下来。另外,恶劣的生活环境也是人格障碍形成的原因之一。社会底层的弱势群体遭受失业、受歧视、居住拥挤、受教育机会少等,也会对儿童的心理发育造成不良影响。

总之,人格障碍的形成有多方面的原因,它们相互影响共同起作用。遗传因素、大脑的先天缺陷,以及心理、社会、文化、环境的潜移默化影响,成为人格障碍形成的共同因素。

四、临 床 特 征

人格障碍通常表现为人格特征偏离常态,有明显的社会功能障碍,常使患者自己和社会蒙受损害,影响正常的人际关系。一般特征如下:

(1)人格障碍的患者在认知内容、情绪体验、行为方式和人际关系等方面存在异常。这些异常显著偏离特定的文化背景和一般认知方式,具体表现视不同的人格障碍分型而具有一定规律。

(2)人格障碍的异常表现在各种场合都固定不变且泛化,在患者独自一人或参与社交活动等场合时均是恒定的,不受周围环境的改变而改变。

(3)发病至少可追溯到青春期,一般始于青春早期,往往在儿童期就初露端倪,但由于这时人格的可塑性大,一般到青春期才引起注意。

(4)人格障碍患者的行为常明显损害社会交往、职业或者其他重要功能,造成对社会环境的适应不良,部分患者为此感到痛苦。有些患者常伤及他人,危害社会,自己却若无其事。

五、常见人格障碍类型

由于从不同出发点提出,CCMD-3、ICD-10 和 DSM-5 三个诊断系统对人格障碍的分类存在一些差异(表4-1)。在现实生活中,还存在多种人格障碍合并的情况。本节根据我国的分类标准,分别介绍 ICD-10 列出的 8 类人格障碍。

表 4-1　CCMD-3、ICD-10 与 DSM-V 的人格障碍分类

CCMD-3		ICD-10		DSM-5	
诊断编码	诊断名称	诊断编码	诊断名称	诊断编码	诊断名称
60.1	偏执性	F60.0	偏执型		
60.2	分裂样	F60.1	分裂样	T03	分裂型
60.3	反社会性	F60.2	反社会型	T04	反社会型
60.4	冲动性	F60.3	情绪不稳定型	T00	边缘型
			边缘型		
			攻击型		
60.5	表演性	F60.4	表演型	T05	自恋型
60.7	焦虑性	F60.6	回避型	T02	回避型
60.8	依赖性	F60.7	依赖型		
60.6	强迫性	F60.5	强迫型	T01	强迫型
		F60.8	其他特定型	T06	其他特定型
60.9	其他或待定	F60.9	其他非特定		

(一)偏执型人格障碍

偏执型人格障碍(paranoid personality disorder)的患病率男性多于女性。Reich(1993)调查的果是 0.4%~1.6%。1988 年上海青少年心理卫生调查资料表明,这种人格障碍的人数占心理障碍总人数的 5.8%。

此类患者在成长过程中往往受到过伤害,因而形成一些自我防御的核心信念(超价观念),如"人都是有恶意的、爱骗人的","一有机会他们就会攻击你""只有保持警惕,你才会没事"等,由这些核心信念发展出适应不良的认知和归因方式看待外界,在遇到生活事件后逐渐发展成为人格障碍。

1. 临床表现

偏执型人格障碍者的主要特点是广泛的猜疑和极度的不信任。常表现为:过分敏感、疑心重、心胸狭隘、对批评、侮辱和伤害耿耿于怀;不信任别人,对他人充满敌意,认为别人存心不良,倾向于把良性的行为解读成隐蔽的贬低或者威胁,时刻留心别人是否藐视、陷害或欺骗自己,随时准备好反击;思维固执死板,嫉妒心强,对自己的能力估计过高,惯于把失败和责任归咎于别人和外界原因,在工作和学习上往往言过其实;常怀疑周围的人对自己不忠诚,没有任何证明,怀疑配偶或性对象的忠实。这种类型的人与家人不能和睦相处,在外与朋友、同事相处也不融洽。

ICD-10偏执型人格障碍诊断标准:

（1）对挫折与拒绝过分敏感;

（2）容易长久地记仇,即不肯原谅侮辱,伤害或轻视;

（3）猜疑,以及将体验歪曲的一种普遍倾向,及把他人无意的或友好的行为误解为敌意或轻蔑;

（4）与现实环境不相称的好斗及顽固地维护个人的权利;

（5）极易猜疑,毫无根据地怀疑配偶或性伴侣的忠诚;

（6）将自己看得过分重要的倾向,表现为持续的自我援引态度;

（7）将病人直接有关的事件以及世间的形形色色都解释为"阴谋"的无根据的先占观念。

2. 治疗

偏执型人格障碍患者对任何人都不信任,他们不太可能来寻求治疗,同样,发展出成功治疗必需的治疗关系也很困难。当他们真正寻求治疗时,常常是生活中出现了危机。治疗以心理治疗为主,从解决现实危机入手,通过认知治疗逐渐启发和矫正他们对外界的错误假设,改变歪曲的信念和怀疑,建立适应性的认知和归因,以健康的方式表达愤怒,增加人际信任,促进社会功能。非典型抗精神病药物对于消除较为顽固的超价观念有所帮助。

（二）分裂样人格障碍

分裂样人格障碍（schizoid personality disorder）是较为常见的一种人格障碍,Reich（1993）的调查结果是0.7%~5.1%。上海市青少年心理健康调查资料显示,这种人格障碍占心理人格障碍总人数的29%左右。男性略多于女性。

可能是一种遗传的生物学功能不良联合早期学习或人际关系的问题共同产生了分裂样人格障碍。研究显示,多巴胺受体浓度偏低的个体有更高的社会分离表现,多巴胺似乎促进了患者的社会冷漠。孩童时期过度严厉的教养方式、得不到父母的爱、受到不公正的待遇,使儿童分离、独立、逃避,产生敌对情绪,进而发展形成分裂样人格障碍。精神分析的观点认为,分裂样人格障碍的人不具有爱与被爱的能力,而这种能力的缺乏被认为是对早年母婴关系不良的防御反应。

1. 临床表现

分裂样人格障碍以外表、观念、行为的古怪,情感冷漠、敌意及人际关系明显缺陷为特点。主要表现为孤僻、胆怯、退缩,缺乏进取心,对竞争性处境回避,漠不关心;不爱社交,缺乏温情,缺乏知己,沉默,难以与人建立深切的情感联系;享受不了人间的乐趣,也缺乏表达细腻情感的能力,很多患者独身,即使结婚也多以离婚告终;不关心别人对他的批评、鼓励或赞扬;常有古怪的信念,将无意义的事件与自身相连。如认为不认识的人常谈论他或拥有心灵感应,但他们能够认识到这种情况不太可能;有反常的知觉体验,如独处时感觉有他人存在;常常伴有明显的猜疑感,而且为了证实自己的猜疑,还自作聪明的扮演"侦探"的角色;讲话常离题、跳跃、含混不清和抽象等。

当遇到严重生活事件时,他们可短时间出现精神病性障碍,有些人会发展为分裂症。国内外资料显示,半数以上精神分裂症患者的病前人格为分裂样人格,半数以上的人一生中可出现1次抑郁发作。

ICD-10分裂样人格障碍诊断标准:

（1）几乎没有可体验到愉快的活动;

（2）情绪冷淡,有隔阂或平淡的情感;

（3）对他人表达温情,体贴或愤怒情绪的能力

有限;

（4）无论对批评或表扬都无动于衷;

（5）对与他人发生性接触毫无兴趣（要考虑年龄）;

（6）几乎总是偏爱单独行动;

（7）过分沉湎于幻想和内省;

（8）没有亲密朋友，与人不建立相互信任的关系（或者只有一位），也不想建立这种关系;

（9）明显地无视公认的社会常规及习俗。

2. 治疗

他们在平时的生活中处于自我孤立状态，一般不会主动寻求治疗，寻求治疗一般来自于家人和朋友的建议。心理治疗着重于帮助他们增加情感体验和表达，通过社交训练减少社会退缩，增强人际交往能力。药物治疗与精神分裂症的治疗相似，非典型抗精神病药物可在一定程度上帮助改善患者的思维和行为异常。但治疗困难，疗效不佳。

（三）社交紊乱型人格障碍

社交紊乱型人格障碍（dissocial personality disorder）在 CCMD-3 中称为反社会性人格障碍（antisocial personality disorder），是对社会危害最大的一类人格障碍，男性多于女性。Reich（1993）的调查结果是 4.3% ~ 9.4%。

一般认为，家庭破裂、儿童被父母抛弃和受到忽视或虐待，从小缺乏父母在生活和情感上的照顾和爱护，遭受不合理的训练及管理，是社交紊乱型人格形成和发展的主要心理社会因素。另外，遗传、脑损伤、中枢神经系统发育不良、恶劣的成长环境也影响其形成。影像学研究发现社交紊乱型人格障碍者前额叶、杏仁核体积较小，这些脑影像学发现可能与其给其他人造成痛苦时的冷酷无情有关系。

1. 临床表现

社交紊乱型人格障碍以冲动、欺诈、行为背离社会规范为特点。主要表现为：自幼存在行为问题，成年后冷酷无情，易怒，自我控制不良，与人格格不入;法纪观念差，行为受本能欲望、偶然动机和情绪冲动所驱使，具有高度的冲动性和攻击性;自私自利，无视别人利益，说谎、欺诈、坑骗别人以取

得利益或快乐;做事不负责任，缺乏计划性和目的性，经常更换职业;无悔恨感与羞惭感，对自己损害他人的行为无悔改之意;不遵守社会规则，多种形式的犯罪;易伴发药物或酒精滥用。

ICD-10 社交紊乱型人格障碍诊断标准：

（1）对他人感受漠不关心;

（2）全面、持久的缺乏责任感，无视社会规范和义务;

（3）尽管建立人际关系并无困难，却不能长久地保持;

（4）对挫折的耐受性极低，微小刺激便可引起攻击，甚至暴力行为;

（5）无内疚感，不能从经历中特别是从惩罚中吸取教训;

（6）很容易责怪他人，或者，当他们与社会相冲突时对行为作似是而非的合理化解释。

伴随的特征中还有持续的易激惹。儿童期及青春期品行障碍，尽管并非总是存在，如果有，则更进一步支持本诊断。

2. 治疗

社交紊乱型人格障碍的治疗十分困难。对程度较轻的患者，可通过认知治疗和行为管理帮助他们学会恰当处理愤怒情绪，控制冲动性行为，增进对友情的关注和人际合作。对于程度较重，行为恶劣的患者，可在进行行为治疗的同时，进行行为管理和管制。药物治疗收效甚微。情感稳定剂对于冲动性行为的患者稳定情绪可能有一定帮助。

（四）情绪不稳型人格障碍

情绪不稳型人格障碍（emotionally unstable personality disorder）在青少年期和中青年期多见，男性多于女性。包括冲动型和边缘型两类。

研究表明，此型人格障碍有一定的生理基础，脑电图检查显示情绪不稳型人格障碍中 14% 的人存在颞叶的慢波活动与正相尖波，在普通人群中则为 2%。此型人格障碍与家庭教育也有较大关系，被父母溺爱的孩子往往存在过强的个人意识，受到限制就容易采取"还击"。另外，情绪不稳型人格障碍还可能和自卑与补偿心理、自尊心受挫等有关。精神分析理论认为，该型人格障碍的发生源于口欲期出现的问题。

1. 临床表现

情绪不稳型人格障碍以情感爆发,伴明显行为冲动为特征。主要表现为:情绪急躁易怒,很小的事情就能引发强烈的情感反应和暴力行为,无法自控,造成破坏和伤害他人;性格上常表现出向外攻击、鲁莽和盲动性;冲动的动机形成可以是有意识的,也可以是无意识的;行为反复无常,具有强烈的攻击倾向,行动之前有强烈的紧张感,行动之后体验到愉快、满足和放松,无真正的悔恨、自责;容易产生不良行为和犯罪倾向。以上为主动攻击性的表现,还有一种表现为被动攻击性,外表表现得被动和服从,但内心却充满敌意和攻击性。例如,不愿意参加的事情不主动提出,却故意迟到,不听指挥,拖延时间,暗地里进行破坏或阻挠。

ICD-10 情绪不稳型人格障碍诊断标准:

此类人格障碍有一个突出的倾向,即行为冲动,不计后果,伴有情感不稳定。事先进行计划的能力很差,强烈的愤怒暴发常导致暴力或"行为爆炸";当冲动行为被人批评或阻止时,极易会诱发上述表现。本类人格障碍有两个特定的亚型,二者都以冲动性及缺乏自我控制为突出表现。

(1)冲动型:其主要特征为情绪不稳定及缺乏冲动控制。暴力或威胁性行为的暴发但常见,在其他人加以批评时尤为如此。

(2)边缘型:存在一些情感不稳的特征,除此之外,病人自己的自我形象,目的及内心的偏好(包括性偏好)常常是模糊不清的或扭曲的。他们通常有持续的空虚感。病人由于易于卷入强烈及不稳定的人际关系,可能会导致连续的情感危机,也可能会竭力避免被人遗弃,并可能伴有一连串的自杀威胁或自伤行为(这些情况也可能在没有任何明显促发因素的情况下发生)。

2. 治疗

心理治疗为主,认知行为治疗和冲动管理训练可帮助患者对情绪进行管理和控制;学会通过正常健康的方式释放体内能量,建立适应性归因认知方式、应对方式和行为模式;正确面对和处理环境中的挫折和压力。药物治疗方面,情感稳定剂对于稳定情绪有一定帮助。特殊情况下,也可短期小剂量运用非典型抗精神病药物缓解患者对急性应激的反应。

(五)表演型人格障碍

表演型人格障碍(histrionic personality disorder)男女比例在不同的研究中结果不一致,临床上以女性多见。Reich(1993)调查的患病率为 2.1%~3%。

表演型人格障碍的核心信念一般是认为自己不能被别人忽视。心理机制一般认为与早期家庭教育有关。父母溺爱孩子,使孩子受到过分保护,造成生理年龄与心理年龄不符,心理发展严重滞后,停留在少儿期的某个水平。或者早期经历中缺乏重要客体的关注,形成特别需要被关注、需要成为焦点的心理倾向,反复强化和固定,最终形成人格障碍。早期的精神分析观点认为,表演型人格障碍的产生与不能解决的俄狄浦斯冲突或肛欲冲突有关。

1. 临床表现

表演型人格障碍以过分的感情用事或夸张言行吸引他人的注意为特征。主要表现为:戏剧化、表演性,常用夸张的形式来表达自己的感情,肤浅且变化迅速;好炫耀自己,不断渴望受人称赞,强烈地想成为人们注意的中心;喜欢追求刺激,有的患者甚至卖弄或调情来吸引异性;自我中心,对别人则不关心,但又易过分轻信,易受别人暗示,情感用事,依赖性强,富于幻想;富有表现力,在公众场合的言语和行为表现十分具有感染力,也会用言语打击对手和同伴;当他们不被别人注意时,会表现出不快,甚至抑郁。有些患者在不如意时可表现为各种躯体不适和病症,但又与解剖和生理规律不符,其目的仍是引起别人的注意、关心和同情。此类人格障碍与癔症有一定的关系。癔症的病前人格为表演型人格的约 20%,但非常严重的表演型人格障碍也可终生不发生癔症。

ICD-10 表演型人格障碍诊断标准:

(1)自我戏剧化,做戏性,夸张的情绪表达;

(2)暗示性,易受他人或环境影响;

(3)肤浅和易变的情感;

(4)不停地追求刺激、为他人赞赏及以自己为注意中心的活动;

(5)外表及行为显出不恰当的挑逗性;

(6)对自己外观容貌过分计较。

其他特征还包括：自我中心，自我放任，不断渴望受到赞赏，感情易受伤害，为满足自己的需要总是不择手段。

2. 治疗

心理治疗对表演型人格障碍有一定帮助，常用的包括精神分析、认知行为治疗、来访者中心治疗。在心理治疗中寻找自我中心和需要被关注的原因，在加强自我知觉和自我意象同时，矫正肤浅的认知方式，帮助他们认识到这种交往模式所得到的短时利益要付出长期代价，学会恰当的情绪表达方式和处理自己想法与需要的合适的方法。减少以吸引他人注意为目的的刻意行为和诱惑行为，建立坦诚的社会关系。

（六）强迫型人格障碍

强迫型人格障碍（anankastic personality disorder）是一种较常见的人格障碍，男性多于女性。

强迫型人格障碍一般形成于个体幼年时期，受家庭教育和社会生活经历的直接影响。家庭教育过分严厉，要求子女循规蹈矩，会使孩子生怕犯错误受到惩罚，造成行为过分拘谨，情绪容易紧张焦虑，遇事优柔寡断。另外，强迫型人格障碍有一定的遗传倾向，家庭成员中有患强迫型人格障碍或强迫症的，其家属患此病的概率比普通家庭要高。精神分析理论认为，强迫型人格障碍源于发育时肛欲期出现的问题。这一障碍的临床特征被解释为由退行、反应形成和隔离的防御机制所致。

1. 临床表现

强迫型人格障碍以过分的谨小慎微、严格要求与完美主义及内心的不安全感为特征。主要表现为：患者总有一种追求完美、求全和固执的表现，关注细节、规则、秩序，关注事情是否以正确的方式处理；行为刻板，缺乏想象力，在决断事情上往往需要再三思虑，有时反而误事；工作上他们只相信某一既成模式而不能容忍任何变化；个人生活上过分注重小节，过分讲究卫生，其完美主义的要求常使家人难以忍受；有些患者过度投入工作，排斥休闲或与朋友在一起。强迫型人格障碍者若受强烈刺激或持续的精神压力，容易导致强迫症。据有关资料显示，约70%强迫症患者病前有强迫型人格障碍，

强迫型人格障碍者也较易患抑郁症。

ICD-10 强迫型人格障碍诊断标准：

（1）过分疑虑及谨慎；

（2）对细节、规则、条目、秩序、组织或表格过分关注；

（3）完美主义，以致影响工作的完成；

（4）道德感过强，谨小慎微，过分看重工作成效而不顾乐趣和人际关系；

（5）过分迂腐，拘泥于社会习俗；

（6）刻板和固执；

（7）病人不合情理地坚持他人必须严格按自己的方式行事，或即使允许他人行事也极不情愿；

（8）有强加的，令人讨厌的思想或冲动闯入。

2. 治疗

强迫型人格障碍的患者倾向于选择心理治疗，常用的心理治疗方法包括精神分析、认知行为治疗和来访者中心治疗。咨询师和患者一起在心理治疗中寻找完美主义倾向和关注细节的来源，通过认知行为技术降低专注于规则、细节的程度，减少内疚和自责，增加在解决问题和人际关系方面的灵活性；通过情绪技术增强情感的表达和内心情感的体验，学习放松方法，使严肃、压抑的心境愉快起来。如果抑郁、焦虑情绪明显，或者出现明显影响工作和生活的强迫症状，可考虑抗抑郁或抗焦虑药物改善症状。

（七）焦虑（回避）型人格障碍

焦虑（回避）型人格障碍[anxious(avoidant)personality disorder] 在临床中较为常见，男女比例相当。

许多理论都提出生物、社会、心理各因素整合是此型人格障碍的病因。这些个体可能天生就有一种令人烦忧的生理心理缺陷或人格特点，在幼年时，父母可能没有提供给他们足够的无条件的爱，甚至排斥他们，如果这种情况持续到成年，这种排斥就可能导致低自尊、情绪不稳和社会疏远，而产生轻视自己、认为自己不如他人的核心信念，担心遭拒绝、自责、对他人反应不当评估的认知模式，受挫后发展为焦虑（回避）型人格障碍。

1. 临床表现

焦虑（回避）型人格障碍以一贯感到紧张、提心

吊胆、不安全及自卑为特征。主要表现为：缺乏自信，怀疑自身价值，认为自己是无能的，不吸引人的；需要被人喜欢和接纳，对拒绝和批评过分敏感，遭到拒绝和反对时，感觉受到了很深的伤害，情绪反应很大；由于害怕批评或排斥，尽管有交往的需要，但他们仍与周围环境保持一定的距离，回避人际关系，或者无条件地接受他人的意见，很难同别人进行深入的情感交流；有很大的社会不安感，在那些需要大量接触他人的工作面前常常因羞怯而逃避；有时他们对一些事物，尤其是社交表现出恐惧，有持续和广泛的紧张、忧虑和对自己生气的感觉。

ICD-10焦虑（回避）型人格障碍诊断标准：

（1）持续和泛化的紧张感与忧虑；

（2）相信自己在社交上笨拙，没有吸引力或不如别人；

（3）在社交场合总过分担心会被人指责或拒绝；

（4）除非肯定受人欢迎，否则不肯与他人打交道；

（5）出于维护躯体安全感的需要，在生活风格上有许多限制；

（6）由于担心批评，指责或拒绝，回准那些与人密切交往的社交或职业活动。

其他特征包括对拒绝与批评过分敏感。

2. 治疗

由于焦虑（回避）型人格障碍患者所经受的问题类似于社交恐怖患者的问题，所以相同的治疗可以应用于这两组人群。认知行为治疗对于此型人格障碍有一定疗效，可改善自我认知和适应不良的核心信念，提高自尊和减少自我愧疚，增强人际交往中尝试努力的勇气，降低社交回避，增加适应性行为，减少对社交不良事件过度的情绪反应，并通过人际交往训练改善人际交往技能，减少社会孤独感，增加人际亲密度。若有明显的情绪问题，可根据情况考虑抗抑郁或抗焦虑药物改善症状。

（八）依赖型人格障碍

依赖型人格障碍（dependent personality disorder）男女比例在不同的研究中结果不一致，临床上以女性多见。

一般认为，成长过程中父母过分溺爱，或者反复强调孩子的弱小和不足，鼓励子女依赖父母，不让他们有长大和自立的机会，久而久之子女就会逐渐产生对父母、权威或他人的依赖心理，成年以后依然不能自主，形成依赖型人格。精神分析的理论认为，该型人格障碍源于口欲期存在的问题。

1. 临床表现

依赖型人格障碍以极端缺乏自信，顺从和依赖的行为模式为特征。主要表现为：顺从、怯懦，自我评价低，做事没有主见，不论次序、不论场合地依附于别人；强烈地需要别人照顾，依赖于他人来承担起自己生活的责任；如果没有别人的建议和支持，很难做出日常生活的决定；经常自愿做一些别人看来不太舒适或降低身份的工作，以求得别人的赞许；他们对被遗弃怀有深深的恐惧，一旦某种关系破裂，会觉得自己也毁灭了，急切地寻求另一段关系作为关心与支持的来源。虽然焦虑（回避）型和依赖型人格障碍患者都是自卑和对批评敏感，但焦虑（回避）型人格障碍患者是回避人际关系，依赖型人格障碍患者是黏着行为。依赖型人格障碍也常伴发抑郁症。

ICD-10依赖型人格障碍诊断标准：

（1）请求或同意他人为自己生活中大多数重要事情做决定；

（2）将自己的需求附属于所依赖的人，过分顺从他人的意志；

（3）不愿意对所依赖的人提出即使是合理的要求；

（4）由于过分害怕不能照顾自己，在独处时总感到不舒服或无助；

（5）沉陷于被关系亲密的人所抛弃的恐惧之中，害怕只剩下他一人来照顾自己；

（6）没有别人过分的建议和保证时做出日常决定的能力很有限。

其他特征包括：总把自己看作无依无靠、无能的、缺乏精力的。

2. 治疗

心理治疗对依赖型人格障碍的患者有一定帮助，常用的包括精神分析、来访者中心治疗和认知行为治疗。由于他们渴望将治疗的责任托付给治疗师,依赖型人格障碍患者看起来是理想的患者,但治疗时要注意不能让患者过度依赖治疗师,当他有能力自己做出决定并发展出自信时,治疗才会开始取得进展。治疗师可通过咨询室中依赖关系来让患者意识到他生活中的人际交往模式,提高患者对自己愿望和需要的察觉,减少顺从和依赖的行为。通过认知行为技术扩大患者的应对行为、社交技能,减少独立的恐惧,提高独立性和果断性,增强自信。出现情绪问题时可考虑抗抑郁或抗焦虑药物改善症状。

六、诊断和鉴别诊断

人格正常与异常之间没有明确的界定方式,人格障碍主要依据病史和临床表现来诊断。正常人格的人有能力适应不同环境需要和生活的改变,而人格障碍患者的适应能力非常有限,甚至完全丧失。两者的区别主要在程度上而非结构上。

人格是从小逐渐发展形成起来的,人格障碍也是如此。一般来说,到了18岁,人格基本固定,因此,精神病学界以18岁作为诊断人格障碍的年龄下限。人格障碍的诊断必须满足18岁的年龄标准,18岁以下的患者必要时可诊断情绪障碍、行为障碍或品行障碍等。

1. ICD-10 人格障碍诊断标准

不是由广泛性大脑损伤或病变以及其他精神科障碍所直接引起的状况,符合下述标准:

(1)明显不协调的态度和行为,通常涉及几方面的功能,如情感唤起、冲动控制、知觉与思维方式及与他人交往的方式;

(2)这一异常行为模式是持久的、固定的,并不局限于精神疾患的发作期;

(3)异常行为模式是泛化的,与个人及社会的多种场合不相适应;

(4)上述表现均于童年或青春期出现,延续至成年。

(5)这一障碍会给个人带来相当大的苦恼,但仅在病程后期才明显。

(6)这一障碍通常会伴有职业及社交的严重问题,但并非绝对如此。

在不同的文化中,需要建立一套独特的标准以适应其社会常模,包括规则与义务。对于下列大多数亚型,通常要求存在至少三条临床描述的特点或行为的确切证据,才能诊断。

2. 鉴别诊断

人格障碍需与人格改变和其他精神疾病如精神分裂症、双相情感障碍、抑郁症、焦虑症等相鉴别。

(1)人格改变:人格改变(personality changes)是指人格发展完整,但在严重脑和躯体疾病、精神疾病或精神创伤后所致的人格特征偏离,不单独诊断为人格障碍,而作为原发疾病的症状。人格改变有特定的原因,如严重或持久的应激、极度的环境剥夺、酒精中毒、脑炎、脑外伤、老年痴呆、癫痫、精神疾病等。

(2)精神分裂症:精神分裂症早期可表现为人格和行为的改变,如淡漠无情、情绪不稳、态度恶劣、无理取闹、学习和工作效率下降、越轨行为等,易与人格障碍混淆。

(3)心境障碍:轻型或不典型躁狂症可以表现为易激惹、好挑剔、惹是生非、攻击或侵犯他人等,与人格障碍的鉴别在于呈发作性病程,大多数患者有反复发作的倾向,间歇期社会功能良好。心境障碍以明显而持续的心境高涨或低落为主,并有相应的思维和行为改变,药物、心理治疗有效,或可自行缓解。

(4)神经症:研究发现,许多人格障碍患者常并发神经症,而有些神经症患者常存在人格缺陷,诊断时需将二者进行鉴别。一般而言,神经症可较为正常地适应社会环境,而且常因病而感到痛苦,主动求医。

七、治疗和预防

1. 人格障碍的治疗

人格障碍的治疗是一项长期而艰巨的工作,其主要治疗原则是通过心理治疗和药物治疗促进人格重建,改善患者的社会心理环境,使其逐渐适应社会。不同类型的人格障碍需要不同治疗方法的结合,要在全面了解病情、成长经历、家庭环境、教养方式、社会和心理环境的基础上,制定个性化的治疗策略。这种个性化的综合治疗涉及社会、家庭、心理和生物等多方面的方法。

（1）药物治疗：近年来精神药物的发展对很多精神疾病的治疗带来了希望，但目前仍未发现对人格障碍有特效的药物。临床实践证明，尽管药物不能改善人格结构，但作为改善某些症状的对症治疗并非无益。DSM-Ⅳ系统根据人格障碍的症状和病因将十类人格障碍亚型分为三群，临床上可依据症状群的情况选择药物治疗方案，以中小剂量与较长时程为治疗方案（表4-2）。

表4-2　人格障碍的症状群和推荐药物选择

分群	亚型	靶症状	药物选择
A群怪异型	偏执型、分裂样和分裂型	古怪和奇特，存在认知障碍、思维紊乱、人际不信任和冷漠	非典型抗精神病药
B群混乱型	反社会型、边缘型、表演型和自恋型	行为带有夸张或表演色彩，情绪不稳定，人际关系敏感、冲动、敌对、攻击性	SSRI或其他抗抑郁剂，可以考虑联用情感稳定剂或非典型抗精神病药
C群依附型	回避型、依赖型和强迫型	焦虑、压抑、无法摆脱的思想、及对陌生事物的回避	SSRI或其他抗抑郁剂，苯二氮䓬类短期使用改善症状

（2）心理治疗：心理治疗必须个体化对待，不能想象一种治疗对所有人格障碍和同种诊断的不同人均有效。不同类型人格障碍，甚至同一种人格障碍都需要根据患者的具体心理学资料，进行不同的心理治疗。

人格障碍患者是自我协调的，一般不会主动就医，往往是在环境和社会适应上遇到困难，出现情绪、睡眠等方面的症状时才寻求治疗。心理治疗一方面创造真诚、共情、积极关注的治疗关系，帮助患者重建心理社会环境，另一方面帮助其认识人格问题的根源和影响，鼓励改变适应不良的认知和行为模式，促进人格重建，提高社会适应能力。常用的心理治疗方法包括认知行为治疗、精神分析、家庭治疗、来访者中心治疗、夫妻治疗、团体治疗、支持治疗等。

2. 人格障碍的预防

由于人格障碍一旦形成就很难治疗，预防至关重要。从人格障碍的成因中可知，人格障碍形成于个体早年的心理、社会、文化、环境的潜移默化的影响，因此，强调儿童早期教育、从幼年开始培养健全的人格对人格障碍发生发展的预防十分重要。良好的家庭教养方式、父母给予子女充分的关爱和呵护，避免家庭矛盾和破裂，为儿童创造良好的生活、居住、学习和人际环境，使儿童远离精神创伤，可很大程度上避免人格不良发展。当儿童出现情绪或行为问题时，应及时进行矫正，不能漠不关心或任其发展，必要时应寻求专业医生的帮助。

八、预　　后

人格障碍是一种相当稳定的思维、情绪和行为的异常状态，在没有干预的情况下可长年保持不变，即使治疗，改变也并非易事，仅少数患者会随着年龄的增长而有所缓和。因此，人格障碍的治疗效果有限，预后欠佳。

第二节　性心理障碍

一、基本概念

性心理障碍（psychosexual disorder）既往被称做性变态（sexual deviation）。由于性变态的称谓似乎具有歧视的含义而改名为性心理障碍。它特指性行为在心理和行为上明显偏离正常，且主要乃至唯一以这种偏离正常的性行为作为满足性需求的方式为核心特征的一组精神障碍。性心理障碍的患者的正常性心理或性行为受到不同程度的破坏和干扰。而性心理之外的其他精神活动一般没有明显异常。

有人认为性心理障碍患者存在人格问题。的确，性心理障碍的患者在满足性需求过程中，在性对象及性偏好的选择上与正常人群不同。但是抛开性行为及心理异常这个方面，患者人格的其他特征往往没有明显异常。他们中的大多数社会生活适应良好，工作积极认真负责，没有反社会行为。所以，他们与人格障碍完全不同，也未必存在人格问题。

有人认为性心理障碍患者是道德败坏、不遵守法规法律、流氓成性或性欲亢进的人。的确，一些以施虐癖为代表的性心理障碍患者为了满足自己偏离常态的性行为和心理，制造许多令人悚然和发指的虐杀暴力事件，这些行为已经严重触犯了国家的法律，应该严厉打击惩处。但是对于大多数性心理障碍的患者来讲，他们的道德伦理观念和正常人没有太大的差别。他们在工作中尽职尽责，工作态度认真，常受到同事们的好评。他们中的多数人也意识到自己性心理和性行为的异常，并对自己这种异常的满足性欲行为方式也感到愧疚，只是很难控制自己的这种性需求和行为。性心理障碍患者的性格往往比较内向、孤僻、怕羞、安静、温和、少动、不喜交往等。他们一般不会像一些性犯罪者那样主动去猥亵、骚扰、调戏及强奸妇女。

性心理障碍患者的性欲与一般人认为的相反。他们中大多数患者的性欲低下，性功能低下，甚至不能进行正常的性生活，他们对正常的性行为方式往往也不感兴趣。他们不结婚，有的结了婚，夫妻性生活也极少或很勉强，常常逃避，引发夫妻性生活不和谐，甚至破裂。

随着历史的发展，大家对一些性心理障碍的观点也悄然发生变化。最典型的例子就是有关同性恋问题的看法。以往，同性恋被一致认为是一种医学上的心理病态，是一种最常见的性心理疾病。目前许多国家对同性恋者的态度愈来愈宽容。像丹麦、挪威、瑞典、冰岛、荷兰、西班牙、法国、德国、芬兰、瑞士、葡萄牙、比利时、英国、加拿大、巴西、墨西哥等国家已经允许同性恋者结婚。在美国、阿根廷、澳大利亚的部分州或地区也出台了对同性恋者权利进行保护的条文。精神疾病诊断分类方案DSM-Ⅳ和ICD-10都不再把同性恋包括在精神疾病分类单位中。目前，国内社会虽然缺乏对同性恋的广泛认同，但也逐渐倾向把同性恋划在疾病之外。2001年的中国精神障碍分类与诊断标准CCMD-3的一项修订显示，同性恋不再全部被划为病态。

二、病因和发病机制

性心理障碍的成因复杂，目前还没有明确的定论。大家对性心理障碍的原因也有很大的分歧。一般认为性心理障碍形成原因与以下因素有关。

1. 生物学因素

（1）胎儿发育：有研究发现，胎儿时期的雄性激素水平可以影响成人之后大脑对性行为的控制能力。幼儿时期某些异常发育可能不影响躯体正常发育，但是可能对其性生理和性心理产生不良影响。有的学者认为人体最初的胚胎发育具有双性的基础。这些原始双性结构的残余及异性性激素的残余可能是同性恋的生物学基础。实验发现，不满1个月的雌性猕猴胎儿血中雄激素可使胎儿雄性化，如果此时缺乏雄激素或激素水平偏低则有产生雌性化表现型的趋势。但是这一假说在人类胎儿激素上并未被证实。

（2）脑发育因素：人的大脑和性器官的性分化具有自发的向女性化发展的倾向，当男性胎儿睾丸分泌大量睾酮后才能诱导大脑和性器官的性分化向男性发展。因此，男性性分化过程较女性困难，发生问题的机会相应升高，导致男性性心理障碍较女性多。

（3）脑结构受损和内分泌异常：研究者已经发现，颞叶等脑部出现病变可以出现恋物癖、异性装扮癖、性施虐癖、恋尸癖等倾向；酒精中毒时，可发生露阴癖等性心理障碍，但是这些情况却不能在多数病例上加以证实。一些关于同性恋的研究发现，有少数患者存在内分泌异常。有人还提出性变态患者血浆睾酮的异常，但也未被以后验证证明。

（4）基因异常：对同卵双胞胎的研究发现，如果一个双胞胎是同性恋者，则另一个是同性恋者的比率会增加50%。新近研究认为，"同性恋基因"可能存在。美国国立癌症研究所的丁·汉默通过基因研究发现，同性恋者和有同性恋倾向的人在其X性染色体长臂顶端区域有一个叫做$Xq28$的基因，这一基因决定了人们性指向的同性恋。此外，美国国立卫生研究院的研究人员奥登·伍德通过雄性果蝇的同性恋行为也旁证了同性恋基因的存在。

以上研究证据虽然可以表明，性心理障碍可能与遗传和生物学因素有关。然而这些研究结果往往仅限于少数案例。多数的性心理障碍患者的生物学指标与常人相比，并没有特异性的异常变化。

2. 心理社会因素

心理社会因素在性心理障碍的形成中扮演重

要角色。

（1）精神动力学理论：传统的精神动力学理论认为，性心理障碍形成是正常发育过程中异性恋发展遭受失败的结果。特别是可能与儿童早期遭受某些心理应激有关，包括恋母情结时的阉割焦虑和分离焦虑，通常是男性。儿童期未能解决的阉割焦虑或分离焦虑，在无意识中持续发生作用，当患者由于当前环境触发因素的作用下，解决现实两性问题发生挫折或困难时，为了缓解此种焦虑、心理冲突获得心理的安宁，应用心理防御机制，导致退行到儿童早期幼稚的性心理发展阶段的状态，使得性的生殖功能不能整合为一种成熟的发展方式，即性冲动被固着于不成熟的性心理、行为模式。

（2）行为主义学派理论：行为主义利用条件反射理论解释恋物癖，提出多数性心理障碍是性兴奋偶尔与无关刺激物，通过条件化机制结合在一起形成条件反射，导致性异常行为产生。行为主义心理学家曾做过这样一个实验，他们请一位男性志愿者看一系列图片，实验中反复显现一种女靴的图片，紧接着显现一种易于引起性兴奋的妇女图片，配对重复数次以后，只出现女靴图像也产生了性兴奋。这一实验提示和证明了恋物癖的条件化形成机制。性心理障碍患者的异常性行为给其带来的快感也会不断强化这种异常性行为，导致异常性行为固定化。

此外，父母对子女的性教育失当与社会不良影响也具有重要作用。有些父母出于自身的喜好、期待或受某种社会习俗的影响，有意无意地引导孩子向异性发展，如将男孩打扮成女孩或将女孩打扮成男孩。自幼生长于异性的包围圈中也可能导致儿童心理向异性化方向发展。另外，社会对性心理障碍的态度也对其发生有一定的影响。例如，一个对同性恋行为相对宽容的社会，其同性恋的发生率也有所增加；当社会文化不接受同性恋行为时，同性恋行为的发生会相对减少。

三、常见性心理障碍类型的表现和诊断

临床上，我们一般把性心理障碍分为三种类型：性身份障碍（包括男性性身份障碍、女性性身份障碍、易性癖），性偏好障碍（包括恋物癖、异装癖、露阴癖、窥阴癖、摩擦癖、性施虐与性受虐癖），性指向障碍（包括同性恋）。

关于性心理障碍的确切发病率很难获得。诊断性心理障碍主要依据详细的病史、生活经历和临床表现。同时要排除躯体器质性病变导致的性心理行为的异常，必要时还要做性激素、染色体等检查。

（一）性身份障碍

性身份障碍（gender identity disorders）是指个人对性别身份的内在信念与其生物学性别不一致的性心理障碍，主要包括男性性身份障碍、女性性身份障碍和易性癖。所谓性身份是指人对性属（男性或女性）的意识。婴儿出生后被指定为男性或女性，以后的体象特征加强了儿童对自身状态（包括性别）的认识，从而限定了孩子的性心理行为方式。正常儿童的性心理发育对自己的性别身份性属与其生物学性别一致，而性身份障碍的患者却不能认同。

1. 男性性身份障碍

持久和强烈地为自己是男性而痛苦，渴望自己是女性，或坚持自己是女性，并专注于女性常规活动。表现为偏爱女性着装，或强烈渴望参加女性的游戏或娱乐活动，拒绝参加男性的常规活动，或者固执地否定自己的男性解剖结构，如断言将长成女人，明确表示阴茎或睾丸令人厌恶，或认为阴茎或睾丸即将消失或最好没有。

2. 女性性身份障碍

持久和强烈地因自己是女性而感到痛苦，渴望自己是男性或坚持自己是男性，固执地表明厌恶女装，坚持穿男装，或固执地否定自己的女性解剖结构，如明确表示已经有了阴茎或即将长出阴茎，或不愿意取蹲位排尿，或明确表示不愿意乳房发育、月经来潮。

3. 易性癖（transsexualism）

对自身性别的认定与解剖生理上的性别特征呈逆反心理，心理上持续存在厌恶和改变本身性别的解剖、生理特征，以达到转换性别的强烈愿望，并要求变换为异性的解剖、生理特征（如使用手术或

异性激素),期望成为异性并被别人接受,其性爱倾向为同性。易性癖患者少见,估计其发生率为 1/10 万。其中以男性多见,男女之比约为 3∶1。

ICD-10 性身份障碍的诊断标准:

(1) 性别改变癖(transsexualism):渴望象异性一样生活,被异性接受为其中一员,通常伴有对自己的解剖性别的苦恼感及不相称感,希望通过激素治疗和外科手术以使自己的身体尽可能地与所偏爱的性别一致。转换性别身份至少应持续存在 2 年以上,才能确立诊断,且不应是其他精神障碍如精神分裂症的症状,也不伴有雌雄同体、遗传或性染色体异常等情况。

(2) 双重异装癖(dual-role transvestism):个体生活中某一时刻穿着异性服装,以暂时享受作为异性成员的体验,但并无永久改变性别的愿望,也不打算以外科手术改变性别。在穿着异性服装时并不伴有性兴奋,这一点可与恋物性异装癖相鉴别。

(3) 童年性身份障碍(gender identity disorder of childhood):这一障碍通常最早发生于童年早期(一般在青春期前已充分表现),其特征为对本身性别有持续的、强烈的痛苦感,同时渴望成为异性(或坚持本人就是异性)。持续地专注于异性的服装和(或)活动,而对病人本人的性别予以否认。通常认为这类障碍相对少见,较常见的是与程式化性角色行为不一致的状况,二者不应混淆。只有正常意义上的男性或女性概念出现了全面紊乱时,才可考虑童年性身份障碍的诊断。仅有女孩像"假小子"、男孩"女孩子气"是不够的。若已进入青春期,此诊断便不能成立。

(二) 性偏好障碍

性偏好障碍(sexual preference disorders)是指多种形式的性偏好和性行为障碍。其发生发展与人类的性腺活动有关,一般在青春期开始明显,及至年长,特别是接近更年期,随着性腺活动趋向低下,行为趋向缓和。

1. 恋物癖(fetishism)

恋物癖是指在强烈的性欲望与性兴奋的驱使下,反复收集异性使用的物品的一种性心理障碍。患者满足性需求的方式是通过抚摸、嗅闻、吸吮异性躯体的某部分(如头发、足趾、腿等)或异性身体穿戴的物品(例如内裤、乳罩、丝袜、发夹等)而实现。在抚摸嗅闻这类物品的同时伴有手淫或在正常的性交时由自己或由性对象手持此物方可以达到性高潮并得到性的满足。性交或手淫过程中,如果没有这些物品的存在则难以获得性的满意。恋物癖几乎均见于男性。

恋物癖患者对异性本身或异性的性器官没有性兴趣,而把性兴趣集中在女性的内衣、内裤、乳罩、头巾、衣服或异性的头发、手、足、臀部等部位,用这些东西来"取代"异性的性器官或性行为。恋物癖往往会影响正常性爱的质量,甚至对正常性爱不感兴趣,从而影响夫妻性生活质量。

偶尔对异性使用过的物品闻闻、摸摸等想法和做法、对自己钟爱的异性的衣物长期做纪念品收藏,不影响正常性表达,均不能视为恋物癖,对刺激生殖器官的性器具的爱好及收藏也不属于恋物癖。只有当所迷恋的物体成为性刺激的重要来源和是达到性满足的必备条件或偏爱的方式,而对正常的性行为没有兴趣,才可诊断为恋物癖。

恋物癖对异性没有使用过的物品(如胸罩、内衣、内裤、手套、手绢、鞋袜、饰物等)不一定有兴趣,那些异性使用过物品才是他们性兴奋的激发物。恋物癖为了得到这些可以给他们带来性满足的异性使用过的物品,甚至不惜采用偷窃的方式。恋物癖经常会光顾异性的住处,寻找这些物品。但是一般不去接触这些物品的主人,也对她们没有兴趣,一般也不会攻击异性。

个别对女性身体某一部分(如头发、手指、脚趾、指甲)有性兴趣者可能会在公共场所偷偷侵犯抚摸女人。例如偷偷抚摸陌生女性的头发,偷偷抚摸她们的脚趾等,甚至把她人的头发剪下收藏作为性刺激物。

ICD-10 对恋物癖的诊断:以某些非生命物体作为性唤起及性满足的刺激物。恋物对象多为人体的延伸物,如衣物或鞋袜。其他常见的对象是具有某类特殊质地的物品如橡胶、塑料或皮革。迷恋物的重要性因人而异:在某些病例中仅作为提高以正常方式获得的性兴奋的一种手段(如要伴侣穿上特殊的衣服)。只有当迷恋物是性刺激的最重要的来源或达到满意的性反应的必备条件时,才能诊断为恋物癖。恋物性的幻想很常见,但除非它们引起了显著强制性、无法接受的仪式动作,以至干扰了性交,造成了个体的痛苦,否则不足以诊断。恋物癖几乎仅见于男性。

2. 异装癖(transvestism)

属恋物癖的一种特殊形式,是通过穿着异性服装而得到性的满足的一种性心理障碍,ICD-10称为恋物性异装癖(fetishistic transvestism)。患者满足性需求的方式主要是通过穿戴异性的服装、饰品而实现。他们通过穿戴异性的服装、饰品而激发出性兴奋,同时伴有手淫或性交等方式到达性高潮和性满足。

他们对异性的兴趣偏低,激发他们可以产生性兴奋是自己穿戴上异性的服装、饰品。他们穿戴这些异性的服装饰品,不是因为自己想成为异性,而是为了获得性兴奋和满足。他们并不要求改变自身性别的解剖生理特征,对自身性别特征也认同。这与性身份障碍患者穿戴异性服饰的心理动机不同。

ICD-10对恋物性异装癖的诊断:穿着异性服装主要是为了获得性兴奋。这一障碍与单纯的恋物癖不同:他们所迷恋的衣物不仅是穿戴,而是打扮成异性的整个外表。通常不止穿戴一种物品,常为全套装备,包括假发和化妆品等。恋物性异装癖与异性装扮癖不同,前者清楚地伴有性唤起,一旦达到性高潮,性唤起开始消退时,便强烈希望脱去异性服装。在易性癖者中,早期阶段常有恋物性异装癖的历史,这种病例可能为易性癖的一个发展阶段。

3. 露阴癖(exhibitionism)

露阴癖是指在不适当的环境下在异性面前公开暴露自己的生殖器,引起异性紧张性情绪反应,从而获得性快感的一种性心理障碍。露阴癖几乎只见于男性,大多数发生于青年早期。在异性面前暴露出他们外生殖器是作为缓解自己性欲的紧张感和获得性满足的主要或唯一方式。

他们往往选择夜晚,看到有异性经过的时候,突然露出自己的生殖器,当对方感到被恐吓到之后大喊大叫或者耻笑辱骂自己的时候感到性的满足;或者事后进行手淫而达到性满足。一般没有进一步性侵犯对方的行为。他们在暴露生殖器之前体验到愈来愈强的焦虑和紧张感,当暴露之后,异性

被吓跑或辱骂自己时候,紧张感消失并伴有性满足感。情景越惊险紧张,他们越感到刺激,性的满足也越强烈。如果异性对患者的露阴行为反应冷淡或无动于衷,反而让露阴者大为扫兴。

露阴癖患者个性存在一定的缺陷。他们往往缺乏自信,尤其是缺乏与异性交往缺乏的信心。他们不善人际交往,在女性面前表现腼腆、害羞、拘谨、作风严肃,不和女性开性的玩笑,没有过分的举动,工作认真负责,循规蹈矩。

由于脑部器质性病变也可以出现露阴行为。如果中老年首次出现露阴症状应该高度怀疑器质性的原因。

4. 窥阴癖(voyeurism)

窥阴癖是指通过窥视异性裸体、阴部或他人的性交过程而获得性快感的性心理障碍。窥阴癖以男性多见,对正常的性行为不感兴趣也往往不易成功,甚至部分患者性交时候会阳痿。这类患者满足性欲是通过窥视他人的性活动,性行为或异性裸体方式而实现的。

窥阴癖患者经常长时间游走在厕所、浴室、卧室的窗户等地方。趁机窥视异性裸体、排便等。有的会借助反光镜、望远镜、有摄像功能的手机、数码相机等工具偷窥异性裸体、亲昵动作或性交活动。在窥视的同时可以伴有手淫,或者事后手淫,达到性高潮及性满足。他们对窥视有强烈追求。除了窥视行为本身之外,一般不会有进一步攻击和伤害对方的行为,有的甚至害怕异性,害怕性交。

观看色情、淫秽影片画册来提高性兴奋,增加正常性行为的表现不属于窥阴癖。

5. 摩擦癖(frotteurism)

摩擦癖是指通过摩擦或触摸异性身体而获得性快感的一种性心理障碍。其满足性欲方式是通过在拥挤的场合乘对方不备,以身体的某部位(通常为阴茎)接触、摩擦异性的身体的某部分以达到性兴奋而实现。以男性多见。

摩擦癖的患者经常穿梭在非常拥挤的场所,例如电影院、公共汽车、拥挤的商场、拥挤的集会等。多数患者用自己勃起的阴茎隔着衣服去摩擦女性的臀部、腿部、会阴等部位。少数案例也有用手或臂肘及其他部位触摸摩擦女性的手臂、乳房、臀部、

会阴部及腿部等地方。部分患者在摩擦的过程中伴有手淫。不少患者在摩擦行为过程中出现射精。大部分患者将精液射在自己的裤子内,也有个别人将精液排泄在受害者衣服上。

他们没有暴露生殖器的愿望,也没有进一步的性侵犯受害者的企图和动作。这和露阴癖及一般的流氓猥亵行为不同。

6. 性施虐癖(sadism)与性受虐癖(masochism)

施虐癖是指对异性对象施以精神或肉体上的折磨,从中获得性满足的性心理障碍。受虐癖则是受到异性对象精神或肉体上的折磨而获得性满足的性心理障碍。

性施虐癖患者,通过牙咬、手抓、捆绑、鞭打、针刺等引起疼痛手段或者对性爱对象进行言语和行为侮辱等方式激发自己的性兴奋并到达性的满足。极端的施虐行为如毒打、残害甚至杀死性对象,这种极端的施虐者被称为色情杀人狂。与之相反,性受虐癖者则以承受这类伤害或痛苦来获得性兴奋和性满足。性施虐癖和性受虐癖两者可以单独存在,也可以并存。

性施虐癖患者男性居多,其正常方式的性功能低下并伴有一定的性格缺陷,多数性格怯懦,或者对女性有仇恨心、有的患者童年有遭受虐待或性虐待的经历。性受虐癖者以女性居多,她们往往有一定的癔症性人格基础,或者通过这类受虐待形式克服或抵消其在性方面的罪恶感情。

有些正常异性之间在性活动中可以出现挤压、撕咬或给对方施以一定的痛苦,但这些行为主要是作为一种调情的方式,施虐行为温和也不会给对方造成伤害。这些不属于性施虐癖和性受虐癖。

7. 混合型

性心理障碍患者可能会同时存在几种不同的性偏好障碍。例如最常见的组合是恋物癖、易装癖及施虐-受虐癖。这些被称为混合型的性偏好障碍。

(三)性指向障碍

性指向障碍有多种表现形式,常见形式为同性恋(homosexuality)或者双性恋。同性恋一词是法国医生 Benkert 于 1869 年创造的,该描述指对异性不能做出性反应,却被与自己性别相同的人所吸引。

"同性性行为"与"同性恋"二者有所不同。同性性行为范围更广,只要同性之间发生的性行为,不管是自愿的还是被动的,经常性的还是暂时性的,都属于同性性行为。而同性恋仅指那些自愿的、经常性的同性性行为者。国内有研究发现同性恋在人群中的比例为 5% 左右。

由于世界各国文化、宗教的差异,世界各国至今对同性恋的认识还存有很大的争议。现在越来越多的人认为同性恋是一种正常的性取向,不应划入精神疾病的范畴,一些国家还允许了同性恋者结婚,在美国、阿根廷、和澳大利亚部分州或地区也出台了对同性恋者权利进行保护的条文。当今的趋势是社会对于同性恋的认可愈来愈高,歧视同性恋或者把同性恋作为病态者反而会受到大众的质疑。

中国目前对同性恋人群的看法相对保守。还没有认可同性婚姻的合法地位。国内多数同性恋面对世俗的压力,选择与异性结婚,这往往带来婚姻问题和双方的痛苦。部分同性恋者选择与也是同性恋的异性结婚,被称作"形式的婚姻"。

根据是否存在性行为,可以把同性恋分为精神性同性恋和实质性的性行为。前者主要是一种精神上的爱慕依恋,后者则出现性行为。性行为在男性,可以采用口交、肛交或相互手淫。女性除了口交、相互手淫之外,往往采取阴部相互摩擦、使用人工阴茎等方式。一般来讲,同性恋者之间的"感情"联系,女性之间比较固定,男性较不稳定。但总体而言,同性恋的关系不如异性恋稳定。所以同性恋感情纠葛导致的冲突事件也不少见。

尽管目前社会对同性恋的态度倾向于宽容,然而由于同性恋的行为不符合社会的主流文化,绝大多数同性恋者不仅要面对来自内心的压力,还要面对来自家庭与社会的压力。他们的同性恋行为也会受到不同程度的社会歧视以及大家的排斥,有些人深感痛苦、自责,甚至自杀。

对于同性恋是否给予治疗也颇有争议。美国著名性心理学家马斯特夫妇的对同性恋者进行的"转化疗法"曾经引起一定的轰动,但是后来又遭到医学界和科学界普遍谴责。认为它给患者带来的压抑感有时会导致患者自杀,或者产生自卑感。1997 年美国精神病学会通过决议,表示从事同性恋"转化疗法"的医生将被认为是缺乏职业道德的。但也有人对此持反对的意见。美国心理学会主席

Robert Perloff 表示现有的研究并不全面,若同性恋当事人真的想改变性倾向,应该聆听和尊重他们的意愿。

四、治　疗

性心理障碍的治疗较为困难。也缺乏根本性防治措施。对于某些性心理障碍或问题是否需要治疗也颇有争议。

但是我们不能忽视的是,性心理障碍给患者自身及家庭其他成员带来了巨大的痛苦,给他们的生活、婚姻、家庭带来了不协调和不幸,给他们的工作、社会交往及社会生活权利带来局限和不利。性心理障碍的背后存在他们自身心理的冲突、他们与配偶家人乃至社会习俗的冲突。这些也是需要在治疗过程中关注和处理的问题。

性心理治疗可以分为药物治疗和心理治疗。需要根据患者具体情况,设计出个性化的治疗方案。

1. 药物治疗

20 世纪初,一些德国医生采用性阉割手术治疗露阴癖、恋童癖等。有些学者应用性激素使患者性冲动减弱,虽不破坏性腺功能,但副作用较大,一般很少使用;但对伴有攻击行为或伴有较强的自我伤害的性心理障碍者,可酌情进行激素治疗。

(1) 环丙孕酮:口服 50~300mg/d,或肌内注射。这种治疗不出现女性化,在停药数周至数月后可恢复其原有功能。但长期大剂量用药也可能会出现曲细精管硬化形式的睾丸萎缩。治疗禁忌证为肝脏疾病、恶性肿瘤。对青少年的性心理障碍行为不适用。

(2) 抗雄激素:口服小剂量醋酸甲羟孕酮30mg,2 次/天,若无明显不良反应,3 天后改为每晚服 1 次,60mg/次,疗程 10~18 个月。该药属于抗睾丸素制剂,能明显减低生理的睾丸素效应,用以治疗露阴癖等,主要不良反应是产生抑郁状态。

(3) 抗焦虑药:丁螺环酮 15~30mg/d,可以缓解患者的焦虑情绪,也可以降低他们出现异常性心理行为前的焦虑状态。

(4) 抗抑郁药:新型抗抑郁药可用于缓解患者的抑郁情绪,其中 SSRI 类药物较为安全。老一代抗抑郁药中,氯米帕明(氯丙咪嗪)50~150mg/d 可用来缓解患者的情绪问题和心理冲突。

2. 心理治疗

(1) 行为治疗:经典的厌恶技术可帮助患者消退病态行为的条件反射,对多种性心理障碍类型的患者都有明显疗效。但厌恶技术实施过程中会给患者带来痛苦,近年来被医学和心理学界所谴责,现已很少使用。

但行为治疗仍是性心理障碍的主要治疗方法。行为治疗是一种完整的心理治疗过程,不仅限于某个技术(如厌恶技术)。行为治疗对性心理障碍的治疗思路是,以异常的性行为为靶行为,在此时此地中寻找靶行为存在的产生因素和维持因素,通过行为的技术消除这些因素,同时鼓励尝试积极的替代行为(正常的性行为),并通过不断强化固定下来。

(3) 认知治疗:认知治疗可以帮助性心理障碍患者找到和改变与异常性行为相关的消极的认知方式及核心信念,从而带动和促进行为的改变。性心理障碍患者往往存在消极的自我评价,对正常的性性行为缺乏信心,这些问题的讨论和改变对异常行为的消除具有重要意义。认知治疗和行为治疗常常结合进行,相辅相成。

(4) 性治疗:近年来,有人将应用于性生理障碍的性治疗方法应用于性心理障碍患者,收到一定的效果。由于许多性心理障碍的患者本身性功能和正常性行为也存在问题,通过性治疗,建立正常的性生活无疑对改变他们异常的性行为很有裨益。例如,通过一些特定的训练,使患者掌握感觉集中技术,唤起自然的性反应,建立正常的性生活。对于已婚而存在性行为方法不当者,性治疗有明显疗效。

(5) 其他心理治疗:有些心理治疗措施不是针对同性恋或其他异常性行为本身,而是针对患者的异常性心理及行为产生的家庭、人际、社会冲突和自我不和谐的心理冲突体验。常用的有家庭治疗、精神分析、支持性心理治疗等,也可以采用松弛技术等方法缓解他们的焦虑情绪。采用这些方法的目的是帮助患者疏导不良情绪、协调家庭冲突、帮助他们适应自我、适应他人和社会。

对于无法改变的异常性心理及行为,也要帮助他们积极悦纳自我,保持良好的心态,改善社会适应,提升生活质量和幸福感。

(王 纯 李鹤展)

主要参考文献

郝伟. 2004. 精神病学. 第5版. 北京:人民卫生出版社.

张宁. 2007. 异常心理学高级教程. 合肥:安徽人民出版社.

张亚林. 2005. 精神病学. 北京:人民教育出版社.

张亚林. 2007. 高级精神病学. 长沙:中南大学出版社.

Bockian NR, Jongsma AE. 2005. 人格障碍心理治疗计划. 张宁译. 北京:轻工业出版社.

Durand VM, Barlow DH. 2005. 异常心理学基础. 第3版. 张宁,孙越异,王纯译. 西安:陕西师范大学出版社.

Verena B, Daniel M. Weber, Markus A, et al. 2008. Psychosocial Adjustment, Health-Related Quality of Life, and Psychosexual Development of Boys with Hypospadias: A Systematic Review. J. Pediatr. Psychol, 33: 520~535.

第五章　精神障碍症状学

导语　精神障碍表现为各种各样的精神异常现象,这些精神异常现象叫做精神症状和征象,简称精神症状。精神障碍的临床诊断和治疗需要从识别、分析和理解患者的精神症状开始。本章第一节至第三节由刘协和教授撰写,对常见的精神症状和综合征的基本概念进行描述,为精神科临床医师和心理健康工作者提供识别精神症状的基本框架。第四节由唐宏宇主任医师撰写,选取一些重要症状进行精神病理学分析,为读者提供对精神症状深入分析和理解的方法和范例,引发读者的临床观察和思考意识。全章多处引用许又新教授的观点,部分内容还由他亲自审读并提出修改意见。

第一节　精神症状的分类

在临床工作中见到的精神症状复杂多样,有必要对这许多精神症状按照一定的原则进行分类。基于精神病理学的临床观察和分析,将心理现象归纳为心理状态、心理能力、心理活动过程和个体心理特性四个维度,并将各种精神症状划分为五个大的类别,是一个顺应自然法则的系统分类。这五大类别如下。

1. 心理状态异常

包括意识状态和情绪状态两方面症状。意识障碍不仅见于精神科的患者,几乎在所有临床各科的患者中都能见到,是各科医师都应该能够正确识别和积极处理的一类症状。意识改变状态则是解离障碍(dissociative disorders)具有的特征性表现,容易被误认。持续性心境异常高涨和异常低落是心境障碍的基本症状,而异常焦虑则是一些神经症性障碍的症状核心。了解心理状态异常对一些精神障碍的诊断和鉴别很重要。

2. 心理能力异常

包括神经发育障碍(neurodevelopmental disorders)和神经认知障碍(neurocognitive disorders)

两类精神障碍的症状。前者见于18岁以前脑发育出现缺陷的儿童和少年,而后者则是18岁以后由于感染、中毒、颅脑创伤、肿瘤、躯体疾病或退行性病变之类不良因素导致的神经心理功能受损的各种表现。

3. 心理活动过程异常

主要包括知觉障碍和思维障碍两大类症状。除了其中少数症状,如思维奔逸、思维迟缓、强迫观念等之外,这类症状常见于精神分裂症和其他精神病性障碍。

4. 个体心理特征异常

包括人格障碍和人格改变两大类症状。前者是成年以前在人格的形成和发展过程中人格结构逐渐偏离正常,而后者则是成年以后由于各种有害因素影响而出现的人格缺损。

5. 动作和行为异常

这类障碍是心理异常的外在表现。不论是精神运动性极度兴奋,还是极度抑制;或者是伤害自己或伤害他人的极端行为,都是临床医师需要迅速处理和积极预防的问题,因此另列一类。

前四个类别反映人类心理四个维度的精神病理现象,第五个类别则是对表现为动作和行为的精神病理现象的归类。精神症状的这种分类，涵盖了临床常见症状的绝大部分，熟悉这一分类有利于引导临床医师从症状的识别和分析较快地进入临床诊断和鉴别诊断的思考进程。

第二节 临床常见的症状

一、心理状态异常

心理状态(state of mind)是指觉醒时个体正常心理所处的基本功能状态，主要包括：意识状态和情绪状态。意识状态是指给各种心理活动和心理能力的发挥提供必要支持的脑功能状态，其神经生物学基础是脑干的上行网状激活系统、丘脑和大脑皮质；情绪状态是机体对内外环境适应情况的主观体验和客观表现，其神经生物学基础则是边缘系统、自主神经系统和受大脑皮质调控的神经内分泌系统。

(一) 意识障碍

意识障碍是急性器质性综合征的核心症状，以感知觉的全面性严重削弱为主要特征。此种情况除非患者在急性期迅速死亡，一般是可逆的，持续时间短暂；但是如果处理不及时或不恰当，也可能造成严重后果。

意识障碍作为一个临床概念，它的基本特征是全面性感知觉削弱，表现为感觉阈值增高、敏感性降低和知觉映像的清晰度下降。意识障碍还有另外两个重要特征：注意障碍和记忆障碍。意识障碍时有注意的一般性削弱，表现为随意注意和不随意注意都有障碍，注意难以集中和不能长时间保持集中；注意的范围变窄或跨度缩小。意识障碍时的记忆削弱表现为即时或瞬间记忆显著减退，当前事物难于留下印象。轻度意识障碍时，远记忆受损不如即时回忆那样严重，患者对他的姓名、年龄、住址、既往经历等一般问题的提问能够正确回答，而对当前发生的事件难于保持和把握，因而使他的心理活动连续性受到损害。

意识混浊(clouding of consciousness)：是以知觉清晰度降低为主，不伴有精神运动性兴奋、言语不连贯、错觉、幻觉或妄想等附加症状的意识障碍；表现为患者对环境的知觉映像模糊，表情呆板或茫然，注意力不集中，思考困难，难于理解他人的言语，可以回答简单的问话，但常重复他人的言语，或喃喃自语，常有定向障碍，各种心理活动都变慢，反应迟钝，没有主动性。意识恢复后对病中经历常有遗忘。

在临床实践中，观察到患者有如下一些表现，提示可能存在意识障碍：①忽视仪表和一般礼貌；②表情迟钝、冷淡、茫然、恍惚或恐惧；③无目的、重复动作(如循衣摸床、撮空理线)，或少动，甚至不动；④嗜睡，或夜间兴奋不宁，而白天酣睡；⑤错觉或幻觉，特别是视幻觉；⑥言语不连贯；⑦急性起病，一天之内病情波动大，或白天清醒，入夜则加重。

(二) 意识改变状态

意识改变状态(altered state of consciousness)是与意识障碍性质不同的另一种心理状态。注意障碍突出而没有一般性的感知觉削弱是意识改变状态的特征，也是意识改变状态区别于意识障碍的要点。意识改变状态作为解离障碍(dissociative disorders)的基本症状，常常是心因性或反应性的，是可以理解的；而意识障碍作为谵妄的基本症状，常由脑或躯体疾病所引起，属于器质性改变，是不可理解的。意识改变状态可以表现为注意力高度集中且同时有强烈的情感投入，以致在注意焦点以外的事物视而不见、充耳不闻，即意识范围狭窄；或表现为对自身关切的某些事件不能回忆。除解离障碍外，意识改变状态还可见于以下情况：

1. 出神状态(trance state)

暂时丧失对个人身份感和对周围事物的充分觉察。这是一种不随意的或不情愿的意识状态，可见于宗教仪式或受某些亚文化影响的情境。

2. 催眠状态(hypnotic state)

由暗示或自我暗示诱导出来的一种貌似睡眠的出神状态。此时全身放松，易受暗示的影响而做出反应；可以经催眠者提示回忆起已经遗忘的往事。意识状态恢复正常后，对催眠过程中发生的事件却不能回忆。

3. 附体状态(possession state)

以神灵或死者身份自居的一种出神状态。

4. 身份障碍（identity disorder）

过去称为双重人格（double personality）或多重人格（multiple personality）。实际上这种情况并非是人格结构发育异常，而是患者在不同时间体验到两种完全不同的身份，过着两种截然不同的生活方式；当处于一种身份时对另一种身份全然不能觉察或加以否认。如果在不同时间分别体验到多种不同的身份，过着多种不同的生活方式，此时一个人则表现为多个人，以不同年龄和身份，甚至不同性别在不同时间和场合出现。身份障碍为解离障碍表现形式之一。

（三）情绪障碍

心境（mood），是指影响人的整个精神活动的一种比较持久的情绪状态（emotional state）。情绪状态具有弥散性，往往会对其他心理活动和行为产生影响，使其带上某种情绪色彩。这种心理状态又具有两极性，良好的情绪状态有助于人的积极性的发挥，而消极的情绪状态则使人懈怠、消沉、无所作为。持续的过于兴奋或过于压抑的情绪状态属于病理的情绪状态。情感反应（affective reaction）则是对周围事物态度的表达，是对客观刺激做出的情绪反应。喜欢、悲伤、愤怒、恐惧等情感都是有感而发；没有外界刺激或有外界刺激而出现的不适切的情感反应都属于情感异常。一般说来，情绪状态是原发的，持续较久，属于心理状态；而情感反应则是继发于来自环境的刺激，一般历时短暂，属于心理活动过程。但两者密切相关，常相互影响，故将这两类障碍统称为情绪障碍，在此一道描述。

临床较常见的情绪障碍如下。

1. 心境异常

（1）焦虑（anxiety）：是一种不愉快的病理情绪状态，通常包含以下三种成分：①心理成分，主观体验到紧张不安、提心吊胆，担心即将遭遇不幸，警觉性增高，专注于可能发生的危险，易激惹；②躯体成分，肌紧张、震颤，呼吸加快，可出现头晕和过度换气，并可有坐立不宁、搓手顿足、来回走动等小动作增多；③自主神经成分，心率加快，出汗增多，口干，面色改变，以及急于排尿或排便。焦虑不同于忧愁（gloomy）和烦恼（worry）。焦虑的发生往往缺乏明

确的诱发因素，或为某种危险的担心所诱发，但焦虑的严重程度或持续时间与诱发因素很不相称；而忧愁和烦恼则是面对生活中的困难处境，缺乏对策的苦恼、烦闷心情；随着困难得到处理，忧愁和烦恼也就消失。焦虑也不同于惧怕（fear），焦虑指向未来的不确定性，而惧怕则是面对当前真实威胁的情感反应，常采取回避行为以减轻紧张不安或消除惧怕。如果现实威胁并不存在，而一旦想起这种威胁可能发生，便紧张起来，则称为预期焦虑（anticipatory anxiety）。持久的紧张不安、不指向任何特定的生活事件或处境的担心称为浮游焦虑（free-floating anxiety），为广泛性焦虑障碍的核心症状。伴有明显的坐立不安和过多的肢体活动的焦虑称为激越（agitation），见于激越性抑郁。

（2）抑郁（depression）：一种压抑、郁闷、沮丧的心境低落状态，常有自我感觉不良，面无表情或愁容满面，但不同于沮丧引起的悲伤反应。抑郁与焦虑都属于负性情绪，但抑郁的主观体验是压抑、郁闷、沮丧，而焦虑的主观体验则是紧张、担心、恐慌；抑郁患者常为过去的失败和当前的无助而灰心丧气，而焦虑患者则对未来即将面临的危险而惶恐不安；抑郁可伴有思维迟缓和言语动作减少，而焦虑则少有思维迟缓，反而可以言语动作增加，甚至呈激越状态。抑郁和焦虑虽然常同时存在，但两者的精神病理机制不同，仍然需要注意鉴别，以免误诊。抑郁症状不仅见于抑郁症，还可见于精神分裂症等其他多种精神障碍。

（3）心境高涨（elation）：一种兴奋、轻松、愉悦的情绪状态。自我感觉良好，面部表情开朗、愉快者，称为欣快（euphoria）。极度兴奋激动者，称为狂喜（ecstasy）。心境高涨与联想加快、言语动作增多同时出现是躁狂症的典型表现。心境高涨也可见于醉酒、使用兴奋性精神活性物质以及其他精神障碍。

（4）易激惹（irritability）：一种容易发怒的情绪状态。常由于内在不安或外界轻微刺激而引起愤怒反应。可见于多种精神障碍，如焦虑障碍、抑郁症、躁狂症、精神分裂症、脑器质性精神障碍。

2. 情感反应异常

（1）病理性恐惧（phobia）：指异常的惧怕情绪。对某些小动物、自然现象或特定情境产生超出常人

的过度恐惧,并极力回避。见于各种恐惧症。

(2) 惊恐发作(panic attack):突然感到心悸、胸痛、哽咽感、头晕、自身或现实不真实,常相继出现对死亡、失控或发疯的惧怕;并非由于躯体疾病所引起。又称为急性焦虑发作。见于惊恐障碍、其他焦虑障碍、抑郁症。

(3) 情感倒错(parathymia):患者的情感与其思维、行为或当前处境不协调,没有可笑的事也在发笑,遇到高兴的事却伤心落泪。见于精神分裂症。

(4) 快感缺失(anhedonia):对正常生活中的愉快事件,如进食、健身、社交、娱乐或性活动缺乏愉快的情感体验。由于与脑内多巴胺通路相关的犒赏系统受损所致。见于抑郁症、精神分裂症、分裂样人格障碍,以及麻醉品戒断之后;特别是长期使用可卡因和苯丙胺类兴奋剂戒断后可遗留永久或半永久性快感缺失,以致对日常健康生活的淡漠。

(5) 述情障碍(alexithymia):是心理治疗家 Sifneos P. 于 1973 年创用的名词,指不能理解、加工或描述情绪。表现为难以辨认情感,和难以区分不同的情感及情绪激发的躯体感受,并难以对他人描述自己的情感。

二、心理能力异常

心理能力(mental ability)是指进行心理活动潜在的可能性。此处主要指认知能力,包括注意力、记忆力、定向力和智力。

(一) 注意障碍

注意(attention)指专注于周围事物的能力,而集中(concentration)则指能够维持这种专注的能力。注意有随意注意与不随意注意之分:随意注意是指有既定目的的主动专注,而不随意注意则是由外界刺激引起的被动指向活动。注意是正常意识状态的保持、认知功能的正常发挥以及各种心理活动过程的正常进行的重要前提条件。

1. 注意增强(hyperprosexia)

特别容易为某些事物所吸引,或专注于某些活动。主要是随意注意增强。如有被害妄想的人经常注意对方的举动,有疑病倾向的人经常关注身体的细微变化。

2. 注意减退(hypoprosexia)

又叫做注意迟钝(blunting of attention),外界刺激即使很强烈也不容易引起注意,并很难主动集中注意于一定对象上。有随意注意和不随意注意两者的减弱。常见于脑弥散性损害和衰弱、疲劳的患者。

3. 注意涣散(divergence of attention)

注意可以很快引起,但难于集中到固定对象上并保持适当时间。主要是随意注意和集中的障碍,常见于精神分裂症和抑郁症,以及意识有障碍、痴呆和疲劳时。

4. 随境转移(distractability)

注意可以集中到固定对象上,但易受外界影响将注意转移到其他新的对象上去。有不随意注意的增强。多见于躁狂症。

(二) 记忆障碍

以往信息和经验的重现称为记忆(memory)。在精神科临床上,一般把记忆大致区分为:近事记忆(recent memory)和远事记忆(remote memory)。近事记忆指对当天或 1~2 天前发生的事件的回忆,而远事记忆则是指对发生于 1 个月前、1 年前或幼年时期事件的回忆。两者只是相对而言,其间并没有明确的分界。临床上需要了解患者有无明显记忆障碍,一般在精神检查时评估其有无近事遗忘或远事遗忘。如果需要明确患者记忆损害的程度,则需要借助心理测量工具。

1. 记忆增强(hypermnesia)

对很久以前发生的、似乎已经遗忘的事件和体验,甚至是某些细节,又重新回忆起来。见于躁狂症和偏执障碍。

2. 记忆减退(hypomnesia)

可有不同程度的表现,从个别无关紧要事件的不能回忆,直到一切新近印象的转瞬即逝。近事记忆和远事记忆可以分别或同时减退,通常以近事记忆减退较为多见。常见于脑器质性损害的患者和老年人。

3. 遗忘(amnesia)

记忆的破坏或缺失称为遗忘;包括原来储存记忆的缺失和记忆形成过程的破坏。常由脑器质性损害引起,一般不能恢复。临床上可见到以下类型:

(1)顺行性遗忘(anterograde amnesia):患者对患病后一段时间发生的事件不能记忆。主要是疾病恢复期对新事物的记忆能力受到损害,即近记忆严重受损,而对发生在患病以前的事件仍然能够回忆;见于颅脑创伤、颅内感染等器质性脑病。颅脑创伤后遗忘(post-traumatic amnesia, PTA)时间的长短是临床上判断脑损伤严重程度和预后的重要指标。

(2)逆行性遗忘(retrograde amnesia):主要见于颅脑损伤的患者。患者意识清醒后,对紧接创伤发生前一段时间的经历不能记忆。遗忘时间的长短与脑损伤程度密切相关;遗忘时间越长,脑损伤越重。

(3)进行性遗忘(progressive amnesia):由轻到重、由近到远逐渐发展的遗忘。主要见于老年期痴呆。既有识记、储存新信息的障碍,更有长程记忆的渐次缺失。

(4)发作后遗忘(post-episodic amnesia):主要是指抽搐发作、急性精神病发作、意识障碍或意识改变状态恢复后患者对发病经历不能记忆。

(5)心因性遗忘(psychogenic amnesia):这是一类由心理因素引起对以往事件的不能回忆(inability of recall)。对以往某一时期的经历或事件不能回忆,叫做节段性遗忘(segmental amnesia);对以往某一特殊事件不能回忆,则叫做腔隙性遗忘(lacunar amnesia)。心因性遗忘主要见于解离障碍,一般认为是以往遭受过强烈的应激性或创伤性事件,如暴力攻击或强奸,患者将这些痛苦记忆阻抑在长程记忆之中,不易提取。经历一段时间后或者通过催眠暗示,可以部分或全部回忆起来;而前面提到的由于器质性原因引起的几种遗忘,一般不能恢复。

4. 错构(paramnesia)

错构是一种错误的记忆。对以往的经历不自觉地进行重组、歪曲,或将现实与想象混淆起来,并信以为真。见于精神发育迟滞、脑器质性精神障碍。

5. 虚构(confabulation)

又称虚谈症,是一种虚假的记忆。患者意识清晰,智力一般没有严重损害,但存在器质性遗忘,对此却缺乏自知力,常把想象、梦境或幻觉的内容当做真实事件。患者对以往从未发生过的事件或经历,自称记得很真实,能够娓娓动听加以叙述。有严重记忆缺陷的患者,常随口编造一些具有幻想性质的经历以填补空虚的记忆,称为幻想性虚构(fantastic confabulation)。见于Korsakoff综合征、慢性酒中毒性精神病、颅脑创伤后遗痴呆和其他器质性脑病。

6. 妄想记忆(delusional memory)

对记忆的妄想性歪曲,属于原发性妄想的表现之一。对以往发生的事件赋予妄想的意义,如坚信半年前同事发生的一次车祸是他造成的,实际上他并不在场。妄想记忆与妄想性虚构的鉴别要点在于前者有以往事实作基础,而妄想性虚构则没有事实作依据。

(三)定向障碍

定向(orientation)是一种觉察时间、地点和人物的心理能力。脑干和大脑皮质作为其重要的解剖学基础,一旦受到各种损害,常导致定向障碍。定向障碍为意识障碍的重要特征之一,随着意识清晰度的明显下降,定向障碍开始显现。通常,最早出现的是时间定向障碍,其次是地点定向障碍,然后是人物定向障碍。多见于各种急性器质性脑损害患者、急性酒中毒和麻醉品使用者;也可见于严重应激反应和精神分裂症急性发作。另一种定向障碍见于严重记忆障碍和痴呆患者,由于遗忘而分辨不出当前的时间、地点和人物。

(四)智力障碍

智力(intelligence)是一大组认知能力的总称,包括对事物的比较、抽象、概括、理解、判断、计算、推理、学习、计划,以及运用以往积累的知识和经验,解决当前实际问题的能力。在临床日常工作中,通常需要了解患者一般性的智力有无明显缺陷,主要是在精神检查时,评估患者的理解力、判断力、计算力和一般常识。在临床诊断智力低下时,则需要借助标准化智力测验。

由于发育不良或疾病导致智力缺陷者称为智力障碍，包括如下两大类：

1. 智力低下(mental deficiency)

或称为精神发育迟滞(mental retardation)或学习能力低下(learning disability)，主要是指人脑在发育过程中受到有害因素影响，包括遗传因素、胎儿期损害、围产期损伤以及出生后直到满18周岁以前受到严重损害，使脑的结构和功能未能发育完善，导致一般智力显著低于同龄人。此种智力低下需要与某些亚文化群体的知识贫乏相区别。后者由于环境的限制，未能受到良好的教育，以致积累的知识不多，但他们运用以往知识和经验的能力并不低下，不属于智力低下。

智力低下的程度一般按照标准化智力测验的结果——智商(intelligence quotient, IQ)和社会适应能力划分为4个等级。标准化智力测验的平均值为100，标准差为15个百分点；测验值(IQ)低于2个标准差(<70)则属于智力低下。

轻度智力低下：学习有一定困难，理解较慢，需要接受比较系统的训练。许多人成年后能够参加工作，并可维持良好的社会关系。智商约为：50~69(成年人的智力年龄相当于9岁至不足12岁儿童)。

中度智力低下：童年期发育显著迟缓，但多数人可学会独立照顾自己，并获得足够的社会交往和学习技能。成年人需要得到支持和帮助才能在社会中生活和工作。智商约为：35~49(成年人的智力年龄相当于6岁至不足9岁儿童)。

重度智力低下：不能独立生活，日常生活需要依赖他人的照顾和经常帮助。智商约为：20~34(成年人的智力年龄相当于3岁至不足6岁儿童)。

极重度智力低下：饮食、大小便等基本生活不能自理，需要他人全面照顾。智商低于20(成年人的智力年龄低于3岁儿童)。

智商介于70~84，而无明显社会适应困难者，属于边缘智力。

2. 痴呆(dementia)

痴呆是慢性器质性综合征(chronic organic syndrome)的核心症状，主要是指在意识清晰状态下出现的慢性广泛性认知损害，以记忆缺失和智力严重削弱为主要特征，对情绪和行为的控制能力明显下降，常伴有人格改变。由于痴呆不是一组特异性很高的综合征，可以见于许多种疾病的临床相中，了解各种不同类型痴呆，有利于对各型痴呆的进一步识别。对痴呆的分类有多种标准，不同分类之间并不相互排斥，且有重叠。

(1) 按病变部位划分：

1) 皮质性痴呆(cortical dementia)：病变主要位于大脑皮质，其特征为早期、突出的记忆减退，语言找词困难，计算受损，或有视空间能力受损和对人冷淡。例如，Alzheimer病、额颞叶痴呆、Creutzfeldt-Jacob病。

2) 皮质下痴呆(subcortical dementia)：病变主要位于皮质下，其特征为思维迟缓、有中度记忆损害、难以进行连续复杂的工作、情感淡漠、懒散、舞蹈样运动和震颤等异常运动较常见，但能保持一定的言语、计算和学习功能。见于正常压力性脑积水、Huntington病、帕金森症、多发性硬化症。

3) 混合性痴呆(mixed dementia)：病变涉及皮质和皮质下两部分，兼有上述两类症状特征。例如，血管性痴呆、Lewy体痴呆、麻痹痴呆。

(2) 按病变范围划分：

1) 全面性痴呆(generalized dementia)：病变范围广泛，常涉及全大脑，其特征为：记忆损害出现较早、且较重，认知损害和人格改变明显。如Alzheimer病、麻痹痴呆、缺氧性脑病后遗痴呆。

2) 局限性痴呆(focal dementia)：病变范围呈叶性或岛状分布，部分脑区仍保持完整无损。其特征为：脑的局灶性损害症状，如失语、失认、失用之类较突出，而记忆缺损不一定很重，人格则基本保持完整。例如，血管性痴呆。

(3) 按结局划分：

1) 可逆性痴呆(reversible dementia)：痴呆一般是不可逆的。这里是指早期发现、及时而适当的治疗，可以使认知功能获得显著改善的痴呆，如肝豆状核变性、正常压力脑积水、维生素B_{12}、叶酸和烟酸缺乏、甲状腺功能低下。所谓假性痴呆，也属于可逆性。

2) 不可逆性痴呆(irreversible dementia)：是指脑细胞或神经纤维已经发生严重退变，认知功能损害难以恢复的痴呆，包括各种原发性、缓慢进行性痴呆和静止性痴呆。

（4）按症状性质划分：

1）真性痴呆（genuine dementia）：是指脑细胞或神经纤维已经发生严重退变，认知功能损害不可逆的痴呆，包括各种原发性和继发性痴呆。

2）假性痴呆（pseudodementia）：是指一大类综合征，患者的临床表现为言语减少、行动缓慢、反应迟钝、缺乏主动性、对周围事物漠不关心之类貌似痴呆的症状，但其脑细胞或神经纤维没有严重退变，只是认知功能受到暂时抑制，经过适当治疗可以恢复的"痴呆"。临床上常见的有如下几种类型：

A. 器质性假性痴呆（organic pseudodementia）：是指感染、中毒、创伤之类急性颅脑损伤患者意识恢复清醒后数星期或数月仍然处于亚急性或慢性意识模糊状态，此时出现类似痴呆的认知功能障碍，而意识障碍反而被忽略。这类认知功能障碍经过适当治疗可望恢复，故称为器质性假性痴呆。对这类假性痴呆的鉴别，必须强调真性痴呆的诊断其病程至少6个月，病程不足6个月者，不宜过早下真性痴呆的诊断。

B. 抑郁性假性痴呆（depressive pseudodementia）：是指抑郁症患者与心境低落伴发的类似痴呆的一组症状，主要表现为沉默少语、反应迟缓、表情呆钝、主动性缺乏。这类表现在老年人特别容易误认为痴呆。在使用适当的抗抑郁治疗后，可以完全恢复常态。这类情况需要与Alzheimer病合并抑郁症状相鉴别，后者在使用抗抑郁药物后抑郁症状虽可明显改善，但认知缺陷并不会有显著好转。

C. 木僵性假性痴呆（stuporous pseudodementia）：是指木僵患者由于精神运动性抑制呈现出貌似痴呆的表现。这类患者在木僵解除之后认知能力并无缺陷。

D. 药物性假性痴呆（drug induced pseudodementia）：是指抗精神病药物导致患者出现明显的锥体外系副反应，而呈现出貌似痴呆的表现。这类患者常有服用抗精神病药物史，在减轻药物剂量、改用其他药物或使用抗胆碱能药物后，能够迅速改善患者的临床形象。

E. 心因性假性痴呆（psychogenic pseudodementia）：是指由强烈的精神创伤导致的意识改变状态。患者一般表现安静、淡漠、迟钝，不能回答自己的姓名和年龄，叫不出普通食物的名称，计算不出最简单的数字，不认识亲人，甚至问他什么都说不知道。经过

适当治疗，短期内可以完全恢复正常，见于解离障碍。

三、心理活动过程异常

（一）知觉障碍

1. 错觉（illusion）

错觉是指对外界刺激歪曲的知觉体验。在光线暗淡、环境嘈杂或急切期盼心情下发生的错觉，属于生理性错觉。在意识不清晰时出现的错觉，属于病理性错觉，多见于谵妄、使用精神活性物质的患者。对外界事物通过想象构成的错觉，称为幻想性错觉，见于癔症、精神分裂症。

2. 幻觉（hallucination）

有关幻觉的定义和类型在本章第四节精神症状临床诊断意义的分析中有详细论述。

（二）思维障碍

1. 思维进程障碍

（1）思维奔逸（flight of ideas）：联想加速，思潮澎湃；意念异常多变而丰富，形成快速的思想流。表现为语流增快，口若悬河，滔滔不绝。此时患者思维进程虽然很快，但方向却不固定，易受环境影响离开原来的主题，而转移到新接触的事物上去，称为随境转移（distractibility），见于躁狂症。思维奔逸的进一步发展便称为意念飘忽。由于思维奔逸和意念飘忽都属于联想进程加快，只是程度有轻有重，在国外两者常不加区分，均使用同一个词"flight of ideas"。

（2）意念飘忽（flight of ideas）：患者的思想从一个主题很快地转移到另一个主题，以至于前一串思想尚未结束，另一串思想又涌现出来。由于患者的思想发展过快，当患者用言语表达时，连续的快速言语不易打断，但即使加速也赶不上飞速发展的思维进程，形成一种言语压力，称为言语促迫（pressure of speech），于是出现言语中观念的跳跃。患者说出来便成了片断、没有联系的词句，或者词句之间只有一些偶然的联系。如果上下句之间有一两个字同音、押韵，称为音联（clang association）；如果意义相关或者字义相通，则称为意联

（punning）。意念飘忽为躁狂症的特征性症状之一。意念飘忽应注意与思维散漫相鉴别。前者是在思维奔逸的基础之上发展起来的，思维进程明显加速，语量明显增加，常伴有心境高涨，可资鉴别。

（3）思维迟缓（retardation of thinking）：联想困难，思路不畅，对问题反应迟钝。有时概念在内心停留很长时间不能顺利表达出来。表现为语流缓慢，回答问题拖延很久，难于出口。有时再三提问，才能获得简短回应。见于抑郁障碍和精神分裂症。

（4）思维黏滞（viscosity of thinking）：思维进程不易展开，联想缓慢而带惰性，老是纠缠在同一概念上，趑趄不前。见于癫痫、精神分裂症和痴呆患者。

（5）思维中断（thought blocking）：或称思维阻塞，指思维进程突然中断，患者感到头脑里一片空白；表现为谈话时患者言语突然停止。这种现象常重复出现。言语中断时并无意识障碍，不是为了选择适当的词汇，也不是处于疲劳、焦虑或注意力不集中状态，而是联想骤然停顿。这一症状的出现，常提示精神分裂症。如果患者解释为他的思想被别人拿走了（思维抽取），则精神分裂症诊断的可能性更大。

（6）思维贫乏（poverty of thought）：联想缺乏，思想内容空洞，且少变而单调。表现为患者沉默少语，与他交谈时或无话可答，或应答简单，头脑好像很空虚。见于抑郁症和精神分裂症。

（7）病理性赘述（circumstantiality）：思维进程迂回曲折，枝节联想过多，以致思想内容芜杂，主题不突出。表现为患者在谈话过程中，除了谈到主要问题外，还穿插许多不重要或无关细节的描述、补充和不必要的解释，以致这些繁琐的铺叙将想要说明的基本内容掩盖了。虽然患者最终还是谈到了主题，但重点不突出。见于癫痫、精神分裂症和智力低下者。

2. 思维形式障碍

（1）思维散漫（loosening of association）：又叫做联想松弛，指联想范围过于松散，缺乏固定指向和主题。表现为患者的谈话似乎每一句都可以理解，但整段谈话的主旨不清晰，或把问题扯得很远；对患者进一步提问或任其说下去，让他谈得越多，就越难理解他到底想说明什么。如果患者谈话似乎总在接近谈话的主题，但却绕过去，从未切到正题，称为谈话离题（vorbeireden）。见于精神分裂症。

（2）思维破裂（splitting of thought）：在没有意识障碍、智力缺损、情绪激动和精神运动性兴奋的情况下，患者的思维是不连贯的，常从一个主题跳到另一个主题，其思想内容缺乏逻辑联系。表现为患者说的话或写的文字，单独就每一句话而言，语法结构正确，意义可以理解；但句子与句子之间却缺乏内在联系，以致整个谈话内容使人无法理解。这种症状又称为思维脱轨（thought derailment）或马步思维（knight's move thinking）。所谓"马步"（knight's move）是指用象棋中马的行棋步法，不走直线，走"日"的对角线，比喻思维脱轨。见于精神分裂症。

（3）思维不连贯（incoherence of thought）：患者联想断裂较思维破裂更为严重；概念与概念之间毫无关联。表现为患者说出的话不仅句子与句子之间缺乏联系，不成话句，而说出的是一连串互不相关的单词或短语，内容零碎、片段。这一症状多见于有意识障碍的急性谵妄状态。当言语缩短成为单音、单词或短语以无意义的方式重复时，称为语词重复（verbigeration）；极度异常时就叫做语词杂拌（word salad）。可见于严重的表达性失语，也可见于精神分裂症。思维不连贯一词的一般含义包含了思维破裂。

3. 思维的指向性和目的性障碍

（1）内向性思维（autistic thinking）：又叫做非现实性思维（unrealistic thinking），患者经常处于沉思默想之中，萦思于一些十分抽象、缺乏现实意义，甚至是目前无法解答的问题。由于想入非非，对现实事物往往不去理睬。例如一位患者独自思考："这棵树继续长上去会是一个什么样子?"这类患者或低头徘徊，或吃吃而笑，自得其乐，不与他人交往。见于精神分裂症。

（2）诡辩症（sophism）：表现为好发一些空泛的、缺乏现实意义的议论。患者侃侃而谈，有一定主题，语法结构和逻辑推理也无障碍，但其内容都是人所共知、不言而喻的泛泛之论，令人听了觉得他毫无必要说这些空话。见于精神分裂症。

4. 逻辑障碍

（1）概念混乱（disturbance of concepts）：患者对

概念进行歪曲的理解,使用的概念不能确切反映现实,或任意变换概念,或把两类毫无关联的概念混为一谈。有的患者概念的混乱表现为古今不分、中外不分,把不同时代的人物拉扯到一起;例如,一位患者自称哪吒三太子,又说他的大哥是克林顿。有一种概念混乱叫做过分包含(over inclusion),是指概念外延的扩展,患者把不属于同一类事物包括在同一概念之内;例如,让患者列举出他所喜爱的水果名称,患者回答"香蕉、苹果、葡萄、青豆、茄子……"。把青豆和茄子归类为水果,是一种概念的过分包含。有被害妄想的患者最初认为迫害他的人只有一人,随着病情的发展,他认为迫害他的人越来越多,凡是不支持他受迫害观点的人,都是他的敌人,这是"敌人"这一概念的过分概括(over generalization)。上述逻辑障碍均常见于精神分裂症。

(2) 矛盾观念(ambivalent idea):两种互相矛盾的概念同时在患者思想中出现,而并不感到其中哪一个是对的、哪一个是错的。例如,患者感到他所处的地方既是教堂,又是医院。见于精神分裂症。

(3) 逻辑倒错(paralogia):患者推理缺乏根据或充足理由,或因果倒置,或缺乏前提,使人难以理解。例如,一位女患者说"我是月亮,我是班上个子最矮的,数学只考了 38 分。"句子之间毫无逻辑联系。见于精神分裂症。

(4) 隐喻性思维(metaphoric thinking):患者以隐晦比喻的方式表达自己的思想,使人莫名其妙。例如,患者说"小李是一只鸭。"听起来无法理解;但是他的意思是说"小李走起路来摇摇摆摆像只鸭子。"说明白了,也就不奇怪了。见于精神分裂症。

(5) 语词新作(neologism):患者自创新词或新字,或用图形或符号替代一些概念,其意义只有患者本人才知道,或者连患者本人也说不明白。有时患者把自己的名字拆开来做一些歪曲的解释。常见于精神分裂症;感觉性失语也常说出一些难以理解的新造词句。

5. 妄想(delusion)

这是一大类具有精神病性特征的思想内容障碍。有关妄想的定义在本章的第四节有详细论述。

妄想有多种分型方法,分述如下。

(1) 按妄想完整程度分型:

1) 完全妄想(full delusion):是指充分发展、完全符合妄想定义的妄想;患者对妄想信念坚信不疑。

2) 部分妄想(partial delusion):是指在妄想开始形成或处于缓解期,患者对妄想信念存在一定程度的怀疑;具有这种怀疑态度的妄想称为部分妄想。孤立的部分妄想对诊断帮助不大。

(2) 按妄想结构分型:

1) 系统化妄想(systematized delusion):是指内容相互连贯的一组妄想。这类妄想的形成,常围绕某一病理信念逐步发展,把周围一些本来无关的事件附会上去,不断增添新的内容,使原有的妄想内容更为复杂,成为一个比较固定的、具有一定逻辑性的妄想系统。见于妄想性障碍。

2) 非系统化妄想(non-systematized delusion):是指一些片断、零散、内容不连贯、不固定的妄想信念。这类妄想产生较快,变动较大,常缺乏逻辑性,或内容自相矛盾;因此很容易被看出其荒谬性。见于精神分裂症。

(3) 按妄想特点分型:

1) 怪异妄想(bizarre delusion):妄想内容奇特、在现实中是绝对不可能的;例如,患者认为外星人将他的脑子偷走了。多见于精神分裂症。

2) 非怪异妄想(non-bizarre delusion):妄想内容虽然是不真实的,但在现实中仍有可能发生的。例如,患者认为有人跟踪他。这类妄想不如怪异妄想那样具有重要诊断价值。可见于多种精神病性障碍。

3) 与心境一致的妄想(mood-congruent delusion):妄想内容与抑郁或躁狂状态的心境是一致的。例如,抑郁患者认为自己罪大恶极,将被处决;又如,躁狂患者认为自己有极大权力,可以任意任命官职。见于心境障碍。

4) 与心境无关的妄想(mood-neutral delusion):妄想内容与患者的情绪状态无关;例如患者认为有人在他家里安装了窃听器,经常在监听他说的话;与患者心境并无任何关联。见于精神分裂症或其他精神病性障碍。

(4) 按妄想性质分型:

1) 原发妄想(primary delusion):是指没有任何心理活动或症状作先导,突然发生,并很快形成坚信不疑的妄想。Schneider 将这种原发性体验分为三类:①妄想心境,②妄想知觉,③突发性妄想观念(sudden delusional idea)。妄想心境和妄想知觉将紧接下面讨论;而突发性妄想观念是指这种妄想在患者内心突然完全形成,又称自发性妄想(autochthonous delusion)。原发妄想是对精神分裂症具有重要诊断价值的一级症状。现就一般公认的原发妄想类型分述如下。

妄想知觉(delusional perception):患者毫无理由地给某种熟悉的知觉赋予新的含义。例如,患者听到敲门声,便突然感到他即将就任副总理。此时,他听到敲门的知觉是正常的,而赋予这种知觉的妄想性体验则是异常的。

妄想气氛(delusional atmosphere):患者突然感到周围环境气氛异乎寻常,似乎要出事,但又说不出会出什么事,因而紧张不安。随着其他症状的出现,紧张气氛也就消失。

妄想心境(delusional mood):患者突然产生危险迫在眉睫的恐惧心情,但究竟是什么危险并不明确;随着妄想内容明朗化,患者恐惧不安的情绪也就平静了。

妄想记忆(delusional memory):患者对过去发生的事件赋予妄想性理解。例如,患者突然认为几个月前有人送他一盒糕点,是受人指使,对他下毒。在这个例子中,有人送他糕点是真实的,而受人指使、对他下毒,则是对记忆的妄想性理解。还有一种形式是:患者突然想起几星期前,某人送他一篮鸡蛋,是意味着他即将完蛋。但在此前并无任何人送他鸡蛋,其所谓记忆本身就是虚构事实。这种情况应认为是妄想性虚构,有别于在器质性遗忘基础上发生的幻想性虚构。

2) 继发妄想(secondary delusion):在原有精神病理,如意识障碍、记忆障碍、痴呆、心境异常、幻觉或妄想等背景上发展起来的妄想;继异己体验之后出现的解释妄想(explanatory delusion),也属继发妄想。继发妄想可累积形成复杂、固定的妄想系统。

与妄想患者共同生活的人拥有与患者相同的妄想信念,称为共享性妄想(shared delusion),属继发妄想的另一种形式。

(5) 按妄想内容分型:临床常见的几种妄想,如关系妄想、被害妄想、夸大妄想、嫉妒妄想、钟情妄想、被控制妄想、非血统妄想等,在本章第四节有详细论述。下面讨论另一些较特殊的妄想。

1) 罪恶妄想(delusion of guilt):患者坚信自己犯了严重错误,罪大恶极,以致连累了家人,甚至使国家蒙受了重大损失;严重者认为自己不应该再活下去,因而采取拒食、自伤或自杀以谢罪。如果患者认为自己以往做了很多错事而进行自我责备,或者坚信自己应该对某次火灾、洪水或车祸负责者,称自责妄想(delusion of self-accusation)。这类妄想常见于抑郁症,因此也称为抑郁性妄想(depressive delusion)。

2) 贫穷妄想(delusion of poverty):患者坚信自己一无所有、一贫如洗,是世界上最贫穷的人。见于抑郁症、老年性精神障碍、精神分裂症。

3) 被窃妄想(delusion of being stolen):患者坚信自己的钱财、物品被别人偷走了;多见于老年性精神障碍。

4) 虚无妄想(nihilistic delusion):患者认为自己或自己的一部分、他人或整个世界已经不复存在或即将不存在了。例如,患者认为自己的前途毁灭了,世界末日即将降临。见于抑郁症。如果患者坚信自己身体功能已经衰竭,血液干枯了、肠道堵塞了,情绪极度低落,则称为Cotard综合征(Cotard's syndrome)。

5) 疑病妄想(hypochondriac delusion):患者相信自己患了某种疾病,如结核、性病、癌症,尽管缺乏医学证据,仍然坚信不疑。如果认为有寄生虫,如昆虫、细菌、蜘蛛、蚂蟥等进入他的体内,则称为寄生虫病妄想(delusion of parasitosis)。见于老年性精神障碍、精神分裂症。疑病妄想需要与疑病症中的疑病观念鉴别。有疑病观念的患者只是怀疑自己患有某种疾病,并不坚信,常到处求医,力求证实自己是否患了该类疾病。

6) 影响妄想(delusion of influence):患者坚信自己的思想和言行受某种无形的外力所影响。如果认为是有人用无线电波、雷达或某种特殊器械在影响他,则称为物理影响妄想(delusion of physical influence)。如果认为有人采用催眠术影响他的思想和言行,则称为催眠妄想(delusion of hypnosis)。见于精神分裂症。

7) 被跟踪妄想(delusion of being tracked):患者坚信自己被别人跟踪,有人在他家里安装了窃听器或摄像头,他随时处于被监视之中。见于精神分裂症。

8）宗教妄想（religious delusion）：指任何包含有宗教内容的妄想，如认为自己是张天师下凡或佛祖转世。在评定这一症状时，须注意与宗教信仰的言行相鉴别，如患者说他要出家、皈依佛教，经常给寺院捐款；即使是病中的言行也不能认为是宗教妄想。

9）诉讼妄想（querulant delusion）。患者沉溺于向当局提出一系列意见和建议；认为自己受到不公正对待或利益受到损害，可连续不断提起诉讼，即所谓缠讼者（persistent litigant）；或在法庭上对法官进行言语攻击、暴怒或进行暴力威胁。见于妄想性障碍。

10）革新妄想（reformist delusion）：Baruk（1959）描述的这一妄想主题集中于宗教、哲学或政治改革，患者不断抨击社会，有时还会精心策划相应的暴力行动，如政治暗杀。极为重要的是：做出该诊断应根据明确的精神病学背景，而不是其政治背景。见于妄想性障碍。

11）身体变形妄想（body dysmorphic delusion）：患者坚信自己身体某一部分已经变形，变得很难看；例如，两侧面颊不对称，鼻子是歪的，虽然别人并不认为如此，仍然坚持己见，反复要求手术整形。见于精神分裂症和妄想性障碍。与身体变形障碍的区别在于，身体变形障碍是在体象障碍的基础上出现的超价观念，具有可理解性。而身体变形妄想患者对自己外表的关注或身体变形的先占观念十分强烈而牢固，令人难以理解，达到了妄想的程度。

12）变兽妄想（delusion of metamorphosis, lycanthropy）：认为自己或他人变成动物的妄想；见于某些亚文化的患者。

13）多形性妄想（delusions of polymorphic nature）：患者具有多种为时短暂、内容各异的妄想观念，妄想之间缺乏逻辑联系，见于精神分裂症或谵妄状态。

14）后遗妄想（residual delusion）：在谵妄状态或高热时出现短暂的幻觉、妄想等精神症状，待高热退去、意识清醒后，一般精神症状都已经消失，唯有对病中的幻觉体验和妄想内容仍坚信不疑；这是急性期病中体验的残余。见于谵妄状态、传染病性精神障碍恢复期。

（三）自我体验障碍

1. 体象障碍（disturbance of body image）

体象（body image）是指个体对自己的身体独立于客观空间，有别于所有其他事物的一种体验；或个体对自身体形的认知。体象是来自身体一切感觉传入的整合，也涉及个体如何看待自己的外表与他人的关系。有许多人对体形的自我体验与其身体的客观状态很不一致，也与他人对他体形的看法迥然不同，称为体象障碍。体象障碍有多种表现形式：

（1）神经系统疾病或躯体疾病出现的体象障碍：如脑血管病后偏瘫伴发的半侧肢体失认（hemisomatognosia）；又如外伤或截肢失去一个肢体，仍然感到该肢体的存在，称为幻肢（phantom limb）。尽管患者知道该肢体已经不复存在，但幻肢并不因此消失；有的患者甚至出现剧烈疼痛，称为幻痛（phantom pain）。

（2）对身体外表过分关注的体象障碍：最常见的是神经性厌食和神经性贪食患者对自身体重的歪曲体验；尽管患者体重已经很轻，甚至骨瘦如柴，仍然认为自己很胖，常采用节制饮食或加强运动以减轻体重。另一种表现是身体变形障碍（body dysmorphic disorder），患者经常感到自己的鼻子、嘴唇、眼睛、耳朵或身体其他部位不正常，如认为鼻子太难看、嘴唇太厚、两侧面颊不对称，反复要求手术整形；还有的认为自己的个子太矮，强烈要求手术增加身高；尽管别人看来是正常的，并无手术必要。这类体像障碍与强迫观念的区别在于，其起源于对自身体像的歪曲认知，并不认为自己的观念是不正常或不必要的，不仅不想摆脱这些观念，而是积极寻求矫治措施。

（3）在社会交往中出现的体象障碍：患者与人交往时经常感到自己的表情不正常，或脸红、或用眼角余光看人，视线不敢与别人对视；担心他人对自己的表情有误解或贬损的评价，以致不愿出门，不愿与外人交往。见于社交焦虑障碍。

（4）复制现象：患者体验到自己的身体全部或部分被复制，如觉得自己有两个头。少见的情况是患者体验到有另一个自身在他身边，称为双重自体（the double）或同形人（doppelganger）。见于传染病性精神障碍，如伤寒或斑疹伤寒所致精神障碍。还有一种复制现象：患者认为自己被复制成为各行其是的两个人，称为双重自我（subjective doubles）；而认为自己被多次克隆成为身体和心理都相同的多个人，则称为多重自我（clonal pluralization of the self)。见于精神分裂症、偏头痛或颞叶癫痫。

（5）体形感知综合障碍：患者感到自己的身体外形发生了改变；如头变得很大，大得要裂开；上肢变得很细，细如钢丝。见于精神分裂症。

2. 原发性病理体验

这是一大类以不依赖于知觉、记忆、以往经验、逻辑推理，突然出现的不随意体验（feeling of invol-untariness）为特征的认知异常。这类病理体验、感受或观念往往不可理解，具有原发性质，对精神分裂症的诊断有重要价值。许又新在《精神病理学》一书中，对此有较详细讨论。特将其内容加以整理、归纳如下。

原发性病理体验主要类型有三：①异己体验，②原发性妄想体验，③神秘体验。原发性妄想体验在上面妄想一节中有详细讨论，这里只就异己体验和神秘体验进行说明。

（1）异己体验（alien experience）：指患者的思想、情感或躯体运动被患者体验为不受自己意志的控制，而是由某种无形的力量在发动或中止。由于这种无形的力量并不属于患者自己的，因此叫做异己体验。这一组症状属于 Schneider K. 的精神分裂症一级症状（first-rank symptoms）。在许多书中将这一组症状归入妄想一类。异己体验常伴随有解释妄想（explanatory delusion），例如他感到自己的思想被抽取，是由于某人用一种特殊的机器把思想吸走了；但异己体验本身是一种不随意感受，不同于一般的病理信念。还有人认为这类症状是自我觉察障碍，而 Schneider 认为是思想过程的改变（changes in thought process）。异己体验有如下一些表现：①思想扩散，②思想插入，③思想抽取，④被动体验。《牛津精神病学教科书》将思想扩散、思想插入和思想抽取归入思想占有妄想（delusions concerning the possession of thoughts）一类，而被动体验则是被控制妄想的同义词。这几种症状在本章第四节均有较详细的论述。

（2）神秘体验（mystical experience）：指对日常生活中出现的平常事件产生神秘感。病态的神秘体验常见于精神分裂症；有如下一些表现：

1）奇迹体验（miracle experience）：一般人认为是毫无价值的偶发事件，被患者感受为出现了奇迹，而赋予重大意义。

2）预兆体验（omen experience）：患者把相继发生的、毫不相干的两件事联系起来，认为前一件事的发生预示必定有另一件事即将发生，而后一件事的发生使患者立即感到应验了原先的征兆。

3）预定调和体验（experience of pre-established harmony）：患者对自然界或日常生活中同时或相继发生的偶然事件，认为是事先安排好了的，显得十分和谐；这种预定调和体验令他不可思议。

4）疯狂体验（madness experience）：患者感到在他周围的人言语行为都很荒唐、奇怪，不可理解，觉得他们都疯了，而自己则是正常的。

5）物化体验（experience of being object）：在《庄子·齐物论》中有一则寓言：庄周梦蝶，不知道究竟是蝴蝶梦庄周，还是庄周梦蝴蝶。这则寓言泯除了人与物的区别，是物化体验的典型例子。但精神分裂症患者感到自己变成了某种物体，既非比喻，也非象征，并无特殊涵义，使人难以理解。

6）离心影响体验（experience of efferent influ-ence）：患者感到他的思想可以影响外在世界，使外界发生变化。这种原发性病理体验本身并不包含任何解释和说明。与物理影响妄想相反，不是外界影响患者（向心影响），而是患者影响外面客观世界（离心影响）。

（四）自我觉察障碍

自我觉察障碍（self-awareness disturbance）是一类自我体验的异常。对身体的觉察异常已经在体象障碍一节中讨论。此处仅就 Jaspers 提出的自我觉察四个方面的异常加以说明。

1. 自我主动性障碍（disturbance of the self-autonomy）

在正常情况下，自己的各种心理活动都被体验为属于我，并由我启动。在病理情况下，自我主动性出现障碍，可表现为：①异己体验，感受到自己的心理活动是由外界某种无形的力量强加的，缺乏自主性，患者对此往往没有自知力。②人格解体，患者对自己的思想、情感缺乏真实感，并为此感到十分痛苦。

2. 自我统一性障碍（disturbance of the self-unity）

患者失去了作为统一个体的正常体验，可表现为:①双重自我体验,患者体验到两个自我同时存在,这在前面复制现象一节已经叙述;②双重或多重人格障碍,患者在不同时间,以两种或两种以上身份交替出现;但患者本人并无觉察。需要注意的是,心理冲突并不属于自我统一性障碍。

3. 自我同一性障碍(disturbance of the self-identity)

患者失去了自我连续性的体验,认为现在的我,与以往的我并非同一个人;或者说一个新的"我"已经取代了旧的"我"。

4. 自我界限性障碍(disturbance of the self-boundaries)

患者迷糊于"我"与"非我"的区别,把外界现象与自身活动混淆起来,感到自己成为外部世界的一部分。例如,一位患者看到有人在锄地,他感受到那一锄一锄如同挖在他的身上。

四、个体心理特征异常

(一) 人格障碍

人格障碍请见第四章的专题讨论。

(二) 人格改变

人格改变(personality change)指既往没有人格障碍的成年人,在灾难、长期的应激、严重的精神疾病或脑病之后出现的人格偏离常态;表现为对自己和环境的感知、思维、情绪和行为的确定而持久的改变。

1. 灾难性经历后的人格改变(personality change after catastrophic experience)

人格改变发生于强烈的应激之后,如集中营的经历、长期囚禁且时刻有可能被杀害,或长期受到恐怖威胁或虐待,或重大灾难之后,表现为经常紧张不安,好像继续受到威胁,对周围持敌视或不信任态度,与人疏远,社会退缩,常感到空虚和无望。这种改变至少存在2年。

2. 精神疾病后的人格改变(personality change after psychiatric disorder)

人格改变发生在精神疾病,如精神分裂症之后,表现为经常抱怨自己得了病,使他感到耻辱,导致社会孤立,彻底改变了他的一生,使他不能形成和保持亲密的、相互信任的人际关系。这类患者常被动、过分依赖他人,兴趣减少。这种改变持续至少2年。出现在精神病性障碍发病期的人格改变应认为是这些精神障碍症状的一部分。

3. 脑病后的人格改变(personality change after brain disease)

人格改变发生在诸如脑炎、颅脑损伤、脑血管病、中毒性脑病、颅内肿瘤、癫痫之后;常表现情绪不稳或情感脆弱,遇到挫折易暴怒、好冲动。

五、动作和行为异常

(一) 运动异常

1. 精神运动性兴奋(psychomotor excitement)

患者的随意动作和言语显著增加。可以是全身性,也可以是局部性的。如果只有动作增加而无言语增加,则单称为运动性兴奋(motor excitement);如果只有言语增加而无动作增加,则称为言语性兴奋(verbal excitement)。精神运动性兴奋可分为以下两类:

(1) 协调性兴奋(congruent excitement):这是一类与患者思想、情感一致的全身性运动和言语普遍增加,患者的整个精神活动是协调一致的,是可以理解的。轻躁狂症的言语动作增加是这类兴奋的典型表现。

(2) 不协调性兴奋(incongruent excitement):这是一类与患者思想、情感不一致的动作和言语增加,患者的动作和言语杂乱而单调,缺乏目的和意义,令人难以理解;其整个精神活动是不协调的。有以下常见类型:

1) 青春性兴奋(hebephrenic excitement):患者的兴奋常具有荒谬、做作的特点,如挤眉弄眼、上蹿下跳;言语则支离破碎。

2) 紧张性兴奋(catatonic excitement):常突然发生,动作单调而带冲动性,言语杂乱而不连贯;常伴有其他紧张症状,或有攻击和破坏行为。

3) 器质性兴奋(organic excitement):常见于谵妄状态,患者在床上不停地翻动身体、摆头、或循衣摸床、或撮空理线,或喊叫;言语和动作毫无目的和意义。还可见于老年期痴呆,常在夜间不眠,在家里翻箱倒柜,漫无目的的游走。发生在脑炎后的多动患者,可以整天动个不停,动作杂乱而无目的,常有自伤或毁物行为。

2. 精神运动性抑制(psychomotor inhibition)

患者的动作和言语普遍减少,可与整个精神活动的迟钝和贫乏一道出现。常见于精神分裂症、抑郁症。

(1)木僵状态(stupor):为较深的全身性精神运动性抑制。患者经常保持一种固定的姿态,很少活动或完全不动。临床工作中应注意以下各种木僵状态的鉴别。

1)紧张性木僵(catatonic stupor):患者的全身骨骼肌可发生不同程度的紧张,在相当长时间内整个身体僵住不动,运动几乎完全消失,面部无表情,不说话,不回答问题,不主动进食,对体内、外刺激可无任何反应,口内积满唾液任其外溢,并可有大、小便潴留;以针刺其皮肤可无疼痛表情或防御动作,甚至无瞳孔扩大反应;但检查时屈伸其颈部或肢体可引起抗拒。

2)抑郁性木僵(depressive stupor):随着患者抑郁情绪加重,言语动作逐渐减少;先感觉肢体沉重、抬举无力,继而不语不食,对外界一般刺激不起反应,或有唾液及大小便潴留。但如坚持提问,常可获得微弱的回答。见于严重的抑郁状态。需要特别警惕的是在这类木僵缓解期,自杀的危险增加,需特别注意防范。

3)躁狂性木僵(maniac stupor):患者不动不语,但面部表情显得很高兴;事后回忆此时有一连串快速的、典型的躁狂思维,但无外在的兴奋。此种情况可始于躁狂的兴奋状态,也可能是处于抑郁性木僵和躁狂之间的过渡阶段。

4)心因性木僵(psychogenic stupor):在突然遭受强烈的精神创伤之后,僵住不动,既无言语、动作,也无表情,可有短暂意识改变状态,多迅速恢复常态或转为兴奋状态。事后对发病经过常有遗忘。

5)器质性木僵(organic stupor):发生于严重的急性脑损伤后,如感染、中毒、颅脑创伤、缺氧或癫痫发作的木僵状态;患者表现运动不能,但可被动进食及自行排便。较轻者可较快恢复常态,严重者可后遗痴呆。

(2)僵住症(catalepsy):指持续地保持固定的姿势不变,同时肌张力均匀地增高;如果将患者的肢体摆成奇特的姿势,可以维持很长时间,称为蜡样屈曲(waxy flexibility)。有时这类患者肢体不是可任意弯曲的,而是僵直的,称为强直性僵住症(rigid catalepsy)。僵住症具有高度暗示性。既可见于精神分裂症,也可见于癫痫和癔症。

(3)违拗(negativism):患者对要求他做的动作不仅没有反应,反而抗拒,越是努力要求他按照指令去做,反抗越剧烈。有以下两种类型:①主动性违拗:患者对要求他做的动作做出相反的反应,如要求他睁眼反而闭眼,要求他张口反而闭口;②被动性违拗:要求患者做任何动作,都加以拒绝或出现消极反应。均见于精神分裂症。

(4)被动服从(passive obedience):与违拗症表现相反,患者对任何要求都无条件接受,并立即执行,即使会产生痛苦,也照样去做。见于精神分裂症和处于催眠状态的人。

3. 局部运动异常

(1)刻板动作(stereotype of act):患者反复用肢体机械地重复做某种无意义的动作,如用手叩击床沿,历久不变,见于精神分裂症。

(2)刻板姿势(posturing):患者摆出某种不寻常的姿势,这种姿势可有某种象征意义,如伸出手臂作枪击姿势,表示要枪杀某人;也可能没有任何意义,如把头偏向一侧。

(3)持续动作(perseveration):患者经常重复新近的动作,称为持续动作。如患者刚关上窗户,又重复做关窗户的动作。持续动作与刻板动作的区别在于前者重复的只限于新近的动作,而且也不如后者那样单调和持久。这类症状主要见于脑病变的患者。

(4)模仿动作(echopraxia):患者简单地重复他人的动作。例如别人摇头,他也摇摇头;别人摆手,他也摆摆手,俗称学样。见于精神分裂症。

(5)作态(mannerism):患者重复做一些看起来有意义的动作,如不断地重复敬礼。见于精神分裂症。

(6)扮鬼脸(gramercy):面部做一些挤眉弄眼的动作,或做怪相。见于精神分裂症青春型。

（7）矛盾意向（ambitendence）：患者交替做完全相反的动作，如患者出门跨出一步，随即缩回，再跨出，又缩回，如此反复进行。与强迫动作的区别在于矛盾意向患者缺乏内心强迫观念的驱使，并不知道如此动作的意义，也没有对抗这类动作的意向。见于精神分裂症。

4. 言语障碍（speech disorder）

（1）缄默症（mutism）：持续保持沉默不语，也不用言语回答任何问题，但有时可用表情、手势或书写表达自己的意见；见于精神分裂症。儿童在陌生环境或抗拒时有短时沉默不语，称为选择性缄默症（selective mutism）。缄默症需要与失音症（aphonia）鉴别。失音症患者有想说话的愿望，但说话时发不出声音，可用手势表达自己的苦恼。见于癔症。

（2）持续言语（perseveration）：常重复自己刚才说过的话，或对提出的不同问题给予同样的回答。如患者重复地说"我要出去，我要出去，"问他"你想到哪里去?"仍然说"我要出去"。又如问他"你老家在哪里?"回答"俺家在山东。"又问"你多大年纪了?"仍然回答"俺家在山东。"见于精神分裂症和某些失语症。

（3）重言症（palilalia）：经常重复自己说话中的一些字句，特别是一句话的后面几个字。见于脑器质性精神障碍。

（4）模仿言语（echolalia）：简单地重复他人的言语。例如，有人问他"你贵姓?"他答"你贵姓?"又问"你哪里不舒服?"他也说"你哪里不舒服?"见于精神分裂症和某些失语症。

（5）刻板言语（stereotype of speech）：持续地、有规则地重复一种单调的无明显意义的言语。例如，患者不断地重复"天和地，天和地，天和地……"历时数十分钟或更久。见于精神分裂症。

5. 强迫动作（compulsion）

在难以抑制的强迫意向的影响下重复进行的动作，患者明知重复这些动作毫无必要，并为此感到苦恼，但仍然控制不住要这样做。这类症状与强制性动作不同；强制性动作不受患者意识控制，突然发生，随即消失，比较单调，且不伴有强迫观念和焦虑不安。常见的强迫动作有以下表现。

（1）强迫清洗（compulsive washing）：由于患者担心自己的身体或衣着与人接触、受到污染，而反复洗手、洗澡或洗涤衣服、鞋袜；严重的患者，废寝忘食，每天花费在清洗上的时间可达十几小时。

（2）强迫检查（compulsive checking）：由强迫怀疑引起的反复检查或核对，常见的如出门时反复检查煤气是否关好、门窗是否关好，写信后反复检查是否签名。

（3）强迫计数（compulsive counting）：每逢见到台阶、电杆、窗户格等就控制不住要依次计数；明知没有必要，但以后遇到同类事物仍然要计数。

（4）仪式动作（compulsive rituals）：患者重复做一些具有某种象征意义的刻板动作，如患者担心出门会遭遇不幸，于是在出门时跨前两步又退后一步，重复多次后才走出门。又如，为了保持室内物品整齐摆放，睡觉前反复把脱下的两只鞋子前后对齐。

（5）强迫性迟缓（obsessional slowness）：不仅患者的强迫清洗、检查、计数和仪式动作要花费不少时间，而且患者花费在一般日常活动的时间特别长，如早起梳头、漱口、洗脸要 1 小时以上，上厕所也要 1 小时以上，洗澡可能要 1~2 小时。尽管有的患者因而无法按时上学或上班，常以此为苦，但还是快不了。

（二）自杀

自杀和暴力行为虽不是一般意义上的精神症状，但两者都是对社会有重大影响且需要积极采取措施加以防范的心理健康问题；何况精神障碍导致自杀和暴力行为者很常见，故在下面分别加以介绍。

1. 自杀（suicide）

故意采用致死性行为导致自己死亡的结局，称为自杀死亡或自杀完成（completed suicide）。自杀死亡者的自杀动机往往强烈、持久或反复出现，有比较周密的计划。采取的自杀方式通常是暴力性、致命性的，如服毒、自缢、自溺、自焚、高坠、煤气中毒、撞车或卧轨、刎颈、枪击等。自杀的时间多选择在夜间或清晨，自杀场所多选择在不易被人发现的隐蔽处所。大多数自杀死亡者在行动前都表露过自杀意向或留有遗书。

2. 自杀未遂(attempted suicide)

故意采取可能导致死亡的行为,但未导致死亡结局者称为自杀未遂。自杀未遂者一般缺乏强烈的自杀动机,对自杀还有不少顾虑,没有周密的自杀计划,或由于激情当众发生冲动性自杀。采取的自杀方式一般是非暴力性或非致命性的。有少数反复发生自杀未遂者最终发展为自杀死亡。

3. 自杀观念(suicidal idea)

有想死的想法或动机,但没有采取导致死亡的行为,当然不会有死亡的结局。自杀观念是自杀行为的开始阶段,但大多数有自杀观念的人并不会自杀。不少的人在遇到强大精神压力或心理危机时都可能出现短暂的自杀观念,特别是在青少年中,想以自杀逃避现实。在获得社会支持、精神压力减轻、危机解除后自杀观念就会随之消失。其中有一些人自杀动机强烈,想好了自杀计划,对自杀时间、场所以及自杀手段都做好了安排,或者写好了遗书、安排了后事,虽然没有采取自杀的实际行动,但是已经处于自杀的高度危险之中,有的人把这种状态称为自杀企图(suicidal attempt);如不及时采取措施进行危机干预,有可能发展为自杀死亡。

4. 类自杀(parasuicide)

又称准自杀,或自杀姿态(suicidal gesture);没有坚决要死或非死不可的念头,甚至根本不想死,却采取自我伤害的行为,并未造成死亡的结局。其行为动机是多样的;如作为一种呼救信号,显示自己正处于精神困境,希望借此获取他人或社会的理解、同情和帮助,试图以此摆脱困境;又如以此作为威胁对方、实施报复或证明自己清白、无辜的手段。也可能以此作为要挟或抗议的手段,一旦达到目的,类自杀行为也就停止。这类人所采取的自杀方式致死的可能性较少。但有一些人的类自杀行为成为应对应激的一种习惯性反应,长期反复多次,最终也可能发展成为自杀死亡。

5. 约定自杀(suicide pact)

两人,偶尔更多的人,同意同时结束各自的生命。相约自杀的人大多为生活特别亲密,并与社会相对隔离的人,其中一人是自杀的发起者。如一对

青年男女约定自杀,因婚姻受到干预不能满足自己的心愿而殉情。又如一对老年相依为命的夫妻约定自杀,与生活窘困、深受痛苦有关。多个年轻人相约自杀则可能是受一些不切实际的幻想或迷信影响。约定自杀者两人或多人不一定都同时死亡,此时需注意与谋杀区别。

6. 集体自杀(mass suicide)

一群人集体自杀常与受到外界压力或巫教蛊惑有关。如战争中处于绝境的士兵集体自杀;又如1978年在圭亚那发生的913名人民圣殿教的信徒自杀死亡。

7. 扩大性自杀(expanded suicide)

在决意实施自杀前,考虑到自己死后,儿女或配偶会受到连累、生活于痛苦之中,为了免除亲人的痛苦和不幸遭遇,先将儿女或配偶杀死,然后自杀。这种情况也称为怜悯杀人(mercy homicide)。主要见于严重抑郁的患者。

8. 丛集性自杀(clustering suicide)

是指短时间内在同一集体中多人相继采取同样方式自杀死亡。此种情况与当时周围环境的紧张气氛、模仿心理和暗示、媒体的误导以及自杀方式的容易获得都有一定关系。

9. 间接自杀(indirect suicide)

有强烈的自杀动机,不忍心自己动手杀死自己或在多次自杀失败后,采取杀死他人以求获得死刑,从而达到自杀的目的。见于严重的抑郁患者。

10. 安乐死(euthanasia)

身患绝症或处于临终状态的人,为了减轻自身的痛苦,寻求他人的帮助,以结束自己生命的行为称为安乐死或帮助自杀(assisted suicide)。帮助自杀的人通常是家族成员或医生。安乐死和帮助自杀是一个涉及伦理、道德或政治有争论的问题。目前国际上只有很少国家立法接受安乐死和帮助自杀。有的国家则对帮助自杀者判处刑罚。

11. 谋杀-自杀(murder-suicide)

在蓄意自杀前先杀死他人或多人然后立即自杀,或与谋杀对象同归于尽。谋杀者的动机可能纯

粹是犯罪,也可能是属于怜悯杀人。

12. 自杀式袭击(suicide attack)

在袭击他人或重要目标的同时自己也死亡。主要是出于军事或政治目的而采取的行动。如第二次世界大战中日本飞行员对珍珠港实施的自杀式袭击。又如2001年9月11日恐怖分子对美国世贸大厦的偷袭。在近期所谓"不对称战争"中,自杀式袭击更为多见。

13. 伪自杀(pseudo-suicide)

这是一种有导致死亡的行为并导致死亡结局,但缺乏自杀动机的情况。例如,处于谵妄状态的病人误将窗户当做门,而从高处坠下;又如在幻觉或妄想影响下,从高处跳下逃生,而死亡;又如小学生在室内模仿电影或电视中自杀场景自缢或窒息死亡。性窒息者在缺氧情况下的意外死亡也属于伪自杀。

(三)攻击、暴力行为

攻击行为(aggression)是指以任何形式故意伤害他人、另一生物或物体的行为,如口头攻击、人身攻击、财产破坏、动物虐待;攻击的极端形式称为暴力行为(violence),可造成严重伤害,甚至危及生命。精神病患者的暴力行为可表现为:家庭暴力、校园暴力和社会暴力,以家庭暴力较常见。

(四)冲动行为

典型的冲动行为(impulsive behavior)具有以下特征:①行为发生很快、很突然,没有预兆;②行为与当时处境或外界诱因很不相称;③行为人在行为前没有任何有关行为的思考,没有任何内心的抵制或选择;④行为与当时的心理活动没有联系,是不可理解的。

第三节 临床常见的综合征

1. 急性器质性综合征(acute organic syndrome)

其核心症状是不同程度的意识障碍。意识障碍与注意、记忆、知觉、思维、情绪、精神运动性行为,以及睡眠-觉醒节律的紊乱同时存在,则称为谵妄。谵妄的病状在1天之内可有较大波动;其病程一般较短,大多在1个月内恢复;如果处理不当或不及时,也可产生严重后果。谵妄常见于颅内或全身性感染所致精神障碍、急性颅脑损伤所致精神障碍、各种急性中毒所致精神障碍以及各种代谢性脑病所致器质性精神障碍,因此,也叫做急性器质性综合征。

2. 慢性器质性综合征(chronic organic syndrome)

其核心症状是不同程度的认知功能障碍;表现为多种高级皮质功能紊乱,涉及记忆、思维、定向、理解、计算、学习能力、语言和判断等方面者称为痴呆。如Alzheimer病、血管性痴呆、颅脑损伤后遗痴呆、各种中毒所致痴呆、颅内肿瘤所致痴呆等。通常痴呆发展缓慢,由脑的器质性损害所致,因此,也叫做慢性器质性综合征。

3. 躁狂综合征(manic syndrome)

以心境高涨为其核心症状。心境高涨与当时周围环境不相称,可以从高兴到不可控制的兴奋;常同时伴有精力增加、易激惹、联想加快、随境转移,言语动作增多、自我评价过高、夸大、行为轻率,睡眠需要减少。心境高涨、联想加快和言语动作增多称为躁狂三联症,为躁狂症的典型表现。

4. 抑郁综合征(depressive syndrome)

以心境持续低落为其核心症状,常伴有对活动缺乏兴趣或无愉快感,感到疲倦无力,思维迟缓、注意难于集中、遇事犹豫不决,认为自己无用、无助、无价值,自我评价过低,常有自责、自罪、反复出现想死的念头或有自杀行为,食欲减退或增加、体重减轻或增加,失眠或睡眠过多。心境低落、思维迟缓和言语动作减少称为抑郁三联症,为抑郁症的典型表现。

5. 幻觉妄想综合征(hallucination-delusion syndrome)

幻觉和妄想是各种精神病性障碍常见的症状,并无特异性;但持久存在的妄想以及相关的幻觉组成的综合征则是妄想型精神分裂症的特征性表现。

6. 丑角综合征(clown syndrome)

包括三方面症状:①古怪的小丑般的行为,如乱穿衣服、打扮怪异、做鬼脸、当众裸体而不知羞、喝脏水而不觉臭,行为多变而难以预测;②思维瓦解,如思维破裂、思维中断、概念紊乱、怪异妄想,思维零乱而难以理解;③情感倒错,如哭笑无常、独自傻笑、突然暴怒、对亲人冷淡、对他人的关怀无动于衷。这类患者的思维、情感和行为的分离尤为突出。这一综合征是青春型精神分裂症的特征性表现。

7. 阳性综合征(positive syndrome)

主要是指各种幻觉、各种妄想(包括原发性和继发性)、瓦解症状(包括思维破裂、新造词语之类各种无目的指向、无意义、不连贯、不可理解、怪异的思维;情感倒错、傻笑之类不可理解的情感反应和蓬头垢面、夏着冬衣、当众裸体、无目的造访他人、做鬼脸、自语之类古怪行为)、异己体验(包括思想扩散、思想插入、思想抽取、被动体验等)和紧张症状。这一综合征主要见于以阳性症状为主的精神分裂症(精神分裂症Ⅰ型)。

8. 阴性综合征(negative syndrome)

又称缺损综合征(deficit syndrome),主要是指原发的缺损症状,包括思维贫乏、情感淡漠、意志缺乏、动作迟缓和社会性退缩。不包括继发的精神运动性抑制症状、紧张症状、抑郁症状和药物反应。这一综合征主要见于以阴性症状为主的精神分裂症(精神分裂症Ⅱ型)。

9. 紧张综合征(catatonic syndrome)

由以下紧张症状组成:①动作抑制,表现为蜡样屈曲或木僵;②活动过多,这些活动显然毫无目的,且不受外界影响;③极端违拗,要求患者做任何动作都抗拒不动,试图使他活动则坚持一种僵直的姿势,或者缄默不语;④怪异的随意动作,表现为刻板姿势(任意摆出不恰当或奇怪的姿势)、刻板动作、明显的作态或做鬼脸;⑤模仿言语或模仿动作。这一综合征是紧张型精神分裂症的特征性表现。

10. 精神自动综合征(Kandinski-Clerambault syndrome)

包含三个成分:①假性幻觉,突出而持久,如思维鸣响;也可能出现假性幻视,生动鲜明,不由自主地呈现;②异己体验,反复出现的肢体被动体验,或思想和情感的被动体验;可有生动的言语运动性幻觉和思想云集(pressure of thought),后者表现为患者突然感到大量思想充满了他的脑子,使他应接不暇;③解释性妄想,可能是被害妄想、夸大妄想等。这一综合征被认为是妄想型精神分裂症的表现之一。

11. Korsakoff 综合征(Korsakoff's syndrome)

为遗忘综合征的特殊类型;以俄罗斯神经精神病学家 Korsakoff 于 1889 年描述的这一综合征而命名。主要表现为严重的记忆缺失,有顺行性和逆行性遗忘;患者常虚构一些事实以填补缺失的记忆,并信以为真。其谈话内容贫乏,对周围新发生的变化缺乏兴趣。常由于维生素 B_1 缺乏导致丘脑内侧和乳突体损害,以及普遍性脑萎缩所致。

12. Cotard 综合征(Cotard's syndrome)

患者坚信自己身体功能已经衰竭,血液干枯了,肠道堵塞了,情绪极度低落。见于严重的抑郁症。

13. Ganser 综合征(Ganser's syndrome)

1898 年 Ganser 报告这一综合征,主要表现为对患者提出的各种问题都给予近似回答,如问他"马有几条腿?"答称"5 条腿"。又问"2+3=?",答"4"。表明患者对问题完全能够正确理解,但对简单的问题却给予不正确但相近的回答,给人一种故意做作的印象。从附加的一些症状看,才明确这是一种特殊的精神病理形态。起病前常有明显的精神诱因,如被拘禁。患者常处于朦胧状态,出现幻觉、抑郁或转换症状,如共济失调。通常在精神压力去除后可突然恢复,恢复后对发病经过不能回忆。

14. Münchhausen 综合征(Münchhausen syndrome)

又叫医院成瘾综合征(hospital addiction syndrome),患者故意制造疾病症状,躯体的、精神的或两者兼有,而前往医院门诊或住院就医,常骗过医生住过多次医院,甚至动过多次手术。其动机既非为了经济利益,也非为了逃避某项罪责,其唯一目的只是为了扮演疾病角色(sick role)。与诈病(malingering)的区别在于这类综合征患者缺乏现实动机。这一综合征被认为是做作性障碍(factitious disorder)的一种典型类别。

第四节　精神症状临床诊断意义的分析

一、精神症状分析方法

本节选取十几个精神症状,用现象学的精神病理学方法进行分析和讨论。这些症状多数是ICD-10精神障碍诊断要点中明确标明的,通过分析和讨论,旨在深入理解其临床诊断的价值,或者引发一些思考和争鸣。首先对分析方法做一些简要介绍。

1. 现象学描述

雅斯贝尔斯(Jaspers K.)认为,精神病理学的主要任务是"直观地再现病人所实际体验的心灵状态",这里的"体验"、"理解"等概念均来自哲学。与克雷佩林同时代的德国哲学家狄尔泰(W. Dilthey)认为:要了解人的历史和社会现实存在的各种联系,就要再度体验人的各种生活,只有通过这种"体验"才能达到"理解"。这正是临床精神病学一直强调的——深入到患者内心去体验和理解他们的感受和体验。

体验患者内心的基本方法是"再现",即明确患者究竟体验到什么,他的情绪到底是怎样的,在他那里某物是如何被赋予意识的,等等。这种再现首先要求完全放弃一切心理学的概念和理解,仅仅再现实际存在于意识中的东西,这是哲学概念"现象学还原"在精神病理学中的借用。简言之就是:"要达到对患者内心体验的完全真实的再现,必须排除对现象的任何价值判断,也排除有关现象背后的本体和原因的任何断言。"这尽管很困难,但必须尽量去做。

另外一个重要问题是区分主观症状和客观症状。客观症状泛指我们运用感官可感知的患者的一切外在表现,如动作、表情、活动,语言表达方式、书写作品等,还包括一切可测量的特性,如生活功能、认知功能等。主观症状是指我们的感官无法直接把握的患者情感活动,如焦虑、抑郁的体验,以及患者的其他任何心灵体验和现象。许多症状既有

主观体验也有客观表现,因此,全面而准确的症状描述应当包含主观和客观两个方面,也就是说,我们一方面要深入到患者内心去体验,一方面要进行客观详细地观察。

对症状进行描述时应遵循的基本原则是:不允许用术语和行话,尽量用日常语言进行精确的记叙,既不渲染也无猜测,力戒模糊笼统和繁杂,在全面的基础上重点突出。

最后,对症状给出的描述性定义应至少包括症状特点和区别于其他症状的特征这两个方面,同时不应包含任何病因学的内容,也不涉及任何理论性推测或有待说明的假说。

2. 心理学理解

"只有从不可理解性中才能推论出某个心灵状态、妄想、精神病的本质"的观点,被一些学者称为"Jaspers定理"(雅斯贝尔斯定理,或"不可理解性定理",为了避免歧义,本节称为"不可理解性"观点)。Jaspers认为,理解只能到达心灵现象的某些侧面,即理解具有极限性(相对来说,因果说明则没有原则性的界线);心理学理解的极限就在生物学的因果机制起作用的地方,这个观点是发现精神病原发症状的理论基础。

Jaspers为"可理解性"设定的划界标准是:"心灵中最深刻的区别在于我们所能同感的和理解的心灵生活,与不可理解的精神错乱的心灵生活的区别。对于第一种病理心理,我们能够直观地把握为已知现象的增强或减弱,或者把握为源自缺乏正常根据和动机的现象;对于第二种病理心理,我们却无法以这种方式把握,在此,它以异乎寻常的方式出现,我们无法直观地共同经历这类病理现象"。这里的第二种病理心理就是"原发症状",它们难以从任何心理学和社会学的角度进行解释,只能用生物学的病理基础来解释。例如,施奈德(Schneider K.)提出的"一级症状",几乎都是原发的"不可理解"的患者体验。

本节提到的原发症状均指这种直接起源于病理过程的症状,而继发症状则指在原发症状之后出现的症状,它们多数与原发症状有可以理解的联系,但也有一些可能是病理过程的直接结果,只是出现的时间靠后。下面以被揭露感(feeling of being revealed)为例,进一步说明"可理解性"的划界标

准,以及如何运用"不可理解性"观点分析症状的诊断意义。

（1）日常生活中的情况：比如犯错后担心被人知道,对周围人的表情动作十分敏感,并感到别人似乎知道自己犯错的事实。随着时间推移,在接收环境的反馈中这种内心感受会逐渐消除。这种体验经常是惯偷成长的心路历程——完全可以理解。

（2）敏感多疑的人格：内心深处的不安全感使他总是担心隐私被泄露,并经常从别人的言谈举止和态度中"分析"出这种担心很可能变成事实。他的自我纠正比一般人困难,但终究可以纠正,尽管照例很快陷入新的类似体验——基本可以理解。

（3）继发于思维鸣响、追踪评论性幻听的被揭露感：患者听到声音把自己的思想说出来,或者听到几个声音对他的行为进行实况转播式的追踪性评论,这种情况发生在任何人身上都可能产生内心活动被人洞悉的体验——思维鸣响和追踪评论性幻听是"不可理解的"原发症状,而被揭露感的产生却可以有心理学的理解———般可以理解。

不少住院医生忽视思维鸣响和追踪评论性幻听这两个原发症状,而把检查和确认的重点放在继发的"被揭露感",实在是舍本求末。这与一些教科书上对它的描述过于简单导致理解片面,以及临床实践中过于看重其诊断意义导致泛滥地确认,均有关系。

（4）继发于关系妄想或者其他妄想：患者感到自己的内心活动被别人知道,因为他出门买东西,就有人在他面前说一些话,或者做一些动作,这些言语和动作都和买东西有关,因此他"判断"出别人都知道他的想法或者行动意图了。这种错误的推理和判断虽然也是妄想,但推理的过程并非完全不可理解——比较不可理解。

临床上许多医生把这种类型的被洞悉感当做诊断精神分裂症的"一级症状",是明显不妥当的,因为其本质不是原发症状。

（5）直觉性的被揭露感：患者感到自己的一切想法包括内心深处的隐秘都被周围人知晓。其范围可以扩大到周围所有人、整个城市、国家、地球、乃至宇宙。至于别人如何知晓的,他说不出根据也根本用不着根据,也无需任何推理和判断的过程,就是一种特殊的"直觉"。这种直觉性的被揭露感不可能从他的心理状态、个人经历、当前处境、社会关系等得到可以理解的解释,是典型的原发症状——完全不可理解。

由于直觉性的被揭露感很快继发解释性妄想,并可能掩盖最初的体验,经验不足的住院医师同样容易"买椟还珠"地将继发的解释性妄想作为诊断依据,而忽视患者最初的原发体验。在此再次强调,在检查被揭露感时要特别注意"再现"患者最初的体验,并仔细甄别。

以上（1）和（2）两种现象均属于"能够将其直观地把握为我们已知现象的增强或减弱,或者把握为源自缺乏正常根据和动机的现象",具有相当的可理解性,不是精神病性症状。（5）是典型的"以异乎寻常的方式出现,我们无法直观地共同经历这类病理现象",是完全不可理解的原发症状。（3）和（4）介于其间,其原发症状不可理解,但继发的被揭露感却具有心理学上的可理解性。他们肯定是精神病性症状,但诊断的价值要远远低于原发症状。

3. 构筑综合征

精神科综合征对于临床诊断的意义无论怎样强调都不过分。作为精神科诊断首要原则的症状学诊断,很少是单个症状。症状单独存在的情况在临床上极少见,多数症状都以特异或非特异的综合征的形式呈现。构筑综合征的思维方法有助于医生在发现某个症状之后,很快联想到该症状与其他症状的相关性,以此引导检查的思路,最终发现对于诊断具有重要意义的综合征。比如精神检查发现假性幻觉,就应想到是否存在被动体验和相关的解释性妄想——以此发现康金斯基综合征。

4. 比较

比较是症状鉴别的重要方法,"有比较才能有鉴别"。要考虑共同点、相似性、不同点等几个方面。常见两种情况：

（1）表现相似,性质不同：以真性幻觉、假性幻觉、表象的鉴别为例。它们的共同点是均无客观刺激作用于感官,不同点见表5-1。

表 5-1 真性幻觉、假性幻觉、表象的不同点

	真性幻觉	假性幻觉	表象
来源有无明确定位	有	无	无
有无相应客观刺激	无	无	无
体验到是自己意志的产物	否	否	是

幻觉和表象的不同点在于患者是否体验到是自己意志的产物,这也是精神症状和正常心理活动的区别之一。假性幻觉和表象的相同点是映像的来源定位不明确,不同点在于是否体验到映像是自己意志的产物。

真性幻觉和假性幻觉的共同点是体验到不是自己意志的产物,不同点是来源是否有明确的定位。然而有关幻觉的定位问题经常成为争论的焦点。多数情况下,真性幻觉被患者体验到来自外部空间,犹如亲耳所闻,亲眼所见般的真切,患者对诸如"你是用耳朵听见的,还是不用耳朵也能听见"的回答是明确的(这只是为了帮助患者描述体验的提问方式,并不代表幻觉是知觉),但有的患者对真性幻觉的来源定位也描述不清,与其体验和言语表达的能力有关,此时应深入细致地予以澄清。

国内有教材对假性幻觉的描述是:"幻觉形象不够鲜明生动,产生于患者的主观空间如脑内、体内。幻觉不是通过感觉器官而获得,如听到肚子里有说话的声音,可以不用自己的眼睛就能看见头脑里有一个人像",这样的描述值得商榷。把脑内、体内、肚子当做"主观空间"来看待,明显不妥。"听到"身体里(包括肚子里)有人在说话的患者在临床上并非少见,完全可能是真性幻觉,而且属于 ICD-10 精神分裂症的症状学标准中的 C 组症状——来源于身体某一部分的其他类型的听幻觉。在这里,"身体里"实际上是外部空间。患者描述声音来自体内,不排除患者对幻听的来源定位出现判断错误所致。患者凭空"听到"声音明确来自身体之外,看不见说话的人也找不到声音具体来自何处,但声音却始终如影随形,就逐渐"体会"到声音就在自己的身体里,不然不会无时无刻地跟着自己,继而认为别人在他的身体里安放了发声仪器。这种"体会"是知觉体验和思维判断相互影响的结果,在临床上并非少见。

另外,清晰度和鲜明生动性作为鉴别要点也存在问题。表象并非都不清晰鲜明,"栩栩如生"的表象并不少见,少数人能体验到"遗觉像"(eidetic imagery),即异常清晰的映像,具有类似知觉的"摄影"性质。假性幻觉性回忆可表现出"一幕幕过电影似的"清晰完整的特点。真性幻觉多数清晰鲜明,但在内容上也有模糊不清的,患者听不清言语性幻听的具体内容在临床上很常见。因此笔者认为,清晰度和鲜明生动性在这三个现象的比较中不应作为鉴别要点。

(2)同一症状的不同表现:以易激惹为例。

易激惹(irritability)是一种易于激怒的情绪状态。患者对刺激的反应阈值明显降低,对微小的不良刺激也大发脾气,出现过激的言语和行为。它不是特异性症状,可见于多种疾病,并且各有特点。

精神分裂症:有的患者因其他症状出现易激惹,如嫉妒妄想的患者稍不如意就对配偶大打出手。妄想是不可理解的,但继发的易激惹却有一定可理解性。有的患者则突然出现无原因的暴怒,来无影去无踪,事后不当回事地予以否认。从不可理解的角度看,这种易激惹属于原发的情感症状。

躁狂状态:其易激惹是情感综合征的一个症状,甚至是部分患者的主导症状。与妄想继发的易激惹不同的是,躁狂患者的易激惹并没有思维内容造成的情绪积累,而是直接缘起于外界的批评和阻止,或者要求没有得到及时满足。患者在事后"认账但不认错",承认发脾气的事实,照例将原因归咎外界。

神经症:易激惹经常呈现反复重演的循环,表现为"努力控制情绪—激惹性发怒—后悔—更加努力地控制情绪—再次发怒—后悔……"主要针对家人和亲友,情感联系越亲密者越容易成为患者的打骂对象。

5. 特征辨认与描述

以国内两本权威专著对妄想的描述性定义为例。

(1)"妄想是一种在病理基础上产生的歪曲的信念、病态的推理和判断。它虽不符合客观现实,也不符合所受的教育水平,但病人对此坚信不疑,无法被说服,也不能以亲身体验和经历加以纠正。"

(2)"妄想是一种个人所独有的、与自身有切身关系的坚信,它不接受事实和理性的纠正。"

两个定义的共同点是"坚信"和"不能被纠正",实质上是相互说明与补充的同一个特征。不同点在于前者的定义中有"病理基础"和"病态的推理与判断"这两个特征,后者强调"个人独有"和"与自身有切身关系"两个特征。问题是,哪个定义更符合描述性定义的要求,更具有临床适用性?

目前为止还没有明确妄想的病理基础到底是什

么,病理之说只是理论推测(即前面提到的"理解的极限"之处的那个"生物学病理源"),这个特点只有理论意义,临床上用于鉴别和确认妄想时无法据此操作,何况描述性定义要求不能有病因学的理论推测。

"病态的推理和判断"对于逻辑学修养较高、临床经验丰富的医生来说,不失为某些妄想的特征。某患者与同事打架而被领导批评,于是认为领导和同事合伙整治他,后来他把生活中的普通小事也联系在一起进行推理,得出越来越泛化和坚信的被害妄想。这是一个逐渐发展的推理和判断过程,有些地方可以被"心理学的理解"。某患者看见天上下起了太阳雨,立即坚信他的母亲去世了,太阳雨说明了一切,其思维过程几乎没有推理,由知觉体验直接产生难以理解的判断结论,是原发的妄想知觉。但是,把心理学的理解用于定义症状,同样不符合描述性定义的要求。

"个人独有"的特点能明确无误地区分群体性的信念与妄想,是妄想与迷信、宗教观念、邪教信念鉴别的要点。一些群体性信念的个人坚信程度丝毫不亚于妄想,对于不同文化背景或持不同价值观的人来说,有些观念显得非常荒谬和怪异,但却不能被视为妄想,因为具有群体和文化的可接受性和共享性,不是个人所独有的。

"与自我有切身关系"的特征在症状的区分和鉴别上同样具有可操作性。值得讨论的是,有学者认为诸如"英格兰的海岸在融化"、"第二次世界大战是假的"、"唐山大地震是外星人搞的鬼"之类的信念不属于妄想,因为这些信念与患者没有切身关系;有的学者则将其归于"荒谬离奇的思维",并认为具有不可理解的原发性质;有的学者则认为这些观念依然属于妄想,其中一些被称为"幻想性妄想"。尽管存在争议,但没有人否认"与自我有切身关系"是妄想的基本特点。

由此看来,上述两个妄想定义中的第二个更符合描述性定义的基本要求,更具有临床适用性。

二、临床重要症状的分析

(一)幻觉(hallucination)

1. 关于幻觉定义的讨论

19世纪法国的 Esquirol 定义幻觉是"没有客观对象的知觉",这个概念延续至今,并有多种含义相近的表述,如"幻觉是一种虚幻的知觉","幻觉是没有现实刺激作用于感觉器官时出现的知觉体验"等,这些表述都强调"没有客观刺激",同时肯定幻觉的知觉性质。

客观存在和感觉器官是产生知觉的要素,这是无可置疑的。然而幻觉却完全无需这两个要素:首先它无需作用于相应感官的客观刺激,再者它不经过感官也能产生。Foerster(1936)以感应电刺激某癫痫患者的 Brodmann 17 区,患者看到了癫痫发作前兆时看到的光点;刺激 19 区时患者看见朋友从左边走来。Penfield 和 Erikson(1941)刺激患者的 Brodmann 41 区和 42 区,患者听到音乐声。这些实验精神病理学证据说明幻觉的产生完全可以不依靠感官,而更可能是大脑病理过程的产物。如果知觉的产生是客观存在—感官—大脑—映像—外部投射的路径,则幻觉的发生途径完全可能是大脑病理—映像—投射。另外一个区别是两者投射的定位不一样,知觉的投射映像与客观存在完全吻合,而幻觉根本没有也不需要有吻合的客观对象。患者对幻觉总的定位体验在"外部空间"这是明确的,但具体定位则无处不在,甚至在感官的域外。

表象同样无需外在客观刺激和感官,它是大脑产生的映像。和幻觉的不同是:①它被体验为自己意志的产物,②不投射到外部空间。其实很早就有学者认为幻觉实质上是表象。Goldstein(1880)认为幻觉是没有相应刺激下的既往知觉的感性体验的表现。Осилов 指出,幻觉并不是新的不熟悉的东西,而是既往表象的新的结合方式。当前有学者认为"幻觉是一种主体误以为是知觉的特殊表象",是有道理的。

如前述,只有患者的体验才是描述性定义的原材料。那么患者对幻觉究竟是一种什么样的体验呢?以幻听为例,多数患者描述他们"听到"的声音来自"外部空间",具有真实声音的特性,因此他们确信自己听到的是真实声音。但是情况都是如此么?有的患者能够明确体验到幻听和真实声音的区别,尽管不能准确描述具体的不同。一位患者这样描述(经过作者的整理):

"我听到电话铃响,拿起来却没有声音,放下来之后却听到有声音在说话,是爷爷的声音,好像从电话里发出,又好像在门外,说他来看我了。我检查确定电话已经挂断,于是出门去看,始终没有找到。于是给奶奶打电话询问爷爷在哪里。奶奶的声音从电话里传来,信号不好有点不清楚,她说爷爷在老家从来没有出门。这时爷爷的声音又出现了,比奶奶的声音还清楚,说'老婆子撒谎,我就在门外'。我被搞糊涂了,但我还是相信奶奶的声音是真的,因为那是我拨通电话之后的直接通话。爷爷的声音尽管更清楚,但是和奶奶的声音的确不一样。我感到好像是自己想出来的,然后就变成跟真的一样了。"

在"机能性幻听"里,患者也能明确区分知觉和幻听体验的差别。伴随客观存在的钟表声而出现言语性幻听,是机能性幻听的经典例子。但是,钟表声这一客观刺激在同一时间里只可能唤起一种相应的知觉——钟表声,那么同时"听到"的说话声就不可能是知觉,只能是表象。这提醒我们是否被患者的体验所误导,因为多数患者体验幻听是知觉时,并没有与正常知觉对比,而是直接确信其知觉性质。他们描述的是知觉体验而不是表象,我们就这样深入到患者的体验里出不来,纯粹的现象学描述在这里被患者带进死胡同,这反映了"体验"的局限。

"域外幻觉"更能说明幻觉的表象性质。患者明确地描述位于视野之外(通常是头部后方)的奇特视觉体验,这种体验无论如何也不能用"亲眼所见"的知觉途径来解释,只能是表象的外部空间投射。

因此,"没有现实刺激作用于相应感官的前提下出现的知觉体验",是从大部分患者的体验出发对幻觉下的描述性定义,单从这个角度看并无不妥,但这个定义并不适用所有患者和所有幻觉;至于"幻觉是虚幻的知觉"的说法则不是从患者的体验出发的定义,照理说,虚幻和知觉是搞不到一起的。

实验性精神病理学的证据支持幻觉是一种表象,描述性精神病理学依据患者的体验定义幻觉是一种没有客观刺激的知觉体验,某些临床例证又表明其表象性质,看起来只好尝试采用"多元化融合"的思路来定义:"幻觉是一种特殊的表象,但经常被体验为知觉"。

如此一来,真性幻觉和假性幻觉的区别只在于前者有相对明确的定位,其余没有区别(参见前述症状比较)。

2. 幻听(auditory hallucination)

是最常见的幻觉类型,可见于多种精神障碍,如器质性精神障碍、精神活性物质所致精神障碍、精神分裂症、心境障碍、分离状态,以及健康人(尤其是入睡和醒觉前)。因此总体说来幻听并不是一个特异性很高的症状,但以下几种幻听对于诊断精神分裂症具有很高的特异性,被 ICD-10 列入精神分裂症的症状学标准的 a 组和 c 组。

(1)思维鸣响(audible thought):患者体验到自己的思想变成了声音,他"听到"声音说出他正在思考的内容。有学者将其归于一种思维形式障碍,因为患者先有想法,在思维进程中才出现幻听。但多数学者认为这个症状属于幻听。有以下几种类型:

1)声音紧随患者的思想之后重复他的想法,有学者称为"思维回响(thought echo)";

2)声音提前说出患者将要思考的内容,有学者称为"读心症(thought being read)";

3)声音回应患者的思想,即患者想什么,声音就对他的想法表达赞同或反对的看法。

患者可以与幻听进行思想-言语、言语-言语的交流,后者常被观察到自言自语,或者与看不见的人对话。患者体验到的声音有时是别人的,有时是自己的;定位有时在外部,有时在"脑海里",导致这一类幻听的命名和解释繁杂且令人迷惑。如患者体验到自己的思想变成的声音出现在"脑子里",有学者认为这是一种假性幻听,也称为"思维化声";有学者将"读心症"也称为"被洞悉感"。

其实对这一类幻听进行真性和假性的区别,以及按照内容和表现形式的不同予以各种命名,对临床诊断并没有多大影响。这类幻听的一个共同特点是患者体验到自己的思维变成了声音;只要深入询问,几乎都能发现继发妄想——认为自己的思想被他人洞悉、自己被人安装了高科技的跟踪或监视的仪器,等等。无论表现形式和命名如何,这类幻听都高度提示精神分裂症。

(2)第三人称追踪评论性幻听:患者体验到有两个以上的声音对他的思想、情感,尤其是动作和行为,进行现场实况转播式的评论,以"他"或"她"为主语。无论患者干什么和在哪里,声音都追着走。常继发被害妄想、被洞悉感、心境低落等症状,这些继发的症状基本上都是可以理解的。一位因反复自杀而被误诊为"抑郁发作"的患者如此描述：

"我听到至少有两男一女在对我评头品足，无论我想什么，做什么，也无论我在哪里，他们都知道。我出门买东西，男声就说：'快来看，她要出门了'。我退回去，女声说：'她又回去了，估计是害怕了。'我进厨房，声音说：'没到吃饭的时候呀，她去干吗？'，我进厕所，声音就说：'快来看，她进厕所了……'，我说不出口了（抽泣），他们太流氓了，在我的房间里装了高科技的录像机，把我的一切都传播到网上，我觉得就像被人脱光了衣服，没有任何隐私可言。我恳求他们饶了我，哭着问他们为什么这样，他们却幸灾乐祸地说：'你看她装熊样，就是一贱货……'我没法活了，只有死路一条，可是我寻死他们都说这说那（大哭）。"

（3）彼此对患者进行讨论或争论的幻听：患者"听到"的几个声音对患者进行评价，多涉及其行为、人品、家庭等，有时声音之间还互相争论对患者的评价，多数以第三人称为主语。

以第二人称（你）为主语对患者进行评价或者命令的幻听，其风险评估的价值要高于诊断价值。这类幻听不仅见于精神分裂症，也可出现在双相障碍和重度抑郁发作，如心情低落的严重时期出现贬低性评价内容的幻听，提示伴有精神病性症状的重度抑郁发作。患者照例可能继发妄想，更重要的是患者可能遵从命令性幻听而出现伤害自己或他人的行为。

一般的非言语性幻听如噪音、机械声、音乐声等，没有临床诊断意义，但继发的妄想却可能十分荒谬不可理解，具有诊断的特异性，因此要注意通过询问患者对幻听的看法来澄清。

3. 其他幻觉

ICD-10将"涉及任何感官的其他幻觉"列入精神分裂症的症状学标准的e组。这些幻觉对于精神分裂症的诊断没有前述几种言语性幻听的价值大，但与妄想组成的幻觉妄想综合征中，有些具有很高的诊断特异性。

（1）幻视（visual hallucination）：患者"看见"的形象可以是光点、闪光等"要素性幻觉"，也可以是物体的个别部位和完整形象，比实际的大或者小。幻视的诊断价值小，鉴别诊断价值大。幻视常见于

以意识障碍为主要表现的器质性精神障碍（如谵妄状态）。单一、持久的幻视提示脑器质性病变。某56岁农妇，2年来不断毁坏自家墙壁和隔壁院墙，试图抓住一只钻入其内的时隐时现的金雀，间或有情绪不稳和言语紊乱。曾诊断精神分裂症，药物治疗出现严重副作用。脑MRI发现颞叶占位性病变。

（2）幻嗅（olfactory hallucination）和幻味（gustatory hallucination）：这两个幻觉经常伴随出现，通常为令人难受的气味或者味道。要注意与日常生活中可能出现的气味鉴别，并考虑个体嗅觉差异。幻嗅提示某些器质性疾病，如颞叶癫痫。

（3）幻触（tactile hallucination）：可以表现为外表皮肤的触碰、针刺感，或者皮肤下的物体移动感，以及深部和内黏膜的刺激感。由于这个症状只涉及自身躯体的"切肤之痛"，不像幻听、幻视等能够以患者自身之外的客观存在作为验证的参照，有些表现如针刺感、皮肤下的物体移动感等，很难与躯体形式障碍的症状相鉴别，因此对于临床诊断来说，更重要的是从综合征的思路出发来全面评估症状，注意发现其他症状。精神检查时不必过分纠缠于幻触的鉴别，而要重点询问患者对异常体验的看法，以此发现可能存在的思维障碍。幻触经常继发被害妄想和影响妄想，有些症状群具有很高的特异性：

1）以皮肤虫爬感体验突出的幻触与被害妄想并存，是可卡因中毒的典型表现，称为"可卡因狂"。

2）女性生殖器内黏膜的幻触（性刺激感）和继发的妄想（影响妄想、被害妄想、钟情妄想等）组成的特殊症状群，有学者认为"几乎只见于精神分裂症"。这类症状群在临床实践中并非罕见，有经验的医生发现，女性患者出现涉及性器官和性体验的幻觉和妄想的症状群，最终都诊断为精神分裂症。

4. 特殊幻觉

（1）自视性幻觉（autoscopic hallucination）：患者看到自己的身体投射到外部空间的形象，多位于自己的前面。有学者称为"自窥症"，高度提示脑器质性疾病。正常人在感觉剥夺、濒临死亡等情况下，也可出现短暂的类似体验。有的患者产生继发妄想——坚信自己存在替身。这种继发妄想是可以理解的，应与原发的替身妄想鉴别。

（2）言语运动性幻觉（verbal motor hallucination)：患者感到自己的发音器官(喉、舌、唇等)在运动，一方面通过触摸、察看得以验证，否定了器官运动，另一方面又确实体验到运动感，并认为肯定发出了声音，可自己却听不到。

一位女性精神分裂症患者，14年来多次病情反复，每次波动都出现评论性幻听以及继发的被洞悉感。最近病情波动，在原有症状基础上还出现了新的症状，她如此描述：

"原来我认为有人装了监视器把我的隐私泄露出去了，因为经常听见声音议论我正在想的和做的。经过大夫的解释和治疗，我逐渐明白那是幻听，所以不再相信那些声音说的了。最近我终于明白，原来不是幻听泄漏了我的隐私，而是我自己说出去的！因为我经常感到自己的喉咙在发声，尽管我听不到自己在说话，但是可以肯定是在发声，因为喉咙一动我就知道在说什么，控制不住，并且周围的人看起来都知道我说的内容"。患者承认当她用手摸或者扼住喉部时，没有感到喉咙在运动，同时也否认"内心"或者"脑海里"出现声音。

(二) 妄想(delusion)

1. 关于妄想定义的讨论

前面已讨论并赞同妄想是"一种个人所独有的、与自身有切身关系的坚信，它不接受事实和理性的纠正"的定义，本节继续讨论妄想的其他特性，目的是为深入理解妄想提供更全面的思考框架。

(1) 坚信与怀疑：典型的妄想是一种无法用事实和理性进行纠正的坚信。DSM-IV写道："不论几乎所有其他人相信什么，也不论毫无疑问和昭然若揭的证明或证据指向反面"，患者依然坚信。有学者认为，"妄想之坚信在于能够证明其错误的证据越充分，其想法越坚定不移"。初学者理解这一点是非常重要的。试图通过解释和说理来与患者争论妄想的真实性问题，不仅是徒劳的，而且还可能起到使患者更坚信的反作用，更危险的是可能被卷入到妄想内容里，如患者认为医生是迫害者派来的说客，或者和迫害者是一伙人，甚至是迫害者伪装的。

原发性妄想从开始就坚信，而有些妄想则是从怀疑到坚信；妄想经过治疗逐渐动摇，回到怀疑继而消失，与自知力的恢复同步。这两种怀疑的过渡

状态，有人称为"部分性妄想"，诊断价值不大，但可以提示注意其发展趋势，以及发现其他症状。

(2) 原发与继发：按照Jaspers的观点，原发性妄想是不可理解的，直接起源于病理过程；继发性妄想则具有一定程度的可理解性，是对原发症状的反应，即两者之间存在可以理解的关系。从发生的时间关系来考虑，原发意味着首先发生，随后出现的是继发。这两种关系通常是一致的，直接起源于病理过程的症状通常首先出现。然而在时间上后出现的妄想，其不可理解性完全可能超出最先出现的症状，即也是直接起源于病理源。

(3) 可能与不可能：《牛津精神病学》将妄想的"与事实不符"和"错误的信念"的特点排除在描述性定义之外，而强调"妄想缺乏适当的根据"。精神病学史上有个公案：英国一位女子在人口登记中声称自己是某公爵的私生女，有关部门请来几位精神病学家会诊，诊断她是妄想型精神分裂症。事情经媒体报道后，某公爵最终承认该女子的确是其私生女。也许精神病学家的诊断依据是其他症状，但如果以非血统妄想为依据则显然错了。

有学者提出"不可能性"作为妄想的判断标准。ICD-10精神分裂症的症状学标准d组是："与文化不相称且根本不可能的其他类型的持续性妄想"，仅此一项即可满足精神分裂症的症状学标准。问题是，判断"不可能性"本身面临标准和条件的双重困境。对患者所述事事都要验证在临床上显然行不通；把"不可能性"的标准提高到"地球人都知道"的高度，提高了诊断的信度却牺牲了效度。作者认为：把文化背景、个人经历和处境、推理和判断过程等三方面结合起来看，再加上慎重的态度，不失为一个相对全面的标准框架。

从文化背景来看，越是违背所在文化的共同价值观、常识、公认的道理和看法，越可能是"不可能的"。常识告诉我们男人不能怀孕，如果有男性坚信自己能怀孕，很可能是妄想。但这种判断有一致命弱点——"世界之大，无奇不有"，"真理往往掌握在少数人手里"。因此要结合个人经历和处境进行深入分析——也许世界上真有男人能怀孕，但这件事不可能发生在你身上。

一个物理学博士声称发明了新的火箭燃料配方，和一个山区农民的同样声称，两者的不可能性(也可以说是不可理解性)是完全不同的，其临床诊

断含义也完全不同;科技的发展使得每个人的手机都能够被跟踪定位,一个即将东窗事发的贪腐官员认为自己的手机被监控和跟踪,这是完全可能的;一个专心读书的中学生也认为手机被有关部门监控,则不太可能。

当客观条件的限制而无法验证患者所述的"事实的不可能性",或者患者的处境、个人经历和性格特征能够让人理解到可能性时,分析患者得出结论的依据以及推理和判断过程就显得非常重要。也就是说,要看患者根据什么进行判断以及如何推理。

近30年来,婚姻观念的巨大变化使得配偶有外遇的"事实的不可能性"远不如几十年前可信,或者时常验证为事实,关键要看患者认为配偶有外遇的结论是如何得来的,其依据的事实合理性以及推理过程的可理解性如何。某酒精依赖的患者坚信妻子有外遇,事实上妻子的确和某位男士有婚外恋情,但患者的坚信不是(或不仅)来自他掌握了这个事实,而是来自他妻子与其他男士说话时的眉目传情,他认为妻子和交谈过的每个男性都有染。

一位商人因利益链上的某位官员被捕,于是坚信自己被监视居住,这是完全有可能的。他思路清晰地讲述被监视的过程,并对各种可能性予以合理的解释,一点也不涉及家人。医生几乎要否定他存在相关的妄想。然而当医生询问其妻子和其他亲友时,他们都认为他有病。家人认为他真的可能被监控,但是他认为家人用各种方式向监控者汇报的说法则是"胡说八道"。比如家人刚说了句话,正好楼下有车辆路过,他就认为是家人给监控者发信号的结果;妻子出门和楼下邻居说话,他认为是在接头。他还认为警察趁他睡觉的时候给他的身体里面装了窃听器,家里人都知道,就瞒着他一个人,等等。家里所有人都不认可他的这些说法。

国内某著名学府曾经发生一起因嫉妒同学而投毒的案件,毒物是非常少见的金属铊。许多著名医生对其病症一筹莫展,直到同学们把症状表现输入互联网才得到诊断线索。这也提醒我们在判断是否存在妄想时,应慎重考虑"事实的不可能性"与推理和判断的不可理解性之间的关系。

如果妄想突然产生,根本没有依据,无须推理和判断过程;既不能用当前处境解释,也无法用个

人经历来理解;所在文化背景中的几乎所有人都认为根本不可能,但从一开始患者就坚信不疑——这就是原发性妄想。

2. 被控制或被动妄想

ICD-10 精神分裂症症状学标准 b 组为:"明确涉及躯体或四肢运动,或特殊思维、行动或感觉的被影响、被控制的妄想"。有些医生对被控制妄想的确认不严格,下面的对话表明医生显然没有理解身体的运动和感觉系统是被控制的体验对象。

医:"你是否觉得自己被人控制"

患:"是"

医:"为什么?"

患:"因为我无论做什么干什么都被人监视,我的任何行动都已经被人控制了。"

一般来说,涉及躯体和四肢运动与感觉的被影响、被控制的妄想相对容易澄清;涉及思维和行为的被控制体验,患者的描述有时比较含糊,需要深入仔细的交流。有的患者明确描述自己的心跳、呼吸、出汗、肠蠕动等,都受到外力的影响和控制,多解释为高科技远程控制技术,具体手段有电波(含脑电波)、射线、辐射、遥感等等(再次提醒不要买椟还珠地注重继发的妄想性解释而忽视患者被影响和被控制的体验)。有时候,这种被影响和控制的体验在产生的时间上和相关幻觉很难分出先后,从性质上看依然是原发的。

一位女性患者在门诊坐立不安,脸上红一阵白一阵地尴尬不语。反复安慰、询问之后,她说:"刚才就有远程电波刺激下身,让我产生性兴奋,肯定又是楼上那个坏小子犯坏,用远程方式控制我和他干那种事"。这位患者的性幻触和被控制妄想几乎同时出现,都属于原发症状。

3. 妄想知觉(delusional perception)

属典型的原发性体验。患者首先有一个真实知觉,立即就产生一个妄想确信(完全性妄想)。需要强调的是,妄想和知觉之间没有任何可理解的联系。有一个经典例子:一位患者接受肝穿刺,在针头扎进皮肤时突然产生自己已经被上帝选中的想法。另有一个案例:一位女性患者在家宴中,当最后一道菜红烧鲤鱼端上来时,突然产生男友和自己的母亲已经发生性关系的想法并立即确信。

Jaspers 一再用"突然性"来强调原发性妄想的形成特点。他认为，对患者来说，"事情突然意味着某种截然不同的东西，事关某种突发的念头"，如"病人突然坚信遥远的城市发生了火灾"。妄想知觉的产生具有这种突发性。

4. 非血统妄想（delusion of non-consanguinity）

患者认为自己并非当前"那两个人"（父母）所生，生身父母另有其人，多数是知名人士或者患者认为的隐身名人，甚至是历史人物。患者无需证据也不屑去找证据，别人出示的任何证据包括 DNA 鉴定结论都被看做是假的。符合以上特点的非血统妄想，也符合"不可理解性"观点，属于原发性妄想。临床上所见的不典型表现也值得分析。

的确有患者是从小被抱养的。患者听到关于家庭隐私的传言，进一步助长了自己长期以来对长相等方面的疑惑，在由怀疑到确认的过程中有寻求证据的行为，最终家人承认或者事实证明了这种怀疑。这很难说是妄想，但是不妨碍我们发现患者可能存在其他妄想。诊断完全可以依据其他症状而不是非血统妄想。

有的患者开始是部分性妄想，即怀疑阶段。患者一方面认为父母非生身，一方面又抱有怀疑，常有验证的要求和行动，比如核查出生证明，要求作 DNA 检测等。在证据面前有的患者信念一度动摇，有的则在验证过程中产生新的妄想，但最终都走向坚信。是否有强烈而深厚的感情力量对病理过程施加影响，只能是精神分析式的推测了。

5. 替身妄想

患者认为自己的某个亲密者被替代，或者认为周围许多人都是某个人的替身。这个症状的"不可能性"十分明显，有的患者认为自己都被替代了，对此还有妄想性的解释。

认为父母就是某名人的妄想需要与非血统妄想鉴别。非血统妄想否认的是血缘关系的真实性，相关的每个人的身体仍然独立存在。替身妄想重点否认的是躯体的真实性，涉及的人整个或部分被替代、变形或者变性。

6. 关系妄想（delusion of reference）

《牛津精神病学》给出的定义是："某些与患者

无关的物品、事件、人物等，对患者具有了个人的意义"。这是值得深入理解的描述。关系妄想的特征是日常生活中的任意事情都可能让患者体验到对他具有某种意义，一位母亲如此描述女儿的症状："不管什么事情，她都乱七八糟地往自己身上扯"，形象地说明了关系妄想的临床特点。当我们"直观地再现"了患者的体验，用"不可理解性"观点进行分析时就会发现，关系妄想是很好的学习资料。

关系妄想比其他妄想更能体现患者的思维从可理解到不可理解，从可能到不可能的"谱系"。感到周围人的言谈举止都在议论自己，是普通人的日常生活中完全可能出现的事件。如果结合其犯了错误的处境，就更加可以理解；感到电视里演的、广播里说的、报纸上写的都与自己有关，这就不太可能了。即便是这人犯了大错，旁人也很容易判断出媒体上的信息和他的关系，也因此能够体会到"不可理解性"。到了这里，关系妄想完全称得上是"与文化不相称且根本不可能的"妄想。一位男患者从央视新闻联播节目里发现了与他有关的各种信息，一位女患者却从男播音员的眼神里发现了对她的爱意流露。如果把前者确认为关系妄想而认为诊断价值一般，后者确认为钟情妄想而认为诊断价值较大，实在是牵强附会地理解和运用。这两种情况其实都具有原发妄想的不可理解性和不可能性。

关系妄想经常与被害妄想交织，有人认为关系妄想很普通，因此在检查中不予重视，对被害妄想却反复追问。其实，被害妄想完全符合关系妄想的定义，只不过患者体验到的外界事物的意义是凶险的、危害人身安全的而已。关系妄想中的许多内容都比被害体验更加具有不可理解性。

患者听见同事说："到点了，该走了"，认为是在暗示他该自杀了。有学者认为这是关系妄想的特殊类型，称为"特殊意义妄想"。其实关系妄想的特征恰恰就是对本来无关的事情产生个人化的"特殊意义"的联系，特殊意义已经包含在关系妄想的定义里，并无另外命名的必要。不妨假设：某患者把工会组织活动安排他去参观烈士陵园认为是在暗示他选择前途，这是特殊意义妄想；另一患者却认为这样的安排是在暗示将要处死他，这是被害妄想。这样的区分对诊断和治疗实际上并无意义。

7. 被害妄想（persecutory delusion）

被害妄想因其常见而成为住院医生学习症状

学的便利材料,同时也容易造成一叶障目的后果。被害妄想的特异性低,还存在"不可能性"的判断问题,一定要慎重对待。在一些文化背景的特定历史阶段,被害体验和被害事实并非少见;有些情况下我们认为是妄想的内容原来是事实,多数人认为不可能发生的事情后来的确发生。被害体验涉及人的安全感,还可以从人格基础上得到理解。一贯敏感多疑的人,由于人际关系的现实矛盾而持久地、超出正常程度和范围地认为别人都在害他,不仅从人格特征上可以理解,也不能排除真有人背地里对他图谋不轨。被害妄想很多都继发于其他症状,其发生可以有心理学的可理解性。如患者凭空听到多人在辱骂他,要杀他全家等,由此产生被害妄想并进一步泛化。所以把被害妄想作为诊断依据时尤其要谨慎。只有那些既不能用人格、个人经历、学识,以及其他症状来理解,也不能用时代和文化背景、事实、当时的处境等予以解释的被害妄想,才符合原发妄想的特征,这样的被害妄想并不多见。

8. 钟情妄想(delusion of being loved)

特征是患者坚信别人爱上了他(她),内心充满憧憬和希望。对方的拒绝也被认为是某种考验,从而表现出更加坚定的追求意志和行为。患者也会表示自己爱对方,但明显缺少普通人恋爱的那种犹豫、挣扎的痛苦体验,更多的是深信对方爱自己的喜悦和信心。单相思正好相反,深陷其中者能够深刻体会到自己爱上了对方,但并不确定对方是否爱自己,因此经常在痛苦中挣扎。

临床上通常见到钟情妄想的两类情形。第一类对象明确,多数是公众人物或者地位高于自己的异性,妄想的产生很突然,患者的追求行动公开且持续。一位单身母亲参加儿子的家长会时,突然感到校长的目光和语言都传达出喜欢她并愿意与他结婚的意思,自此开始了对校长的反复纠缠。校长无奈之下与她的某次会谈,被她认为是爱情的里程碑。另外一类多发生在青少年,妄想对象多为某个异性同学、家庭友人、或者其他普通的陌生异性,只见过一面,说过几句话,甚至从未有任何交流。患者对妄想是否突发以及具体时间的记忆差异较大,令人不可理解的是患者从未有任何爱情表白,甚至多年来全然不知对方行踪,却始终坚信和对方的关系。有的患者在病程中出现相关内容的幻听,使妄想更加坚信。

9. 嫉妒妄想(jealous delusion)

指事实依据不合理地坚信配偶不忠。如前述,确认这一症状不能依据"事实的不可能性",而应以妄想形成所依据的事实的合理性和推理判断的不可理解性为标准。该症状的暴力风险评估价值大于临床诊断价值,尤其是慢性酒依赖患者的嫉妒妄想,是暴力风险很高的妄想。

10. 夸大妄想(grandiose delusion)

指夸大自身重要性的信念,内容涉及自身能力、财富、地位等。精神分裂症的夸大妄想大多符合原发性质,其"不可能性"十分明显。一位患者认为自己(已经)是国家领导人,既没有判断也没有推理,事实的不可能性显而易见。一位患者认为自己能够当国家总理或者集团总裁等,同时也承认现在还不是,然而从他的个人经历及其给出的依据中很容易发现不合理性,从他的推理和判断中也发现不可理解性。一位患者这样回答"你凭什么认为自己将来能当总理是板上钉钉"的提问:

"男女各占一半是吧,我是男的,当然有50%的可能性当总理。中国的总理都是男的,就是说在中国,男的百分之百有可能当总理。我的名字叫周嘉保,周总理加温总理,说明我百分之二百能当总理,这还不算板上钉钉?"这段话是思维逻辑障碍的表现,患者依据的不合理和推理的不可理解倒是"板上钉钉"。

(三)关于思维据有(possession of thoughts)的异常信念

正常人体验到思维属于自己,而 ICD-10 精神分裂症的症状学标准中的 a 组症状——思维插入、思维被夺、思维被扩散(或被广播),其共同特点是患者体验到思维不是自己的(即非己感),既不是自己的意志所发动,也不受意志控制。有学者将它们归于"异己体验",《牛津精神病学》归类于思维障碍。这几个症状都是 Schneider 的"一级症状",对精神分裂症的诊断具有很高特异性,但临床上并不多见,容易被忽视,但更容易被轻易确认。如果用于诊断,一定要非常仔细、谨慎地予以鉴别和澄清。

1. 思维插入（thought insertion）

患者体验到有不属于自己的思维强行进入或占据，且不受自己意志的控制。有些患者体验到非己的思维大量涌入性地占据他的思维，称为"思维云集"（thought crowding）

2. 思维被撤走（thought withdrawal）

患者感到自己的思维突然被外力夺走，也称为"思维被夺"。常伴有思维阻塞（thought block），患者感到思维过程突然被外力强行中断，不能继续下去。正常人在疲劳、注意力不集中、被打岔等情况或者有记忆障碍时，也可出现"一下子想不起来"的现象，关键的鉴别点是患者感到思维被外力阻断，而且无法继续。

3. 思维扩散（diffusion of thought）

患者体验到自己的思想以某种别人可以直接感知的形式向外界扩散。如果这种播散形式被体验为"广播"（不是听见广播声，而是体验为被广播出去了），则称为思维广播（thought broadcasting）。

以上三个症状经常继发解释性妄想，如患者认为是外星人、高科技等原因将其思维抽取、吸走。某女性大学生，期末考试时闭目呆坐，问话不答。她向医生描述道：

"只要我思考，我的思想就源源不断地从脑子里流向外面，迅速扩散充满教室，然后被其他同学吸收。我感到有人用一种高科技的无形管子将我的大脑和所有同学的大脑串联，使我的思维被所有人共享，我的思维只出不进，结果我不知道如何落笔做题，而他们却都会做。所以我就干脆不去看卷子也不思考，免得让不会做题的人占便宜"。

（四）思维贫乏（poverty of thought）

思维贫乏是指思维缺乏联想，内容空乏，回答少且单调。观察到患者沉默少语，交谈时无话可说，与思维迟缓的外在表现类似，因此需要仔细鉴别。

思维贫乏的主观体验也贫乏，患者的态度无所谓；思维迟缓的主观体验则十分明确而且不乏伴发的焦虑。

如果有足够耐心和良好的沟通技能（如真诚理解患者的感受，放慢语速与节奏，问题简短而明确，有恰当地等待，等），我们可以深入到思维迟缓患者的内心，并且能够获得足够多的信息。患者的每次回答尽管简短，但对各种问题基本上都有相应的回答。有时我们不免感到有点着急，但总是能够在有希望的等待中得到想要的结果。

反之，尽管我们努力进入思维贫乏患者的内心，仍然经常感到不知从何处而入；即便进入了，接下来也会感到一种很难获得信息的茫然。患者对许多问题的回答来回就几个字（还好，还行，是的，不是，好像有，等等），或者简短的几句话，使得我们在着急的等待中不断增加失望感。

最后，对比晤谈记录的长短和内容的丰富性，会更加发现两者的区别。

（五）联想松弛和思维破裂

ICD-10 中精神分裂症症状学标准的 f 组症状是"思潮断裂或无关的插入语，导致言语不连贯、或不中肯，或词语新作"。

联想松弛（loosening of association）是指思维失去正常的结构。极少有患者能描述思维松弛的体验，反而有患者对一头雾水的医生说："我都说得这么清楚了，你还不明白？"患者的思维和言语表达给人最深的印象是不清晰，许多医生能够体验到自己的思路被患者搅乱。患者的言语表达从单个的词、句乃至一小段话来看，其语法结构和意义联系都正常，检查者也完全能理解。随着谈话的深入，检查者的思路很快就被患者带入混乱的迷宫，因为患者的思维结构与正常人完全不同，你越想搞清楚，就越不清楚患者究竟想表达的是什么，因此经常感到一头雾水般的困惑。这种体验不失为正常思维对联想松弛的反应。

联想松弛的特征是"接触性离题（tangentiality）"。患者的谈话与主题总是在"打擦边球"，明显脱离主题中心但似乎又沾点边。他头几句话可能是切题的，尤其是回答封闭式提问时基本切题，但很快就开始游离到主题边缘，常出现无关的插入语。提醒患者"说具体一点"，或者问"我刚才问的是什么问题？"，有的患者可以切题地回答几句后继续离题，有的则再也不能切题回答。这种思维特点更具有精神分裂症的特征性，而且在精神病司法鉴定中具有很大价值——"胡言乱语"可以伪装，接触性离题是无法伪装的。

由于联想松弛的这些特点,临床上予以确认时要注意以下几点:

(1) 让患者有足够的自发性言语。封闭式提问很难检查出联想松弛,患者对封闭式问题的回答多数是明确而清晰的,如果一直用封闭式提问,很难发现联想松弛。

(2) 注意收集患者的书写材料。有些患者交谈起来似乎没有问题,但给他一个主题让他做书面作业,则可以发现明显的联想松弛,这是最准确的症状记录。

(3) 必要时录音并整理成文字。正常的记忆规律不适用于联想松弛,交谈者常感到思路混乱,当时记录已经很困难,事后更无法准确、完整地回忆,录音后整理成文字不失为有效的方法。以下是一段录音记录:

医:那你谈谈这次因为什么住院吧。

患:喔,你问这个呀,是我妈让我住的。

医:嗯,你知道你妈为什么让你住院吗?

患:知道啊。她说不舒服,我就陪她来医院了。医生说我也有病,我妈就让我和她一起住院,她睡外面长椅,我睡里面床上,护士安排的。其实住院检查一下也好,你说是吧。检查一下,是这样的。对了,你现在算是检查我吗?你说我为什么要住院?

《牛津精神病学》列出了联想松弛的几种形式:

(1) 马步思维(knight's move thinking)或思维脱轨(derailment):患者言语的单个字词和句子没有语法和措辞的错误,但句子之间缺乏可理解的联系。有学者认为所指即破裂性思维(splitting of thought)。可以达到完全是单个的词和句子的无意义的重复,称为语词杂拌(word salad)。

(2) 说话不切题(vorbeireden):说话似乎接近交谈的主题,但总是擦边而过,未能切中主题(定义等同于接触性离题)。

(六) 语词新作(neologism)与病理性象征性思维(symbolic thinking)

语词新作指患者自创符号或文字(一般都是拆借现有符号和文字),来表达自己的体验、说明某种观点。一般人猜不出文字和符号的意思,患者予以说明之后,其他人都会感到这种自创并不具有创造

性,而且难以理解。

语言发展中不断出现新的词语,其结构和含义之所以能够被广泛地理解,是因为它具有被理解的社会文化背景和符合规律的表达方式。最近几年风行的网络词如"囧"字等,一出现就被大家意会和接受。行业内部有一些外行不理解的技术名词缩写以及特殊的符号,小团体有"黑话",家庭里也有"私房话"等,这些都是共享的。患者自创的词既没有社会文化的基础,也不符合文字创造规律,完全是自己独有的。如患者借用数学符号%来代表离婚、自创"犭市"表示"狼心狗肺"。

病理性象征性思维是概念的错误转换。患者用普通概念和个人化的行为或动作,来表达具有象征意义的抽象概念。如患者用脑袋撞汽车轮子,表示自己要"投胎"。

正常人的象征性思维以传统为基础,并被广泛接受,其象征意义也不会被正常人当成现实。"五星红旗是革命先烈用鲜血染成的",几岁的小孩不理解其象征意义而可能把它当成现实,正常成年人不会。而一位患者咬破自己手指用血来书写"成功"二字,表示"成功需要付出心血"。

病理性象征性思维的特点不在于相关的具体概念和抽象概念本身不可理解,恰恰相反,他所要表示的抽象概念基本上是社会文化背景下普遍公认的(如投胎、成功需要付出心血等)。其不可理解性在于具体概念 A 转换成抽象概念 B 的过程。某患者抢过小朋友的黄色封皮书扔到垃圾桶里,他解释是在"扫黄"。患者为什么要用丢弃黄色封皮的书的方法来表示"扫黄",而不是用一种其他人可以理解的行为来表示"扫黄",这才是令人无法理解的地方,也就是症状的病理性质之所在。

再与关系妄想对比。关系妄想是(患者体验到)普通的日常事件本身具有了针对个人的特殊意义。比如,同事用白色水果刀切西瓜这个普通事件,患者体验到的含义是在暗示要对他"白刀子进,红刀子出"。(也可以说是被害妄想或者特殊意义妄想)。一般人能够理解到患者的妄想内容和事件之间存在一定意义上的联系——白刀子切开西瓜,见到红色的瓜瓤。

病理性象征性思维中,普通事件本身没有产生针对患者的意义,而是普通事件的文字和符号概念被患者拿去代表一个毫不相干的抽象概念,更多的

情况则是患者自己(主动地)用个人化的行为或动作来代表一个公众熟悉的抽象概念,而且动作和概念之间没有可理解的意义联系。

以下例子可供进一步比较与鉴别。

(1)患者看见老中医给他开的药方上有龟板、鳖甲,认为是在骂他"乌龟王八"——关系妄想;

(2)患者吞食大块的骨头几乎噎着,他解释是要使自己具有"硬骨头精神"——病理性象征性思维;

(3)患者看见迎面的汽车闪了两下灯,他立即明白老婆有了外遇,并且给他戴了两顶绿帽——妄想知觉。

(七)类妄想性幻想(delusion-like fantasy)与幻想性谎言(pseudologia fantastica)

这两个症状没有本质的区别,共同特征是混淆现实和幻想,形成一套自我陷入的信念,旁人听来像天方夜谭,因此常被误认为妄想而导致误诊。两者都有人格和处境的可理解性,类妄想性幻想多与特殊处境(如拘禁)下的心理需求有关,幻想性谎言多与人格(如癔症人格)的心理需求有关。它们都不符合妄想的坚信特征,只要事实可以验证其真伪之处,患者都试图进行解释或者采取防止"穿帮"的措施,因此不断出现新的内容。妄想则根本不顾事实,也无视"穿帮"。一位25岁的患者声称自己是毛主席的儿子,当医生指出毛主席在30多年前已经逝世,患者神秘地一笑:"你爱信不信"。以下案例供分析。

例1 患者,女性,27岁。一贯自我中心、爱幻想。因卷入官员贪腐案而被拘留,在押期间认为某男性警察爱上她了,主动"供述"该警察曾到她的单位为其销毁犯罪证据,并在她面前脱衣解带,让她告发他猥亵和刑讯逼供,以便替她坐牢。当医生指出一些不合情理之处时,她略显尴尬地予以解释,随后几天变换说法和增加新内容来修正、补充原来的说辞。主动接触,情感活跃。

例2 患者,女性,30岁。自愿住院要求解决三个心理问题:如何控制自己的情绪、如何处理感情问题、如何与未来的公婆相处。她向医生描述自己的奇特经历:生身父母是国家间谍,在执行任务时双双身亡,自己被紧急剖宫产出,秘密抚养。7岁入山中接受特殊训练,18岁下山进入某著名医学院

匿名学习。多次恋爱(事实)都是执行秘密任务的掩护(待考)。数次遇到生死险情,腹部中枪,阴道被毁,下颌植入自杀药丸。她拒绝医生检查腹部、阴道、下颌,声称没有必要,她住院不是为了检查这些。目前仍卷入三角恋(事实),恋爱对象对她的这套说辞半信半疑,但不敢表示怀疑,否则爆发争吵,往往是她把男友暴打一顿,然后不辞而别好几个月,带回新的"执行秘密任务"的故事。

(八)超价观念(over-valued ideas)

超价观念由Wernicke(1900)首先予以介绍。它是一种涉及自我的,独有的个人信念,片面而偏激,以至于同一文化背景下的大多数人不能接受。如果不考虑其可理解性,它接近符合妄想的定义。在PSE和PANSS中,超价观念都在妄想项目内评分,即被认为同属于妄想,只是程度较轻(评分较低)而已。

超价观念和妄想不容易区分,但是将两者等同看待的做法在临床上引起争议,对诊断和鉴别诊断都有影响。除了坚信、个人独有、涉及自我等基本特征相似之外,它还有以下不同于妄想的特征。

(1)可理解性:从人格、经历、处境、推理和判断的逻辑性等方面,超价观念都具有相当的可理解性。

(2)依据的合理性:事实的不可能性被排除在妄想定义之外,事实依据的不合理性是妄想的特点之一;超价观念则既有事实的可能性,也有事实依据的合理性。它不仅由事实引发,在观念的发展过程中所依据的事实也并非空穴来风,其推理和判断的过程具有相当的逻辑性。尽管片面和偏激,但不直接歪曲主要事实,因此不了解实际情况的人往往信以为真乃至产生同情。

(3)情感和行为的协调性:超价观念伴随强烈的情感和动机,在患者的精神活动中长期起着主导作用。超价观念必然伴随相应的行为,体现了人格的整合和协调性;妄想则可以与情感和行为"分裂",妄想依然存在,但情感已经淡漠,人格也发生了改变,这是慢性精神分裂症患者中常见的情形;超价观念只要存在,则情感和行为一定协调地出现,人格保持不变。有学者指出:有"冷性妄想",却没有"冷性"超价观念。临床上这样的偏执型人格障碍的形象并非少见:年逾花甲的老人,精力旺盛

地反复诉讼,滔滔不绝地诉说被迫害的经历,悲愤之情溢于言表。难以想象同样年龄的精神分裂症患者会是这样。

另外,许多妄想突然发生并立即坚信,而超价观念多数以某个事件作为起点,随后缓慢而不断地发展,其间由于新的相关事件进一步加强和丰富其信念。有些超价观念可以在非常有力的证据或者强烈的情感体验之后,有不同程度地削弱,如疑病观念可以被重大证据和患者自认为的最高医学权威的态度所削弱,甚至回到起点状态。

临床上由于把超价观念误认为妄想而导致将偏执型人格障碍误诊为精神分裂症的例子也屡见不鲜,这并非医生故意,主要是因为超价观念和妄想的确难以区分。如果精神分裂症的诊断依据不足,宁愿只做症状学诊断,保留诊断的开放性,留待追踪观察以确诊,一些病例多年后才能看出端倪,这是精神科诊断的特殊性。以下病例供参考。

例3 患者,男性,62岁,退休工人。从小敏感,好强,不服输,爱争辩。28岁时与带班组长争执、互殴,各自带伤。单位处分各打五十大板,他认为单位偏袒组长,反复纠缠要求撤销处分,严惩打人凶手。未果,继而认为单位领导背地里组织所有人联合起来针对他,散布谣言搞臭他,逼他离职,跟踪他,置他于死地等,出现威胁性言语和行为,争执中打伤领导。单位与家人联系,表示要依法处理。家人送他到精神病院检查,诊断为精神分裂症而住院,也因此免除刑事责任。住院期间因大闹而被约束、强制治疗,一个月后"好转"出院,自此开始30多年的诉讼历程。控告对象包括单位领导、医院、法院等,唯独没有家属;诉求包括撤销处分决定,严惩打人凶手,撤销诊断,恢复名誉,赔偿一切经济损失等。30多年来与所在城市的所有精神病医院和大部分法院都打过交道。经历结婚、生子、离婚、病退、房产纠纷、多次被强制住院、亲人疏远等事件,依然"精神抖擞地独自战斗",自学法律,从来不请律师。法官和保卫干部都认为他"经验丰富"。最近一次诉讼状告10年前某精神病院对他非法拘禁,先取得专家会诊"目前未见精神病性症状"的结论,然后成功立案。花白短发,目光炯炯。步态矫健,声如洪钟。思路清晰,观点偏颇,攻其一点不及其余,不容别人反驳和提出不同看法,否则就此必须争论出是非结论才罢休。对既往住院经历及诊

断过程避重就轻,不提供病历,只要求医生"独立做出诊断,看我是不是精神分裂症"。不涉及主要观点时,礼貌且懂得人情世故。

(九) 强迫恐惧和强迫缓慢

有学者认为,强迫症状分为原发和继发两大类。"原发的"强迫症状包括:①强迫观念(强迫性怀疑、强迫性穷思竭虑、强迫性对立观念);②强迫表象;③强迫恐惧;④强迫意向;⑤强迫缓慢。继发的强迫症状包括:①屈从性的强迫动作,如强迫性怀疑引起反复核查,与不洁和污染有关的强迫观念导致反复洗涤;核查本身经常成为强迫性怀疑的新增内容,于是为了确保核查的准确性而采取仪式化的动作和程序;②对抗性强迫动作,如为了对抗污秽内容的强迫观念,患者反复背诵道德箴言以抵消"罪过感",或者默诵无关词句试图转移注意力,或者用仪式化动作进行对抗。等到某个或某几个动作逐渐失效时,患者又发展出新的动作,并演变成一套复杂的程序,全部完成要花很长时间,由此造成缓慢。

由此看来,强迫性缓慢也有原发和继发之分。强迫症患者的缓慢现象在临床上很常见,严重影响生活和工作。最常见的原因是继发的强迫性仪式动作,原发特性的强迫缓慢并非继发于其他症状,而且原因不明,但是很少见。要注意观察、询问、分析。

强迫性恐惧的概念经常带来诊断上的困惑。Marks I.(1969)认为这是"对自己感情的恐惧",患者害怕自己会失控,害怕会发疯,害怕会干坏事,内心极度紧张。强迫恐惧没有要行动的内在趋势和冲动,这是和强迫意向不同的地方。它也没有自主神经紊乱和运动性不安的表现,因此不是恐惧症。

有的患者对某些疾病表现出不合理的担心和害怕,伴有反复求医以确证自己没有患病的行为。有学者称为"疾病恐惧症",将其归入强迫恐惧的范畴。它实际上不符合恐惧症的表现,因为没有发作性的强烈的内心恐惧和自主神经症状,也很少有运动性不安。它的核心是一种缠绕不休的观念(即思维障碍),而不是情感症状;它恐惧的对象是疾病概念而不是特定的与疾病有关的现实物品和场所(如果是,则归于恐惧症)。它也不完全符合强迫症状的特点,因为患者对恐惧观念的反强迫意识并不明

显,而且伴有相信疾病可能发生的求医行为。

ICD-10 将这种对特定疾病如癌症、心脏病、性病的害怕,归于疑病障碍(F45.2)。

(十)情感迟钝(blunting of affect)和情感淡漠(apathy)

情感迟钝和情感平淡(flattening of affect)是同义语,指心境的波动性明显减弱,低于正常水平,严重者称为情感淡漠。ICD-10 的精神分裂症的症状学标准中,情感迟钝和情感淡漠归于 h 组(即阴性症状组)。

情感反应是心境对外部刺激和思想变化产生的相应波动,与人格有密切关系。分裂样人格障碍的心境波动性很小,无论批评和表扬都不易引起他的情感反应,因此确认情感平淡要充分考虑人格因素。与人格相关的情感平淡是一贯的,精神分裂症和脑器质性精神障碍的情感平淡都有明确的病程。

情感平淡很难被没有自知力的、存在体验缺陷的患者准确描述。一个精神分裂症患者体验不到自己对生病母亲的漠视,反而说"我对她挺好的",因此这个症状的确认主要依赖客观观察和询问。

人类情感的发展总是从简单到复杂,从原始到细腻,从肤浅到深刻;情感缺陷的过程恰恰相反,最先失去的是高级、细腻的情感,即便到了情感淡漠的程度,也可能会保留原始、肤浅的情感,这为我们评估情感的缺失及其程度提供了方向。曾有一位反社会人格障碍患者被一位精神分裂症患者用木棍打成重度颅脑损伤,20 年来逐渐变成慢性痴呆状态,除了吃喝睡觉,不关心任何事情。当医生无意中提到当年他被打伤的事件时,患者露出愤怒表情,喊叫道:"我要杀了他!"

日常生活中亲情和友情的变化往往是情感平淡最初的表现,家属和熟人感到患者"性格变了","似乎换了一个人",这样的诉说经常包含情感平淡的症状线索。是否理解他人的感受(善解人意),主动关心别人等,是必须评估的内容(当然首先要考虑人格特征)。情感平淡的进一步发展涉及个人自尊和安全,以及动机和目标等,这些都是需要了解的内容。

精神检查时要注意观察患者对环境的反应,尤其是他对医生的态度和情感的理解与反馈。情感平淡的患者对医生的关心缺乏恰当的回应,情感交流存在明显障碍,有经验的医生以自身情感体验为参照来判断患者是否存在情感平淡,症状确认和疾病诊断的准确率都非常高。偶尔在必要时可以提出一些问题来"刺激"患者,以观察其情感反应,当然要根据情况谨慎从事。

(十一)抑郁心境(depressive mood)

抑郁心境是抑郁发作的核心症状。具有临床意义的抑郁心境不同于一般的心情不好,它是一种难以名状的,不能自拔的,持久的"消沉感"。和焦虑具有外显的客观症状不同,抑郁心境可以只有主观体验而没有外显征象,尽管可以观察到一些患者眉头紧锁、弯腰弓背、口角下垂等。

以下几个方面有助于鉴别抑郁心境与一般的心情不好。①可理解性。有学者认为"抑郁是对丧失或不幸遭遇的一种正常反应",笔者认为其所指的"抑郁"应看做是心情不好。尽管多数抑郁心境都可以发现与生活事件的联系,但如果反应程度或/和持续时间明显超出一般人,或者没有明确的生活事件,则心情不好更可能是抑郁心境。②可调节性。抑郁心境是"不能自拔"的,不少患者都曾试图通过转移注意力、改变环境、接受他人安慰等方法来努力改变"消沉"的心境,但收效甚微。道德的说教与榜样的激励也都是徒劳的,患者说:"所有道理我都懂,但就是无法高兴起来"。③是否伴随其他改变。抑郁心境常伴有自我评价过低、自责、悲观的想法,丧失人生信念和生活的希望。一般心情不好的人则保持对自我的整体评价和生活的信念,只对具体事件感到悲观。

(十二)人格解体(depersonalization)

人格解体是一种有自知力的特殊体验,患者察觉到自己非原来的"我",或察觉不到原本的"我",也可以出现陌生感和非真实感。有学者认为广义的人格解体包括四个方面:

(1)狭义的人格解体:即感到"我"似乎不真实,或者不存在。一位患者如此描述自己的体验:

"我感到不是原来的我了,我想尽一切办法希望恢复到原来的我,但做不到,因此十分苦恼。更苦恼的是由于我觉得不是原来的自己,我担心丈夫也会有同样的感觉而嫌弃我。我和他说话的时候,感觉不到是自己和他说话，而是感到自己像旁观者一样在看另外一个女人和他说话。我吻他的时候，理智上知道是我自己在吻他，却感受不到是自己在吻他，也感受不到是在表示爱他。夫妻性生活时也如此。我苦恼万分，有时却连苦恼也觉得不是自己的。"

（2）现实解体（derealization）：患者感到周围的外在世界似乎变得不真实，一切都变得疏远而陌生，朦胧不清晰，或者像塑料花一样的假。

（3）身躯解体（desomatization）：感到自己身体的大小、轻重、软硬等发生了变化。需要和"感知综合障碍"鉴别。身躯解体是看不出"我的身体"变了，但是感到变了。而感知综合障碍是"看见"身的具体变化了。

（4）情感解体（deaffectualization）：感到丧失了情感体验的能力（见上述患者的描述）。

（十三）自知力（insight）

精神障碍的自知力不是简单的有或无的问题。在疾病的不同阶段，以及对不同的症状，患者的自知力可能各不相同。《牛津精神病学》提出判断自知力需要从四个方面入手。

（1）患者是否认识到其他人观察到的（发生在他身上的）现象；

（2）如果能认识到，是否认为这些现象是异常的；

（3）如果认识到是异常的，是否认为是由精神障碍所致；

（4）如果认为是精神障碍，是否认为需要治疗。

如果患者对第一个问题的回答都是否定的，则可以说自知力是完全丧失的。不少精神分裂症患者在症状初起时能够认识到自己的状态与以前不

一样，或者对一些奇怪的现象（如幻听）感到困惑并且认为是异常，但极少有患者能认识到这种异常是精神病的表现。而神经症则除了疑病障碍等少数疾病以外，多数患者从开始就能认识到自己的症状属于精神疾病，并积极求治。

把自知力作为区分精神病和神经症的要点，并作为诊断精神病的标准之一，作为学术观点不断受到来自精神病学界内部，以及其他学科和公众的质疑。"不承认有病就是精神病"的说法成为公众误解精神病诊断标准的典型说辞和质疑精神病学的论据。与此同时，克雷佩林等确立的症状学原则和病程标准，历经100年的考验仍然作为ICD-10的精神障碍诊断的基本框架，更值得深思。ICD-10把自知力排除在诊断要点之外，具有历史和现实的双重意义。

当然，自知力的鉴别诊断价值不容忽视，脑动脉硬化性痴呆和老年性痴呆的一个重要鉴别点就是自知力。精神分裂症早期的神经症性症状的鉴别中，自知力依然是一个重要参考。

对于已经确诊的精神障碍来说，自知力是病情严重程度、治疗依从性、治疗效果、预后估计等多方面评估的重要指标。

（刘协和　唐宏宇）

主要参考文献

金寿铁.2005.心灵的界限——雅斯贝尔斯精神病理学研究.第2版.吉林:吉林人民出版社.

刘协和.2011.临床精神病理学.北京:人民卫生出版社.

沈渔邨.2009.精神病学.第5版.北京:人民卫生出版社.

王祖承.1999.精神科综合征.上海:上海医科大学出版社.

许又新.2011.精神病理学.第2版.北京:北京大学医学出版社.

Gelder M, Harrison P, Cowen P. 2006. Shorter Oxford Textbook of Psychiatry. 5th edition. Oxford: Oxford University Press.

第六章　精神障碍病因学

导语　精神障碍系一类病因复杂的疾病,大多与遗传因素有关,是由遗传因素和外源性病因交互作用而产生。近30年来,遗传学,尤其是分子遗传学领域快速发展,各种检测方法与仪器日新月异。在技术手段的支持下,大规模病例样本的全基因组检测得以实施,由此获得了海量的全序列、外显子序列及基因分型数据。通过对这些数据的加工分析,人们粗略地了解了基因组最浅显的信息,发现了正常人和部分复杂疾病患者在某些基因位点上的差异。本章将介绍一些经多次独立研究认为与精神障碍的发生有关,并对其功能有一定了解的所谓易感基因。尽管如此,我们对大多数基因如何工作,基因之间的相互作用,内含子的调控范围和机制,尤其是疾病状态下基因表达和蛋白质结构及功能方面的变化规律目前还是很不明了。

另外,复杂疾病的病因病理机制除涉及经典遗传学的内容,表观遗传调控对基因表达、某些生理功能以及疾病表型的影响同样不可忽视。一些环境因素,如孕期感染、营养不良、产伤及应激等在精神障碍(如精神分裂症、抑郁症、焦虑症等)的发生过程中亦有重要的作用,然而这些因素作用的大小、作用机制和遗传的相互影响等还有待于更进一步的深入研究。

第一节　遗传因素与精神障碍

一、精神障碍的遗传学研究现状和趋势

1. 精神障碍遗传学研究面临的困难

精神障碍是由内源性和外源性病因交互作用而产生的一类复杂性疾病,遗传因素是其中重要的内源性病因。尤其是对于重性精神障碍,如精神分裂症、抑郁症、双向情感障碍,遗传因素更是起到关键性的作用,遗传度从0.4到0.9不等(表6-1)。遗传因素可以是指DNA碱基序列的多态/突变或拷贝数变异,也可以是指DNA的甲基化修饰,mRNA稳定性改变或者组蛋白的翻译后修饰等表观遗传因素。这些遗传因素和表观遗传因素导致相关基因或蛋白表达水平的改变,从而影响正常的神经系统功能并最终导致疾病的发生。虽然对精神障碍相关易感基因进行了大量的研究,但遗憾的

是目前仍对各种精神障碍的确切遗传机制知之甚少。最大的问题在于已经发现的易感基因难以在其他人群和研究中得到广泛一致性的重复,以及易感基因对疾病发病的贡献程度低于预期。

表 6-1　常见精神障碍的遗传度

疾病	遗传度
孤独症	0.90
精神分裂症	0.80
双相情感障碍	0.80
注意缺陷多动障碍	0.77
酒精依赖	0.60
重度抑郁症	0.40
惊恐障碍	0.40
广泛性焦虑症	0.30

导致精神障碍的遗传学研究进入目前这种窘境的主要原因是精神障碍病因的复杂性和异质性。病因的复杂性体现在多种遗传易感因素(目前发现的精神障碍候选基因几乎遍布人类所有染色体)和环

境易感因素(如城市出生、生活方式、社会地位、移民、药物滥用及各种应激)发生复杂的交互作用,从而导致人体多条功能通路中的基因、蛋白、细胞、神经环路的功能出现紊乱,并最终导致精神障碍的发生。然而,在群体水平上,精神障碍可能涉及多条功能通路中所包含的各种基因、蛋白、细胞和神经环路的异常,但对于患者个体,可能仅涉及少数功能通路中的少数基因、蛋白、细胞和神经环路的异常。因此,不同的精神障碍患者即使临床诊断完全相同,其发病机制也可能存在较大的差别。这种疾病的异质性必然给遗传学研究带来巨大的困难,严重影响统计效力。一个可能的解决方法是,在精神障碍的遗传学中对更大样本的更多位点同时进行分析,从而提高获得一致性阳性关联结果的可能性。这也是目前正进行得如火如荼的全基因组关联研究(genome wide association study,GWAS)的优势所在。

2. 精神障碍的全基因组关联研究

在过去的遗传学研究中由于基因分型技术的限制,研究者们往往仅对少数功能通路中的数个候选基因的单核苷酸多态性(SNP)或者微卫星进行了分析,而忽略了对更大范围的基因组标记的分析。这种对精神障碍遗传学基础的过度简化可能是阻碍我们深入理解其遗传机制的重要原因。近年来随着高通量基因分型技术的成熟,对覆盖全基因组的遗传标记进行基因分型,并通过大样本的病例对照研究来寻找与疾病或表型相关的遗传标记的全基因组关联研究(GWAS)已经成为现实。GWAS是一种不依赖于预先假说的、用来寻找某种基因标记与表型之间的统计学关系的方法。如果能够从统计学上确认某些SNP与表型之间具有关联,那么就可以初步认为它们是与该表型相关的基因型。随后,还需要在另外的人群中验证上述关联是否正确。

目前世界范围内已有多项针对重性精神障碍的GWAS结果发表,其中包括最近国内两项关于精神分裂症GWAS的结果。首先,这些结果支持精神障碍的常见病-常见变异模型(common-disease common-variant),所发现的阳性位点多是基因组内频率相对较高的遗传标记。然而有些出人意料的是,这些GWAS结果几乎没有发现一致的、在基因组范围内达到统计显著性的基因。仅有少数基因,如*ZNF804A*(一个功能未明的锌指蛋白基因)在两个

以上的GWAS中达到接近基因组显著性的标准。而且,那些之前研究发现的最有可能的精神障碍候选基因,如DTNBP1(dysbindin)、NRG 1(Neuregulin 1)、DISC1(Disrupted In Schizophrenia 1)、DAOA(D-amino Acid Oxidase Activator)均未能在GWAS中得到基因组范围内的显著性验证。另外一个有意思的发现是,GWAS所发现的具有较强关联的位点在精神分裂症和双向情感障碍患者中具有很大的交叉。以上这些结果提示我们:

(1)现有的GWAS样本量可能尚未达到能够一致性地发现微效甚至中效易感基因的水平;

(2)单个遗传标记对于精神障碍的最终发生所起的作用不如预期的大(对疾病风险的贡献度可能不高于20%);

(3)精神分裂症和双向情感障碍这两种重性精神障碍可能具有交叉的遗传易感性;

(4)除了DNA序列多态的遗传因素之外,表观遗传因素和环境因素对易感人群最终发展成不同的精神障碍可能同样起到重要的作用。

总之,就像人类基因组计划结束后,人们才发现对遗传疾病的认识才刚刚拉开帷幕一样,目前的GWAS结果对复杂精神障碍病理机制的解释还仍然远远不够。虽然目前GWAS的结果多少有些令人失望,但是这些新的资料对我们理解精神障碍的病理机制仍然是翻开了新的一页。在这些海量资料的基础上,如何做进一步的数据挖掘,如基因-基因交互作用分析、基因-环境交互作用分析以及药物基因组学、特定表型的基因组学等都需要研究者持续的关注和努力。

3. 精神障碍的拷贝数变异研究

拷贝数变异(copy number variations,CNV)是随着DNA芯片技术的逐步发展,研究者们发现在人类基因组中存在着大量的大于1kb但小于3Mb的DNA片段拷贝数目的多态,包括片段的插入、缺失、重复等。由于其发生的频率远高于染色体结构变异,且在全基因组中覆盖的核苷酸总数大大超过SNP的总数,研究者们认为CNV可能和表型变异密切相关,并在物种的演化和发展中发挥着重要作用。如前所述,GWAS所发现的精神障碍相关SNP其本身对疾病的贡献度并不大。而意外的收获是,GWAS发现CNV这种相对少见的基因结构变异较

SNP 与精神障碍有着更加直接的关系。已发现的与 CNV 有关的精神障碍或表型包括精神分裂症、智能障碍、癫痫、孤独症和双向情感障碍等。CNV 虽然整体较 SNP 出现的频率低，如 1000 名精神分裂症患者中存在 15q 区 CNV 异常的仅有 10～15 人，但由于对相关基因功能及多基因间交互作用的显著影响而往往产生比单个 SNP 更高的疾病风险。研究发现一些少见 CNV（微缺失）的出现可能使个体发生精神分裂症的风险增加 50 倍，虽然只能解释 15% 的散发精神分裂症发病风险。目前发现与精神分裂症有关的 CNV 主要位于染色体的 1q21，2q16、15q、16p 及 22q11 区域，其中 22q11 区的 CNV 还可以引起腭-心-面综合征。而与孤独症相关的 CNV 则位于 11q 和 15p 区域。至于这些 CNV 是通过什么机制增加精神障碍的发病风险，尚需要进一步的深入研究。已有研究者使用影像遗传学的方法发现 22q11 区的 CNV 可以导致精神分裂症相关脑区的影像学异常，为 CNV 的致病机制提供了有价值的线索。

另外，CNV 的研究还提示我们：对于精神障碍这类复杂遗传病来讲，除了常见疾病-常见变异遗传模式外，可能还存在另一种遗传模式，即常见表型——少见变异遗传模式。这也进一步说明了精神障碍本身的遗传异质性，提示我们在今后的遗传学研究中应该同时注意常见变异（如 SNP）和少见变异（CNV）对精神障碍发病风险的影响。

4. 精神障碍的内表型研究策略

经典的遗传学研究发现了大量精神障碍的易感基因，其病理通路涉及 Glu、DA、GABA、5-HT、NE 等神经递质系统，以及神经发育和突触可塑性相关的代谢通路，但是均未能得到广泛、一致的重复。究其原因，精神障碍本身的异质性可能起重要作用。同一研究样本的不同患者之间的表型存在着很大的差异，即使是同一种表型，也可能是由于同一代谢通路上的不同基因在起作用。因此，随着对精神障碍复杂遗传特征认识的加深，对这些复杂疾病的遗传学研究出现了一种新的研究策略和趋势，即基于"内表型"或"中间表型"的研究策略。其优势是能够降低复杂精神障碍的遗传异质性。

内表型的概念最初被创造用来描述昆虫"显微镜下的"、"内部的"表型，并于 1973 年由 Gottesman

和 Shields 最初引入到对精神障碍表型的描述中，仍然用于表示那些可以进行客观测量的、稳定可靠的内部过程。Gottesman 对内表型的标准进行了如下定义。

1）内表型必须是可遗传的；

2）内表型在人群中与疾病有关联；

3）内表型是独立于疾病状态的，即在患者患病之前或临床痊愈后仍然存在；

4）内表型与疾病共分离；

5）在患者的正常生物学亲属中出现的频率高于正常人。

后来内表型的概念又得到了补充：Hasler 等认为内表型的状态独立性还应该考虑表观遗传因素和发育因素的影响，因为表观遗传状态也可能随发育阶段的改变而改变，从而影响内表型的产生；Tsuang 等认为内表型至少涉及某种可能的致病机制；Almasy 则认为内表型应该是一种能够预测患病风险的连续变量，并比类似"精神分裂症"的描述性诊断在遗传或环境上都更加接近疾病的本质。总而言之，内表型是一种处于基因型与外在表型之间的中间表型，这些中间表型可能更加直接地反映了遗传或环境病理因素的作用，也因此往往没有外在表型那么直观，而需要使用特定的方法才能检测到。因此，使用内表型进行遗传学研究被认为比使用二分法的精神障碍诊断更有可能发现其致病基因。

目前研究较多的候选内表型主要包括：神经心理学指标，神经解剖学及脑影像学指标，神经电生理及生化指标，代谢指标等几个方面。其中神经心理学指标因其易于施测和相对准确、稳定，而研究得最为广泛。研究发现了大量的认知功能缺陷候选内表型，主要包括：执行功能、工作记忆、智商、词语流畅性、警觉、持续注意、空间学习和记忆、词语学习和记忆等。虽然尚不能肯定这些认知功能缺陷是否反映了某个或某些特定基因的遗传变异，但是通过把它们作为候选的内表型来减少精神分裂症或其他认知缺陷相关疾病的研究样本的异质性已经有了初步的依据。

总之，虽然过去几十年关于精神障碍遗传学的研究有很多，但是却少有明确、一致、令人信服的发现。认知功能缺陷内表型则因其涉及较少的致病基因或神经环路，并更加直接地反映了基因的作用，将为研究者真正揭示精神障碍的致病基因带来新的希望。下面我们将以精神分裂症为例,对所发现的最有可能的精神障碍及认知缺陷相关基因进行阐述。

二、最可能的与精神障碍及认知缺陷有关的易感基因

1. COMT(catechol-O-methyl transferase,儿茶酚氧位甲基转移酶)基因

COMT 是一种单胺类递质代谢酶,能够催化儿茶酚类如 DA、NE 等神经递质的甲基化反应并使之失活,并因此成为精神分裂症的候选易感基因。该基因位于 22q11,能转录为长、短两种 mRNA,前者可以翻译成膜结合型和可溶型两种 COMT 亚型,而后者只能翻译为可溶型 COMT。研究发现大脑中的 COMT 以膜结合型为主,并主要分布于前额叶皮质(prefrontal cortex,PFC)和海马的神经元中,这提示 COMT 在大脑皮质神经元间单胺能信号传导尤其是 DA 信号传导中的重要作用。另外,还有研究发现大鼠 PFC 中 DA 传导的减低会损害认知功能;而在背外侧前额叶皮层注射 D1 受体拮抗剂能够损害工作记忆。以上研究均提示 COMT 极可能与精神分裂症的认知功能缺陷有关。

有关 COMT 与认知功能缺陷的研究主要集中于其外显子 4 中的一个 G/A 多态的 SNP(rs4680),此 SNP 可导致蛋白产物的 Val$^{158/108}$Met 多态,其中 Val 纯合的 COMT 在生理温度下的活性约是 Met 纯合的 COMT 的 2 倍,因此,Val 等位基因可使 COMT 对 DA 的代谢在前额叶皮层发生增强并导致 DA 传导的下降及可能继发的皮层下 DA 功能失调。这种功能性的多态无疑很有意义,已有大量证据表明:前额叶皮层(PFC)的 DA 水平是调节认知功能的关键所在,并与工作记忆能力呈"倒 U"形的曲线,也就是说 PFC 的 DA 功能过高或过低都可以损害认知功能。与此相一致的发现有:

(1)在依赖于 PFC 执行功能的威斯康星卡片分类测验(WCST)中,COMT 的 Val 纯合子比 Met 纯合子表现明显较差,Val/Met 杂合子表现介于两者之间;

(2)fMRI 研究发现,在相同的工作记忆难度下 Val 纯合子比 Met 纯合子的背外侧前额叶皮质(dorsolateral prefrontal cortex,DPFC)和扣带回的激活程度要高,而 Val/Met 杂合子表现介于两者之间,也就是说 Val 纯合子的 PFC "工作效率"更低。

(3)分别给 Val 纯合子和 Met 纯合子以 DA 受体激活剂安非他命后发现,前者的 WCST 成绩和 PFC "效率"均得到提高,而后者的 WCST 成绩和 PFC "效率"却出现下降,这符合"倒 U"形曲线,即 PFC 的 DA 功能过高同样可以损害认知功能。除了能影响工作记忆和执行功能外,COMT 还可能与异常的情感反应有关。最近的 fMRI 研究发现:在情绪表情识别任务中 Met 等位基因与边缘系统和 PFC 的激活程度呈剂量依赖关系;在识别不愉快的视觉刺激时 Met 等位基因与边缘系统和腹外侧 PFC 的过度激活有关,这却与 Met 等位基因在工作记忆时 PFC 的低激活相反,这可能部分与海马的 DA 神经传导有关。由此可见,COMT 的 Val$^{158/108}$Met 多态对一般认知功能和社会认知功能的影响并不相同。

另外,还有研究发现在 COMT 基因上除 Val$^{158/108}$Met 多态性外还有其他的多态位点同样可能影响蛋白产物的功能,如其 3' 端非翻译区的一个多态位点可能与 Val 和 Met 等位基因的不同表达有关,膜结合型 COMT 的 5' 端调节区的一个多态位点能够影响它在脑内和外周血淋巴细胞中的活性。并发现由 Val$^{158/108}$Met 和其他与之连锁的多态位点组成的单体型能够比单独使用 Val$^{158/108}$Met 多态更加稳定地解释临床表型。但是不同研究报道的单体型却不一致。最近的一项 fMRI 研究发现位于 COMT5' 上游区域的 A^{-287}G 多态性同样对 COMT 的活动有轻度的影响,并能够与 Val$^{158/108}$Met 相互作用,共同调节 PFC 的功能,两个多态位点的等位基因的不同组合方式对工作记忆有不同程度的影响。此外,还有一个 SNP(rs165599)同样也参与了 COMT 的功能调节。COMT 参与精神分裂症认知功能缺陷的另一佐证是此区的一种基因删除突变可以导致腭-心-面综合征(velo-cardio-facial syndrome,VCFS),认知功能缺陷如智力低下是这种综合征的重要表型之一,且可有 25% 的 VCFS 患者的症状达到精神分裂症的标准。由此可见,在不同群体中对 COMT 产物及认知功能起最终调节作用的是基因整体的功能状态,而非某个多态位点或单体型。

虽然有大量阳性结果证实 COMT 与精神分裂症认知功能缺陷之间存在关联,但阴性结果的报道亦不在少数。由于 COMT 正常的生理功能、功能性

突变位点的存在及连锁研究的证据, COMT 仍是精神分裂症认知功能缺陷的重要易感基因之一。

2. DTNBP1(dystrobrevin binding protein 1, dysbindin)基因

dysbindin 存在于神经肌肉接头和大脑中广泛区域的不同神经元, 其中包括海马和背外侧前额叶皮层(DPFC)的锥体细胞以及黑质和纹状体。虽然它的具体功能尚不清楚, 但研究发现它可能与谷氨酸能神经传导有关, 且发现精神分裂症患者的 DPFC 中 dysbindin 蛋白和 mRNA 均有下降, 并与该基因中的一个 SNP 有关, 而在海马中同样存在 dysbindin 蛋白下降的证据。这提示 dysbindin 可能与精神分裂症海马谷氨酸能突触通路假说有关。另外, dysbindin 是抗肌缩蛋白相关蛋白复合体(dystrophin-associated protein complex, DPC)的组成部分, 而抗肌缩蛋白(dystrophin)的突变可以导致肌营养不良病, 此病的重要症状之一就是认知缺陷, 而且与精神分裂症具有相似的额-颞叶紊乱、皮质异位等表现。这提示 dysbindin 可能也可以通过 DPC 来影响认知过程。

Straub 等最初在爱尔兰家系样本中发现 6p24-21 区域与精神分裂症存在连锁, 后来又在同一样本的 6p23 区域发现 dysbindin 基因中的几个 SNPs 及其单体型与精神分裂症之间存在显著连锁。此后的很多研究重复了 dysbindin 与精神分裂症间的关联, 但遗憾的是所得到的阳性位点却不尽相同。值得注意的是, 有研究发现 dysbindin 的一些 SNPs 与反映精神分裂症遗传易感性的一些认知内表型相关, 尤其是智商、工作记忆和场景记忆; 而 DeRosse 的研究发现一个 6 位点单体型(CTCTAC)与注意、工作记忆和执行功能有关; Williams 则发现有一个保护性的单体型与较高的教育成就相关。除了认知功能方面的缺陷, DeRosse 还发现那个与认知功能缺陷有关的单体型同样与更重的阴性症状有关, 而 Fanous 则报道了另一个与精神分裂症阴性症状有关联的单体型。这提示对临床症状如认知功能缺陷、阴性症状等的分层研究更有可能揭示基因与精神分裂症的关系。

虽然 dysbindin 与精神分裂症有关的证据相当充分, 但是不同人群的不同研究所发现的高危单体型却各不相同。而且目前所发现的众多 SNPs 中并没有能够改变蛋白产物氨基酸序列的突变位点, 即

使外显子基因测序也没有发现错义突变。这提示 dysbindin 的易感 SNPs 可能是通过影响 mRNA 的表达或加工来起作用的, 间接的证据是有一个不明的顺式作用位点多态性也能够影响人脑 dysbindin 的表达。由此可见, 即使这些已发现的易感 SNPs 真的存在, 它们单独所起的作用也很小, 并且可能同样最终通过影响 mRNA 的表达来共同发挥病理作用。因此, 今后针对 Dysbindin 与精神分裂症关系的研究或许应该围绕与 mRNA 表达有关的基因, 并以认知功能缺陷或者某个单独的症状作为内表型, 这可能更易得到阳性结果。

3. NRG 1(Neuregulin 1, 神经调节蛋白)基因

Neuregulin 1 基因相当复杂, 它具有至少 25 个外显子并以不同的转录启动和剪切方式编码大概 15 种多肽链, 再结合形成主要的 5 种亚型, 这些蛋白分布于大脑的广泛区域, 如 PFC、海马、小脑及黑质, 并发挥多种作用, 如细胞信号传导、轴突引导、突触形成、胶质细胞分化及髓鞘形成和神经递质传导。大部分 Neuregulin 1 亚型都是跨膜蛋白, 能通过 ErbB 受体和 NMDA 受体、突触后致密物-95(Post Synaptic Density-95, PSD-95)而参与神经元的分化、迁移, 其 C-末端片段还能够进入核内与转录因子相互作用并增强包括 PSD-95 在内的一些基因的表达。总之, Neuregulin 1 参与了一系列与神经发育、神经递质传递和突触可塑性有关的功能。对死后人脑组织研究发现精神分裂症患者 Neuregulin 1 的信号传导增强并导致前额叶 NMDA 受体功能的抑制, 这与精神分裂症的谷氨酸功能下降假说相一致。Neuregulin 1 基因敲除的小鼠无法存活, 而 Neuregulin 1$^{+/-}$小鼠表现出类似精神分裂症并能被氯氮平所缓解的行为特质和异常的 PPI。提示 Neuregulin 1 可能参与了精神分裂症的病理过程。

Neuregulin 1 位于 8p21-12 区域, 该区域被多个全基因组扫描和连锁研究 Meta 分析证实与精神分裂症有关。后来在冰岛家系样本中进行精确定位后发现它的一个 5′ 端单体型 HAP$_{ICE}$(包括 5 个 SNPs 和两个微卫星标记)与精神分裂症之间存在连锁, 后来的研究大多都支持 Neuregulin 1 作为分裂症的易感基因, 但是与 Dysbindin 一样, 各个研究所报道的阳性单体型有很大差异, 并且都不包括能够改变蛋白产物序列的多态位点, 直到最近 Walss-

Bass 才用基因测序的方法发现了位于 Neuregulin 1 编码跨膜区的第 11 外显子的一个错义突变（Val/Leu），并发现此多态位点与精神分裂症和多种精神疾病均相关。Neuregulin 1 跨膜区基因敲除（Neuregulin 1 $^{+/-}$）的小鼠表现出对社会性新奇刺激的反应异常，但却没有发现空间学习和工作记忆能力的损害。关于 Neuregulin 1 与精神分裂症认知功能缺陷间关系的研究较少，其中有一项研究发现位于其启动子区的一个多态位点（SNP8NRG243177）与分裂症高危人群中的额叶和颞叶活动下降和低智商有关；并且这个启动子区的多态位点与正常年轻男性中较差的持续注意和空间工作记忆有关。这提示此启动子区的 SNP 可能通过影响 Neuregulin 1 基因的表达水平而影响其功能进而影响认知功能。相关的证据包括对精神分裂症患者死后大脑的研究发现其Ⅳ型 mRNA 含量增加和不同亚型的 mRNA 比例的改变。另一个有意思的多态位点是位于 5′端 HAP$_{ICE}$ 单体型中的一个 SNP（SNP8NRG221533），研究发现这个位点与精神分裂症 P300 潜伏期延长显著相关，因此推测它可能通过影响大脑神经元髓鞘形成而影响认知处理速度，与此相吻合的发现是在精神分裂症 DTI 研究中此 SNP 同样与中间额叶的反映白质完整性的各相异性分数相关（FA）。

由于参与了可能与精神分裂症发病机制有关的神经发育、神经递质传导及突触可塑性等过程，而且 Meta 分析及多个全基因组扫描、独立大样本连锁研究均有阳性结果，Neuregulin1 同样是近年来的研究热点，尤其是随着外显子中错义突变多态位点的发现，相信将会对此展开更加深入的研究。虽然在动物模型中发现跨膜区基因敲除仅能够影响社会认知，但是关于 Neuregulin 1 与人类精神分裂症认知功能缺陷的研究目前仍较缺乏，此方面的研究仍有较大空间。

4. DISC1（disrupted in schizophrenia 1）基因

DISC1 最早是在一个苏格兰大家系中发现 1 号和 11 号染色体的平衡易位：（1;11）（q42.1;q14.3）与高发的精神分裂症和情感障碍相连锁而确定的，如果把表型定义为精神障碍，最高 LOD 值可达 7。易位突变使 1 号染色体上 DISC1 基因的第 8 和第 9 外显子间发生分离，因此推测易位导致 DISC1 基因的功能缺失。第 11 号染色体易位区域没有发现结构基因。DISC1 在脑中分布广泛，表达较高的脑区包括海马、嗅球、大脑皮质及下丘脑等，并能与一系列本身就与神经精神疾病有关的其他蛋白相互作用。因此其生理功能相当复杂，可能在大脑发育及成熟后的神经系统功能中都发挥了重要的作用，如神经迁移、轴索生长、神经元成熟及细胞骨架功能的调节、突触传递及可塑性等。

进一步研究发现那个精神障碍高发的苏格兰家系中易位携带者与精神分裂症患者一样具有 P300 事件相关电位幅度下降这一候选内表型；在两个独立的芬兰家系中发现 DISC1 内的一个微卫星标记和 SNP 均与精神分裂症存在连锁；在台湾家系中也发现位于 DISC1 附近的多态位点与分裂症间存在连锁。关联研究同样支持 DISC1 与重性精神障碍和认知功能缺陷之间存在相关性。Hennah 发现一个包含 DISC1 内含子 1 和外显子 2 中两个 SNPs（rs751229、rs3738401）位点的常见单体型 HEP3 不仅与精神分裂症的幻觉、妄想及阴性症状有关，还与视觉记忆及注意缺陷有关。Cannon 报道一个 DISC1 上易位剪切点附近的单体型 HEP1（SNP：srs6675821、rs1000731、rs3890280）不仅在精神分裂症患者中出现频率更高，而且与长时语言记忆缺陷和海马体积的下降有关，而 DISC1 上另一个 4 位点的单体型（包括 HEP3 中两个 SNPs 和 rs1615409、rs766288）同样既与分裂症相关，也与空间工作记忆缺陷、对视觉目标的反应时增加和前额叶灰质体积下降有关。与认知有关的另一 SNP 位于第 11 外显子（Ser704Cys），研究发现色氨酸等位基因与精神分裂症和海马灰质体积下降有关，而且在认知任务中出现海马的异常兴奋，另一研究发现色氨酸等位基因与老年女性比老年男性更大的认知下降程度有关。

也有 DISC1 与精神分裂症间关联的阴性报道出现，如在一个日本精神分裂症样本中对 DISC1 及其临近的 TRAX 中共 15 个 SNPs 进行分析后，发现所有 SNP 及基因型、单体型均与分裂症无关联。这也许与种族差异有关。而且，从最初的苏格兰高发家系到之后的多个样本的研究均提示 DISC1 对精神分裂症易感的特异性较差，它与多种重性精神障碍相关。因此总体来看，DISC1 与精神分裂症间连锁或关联的证据并不如 Neuregulin1 和 Dysbindin 充分。但是由于其基因突变导致与疾病有关的蛋白水平改变的证据较充分,而且动物模型也支持 DISC1 突变的小鼠存在 PPI 和工作记忆的缺陷,因此,仍有待进一步的深入研究。

5. DAO(D-amino acid oxidase)、**G72**(DAOA)**基因**

G72 最早是由 Chumakov 在精神分裂症连锁区域 13q22-34 进行高密度 SNPs 定位时发现并克隆的,后来发现它与另一条 DNA 链上的更大的基因 G30 相互交错并以相反的方向转录,这两个基因附近有一些 SNPs 和单体型与法裔加拿大人和俄罗斯样本中的精神分裂症相关。G72 特异表达于灵长类的尾状核与杏仁核,进一步研究发现它能够激活 DAO(D-amino Acid Oxidase),而 DAO 在人脑中能够氧化代谢 NMDA 受体的强效激活剂——D-色氨酸,由于 G72 增强 DAO 的活性,因此被命名为 DAOA(D-amino acid oxidase activator)。Chumakov 的研究还发现 DAO 上的 4 个 SNPs(12q24)也与上述法裔加拿大人样本中的精神分裂症相关,对 DAO 和 DAOA 的基因变异进行统计分析后发现它们之间存在交互作用,提示这两个基因的 SNPs 可能通过相似的通路联合起来影响疾病易感性,并且这种影响似乎受到 NMDA 受体功能的调节。后来在德国样本的病例对照研究中也证实了 DAO 和 DAOA 的精神分裂症易感性,但是阳性位点或单体型却不一致甚至相反。另外,在中国汉族人中的研究所发现的阳性 SNPs 和单体型与 Chumakov 最初的研究相一致;在另一项关联研究发现 DAOA 中的 11 个 SNPs 和 DAO 中 5 个 SNPs 中没有一个与精神分裂症相关联,然而却发现其中那些由 Chumakov 所最初报道的阳性 SNPs 与认知缺陷(工作记忆,注意)和前额叶、海马相关的生理异常有关。这提示 DAOA 可能与精神分裂症的某些内表型有更直接的关系。

6. GRM3(metabotropic glutamate receptor-3,代谢型谷氨酸受体-3)**基因**

继 DA 之后,谷氨酸神经递质系统逐渐成为精神分裂症最重要的病理机制研究热点。很多研究者围绕谷氨酸受体基因展开深入研究,发现只有 II 型谷氨酸受体 GRM3 得到了三次以上的独立样本重复。GRM3 定位于 7q21-22,还没有 Meta 分析发

现此区与精神分裂症之间的关联。GRM3 在脑内主要定位于突触前和部分胶质细胞内,并可能通过影响 PFC 和海马的谷氨酸神经递质传递而影响其功能。关于 GRM3 与精神分裂症关联的第一个报道来自于德国人群样本,发现在第 3 外显子中的一个 SNP 以更高的频率出现于患者当中,但此研究小组在随后的病例对照研究中没能重复此阳性位点。Fujii 在日本人群中也发现另一个位于 GRM3 第 3 内含子中的一个 SNP 及多个包含这个 SNP 的单体型与精神分裂症间存在关联。Egan 等在美国样本中对包括之前报道的阳性位点在内的 7 个常见 SNPs 进行分析,发现第 2 内含子中的一个新的阳性关联 SNP,之前的阳性位点也有关联趋势,而且包含这些 SNPs 的常见单体型与精神分裂症间有强关联。而且,他们还发现第 2 内含子中的阳性关联 SNP 与患者和对照中更差的场景记忆、注意及前额叶和海马的异常激活有关。在死后脑组织研究中也发现 GRM3 的基因型能够影响其在 DPFC 中的表达,这可能是其影响认知功能的病理机制之一。

GRM3 与认知功能相关的另一证据是它的激动剂能够阻断 NMDA 受体拮抗的认知和行为效应;而 NAAG(N-acetylaspartylglutamate,N-乙酰天冬酰胺谷氨酸)本身作为 GRM3 的激动剂,同样具有 NMDA 受体活性。这提示 GRM3 可能通过谷氨酸受体神经传递影响正常的认知功能及精神分裂症易感性。

7. RGS4(regulator of G-protein signalling 4)**基因**

RGS4 位于另一个与精神分裂症相连锁的 1q22 区域,是 RGS 家族中在大脑表达最丰富的一种,大量分布于大脑皮层,少量分布于丘脑和基底节。RGS4 是 G 蛋白偶联受体的负性调节因子,其自身表达受到 DA 能神经递质调节的同时,也能够调节 5-HT 能和代谢性谷氨酸能受体的活性,并且也参与了神经元分化功能。RGS4 这些功能意味着它可能影响与精神分裂症有关的多种病理机制。

Mirnics 等最早使用基于微阵列的基因表达分析方法对 5 名精神分裂症患者死亡后大脑 DPFC 与正常对照比较后发现,RGS4 表现出一致性地表达水平下降,而其他 RGS 家族成员及与 RGS4 信号转导有关的其他基因均无表达改变。后来他们又使用原位杂交的方法进行验证,发现 PFC 及视觉、运

动皮层均有 RGS4 的 mRNA 表达水平下降,而且重性抑郁患者及使用氟哌啶醇长期治疗的猴子均无 PFC 中 RGS4 表达水平的改变。Chowdari 在三个独立样本中对 RGS4 基因 300kb 的片段内的 13 个 SNPs 进行分析,发现其 5' 端有一个单体型(跨越第 1 个内含子到转录起始点上游 9kb)总体上与精神分裂症间存在关联,但是其中两个美国样本间的阳性关联位点和单体型却不同,另一印度样本中仅发现有一个 SNP 有关联趋势。另外,在对 RGS4 中的编码区基因进行序列分析后,并没有发现有功能性的突变;而且 Alzheimer 氏病患者虽然同样有 RGS4 mRNA 水平的下降,但却与基因多态性无关。最近的一项研究对 RGS4 中 62 个 SNPs 进行分析后发现有两个转录启动区的单体型与精神分裂症易感性有关。提示 RGS4 影响精神分裂症易感性的直接原因并非其产物蛋白的结构改变,而可能是由于启动子序列的改变或继发的表观遗传修饰所导致的转录水平的改变。

关于 RGS4 与认知功能缺陷之间关系的研究还很少。小鼠动物实验发现在嗅球注射流感病毒后,在杏仁核、下丘脑及小脑出现 RGS4 表达水平的持续上调,并伴随有空间学习记忆能力的下降。而 MRI 研究发现,精神分裂症患者的 RGS4 的基因型与其 DPFC 灰质体积相关。因此,RGS4 有可能通过对海马和大脑皮层的突触 G 蛋白偶联受体的调节来影响认知功能,这需要进一步的研究来证实。

8. 其他的精神障碍易感基因

还有很多已发现可能与精神分裂症有关的候选易感基因,重复研究结果既有阳性也有阴性;而那些看似在生物学机制上与精神分裂症不太相关的基因甚至还没有引起研究者的兴趣去进行验证。但我们仍不能排除那些候选易感基因确实在其发病过程中起作用的可能性。随着研究的深入才能揭示这些基因的具体生理作用和是否具有易感性。这些证据不太充分的可能的易感基因包括:与 DA、5-HT 和谷氨酸神经递质传递有关的基因:DRD3、DRD2、HTR2A、CHRNA7(alfa-7 烟碱受体基因)、PRODH2(脯氨酸脱氢酶)、Calcineurin(神经钙蛋白)及其 gamma 催化亚单位 PPP3CC;与突触可塑性及神经发育有关的基因:Reelin、BDNF、Wnts 等。这些基因或多或少都有与精神分裂症有关的连锁、关联或动物模型方面的证据,而且根据其在大脑中的分布及参与的一系列与认知功能有关的神经生物通路而同样有可能参与精神分裂症的认知功能缺陷。

尤其值得一提的是,已经发现的多个精神分裂症易感基因都与 NMDA 受体介导的谷氨酸能神经递质传递有关,如 Dysbindin、Neuregulin 1、GRM3、G72、DAAO、RGS4、PRODH、PPP3CC 等。而且临床试验发现,那些能够直接或间接调节 NMDA 受体功能的药物和抗精神病药物合用时能够改善患者的阴性症状和认知缺陷。这提示,NMDA 受体介导的谷氨酸能神经递质传递可能在认知功能缺陷和阴性症状中起到更大的作用,而 DA 受体介导的 DA 能功能亢进可能与阳性症状的关系更加密切。这需要进一步的研究来提供证据。

三、精神障碍表观遗传学研究现状和展望

仅使用传统的遗传学研究策略难以解释精神疾病这种复杂遗传病的很多问题。同时,随着对表观遗传学机制及其对基因表达影响研究的深入,发现表观遗传学的一些机制和特点可以很好地解释在复杂遗传病中传统遗传学难以解释的问题。因此,近十年来对复杂遗传病的表观遗传学研究已经成为热点,对精神障碍的表观遗传探索也已经开始。表观遗传学一词尚未有明确一致的定义,现代一般认为是:在细胞有丝分裂和减数分裂过程中,不能用 DNA 序列改变来解释的可遗传的基因表达改变。已发现的这类影响基因表达的因素主要是指 DNA 链的甲基化及其所缠绕的组蛋白的翻译后修饰和 RNA 干扰,它们通过各种方式,如影响转录因子与 DNA 的结合或招募转录抑制蛋白或使染色质变成结构紧密的异染色质状态而影响基因的转录活性。由于不涉及 DNA 序列的改变,这些作用在某些条件下是可逆的,因此与传统遗传学相对静态的编码方式即 DNA 序列不同,表观遗传学的编码方式——DNA 甲基化和组蛋白修饰是一个动态的过程,可以随发育阶段和环境因素而改变。

表观遗传的调控机制尚未完全阐明,从广义上讲,凡是不涉及 DNA 序列改变而能够影响基因转录过程并在一定条件下可逆的调节因素都可以归为表观遗传机制。而目前的研究主要集中于 DNA 的

甲基化和组蛋白的翻译后修饰这两种最常见、最基本的表观修饰所形成的调控网络。DNA 的甲基化修饰发生于其胞嘧啶的第五位碳原子上，且在脊椎动物中主要以 CpG 二核苷酸的形式存在。在约 60% 的人类基因启动子区含有被称为 CpG 岛的 CpG 二核苷酸密集区域，虽然大部分基因的 CpG 岛都是未甲基化的，但在衰老、环境改变或疾病发生过程中某些基因可以在 DNA 甲基化转移酶（DNMT）的作用下使 CpG 岛发生甲基化修饰，从而影响转录因子与 DNA 的结合或招募转录抑制蛋白，使基因表达下调。组蛋白转录后修饰主要发生于核小体组蛋白（H2A，H2B，H3，H4）的氨基末端，修饰类型主要有甲基化、乙酰化、磷酸化、SUMO 化（SUMOylation）和泛素化。组蛋白的这些不同修饰状态可以单独或联合对基因转录起激活或抑制作用。目前认为这些组蛋白修饰可以通过直接影响缠绕于其上的 DNA 链的紧密程度而使染色质发生结构的改变，或者间接地招募转录效应因子，并最终影响局部的基因转录水平。DNA 的甲基化和组蛋白的转录后修饰对转录水平的调节并不是孤立进行的，二者相互交织，形成一个复杂的调控网络。

表观遗传学之所以越来越受到研究者的重视，一个重要的原因在于发现它通过调控基因表达而动态地参与生物体从受精卵形成到胚胎发育、细胞组织分化再到个体成熟、衰老及死亡的整个生物学过程中的很多生理和病理机制。典型的例子包括：细胞的组织特异性分化，女性中的 X 染色体失活，基因印记，转座子失活，肿瘤发生等。并且一些表观修饰在参与这些调节活动时能够受内、外环境的影响而发生可逆性的变化，这一方面说明表观遗传因素可能介导了环境对生物体的影响，另一方面说明通过研究这些可逆性的表观修饰可能发现新的疾病治疗的靶点。总之，表观遗传学使我们从一个新的基因转录的水平来认识疾病，为阐明疾病机理和开展治疗提供了新的思路。

（一）精神障碍中的表观遗传学研究现状

表观遗传学在肿瘤研究中已成为热点，而在精神障碍研究中刚开始不久，尤其国内这方面的研究屈指可数，但现有的研究已经证实表观遗传学至少参与了某些精神障碍的发病过程。最直接的证据源于患者死亡后的脑组织，如早就有研究发现精神

分裂症患者死后脑组织前额叶皮质 GABA 能神经元中谷氨酸脱羧酶 67（GAD67）和 Reelin 基因表达下调，但是神经元数量却没有改变，提示有某些影响基因表达的因素参与了精神分裂症的发病过程。而最近的表观遗传学研究为这一现象提供了很好的解释：研究发现精神分裂症背外侧前额叶皮层和尾状核及壳核 GABA 能神经元中 DNMT1 表达增高，同时谷氨酸脱羧酶 67（GAD67）和 Reelin 基因启动子的甲基化程度增加，伴有 GAD67 和 Reelin 的表达下降并影响 GABA 能神经元的功能，更为重要的是，这两个基因的表达下降可以在体外被药物逆转，而这些药物正是 DNMT 和组蛋白去乙酰化酶（HDAC）的抑制剂。与此相一致的发现还有：精神分裂症死后脑组织中 GAD1/GAD67 基因启动子区起转录激活作用的组蛋白修饰（H3 第 4 位赖氨酸残基三甲基化，H3K4Me3）减少，伴有转录抑制性修饰（H3 第 27 位赖氨酸残基三甲基化，H3K27Me3）的增加和 GAD1 转录的下降。最近的一项研究更加肯定了表观遗传修饰在精神障碍中的重要作用，该研究使用 CpG 岛芯片来对精神分裂症和双相情感障碍患者进行全基因组 CpG 岛甲基化情况进行半定量分析，发现患者组前额叶皮层中一些基因的 CpG 岛甲基化程度与对照存在显著差异，而这些基因涉及谷氨酸和 GABA 能神经递质信号传递、神经发育等与精神障碍有关的病理生理过程，且其中的某些基因已经被多个研究证实在精神障碍患者大脑特定脑区中存在表达量的改变。

虽然表观遗传因素在精神障碍中的重要性已经越来越为广大学者所重视，但是目前此方面的研究仍然很少，一个最主要的原因就是由于目前认为表观遗传修饰具有一定的组织特异性，然而使用直接反映精神障碍病理改变的大脑组织来进行研究是一件极其困难的事，尤其是在国内由于文化的原因，精神障碍患者的死后脑组织比西方国家更难获得用于研究。在这样的情况下，有些学者尝试使用相对易于获得的患者外周组织如外周血白细胞来进行表观遗传研究的探索，并取得了一些发现，例如，某些 CpG 位点的甲基化状态可能在大脑组织中和外周血中非常相似；男性精神分裂症患者的基因组整体甲基化水平可能低于正常人。但是，外周血 DNA 的表观修饰特点能否直接或间接地反映疾病的某些特征，尚需进一步的研究来证实。

（二）从表观遗传学的角度看传统遗传学所未能解决的问题

精神障碍作为一种典型的非孟德尔遗传病，有很多问题是传统遗传学理论难以解释的。而表观遗传学从基因转录调节的角度出发，既能很好地补充传统遗传学仅注重 DNA 序列的局限性，又能把遗传与环境和随机事件联系起来，因此极好地回答了传统遗传学单独无法回答的问题。

1. 传统遗传学研究未能发现一致和可重复的易感基因

使用传统遗传学方法对精神障碍做了大量的研究，但是其结果总令人感到无奈，要么是阳性结果无法被重复甚至得到相反的结论，要么是仅得到较低的效应量（effect size），或者在全基因组关联研究中便丧失了显著性。究其原因很可能是由于这些研究仅从 DNA 序列的角度出发去分析基因序列多态性，而没有考虑影响基因转录和表达的表观遗传修饰状态，所以难以得到令人信服的证据也就不足为奇了。

2. 单卵双生子的不共病现象

单卵双生子（monozygotic twins，MZ）具有几乎完全相同的 DNA 序列，但是其某些表型却有较大的差异，例如：MZ 中精神分裂症的共病率仅为 41%~65%，双向情感障碍的共病率约 60%。过去几十年间对此的解释是由于不同的环境因素所致，但是由于缺乏针对精神障碍易感环境因素进行的系统研究，尚未明确证实某种易感环境可以导致 MZ 的不共病。因此我们似乎高估了环境因素在精神障碍发病中的作用，而表观遗传学研究发现，MZ 之间的不共病可能更多是由于一些随机因素的累积作用造成的。研究发现表观遗传标记相对于 DNA 序列在细胞有丝分裂过程中易于发生一些微小的、随机性突变，并最终累积起来，使 MZ 之间具有较大的表观遗传差异，当差异累加到一定程度时便造成了 MZ 的不共病。已有研究发现精神分裂症不共病的 MZ 之间的某些易感基因如多巴胺 D2 受体的表观遗传修饰的差异大于共病 MZ 之间的差异。

3. 环境因素与表观遗传学

传统上认为，精神障碍是由于遗传因素和环境因素相互作用而发生的，这些已发现的易感环境因素包括：孕期病毒感染、围生期损害、营养、药物等，由于这些环境因素较难控制，目前尚未有大规模的研究来证实这些易感环境因素对疾病发生的确切作用。虽然随着表观遗传学研究的进展，认为环境因素在家族性精神障碍中的作用可能没有之前想象的大，但同时在另一方面也发现某些环境因素可以通过表观遗传机制的介导来影响基因的表达。研究发现 DNA 的甲基化水平可因各种细胞内外环境因素如营养、药物、激素、抽烟甚至心理应激等的影响而发生变化，如孕期饮食中增加叶酸（含有 DNA 甲基化的供体成分）含量，能够使子代的 DNA 甲基化水平增加，并改变相应的表型。

4. 精神障碍的病程特点

一些精神障碍的病程有一定的特点，如精神分裂症常高发于青少年和成年早期、60 多岁时以及女性的 45~50 岁，并可能随时间的推移在老年期有所自然缓解；双向情感障碍具有波动性病程等。这些发病特点单纯用经典遗传理论和环境因素难以解释，因为 DNA 序列是不变的，环境因素和发病之间也没有明显的相关性。而表观遗传学的一个重要特点就是表观遗传修饰是动态发展的，可以随个体发育、激素水平等细胞内外环境的变化而变化，这些变化与精神障碍的发病时期可以很好地吻合。表观遗传学认为精神障碍可能是由于一系列的表观遗传缺陷/突变造成的，首先在生殖细胞时期表观修饰重塑的关键阶段出现表观标记编程的缺陷，称为前表观突变（pre-epimutation），这种表观前突变可能引起细胞结构或功能的微小改变并增加患病易感性，但是其程度往往尚不足以引起明显的器官功能改变，所以并不表现出疾病症状。之后，表观前突变在细胞内外环境因素或随机因素的影响下发生进一步的改变，当这种改变达到患病阈值时，细胞或器官的功能便出现异常，继而表现出临床症状。由于表观遗传标记是动态变化的，所以可以随细胞内外环境的变化或随机因素而发生进一步的改变，这种改变则可能导致患者临床症状的改变如精神分裂症由阳性症状变成阴性症状，或随着表观修饰逐渐趋于正常化改变而出现疾病的自然缓解甚至消退。

5. 精神障碍中的性别差异

有大量证据表明精神障碍在临床表现、流行病学、分子遗传学及神经生化方面均具有明显的性别差异。例如男性的精神分裂症发病年龄整体较女性早，且最初发病时男性患者的症状往往比女性患者要重，而随着年龄的增加，男性患者的症状趋于逐渐缓解，而女性患者的症状则趋于复发和加重；男性和女性双向情感障碍也有类似的病程差异；遗传学研究还发现一些易感基因在精神障碍中的性别差异，如研究得较为广泛的 DISC 1 基因中的一个单体型 HEP3 与女性精神分裂症患者呈显著负相关，而与男性患者无显著相关。由于基因组范围的关联研究并未发现性染色体上有易感基因在此起作用，性激素则被认为是这种性别差异的基础，但是其详细机制不明。而表观遗传标记能够受激素的影响发生很大的变化，如研究发现性激素可以通过作用于核激素受体超家族导致 DNA 甲基化水平和染色体结构的改变。因此，不同性别患者体内激素水平的差异和核激素受体分布的不同很可能是各种精神障碍临床表现的性别差异的原因。

6. 精神障碍中的亲源效应（parent-of-origin effects）

亲源效应是指来自父母双方的两个等位基因在子代中具有不同的表达，即子代中所携带的易感基因可因其父、母来源的不同而具有不同的致病性，这种效应是由于基因组印记（genomic imprinting）造成的。基因组印记常见的作用方式包括 DNA 甲基化和染色体结构改变，这些表观修饰状态的不同导致父、母来源的等位基因具有不同的表达。研究发现基因组印记具有组织特异性，并且估计哺乳动物基因组有多于 200 个印记基因。基因组印记的异常可以导致多种疾病，如Prader-Willi 综合征和 Angelman 综合征。在精神障碍中同样可能这种亲源效应，如双向情感障碍女性患者的后代比男性患者的后代具有更高的发病风险，在精神分裂症中也存在类似的现象。而很多基于家系的精神障碍连锁研究都忽视了亲源效应，这可能是这些研究结果不一致或未能得到较大的连锁值的原因。

7. 丙戊酸盐和氯氮平在精神障碍治疗中的作用

各种抗精神病药或情感稳定剂用于治疗精神分裂症或双向情感障碍已有几十年的历史，但是其确切的药理学机制并未被阐明，而更多是基于临床的疗效经验。表观遗传学研究发现，丙戊酸盐和氯氮平都能够影响基因的表观修饰状态，进而影响基因的转录和表达水平。丙戊酸盐是组蛋白去乙酰化酶（HDAC）的抑制剂，能够使组蛋白的乙酰化水平增加，从而使染色体结构更加疏松并有利于基因的转录，更为重要的是，丙戊酸盐能够纠正由启动子区高甲基化所导致的精神分裂症易感基因 RELN 的表达下调，这可以很好地解释临床上使用丙戊酸盐作为抗精神病药的增效剂治疗精神分裂症的药理学机制。氯氮平同样可以对表观修饰标记产生影响，研究发现精神分裂症患者前额叶皮层 GABA 能神经元中的谷氨酸脱羧酶 1（GAD1）表达下降，并伴有转录激动性表观遗传标记组蛋白甲基化（H3K4Me3）水平的降低，而给小鼠腹腔注射氯氮平则可以使大脑皮层中 GAD1 相关组蛋白 H3K4Me3 水平升高，并使 GAD1 表达水平上调，而典型抗精神病药氟哌啶醇则无此作用。与此一致的是，对人类精神分裂症患者死后脑组织的研究发现生前服用氯氮平的患者比服用典型抗精神病药的患者前额叶皮层 GAD1 相关组蛋白的甲基化修饰 H3K4Me3 多两倍，并有更高的 GAD1 表达趋势。这说明氯氮平比其他典型抗精神病药具有更高的临床疗效并不是通过多巴胺 D2 受体（DRD2）实现的，而是参与了表观遗传学的调节机制。

随着人类基因组计划的完成，我们得到了基因组 DNA 序列草图，然而却发现它并没有能够达到所预期的对疾病的解释力度，这迫使我们必须从另一个层面来加深对疾病和遗传的理解。很多学者已经认识到在复杂疾病的遗传学研究中只有 DNA 序列这种"硬件"是远远不够的，只有更加全面深入地研究其表观修饰状态即"软件"的变化，才能全面地认识和解释像精神障碍这种复杂遗传病的致病机制。因此，西方国家已经开始实施"人类表观基因组计划"，试图绘制人类的表观基因组标记图谱，结合全基因组 DNA 序列来进一步阐明复杂遗传病的本质。而精神障碍作为一类典型的复杂遗传病，虽然经典遗传学研究做了巨大的努力，但是仍然收获甚少。而表观遗传学随着研究的深入将会对阐明精神障碍的遗传机制起到巨大的推动作用，相信今后的研究若在经典遗传学的基础上结合对表观遗传机制的研究，一定能够使我们对精神障碍的遗传本质获得更深入、更全面的认识。

（三）精神障碍表观遗传学研究所存在的问题

1. 表观遗传学自身所未解决的问题：可传递性

可传递性（heritability）是指细胞有丝分裂或减数分裂后，其表观遗传特征在子代细胞中得以保持的能力，虽然目前对表观遗传学的定义中有"可遗传"这一特征，但是目前所发现的很多表观遗传修饰如 DNA 的甲基化和组蛋白修饰能否在个体代间进行稳定传递尚不明确。现在的看法认为至少有部分基因的表观遗传特征是可以传递到子代中的，至于这部分可遗传的表观特征是否能解释精神障碍的家族聚集现象则需要进一步深入的研究。

2. 精神障碍研究中的组织特异性

表观遗传学不同于传统遗传学的另外一个重要特征是它具有组织特异性，也正是由于这种特异性，干细胞才得以向不同的组织类型进行分化。而且由于 DNA 的表观遗传修饰倾向于发生一些随机的变化，即使同一组织的不同细胞也可能具有不完全相同的表观特征。因此，对于精神障碍这种大脑疾病的表观遗传研究来说，只有对患者活体大脑特定脑区的细胞进行动态的遗传分析才能直接说明这些脑区的表观遗传改变在精神障碍发病过程中的作用。而这样的研究以目前的技术手段和在目前死后脑标本资源极度短缺的情况下几乎是不可能的。而且即使有少量的死亡后大脑标本，也难以获得其生前的临床资料来进行分析。那么在这种情况下，相对容易获得的患者外周血白细胞的表观遗传特征是否能在一定程度上间接反映大脑中的表观遗传特征呢？或者是否与疾病的某些表型有直接的联系？这些问题尚需进一步的研究来证实。

3. 表观遗传学研究手段相对落后

迄今为止，已经发明了多种方法来研究基因的表观修饰特征，如研究 DNA 甲基化的 MSP（甲基化特异性 PCR）、BSP（重亚硫酸盐基因组测序）、甲基化敏感性单核苷酸引物延伸（COBRA），以及研究组蛋白转录后修饰的染色体免疫沉淀法（CHIP）、质谱分析法，以及高通量的染色体免疫沉淀结合芯片法（CHIP-Chip）等。但是这些检测方法的灵敏度和特异度却是一个非常大的问题，就算被称为甲基化检测金标准的 BSP 法，也受到基因测序技术的限制而存在较大的困难，而且实施起来相当耗费人力和财力。因此表观遗传学若要得到更快的发展，必须首先克服检测技术和仪器上的限制，从而进行大样本、高通量的研究。

四、展望表观遗传学在精神障碍研究中的应用

随着人类基因组计划的完成，我们得到了基因组 DNA 序列草图，然而却发现它并没有能够达到所预期的对疾病的解释力度，这迫使我们必须从另一个层面来加深对疾病和遗传的理解。很多学者已经认识到在复杂疾病的遗传学研究中只有 DNA 序列这种"硬件"是远远不够的，只有更加全面深入地研究其表观修饰状态即"软件"的变化，才能全面地认识和解释像精神障碍这种复杂遗传病的致病机制。表观遗传学的兴起将会对阐明精神障碍的遗传机制起到巨大的推动作用，相信今后的研究若在经典遗传学的基础上结合对表观遗传机制的研究，将能够使我们对精神障碍的遗传本质获得更深入、更全面的认识。继而针对表观修饰的可逆特性，发现新的药物治疗靶点，开发更加有效，副作用更小的抗精神病药。

第二节　环境因素与精神障碍

一、流行病学与精神障碍病因学

通过对不同地区和文化背景下人群的流行病学研究，可以发现精神分裂症等精神障碍的一些发病原因。以精神分裂症为例，之前的研究一般认为精神分裂症在不同的地区和文化背景下均具有相似的发病率，然而一项系统综述在分析了 1965～2001 年间源于 33 个国家的 55 个核心研究数据，并从中提取了 170 个精神分裂症发病率数据后，发现其中 80% 的发病率数据处于（8～43）/10 万人，发病率具有较大的差异；并且男性比女性的发病率高 1.4 倍；城市人口比农村人口发病率高；移民比当地居民发病率高 4.6 倍。因此，作者推论精神分裂症的发病率在不同人群和文化背景下并不完全相同。

后来 Krabbendam 和 Van Os（2005）对 10 项调查

城、乡精神分裂症发病率差异的研究进行 meta 分析，发现城市居民的精神分裂症发病率约是农村居民的两倍。而这种巨大的发病率差异并不能用选择偏倚或者距离精神卫生服务机构的距离不同来解释，因此作者认为这种城、乡精神分裂症发病率的不同可能涉及基因-环境交互作用。March 等人对 1950~2007 年间发表的 20 项针对精神分裂症空间分布特征的研究进行系统综述后同样发现城市居民罹患精神分裂症的比例约是非城市居民的两倍。另外，还有研究发现暴露于城市环境的时间越长，精神分裂症发病的几率也越高。而另一方面，那些虽然居住在城市里，但并非在城市出生的人中精神分裂症的发病率并无增高；而在城市出生的人，不论是否居住在城市里均有更高的发病率。总之，城市居民精神分裂症发病率的增高可能并不是简单的社会漂移（social drift）现象，而是反映了某种未知的因果关系。与精神分裂症有关的其他环境因素还包括：孕期并发症，出生时父亲年龄，滥用大麻等，如表 6-2 所示。

表 6-2　精神分裂症的环境易感因素

胎儿时期可能的环境易感因素：
　　M+：孕期并发症（尤其是胎儿缺氧和胎儿烟酸缺乏）
　　M+/-：孕期感染，孕期应激，孕期烟酸缺乏
　　M+：出生时父亲年龄
　　M-：孕期接触毒害化学物质（如：铅等）
神经发育早期可能的环境易感因素：
　　M-：早期教育质量（学校、父母）
　　M+/-：儿童期应激（虐待、忽视）
青少年时期的环境易感因素：
　　M+：成长环境（包括人口密度、城市大小、5 到 15 岁期间成长的地方）
　　M+：滥用大麻
　　M+：移民
　　M+/-：生活应激事件
　　M-：创伤性大脑损伤
社会环境：
　　M-：社会分化，社会经济状况及社会剥夺

　　M+：至少一项荟萃分析的阳性结果；M+/-：没有确定的荟萃分析结果；M-：没有进行荟萃分析。（Jim van Os，Bart PF Rutten，Richie Poulton. 2008. Schizophrenia Bulletin，36（6）：1066-1082.）

抑郁障碍在不同的社会环境、文化背景下的发病率差异更大，跨国的协作研究组研究发现抑郁症的终身患病率在不同国家从 1.5% 到 19% 不等。而且不同社会环境下抑郁症的临床表现也有差别，在非西方文化中躯体化症状表现更为突出，而悲伤、愉快感缺失、焦虑和动力缺乏在不同文化下均是主要症状。

由于社会环境因素的复杂性以及在实验室中复制这些因素的困难，想要阐明不同发病率下的病因学机制显然是精神病学领域的一个巨大挑战。尽管如此，不同环境所产生的不同发病率将对我们的精神障碍病因学研究提供很多有价值的线索。

二、遗传与环境的交互作用

虽然遗传因素在精神障碍中的作用得到了广泛的肯定，但是精神障碍的遗传学研究迄今并未发现某个基因的改变能够直接导致精神障碍的发生。另一方面，流行病学研究发现精神障碍与某些环境因素相关，如在城市出生、移民（等）、精神创伤、使用大麻等。研究发现，精神病家族史对个体罹患精神病的危险性具有独立的高度影响（OR = 4.59，95% CI：2.41~8.74），而进一步分析发现城市化因素增加患病风险的效应对有精神病家族史的个体表现得更为明显。这说明遗传因素与环境因素之间的交互作用可能在精神障碍发病过程中起到重要的作用。交互效应是指一个因素的效应是在另一个因素效应的前提下发生的，也就是说不良的环境因素对具有精神障碍易感性的个体影响更大。目前认为交互作用模型比累加作用（additive）模型更能真实地反映复杂精神障碍的病理机制。最典型的遗传因素与环境因素交互作用导致精神障碍的例子是 5-HT 转运体基因与应激性生活事件交互作用导致抑郁症的研究。该研究发现 5-HT 转运体基因中的一个片段长度多态性位点 5-HTTLPR，其基因型为 s/s 或 s/l 的个体，在经历 4 次以上应激性生活事件后有 43% 的人出现抑郁症状，而其基因型为 l/l 的个体在经历 4 次以上应激性生活事件后仅有 17% 的人出现抑郁症状。这充分说明在某些情况下单纯的遗传因素可能并不足以致病，仅能造成个体对不良环境因素更加敏感，并通过两者间的交互作用最终致病。

第三节　应激与精神障碍

一、应激源与应激反应

通常所说的“应激”其实包含了两方面的含义，

首先它是指某一种具有威胁性的刺激或事件,即"应激源(stressor)",如重大考试、人身安全威胁或损伤等;另一方面,应激也可以指这种威胁性的刺激或事件所引起的心理或生理的反应,也叫做"应激反应(stress response)",如警觉性增加、交感神经系统激活、皮质醇释放增多等。正常个体对应激源所做出的应激反应可以受到学习所形成的经验的调节。当这种经验性的调节出现异常,或者应激源过强或持续时间过久时,就会导致应激反应的病理性失控,从而影响个体的身心健康。

下丘脑-垂体-肾上腺轴(hypothalamic-pituitary-adrenal axis,HPA axis)是个体做出应激反应的主要途径。此外,杏仁核和海马可以通过调节下丘脑中的促肾上腺皮质激素释放激素(corticotropin-releasing-hormone,CRH)神经元的活性而参与应激反应的调控。当个体面对外界威胁性刺激时,感觉信息在基底外侧杏仁核加工后传导至中央杏仁核,中央杏仁核的激活则通过调控其他脑区如下丘脑、导水管周围灰质和弥散性调节系统而启动一系列的应激反应,其中包括 HPA 轴的激活、回避行为和警觉性增加。因此,中央杏仁核可能起到了应激反应的启动作用,有功能磁共振研究发现中央杏仁核的异常激活与焦虑障碍有关。而与杏仁核的作用相反,海马对应激反应起到负性的调节作用。个体发生应激反应时肾上腺皮质释放皮质醇至血液中,过高浓度的皮质醇穿过血脑屏障作用于海马内含量丰富的糖皮质激素受体,从而影响海马内神经元的活动,并进而减少下丘脑 CRH 的释放并抑制 HPA 轴活动(图 6-1)。

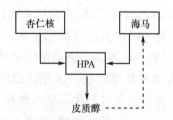

图 6-1　杏仁核和海马对 HPA 轴相反的调节作用

二、应激与精神分裂症

应激与多种精神障碍的发生有关,其中精神分裂症和抑郁症与应激的关系得到较多的重视和研究。应激是精神分裂症的一种潜在致病因素,精神

分裂症的症状往往在青少年期或者成年早期表现出来,而遗传易感因素早在出生之前就已经存在,那么在发病前的这段时间内究竟发生了什么事件最终促使精神分裂症的发生?有一些研究对精神分裂症高危个体在发病前这段时间内所经历的一些改变进行了评估,以期发现促使高危个体最终发病的诱导因素。这些研究大多发现高危个体在发病前往往存在执行功能受损,然而执行功能受损是精神分裂症的诱发因素还是精神分裂症本身的内在表型尚不得而知。另外,研究还发现应激因素与精神分裂症发病的相关性。在高危群体中,最终发展成精神分裂症的个体比没有发展成精神分裂症的个体具有更高的应激反应,以及发病时更显著的 HPA 轴和海马活动水平改变。而应激本身已经被发现可以直接导致海马的损害。在正常情况下海马对 HPA 轴进行负反馈的调节,即肾上腺分泌的皮质醇作用于海马中的糖皮质激素受体后,海马对 HPA 轴的分泌活动进行抑制。而在慢性应激的条件下,持续暴露于皮质醇的海马神经元会发生萎缩和死亡,并使海马对 HPA 轴的负反馈调节功能逐渐减弱,从而进一步导致 HPA 轴的过度兴奋和更严重的海马损伤。

另外,与精神分裂症密切相关的 mPFC 也被发现在应激反应过程中发挥重要的调节作用,mPFC 的激活能够减轻焦虑情绪相关的杏仁核的应激性反应,而且 mPFC 还参与了机体对既往经历过的应激源的"免疫性"适应。因此,如果 mPFC 的功能下降,则可能导致机体对应激源的过度反应。这时如果再合并发生其他的致病因素,如使用大麻或社会应激,则可能最终导致海马的损害和海马腹侧下脚的过度兴奋(是精神分裂症发病机制中的一个关键环节)。因此,在精神分裂症的高危群体中有效地实施应激管理将可能阻断这些高危个体最终的发病。

三、应激与抑郁和焦虑

抑郁症状和焦虑症状常常同时出现在抑郁症和焦虑症患者当中,二者之间具有密切的联系。首先二者的治疗药物具有很大范围的交叉,抗抑郁药物大多也有抗焦虑作用;其次抑郁和焦虑均有一定程度的家族聚集性,遗传学研究发现了一些与抑郁和焦虑均有关的易感基因,如 5-HT 转运体基因(5-HTT);近年来的研究发现儿童早期的被虐待、被忽视及其他生活应激因素是成年后罹患情感障碍和焦虑障碍的重要危险因素,因此,HPA 轴的过度激活可能在二者的发病机制中均起到了关键性的作用。在此我们将抑郁和焦虑与 HPA 轴的关系一起进行讨论。

临床研究发现抑郁症患者血液中的皮质醇含量及脑脊液中的 CRH 含量均高于正常水平,提示我们抑郁症与 HPA 轴的过度激活有关。然而这种 HPA 轴过度激活与抑郁是否具有因果关系呢? 动物研究提供了进一步的证据,给动物大脑内注射 CRH 可以使动物产生一系列抑郁和焦虑症表现,包括失眠、食欲下降、性欲下降及显著的焦虑行为。说明 HPA 轴可能是抑郁和焦虑发病机制中的一个重要环节。另外,我们知道海马对 HPA 轴有负性的调节作用,而在抑郁症中,由于糖皮质激素受体表达的下调,海马对 HPA 轴的负反馈调节则受到损害。有意思的是,抑郁症的发病相关因素如易感基因、儿童期应激、单胺类递质的异常均可影响海马糖皮质激素受体的表达。

研究发现,大鼠海马糖皮质激素受体的表达水平受到其婴幼期接受的感觉刺激的影响。大鼠在婴幼期如果接受较多的母鼠照料,则在成年后具有较多的海马糖皮质激素受体以及较少的下丘脑内 CRH 含量,同时焦虑样行为也更少。在大鼠婴幼期给予更多的触觉刺激也能达到母鼠照料行为的效果。研究发现婴幼期的触觉刺激能够激活上行投射至海马的 5-HT 能神经元,并引起海马中长时间的糖皮质激素受体表达升高,从而使大鼠在成年后能够对应激反应进行负反馈调节。需要注意的是,这种触觉刺激诱导的海马糖皮质激素受体表达增高仅在神经发育的早期关键阶段存在。

另外,临床研究发现儿童时期遭受的虐待和忽视是成年后抑郁症和焦虑症发病的重要危险因素。动物研究发现其机制可能涉及脑内 CRH 的增多及海马对 HPA 轴抑制的损害。而我们最近的研究也发现大鼠童年期的社会隔离饲养可以导致成年后更高水平的焦虑样行为,如在高架十字迷宫试验中进入开臂的次数减少、在旷场试验中的自发活动量增多等。总之,在充分了解童年期应激对成年后焦虑、抑郁发病的参与机制后,我们就可以通过对高危个体施加有针对性的干预措施而减少焦虑症和抑郁症的发生。

(陈晓岗)

主要参考文献

Alaerts M, Ceulemans S, Forero D, et al. 2009. Support for NRG1 as a susceptibility factor for schizophrenia in a northern Swedish isolated population. Archives of general psychiatry,66(8):828-837.

Baek JH, Kim JS, Ryu S, et al. 2012. Association of genetic variations in DTNBP1 with cognitive function in schizophrenia patients and healthy subjects. American Journal of Medical Genetics Part B: Neuropsychiatric Genetics,159(7):841-849.

Bedrosian TA, Weil ZM, Nelson RJ. 2013. Chronic dim light at night provokes reversible depression-like phenotype: possible role for TNF. Molecular psychiatry,18:930-936.

De Sousa KR, Tiwari AK, Giuffra D. E, et al. 2013. Age at onset of schizophrenia: Cannabis, COMT gene, and their interactions. Schizophrenia Research,151(1-3):289-290.

Diaz SL, Doly S, Narboux-Nême N, et al. 2012. 5-HT2B receptors are required for serotonin-selective antidepressant actions. Molecular psychiatry,17(2):154-163.

Ding L, Hegde AN. 2009. Expression of RGS4 Splice Variants in Dorsolateral Prefrontal Cortex of Schizophrenic and Bipolar Disorder Patients. Biological psychiatry,65(6):541-545.

Eisenberg DP, Ianni AM, Wei SM, et al. 2013. Brain-derived neurotrophic factor (BDNF) Val66Met polymorphism differentially predicts hippocampal function in medication-free patients with schizophrenia. Molecular psychiatry,18(6):713-720.

Hukic DS, Frisen L, Backlund L, et al. 2013. Cognitive Manic Symptoms in Bipolar Disorder Associated with Polymorphisms in the DAOA and COMT Genes. PloS one,8(7):e67450.

Kim JY, Liu CY, Zhang F, et al. 2012. Interplay between DISC1 and GABA signaling regulates neurogenesis in mice and risk for schizophrenia. Cell,148(5):1051-1064.

Mata I, Perez-Iglesias R, Roiz-Santiañez R, et al. 2009. A neuregulin 1 variant is associated with increased lateral ventricle volume in patients with first-episode schizophrenia. Biological psychiatry, 65(6):535-540.

Mota NR, Rovaris DL, Bertuzzi GP, et al. 2013. DRD2/DRD4 heteromerization may influence genetic susceptibility to alcohol dependence. Molecular psychiatry,18(4):401-402.

Mössner R, Schuhmacher A, Schulze-Rauschenbach S, et al. 2008. Further evidence for a functional role of the glutamate receptor gene GRM3 in schizophrenia. European Neuropsychopharmacology, 18(10):768-772.

Steinecke A, Gampe C, Valkova C, et al. 2012. Disrupted-in-Schizophrenia 1 (DISC1) is necessary for the correct migration of cortical interneurons. The Journal of Neuroscience,32(2):738-745.

Stratinaki M, Varidaki A, Mitsi V, et al. 2013. Regulator of G protein signaling 4 is a crucial modulator of antidepressant drug action in depression and neuropathic pain models. Proceedings of the National Academy of Sciences, 110(20): 8254-8259.

Voisey J, Swagell CD, Hughes IP, et al. 2010. Analysis of HapMap tagSNPs in dysbindin (DTNBP1) reveals evidence of consistent association with schizophrenia. European Psychiatry, 25(6): 314-319.

Volk DW, Eggan SM, Lewis DA. 2010. Alterations in metabotropic glutamate receptor 1a and regulator of G protein signaling 4 in the prefrontal cortex in schizophrenia. American Journal of Psychiatry, 167(12): 1489-1498.

Wedenoja J, Loukola A, Tuulio-Henriksson A, et al. 2008. Replication of linkage on chromosome 7q22 and association of the regional Reelin gene with working memory in schizophrenia families. Molecular psychiatry, 13(7): 673-684.

Wei Q, Diao F, Kang Z, et al. 2012. The effect of DISC1 on regional gray matter density of schizophrenia in Han Chinese population. Neuroscience letters, 517(1): 21-24.

Weickert CS, Tiwari Y, Schofield PR, et al. 2012. Schizophrenia-associated HapICE haplotype is associated with increased NRG1 type III expression and high nucleotide diversity. Translational psychiatry, 2(4): e104.

Wessman J, Paunio T, Tuulio-Henriksson A, et al. 2009. Mixture Model Clustering of Phenotype Features Reveals Evidence for Association of DTNBP1 to a Specific Subtype of Schizophrenia. Biological psychiatry, 66(11): 990-996.

Wing VC, Tang YL, Sacco KA, et al. 2013. Effect of COMT Val (158) Met genotype on nicotine withdrawal-related cognitive dysfunction in smokers with and without schizophrenia. Schizophrenia research, 150 (2-3): 602-603.

Xia Y, Wu Z, Ma D, et al. 2013. Association of Single-Nucleotide Polymorphisms in a Metabotropic Glutamate Receptor GRM3 Gene Subunit to Alcohol-Dependent Male Subjects. Alcohol and Alcoholism, 49(3): 256-260.

第七章　精神障碍的诊断分类与标准

导语　本章介绍了精神障碍的诊断分类、诊断的发展与制订原则；诊断标准的指标、类别与临床应用评价；目前国内外诊断系统中，国际分类 ICD 系统、美国诊断分类 DSM 系统和中国诊断分类 CCMD 的特点及相互关系，其中包含 2013 年美国 DSM-5 的主要变化。

第一节　概　　述

各类疾病可以根据病因学、病理解剖特点或病理机制，以及临床表现进行分类，如躯体疾病主要依据病因或病理改变来分类。但精神疾病缺乏特异性的病因学和病理学的证据，目前主要依据临床特征来分类。现阶段精神科临床应用的两个国际诊断分类系统以及我国的诊断分类系统都不是依据病因学的分类，而是用"障碍"一词代表"症状综合征和功能损害"作为诊断名称。

一、诊断分类与标准的发展沿革

精神疾病的诊断分类有漫长的历史追溯，公元前 2600 年前在古埃及就有用 melancholia（忧郁）和 hysteria（癔症）来对精神异常进行描述性分类。公元前五世纪起，被欧洲人尊为"医学之父"的古希腊最伟大的医学家希波克拉底（hippocrates），首先划分出癫痫（epilepsy）、躁狂症（mania）、精神炎（phrenitis）、忧郁症（melancholia）、酒精中毒性谵妄、痴呆、产褥期精神病等精神疾病类别。在中国春秋战国时代收集古代医学而编纂的《黄帝内经》之《灵枢·癫狂篇》中也描述了精神活动异常的表现。18 世纪以后，西方社会的科技革命推动了医学的进步。在精神病学方面基于当时对精神病人管理的需要和对临床观察的现象学描述，18 世纪末法国精神病学家皮奈尔（Pinel）将收容在精神病院内的病人分为四类，即狂症（mania）、郁症（melancholia）、呆症（dementia）和白

痴（idiotism）。这与我国中医学历史上将精神病人划分成癫症与狂症相同工异曲之处。

到了 19 世纪初，被称为现代精神病学之父的德国精神病学家克莱丕林（Kraepelin）通过深入的临床观察和总结，提出了早发性痴呆（精神分裂症）、躁郁症和妄想狂的诊断分类。将精神分裂症和躁郁性精神病分为两个独立的疾病单元，这个观点至今对精神病学的分类学影响极大，被称为二分法或二元论。1889 年在巴黎召开的国际精神疾病会议通过的分类法将精神疾病分为 11 种，分别为狂症（包括急性谵妄和躁狂）、郁症、周期性精神病、进行性精神病、痴呆、器质性与老年性痴呆、麻痹性痴呆、神经症（癔症、疑病症、癫痫等）、中毒性精神病、冲动性精神病、白痴。

1900 年由 Jacques Bertilon 主持，在巴黎召开了第一次国际疾病死因分类修订会议，形成了国际疾病分类（international classification of diseases, ICD）的第一版。此后每隔 10 年左右，由法国政府主持修订一次。1948 年世界卫生组织（WHO）成立后，由 WHO 举行了第六次 ICD 国际疾病分类修订会议。1948 年标志着国际生命与疾病统计和卫生统计的一个新纪元的开端，并确立 ICD 为疾病或死因分类的国际标准，并完成了（WHO）国际疾病、伤残、死因统计分类手册第六版（ICD-6），也就是在这一版中，首次纳入了精神疾病，其中第Ⅴ章为"精神病，神经症和人格障碍"。以后在 ICD-9 和 ICD-10 中逐渐完善了精神障碍的分类。

1989 年 ICD-10 获得通过，自 1993 年 1 月 1 日起生效。在 ICD-10 的制定过程中有 32 个国家参与

临床测试,我国的精神病学家们也参加了这项工作。2002 年我国正式使用 ICD-10 进行疾病和死亡原因的统计分类。其中精神疾病(或障碍)在 ICD-9 和 ICD-10 中都位于第 V 章。此外世界卫生组织还与多个国家合作制定了与 ICD-10 第 V 章相配套的评定工具《复合性国际诊断交谈检查》即 CIDI 和《神经精神病学临床评定表》即 SCAN,以利于在科研和流行病学调查中使用并具有较好的可操作性和计算机化。

美国第一个精神病学疾病分类学标准产生于 1918 年,由美国医学心理学协会,即美国精神病学协会(American Psychiatry Association,APA)的前身和国家精神卫生委员会制定,列出 22 个障碍在所有精神服务机构收集统一的统计数据,形成了美国的疾病诊断与统计手册(diagnostic and statistic manual,DSM)。以后 APA 于 1952 年又制定了一个修订版,即为 DSM-I。随后 1968 的 DSM-II 没有实质上的改变,只有少数诊断词汇作了修改。DSM-III 发表于 1980 年,又回归到诊断的描述性系统,其诊断标准有明确的可操作性,而淡化了病因学诊断分类。DSM-III-R 产生于 1987 年。1994 年 DSM-IV 正式出版。2013 年 DSM-5 正式出版。

1949 年中华人民共和国成立以后,新中国整个科学界都以前苏联为榜样。精神疾病分类诊断主要参照前苏联的分类法,我国自 1981 年成立世界卫生组织疾病分类合作中心以来,开始推广国际疾病分类第九次修订本(ICD-9),于 1987 年正式使用 ICD-9 进行疾病和死亡原因的统计分类。

我国也于 1979 年发表了《中国精神疾病分类方案》,后经 1981 年与 1984 年两次修订,对其中精神分裂症、躁狂抑郁症和神经症这三类最常见的精神疾病逐一制定了临床工作诊断标准。此方案可视为中国精神疾病诊断分类之第一版,即 CCMD-I。

1986 年 6 月中华医学会第三届全国神经精神科学会的学术会议上决定成立精神疾病诊断标准工作委员会,制定我国全部精神疾病的诊断标准与分类方案。此方案参考了 ICD-10 与 DSM-III-R,1989 年 4 月通过了《中国精神疾病分类方案与诊断标准》(第 2 版),即 CCMD-2。1994 年公布了 CCMD-2-R 版。1996 年中华医学会精神病学分会决定开始 CCMD-3 的编制,历时 5 年完成了现场测试,于 2001 年正式发布使用。

二、制订诊断分类与标准的原则

在 20 世纪 50 年代以前,精神科医生诊断精神疾病主要依据所学学派理论和对疾病的认识经验。因为各学派观点分歧较大,术语也很不一致,常常导致诊断上的紊乱。最早研究这一状况的是 Ash(1949),他组织 3 名医生对 5 种疾病 60 个亚型的 35 名患者进行各人单独询问并诊断,3 名医生对 5 种疾病的诊断一致性为 45.7%,亚型的诊断一致性为 20.0%。他的研究揭示了精神疾病临床诊断极不一致的现象。

(一)精神疾病临床诊断不一致的原因

1. 病人自身差异(subject variance)

由于病人在不同时间阶段出现不同病情而导致的诊断不一致。如病人在入院时是急性酒中毒,几天后转变成震颤谵妄。

2. 时机差异(occasion variance)

由于病人处于同一疾病的不同阶段而导致的诊断不一致。如双相情感障碍的病人在某一时期为抑郁相,在另一时期又为躁狂相。

3. 信息差异(information variance)

医生收集病史因信息来源不同或收集病史的方式和侧重点不同而导致的诊断不一致。

4. 观察差异(observation variance)

由于医生对病征现象的观察和判断不一致而导致的诊断不一致。个体差异和时机差异虽然引起诊断不一致,但这种诊断不一致反映了病人的真实情况。信息差异可通过询问检查技能的训练和使用系统正规的资料收集方法使其减低。因此,上述差异并不是导致诊断不一致的主要原因。

5. 标准差异(criterion variance)

由于缺乏严格、系统并具有操作定义的诊断标准或是由于诊断标准之间的内涵标准和外排标准不同而导致的诊断不一致。诊断研究发现,即便使用 ICD 和 DSM 这些有影响的诊断分类系统,诊断一致性仍然不高。分析原因主要为:

（1）诊断分类只有诊断描述而无操作定义的诊断标准,医生诊断疾病时,很大程度上只能依赖自己对诊断概念的理解;

（2）没有订立区别具有相同症状的两类疾病的外排标准作为鉴别诊断指征;

（3）尽管有清楚的概念描述,但没有操作定义标准帮助医生判断病人是否符合作出诊断的要求。

Ward(1962)对诊断不一致的原因进行研究,发现因标准差异所致的诊断不一致占60%,而信息差异和观察差异所致的诊断不一致占40%,可见标准差异是导致诊断不一致的主要原因。

诊断一致性不高严重限制了精神病流行学的研究,没有使用诊断标准而导致的诊断不一致,常使流行学的研究结果无法比较和难以解释,如英、美两国医院间联合诊断研究的结果证实,两国精神分裂症和躁狂抑郁症在发病率上的差异主要是因为诊断概念不同所致,并不是病种的实际发病率不同。因此,提高诊断一致性具有显而易见的重要性,而关键是必须订立能为多数人接受的诊断标准,使诊断概念标准化。由于上述原因,促使了诊断标准的发展,相继产生了 St. Louis 诊断标准(Feighner 标准),Spitzer 的 RDC 和后来的 DSM 等标准。

制订诊断标准是为了达到以下目的:

（1）有科研和临床价值,便于不同临床机构的医生都能根据标准作出诊断而制定治疗和处理计划,也使医学研究者之间有共同语言交流;

（2）使诊断分类具有较高的信度;

（3）使不一致的经典诊断术语标准规范化;

（4）在科研中对研究对象的描述具有统一、方便和适用的特点;

（5）能为不同理论学派的医生和研究者所接受;

（6）便于临床研究和流行学研究结果的比较;

（7）便于教育和培训。

订立具备良好信度、效度的诊断标准并非易事。因为,目前对大多数精神疾病的病因学和生物学标记的发现非常有限,尚无准确可靠的病因学和病理改变证据作为诊断分类和标准的指标,诊断主要基于临床现象学。因此,制订诊断标准主要依据:

（1）疾病的基本特征(诊断的必备特征);

（2）有关特征(疾病中经常存在,但不是绝对存在的特征),如好发年龄、病程、促发因素、功能损害、并发症、患病率、家族史、性别差异、鉴别诊断等。

（二）制订诊断标准应遵循的原则

1. 使用原则(rules of application)**或操作定义**(operational definitions)

精神疾病的诊断主要基于症状,但遗憾的是每一疾病并无独有的特征性症状,多数精神疾病都存在相类似的症状,只是不同疾病时症状的组合形式不同。诊断标准中的"操作定义"就是使同疾病的症状组合形式清楚条理化而便于做出适当的诊断,以减低经典的描述性诊断造成的不一致。例如描述性诊断把诊断疾病 X 描述为通常存在症状 A、B、C,有时也存在症状 D。这样并没有明确规定诊断疾病 X 时各症状的组合特点和哪几项是必备症状。采用"操作定义"则规定诊断疾病 X 时,必须具备症状 A,且合并存在 B、C、D 中的一项或多项,必须排除症状 E 的存在。这样就可以明确规定诊断不同疾病时症状的组合特点和作出诊断的必备症状要求,使诊断概念标准条理化、可操作化。

2. 层次原则(hieracrhical rules)

症状与诊断实际上存在一种层次结构关系。例如将器质性精神病划为高层次,轻性功能性精神病为低层次,重性功能性精神病居中,则高一级层次的疾病可具有低一级层次疾病的症状,如果发现器质性因素,则不论具有精神病性或神经症性症状,都可诊断为器质性精神病,而低一级层次的疾病不应具有高一级层次疾病的症状,如重性功能性精神病应该排除器质性因素,依此类推,采用"层次原则"便于订立诊断标准中的排除标准,以利不同疾病间的鉴别,如能按病因学进行分类则更有助于诊断与鉴别诊断,减少诊断的不一致。

3. 信度、效度原则

订立诊断标准时,要兼顾其信度和效度,使标准本身能够被检验。要满足这一原则,一方面是对标准中的各项指标,如症状学指标、病情严重度指标等给予明确定义。另一方面是尽量采用能给予明确定义,能达到一致判断的临床特征,在不影响效度的前提下,尽量少用不能达到一致判断的临床特征,即使是经典的临床特征,如要纳入标准,也不宜单独使用,尚需附加其他伴随临床特征。

三、诊断标准的指标和类别

诊断标准应包括内涵标准和排除标准两个主要部分。前者包括症状学指标、病情严重度、功能损害、病期、特定亚型、病因学指标等,症状学指标为最基本的内容,又有必备和伴随症状之分。一般来说,内涵标准的指标越多越全面,诊断效度也越高。

诊断标准分为研究用标准和临床工作用标准两大类别,研究用标准用于科研目的,强调选择同质病人作为研究对象,因而要求尽可能减少假阳性(误诊),宁可允许有一定的假阴性(漏诊),为了有较高的诊断效度,诊断概念限制得比较狭窄,症状、病期等标准要求较严格,每一疾病又分出繁多的亚型标准,便于各亚型病人间的研究对比。临床工作标准用于临床工作,强调对每一病人都要给予诊断,因而要求尽可能减少假阴性,诊断概念较宽,症状学和病期指标相对比较放松。对同一疾病,两类诊断标准因概念范围不同而有差异。

四、诊断标准的临床应用评价

评价一个诊断标准的实用价值,必须考虑其信度和效度,缺一不可。信度涉及一致性问题,效度涉及准确性问题。研究证实,使用有操作定义的诊断标准能够达到很高的诊断信度。而评价诊断标准的效度,则受到目前精神病学研究实际水平的限制,特别是功能性精神病尚无病因、病理改变或实验室证据作为确切诊断的金标准。因此,对功能性精神病诊断标准的效度尚不能做不切实际的苛求,而应从下述几方面来评价。

1)诊断标准是具有表面效度或描述性效度,因为它集中了众多精神病学专家的共同意见,并基于最新的一些研究发现而订立的,通过在研究和临床工作中使用诊断标准,便于从疾病的家族史、治疗反应、预后和实验室研究等方面来更好地研究诊断标准的效度。

2)诊断标准的发展历史不长,并不是一个完美无缺的工具,标准在一定程度上是暂行而不成熟的,需要根据新的研究发现对标准不断地修改,现有诊断标准的真正价值并不是在于标准本身在很长时期内保持不变的被人使用,而是在于发现标准

的不足,推动对标准进行修订和改进的研究。

3)有些临床诊断学家认为使用诊断标准虽可增加诊断信度,但降低了诊断效度,其根据是临床上有些病人仅具有某种疾病的部分病征,因不符合诊断标准规定的项目数而不能给予诊断。而一个有经验的临床医生则可避免这种错误。因为他能对病人的整体临床印象和病史进行综合分析而作出适当的诊断。对这类情况,临床经验诊断无疑优于诊断标准,但据此就否定诊断标准的效度,未免过于片面,因为上述情况终究属于个别病例。诊断标准虽有局限的一面,但有使用方便的优点,便于不同临床机构的医生掌握应用,有利于改进对精神科医生和其他精神卫生工作者的训练和相互间的交流。

第二节　目前的诊断分类系统

一、国际诊断分类 ICD 系统

1948 年 WHO 颁布国际疾病、外伤、死因分类手册第 6 版(ICD-6),首次将精神疾病列为第 V 章"精神病,神经症和人格障碍"。在 1957 年公布的 ICD-7 版中,此章内容无变化。1966 年公布的 ICD-8 版中,对精神疾病添加了描述性定义,对诊断名词做出界定与解释。1975 年公布了 ICD-9 版,内容仍无大改动,将第 V 章定为"精神障碍",不同之处是在此章作了一个术语词汇汇编,给每一个术语都下了定义。因为对精神疾病进行诊断时相对缺乏独立的实验室资料作为依据,许多重要的精神障碍在诊断时还主要依靠对异常体验和行为的描述。给诊断术语制订统一定义,作为共同遵循的准则,有利于提高诊断的一致性。

1992 年公布的 ICD-10 版,与 ICD-8 和 ICD-9 比,第 V 章内容有了重要变化。WHO 对精神障碍诊断与分类做了连续性研究计划。作了一些国际性的协作研究,特别是与世界精神病学协会(WPA)合作进行了大量的临床研究项目。并与美国精神病学学会(APA)进行协作,ICD 与 DSM 两个工作小组的很多成员是重叠的。因为制定 ICD-10 时参考了 APA 对诊断和分类所做的革新,使其与美国 DSM-Ⅲ-R 相近,第 V 章"精神与行为障碍分类",将原来精神障碍的 4 大类,29 小类扩展到 10 大类 100 小类。

ICD-10 对每种精神障碍都列出了诊断标准和

鉴别诊断要点。为适应不同发展水平国家与不同工作条件的需要,ICD-10另外出版了科研专用诊断标准和基层社区简易分类手册。

WHO组织ICD-10制定的专家们努力使这一版本的诊断分类和标准能被不同文化背景中的使用者广泛接受,容易理解并翻译成不同的语言。此外为了使其具有多功能性,不同版本用于不同目的,因而形成了以下四个版本:《临床描述与诊断指南》、《研究用诊断标准》、《基层保健用版本》和《多轴系统》。

ICD-10尽可能与美国的DSM-Ⅲ-R靠拢,有些分类接受了DSM系统的观念,正式取消神经症与精神病在分类学中的位置,基本上接受了DSM系统中情感性精神障碍的分类方法,并进一步将抑郁的单次与反复发作,划分为轻度、中度与重度三个量别等级;没接受重性抑郁症(major depression)的诊断名称;接受DSM系统中对精神分裂分型中取消潜隐型,改名为分裂形式障碍;并接受分裂症后抑郁作为精神分裂症的一个亚型;接受取消癔症的诊断名称,但将分离性障碍与转换性障碍合并为一个诊断,将转换性障碍更名为分离性运动障碍与分离性感觉障碍及其混合性障碍;接受躯体形式障碍、躯体化障碍的诊断名称,增加了"躯体形式的自主神经功能紊乱"这个诊断;接受适应性障碍的诊断与分类;接受性功能障碍、性定向与性偏好障碍的分类方案,不将自我和谐的同性恋视为性定向障碍,仍将自我不和谐的性定向障碍与因性定向或性偏好障碍引起的"性(伴侣)关系障碍"列入诊断分类,总称为性成熟障碍。

ICD-10在以下几方面坚持自身的特色,没接受DSM系统的改变:

1)继续在临床诊断指南中使用单轴诊断。

2)精神分裂症诊断的病程标准,定为1个月(而不是6个月,包括症状充分显现期1个月的DSM规定),因而未接受分裂样精神病的诊断;偏执性精神病的病程标准定为3个月(而不是DSM规定的1个月)。继续在精神分裂症中保留单纯型,潜隐型更名为分裂形式障碍。不将疾病严重程度或社会功能损害程度列为诊断标准之一。

3)在神经症性、应激相关与躯体形式障碍一章中,增加了临床常见的混合性焦虑抑郁障碍这一诊断,在其他神经症中保留了神经衰弱的诊断位置。

跨文化问题:尽管WHO组织制定ICD-10时,在许多国家进行了现场测试,应该说是一个比较多地考虑了国家、地区文化差异现象的诊断分类系统,但是最后形成的诊断标准仍然不容易被不同文化背景的使用者所理解。在涉及跨文化因素的诊断,如急性应激障碍和躯体形式障碍等,容易发生诊断差异。

WHO目前正在修改ICD-10,在其基础上制订ICD-11。ICD-11的修订不像DSM-5那样高调、引人注目且争议颇多。ICD-11草案的出版仍没有确定的时间表,WHO将邀请我国将ICD-11草案翻译成中文并在中国进行现场测试。ICD-11系统将比美国DSM-5系统更注重在世界范围内各个国家的可接受和使用的程度。

二、美国诊断分类DSM系统

美国最先启动精神障碍的分类,是为了作人口普查需要统计学数据。1880世纪,有7种精神疾病被确定:躁狂、忧郁、偏执狂、麻痹、痴呆、饮酒狂、癫痫。政府在卫生保健中的作用是对诊断的统一起了主要推动作用。

美国第一个精神病学疾病分类学标准出现在1918年,列出22个障碍在所有精神服务机构收集统一的统计数据。形成了美国的疾病诊断与统计手册(DSM),拟每5年修订一次。1935年APA与纽约医学科学院合作制定一个全国通用的精神病学词汇且并纳入美国医学会(AMA)的标准化疾病分类词汇。AMA系统主要汇集严重的精神疾病。美国军队又制定了一个更宽泛的疾病分类词汇以便包含第二次世界大战退伍军人在门诊出现的疾病。

世界卫生组织(WHO)国际疾病、伤残、死因统计分类手册第六版(ICD-6)完成于1948年,APA认为其中第Ⅴ章"精神病,神经症和人格障碍"尚不能满足临床需要,于1952年又制定了一个修订版,即为DSM-Ⅰ。随后1968年出版的DSM-Ⅱ没有实质上的改变,只有少数诊断词汇作了修改。这两个版本都严重受到Adolf Meyer精神生物学观点的影响,而DSM-Ⅲ发表于1980年,又回归到诊断的描述性系统,其诊断标准有明确的可操作性,而淡化了病因学诊断分类。

（一）DSM-Ⅲ诊断系统的特点

1）对精神疾病的分类,制定了诊断标准,包括症状学标准、病程标准、严重程度标准与排除标准。

2）对精神疾病,建立5轴诊断,全面反映患者的:①主要精神疾病诊断;②病前人格与智力发育水平;③同时存在的躯体疾病;④病前的心理社会应激因素;⑤病前的社会适应能力水平。

3）对许多传统的诊断名称与分类方法作了大胆变革的尝试。取消"神经症"与"精神病"在分类学中界限,按临床症状归类,取消了一批传统的病因学的诊断形容词,如"内源性"与"外源性","器质性"与"功能性"等词汇;取消了一批传统诊断名称,创立了一批新的诊断名词。

DSM-Ⅲ-R产生于1987年。1988年APA宣布对DSM-Ⅲ-R进行修订,修改的词汇是基于临床观察的资料,并努力与WHO制定的ICD-10系统的词汇靠拢。至1994年,DSM-Ⅳ正式发表,比预计的时间延迟2年,因为许多人还是认为它不成熟,没有充分时间积累足够的数据库来完成修订产生DSM-Ⅳ。

（二）DSM-Ⅳ诊断系统的特点

DSM-Ⅳ工作组在发表前作了3个步骤的工作。其一是复习文献,获得综合的没有偏畸的信息作为DSM-Ⅳ的诊断标准。其二是解决数据不充分的问题,对已有的数据做了再次分析,包括分析未发表的DSM-Ⅲ-R数据,有疑问的放在DSM-Ⅳ中做现场测试。其三是通过现场测试比较了DSM-Ⅲ、DSM-Ⅲ-R和ICD-10,然后提出DSM-Ⅳ的标准。现场测试收集对每一个诊断标准的具体的条目可信度和性能特征做了研究,有20个现场测试涉及70个地点,评估了6000多个受试者。

从DSM-Ⅲ-R到DSM-Ⅳ的改动并不大,作了明显修正的内容有如下几项:

1）精神分裂症的诊断标准,作了彻底的简化措施。取消了DSM-Ⅲ前驱期与残留期症状与充分发展期症状的人为区别,加强了阴性症状对精神分裂症的诊断价值,制定了分裂情感性精神病的诊断标准,取消了不典型精神病的诊断位置。

2）简化了躯体化障碍的诊断标准,由原来的罗列37个症状中必须存在12~14个症状(男女有别)作为建立症状学诊断的依据,简化到8项症状(4种疼痛症状,2种肠胃症状,1种生殖系统症状与1种必备的假性神经系统损害症状)。

3）充实了诊断偏执性精神障碍的症状学诊断标准,在DSM-Ⅲ中只限于存在系统的被害妄想与嫉妒妄想,而排除其他内容的系统性妄想并无充分根据。后来接受欧洲精神病学家的建议,在DSM-Ⅳ中纳入了夸大、疑病、钟情妄想等内容。

4）简化儿童精神障碍的分类,将注意缺陷、多动症与儿童行为问题、违拗、对抗障碍等合并成为一类,取消儿童焦虑性障碍的单独立项,将其中个别诊断项目并入了儿童其他精神障碍项目之中,将特殊发育障碍划分为更为明确的学习障碍,运动技能障碍,言语交流障碍;在广泛发育障碍中,分出了孤独症,Rett病与Asperger病。此外,进食障碍与排泄障碍单独列项,取消刻板运动障碍的列项并简化抽动障碍的内容,使此类疾病的分类更为简单明了,易于掌握,避免了交叉重叠现象。

5）充实了各种脑器质性疾病所致痴呆、遗忘、谵妄的亚型分类,增加了躯体疾患、依赖物质和非依赖物质所致各种精神障碍的内容,更加符合临床实际应用的需要。

DSM-Ⅳ使用正式的诊断术语是"障碍",因为大多数类别都没有足够特征确定这是一种疾病。除了创伤后应激障碍外,精神障碍的病因都没有特异性的发现。

在诊断标准上列出所有表现,而且大多数诊断标准还明确符合其中的几条可以作出诊断。对诊断名词通常都有临床表现的描述,这样做是为了提高临床医师在诊断时的可靠性。

对每一个障碍条目有关的特征都作了描述,如特殊的年龄、文化、性别相关特点,患病率、发病率、诱发因素、病程、并发症、家族性和鉴别诊断,实验室所见和有关的躯体检查体征和症状如果存在也作了描述。

当所需条件不充分,不足以作出诊断时,DSM-Ⅳ提供明确规定可以作出的临时性诊断和延期作诊断。如果患者的临床表现和病史尚不充分符合诊断条目所需的条件,也给予非典型、残留型和不能在他处指明的这样的类别。

DSM-Ⅳ提供每个诊断条目的词汇和诊断分类的描述性的可操作性诊断标准,继续使用5轴诊断系统,即对精神障碍、病前人格与智力发育水平、同时存在的躯体疾病、病前的心理社会应激因素和病前的社会适应能力水平进行全面评估。这不但有利于在精神卫生专业机构诊断和治疗,也有助于与其他医学专业的相互会诊、转诊和为社区通科医疗服务机构、社会保险系统提供个体的全面情况。此外对于5轴诊断一致性不高的问题,DSM-Ⅳ在附录里作了详细具体的指导,便于使用者掌握评定方法。

DSM-Ⅳ采用多轴诊断方法(5轴诊断),即采用不同层面或维度进行诊断。一个病例可给多个精神障碍的诊断,即在第Ⅰ轴上可有一个以上的诊断,与此同时每个病例有五轴诊断。第Ⅰ轴注明精神障碍,第Ⅱ轴注明人格障碍与特殊发育障碍,第Ⅲ轴注明有关的躯体疾病,第Ⅳ轴注明心理社会应激因素的强度(划分7级,每级有生活事件举例),第Ⅴ轴注明最近一年来社会适应功能达到的最好水平(划分7级)。而ICD-10与CCMD-3均采用梯级诊断方法,只列出目前主要的临床精神障碍的诊断。

(三) DSM-Ⅳ与ICD-10的关系

DSM-Ⅳ在设计修订时就努力向1992年发表的ICD-10靠近,美国所使用的诊断系统基本上与ICD-10匹配,以保证国家的健康统计报告和WHO一致。ICD-10在欧洲和其他许多国家都是正式的分类系统,所有的DSM-Ⅳ所使用的类别都可以在ICD-10中找到,但不是所有ICD-10中的类别都见于DSM-Ⅳ。在美国ICD-10的编码可以用于医疗保险和其他需要诊断的文件。DSM-Ⅳ的编码都在附件中列出了相应ICD-10的编码。

国际上两个被接受程度最高的诊断分类系统ICD-10和DSM-Ⅳ已经比它们各自的前一版大为接近,但比较两个系统的编码差异还是非常大。ICD-10将精神障碍分为10个大项100个小项,DSM-Ⅳ分为17个大项72个小项。大项的顺序差别很大。虽然DSM-Ⅳ所有的诊断条目都可以在ICD-10中找到,但ICD-10有一些条目是DSM-Ⅳ所没有的。因此即使美国在本国精神障碍统计时也还需要使用ICD-10。DSM-Ⅳ的一些优点:例如对某个条目的明确描述性定义使诊断的信度和一致性更高,更加利于科研使用;5轴系统更加方便与其他医学专业的相互会诊、转诊和为社区通科医疗服务机构、社会保险系统提供个体的全面情况。

在当前全球化对世界经济文化和学术发展发生着重大影响,各国精神病学家接受国际通用的精神疾病诊断标准与分类方案,将有利于各国之间、一国各地之间、各种学术观点流派之间相互交流使用共同语言。

各国的精神病学家都意识到,继续存在两个疾病诊断分类系统没有必要也不利于学术发展。目前,由WHO和WPA共同牵头的ICD-11工作组已经和美国APA的DSM-5工作组一同工作,共同讨论两个诊断分类系统的融合问题。

采用统一的诊断标准与分类方案,有助于教学方案与教学,有助于科研结果的可比性,跨国家、跨地区科研资料收集的一致性。

(四) DSM-5修订过程中的争议和建议

在过去的一年里,DSM-5的修订工作一直是临床精神科医师共同关注的焦点,许多精神科医师都提出了建议,希望DSM-5能有巨大的改变。例如,建议删除精神分裂症的部分亚型,以及进一步细分双相情感障碍的亚型。

然而,DSM-5的修订工作也受到了部分学者的质疑,他们认为DSM-5的修订存在三个明显的问题:

1) 每项修订提议并无严格有效的循证医学证据的支持;

2) 未能考虑所有可能的风险和影响效果;

3) 现场试验的方法并不能为DSM-5的修订提供有用的信息。例如,DSM-5准备引入的"破坏性情绪失调障碍(disruptive mood dysregulation disorder)"这一临时性的、高风险性的"诊断"是6年前提出的,可用的循证医学证据非常有限,因为目前只有一个研究小组对其进行过研究。

不仅如此,既往的经验已经证明,DSM-5本身无法对自己的修订提出无偏移的、可靠的系统综述。因此,DSM-5引入这一诊断的科学性和必要性必将受到质疑。

尽管存在一些问题,DSM-5的修订依然是精神医学领域的一个势在必行的重要举措。因为DSM-5肩负着一个至关重要的责任,即改变精神疾病诊断率过高及药物过度使用的现状。出现过度诊断和过度医疗的部分原因可归咎于既往的DSM诊断系统对精神疾病的定义不够准确。未经正规培训的初级保健医生经常滥用或忽视特定精神疾病的定义,从而给前来就诊的个体下了很多不必要的诊断,并且开具精神科药物处方。这不仅导致了资源配置的不当,而且也增添了不必要的病耻感和危险的药物副作用。

如何解决这一问题?DSM-5 选择了细化诊断标准,而另一些学者认为,既往的 DSM 诊断系统并非过度诊断的主要原因,DSM-5 应该停止将疾病诊断扩大化,将修订的重点转向控制现存的上述问题。他们建议:

1)首先要找出哪些疾病诊断易在短时间内迅速增加。可以通过对既往研究和临床数据,以及药物销售量等资料进行的循证医学综述来辨别目前的诊断狂热趋势。

2)应通过 DSM-5 引导临床医生恢复良好的诊断习惯。虽然初级保健医生缺乏足够的精神疾病诊断方面的训练,以及临床医生的诊断习惯易受到药厂的影响这些问题依然存在,但 DSM-5 仍应尽其最大努力来实现这一目标。

这些学者认为,目前公布 DSM-5 草案存在很大风险:它将让疾病诊断率更加猖狂,甚至在不久的将来,所有人都可能被诊断患有至少一种精神疾病,并接受不必要的治疗,而真正的病人却因为缺乏关注和资源而被忽略。针对这一问题,有学者给出了一些建议,他们认为:

1)应该新增加一个板块,介绍每一个疾病,指导临床医生如何准确地做出诊断和怎么避免误诊;

2)DSM-5 应该借用"黑框警告"的方法,警告医生和病人潜在的用药风险。DSM-5 中每个可疑的诊断都应该有一个"黑框警告",以警告使用者避免滥用,并建议如何恰当的应用;

3)对于某些疾病的诊断标准需要明确,制定更为严格的标准;

4)需要突出那些容易引发显著的临床痛苦或损害的症状,以区别于那些在日常生活中也会出现的症状;

5)美国精神病学会应该资助 DSM-5 小组对临床医生进行必要的培训,并鼓励更为精确的、谨慎的诊断。

(五)DSM-5 的重要变化

2013 年 5 月的旧金山 APA 年会上隆重推出了

正式出版发行的"DSM-5",引起强烈反响。短短几天,"DSM-5"系列已出版的 3 本书就全部销售一空。"DSM-5"的变化主要有:

1)"DSM-5"采用阿拉伯数字"5",不再使用罗马数字"V"。

2)DSM-5 取消了 5 轴诊断,将 DSM-Ⅳ中的 5 轴诊断内容放到每类疾病诊断之中。

3)DSM-5 采用临床综合征及谱系障碍进行疾病诊断分类,将躯体疾病所致、物质/药物所致的某一精神障碍(临床综合征)放在各类障碍之中,使精神科医师和非精神科医师都方便使用。例如,非精神科医师以前往往使用"抑郁状态"或"焦虑状态"的临床诊断,但现在可以使用 DSM-5 中"物质/药物所致的焦虑障碍,或抑郁障碍","其他躯体疾病所致的焦虑障碍,或抑郁障碍"的疾病诊断,这样就方便了非精神科医师使用 DSM-5。

4)DSM-5 与 DMS-Ⅳ相比:疾病诊断新增 15 个,删除 2 个,合并 28 个。分类与疾病的编码尽量与 ICD-11 保持一致。强迫症及相关障碍、创伤和应激相关障碍作为新的疾病分类不再放在焦虑障碍类别之中。新增 15 个疾病诊断有可能使精神障碍的患病人群增加。强迫和相关障碍是 DSM-5 中的新分类,包括:储藏障碍(hoarding disorder),抓痕障碍[excoriation(skin-picking)disorder],躯体变形障碍,拔毛症,物质/药物诱发的强迫障碍,另一种医学状况所致的强迫及相关障碍。"自知力"可分为自知力好,自知力差和无自知力或妄想性,强调尽管无自知力,或有妄想性信念也可以诊断强迫或相关性障碍,而不是诊断精神分裂谱系或其他精神病性障碍。创伤及应激相关障碍也是 DSM-5 中的新分类,包括:反应性依附障碍;脱抑制的社会交往障碍;创伤后应激障碍;急性应激障碍。

5)自闭症、亚斯伯格症及广泛性发育障碍综合为自闭症谱系障碍。这些障碍的症状体现了在社会沟通和限制性重复行为/兴趣两个领域从轻度至重度损害的单一的连续性,而并非不同的障碍。这一变化旨在提高对自闭症谱系障碍诊断标准的敏感性和特异性,并为确定的特定损害制订更有针对性的治疗目标。

6)简化双相和抑郁障碍的分类。双相和抑郁障碍是精神障碍中最常见的诊断情况。简化这些障碍的表现可以提高临床和教育用途,因而非常重要。与其如以前版本中那样,把躁狂、轻躁狂和典型抑郁发作与诊断双相Ⅰ型障碍、双相Ⅱ型障碍及典型抑郁障碍的定义区分开,每种障碍各自的标准中包括了所有标准成分。这种做法将有利于对这些重要障碍的病床旁诊断和治疗。同样,对鉴别居丧和典型抑郁症的解释性标注,比起以前简单的居丧的排除标准,将提供更大的临床指导。如今,新的焦虑性苦恼和混合性特征的标注在伴随着这些障碍诊断标准不同标注的叙述中被做了全面的描述。

7)为一致性和清晰性对物质使用障碍重组。药物滥用和药物依赖类别已被淘汰,取而代之的是一个总体的物质使用障碍的新类别——使用的特定物质则用于定义特定的障碍。"依赖"容易与"成瘾"混淆,事实上,先前用以定义依赖的耐受和戒断是会影响中枢神经系统的处方药的很正常的反应,并不一定表明成瘾的存在。通过 DSM-5 中对这些标准进行修改和澄清,希望能够减少对有关这些问题的普遍性的误解。

8)增强重度和轻度神经认知障碍的特异性。由于在过去 20 年里神经科学、神经心理学和脑成像研究的激增,传达当前最先进的知识,在对先前称为"痴呆症"或脑器质性疾病的特定类型障碍的诊断中至关重要。对血管性和创伤性脑障碍的影像学生物标记、对阿尔茨海默症和亨廷顿病的罕见变型在分子遗传学上的发现极大地推进了临床诊断,这些及其他的障碍如今被分列入特定的亚型中。

三、中国诊断分类 CCMD 系统

1949 年中华人民共和国成立之前,我国没有自己的精神疾病分类系统。1958 年 6 月卫生部在南京召开第一次全国精神病防治工作会议上,参照了前苏联病因学分类法,将精神疾病划分 14 类,即①传染性精神病;②中毒性精神病;③躯体疾病时的精神障碍;④脑外伤性精神病;⑤脑肿瘤时的精神障碍;⑥脑血管性精神障碍;⑦老年前期、老年期精神病;⑧癫痫性精神障碍;⑨精神分裂症;⑩躁狂抑郁性精神病;⑪心因性精神病;⑫妄想狂;⑬病态人格;⑭精神发育不全。在 14 类中,脑器质性与躯体疾病所致精神障碍加上精神发育不全占去了大部分类别,而"功能性"精神障碍的比例较少。

1978 年 7 月中华神经精神科学会第二届学术年会在南京市召开,成立了专题小组对 1958 年的分类草案进行修订。1979 年中华神经精神科杂志上刊登了修订后的《精神疾病分类(试行草案)》,将精神疾病分为 10 类:①脑器质性精神碍;②躯体疾病伴发的精神障碍;③精神分裂症;④情感性精神病;⑤反应性精神病;⑥其他精神病;⑦神经官能症;⑧人格异常;⑨精神发育不全;⑩儿童期精神疾病。

1981 年苏州精神分裂症学术会议讨论制定了我国的精神分裂症临床工作诊断标准,提出病程超过 3 个月为其病程标准,在症状学标准中,充分重视阴性症状的诊断意义,特别在其 1984 年修订标准中,有确切的思维内容贫乏与情感淡漠两项,即可建立诊断。1984 年黄山情感性精神病学术会议上制定了我国躁狂抑郁症临床工作诊断标准,提出存在单相多次发作的躁狂型。1985 年贵阳神经症学术会议讨论并制定了我国神经症临床工作诊断标准,保持神经症在分类学中的位置,保留癔症的诊断,划分癔症性精神障碍(分离型癔症)与癔症性躯体障碍(转换型癔症),保留抑郁性神经症在神经症分类中的位置,也就保留了神经症与精神病在分类学中的界限。保留神经衰弱的诊断,但具有特征性症状的各种神经症诊断优先,而神经衰弱的特点是精神容易兴奋和脑力容易疲乏,并常伴有情绪烦恼和一些心理生理症状。

由 1979 年发表的《中国精神疾病分类方案》经 1981 年与 1984 年两次修订,对其中精神分裂症、躁狂抑郁症和神经症这三类最常见的精神疾病逐一制定了临床工作诊断标准。此方案可视为中国精神疾病诊断分类之第一版,即 CCMD-Ⅰ。

1986 年 6 月中华医学会第三届全国神经精神科学会在重庆市召开,会上决定成立精神疾病诊断标准工作委员会,制定我国全部精神疾病的诊断标准与分类方案。此方案参考了 ICD-10 与 DSM-Ⅲ-R,并开展了全国协作现场测试工作。1989 年完成了精神分裂症、情感性精神障碍与神经症三大类疾病诊断标准草集的现场测试,共在 22 285 名门诊病人与 8061 名住院病人中作了分类适用性研究,1434 例中进行"联合诊评",观察"按标准诊断"与"临床经验诊断"两者之间的符合率,结果显示这个标准临床试用性能良好。1989 年 4 月在西安市中华神经精神科学会精神科常委扩大会议上,通过了《中国精神疾病分类方案与诊断标准》(第 2 版),即 CCMD-2。

中国精神疾病诊断标准与分类方案第 2 版公布后,便开始进行修订工作。先以通讯征询意见方式,准备了修订第一、二、三稿,于 1993 年 7 月在大连市部队 215 医院召开全国性修订工作代表会议,形成修订第 4 稿,再经现场测试,最后形成修订第 5 稿,在 1994 年 5 月泉州市中华精神科学会第一届委员会上通过,形成 CCMD-2-R 版,并公布执行。

CCMD-2-R 尽量向 ICD 系统靠拢,多数疾病的命名、分类、诊断标准尽量与 ICD-10 保持一致,也参考与采纳 DSM 系统的一些优点。

此方案增加了某些器质性精神障碍、感染中毒性精神障碍和躯体疾患所致精神障碍的分类与分型内容;在精神分裂症与偏执性精神病一类中,增加了一些短暂性精神障碍的诊断与分类内容,保留与文化密切相关的精神障碍,即恐缩症、气功与迷信巫术所致精神障碍的暂时独立的分类学位置;继续保留神经衰弱、癔症、抑郁性神经症在神经症中的分类学位置。

CCMD-3 的编制:中华医学会精神病学分会 1996 年在北京的常委会上决定开始 CCMD-3 的编制。有 30 个精神卫生机构参加了现场测试工作,历时 5 年,于 2001 年发布并开始临床使用。

CCMD-3 编写原则与设想:遵循为病人服务的原则,满足病人和社会的需要;具有中国特色,符合中国国情;继承 CCMD 以前版本的优点;注意与国际接轨;简明,便于操作。分类主要向 ICD-10 靠拢,兼顾病因分类和症状学分类,分类排列次序服从等级诊断和 ICD-10 分类原则。修订过程中多次征求 WHO 专家的意见。

CCMD-3 认为不能接受 ICD-10 的部分,仍继续使用 CCMD-2-R 的分类或作一些修改。强调分类诊断的传统性、科学性、可理解性、可接受性、可操作性和相对稳定性。大类和小类保持纳入的主从逻辑关系。保留或增加了一些我国学者认为有必要的类别,如神经症(但将癔症从神经症中分离)、复发躁狂症、同性恋等,继续保留了"与文化密切相关的精神障碍,即气功与迷信巫术所致精神障碍、恐缩症,其他或待分类的与文化相关的精神障碍"。在精神分裂症中保留了的单纯型分裂症的分型,病程仍使用缓解期、残留期及衰退期概念,不用 ICD-10 的缓解型、残留型的分类;对器质性精神障碍、其他脑病所致精神障碍列出的类别更详细,反映出病因学诊断的理念仍起较大作用。根据我国的社会文化特点和传统分类,某些精神障碍未纳入 CCMD-3,如 ICD-10 的 F52.7 性欲亢进、F60.31 边缘性人格障碍、F64.2 童年性身份障碍、F66 与性发育和性取向有关的心理及行为障碍的某些亚型、F68.0 出于心理原因渲染躯体症状、F93.3 同胞竞争障碍。

CCMD-3 的不足及今后发展方向:在 CCMD-3 公布后,对其实用性方面有过一些争论,主要有以下观点:

对临床长期使用习惯的诊断名词的改动提出质疑。譬如将精神分裂症简略为分裂症,恐怖症改为恐惧症,性变态改回为性心理障碍等,这些改动没有必要;某些条目诊断名称还不够简练,如"躯体形式自主神经紊乱(即内脏型神经症)"、"有意制造或伪装躯体或心理症状或残疾"等。

躯体形式障碍有关章节,对躯体各系统症状罗列太简单,诊断标准与多数综合医院的临床诊断程序不太符合;躯体形式自主神经紊乱与躯体化障碍症状有较多重叠,临床诊断分类操作性不强。

保留性指向障碍,即同性恋及双性恋的诊断条目,CCMD-3 解释纳入的理由是:起源于各种性发育和性定向的障碍,从性爱本身来说不一定异常。但某些人的性发育和性定向可伴发心理障碍,如个人不希望如此或犹豫不决,为此感到焦虑、抑郁及内心痛苦,有的试图寻求治疗加以改变。在具体的诊断标准中并没有说明是指那些伴发心理障碍的某些人。如果同性恋及双性恋者从性爱本身并不异常,就不应当列入精神障碍条目中,伴发心理障碍者可以纳入相应的心理障碍条目中。同性恋或双性恋虽然是少数人的性指向,并不能因此而认为这是一种精神障碍。同性恋在 ICD-10 和 DSM-Ⅳ 中都不再保留,这显示了对同性恋这种性指向个体选择权的尊重。我国的诊断分类中也没有必要保留其诊断条目的地位。

保留与文化相关精神障碍的必要性,值得商榷。与文化相关的精神障碍,特别是其中气功所致精神障碍和巫术所致精神障碍缺乏明确的症状学特点,诊断的可操作性不强,容易将诊断扩大化。有很多学者收集了气功所致精神障碍的病例,通过长期随访,发现大部分个体可以归类于精神分裂症、双相情感障碍(多见于躁狂发作)、神经症(特别是其中的焦虑症、恐惧症和躯体形式障碍）、癔症（相当于 ICD-10 的分离转换性障碍）和人格障碍。其中也有一定比例气功练习者精神正常被误诊为气功所致精神障碍。因为保留了这个诊断条目，容易把凡有练习气功行为者的各种精神障碍都一揽子地放置到气功所致精神障碍的条目下。因此保留这个条目弊多利少。

今后我国的精神疾病诊断分类系统应进一步与国际诊断分类系统靠拢，现行的 CCMD-3 仍有一些编码与 ICD-10 不尽一致。保留某些差别并没有特殊的必要性，例如保持单相躁狂，源于临床观察有这个类型存在。而 ICD-10 虽然没有单独列出这个条目，仍然可以纳入双相情感障碍这个大条目中。这种差别不是对此类型存在或不存在的差别，只是在何处编码的差别，我们的分类系统没有必要坚持这种差别。另外有些具有我国文化特征的类别，也可以与国际分类编码一致的情况下，补充一些描述性的文字，说明在中国其临床表现有某些特征。我国自 2002 年起正式使用 ICD-10 系统进行疾病分类统计，各精神专业医疗机构各种上报卫生行政部门的疾病编码都被要求使用 IDC-10 的编码，因此限制了 CCMD-3 的使用。在科研中，有些研究者在论文中说明被研究的患者"符合 CCMD-3 和 ICD-10"对某某疾病的诊断，但其实这两个诊断标准存在差异，有时候不可能同时符合两个标准。因此，进一步与国际疾病诊断分类靠拢将更加方便临床对疾病的统计，也更加有利于我国的科研结果能够被国际接受。关于 CCMD 系统是否进行修订，需要等待 ICD-11 和 DSM-5 出版后，检验其能否良好地适应于中国的国情，以及有无继续修订必要的形势而定。

（赵靖平）

主要参考文献

赵靖平 . 2012. 精神分裂症 . 北京 : 人民卫生出版社 .

周东丰 . 2009. 精神疾病分类诊断系统 // 江开达 . 精神病学、回顾、现状、展望 . 北京 : 人民卫生出版社 .

第八章　精神障碍检查与精神科诊断思维

导语　正确的处理来自于正确的诊断,而精神科的诊断尤其依赖于全面准确病史资料与临床思维。前一部分主要展示了临床资料收集以及精神状况检查的具体技术,后一部分探讨了精神科临床思维。临床思维的培养不仅需要第一部分的知识、技能和经验积累,更需要逻辑思维与不断的反思。此章既是精神科医师的基本功,也是精神科最微妙的问题,有时甚至超出了医学范畴。可以说,精神科相当一部分能够说清楚和难以说清楚的经验和技术都在这里。对临床精神科医师,此章必须学习,而且需要终生提高。

第一节　精神障碍检查

一、病史采集

精神疾病的检查和诊断通常从收集病史开始。完整可靠的病史对精神疾病的诊断至关重要的,远远超出躯体疾病病史在诊断中的比重;而且精神疾病患者的病史收集远较其他疾病患者的病史收集困难,因此是精神科医生必备的基本功之一。

(一) 病史来源和采集方法

精神科病史采集主要有两个来源:一是由患者本人提供,如神经症患者精神活动保持完整,对自身疾病状况有相当认识,因此他们的病史可由自己提供;二是通过知情者提供,如精神分裂症等重性精神患者对自己的疾病往往缺乏认识或否认有病,常常不能配合检查或者不主动暴露自己的症状,甚至隐瞒或夸大病情,此时必须主要依靠知情者提供病史,而患者本人提供的病史与患者的日记、信件等文字材料可以作为病史的补充。知情者包括与患者密切相处或了解情况的家属,如父母、配偶或子女,与之共同学习或工作的同学、同事、领导,与之关系密切、接触交往较多的朋友、邻居等。知情者一般不是精神科医生,他们提供的情况往往需要进一步检查落实,例如,知情者提

供患者心里难受,患者的情绪可能是抑郁、焦虑、惊恐或者强迫;又例如,知情者反映患者胡言乱语,患者的可能症状是妄想、言语性幻听、思维破裂、谵妄或者是命名性失语。医生应该根据这些信息的线索有目的询问。

病史采集多数情况下可以通过口头询问解决,如患者或患者家属语言不通或存在交流障碍,可以以书面介绍的方式获取病史资料;极少数情况如司法精神医学鉴定,要进行实地调查才能获取客观可靠的病史。

(二) 病史采集注意事项

询问病史前应先观察患者的步态、姿势、言语、动作、状况等一般情况。这样有助于理解家属所描述的一些病情。向家属或知情者询问病史时患者不宜在场,以免引起患者的争辩、反驳,或病史提供者顾虑重重,不能畅所欲言。但是在门诊,如果家属单独提供病史可能会加重患者的敏感多疑,特别应该注意。而询问患者本人病史时,可视情况要求家属在场或不在场。开始询问病史时,一方面,医生应取得病史提供者的信任,使其愿意将与发病有关的隐衷透露出来;另一方面也应向病史提供者提出明确的要求,如患病时间、原因和主要表现等,使他们有所遵循。必要时给以启发诱导,将谈话内容引导到需要了解的内容上来。对知情者提供的病史,无论在门诊或入院时,尽可能如实地记录原话,

以最大限度保持记录的客观性与科学性。病史书写的文字,要求精炼,用较少的篇幅,准确、充分地表达、记载较多的事实,做到言简意赅,要尽量避免医学术语。病史收集要特别突出时间概念,对每一症状的演变、治疗情况都要有准确的时间记载,时间充分的以时计、日计,不太肯定的以旬计、月计,或者大致哪一个季度,上半年或下半年,或自某年开始。病史收集要注意病前人格、家庭与社会适应情况的了解。

在询问病史时,既要全面准确,又要重点突出。资料收集完毕,检查有无漏掉的项目,询问有无日记、书信、作品、成绩单或教师评语等有助于评估的材料,但应该注意隐私保护与伦理问题。

病史采集应该首先询问患者还是知情者仍然有争议,但尽可能由患者首先提供病史。

(三)病史内容

精神疾病患者的病史内容与其他疾病患者的一样,主要包括一般资料、主诉、现病史、个人史、既往史、家族史等。

1. 一般资料

包括姓名、性别、年龄、职业、文化程度、婚姻状况、籍贯、工作单位或家庭的详细地址、电话号码、电子邮箱、入院日期,病史提供人姓名、联系方法、与患者的关系及病史可靠程度评估。

2. 主诉

主诉实际上是医生对现病史所作的简明的概括,亦是患者就诊或寻求帮助的主要原因,包括发作次数、起病形式、主要症状与病期。主诉是一条很重要的诊断线索,如疑心被议、疑人害已并有人语声从空室传来几年,往往提示精神分裂症。主诉是医生通过检查后,结合病史情况提炼出来的。

3. 现病史

现病史为病史的最主要的部分。按发病时间先后描述疾病的起因、起病形式和病期、病程变化和发病次数、症状特点及演变、与鉴别诊断有关系的症状、经过与治疗经过等内容。

(1)发病条件及相关因素:要特别注意询问患者发病的环境背景及与患者有关的生物、心理、社会因素,以了解患者在什么情况下发病。对这些患者或家属认为的原因要仔细分析其内容与精神症状的关系,是发病原因还是诱因。例如,一般来说,许多患者都可以发现发病前有社会心理因素,如果不分析这些社会心理因素与发病是否有关,据此认为发病就是这些社会心理因素所致,就有可能忽略了潜在的感染、中毒、躯体疾病等生物学因素。

(2)起病形式:分急性起病、亚急性起病和慢性起病三种类型。通常认为,从前驱期或轻微症状的最初出现到疾病症状的充分显现或极盛时期,在2周之内为急性起病,历时3个月以上者为缓慢起病,介于两者之间的为亚急性起病。起病急缓常是估计预后的指标之一。

(3)疾病发展及演变过程:对疾病的诊断是非常有用的。可按时间先后逐年、逐月甚或逐日地分段作纵向描述。内容包括明显发病前的正常精神活动状况;疾病的首发症状、症状的具体表现及持续的时间、症状间的相互关系、症状的演变,及其与生活事件、应激源、心理冲突、所用药物之间的关系;与既往社会功能比较所发生的功能变化;病程特点,为进行性、发作性、迁延性等。如病程长者,可重点对近一年的情况进行详细了解。

(4)发病时的一般情况:如工作、学习、睡眠、饮食情况,生活自理如何,与周围环境接触的情况,对疾病的认识程度等,都对疾病诊断有重要意义。病时有无消极厌世、自伤、伤人、冲动行为等,是必须了解的内容,以便护理防范。

(5)既往的诊断、治疗用药及疗效、不良反应:应详细了解并记录。一般来说,既往有效的治疗方法和药物往往是后续治疗的主要依据。

4. 既往史

询问有无发热、抽搐、昏迷、药物过敏史。有无感染、中毒及躯体疾病,特别是有无中枢神经系统疾病如脑炎、脑外伤等。应注意这些疾病与精神障碍之间在时间上有无关系,是否存在因果关系。有无其他精神病史。

5. 个人史

个人史一般指从母亲妊娠期到发病前的整个生活经历。但应根据患者发病年龄或病种进行重点询问。对儿童及青少年应详问母亲怀孕时的健康状况及分娩史，患者身体、精神发育史，有无神经系统疾病史，学习及家庭教育情况以及与双亲的关系等。成人及老人可不必详问幼年史，一般应询问工作学习能力有无改变，生活中有无特殊遭遇，是否受过重大精神刺激。还应了解婚姻情况，夫妻生活情况，特别是女性患者的月经、分娩、绝经期是精神疾病的好发时期，其生理周期变化与精神症状有无关系。患者的性格特点、兴趣爱好可具体描述，以与病后的情况比较，判断是否有精神异常。总之，个人史中应反映患者的生活经历、健康状况及人格特点和目前社会地位等。

6. 家族史

家族史包括家庭史和精神病家族史。家庭史，包括双亲的年龄、职业、人格特点，如双亲中有亡故者应了解其死因和死亡年龄；家庭结构、经济状况、社会地位、家庭成员之间的关系，特别是双亲相互关系、亲子关系；家庭中发生过的特殊事件等，对患者的人格形成及疾病发生、发展均有重要影响。精神病家族史，包含家族中有无精神病性障碍者、人格障碍者、癫痫病患者、药物依赖者、发育迟滞者、自杀者以及近亲婚配者。精神病家族史阳性，提示患者疾病的原因可能具有遗传性质。

二、精神状况检查原则与方法

（一）概述

国外的精神病学教科书中，一般将病史采集和精神状况检查（mental status examination，MSE）统称为临床晤谈（clinical interview），也译作面谈检查。之所以把这两个步骤统一在一个过程，与精神疾病的特殊性有关。与其他临床学科不同，精神科医生从与患者见面开始，到采集病史，这个过程本身就是精神状况检查的重要部分。

精神状况检查是精神科临床一门重要的基本实践技能。临床的其他学科中，诊断主要依赖于病史、体格检查以及实验室的辅助检查，而精神科疾病缺乏特定的生物学检查指标，诊断主要依据是病史和精神状况检查。因此，精神状况检查是每个精神科医生必备的核心技能，需要在有经验的临床医生的指导下不断训练才能掌握。

（二）精神状况检查的一般方法

与精神疾病患者的交流并不限于在诊室或是病房内查房时的面对面的谈话，有经验的精神科医生不仅可以从与患者的直接交流中得到重要的信息，还善于在此期间建立良好的医患关系，并将精神检查融入到与患者间接接触的情境中。有关精神状况检查的方法，临床医生在实践中也会不断积累适合自己的检查经验，在这里，我们把这些最基本的经验总结出来，供大家学习参考。

同其他临床学科的体格检查一样，精神状况检查也遵循一定的原则。西医体格检查中遵循的是"视、触、叩、听"，中医的检查讲究的是"望、闻、问、切"。精神状况检查也用四个字概括的话，可以是"视、听、问、行"，具体来说就是：观察、倾听、询问和姿态行为。这四个方面不是独立、顺序进行的，而是交叉并贯穿于整个精神状况检查的全过程。下面就从这四个方面来介绍精神状况检查的基本方法。

1. 观察

检查者第一眼见到患者，就意味着精神状况检查的开始。检查者需要观察患者的步态、体质状况、面部表情、服饰衣着、动作等。从患者的外表和行为可以对其身份、可能的就诊原因、性格特征等形成初步猜测。例如，一个五十多岁的妇女打扮得过分招摇可能是躁狂的表现；有的患者走进诊室时瞻前顾后，可能存在强迫观念，或者存在不寻常思维内容（如疑心被跟踪）；有的患者一进门就拿出厚厚一沓的病历材料，可能提示其病程长、既往治疗效果不佳，也提示患者或家属可能对疾病的关注程度较高。观察也是寻找开始交谈切入点的重要线索，如观察到患者表情焦虑，提示检查者应先安抚患者，缓解其焦虑；如观察到患者自言自语，也可以先询问其言语的对象和内容。

交谈过程中需要观察的是患者的表情，目光接触、动作、注意力等。躁狂的患者可能活动增多，焦虑的患者可能坐立不安、出汗震颤等。交谈中通过观察患者，便于随时调整谈话内容和策略。如患者表现出对某个话题的漫不经心，可能需要调整主题；患者谈话中经常东张西望，或被周围的事物吸引，可能存在注意力不集中，检查者应迅速反应并相应询问；如患者表情烦躁，不耐烦，提示检查者可能需要改换话题或是尽快结束谈话。善于观察的检查者,在晤谈过程中得到的信息比患者说的要丰富得多,尤其是在一些特殊患者群体,如木僵、缄默、兴奋、不合作的患者,观察甚至是精神状况检查的主要方式。

2. 倾听

这是精神状况检查中最基本、也是最重要的一项技术,但是在繁忙临床实践中容易被忽视。检查者往往希望在尽可能短的时间内得到需要的信息,尽快地做出诊断,在谈话开始不久就打断患者的说话,直接询问与症状有关的问题。而唐突地打断很可能丧失患者的信任,还可能影响患者的表达,错失重要的信息。在时间允许的条件下,检查者应当尽可能多花时间耐心地倾听患者的诉说。倾听是获得信息的基础,一般来说,听得越多发现的问题也越多。其次,耐心地倾听是向患者表达关心、赢得患者信任、建立良好医患关系的机会。有些患者也许挂号看病的目的,仅仅是希望医生能听听自己的心声。许多就诊患者经常抱怨:还没说几句话,医生就把自己打发走了,认为医生不负责任。这种情况在繁忙的临床工作中也许难以避免,但这也提示我们注重倾听的重要性。尤其在病房时间相对充裕的条件下,医生应尽量多和患者交谈,允许患者充分表达自己的身体症状和内心痛苦。

除了要注重倾听,还应当做到善于倾听。这里说的倾听,不仅仅是听,还需要在听的过程中不断地思考。首先要明确:我们要听什么,也就是倾听的内容,这部分包括患者说话的语气、语调、语速、说话的内容。其次,要思考地听。倾听过程中需要不断在脑中思考,患者说的内容反映出什么问题。倾听一段时间之后还应反过来回想,患者前面说的一段话是不是有逻辑性,有没有固定的主题。良好的倾听,不仅要明白患者说了什么,还需要明白患者是不是有什么没说,患者是否欲言又止,是否有弦外之音。结合观察和思考的倾听,还有助于判断患者对疾病、对医生的真实态度,判断患者所说的是不是出于内心真实想法。最后,要批判地听。患者所说的也许与事实有很大出入,也可能难辨真假,检查需要做到心中有数,必要的情况下事后向知情人核实,而这种有出入的诉说在很多情况下就反映了某些精神病理现象。

3. 询问

这一项是指精神状况检查中广义的言语性交流,包括询问和诉说。关于提问的方式,包括开放性提问、专门提问等,在最后的沟通技巧环节将做具体介绍。

在精神检查过程中,检查者的言语应当起到引导作用。谈话开始时,适当的言语可以使患者感到轻松自然,营造良好的氛围,启发患者谈出自己的内心体验;应当避免在一开始或是患者没有诉说时,就询问患者症状的问题,尽可能多使用过渡性言语;谈话过程中,检查者的言语还起到主导的作用,在初步判断患者的精神问题后,将话题引导对诊断有帮助的相关问题上。如确实需要打断患者的谈话,选择适当的言语是必要的。检查者可以重述患者的某些话,再引到另一个话题,适当的言语可以让患者感觉到被尊重。相反,在某些情形下,可能需要给予患者一定的言语刺激,以判断其情感反应和现实检验能力,这需要经验丰富的检查者才能灵活掌握。

检查者的言语不仅为了获得信息,在某些情况下还应当起到治疗作用。如刚接触的患者有明显的焦虑情绪,言语安抚患者是很有必要的。来精神科就诊的患者,疾病不同,心态也千差万别。有的患者可能感到羞耻无助,有的可能对住院治疗感到恐惧,有的患者对医生和治疗都持怀疑态度。检查者应当在适当的时候给予患者言语肯定与鼓励、解释,让患者感觉到检查者会尽力帮助自己,必要时还需要向患者做出保证,以增强其治疗的信心。实际上,此过程也是增加医患关系的重要阶段。

4. 姿态行为

这里的姿态行为是指精神状况检查中非言语性交流的内容,包括眼神、手势、身体的姿态等。如谈话中的检查者的眼神凝视、身体前倾、点头、微笑等来肯定患者讲出了医生想要了解的重要内容。也可以采取身体后倾、垂目、双手规律敲击等动作表示医生对患者现在所说的没有兴趣。交谈中一些细节处的小动作也可以向患者表达关切,缩短人际距离。如床旁交谈时为患者拉一拉被子,为被约束在床的患者擦一擦汗,给哭泣的患者递一递纸巾等。对于许多患者,医患之间的身体接触有助于缓解患者的紧张焦虑情绪、增加治疗的信心,如有力地握住患者的手,或是轻轻拍拍患者的肩膀等。

除了一些具有正面效应的姿态动作,还应避免一些可能会引起患者误解甚至反感的行为。例如,如果检查者一直低着头记录医疗文件,有些患者可能会感觉被忽视,必要时可以不时抬头保持必要的目光接触,或者适当重复患者所说的内容以表示关注。检查过程中,尽量避免接电话或是借故突然离开,如确有必要,也尽可能向患者说明取得理解。这些细节如果处理得当,常能使检查过程更顺利。

值得注意的是,精神状况检查的方法和技巧不可能单靠阅读教科书学到,以上介绍的精神状况检查基本方法,只是为医生与患者晤谈提供一个指南。作为精神科医生,需要在临床实践中不断训练,在学习的开始阶段,观察经验丰富的指导老师与患者晤谈,并做好相关记录;能够独立进行精神状况检查之后,还需要学习和不同类型的患者、特殊患者群体晤谈,如老年人、儿童和青少年等,在大量的晤谈中积累经验,并向上级指导老师汇报请教。所谓的基本方法,是指一般规律,而具体到每个患者身上又有很大差别,灵活运用才是精神状况检查中最重要最难掌握的技巧。

诊断性面谈的目的在于了解患者的精神状况,发现患者存在的精神症状及其发生、发展过程和变化,获得诊断所需的资料,是精神状况检查的主要方法。

诊断性面谈的主要方式和策略包括:

(1) 开放性交谈:对于神志清醒、合作者可以提一些开放性问题,如"你感到有什么不舒服?","你觉得有什么问题需要解决吗?","你有什么痛苦和烦恼?","你能不能比较详细和系统地谈谈你的病情?",以启发患者自己谈出其内心体验。通过与患者交谈,了解其主要的病态体验及其发生、发展过程,并可通过观察掌握患者的表情、情绪和情感变化,行为意向等。

(2) 询问性交谈或封闭式交谈:根据诊断需要,或检查中发现的问题,或病史中的疑问,由医生一一提出问题,让患者予以回答。应用于检查的补充阶段,以防遗漏病史或精神现状中存在的重要问题,使病史和现状检查趋于完整、全面。

(3) 开门见山方式:直截了当地询问患者的问题、症状和感受,了解患者的内心活动。此种面谈检查法,适用于合作的患者及知情人。双方需要解决的问题是一致的。此时医生欲尽快掌握病情,而患者及家属亦愿尽早倾吐其内心痛苦,寻求帮助。

(4) 由远及近方式:当医生直截了当地询问患者的病理体验时,患者多难以或不愿意回答。可先询问患者的幼年生活、家庭成员情况,以及周围发生的事情等。逐渐于不知不觉中谈及有关此次的发病情况和体验,恰如其分地询问会引导患者谈出其病态体验,迂回进入患者的内心世界。此种面谈检查方式,适用于比较合作,双方需要解决的问题基本一致,但对检查本身或对医生又有所顾虑的情况,如对性问题的询问。

(5) 引证举例方式:以间接的方式了解患者的内心体验。此种检查方式主要用于缺乏自知力的不太合作的精神患者,如精神分裂症患者。检查中医生欲了解患者的内心体验,而患者则竭力不想让医生探知其内心秘密,以防医生给他诊断有病。此时检查者可以向患者谈及其他人曾经有过的体验,借以表明具有此种体验并非就是病态。在此种情况下,患者往往表示有同感,进而谈出其病态感受。

(6) 激将方式:从相反的方面了解患者的内心世界。此种方法多用于患者对检查抱警惕、怀疑态度的情况。医生根据想要了解的问题,以否定的口气询问患者。此种方法类似激将法。如需知道患者是否具有被害妄想,可以如是说:"我想他对你一定很好,是吗?"或"你生活的周围环境中一定很安全,是吗?"等。在这种询问下,常常会激起患者的反感、气愤,而将其被害妄想的内容、所怀疑的对象和盘托出。

医生应用以上检查询问的策略时,要在掌握患者客观病史的基础上,做到有的放矢,才能在较短的时间内获得所需的信息。

5. 诊断性面谈的主要内容

诊断性面谈的内容主要围绕病史中的重要线索和精神状况检查的主要内容来进行,以获得诊断必需的资料。对于初学者,可以根据常见精神症状的类别系统询问。

意识、注意、记忆和智力方面,可问此时、此地是何时、何地,旁人是谁;可问:"能集中精力做事或学习吗?"、"记得住事情吗?"或"容易忘事吗?",还可进行简单记忆和智力测试，如心算，连续递减至零为止。

感知觉方面，可以问："有没有一些平时没有的特殊感觉"，或者"独自一人时，能听到有人与你说话吗?"如患者说有，可问："声音从哪里来? 什么人的声音? 讲些什么? 次数多吗?"，以了解有无幻觉。

思维方面，可问："周围的人，如你的同事或家人对你的态度怎样? 有没有人对你不友好、针对你暗中使坏的?"，"外界有没有高科技的东西能影响或控制你的思维或行动"。

情绪方面，可问："近来你的心情如何?"，"感到生活有意义吗?"

有关自知力方面，可问："你对自己目前的状况是如何看的?"，"你认为自己有问题(病)吗?"如回答自己有问题，进一步询问有什么样的问题。

三、精神状况检查内容

(一) 合作患者的精神状况检查

当患者意识清楚，医生与患者建立良好医患关系，患者能够理解、合作时，可系统地进行以下检查。

1. 一般情况

对周围事物是否关心，主动接触及被动接触能力，合作情况及程度。仪表如特殊的服饰、衣着整洁情况，饮食、大小便能否自理，睡眠情况，女性患者月经情况，住院患者还应观察在病房与病友接触及参加病房集体活动的表现。

2. 认知活动

(1) 意识状态：意识是否清楚，有何种意识障碍，意识障碍的程度及内容。

(2) 定向力：包括自我定向如姓名、年龄、职业，及对时间、地点、人物等周围环境的定向能力。有无双重定向。

(3) 记忆力：记忆力减退，包括瞬时记忆、近记忆力及远记忆力。有无记忆增强。有无遗忘，逆行性或顺行性遗忘。有无错构、虚构。如有明显记忆减退，应进一步检查智能。

(4) 智能：可按患者文化水平适当地提问。包括一般常识、专业知识、计算力、理解力、分析综合

及抽象概括能力等。如有智能减退可进一步详细检查。

(5) 知觉障碍

1) 错觉：种类、内容、出现时间及频度，与其他精神症状的关系及影响。

2) 幻觉：种类、内容、真性还是假性幻觉，出现时间及频度，与其他精神症状的关系及影响。严格地说，假性幻觉不是幻觉，因为它不通过感官，假性幻觉不应该归属于知觉障碍。假性言语性幻听又称为思维化声，思维化声属于思维障碍。许多曾经有过真性幻觉的患者后来出现了假性幻觉，因此，许多真性幻觉与假性幻觉有渊源关系。当患者陈述自己有幻觉的时候，一定要辨别是真性幻觉还是假性幻觉，如果发现是假性幻觉，一定要辨明患者存在什么思维障碍，是妄想还是强迫观念，或者是其他问题。

3) 其他知觉障碍：种类、出现时间及性质。

(6) 思维活动障碍：

1) 思维联想障碍：语量、语速、结构的异常，有无思维迟缓、思维中断、思维奔逸及思维贫乏等。

2) 思维逻辑障碍：思维逻辑结构如何，有无思维松弛、破裂，病理性象征性思维，逻辑倒错，语词新作等。

3) 思维内容障碍：如有妄想，种类、内容、性质、出现时间、原发或继发、发展动态，涉及范围是否固定、是否成系统，内容荒谬或接近现实，与其他精神症状的关系。

3. 情感活动

情感活动可由客观表现和主观体验两方面检查。客观表现可根据患者的面部表情、姿势、动作以及面色、呼吸、脉搏、出汗等自主神经反应来判定。主观体验可通过交谈，了解患者的内心体验。可根据情感反应的强度、持续性和性质，观察出病态的优势情感反应是什么，如情感高涨、情感低落、焦虑、恐怖、情感淡漠。

情感的诱发是否正常，如易激惹、烦躁、发愁，病理性激情等。情感是否易于起伏变动，有无情感脆弱。有无与环境不适应的情感、情感倒错等。

4. 意志行为活动

注意有无意志减退或增强，本能活动(食欲、性

欲)的减退或增强,有无兴奋、冲动、木僵以及怪异的动作行为,与其他精神活动的配合程度如何。

5. 自知力

自知力的评估主要是针对伴有或曾经伴有现实检验障碍症状的患者。自知力是临床精神病学中广泛应用的一个概念,是精神分裂症等严重精神疾病检查的重要组成部分。患者完整的自知力应包括:认识到自己有病,确切了解疾病的性质和症状,对发病的诱因和症状进行分析和批判,求治迫切,对疾病治愈后工作、生活有合乎情理的打算。自知力评估的前提条件是患者出现过现实检验障碍症状,针对这些症状询问患者的认识、患者对疾病、症状的了解、对相应治疗的要求以及对以后生活的打算,是检查自知力的基本内容,检查结果分别是自知力缺如、部分自知力或自知力基本完整。没有现实检验障碍就不适合检查自知力,例如"人贵有自知之明"说的是人格自知力,人格自知力不是精神科的评价范围。

(二) 不合作患者的精神状况检查

对兴奋、木僵等不合作患者的精神检查是困难的,需要耐心细致地观察患者的言行、表情。检查时可注意以下方面。

1. 一般情况

可观察患者意识状态、仪表、衣着如何,接触情况、程度以及睡眠饮食、生活自理情况等。

2. 自发言语

内容如何,有无模仿言语,对问话是否回答、应答速度与声调如何,缄默不语患者是否能用文字表达出来,有无失语症。

3. 面部表情

有无呆板、欣快、愉快、忧愁、焦虑等,有无凝视、倾听、闭目、恐惧表情,对医护人员及家属、亲友的态度反应如何。

4. 动作行为

有无特殊姿势,动作增多或减少,有无刻板动作、模仿动作,动作有无目的性,有无违拗、被动服从、冲动、伤人、自伤的行为。

(三) 特殊患者的精神状况检查

对器质性精神障碍患者的精神检查,除做一般的精神检查外,还应重点做以下检查:

1. 意识状态

根据患者与环境的接触,根据有无人物、时间和空间定向力障碍,注意涣散、思维迟钝或不连贯等来判断有无意识障碍。

2. 记忆力

记忆力检查常以顺背数字、倒背数字、回忆近期生活事件及往事,如重要的个人经历,以了解患者的识记、近记忆力及远记忆力有无减退,有无遗忘,以及有无虚构、错构。

3. 智能

智能检查可根据患者的文化水平、生活经历、社会地位的不同选择合适的内容进行。一般可根据记忆、计算、常识、理解、抽象概括能力,综合判断患者有无智能减退或痴呆。计算最常用心算,连续递减 100-7,看患者能否完成或发生错误时能否及时纠正。常识及理解、抽象概括能力可比较两种东西的相同点、不同点,解释成语如过河拆桥、虎头蛇尾、坐井观天,解释寓言如愚公移山的故事、乌鸦与狐狸的故事等,以判断智能有无障碍。

4. 人格变化

可将患者发病前后的工作态度、为人处世等加以比较,判断有无人格改变。为充分掌握患者的精神症状,一次诊断性精神检查是不够的,需要反复多次检查。

为提高疾病诊断水平和可靠性,国内外精神病学专家制定了诊断标准,同时编制了配套用标准化精神检查工具和计算机诊断系统,用于临床诊断和研究。这种工具是由有丰富临床经验的精神病科专家,根据疾病诊断要点和诊断标准的要求所设计的。工具包含一系列条目,每一条目代表一个症状或临床表现。工具有规定的检查程序、提问方式和评分标准,并附条目解释。这是一种定式或半定式的面谈检查工具。医生或研究者严格按照规定进行询问和检查,遵循词条定义对所获结果进行评分编码,确定症状是否存在并判断其严重度。不同医生使用此种诊断性标准化检查工具检查患者,可以获得比较一致的诊断结果,大大提高诊断的一致性。一般地说,诊断量表对于医学研究是十分重要的,因为量表可以量化医学研究对象。对于一般临床工作,大多数情况不推荐使用诊断量表进行诊断,严格按照规定进行询问和检查有可能使我们失去了解患者特殊信息的机会,因为量表检查基本没有开发性交流的空间。但是,对于人格障碍诊断,我们推荐使用《人格障碍晤谈》等半定式的面谈检查工具检查、诊断,其理由有二:①我国的大多数精神科医生对人格障碍的诊断标准不熟悉;②使用工具,可以对患者进行全面的人格障碍检查。

第二节 精神科临床诊断与思维

一、概 述

所谓临床思维,是指临床医生运用自己的专业知识和实践经验,将问病史、查体及各种辅助检查搜集到的资料,按逻辑思维规律和方法,全面分析,进而推断疾病的本质,以确立诊断和治疗方案的思维过程。

临床思维不仅是一种诊断过程中的基本方法,也是随访观察,治疗决策、疗效及不良反应判断及预后判断等临床活动中不可缺少的逻辑思维方法。

临床思维在医生认识疾病过程起着决定性的作用。医生通过对病人进行病史采集、体格检查和必要的实验室检查,得到第一手资料。这些资料往往纷纭复杂、有时甚至是相互矛盾,需要进行分析、综合、类比、判断、推理等逻辑思维活动,得到真实、重要、关键的信息,然后做出对疾病本质的判断,形成初步诊断与鉴别诊断。继而根据诊断、鉴别诊断收集进一步的信息,采取相应的治疗措施,观察病程的发展与治疗的效果,反过来验证原来的诊断或者肯定或修改甚至否定原来的诊断。如此多次反复,使医生对疾病的认识逐步深化。这是一个从感性到理性、从理论到实践的认识过程。

临床思维的培养不仅需要知识、技能、经验的积累,更需要逻辑思维与不断的反思。从书本、老师、同事学来的知识与技能对自己的临床思维有很重要的指导作用,但"白天多看病,晚上多看书"或者是"上班多看病,下班多看书"的湘雅临床敬业精神,是促进正确临床思维的保证。主动深入临床一线,不断发现问题、回答问题、解决问题,对具体的临床现象或临床问题的通过逻辑思维,分析综合和判断、推理,将是成为合格医师的重要保证。我们常常忽略是的是对误诊、漏诊的总结与自我反思,如果不能形成反馈与自我批判机制,即使是临床经验无数,同样不能保证是逻辑思维合格的医生。

本节将从精神科临床思维与诊断的特点与困难开始,分析我们常见的诊断错误,介绍提高临床思维能力与诊断能力需要注意的几个重要问题。

二、精神科临床思维、诊断的特点与困难

相对其他学科,精神科的诊断更为复杂,更为不确定。

(一)缺乏客观的生物学指标

虽然国内外研究者对精神障碍病因、生物学机制、生物学标记物进行了多年的研究,虽然也有不少新的发现,但到目前为止,对于所谓的功能性精神障碍来说,可以用作为诊断的生物学指标几乎没有。精神科诊断既非像传染性疾病那样的病因学诊断(如大叶性肺炎、乙型肝炎等),也非像肿瘤性疾病那样的病理学诊断(如胃癌低分化腺癌、乳腺导管内癌等),影像学诊断等,更不可能利用常规的实验室方法、超声影像来发现异常。

精神科的诊断主要基于患者自我报告以及精神科医师在晤谈时发现的精神科症状、综合征,即所谓的症状学诊断。实际上,在所有的学科中,只有精神病学的诊断主要采用症状学诊断。症状学诊断有与生俱来的问题,首先是由于各种原因获得不了重要、真实的症状;其次,对于同一种患者或者家属的表述可能有不同的判断(见后);再次,同一症状可以在不同疾病中出现,而相同疾病可能有着大相径庭的症状表现。所以,症状学诊断的诟病显而易见。虽然,诊断标准的应用在一定程度上提高了诊断的一致性,但对症状发现、识别、判断是正确使用诊断标准的前提与保证。

（二）信息来源繁杂、资料不完备

精神障碍患者不合作，或者家属表达有问题，不一定总能获得准确的资料，给诊断带来困难。同样，也可能患者以及患者家属仅仅关注问题某一个方面，过分渲染了某些问题，从而误导医生。还有些患者、家属过分认真，罗列了几本笔记本来记录病人情况，其认真态度难能可贵，但往往主观臆测与客观资料混淆，因果不分、主次不分，使医生对这些信息的取舍带来难度。

临床诊断是从初次访谈时患者所提供的信息开始的，尽管多数患者合作，不会故意误导诊断，但往往他们缺乏对自身情况的清晰认识，可能本末倒置、因果混淆。绝大多数患者家属当然不会有意误导诊断，但中国当今的医患关系紧张现状，精神科医师在判断可靠性方面需要更加谨慎。一些家属或知情人为了各种目的夸大或隐瞒真实情况，误导医生做出符合他们自己意愿的诊断。当家属、知情人、患者提供的病史互相矛盾，尤其是涉及赔偿、财务纠纷、法律诉讼更需要小心。

例 1 患者，女性，32 岁。其哥哥代诉因受领导强烈批评后，哭泣、恐惧、失眠、紧张、害怕不愿外出 20 天。哥哥认为是因为领导无理的批评使患者受了刺激，要求单位赔偿。

通过向患者以及其他家属了解病史，患者近半年来就有明显的行为异常，自语、自笑、敏感多疑，上班不正常，称领导搞鬼，在背后骂她，多次找领导"评理"，因而受到领导的批评与停发奖金。如果仅仅听信患者哥哥的病史描述，很有可能诊断为应激相关障碍。如果采信其他家属的病史描述，诊断更有可能为精神分裂症。

（三）对症状的判断一致性差

如前所述，精神疾病的诊断为症状学诊断，如果对症状的判断出现问题，诊断就无从谈起。在临床实践中，以下问题尤为多见：

1. 幻觉、妄想

确定幻觉、妄想应该注意以下三点：荒谬程度、频度和强度、持续时间。偶尔出现的入睡前幻觉没有多少临床意义。在实际上生活与所谓"被害"、"嫉妒"方面的事情比比皆是。如"有人在背后说我的坏话"不一定是听幻觉；"有人可能会搞我的鬼"不一定是被害妄想；同理，"我觉得老公近来对我冷淡，常常深夜才回家，手机短信与电话不让检查，肯定有外遇"不一定嫉妒妄想。我们需要接着患者的表述问下去，看其荒谬程度、坚信程度和持续时间，通过与相关人调查验证，才能确定是否是幻觉、妄想。

临床在询问精神病性症状时往往用开放性的提问很难问得出来，然而闭合性的提问容易出现假阳性的结果。如"你是否觉得有人说你的坏话？"，患者可能没有听清楚或者是顺口答"是的"，如果没有继续深入询问下去，就确定为"幻觉"，这种"问出来的幻觉、妄想"，虽然很荒唐，但在临床上并非罕见。

2. 阴性症状

阴性症状，特别是所谓的 4A 症状（联想散漫、情感淡漠、矛盾意向、孤僻懒散）对诊断精神分裂症有决定性意义，对阴性症状判断的一致性最差，因而最初精神分裂症的诊断标准主要为阳性症状。下面的例子是一个临床常见的病人：

例 2 患者，女性，32 岁。因坏人入室受惊后恐惧、紧张，反复害怕门没有关好，反复检查、反复核对、孤僻懒散五年。曾一度听到有语言声音。近 3 年来，拒绝外出，个人卫生差，不愿意与人接触，曾多次看病（诊断治疗不详），效果不好，且不良反应较大，以后拒绝看病、服药。被家人强迫送来就诊。

如果信息的了解仅限于此，我们很容易被所谓的阴性症状（孤僻懒散、不愿工作、拒绝外出、拒绝治疗）所吸引，而且还有可疑的幻听，可能毫不犹豫诊断为精神分裂症。但如果能够全面、系统了解病史，发现病人比较合作，有明显的诱因和强迫症状。病人不愿意出门是由于反复检查出不了门，病人不讲卫生是因为控制不了反复的洗涤，病人拒绝治疗是经历了严重的药物不良反应，病人听到声音实际上是敏感多疑，生怕有人说她是精神病。显然这些所谓的阴性症状可以完全用强迫、焦虑来解释，那么应该首先考虑强迫障碍的诊断。

临床上，精神症状性质的误判并不罕见，如不爱说话或喜欢独处（这在神经症和某些人格障碍常见）被视为，"情感淡漠"和"意志减退"；把表达不好，说话不流利被理解为"联想散漫"甚至是"破裂性思维"等。

3. 躁狂症状

躁狂、轻躁狂对诊断双相障碍至关重要。严重躁狂往往有明显的行为紊乱,甚至有精神病性症状,往往与精神分裂症难以鉴别;轻躁狂表现常常表现感觉兴高采烈、精力充沛,睡眠需求减少,联想很快,有很多想法,甚至是创新性思维,轻躁狂患者工作主动性增强,工作效果高,有冲动、易激惹等,又很难正常状况相区别。

临床思维的关键在于不仅要看横断面的临床表现,更为重要的是要了解病史,纵向看病情的演变。如图 8-1 所示:A、B 期所在的期限为严重或者较为严重的躁狂发作,E 期是严重的抑郁发作。在A、E 期可能会有明显行为紊乱、甚至精神病学特征。而如果病人处在 C、D 期,往往被视为正常。如果病人在 A、E 期来看病,有时难与精神分裂症、单相抑郁症鉴别。但如果纵向看,有多次躁狂、轻躁狂发作,有明显的抑郁发作,则诊断双相障碍就可以明确了。

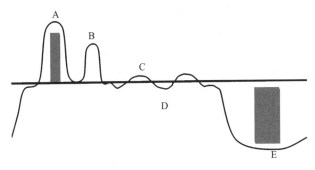

图 8-1　双相障碍的病程

4. 谵妄

谵妄是脑器质性精神障碍、躯体疾病所致精神障碍以及精神活性物质所致精神障碍的重要表现。如果没有足够的警惕与临床经验,只重视精神病性症状以及行为紊乱,没有注意意识障碍,没有询问病史与躯体问题,常常导致漏诊、误诊,把器质性精神障碍诊断为精神分裂症等。

例 3　患者,男性,36 岁,已婚,高中文化。10天来胡言乱语,凭空看到魔鬼和已经去世的亲人,听到枪声和叫骂声,认为自己被人监视、迫害、饮食里有毒等。夜间病情加重,连续 2 天不眠,有时冲动、毁物。被诊断为急性短暂性精神障碍收入院。

入院后检查发现有明显的注意力不集中、定向障碍,幻觉多为视幻觉,有明显的情绪反应。追问病史,病人有苯丙胺类兴奋剂使用史,显然这是由于吸毒所致的谵妄。

5. "功能性"躯体症状

临床上焦虑、抑郁、躯体形式障碍、应激相关障碍均有躯体主诉,往往这些病人对躯体症状描述过分详细,使得医师不胜其烦,常被认为是"功能性"的,因而未能引起足够的重视。但精神障碍患者同

样可能合并躯体疾病,或者患者的焦虑、抑郁等精神症状也可能是躯体疾病的表现。特别是有些症状不能用原发的精神障碍所能解释,或者新出现了躯体症状,我们需要提高警惕,进一步收集临床信息,明确精神症状与躯体症状的关系,回答诸如是原发还是继发,是伴发还是无关问题。

例 4　患者,女性,42 岁。因兴趣下降、情绪低落、自杀企图等两月前在某精神病院住院,诊断抑郁症,用米氮平治疗,1 个月后显著进步出院。此次门诊病人家属称病人情绪有明显好转,但无力、多睡、怕冷、体重增加明显。

查面部色素沉着,毛发稀疏,下肢有凹陷性水肿。患者称以往非常怕冷、消瘦。询问病史,四年前流产大出血,已经停经四年。转至内分泌,诊断为 Sheehan 病。

如果医生未注意到面部色素沉着、毛发稀疏、下肢有凹陷性水肿,就不会进一步询问病史,就会把无力、多睡、体重增加认为是米氮平的不良反应,怕冷等认为抑郁症的躯体症状。

(四)不当使用诊断标准限制了临床思维

诊断标准是将不同疾病的症状表现以不同的组合形式,以条理化形式列出的一种标准化的条

目。诊断标准包括内涵标准和排除标准两个主要部分。内涵标准又包括症状学指标、病情严重指标、功能损害指标、病期指标、特定亚型指征、病因学指标等。症状学指标为最基本的,又有必备症状和伴随症状之分。

对于一个测量工具而言,两个指标很重要,一是一致性(假定被测量对象的情况没有改变,谁测量、何时测量的结果应该是一样的),二是真实性(是否达到了工具预定的目的,是否测量了工具要测量的内容)。对于诊断标准来说,真实性是目的,没有一致性就不能保证真实性,但反过来说,一致性很好就不一定保证真实性很好。由于目前的进展水平,我们的诊断标准常常为了保证一致性,而牺牲真实性。我们还不能回答诸如精神分裂症到底是什么样的疾病,是一种还是不同类型的疾病的组合。显然,使用诊断标准并不一定能够排除假阳性与假阴性的病例,但诊断标准的功绩是减少了诊断的任意性。

正确使用诊断标准的前提是掌握了全面、重要、正确的临床信息和对疾病的整体把握,以及对症状性质的正确判断。但是诊断标准的机械式生搬硬套往往使医师不能获得整体的临床特征,不再强调具有诊断意义的症状,而是注重寻找符合标准的症状条目,只按照诊断标准规定条目追问,使诊断一蹴而就,结果是张冠李戴,可能限制了临床诊断思维的进一步发展。

(五) 因果关系判断困难

线性因果关系临床思路在精神科的诊断、鉴别诊断、疗效及不良反应判断往往行不通。

在思考精神障碍的原因、疗效、不良反应时,我们必须区分关联(correlation)、危险因素(risk factor)、疾病的结果(consequence)和病因(cause)。人们常常认为,精神刺激是导致抑郁的原因,但实际上,精神刺激与抑郁之间可能是因果关系,可能是某种形式的关联,也可能是因果关系。如果发现应激性生活事件与抑郁症有关,只能说明他们之间有某种联系,问题在于:是应激导致了抑郁还是抑郁导致了应激?我们需要进一步明确应激与抑郁在时间上的联系,即使是应激事件发生在抑郁之前,我们仍不能确定应激与抑郁一定是因果关系,而很可能是抑郁的危险因素(先于疾病存在的生

物、心理、社会因素,能增加疾病发生的可能性)。精神障碍的危险因素多种多样,相互交织,有些危险因素起的作用可能更大些,有些则可能是附加的或派生的。

疾病之间可能互为因果,例如某人体检时被确诊为恶性肿瘤,导致明显的心身反应,如心跳加快、血压升高、焦虑、抑郁(躯体疾病的结果),焦虑、抑郁使病人行为变化,如社会性退缩,甚至自伤、自杀观念或行为(心理反应的结果),这些问题不仅严重影响、干扰了对肿瘤的躯体治疗,也导致病人的免疫功能减退,加速了病情的发展(躯体、心理问题互为因果)。因此,从整体医学角度看,对于某些疾病来说,各种因素与疾病的关系纠缠不清,互为因果,都应该引起重视,对于精神疾病来说,更是如此。

纵观上述对精神疾病病因学探讨,生物学因素(内在因素)和心理社会因素(外在因素)在精神障碍发生、发展过程中均起着重要作用。实际上,生物学因素与环境因素不能截然分开,它们相互作用、相互影响,共同影响人类行为。双生子研究发现,人们的行为特征以及精神疾病具有遗传性,但即使是有高度遗传度的疾病,同卵双生子也并非一定共病。

对于疗效的判断以及治疗相关的不良反应的判断,同样存在这样的问题。

例5 患者,女性,35岁。因疑人害,"听到"有人议论、命令半年,被诊断为精神分裂症入院。入院后使用利培酮4~6mg/日治疗,因有锥体外系反应,加用苯海索,1个月后上述症状消失出院。出院后坚持服药,2个月后出现明显的抑郁,并有自杀企图,考虑分裂后抑郁,增加米氮平30mg/晚治疗。2周后患者与家属再次来到门诊,称米氮平有严重不良反应,表现全身发抖、心悸、坐卧不安、静坐不能。患者家属称,加上米氮平次日就出现上述不良反应,坚持3天,实在不行了,就自行停用米氮平,结果上述不良反应就消失了。

很明显,米氮平与不良反应似乎是因果关系。由于米氮平在临床应用中上述不良反应罕见,于是医师让家属详细讲述加药、停药情况。原来,病人家属在加用米氮平时,同时把苯海索停用了(家属认为只要两种药物就可以了),停用米氮平后,又把苯海索加上了。显然,这些所谓米氮平的不良反应是利培酮的锥体外系反应。

（六）不同理论体系对同一精神问题有大相径庭的解释与处理

例6　患者，男性，26岁。15岁时被诊断为双向情感障碍，其症状经药物（锂盐、抗精神病药物等）治疗后得到有效控制。服药期间，患者的症状得以完全改善。但患者依从性不高，只是偶尔遵医嘱服药。

患者在5~6岁时被诊断为儿童孤独症。

患者性格不稳定，时而暴躁，时而不语。学习成绩也同样不稳定。患者在10岁时因外伤，左侧睾丸被切掉。

患者父亲为商人，对患者要求很严，动辄骂他为"笨蛋"、"永远没有出息"、"从来没有笑脸"。父亲有婚外情，经常借出差数周不回家。父母关系冷淡、分居多年，母亲溺爱患者，与患者共睡一床直到患者15岁，分床的起因是母亲发现患者偷看其换衣服。

患者自20岁后开始交女朋友，与数个女朋友的关系都不稳定，10天前与最后一个女朋友（交往时间最长）分手，分手的诱因是患者性功能问题。

外祖父、叔叔有精神失常史（情况不明）。

1. 生物学假说的解释与治疗方案

从生物学角度看，有明确的证据支持双向情感障碍的诊断，患者自15岁开始既有躁狂发作的临床表现（情感高涨、思维奔逸、行为增多及夸大观念）也有抑郁发作的临床表现（情感低落、兴趣丧失、无价值感及自杀意念）。情感症状可能在早年就已存在，如被5~6岁被诊断为孤独症，孤独症的表现与抑郁症的表现类似。

患者的性功能障碍原因可能是情感障碍本身的原因，也可能是服药的关系，或者是左侧睾丸被切除的关系。

有不少的证据支持患者发病的生物学基础。遗传似乎起了一定作用，因为有证据表明家属也患有类似障碍。而导致情感障碍的生物学机制可能与单胺类系统，神经内分泌系统等关系密切。所以治疗当然是药物治疗为主，为了防止复发，可能要终身维持治疗。

2. 精神分析理论的解释与治疗

从精神分析的角度看，以下几个方面是尤为重要：早期的儿童经历，内心冲突、强烈情感及其他冲动的压抑，俄狄浦斯情结，他和最后一任女朋友关系背后的潜意识象征。

在由儿童发展至健康成年人的关键性心理期，患者没有得到足够的爱和关注，他被忽视、贬低，他感到自己不为人所爱和被拒绝。尽管患者可能并未意识到其情感或用言语表达出来，但很显然，他深受其父亲负性态度的影响。

患者可能是父母不幸婚姻的牺牲品。患者父亲有几个情妇，母亲对于丈夫的专横和虐待逆来顺受，并通过扮演消极角色来避免冲突。当患者被其父贬低时，她选择旁观，但是私底下却与儿子的窘境融为一体，甚至与儿子同睡一床。对一个仍在俄狄浦斯冲突中摸索的年轻人来说，没有什么比这更具破坏性的了。

患者一直视父亲为一个强有力、令人畏惧的竞争对手（在俄狄浦斯冲突中他并没有认同父亲），而母亲不仅一直没有保护他，反而在意识到患者的性兴奋后剥夺了他的"床上特权"。

患者早期的儿童经历持久地影响到他与异性相处时的表现。有意思的是相处最长的最后一任女朋友与其母亲在行为方式上非常相似，有相似发型，均热衷社会活动。很显然，患者一直在寻求"母亲角色"，却潜意识选择了一个最像他母亲的女人。和女朋友发生性关系时的阳痿是患者在潜意识中视女朋友为母亲的另一证据（在我们社会，乱伦是被禁止的）。

基于此，患者必须接受长期的分析治疗，以帮他认清深层冲突和压抑的体验。抚平过去的创伤、克服阻抗、与治疗师进行关系转换将会成为治疗的关键部分。

3. 行为理论的解释与治疗方案

经典的行为主义在很大程度上忽视对心灵的研究，局限在可以观察到的人类行为上。精神动力学派认为症状是冰山顶部的东西，而行为心理学派看来却恰好是最值得研究的东西，或甚至是唯一值得研究的内容。行为心理学并不注重人的内心无休止的冲突，而是将人视为与其他动物没有多大区别的动物，基本理论是经典的条件反射和操作条件反射。

行为治疗最基本的假设是，如同人的适应性行为和习惯,人的非适应性行为和习惯也同通过学习而获得的。如果不良行为是"学习"来的,便可以通过"去学习"将它消除。

患者的抑郁常常在当患者认为自己无价值时、当被女朋友拒绝时、当被父亲轻视时,当在性功能出现问题时等。患者问题的根源可追溯至其行为方式,患者的许多问题源自社交技巧的不足。由于缺少实践,因而在亲戚、父母或女朋友面前的退缩行为可以证明这一点。这种社交缺失源自患者早期的社交隔离,妨碍了他学习人际交往技能及树立良好榜样。久而久之,出现了焦虑、抑郁。

因而,在处理患者的焦虑、抑郁、性功能障碍中,可以通过放松训练、系统脱敏来缓解社交、性交焦虑,通过模仿,建议新的社交方式,提高自信,因而可以减少抑郁。

4. 认知理论的解释与治疗方案

Beck 的认知学说认为,认知产生了情绪以及行为。异常的认知产生了异常的情绪反应(如抑郁症、焦虑症),在情绪障碍中,认知歪曲是原发的,情绪障碍是继发的。

患者的认知歪曲、非理性假设如下:

1) 我应该总是取悦父母,必须达到他们的期望,否则就是一个失败的人。

2) 我爸爸不喜欢我,说明我是一个无用、失败的人。

3) 在学校必须表现完美,必须一直优秀,考不到高分就说明我很愚蠢。

4) 真男人从不会被女人拒绝。真男人应该总能表现得有性感。

5) 无论做什么都不能让自己感觉好些,我肯定没有希望了,死路一条。

在治疗方面,让患者认识到其心理问题源自歪曲的认知、非理性信念,并通过认知治疗技术,将新学来的正确的认知方式来替代上述非理性的信念,这样抑郁就成为无源之水、无根之木了。

5. 人本主义理论的解释与治疗方案

人本主义的人性观非常乐观,接近我国古代先哲孟子"人之初,性本善"的观点。人本主义认为,人生来就有积极健康、符合社会规范的方向发展的倾向。虽然人类有虚伪、罪恶、精神障碍,但这仅是环境不合适造成的。人作为一个整体,有能力选择、引导自己的行为,只要条件合适,都有达到自我实现的倾向。

显然,患者的心理问题可能来自家庭环境——父母关系不好、缺乏父爱,他为了取悦父亲,而不断扭曲自己。结果是真实的自我(外在的行为方式)或体验与自我概念发生冲突、矛盾,使自我概念扭曲、变形,患者难以体验到自身的真实情感,阻碍了自我实现,出现焦虑、抑郁、愤怒。

人本主义的治疗总是以不变应万变,治疗者(促进者)的主要任务是通过设身处地的理解、无条件的尊重和真挚真诚的态度,创造良好的气氛、环境,仅此就能正确理解自我,发挥潜能,使之成熟成长,适应社会,恢复真善美的本来面目。

以上用不同理论假设解释了同一个案例病情,提出了不同的治疗方案。这些理论与方案大相径庭,但读者不必强求哪一种理论、方案更为正确。最好是把所有的理论看成是理解心理问题的不同途径。企图只用一种工具如斧头或锯子或螺丝刀等去建造一座房屋是愚蠢的。同理,如果仅仅企图从一种理论角度全面理解病人将会给你的理解造成很大的缺陷与片面性。

三、精神科诊断错误的原因分析

(一) 临床资料不完全、不准确

1. 不能收集真实、可靠的病史资料

造成这种情况的原因很多,有时是由于病史介绍者对病人原来接触不多,对情况了解有限,病史不免东拼西凑、零碎不全,或者道听途说,真伪不分;有时是由于病人表现以阴性症状为主,病史介绍者观察力有限或介绍时抓不住主要方面,纠缠于枝节;有的病人家属对于精神病遗传史讳莫如深,有的甚至要伪造病史。所以医生在听取病史一定要进行去粗取精、去伪存真的分析思考。对不详细的部分要注意激发,深入查询,对不可靠的部分要反复了解、多方印证,这样才不至于错误太多。有的医生在询问病史时脑子里常常带有先入为主的框框,只注意符合主观要求的材料,对有助于鉴别诊断的其他资料重视不够或置若罔闻,这样所得的资料必然不会客观、全面。

2. 疾病没有充分发展

疾病的早期阶段,症状没有充分发展,出现不典型的状态。如精神分裂症的早期可能仅仅有敏感多疑、学业成绩下降、人际关系紧张、焦虑等表现,未能发现典型分裂症状,漏诊、误诊甚为普遍。

3. 精神状况检查不深入

造成这种情况的原因主要由于医生在没有建立好医患关系后就贸然进行所谓的精神症状的挖掘,导致病人对检查不合作,对某些症状讳莫如深,发现不了;或者晤谈技术不够过关,被枝节、甚至无关信息所迷惑,未能发现重要、关键问题;或者晤谈、观察不够细致深入,浅尝辄止。

上述情况在当今繁忙的医疗门诊工作中非常常见。

例7 患者,女性,32 岁。因失眠、易激惹、敏感多疑、焦虑、紧张半年看门诊。在精神状况检查时,病人接触可,有明显的焦虑症状。躯体检查未发现明显的器质性疾病,诊断广泛焦虑障碍。给予帕罗西汀、阿普唑仑治疗。两周后病人再次来诊,称"好多了",睡眠很好,也不烦躁了。但家属说病人还是疑神疑鬼,进一步进行精神检查,发现患者半年来就有明显的幻觉、妄想。改诊断为精神分裂症。

由于医生接触病人的时间有限,病人仅仅主诉焦虑症状,而且比较典型,检查时比较合作,因时间关系,就没有询问精神病性症状。两周后来诊患者称效果很好,如果家属不向医生反映"疑神疑鬼",医生可能还是不会询问精神病性症状。

(二) 诊断思维方法欠妥当

1. 先入为主

每个医生在接诊中常会在初期即形成诊断的"先入为主"印象,这是与以往许多类似病例的临床经验整合而衍生的。看到患者外表像精神分裂症,就径直询问精神分裂症症状,或者看到病历本上原来的诊断是精神分裂症,就对原来的诊断全盘接受。先入为主可以节约不少时间,而且常常是正确的。但是,先入为主也可能有错,如果在接触病人的过程中,发现有任何信息与先入为主的想法有矛盾,就要重新审

视,进一步获得不符合原有诊断的多种信息,从而及时改变诊断与处理,以免一错再错。

2. 过分强调发病因素,忽略疾病本质

精神因素和躯体因素均可促发精神分裂症等功能性疾病,如果精神症状紧接着出现于精神刺激之后,或躯体疾病之中,只看到诱发因素,忽视症状特征和疾病本质,尤其是症状不典型时,会误诊为心因性精神障碍。

在临床实践中,家属往往只重视所谓的"精神刺激",更是乐意获得"精神刺激所引起的心理问题",与过去对神经衰弱的扩大化一样,基层医院的心因性精神障碍诊断过多,器质性与症状性精神障碍被漏诊与误诊。

3. 过分侧重发病形式

精神障碍往往有比较特征性的发病形式与病程,如精神分裂症通常是慢性、进行性加剧的病程;情感障碍是发作性病程,间期缓解相对良好;癔症具有明显的暗示性、戏剧性。这些病程特点有助于临床诊断。但是,逻辑上,我们不能说急性发作,缓解期功能很好的就一定不是精神分裂症,进行性加重病程就一定不是情感障碍,有暗示性、表演性的都是癔症。重要的是对症状进行有效的甄别,通盘考虑(不仅是目前的症状,结合既往病史)症状特点、病程特点,才能得出正确的结论。

4. 被显现的附加症状所迷惑

此处的附加症状可以理解为不能反映疾病基本本质,但比较凸显的症状。如在躁狂、抑郁的极期,可以出现精神病性症状,如果仅仅注意到这些症状,就有可能做出精神分裂症的诊断。具有表演性、暗示性的其他精神障碍患者,甚至是躯体障碍也往往会被误诊癔症,需要特别注意。

例8 患者,男性,17 岁。因挤眉弄眼、上肢不自主、无规律运动,表情夸张 3 个月来门诊就诊,病前有明显心因,当地神经科检查无明显异常发现,诊断"癔症"。在门诊给予暗示治疗,症状立即消失。1 个月后再次来诊,称"受刺激后又发病",再给暗示治疗,仍然有效。两周后症状复发,又来诊,收住院治疗。

经检查,血清铜蓝蛋白和 24 小时尿铜阳性,裂

隙灯下检查角膜 K－F 环阳性,诊断为肝豆状核变性。

此例误诊的因素主要受原来诊断(神经科检查无异常发现)先入为主的影响,虽然也考虑可能是器质问题,但因为病人有"心因","表情夸张",试用暗示治疗有奇效,做出了错误的诊断。我们说"癔症患者是伟大的模仿家",可以模仿多种神经科与精神科的疾病的临床表现。但是,很多疾病,包括躯体疾病具有很强的暗示性,特别需要注意,暗示性很高不一定都是癔症。

5. 鉴别诊断与诊断思路不广

诊断与鉴别诊断的思维狭窄多出现在临床经验不足、知识面不够广泛的年轻医师身上,但也会出现于长期在某一专科工作的医师身上,前者是想不到会有其他诊断,后者是看什么病都像自己专科的诊断。

例 9 患者,女性,24 岁,农村妇女。因急起精神失常,2 周来兴奋话多,疑神疑鬼,胡言乱语,打人毁物,2 天来生活不能自理入院。

起病前 2 周,因家中被盗,丢失 2000 元,当晚彻夜不眠,反复想自己做事考虑不周。情绪激动,烦躁不安,做事不能集中注意力,睡眠与饮食均明显减少。第 3 天起更为兴奋躁动,话多,话题多变,内容零乱而不易理解。两天来,哭笑无常在地上打滚,躁动不安,大汗淋漓,拒绝饮食,被抬到医院就诊。被诊断为急性躁狂,分裂样精神障碍待排除收入院。

入院后主任查房发现有甲状腺Ⅱ度肿大,追问病史,半年来曾因消瘦、心悸、急躁、遇事易激动、睡眠差、多汗多次就诊,具体诊疗不详。后经 T3、T4、TSH 检查与内分泌科医师会诊,诊断为甲亢所致精神障碍。

此例误诊的主要原因是鉴别诊断的思维狭窄,仅仅注意到精神刺激、行为紊乱,从而只考虑功能性精神障碍,而对甲状腺肿大等躯体问题熟视无睹。下面是几类最需要注意的几种错误:

将器质性的疾病诊断为功能性疾病,这些情况较为常见:破伤风-癔症、尿毒症的抽搐-癫痫、甲亢-焦虑症、老年性痴呆-精神分裂症等等。对于以精神症状为首发症状的、慢性发展的、潜在的器质性疾病,也易误诊为功能性精神病,例如颅内肿瘤、病毒性脑炎、帕金森病误诊为精神分裂症。

将功能性精神障碍误诊为器质性精神障碍也不少见,如急性发作的精神分裂症、躁狂症可能出现定向障碍及轻度意识障碍,老年情感性精神障碍可有认知障碍。

6. 主次不分、心无定见

除了上述主观片面的思维方法外,临床上还可能遇到另一种形式的错误思维方法,那就是进行诊断时不能抓住主要矛盾来揭露疾病的本质,不能建立症状间的逻辑联系,而是模棱两可,心无定见,罗列一大堆诊断,这个病也可能,那个病也不能排除,表面上似乎面面俱到,实际上不解决问题,同样得不出正确的诊断,更不利于临床经验的积累。

(三) 缺乏有效的反馈、修正的机会

人非圣贤,错误在所难免,犯错误固然可怕(人命关天),但更可怕是我们不知道自己犯了错误,还沾沾自喜,认为自己是最好的医生。

前面我们分析了临床上错误的来源,不管何种来源,如果能够有及时的反馈,我们还是有机会改正自己的诊断、治疗错误。尽管某个医生每天的工作量很大,诊断、治疗很多病人,假如他的病人都不再次来诊,这位医生就没有机会获得反馈,不知道自己的诊断有多少需要修正,不知道开出去的药疗效如何、不良反应如何,我们跟很难说他从这些病人中获得了临床经验。

湘雅前辈张孝骞医师有句名言,临床工作"如临深渊、如履薄冰",就是我们认真对待每一个病人,随时准备改正自己的错误。

四、提高精神科临床诊断水平几个关键问题

如前所述,正确的诊断来自于精神科医师的知识技能、获得真实重要的临床资料和良好的临床思维,更加需要强调的是医生专业精神、服务态度。下面就围绕这几个方面做一点思考。

(一) 强调专业精神

有人将英文单词 professionalism 翻译成专业精

神,也有人翻成专业主义。理解 professionalism,要从词根 professional(专业人员)理解。Wiki 百科全书列出了 8 条标准来说明 professional,大致可以总结为:professional 是在某些领域具有特殊知识、良好技能的专家,他们进行着高质量的工作,有良好的职业素养和工作态度,喜欢自己的工作,有强烈的工作动机与自主性,把客户的利益放在重要位置,有良好职业报酬。传统上,医生、律师、工程师、企业高管属于专业人员。

显然,精神科大夫应该属于专业人员的标准,应该有良好的专业素养和"以患者为中心"的服务理念。当然,现在强调的"视病人如亲人"也未必是专业精神。我们在强调如何做一个有能力的精神科医生的同时,也希望能做一个有品格的精神科大夫。知识可以背、技能可以学,而对于精神科医生的职业精神和态度就很难用常规的方法学习了,至少不是通过几堂课或者阅读文章能够领会的。

(二)培养精神科医师的核心专业素质

精神科医师的核心专业素质(core attributes)由以下几个方面构成:

1. 良好的临床胜任力(clinical competence)

胜任力是经过专业训练后胜任特定岗位所必需的所有品质的结合,是能被可靠测量或区分的个人特征。这些特征包括知识、技能和动机、态度、自我概念、价值观、成就导向动机等。医师的知识和技能属于基准性胜任力,容易通过教育和培训获得;而动机、特质、自我概念、态度或价值观属于鉴别性胜任力,不容易通过教育和培训获得,但它是区别普通绩效者和优秀绩效者的关键因素。

2. 良好的沟通与倾听能力

医患沟通是建立信任关系的基础,包括能够主动倾听患者的心声,并能尊重患者想法,向病人与家属提供尽可能详细、通俗的有关疾病、治疗信息。

3. 无条件尊重病人

对病人一视同仁,用同理心理解病人的弱势地位、需求;鼓励病人与家属,给他们以希望;尊重不同性别、种族、文化、风俗习惯。

4. 团结协作

能为团队营造良好气氛,与同事有良好的沟通、交流,尊重每一个人的意见,欣赏同事的能力与成绩,尊重彼此间的界限。

5. 良好的内省力

作为医生,我们在与疾病、死神无休止的较量中,最终输方永远是我们;作为精神科医生在同患者打交道时,不但要设法体察患者的内心世界,也应该尽力体察自己的内心。我们面对各种困难处境、治疗效果不佳时,我们在面对患者各种病态言行,特别是针对医生的攻击、侮辱时,我们同样像所有普通人一样,产生种种负性情绪:失望、烦恼、愤怒、厌恶等等。我们要能及时感知我们自己的负性情绪,使之不要影响我们临床工作。

(三)提高临床知识与技能

1. 临床沟通与医患关系

这是临床的基本功,也许是需要终生不断完善的技能,具体的要点如第一节所述。

临床沟通能力犹如金字塔,底层基石是人的基本素质,如人格、价值观、职业观、社会适应、悟性和直觉;第二层是医生人文素养,如共情能力,对人性的理解、对患者的思想、情感和行为的直觉理解力和反应能力,对相关伦理和法律的理解与应用能力等;第三层是沟通的具体技巧,如观察、倾听、提问能力;第四层是沟通技巧的应用;第五层是沟通的实践经验。

在临床培训中,多是直接从第三层开始,因为这些是容易考试的内容。但前面讲到的专业精神、专业核心素质是临床沟通与良好医患关系的重要的基石。

2. 晤谈技巧

晤谈起于良好的临床沟通与医患关系,但不止于得出了初步的诊断。晤谈目的不仅仅是为了获得临床资料,也是建立医患关系,提供支持、解释、安抚、接纳、保证,提高治疗动机的有效手段。

晤谈的具体技能详见本章第一节,这里需要强调的是,不管是医患沟通,还是晤谈,要遵循人本主义理论的基本理念:以患者为中心,给患者创造良好的表达与成长环境,以真诚(genuineness),无条件的尊重(unconditional positive regards),设身处地、将心比心(empathy)的态度对待患者以及家属。

3. 临床资料收集与分析

如前所述,临床资料收集的基本要求是客观、准确、全面、重点突出,这是精神科大夫的基本功,其能力体现在几个方面,临床沟通能力、临床知识的深度与广度、缜密的临床思维和晤谈的基本技巧等。

对于初学者来说,为了保证资料收集的完整性与准确性,临床资料的收集应该有基本的程序。

(1)基本内容:资料收集至少包含病史采集、精神状况检查、躯体与神经系统检查、辅助检查等。但临床资料收集常常止于病史采集与精神状况检查。在病史采集常常偏重诊断信息,然后是治疗信息,精神状况检查常常是集中在与诊断有关的症状、病程、起病特点、既往治疗等,但对风险评估、病人与家属的需求、影响预后因素、影响治疗的社会经济因素探究甚少。随着社会的发展,病人与家属对医疗的要求、疗效及不良反应要求越来越高。治疗的目的不再是控制幻觉、妄想、冲动攻击行为,而是既能控制阳性、阴性症状,又有较少不良反应的治疗,治疗的最终目标是恢复病前的角色、回归社会。因此,与此有关的临床信息都是我们应该收集的,为制定出长远的康复计划提供依据。美国精神障碍诊断与统计手册第四版(DSM-Ⅳ)的多轴诊断系统给我们提供了一个资料收集内容的基本框架,共有五个轴,内容如下。

轴Ⅰ 临床障碍,如精神分裂症、情感障碍等;

轴Ⅱ 人格障碍与发育障碍(如精神发育迟滞等);

轴Ⅲ 躯体疾病情况;

轴Ⅳ 心理、社会、环境影响因素;

轴Ⅴ 目前与过去1年的社会功能评估。

(2)程序:收集临床资料并没有固定的程序,但对于合作的门诊病人来说,应该先与病人首先接触,然后再与其他病史提供者交谈,进一步补充、核实病史。这样做既尊重了病人从而能够提高病人的合作性,又不至于被家属、其他病史提供者的误导,在很大程度上可以避免可能出现医疗纠纷。需

要强调是,向知情人询问需要征求合作病人的意见,这也是体现了对病人的尊重。

询问病史与精神状况检查不能截然分开,可以同时进行。在询问病史和精神状况检查中,是否让病人与家属同时在场也没有严格的规定。一般来说,病人与知情者双方都在场可以减少彼此间的误解,对于敏感多疑的病人更是重要。当然,双方在场,彼此提供的信息可以相互印证,给获得真实、有效、全面的临床信息提供了保证。

对于不合作的病人,家属、其他的病史提供者可能是唯一的信息来源,但对提供的临床信息需要进一步验证,特别是有利益纠纷的情况更是如此。

(3)对症状性质的判断:为了判定某一种精神活动属于病态或正常范围,一般应从三个方面进行对比分析:①纵向比较,即与其过去一贯表现相比较,精神状态的改变是否明显。②横向比较,即与大多数正常人的精神状态相比较,差别是否明显,持续时间是否超出了一般限度。③应注意结合当事人的心理背景和当时的处境进行具体分析和判断。在观察精神症状时,在观察精神症状真实存在后,要观察其出现频度、持续时间和严重程度。精神症状一般并不是随时随地都表现出来的,因此必须进行仔细的观察和反复检查。精神检查的方法主要是交谈和观察,能否发现患者的精神症状,特别是某些隐蔽的症状常取决于医患关系及检查技巧,根据短暂、片面观察所作出的结论,很容易漏诊和误诊。

每一精神症状均有其明确的定义,并具有以下特点:①症状的出现不受病人意识的控制;②症状一旦出现,难以通过转移令其消失;③症状的内容与周围客观环境不相称;④症状会给病人带来不同程度的社会功能损害。在检查中首先应确定是否存在精神症状,且确定存在哪些症状;其次,应了解症状的强度、持续时间的长短,评定其严重程度;第三,应善于分析各症状之间的关系,确定哪些症状是原发的,与病因直接有关,具有诊断价值,哪些症状是继发的,有可能与原发症状存在因果关系;第四,应重视各症状之间的鉴别,将减少疾病的误诊;第五,应学会分析和探讨各种症状发生的可能诱因或原因及影响因素,包括生物学和社会心理因素,以利于治疗和消除症状。

人的精神活动是一个复杂的、相互联系又相互制约的过程。许多精神障碍至今病因未明，尚缺乏有效的诊断性生物学指标。临床的诊断主要是通过病史和精神检查，发现精神症状，进行综合分析和判断而得出。因此，精神障碍的症状学是精神医学的重要基础，掌握精神症状在临床工作中具有非常重要的意义。

（4）资料分析：资料收集要求尽可能的客观、全面、重点突出，而资料分析要求全面综合、逻辑严谨、证据链环环相扣，如果不能这样，则需要进一步补充资料、随访患者，随时完善诊断、处理。

资料分析主要在三个方面：诊断与鉴别诊断、治疗方案确定、预后基本判断。如果看我们日常的病例讨论会，至少 3/4 的时间被放在诊断与鉴别诊断上，然后顺便讨论一下治疗问题，基本没有预后判断、影响治疗与复发的社会、心理因素，而这些却是我们治疗的最终目标。

实际上，对于一个初学者，即使给予客观、全面、重点突出的临床资料，他也很难进行正确的资料分析。以下知识、技能是正确分析资料的基础。

- 各种医学模式：生物学、社会学、心理学模式相互关系、优势与问题，这些模式用于解释精神疾病的发生、发展与转归。
- 熟练掌握精神病理学（症状学）、晤谈技术以及主要的分类与诊断标准。
- 各种辅助检查，如心理学测验、脑电检查、脑影像学检查等。
- 良好的逻辑推理、思辨能力以及与之有关临床决策能力。

（四）提高精神障碍诊断分析的能力

1. 精神科临床思维原则

（1）整体原则：把人体看成是一个有机的整体，综合看待现病史、过去史、个人史、家族史、接诊的资料、疗效等等。

（2）具体原则：在诊断过程中，要在一般理论指导下，着眼于机体和疾病的特点，对于个体的差异性和发病情况做具体分析，针对其特点进行诊断，拟定相应的治疗方案，采取相应的治疗措施。

（3）动态原则：要求用发展、变化的观点看待疾病，一方面，人体作为一个有联系的整体，时刻都处在变化之中；另一方面，临床诊断也要不断验证，随着病程的发展和治疗、疗效的变化，也许要改变诊断，也许要增加诊断，有的甚至要重新认识，重新诊断。

（4）诊断不清时的安全原则

- 优先考虑严重疾病；
- 优先考虑常见病、多发病；
- 诊断功能性疾病之前必须注意排除器质性疾病；
- 尽量少用试验性治疗，暗示治疗结果仅能作为诊断的参考。

2. 精神科诊断基本思路

（1）症状学诊断：目前的精神科诊断依然是症状学诊断，首先确认症状（symptom，S），然后从症状构建综合征（syndrome，S），由综合征引出各种可能假设诊断（hypothesis diagnoses，D1），通过鉴别诊断（differentiated diagnosis，D2），最终做出诊断（diagnosis，D3）。这种诊断思路称之为 S-S-D 诊断思路。

但在繁忙的临床工作中，不可能像做科研中使用诊断量表一样，虽然面面俱到，但太费时间，医师、病人都受不了。常用的方法是根据病人外表、行为举止，问几个开放性的问题，大概就形成了诊断假设了（一般不会超过 4 个），然后问一些问题（可能是闭合的问题，加上几个对症状肯定或者否定的问题），印证诊断假设。在大多数情况下能形成疾病诊断，对于复杂的病例，可能要进一步的其他辅助检查以及随访。所以，临床资料的积累是从少到多，又从多变少的过程，最后形成了诊断。这个过程是临床思维起着决定性的作用。

（2）精神科诊断临床路径：临床上，我们要特别注意防止以偏概全，不能仅仅把眼光盯在支持自己诊断假设的证据上，而对其他证据充耳不闻、视而不见。对于初学者，建议按照诊断路径，详细的临床诊断路径可以参考 DSM-Ⅳ 以及相关教科书。现举例诊断抑郁、躁狂的路径，如图 8-2、图 8-3。

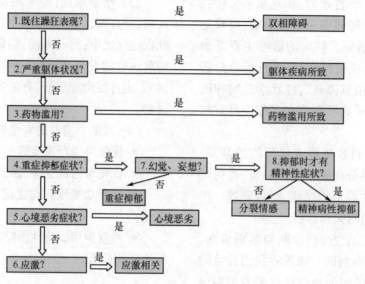

图 8-2　抑郁的诊断路径

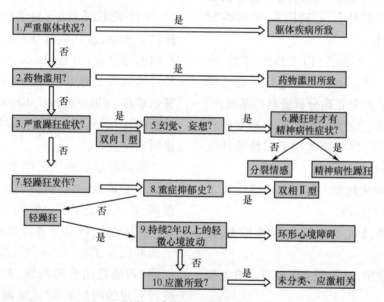

图 8-3　躁狂的诊断路径

五、几个精神科临床思维、诊断有争议的问题

（一）精神障碍分类

疾病分类学的目的是把种类繁多的不同疾病按各自的特点和从属关系,划分为类、种、型,以便归成系统。精神障碍的分类是将纷繁复杂的精神现象,根据拟定的标准加以分门别类的过程。其意义在于:促进相互交流、合理的治疗与预防及预测疾病的转归。精神障碍分类的历史演变、现状已经在第七章详述,这里强调的是,不管分类学有多少变化,目前最传统的分类依然影响着我们的临床思路与诊断,如图 8-4 所示,尽管科学上、逻辑上存在诸多问题,我们还是把精神障碍根据有无明确的器质性基础分为器质性与功能性的,前者又分为脑器质性精神障碍与躯体疾病所致的精神障碍,后者根据有无精神病性症状与现实检验能力受损情况,又分为传统的精神病性障碍与神经症性障碍。精神病性障碍以精神分裂症为代表,而神经症性障碍以传统的神经症为代表。还有一类起于青少年,可能持续终身,大概有两类,一类是儿童青少年障碍(如精神发育迟滞、全面发育障

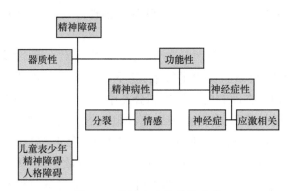

图 8-4　精神疾病的传统分类

碍等),另一类为人格障碍。

这样的传统基本分类与临床预后判断与治疗有关,对于器质性精神障碍应该以去除原发的脑部或者躯体疾病为主,对于精神病学障碍,治疗选择抗精神病药物,对于神经症性障碍,治疗应选择抗焦虑、抑郁药物为主。对于起于儿童青少年,可能持续终生的疾病,目前没有药物的治疗方法。

目前的分类方法采用的是类别法(categorical),即每个疾病都有位置而每一个疾病只有一个位置。但实际上并非所有的问题都是非此即彼,如药物、酒精滥用的诸方面实际上就是连续谱:

- 滥用程度:尝试性-社交性-喜欢性-有害性-冲动性使用
- 滥用原因:社会-心理-躯体原因
- 滥用损害:社会-心理-躯体损害
- 易感性:低成瘾素质-高成瘾素质
- 戒断症状:单纯戒断反应-复杂的戒断反应-震颤谵妄-癫痫发作
- 用药状态:操守-偶吸-复发
- 治疗方法:脱毒-社会心理康复-预防复发-回归社会

由于生物学发展的严重滞后,我们很难在器质性与功能性之间、在精神病性与神经症性之间画一个清楚的界限,我们甚至不知道精神分裂症、抑郁症等是否为真正的疾病单元,或者他们是一个移行谱。

(二) 等级诊断

由于大多数精神疾病的病因不清,对某病人的诊断可以亦此亦彼。因此,常常采用两种方法来对疾病诊断进行等级排列:

(1) 按疾病症状严重性的金字塔排列方式分

主次:从顶到底为:器质性障碍、精神分裂症、情感障碍、神经症、人格障碍。

(2) 按当前急需处理、治疗的疾病情况分主次:如某病人同时存在情感障碍和人格障碍,而前者已缓解,则人格障碍上升为主要诊断。

对于第一点,尽管受到了共病诊断思潮的冲击,但目前还是我们临床上基本的思路之一,症状的排列如下。

- 器质性
  - 痴呆综合征
  - 遗忘综合征
  - 器质性人格改变综合征
- 思维障碍综合征
  - 思维解体
  - 系统性妄想
- 情感障碍综合征
- 神经症综合征
- 人格障碍

上述症状等级的概念形成经历一个世纪许多精神病学家的努力,许多精神病学教科书中,诊断分类标准都是采用症状等级观点。

通过症状分析,一个患者可能出现两个甚至更多症状群,越是低层次的症状独特性就越少,即越具有普遍性,神经衰弱综合征由于在多种疾病中普遍存在,在诊断与鉴别诊断中价值很小。相反,越是高层次的症状,越具有独特性,越少普遍性,因而在诊断与鉴别诊断意义就大些。一个患者若出现了不同层次的症状,诊断时"就高不就低"。这里值得强调的是分裂症与情感性症状属于不同层次,一个患者同时出现两种疾病的症状,精神分裂症的诊断应优先于情感性障碍。常年预后可以验证这种选择的正确率远高于错误率。

如果患者在发病期间有违法行为,其责任能力的大小也与此等级有关。

当然这个症状等级图并不全面,每个患者的精神症状在起病初期由轻到重或恢复期由重到轻时,并不是按照这个症状梯度顺序移动的。例如,急性起病有意识障碍的病例,意识障碍可掩盖智能、记忆、人格损害症状,掩盖思维障碍与情感障碍等症状,在意识清楚之后,这些症状才作为一过性症状或残留症状显现出来;又如癔病的分离性障碍,可出现假性痴呆、心因性遗忘、人格转换,也可在短期模拟青春型分裂症和情感障碍症状。人格障碍应在神经症之下,处于最底层,其大脑功能障碍可能最轻微。

(三) 共病诊断

共病(co-morbidity)也被译为同病、合病等,最初由 Feinstein 教授在 20 世纪 70 年代提出。其含义是指同一患者患有两种及以上疾病。后来 Burker 重新定义为:同一个人在特定时间内患有一种以上的特定障碍。实际上,共病与 DSM 系统的多轴诊断有一定的相似之处。理论上,精神科的共病主要有三种情况:①轴间的精神障碍共病,如抑郁症与人格障碍,可能有内在的联系,在两种障碍的发生、发展中可能相互影响;②躯体疾病与精神障碍的共病,如精神分裂症与乙型肝炎共病,此两病之间可能没有共同的发病基础,没有必然的内在联系,此时可能以用"多元病论"来解释;③第一轴内部之间的共病,如抑郁焦虑共病,患者的抑郁障碍和焦虑障碍均达到症状、严重度及病程标准,非指伴焦虑症状的抑郁障碍或伴抑郁症状的焦虑症;也不包括以往有一种疾病,缓解后又发生另一种疾病的情况。就目前的认识状况,两种疾病可能有共同的病理生理基础,需要同时处理。另外一个例子是器质性精神障碍导致的精神症状,两者有因果关系和时间上的先后关系,此时应该以"一元病论"来解释,在治疗上应该首先处理原发病,同时对精神障碍对症处理。目前的共病有扩大的倾向:

- 分裂症-抑郁症状
- 分裂症-强迫症状
- 分裂症-焦虑症状
- 分裂症-情感障碍
- 焦虑障碍之间
- 抑郁症-强迫症
- 精神障碍-人格障碍
- 物质依赖-精神障碍

共病诊断意义在于有助于促进全盘考虑病人的临床表现和与之有关的治疗,特别是,精神障碍-物质依赖、精神障碍-人格问题、精神障碍-躯体疾病的共病。

但共病,特别是轴 Ⅰ 之间的共病对一元性诊断、等级诊断提出了挑战,并不利于对疾病本质的认识。在原有的精神疾病分类中,每一个临床类型的精神障碍,都是由一组症状组成的,比如,抑郁症存在情感低落的同时,还存在焦虑、恐惧、思维迟缓、语量减少、意志行为减退、失眠、食欲下降、体重降低等。之所以诊断为抑郁症,是说患者的抑郁情绪是主要临床特征,并不意味着他不可以存在其他精神症状。如果把病人同时存在其他精神症状就叫做是"共病"的话,则几乎所有精神障碍都是"共病"的了。这样在症状层面来使用"共病"这个概念就没有任何实际意义了。

(郝　伟　罗小年)

主要参考文献

郝伟,于欣,徐一峰. 2009. 精神科疾病临床诊疗规范教程. 北京:北京大学医学出版社.

郝伟. 2008. 精神病学(五年制规划教材). 第 6 版. 北京:人民卫生出版社.

江开达. 2010. 精神病学(八年制规划教材). 北京:人民卫生出版社.

沈渔邨. 2009. 精神病学. 第 5 版. 北京:人民卫生出版社.

于欣. 2011. 精神科住院医师培训手册——理念与思路. 北京:北京大学医学出版社.

Andreasen NC, Donald W, Black DW. 2001. Introductory Textbook of Psychiatry. American Psychiatric Publishing, Inc.

APA. 1994. Diagnostic and Statistical Manual of Mental Disorders(DSM-IV), 4th ed. Washington DC: American Psychiatric Association.

Good Psychiatric Practice 2000. 2004. The Royal College of Psychiatrists 2000. 2nd ed. The Royal College of Psychiatrists.

Kay J, Tasman A. 2006. Essentials of Psychiatry. West Sussex: Wiley.

Sadock BJ, Sadock VA, Ruiz P. 2009. Kaplan & Sadock's Comprehensive textbook of Psychiatry. 9th ed. Philadelphia: Lippincott Williams & Wilkins.

WHO. 1992. International Classification of Diseases(ICD-10): clinical descriptions and diagnostic guidelines. Geneva: World Health Organization.

第九章 心理测验

> **导语** 虽然心理测验思想源于我国科举制度,但心理测验始于欧洲,20 世纪初传入中国,它的形成虽然仅有百余年的历史,但发展迅速。通过心理测验可以对人们的各种心理活动与行为进行客观的或量化的评价,目前逐渐成为临床医学诊断和心理健康评估的有效手段之一。精神科医师和医学专业学生了解和掌握一定的心理测验基本技能,有助于认识和评估临床医学中许多心理问题。
>
> 作为《湘雅精神医学》的基本技能部分,本章主要介绍心理测验的性质、条件、基本要素和实施过程,以及当今国内外临床诊断中常用的部分心理测验工具。内容以简单、易懂、易掌握为原则,所介绍的内容大多在我国已广泛应用,是精神病学和临床心理学不可或缺的主要临床技术。

一、心理测验的定义、分类和运用

(一) 心理测验的定义

心理测验就是要把人的行为和心理特征进行定量描述,也就是把人的行为和心理特征用一定的方法测量出来,用数量来表示,像物理测验一样给某个行为或心理特征一个"数据"。这样,测验的结果既可以验证行为和心理特征,也可以对不同人的行为和心理特征进行比较,使不同的研究者有一个共同的比较标准。

心理测验大致上是指对反映心理品质的行为样本进行定量化分析和描述的一种方法。所谓行为样本,包括各种反映心理功能的行为(认知功能和个性等)。这样的行为千差万别,实际上不可能全部测量,只能测验部分有代表性的行为。通常心理测验是在一种标准情景下进行的,其施测和评分有其严格的规则,所以也叫标准化测验。心理测验的结果一定要加以描述才有实际意义,一般采用数量化方式,例如智商(IQ)、各种形式的标准分及百分位都是一些量数。有些描述指标采用划类,但一般这种划类都是由量数范围划界而来。各种心理测验都采用一定的数量化描述方式。

20 世纪 70 年代末以来,在龚耀先教授等一批著名心理学家和精神病学家带领下,通过采用引进、修订国外著名心理测验,以及研制我国自己的心理测验途径,已初步完成我国精神医学领域各类心理测验的研制,在临床中得到了广泛应用。

(二) 心理测验的分类

心理测验方法很多,分类也不统一,现在最通常的分类是按测验的功能来划分。现将在精神科领域应用的心理测验分为以下类别:①智力测验(包括发展量表和适应行为量表);②人格测验;③神经心理测验;④精神科评定量表。表 9-1 所列出的是我国常用的各种心理测验,这些心理测验通常国内、外都广泛使用,同时也具有较好的心理测量学指标(包括具有国内常模、信度和效度资料等)。

临床上可供使用的测验很多,选择时应注意以下几点。

(1) 考虑选用的测验是否与临床目的相符:如临床目的是对智力低下儿童作出诊断和分类,则应选择智力测验和适应行为评定量表；如需了解患者的人格特征，就应选择人格测验；为了确定受试者是否有脑损伤及其程度则应选择对脑损伤敏感的神经心理测验。

（2）选用的测验应有常模资料及可靠的心理测量学指标：常模资料包括常模适用的年龄、地区、文化环境等，常模样本儿童的父母职业、文化程度分布通常也应说明，受试者的背景资料应符合这些情况，否则最好改选其他测验，或者在解释结果时慎重地加以说明。心理测验学指标包括测验的信度和效度等。信度是指测验的可靠性和稳定性，用信度系数表示，一般系数越大，测得的分数应越可靠，不管采用何种信度检验方法，信度系数应达到0.8左右。效度是指测验的有效性，即测出了所要测量的心理功能的程度。效度检验方法较多，临床诊断与测验的诊断符合率就是其中一种，这种符合率一般要求在70%以上，测验的信度和效度指标越好，测验结果的误差越小。

（3）选用的测验最好是公认较好的并应用较为广泛的测验，以便于将收集到的资料与别人的研究作比较。

（4）应选用自己有使用经验的测验（表9-1）。

表9-1　精神医学常用心理测验（未含精神科评定量表）

测验名称	适用年龄	我国应用情况
智力测验		
中国修订韦氏成人智力量表（WAIS-RC）	16岁~成人	我国修订，全国常模
中国修订韦氏幼儿智力量表（C-WPPSI）	4岁~6岁半	我国修订，全国常模
中国修订韦氏儿童智力量表（C-WISC）	6~16岁	我国修订，全国常模
中华成人智力量表	16岁~成人	我国编制，全国常模
麦卡锡儿童智能量表（MSCA）	2岁半~8岁半	我国修订，全国常模
瑞文渐进模型测验（RPM）	5~16岁	我国修订，全国常模
中小学团体智力测验筛选测验	小学3年级~高中2年级	我国修订，区域常模
适应行为量表		
儿童适应行为评定量表	3~12岁	我国编制，全国常模
婴儿初中学生社会生活能力量表	6个月~14岁	我国修订，区域常模
发展量表		
丹佛发育筛查测验（DDST）	2个月~6岁	我国修订，区域常模
格塞尔发展诊断量表（GDDS）	4周~6岁	我国修订，区域常模
贝利婴儿发展量表（BSID）	2个月~2岁半	我国修订，全国常模
人格测验		
明尼苏达多项人格问卷（MMPI）	14岁~成人	我国修订，全国常模
艾森克个性问卷（EPQ）	7岁~成人	我国修订，全国常模
洛夏测验（Rorschach Test）	5岁~成人	我国修订，全国常模
儿童统觉测验（CAT）	4岁~成人	无我国常模
神经心理测验		
HR神经心理成套测验（HRB）	9岁~成人	我国修订，区域常模
鲁利亚神经心理成套测验（LNNB）	8岁~成人	我国修订，区域常模
Bender格式塔测验（BGT）	5岁~成人	我国修订，区域常模
Benton视觉保持测验（BVRT）	5岁~成人	我国修订，区域常模
快速神经心理甄别测验（QNST）	7~15岁	我国修订，区域常模

（三）心理测验在精神医学中的作用

1. 了解个体间的差异

从心理发展和教育的角度来看，每一个个体在成长的过程，受遗传和外界环境等因素的影响，在心理特征上显示出各不相同的特点，在教育和职业选择的过程中，应根据每个个体的特点，给予适合他（她）的最佳指导方案，使他们的潜能得到最大程度的发挥，去实现自己的目标。

2. 医学诊断和评估

心理测评的最早功能就是鉴别并诊断出精神发育迟滞的儿童，目前，在心理测评方面具有诊断功能的工具还是成套智力量表，包括韦氏智力量表和我国自编的智力量表等工具。当然，被用于医学临床的心理测评方法还有很多，根据它们的功能分别用于评估智力水平、情绪状态、行为问题、家庭环境、人格特征、适应行为等等。精神科医师、心理咨询师、心理治疗师、心理辅导老师等专业人员，可以根据测评的结果，对服务对象给出建议和指导。

3. 评估心理治疗的依据

心理测验的结果也是制定治疗措施的依据，是观察疗效的较好指标。由于测验结果相对客观可靠，故常作为各种临床研究的指标，尤其在大样本研究时，测验的适当应用可使研究更具可比性，同时省时、省物和省力。

（四）如何提高心理测验的效用

有效地利用心理测验，最大限度地发挥心理测验的作用，与使用者的个人素质和专业技术水平以及受试者合作的程度均有密切关系。就测验使用者而言，本人人格应健全，应具有与心理评估有关的背景知识，特别是对发展心理学和心理测量学方面知识有全面深入的了解，并受过系统的心理测验技术专业训练，熟悉所选用测验施测和评分解释方法。同时，应建立和保持与受试者友好信任的关系。受试者合作程度直接关系到测验能否顺利进行和测验结果的可靠程度。要建立这种关系，需要一定的与各种人群相处的经验。

总之，发挥心理测验的效用，就是要充分调动受试者参与的动机，尽量减少影响测验结果的不利因素。要做到这一点，测验使用者需要良好的专业知识和经验，在实际工作中多体会，积累经验，多学习新的有关知识，才可能真正发挥测验的效用，为临床和科研解决更多的问题。

二、智力测验、发展量表和适应行为评定量表

（一）智力测验

智力是精神医学领域涉及较多的心理品质，然而有关智力的定义及性质，研究者们一直未有完全相同的见解。总的看来大多数心理学家赞成智力包括以下四个方面内容：① 抽象思考和推理能力；② 学习能力；③ 适应环境能力；④ 解决问题能力。智力测验是对智力水平进行量化的一种心理测量工具，有的智力测验测查的智力功能比较全面，能够计算出智商（IQ），称为 IQ 测验。IQ是智力数量化单位，L. M. Terman 在 1916 年修订 Stanford Binet（S-B）量表中首先采用智商的概念。当时，IQ 被定义为智龄（MA）与实龄（CA）之比，再将商数乘以 100（为了避免小数），即 IQ = 100（MQ/CA），这种方式所获得的 IQ 叫比率 IQ。其问题在于人的智力到了一定的年龄阶段后（有人定为 18 岁或 20 岁）并未与年龄的增加呈直线关系，而且人的智力发展起步、速度及停止年龄因人而异，因而采用比率 IQ 估计智力不很准确，以至受到批评。直到 Wechsler 1939 年编制韦氏智力量表时，用离差 IQ 代替比率 IQ。离差 IQ 是将被试的测验分数与同龄组的人比较所得到的标准分类。计算公式为：离差 IQ = 100+15Z，或离差 IQ = 100+15（X-X-/SD）（Z 为标准差）。这样，离差 IQ作为一个数值，代表被试的测验成绩在标准化样本中与同龄者相比所处的相对位置，并以此对被试智力水平进行分级。智力水平分级通常方法是将 IQ 在智力均数（100）加减一个标准差（韦氏量表为 15）的这一区间称为平均级或平常级，以后依次按与均数相差的标准差数来划级。表 9-2 列出了韦氏智力量表的智力水平分级标准。

表 9-2　智力水平分级标准

项目				评定情况				
标准差数	>+2SD	+2SD~1SD	+1SD~1SD	−1SD~−2SD	−1SD~−2SD	−2SD~−3SD	−3SD~−4SD	−4SD~−5SD
IQ 值	>130	129~115	114~85	84~70	69~55	54~40	39~25	
智力分级	超常	高常	平常	边界	轻度缺损	中度缺损	重度缺损	极重缺损
人数(%)	2.26	13.59	68.26	13.59	2.14	0.18	0.01	<0.001

应注意上述分级是指智力水平分级,不要与精神发育迟滞(mental retardation,MR)程度分级相混淆,MR 程度分级依据要结合适应行为缺损程度来进行(见适应行为评定量表内容所述)。

1. 中国修订韦氏成人智力量表(WAIS-RC)

中国修订本称"中国修订韦氏成人智力量表(WAIS-RC)",全量表(full scale,FS)共含 11 个分测验,其中 6 个分测验组成言语量表(verbal scale,VS),5 个分测验组成操作量表(performance scale,PS)。根据测验结果,按常模换算出三个智商,即全量表智商(FIQ)、言语智商(VIQ)和操作智商(PIQ)。WISC 及 WPPSI 的结构与 WAIS 相当,但言语量表和操作量表所含的分测验数目和内容各有不同。

WAIS 的言语量表各分测验及其主要功能:

(1) 知识(I):由一些常识问题所组成。测量知识及兴趣范围、长时记忆等能力。

(2) 领悟(C):由一些社会价值、社会习俗和法规理由等问题所组成。测量社会适应和道德判断能力。

(3) 算术(A):由一些心算题组成。测量数的概念、数的操作能力、注意集中能力以及解决问题的能力。

(4) 相似性(S):找出两物(名词)的共同性。测量抽象和概括能力。

(5) 背数(D):分顺背和倒背两式。即听到一读数后立即照样背出来(顺背)和听到读数后,按原来数字顺序的相反顺序背出来(倒背)。测量短时记忆和注意力。

(6) 词汇(V):给一些词下定义。测量词语的理解和表达能力。

WAIS 的操作量表各分测验及其主要功能:

(1) 数字-符号(DS):9 个数字,每个数字下面有一个规定的符号。要求按此规定在数字下面填上所缺的符号。测量手-眼协调、注意集中和操作速度。

(2) 填图(PC):一系列图片,每图缺一个不可少的部件,要求说明所缺部件名称和指出所缺部位。测量视觉辨别力、对构成物体要素的认识能力以及扫视后迅速抓住缺点的能力。

(3) 积木图案(BD):用红白两色的立方体复制图案。测量空间知觉、视觉分析综合能力。

(4) 图片排列(PA):把无秩序的图片调整成有意义的系列。测量逻辑联想、部分与整体的关系以及思维灵活性等能力。

(5) 拼物(OA):将一物的碎片复原。测量想象力、抓住线索的能力以及"手-眼"协调能力。

完成全部项目测试后,分别查相应的换算表,可得到各分测验量表分及三个智商。分测验量表分反映各所代表的心理功能情况,而全量表智商(FIQ)可代表被试者的总智力水平,言语智商(VIQ)代表言语智力水平,操作智商(PIQ)代表操作智力水平。根据因素分析发现不同的分测验负荷三种主要智力因素,即言语理解因素(A 因素),知觉组织因素(B 因素)和记忆/注意因素(C 因素)。言语量表大多负荷 A 因素,操作量表大多负荷 B 因素,算术、背数和数字符号分测验负荷 C 因素。对被试者作智力诊断时,不仅根据三种智商的水平,而且还要比较 VIQ 与 PIQ 的关系,以及分析各分测验量表分剖析图等做出判断和评价。

2. 中国修订韦氏儿童智力量表(C-WISC)和中国修订韦氏幼儿智力量表(C-WPPSI)

现在国内外使用的智力测验不下百种,其中使用最为广泛的首推韦氏智力量表,Wechsler 于 1949 年编制的 WISC 和 1967 年编制的 WPPSI。我国龚耀先等于 1986 年在长沙完成了对 WPPSI 的修订,称为中国修订韦氏幼儿智力量表(C-WYCSI);龚耀先等于 1991 年又在长沙对 WISC-R 作了进一步的修订,称中国韦氏儿童智力量表(C-WISC)。C-WYCSI 适用于 4 岁至 6 岁 9 个月幼儿,C-WISC 适用于6岁半至16岁11个月儿童。这两个量表主要目的是测查儿童的智力水平和特征。这套量表是智力评估和精神发育迟滞儿童诊断的主要方法。

中国韦氏儿童智力量表包括言语和操作两个分量表以及11个分测验：

（1）言语量表：① 知识测验：要求受试者回答涉及不同方面知识的问题，测查一般知识兴趣及长时记忆的能力；② 领悟测验：要求受试者回答有关社会价值观念、社会习俗的理由等问题，测查对社会适应程度，尤其对伦理道德的判断能力；③ 算术测验：要求受试者心算加、减、乘、除运算，注意力和短时记忆能力；④ 分类测验或相似性测验，要求受试者在三个或四个事物中找出一个最不相同的，并说明其理由，测查抽象和概括能力；⑤ 背数测验：要求受试者复述数字，包括顺序复述和反向复述，测查注意力和短时记忆力，此分测验为备用测验；⑥ 词汇测验：要求受试者解释一些词汇的词义，测查词汇解释、言语表达和长时记忆等能力。

（2）操作量表：① 译码测验：C-WISC 采用是图形-符号形式，要求受试者在未印符号的图形下填上各自的符号，测查学习新联想象的能力、手-眼协调能力、注意力及短时记忆等；② 填图测验：要求受试者指出一些图画中缺失的要点名称和所在部位，测查视觉辨认能力和对组成物体要素的认知能力等；③ 积木图案测验：要求受试者用有色的木块拼出规定的平面图案，测查空间关系、空间结构和视觉-运动协调能力等；④ 图片排列测验：要求受试者将一些打乱的图片重新排列，使其成为有意义的故事，测查部分与整体和逻辑联想能力等；⑤ 拼物测验：要求受试者将一物的碎片复原，测查想象力、利用线索能力和手-眼协调能力。

中国修订韦氏幼儿智力量表（C-WYCSI）的结构与 C-WISC 相同，包括两个分量表和12个分测验。两套测验内容大部分相似，仅难度不同。但在言语量表中，C-WYCSI 采用图片概括（PG）和图词测验（PV），而不是 C-WISC 的分类测验和词汇测验；在操作量表中，无拼物测验，用动物下蛋测验（AE）替代译码测验，另有迷津（Ma）、几何图测验（GD）或视觉分析测验（VA）。此两套测验均为个别测验，由受过专业训练的专业人员按测验手册规定的标准方法实施。测验各项目得分记录后，将各分测验得分累加得粗分，将各分测验粗分转换为量

表分、进一步将言语量表和操作量表的各分量表分分别相加得言语量表分、操作量表分和全量表分，再分别查表可得言语智商（VIQ）、操作智商（PIQ）和总智商（FIQ）。总智商为受试者总智力的估计值；言语智商和操作智商为受试者言语能力和操作能力估计值；分测验量表分反映了受试者各个方面智力功能的强弱。

C-WISC 和 C-WYCSI 信度和效度的检验结果均为满意。国内、外很多研究者利用因素分析方法证明各套韦氏智力量表各分测验因素负荷值相似。以 C-WISC 为例，知识、分类、词汇、领悟四个分测验较多负荷言语理解因素（VC），填图、图片排列、积木图、拼物四个分测验较多负荷知觉组织因素（PO），算术、背数和译码三个分测验主要负荷不分心/记忆因素（FI/M）。研究者还发现，有些分测验的因子负荷值在不同年龄不完全相同，C-WISC 的某些分测验与 C-WYCSI 的也有些不同，尤其对某些疾病能反映特殊的因素结构特征。例如慢性精神分裂症出现智力衰退者及慢性脑器质性精神病患者的知识测验在言语理解因素上负荷相当高。智力低下儿童一般都是这种情况；当左右大脑半球损伤程度不同时，可出现 VIQ 与 PIQ 不平衡（相差15以上）；言语优势半球损伤时，VIQ 明显低于 PIQ，非优势半球损伤时则反之；急性脑损伤时可出现保持得住的测验（如知识、词汇等）成绩相对不变，而保持不住的测验如译码、背数、积木图等测验成绩明显下降。因此，韦氏智力量表也常常在临床上作神经心理测验使用。

韦氏智力量表测查的智力面广，将多种能力集中测验，分言语和操作两类智商，从而可进行多层次能力差异性比较，结果精确，适用临床使用。缺点是测验时间较长（1个半小时左右）；量表的起点较难，不便于测验低智力者；结果分析解释也较复杂，需要较长时间的专门培训才能掌握。

3. 斯坦福-比奈智力量表（Stanbfoird-Binet intelligence scale，S-B）

法国心理学家 Binet 和 Simon 于1905年编制的比纳-西蒙量表是最早的智力量表。以后美国 Terman 1916年修订了此量表，称斯坦福-比奈智力量表（S-B），此套量表曾先后两次修订，目前已有 S-B 第四版，简称 S-B4。在我国使用的为 S-B 第一版

的修订本,称"中国比奈量表"。

S-B4 与以往的版本在结构和内容上有很大的不同。与韦氏量表一样,改用分量表式结构,包括四个分量表和15个分测验:①言语推理:由四个分测验组成,测查词汇、理解、言语关系等能力;②抽象/视觉推理:包括四个分测验,测查临摹和图像分析推理等能力;③数量推量:包括三个分测验,测查计数、心算和逻辑运算等能力;④短时记忆:包括四个分测验,测查数字记忆、句子记忆和物体记忆等能力。S-B4 适用年龄为2岁~成人。

实施时,先进行词汇测验,根据词汇测验成绩和实际年龄查表选择其他测验的起始水平,还要根据实际年龄决定实测多少个分测验,一般要作8~13个分测验。S-B4 采用离差智商形式,全部测验结果均用标准年龄分表示,各分测验的标准年龄分(均数为50,标准差为8)由分测验粗分转换而来,再由分测验标准年龄分转换成四个分量表标准年龄分和一个全量表标准年龄分(与分测验的不同,均数为100,标准差为16)。全量表标准年龄分作为总智力水平的估计值,分量表标准年龄分反映言语、抽象思维、数量和记忆等方面能力水平。各分测验标准年龄分则进一步反映了各方面智力功能情况。

S-B4 是比较全面的测验,在临床上是与韦氏智力量表同等重要的两套主要智力评估手段。我国尚无应用,其价值和在我国适用还有待于进一步研究。

4. 中华成人智力量表

中华成人智力量表(intelligence scale for Chinese adults,ISCA)是姚树桥等新近编制的具有我国自主知识产权的成人智力量表,适用于16岁以上中国城市人群。ISCA 具有全国常模和满意的测量学指标,是我国成年人临床智力评估和神经心理研究的良好工具。

ISCA 依据 cattel-horn-carrol(CHC)智力模型编制,采用"量表-分量表-分测验"的结构形式,以评估CHC 模型中一般能力、广域能力和特殊能力。ISCA的12项分测验如下。

(1)图画补充:共20题,要求确认一系列黑白图片所缺少的重要部分。测量视觉辨认和物体要素的记忆。

(2)词义解释:共24题,要求口头说出词语词义。测量词义长时记忆、概念的理解、语言的组织和表达,它在一般智力上负荷量大,成绩与文化程度密切相关。

(3)数字符号:140个空格,人为地给数字0~9匹配不同的符号,要求在空格中按匹配规则在规定时限内尽可能多地写出与数字对应的符号。测量学习、视觉-运动的协调和注意持久能力及加工速度。

(4)相似概括:共15题,要求说出15对词语所指的东西或对应概念的相似之处。测量抽象概括能力。

(5)积木构图:共12题,要求被试使用红白两色的方块,复制出积木模型或几何图案,测量空间关系的辨别、视觉分析综合能力,也与加工速度有关。

(6)口头计算:共17题,要求心算并口头回答算术题。测量数量能力、短时记忆和注意维持能力。

(7)图形推理:共16题,要求被试者从备择答案中选择正确的图形,使图形矩阵完整。测量视觉分辨和类比推理能力。

(8)数字广度:要求用相同或相反顺序逐字背诵数字。测量短时记忆、工作记忆和注意维持能力。

(9)基本常识:共21题,要求提供有关事件、物体、地方和人物的基本常识。测量一般知识广度及长时记忆能力。

(10)图片排列:共10题,要求把打乱顺序的图片排列成合乎逻辑的顺序。测量视觉辨别、形象思维能力。

(11)理解测验:共14题,要求说出对社会行为、俗语、规范和概念的理解,或解决日常生活问题。测量社会适应能力。

(12)图形拼凑:共5题,要求被试将图形碎片组合成为某物体完整的平面图形。测量视觉加工和手眼协调能力。

ISCA 分测验组合构成3个智力指数分量表。晶体指数分量表由词义解释、相似测验和基本常识构成,产生晶体智力指数,测量晶体智力。流体指数分量表由图画补充、积木构图、图形推理和图片排列构成,产生流体智力指数,测量流体智力。记忆注意分量表由数字符号、口头计算和数字广度构成,产生记忆注意指数,测量短时记忆和注意力。3个分量表组成全量表,产生全量表智商,测量一般智力因素。考虑中国修订韦氏成人智力量表(WAIS-CR)的使用习惯,ISCA还将全量表分成言语分量表和操作量表,分别产生言语智商和操作智商。理解分测验和图形拼凑分测验分别是两个分量表的备用测验,必要时可用以替代基本分测验来计算智商。

ISCA常模样本基于2000年第五次全国人口普查资料,按年龄、性别、文化程度分层抽取,取样主体工作:2005年11月~2006年6月在全国六大行政区、22个分取样点进行。样本包括2035人。16~64岁8个年龄组每组200人,男女各半。12个分测验采用平均数为10,标准差为3。全量表和分量表采用平均数是100、标准差是15、正态分布的组合分数常模,及与分数对应的百分等级和可信区间。为方便科学研究,ISCA使用25~34岁400名被试的数据编制了特殊参照组常模。

ISCA有满意的信度和效度。智商和智力指数同质性信度为0.92~0.98,测量标准误为2.34~4.17,校正后重测信度0.88~0.93。词义解释、相似概括、理解测验三个分测验需要主试按评分标准和样例评分,经检查,它们的评分者信度依次是0.96、0.91、0.92。效度方面,ISCA总分与WAIS-RC总分、WAIS-Ⅲ台湾地区修订版总分、瑞文测验总分的相关分别是0.94、0.90、0.69。

ISCA是个别测验。常规施测10项分测验,大约需要60~80分钟。因为常模80岁以上组仅50人,代表性有限,结果解释需特别谨慎。

5. 麦卡锡儿童智能量表(McCarthy scale of children's abilities,MSCA)

MSCA为美国D. McCarthy于1972年编制,是幼儿智力测验中最具代表性的一种,适用年龄范围为2岁6个月~8岁6个月,主要目的在于测查受试者的认知和行为发展水平,协助诊断发展迟滞和学习无能儿童。尽管其中某些内容具有发展量表的性质,但与发展量表有所不同,可以有效地预测学前儿童的未来学习能力。我国于1991年完成了该量表的修订。

MSCA包括五个分量表和18个分测验:① 言语分量表:由图画记忆、词语知识、词语记忆、词语流畅性和反义词类推五个分测验组成,测查言语表

达、词语概念及词语理解能力;② 知觉操作分量表:包括积木、拼图、连续敲击、左右方向、图形临摹、画人和概括归类七个分测验,测查知觉、操作和非言语概括、推理能力;③ 数量分量表:包括数的问题、数字记忆和数的区分三个分测验,测查数的概念和对量词的理解;④ 记忆分量表:包括图画记忆、连续敲击、词语记忆和数字记忆四个分测验,测查短时记忆力;⑤ 运动分量表:包括腿的动作、手臂动作、动作模仿、图形临摹和画人五个分测验,测查精细动作的整体协调性。有些分测验分属于两个以上分量表,言语、知觉操作和数量三个分量表(包含15个分测验)又构成普通认知量表。MSCA许多测验材料近似玩具,测试类似游戏活动,对受试儿童有很大吸引力,便于对幼儿行为的观察。

该测验为个别测验,完成施测需1小时左右。施测者必须经过专门训练,并按手册规定方法进行。测查结果采用离差智商和T分形式表达。普通认知量表成绩转换成普通认知指数(general cognitive index,GCI),反映受试者总的认知功能水平,其性质与智商相同,但McCarthy却特意避免使用"智商"一词,以示与智商概念不同。五个分量表各产生一分量表指数,以评估认知活动各方面的功能。所有指数和18个分测验粗分均可转化成相应的年龄当量。

MSCA信度理想,效度研究较多。大多数研究者发现此量表成绩与S-B和韦氏智力量表成绩呈中度相关。有些研究者发现,正常儿童的GCI值比传统智商低5~10分。我国的修订本应用结果分析表明MSCA特别适用于智力低下儿童,对高智商年长儿童测试结果则不太准确。目前很多研究者认为该量表对学习无能诊断功能还有待进一步研究。

6. 瑞文渐进模型测验(Raven progressive matrices,RPM)

RPM系J. C. Raven于1938年编制,以后又多次增订,既可做个别测验,又可当团体测验用,目的是为评估受试者的非言语智力功能,特别适用于儿童和老年人,一般作为智力筛查手段。我国已有北京和上海的修订本。

该测验由系列图案项目组成。每一幅图案缺少某一部分,要求受试者在8个或6个类似的备选碎图中选择一个填补所缺少的部分。按从易到难

又分三个水平的版本:① 彩色渐进模型(CPM):适用于 5~11 岁儿童和智力水平较低者;② 标准渐进模型(SPM):适用于 6 岁以上的一般人群;③ 高级渐进模型(APM):适用于 11 岁以上的平均智力和高于平均智力的人。

受试者成绩采用百分位表示。与同龄组的百分位常模比较,百分位高于 95% 的属高水平智力;75%~95% 的属高于平均智力;25%~74% 的属平均水平智力;5%~24% 的属低于平均水平智力;低于5% 的提示可能存在智力缺陷。

有些研究者发现,该测验重测相关在 0.83~0.93 之间,与 S-B 量表成绩相关为 0.86。还有研究者表明该测验能测查部分智力因素,尤其涉及知觉准确性、思维明晰性和空间关系能力。但值得注意的是该测验不适合进行能力差别比较或智力结构特点分析。

(二) 发展量表

发展量表数量较多,多达 120 余个。然而在精神医学中常用的,尤其能在我国应用的尚为数不多。发展量表的功能主要在于评估婴幼儿心理发展水平,早期发现发展迟滞儿童,尽早进行早期干预。但是,发展量表测查结果对儿童,尤其是心理发展正常儿童成年后的智商缺乏预测价值。其原因:① 婴幼儿时期的发展量表的信度较低;② 发展量表所测查的内容与儿童智力测验所测查的认知功能有所不同;③ 婴幼儿本身的心理发展存在较大的可塑性,易受到环境的影响。所以在分析测验结果时,对婴幼儿的心理发展水平和特点作出结论要特别慎重。

1. 贝利婴儿发展量表(Bayley scales of infant development, BSID)

该量表为 Nancy Bayley 于 1969 年编制而成,为当今主要的婴儿发展量表之一。此量表属于个别测验,其目的在于评估 2~30 个月婴儿的认知功能、运动及社会技能发展水平,确定偏离正常水平的程度,诊断发展迟滞,并帮助制定相应的早期干预措施。我国易受蓉等于 1992 年完成了该量表的修订。

BSID 共分三个部分:心理量表、运动量表和婴儿行为记录。心理量表有 163 个项目,测查了知觉的锐敏性和准确性、记忆能力、语言发展、初步解决问题的能力;运动量表包含 81 个项目,测查了身体的粗大运动、手的精细运动及动作的协调性;婴儿行为记录是由 30 个项目组成的评定量表,其内容涉及社会化、注意持久性、个人取向、情绪发展、兴趣、合作性行为。量表的项目按难度排列,每项目按通过和不通过二级评分。测验应由受过专门训练的人员实施。测验时婴儿父母可在旁边协助。施测顺序一般为心理量表在先,运动量表和婴儿行为记录随后。完成测验实施一般需 45 分钟。测验结果:从心理量表可得到心理发展指数,从运动量表可得出精神运动发展指数,这两种标准分均为平均数 100,标准差 16。婴儿行为记录得分则可与标准化样本的分数分布加以比较,根据这些指标对婴儿发展水平进行估计。信度和效度:原版手册报道其心理量表分半信度为 0.81~0.93,运动量表0.68~0.92。BSID 我国的修订版的心理量表分半信度为 0.79~0.98,重测信度为 0.73~0.90;运动量表则相应为 0.69~0.95 和 0.83~0.94。效度检验上,应用 BSID 我国修订版和 Gesell 量表对 108 名 2个月~30 个月婴幼儿进行测试,两种量表得分的相关系数为 0.70。尽管 BSID 是一较为全面精确的发展量表,但大量研究表明其主要用途在于评估婴幼儿现在的发展水平和特征,而非预测其未来的智力和行为。

2. 格塞尔发展诊断量表(Gesell development diagnosis scale, GDDS)

该量表系美国耶鲁大学医学院儿科医师 Gesell 及其同事所编制,自 1940 年正式出版以后,于 1947 和 1974 年进行了两次修订。GDDS 的适用年龄是 4周~6 岁,主要用于婴幼儿心理发展的诊断。我国于 1985 年和 1992 年两次对该量表进行了修订。

GDDS(1974 年版)包括五个行为领域:① 适应行为:包括对物体和背景的精细感知觉及手眼协调能力,如观察对摇晃的环、图画和简单形板反应;② 大运动行为:主要涉及对身体的粗大运动控制,如头和颈的平衡、坐、爬、走、跑、跳等运动协调能力;③ 精细运动行为:包括手指的抓握和操纵物体的能力;④ 语言行为:观察语言表达及理解简单问题能力;⑤ 个人-社会行为:包括婴儿对居住的社会文化环境的个人反应,如观察喂食、游戏行为和对个人的反应等。该量表各项目评分,有的根据检查者观察,有的为父母报告。根据五个行为领域所得分数与实际年龄的关系,计算出各领域的发展商数(DQ)。GDDS 最大的特点为重视发展过程中的顺序,其实施方法也较为简单。大多数研究表明其信度可接受,但效度检验结果很不一致。对智力预测性研究,有人报告 40 周时 GDDS 成绩与 3 岁时斯坦福-比奈量表成绩相关不高(0.28),但也有人报道 4 岁以上儿童的 GDDS 成绩与中国韦氏幼儿智力量表成绩相关很高(0.85~0.89)。看来该量表同其他发展量表一样,受试者的年龄越小,预测效度越低,这是由于婴儿早期发展的能力与成年后智力的发展特征有所不同之故。

3. 丹佛发育筛查测验[Denve developmental S(D-)creening test, DDST]

用于筛选发展迟滞婴幼儿的工具较多,其中 W. K. Frankenberg 等人编制的 DDST 最为常用。该测验适用年龄范围为 2 个月~6 岁,目的不是评定智力,也不是检查特别技能,而是为了早期发现哪些儿童有发展迟滞或异常的高度可能性。其特点为个别实施测验,易于实施,评分和解释方便,检查时间短,一般只需 10 分钟至半小时。适合作为一般医务工作者,特别是儿童保健人员的常规临床检查工具。

DDST 共 105 个项目,按难度排列,涉及四个方面行为能力:①个人社会技能:测查早期社会交往及自助行为,如对大人挑逗的反应,寻找物品等;②精细运动,测查手的操作及手眼协调等;③粗大运动:测查坐、立、走、跑、跳等身体粗大运动控制能力;④语言:测查婴幼儿的语言表达和理解能力。每通过一项得 1 分,将各方面得分累加成总分,据此分数划分出正常、可疑及异常三个等级。

我国已对该测验进行了修订,并有区域性常模。

(三)适应行为评定量表

确定精神发育迟滞(MR)的诊断,一定要同时满足智商明显低于平均水平 2 个标准差以上和适应行为缺损两项指标才能成立。事实上,早期心理学家如 E. Doll 等人很早就提出了社会能力的概念。到了 20 世纪 60 年代,美国智力低下协会(AAMD)将适应行为定义为"个体适应自然和社会环境的有效性",以后又进一步精确为"个体独立处理日常生活与承担社会责任达到他的年龄和所处社会文化条件所期望的程度"(Lambert 等,1981 年),并将适应行为受损正式纳入 MR 诊断标准,使这一概念更加受到重视,并极大地推动了适应行为评估工具的研制。近 20 年来,新的标准化程度较高的适应行为评定量表不断出现。其中,美国的 Vineland 适应行为量表和美国智力低下协会适应行为量表(AAMD ABS)系列版本就是其中的代表。我国自 20 世纪 80 年代中期就开始了这一项工作,编制或修订了一些标准化的适应行为评定量表。这里就在我国临床上使用的两种适应行为评定量表加以介绍。

1. 儿童适应行为评定量表

该量表由姚树桥等于 1990 年编制,1992 年完成了全国城乡常模的制定。适用对象为 3~12 岁智力正常或低下儿童。目的在于评定儿童适应行为发展水平,协助诊断或筛选智力低下儿童,以及帮助制定智力低下儿童特殊训练计划。

量表的结构类似 AAMD ABS,共有 59 个项目,分三个因子和八个分量表:①独立功能因子:由感觉运动、生活自理、劳动技能及经济活动四个分量表组成,评定与自助有关的行为技能;②认知功能因子:包括语言发展和时间定向两个分量表,评定言语功能和日常认知应用技能等与认知功能关系密切的行为技能;③社会/自制因子:含个人取向和社会责任两个分量表,评定个人自律、遵守社会规范等方面行为。该量表有城乡两种版本。

评定应按手册规定的方法实施,根据知情人(对被评定儿童最了解的人,如父母、兄弟、姐妹等)的报告和评定者现场观察进行每个项目评分,评定结果采用适应行为离差商(ADQ,均数为 100,标准差为 15)和因子 T 分表示。ADQ 反映评定儿童总的适应行为水平,判断有无适应行为缺损。三个因子 T 分分别反映受评定儿童适应行为三个方面水平,以此判断其适应行为内部功能的优势和缺陷特征,帮助制定详细训练计划。此外,该量表还建立了一个各年龄儿童适应行为发展界碑,其意义在于为临床工作者提供一种快速判断儿童适应行为水平和智力低下的筛查标准。

编制者曾报告该量表信度和效度均较理想。临床研究结果表明该量表测查的适应行为较为全面,能较好地鉴别智力低下儿童。

2. 婴儿-初中学生社会生活能力量表

该量表系我国 1988 年在北京对日本 S-M 社会生活能力检查的修订版,而日本的 S-M 社会生活能力检查又是在美国 E. D011 编制的 Vineland 社会成熟量表基础上修改而来。适用年龄范围为 6 个月~15 岁,用于评定儿童社会适应能力,协助智力低下诊断。

全量表共 132 个项目,分为六个领域:① 独立生活能力:评定进食、衣服脱换、穿着、料理大小便及个人与集体卫生情况;② 运动能力:评定走路、上台阶、过马路、串门、外出能力等;③ 职业能力:包括抓握东西、乱画、家务及使用工具等技能;④ 沟通能力:评定言语反应、言语表达和理解、日常言语应用技能;⑤ 社会化:包括游戏、日常交往、参加集体活动等方面;⑥ 自我管理:评定独立性、自律、自控、关心别人等方面。各领域项目混合,按难度从易到难排列,并设七个年龄起始点。

测验时,从相应的年龄阶段开始评定。如连续 10 项通过,则认为这以前的项目均已通过,可继续向后面检查,直到连续 10 项不能通过终止评定。因此,每个年龄阶段儿童评定的项目数不多,完成评定时间很短。评定后将通过项目数累加得该量表的粗分,再转换成一标准分(标准化九级分制),根据受评定儿童的标准分判断其社会生活能力水平。

编制者报告该量表信度和效度均可接受。临床使用经验表明该量表简便易行,费时短,比较适用于筛查调查,但该量表涉及适应行为领域和实评内容均较少,难以对儿童适应行为作全面评估。

三、人 格 测 验

在精神医学中,许多精神病理情况涉及人格或人格形成问题,例如儿童精神分裂症病前人格、品行障碍有可能发展成某种人格障碍等,都很有必要了解不同时期人格特征及其变化。人格测验的种类繁多,一般认为大致可以分为两大类:结构明确的自陈问卷测验和结构不明确的投射测验。自陈问卷测验是一种自我报告式问卷,即对想要测量的人格特征编制许多测量(问句),测量对象只需要对测验做出选择式判断,主测者再根据答案来衡量被测的人格特征。投射测验是选用意义不明确的各种图形或数字,让被测量者在不受限制的情境下,自由地做出反应,然后再通过被测的反应来分析、推测其人格。这种评定方法,其原理来自于精神分析(裂)理论的外投射机制:一个人的人格结构大部分处于潜意识中,通过明确的问题很难表达出自己的感受,而任其对各种事物(刺激物)随意反应时,可以使潜意识中的欲望、需求、态度、心理冲突流露出来。这里仅对几种常用的自陈问卷和投射测验加以介绍。

(一)艾森克个性问卷(Eysenck personality questionnaire,EPQ)

该问卷系 H. J. Eysenck 1975 年在 1952 年和 1964 年基础上的修订本(儿童、成人两种版本、两套全国常模)。该问卷适用于测查 7 岁至成人的人格特征。

国外 EPQ 儿童本有 97 项,成人有 101 项。我国龚耀先等修订的儿童和成人版本均为 88 项,由三个人格维度和一个效度量表组成:① 神经质(N)维度:测查情绪稳定性,高分反映易焦虑、抑郁和较强的情绪反应倾向等特征;② 内-外向(E)维度:测查内向和外向人格特征,高分反映个性外向,具有好交往、热情、冲动等特征,低分则反映个性内向,具有好静、稳重等特征;③ 精神质(P)维度:测查一些与精神病理有关的人格特征,高分儿童可能具有残忍、敌意、好攻击、缺乏同情心、无是非感等,常是一种问题儿童;④ 掩饰(L)量表:测查掩饰自己朴实,遵从社会习俗、道德规范的特征,高分表明掩饰。结果采用 T 分表示,根据各维度 T 分高低判断人格倾向和特征,通常将高于 60 分或低于 40 分认为是具有某种人格倾向,超过 70 分或低于 30 分为具有某种人格特征。还可将 N 维度和 E 维度组合,进一步分出多种人格特征。其基本的有外向稳定(多血质)、外向不稳定(胆汁质)、内向稳定(黏液质)和内向不稳定(抑郁质)。

EPQ 为自陈量表,实施方便,有时也可作团体测验,是临床应用较广泛的人格量表。但其条目较少,反映的信息量也相对较少,难以对病人进行全面的人格评估。

(二)明尼苏达多相人格问卷(Minnesota multi-phasic personality inventory,MMPI)

Hathaway 和 McKinley 1943 年编制该测验的目

的是用于精神病理学症状调查,以此作为精神病的鉴别诊断工具。精神病人大多具有某种不健全的人格特点,此问卷能够反映出这种特点,故20世纪60年代后成为精神病人的一项常规检查。该问卷适用年龄范围为14岁以上的青少年和成人。尽管MMPI是精神医学临床中使用频率最高的一种心理测验,但其内容主要针对16岁以上精神病人群特点,且需要初中或初中以上文化程度,这里仅作一简单介绍。

MMPI由四个效度量表和十个临床量表组成。效度量表包括无回答(Q或?)、说谎(L)、效度(F)、修正(K)四个量表。临床量表包括疑病症、抑郁症、癔症、精神病态偏倚、男性化-女性化、妄想症、精神衰弱、精神分裂症、躁狂、社会内向性格等十个量表。

首先观察四个效度量表,评价本次测试是否能真实反映被检者的情况,如果其中一些量表得分过高,那么整个测查结果就不可信。

1. 效度量表

(1)"疑问量表"用"?"表示,也称为"无回答",对测题无反应或对"是"与"否"都进行反应的项目,就是"无回答"的得分。通常情况下,漏答和回答自相矛盾的题很少超过5个,如果在前400个题目中"无回答"原始分超过了30,则临床量表的结果不可信。

(2)"说谎量表"用L表示。是由一组与社会认可有密切关系的题目所组成,涉及那些所有人都可能存在的细小缺点或弱点,而那些想让别人把自己看得理想些的被测者,往往连这样细小的短处也不承认。其作用在于去识破那些被测者故意想让别人把自己看得理想些的意图。L量表上得分越高,这种意图越明显。

(3)"诈病"或"伪装"效度量表,用F表示。这是一组有关身体或心理异常的题目,目的是为了发现那些"离题"的反应或"胡来"的做法。如果得分过高,就表明他不像一般正常人那样认真切实进行回答,或是在有意装病,或是有精神方面的问题。

(4)"修正"或"防御"量表,用K表示。这一量表与"说谎"和"诈病"分数有关。正常人可能会故意装病,而真正有问题的人也可能故意掩饰自己的异常,故意表现出健康。K分数可以克服这些因素的影响,当K分数高时,受测者可能努力掩饰自己的不健康情况;而当分数低时,则可能表现为一种诈病倾向。

2. 临床量表

(1)疑病症量表(Hs):高分提示受测者有许多述说不清的身体上的不适。得分较高时提示有疑病症的表现。高分者一般有不愉快、自我中心、敌意、需求同情、诉苦及企图博得同情的表现。

(2)抑郁症量表(D):高分者往往表现出抑郁倾向,表现为易怒、胆小、依赖、悲观、苦恼、嗜睡、过分控制及自罪。

(3)癔症量表(Hy):得分特别高提示着具有经典的癔症特征的表现。高分者表现出依赖性神经症的防御,用否认和压抑来处理外界的压力。他们多表现为依赖、天真、外露、幼稚及自我陶醉。他们的人际关系经常被破坏,并缺乏自知力,在高度的精神压力下经常伴有身体症状,并把心理问题作为躯体问题来解释。

(4)精神病态偏倚或病态人格量表(Pd):得高分者很难接受当前社会的一般价值观念和社会伦理规范,而往往热衷于各种偏离社会的或反社会的行为。得分特别高时提示有典型的反社会人格、病态人格。他们表现外露,但却虚伪、做作;爱享受,好出风头,判断力差,不可信任,不成熟,敌意的,好攻击,爱寻衅;婚姻及家庭关系处理不好,工作、学习纪律性差。

(5)男性化-女性化量表(Mf):两性被试越是得分高,就表示越偏离自己原来的性向。高分的男人表现敏感、爱美、被动、女性化,他们缺乏对异性的追逐;低分的男人好攻击、粗鲁、爱冒险、粗心大意、好实践及狭窄。高分的女性被看做男性化、粗鲁、好攻击、自信、缺乏情感、不敏感;低分的女性被看做被动、屈服、诉苦、吹毛求疵、理想主义(不现实)、敏感。

(6)妄想量表(Pa):得分高的被试表现出明显的精神病性行为,也许有思维混乱、被害妄想,也常有关系观念。他们常想到自己被虐待、被欺负,并且易怒、反抗、怀恨在心。投射是他们通常的防卫机制。极端高分者可被诊断为偏执型精神分裂症或偏执狂状态。其次可表现为过度的敏感、疑心、敌意,也常见穷根究底的态度。他们往往将自己的问题合理化,并归因于他人,所以心理治疗预后不佳,难以建立相互信任的治疗关系。

(7) 精神衰弱量表(Pt):高分者往往表现紧张、焦虑、反复思考、强迫思维、强迫行为、神经过敏、恐怖、刻板。他们经常自责、自罪、感到不如人和不安。

(8) 精神分裂症量表(Sc):高分者表现出异乎寻常或分裂的生活方式。他们是退缩的、胆小的、感觉不充分的、紧张的、混乱的以及心情易变的。可有不寻常或奇怪的观念,判断力差及怪癖。极高分者可能表现接触现实差、古怪的感觉体验、妄想和幻觉。

(9) 躁狂量表(Ma):高分者被看做与人交往过多、外露、冲动、精力过度充沛、乐观、无拘无束的道德观、轻浮、纵酒、夸张、易怒、绝对乐观不现实的打算、过高地估计自己,有些造作、粗暴、易怒。极高分者可能表现情绪紊乱、反复无常、行为冲动、也可有夸大妄想。

(10) 社会内向量表(Si):高分者反映内向性高。高分者表现内向、胆小、退缩、不善于交际、屈服、过分自我控制、过于慎重、速度慢、刻板、固执、可能有自罪感。低分者表现外向、爱社交、富于表情、好攻击、健谈、冲动、不受拘束、任性、做作,在社会关系中不真诚。

各量表结果采用 T 分表示,并且可在 MMPI 剖析图上标出。一般某分量表 T 分高于 70 时则认为存在该分量表所反映的精神病理症状。但实际上不能只看某一个 T 分,而应综合各量表 T 分高低情况来解释。例如,精神病人往往是 D、Pd、Pa 和 Sc 分高,神经症病人往往是 Hs、D、Hy 和 Pt 分高。为了表达方便,这种解释常借助编码系统来进行,即按剖析图上临床量表顺序从左到右依次用 1~10 数字编号,这样 Hs 为 1,D 为 2,依次类推。T 分最低的量表号写在最后。各类病人通常具有各自的编码特征,例如临床上发现神经症编码常为 1237 型。分析结果时只要将受试者编码与各类病人编码系统比较,就能迅速地报告出病人的精神症状和人格特点,从而协助临床诊断。除了手工分析方法,现在还出现了多种计算机辅助分析和解释系统。

(三) 洛夏墨迹测验(Rorschach inkblot test)

洛夏墨迹测验(洛夏测验)在现代心理测验中是最主要的投射测验,与人格自陈量表一样,也是研究人格的一种重要方法。所谓投射测验,通常是指观察个人对一些模糊的或者无结构材料所做出的反应。在这些反应中自然包含了个人的行为特征模式。投射测验有多种,洛夏测验只是其中一种。洛夏(H. Rorschach)是瑞士精神病学家,其早年(1921 年)设计和出版该测验的目的是为了临床诊断,对精神分裂症与其他精神病做出甄别,也用于研究感知觉和想象能力。直到 20 世纪 40 年代,洛夏测验才被作为人格测验在临床上得到广泛应用。尽管在临床上大多数测验对象为成年人,后来也逐渐用于 5 岁以上儿童。我国在 20 世纪 40 年代后期便引进了该套测验,龚耀先等于 20 世纪 80 年代建立了正常成人的大样本常模。

洛夏测验材料有多种版本,但现在主要应用的还是原来版本(瑞士版),由 10 张结构模棱两可的墨迹图组成,其中 5 张全为黑色,2 张是黑色和灰色图外加了红色墨迹,另 3 张全为彩色。施测时按 10 张图片顺序一张一张地交给受试者,要他说出在图中看到了什么,不限时间,尽可能多地说出来,这一阶段称联想阶段;看完 10 张图,再从头对每一回答询问,问受试者看到是整图还是图中的哪一部分,为什么这些部位像所说的内容,并记录回答内容,这一阶段称询问阶段。

以下介绍一种常用的记分和解释方法。

1. 定位(location)

被测的每个反应关注于墨迹的哪一部分。①整体(W),对墨迹的整体或几乎整体做出反应;②部分(D),被测的反应着眼于墨迹中较"明显"的一部分;③小部分(d),被测的反应只关注于墨迹中较小但有"明显区别"的一小部分;④细节(Dd),被测呈现出的反应仅仅为墨迹中"极小"或"不同于一般区别方式"的极小部分;⑤空白(S),被测反应的是墨迹中的背景部分。

解释为:如果被测有 W 分,表示他有高的组织才能和抽象思维特征。不过有独创的 W 和一般的 W 的含义有所不同。D 分数表示有具体的、实际的、少创见性的心理特征。Dd 表示有特殊的知觉,有时表示有精确的批评能力,如果表现极端,则表示注意琐事。

刻板而有规则的人,往往先有 W,而后有 D,接着

Dd,最后有 S,精神病人的反应往往先后次序凌乱。

2. 决定因素(determinants)

决定被测反应的因素。包括:

(1)形状(F),常见感知的形状为 F,少见而很清楚的形状为 F+,莫名其妙的形状为 F-。被测如有 F+或 F,表示他对于心智的过程和做事上有控制能力。分裂型的人行为无组织,曲解,故常有 F-分。F 分过高。表示在情绪上和社会适应性上会受限制。

(2)黑白光度(K),往往认为被测者与情感满足有关;对于黑白光度的反应,表示被测者有情绪上的需求,但也可以视为焦虑、压抑以及不满足感有连带关系。

(3)色彩(C),仅做对色彩的反应但不对形状做反应为 C,对形状反应较色彩显著者为 FC,对色彩反应较形状反应显著者为 CF。

解释为:被测者只对色彩反应(或色彩和形状结合),则表示其冲动行为以及情绪上对待环境的关系。FC 表示具有情绪上的控制和社会适应能力;CF 表示冲动和自我中心;C 则表示情绪激动。此外还有色彩震惊(color shock),这表示被测者由于焦急、神经症或受严重的损伤而致情绪的不平衡,心理上严重失常的人会特别有此现象。

(4)运动(M),即被测者将墨迹看成动物的动作、人的动作、抽象的或非生物的动态。有 M 分表示有丰富的社会生活和理想生活。若只有运动反应而无色彩反应,表示明显的外向性人格。

3. 内容(content)

即反应的内容。H 表示看到的是人,表示可能与他人关系密切;A 表示看到的是动物,提示正常,但看到太多动物表示不成熟;AT 表示看到的是解剖学上的答案(骨、器官等类似的东西),可能意味着焦虑或用身体不适来进行心理自卫的倾向。

4. 独创和从众(original and popular)

反应若和一般人的反应相近为从众;若不平常,则为独创。洛夏主张有 1/3 的被测者对一墨迹做出同一反应,则为"从众"反应,提示与一般人有许多雷同的地方,可能表示智力一般或社会适应良好。如果在一般人群的百次反应中只出现一次,则可视为独特反应,可能提示被测者见解独特,智力高;或有意歪曲,具有与社会格格不入的倾向。

一般来讲,洛夏测验的记分和解释,遵循以下原则:

1. 结构总结语

对前述记分成分与常模进行比较,可对受试者认知模式进行概括,包括知觉的精确性、习惯性思维、歪曲观念程度,还可提示情绪调节质量、应激耐受性及应付方式(内倾、外倾、模棱两可)、自我中心程度等。

2. 顺序分析

集中评估贫乏回答,注意贫乏回答恢复的能力、组织活动变异性、流行回答等。其目的是提出有关应激源以及认知、情感或行为异常的原因假说。

3. 内容分析

受试者回答内容多种多样,但常见的只有 30余种,通过此项分析进一步证实前面的分析结果。

4. 结果总结

即将前面分析材料再综合分析,了解受试者心理活动的整个面貌,包括个人力量、易感性、行为潜力等,重点是对提出测验申请的要求作出回答,并提出可能的治疗建议。

虽然洛夏测验结果主要反映了个人人格特征,但也可得出对临床诊断和治疗有意义的精神病理指标,主要有抑郁指数、精神分裂症指数、自杀指数、应付缺陷指数及强迫方式指数等。这些病理指数都是经验性的,但在临床上有一定的作用。例如抑郁指数,对成人可帮助诊断抑郁症;精神分裂症指数则对精神分裂症诊断提供一辅助性指标。

洛夏测验在临床上是一很有价值的测验,但其记分和解释方法复杂,经验性成分多,需要长期的训练和经验才能掌握。

四、神经心理测验

神经心理测验是神经心理学研究的重要方法之一,用于人类脑功能的评估,包括感知觉、运动、言语、注意、记忆、思维等。它可用于正常人,更常用于脑损伤病人的临床诊断和严重程度评估。

按测验形式,神经心理测验有单项测验和成套测验两种。前者只有一种项目形式,测量一种神经心理功能,常用于神经心理筛选;而后者有多种项目形式,能较全面地测量神经心理功能。

(一) 神经心理筛选测验

该类测验用于筛查患者有无神经学问题,并初步判断是器质性或功能性问题,以决定患者是否进行更全面的神经心理功能和神经病学检查。

1. Bender-Gestalt 测验(Bender-Gestalt test, BGT)

为 1938 年 Bender L 编制,主要测查空间能力。要求被试临摹一张纸上的 9 个几何图形,根据临摹错误多少和错误特征判断测验结果。目前此测验常作为简捷的空间能力测查和有无脑损伤的初步筛查工具。我国已有该测验的较大样本常模。

2. Wisconsion 卡片分类测验(Wisconsion card sorting test, WCST)

它所测查的是抽象思维能力,即根据以往经验进行分类、概括、工作记忆和认知转移的能力。检查工具由 4 张模板和 128 张卡片构成。4 张模板上分别为一个红三角形,二个绿五角星,三个黄十字形和四个蓝圆。卡片上有不同形状(三角形、五角星、十字形、圆形)、不同颜色(红、黄、绿、蓝)、不同数量(1、2、3、4)的图形。要求被试根据四张模板对 128 张卡片进行分类,测试时不告诉被试分类的原则,只说出每次测验是否正确。该测验已在我国广泛应用。

3. Benton 视觉保持测验(Benton vision retention test, BVRT)

为 Benton AL 于 1955 年所编制,适用年龄为 5 岁以上。本测验有三种不同形式的测验图(C、D、E 式)。我国唐秋萍、龚耀先于 1991 年修订了该测验。此测验主要用于脑损伤后视知觉、视觉记忆、视觉空间结构能力的评估。

4. 快速神经学甄别实验(quick neurological screening test, QNST)

为 Mutti M 等所编,主要用于测量与学习有关的综合神经功能。主要测量运动发展,控制粗大与精细肌肉运动的技巧,运动和计划的顺序性,速度和节奏感,空间组织,视知觉和听觉技巧,平衡和小脑前庭功能,学习相关功能等。程灶火、姚树桥(1994)初步应用该测验结果表明,QNST 对学习困难儿童具有较好的鉴别作用。

5. 皮肤电反应(galvanic skin response, GSR)

测量的是全身最大的器官——皮肤的电阻。GSR 是衡量个体内部状态的较可信参数,从生理角度而言,它能反映汗腺活动及交感神经系统的变化。交感兴奋导致汗腺活动增加,进而引起电阻的增加,电阻的微弱变化,都能通过手掌或指尖的电极反映出来。由于交感神经活动和情绪唤醒之间存在着联系,因此 GSR 也被用于许多有趣的领域,如 1967 年 Fenz 和 Epstein 将它用于焦虑和紧张水平的研究,而 1973 年 Raskin 把它用作测谎仪的一部分。

6. Stroop 试验(Stroop test, ST)

要求被试看着一系列色彩词,说出这些词的实际色彩。第一阶段,词语和色彩是匹配的;第二阶段,词语和色彩是不匹配的,比如蓝笔写的"红"字。该测验通过记录两个阶段的反应时间、两者之差、第二阶段的错误率,来测查被试注意力的灵活性、选择性。

Stroop 试验中,命名色彩所花的时间比阅读花的长。该效应称为 Stroop 效应,是 Stroop JR 于 1935 年阐述的,它表明大脑接收到矛盾信息时,信息间的相互干扰会影响信息处理速度。对于 Stroop 效应产生的原因,有以下两种解释:①信息处理速度理论,认为大脑阅读单词的速度比命名色彩的速度要快;②注意选择理论,认为命名色彩比阅读单词需要更多的注意力投入。

影像学检查表明,Stroop 试验中,前扣带回区域处于激活状态。该测验常用于注意缺陷多动综合征、阿尔茨海默病(Alzheimer disease)等的粗略筛选。

7. 线段中分试验(line bisection test, LBT)

要求被试在没有尺子、不把纸对折的条件下,画出 A4 纸上数条水平线段的中点,往某侧的偏移往往指示存在对侧空间的相对忽视。临床研究证实,在某些特殊情况下,单侧大脑病变患者会持续地犯某种方向特异性的错误。比如右顶叶病变患者,存在对左侧空间的忽视,在试验时会把中点标在实际位置的右侧。因此,该试验能区分大脑右侧病变、左侧病变、双侧弥漫性病变患者及健康对照,还可作为对疾病预后的评估手段,如急性中风。

测试前须考察被试的利手。另外,被试的年龄、性别、文化背景,实验时目测方向(从左到右或反之)、所用的手(利手或非利手)等因素都会影响对中点的判断。

(二)成套神经心理测验

成套神经心理测验一般含有多个分测验,各分测验形式不同,分别测量一种或多种神经心理功能,从而可以对神经心理功能作较全面的评估。

成套神经心理测验品种较多,其中 H-R 成套神经心理测验(Halsted-Reitan neuropsychological battery,HRB),为 Halsted 编制,Reitan 加以发展而成。用于测查多方面的心理功能或能力状况,包括感知觉、运动、注意力、记忆力、抽象思维能力和言语功能等。此测验有成人、儿童、幼儿三式,我国龚耀先等分别于 1986、1988 及 1991 年进行了修订。这里只介绍我国修订的 HRB 成人式。

1. 范畴测验(the category test,TCT)

要求被试通过尝试、错误,发现一系列图片(156 张)中隐含的数字规律,并在反应仪上作出应答,测查被试分析、概括、推理等能力。此测验有助于反映额叶功能。

2. 触摸操作测验(the tactual performance test,TTPT)

要求被试在蒙着双眼的情况下,凭感知觉将不同形状的形块放入相应的木槽中。分利手、非利手、双手三次操作,最后使之回忆这些形块的形状和位置。此测验测查被试触知觉、运动觉、记忆能力,手的协同与灵活性,而左右侧操作成绩比较有助于反映左右半球功能差异。

3. 节律测验(the rhythm test,TRT)

要求被试听 30 对音乐节律录音,辨别每对节律是否相同,测查注意力、瞬间记忆力和节律辨别能力。此测验有助于了解右半球功能。

4. 手指敲击测验〔the t(f)inger tapping test,TFTTT〕

要求被试分别用左右手示指快速敲击计算器的按键,测查精细运动能力。比较左右手敲击快慢的差异有助于反映左右半球粗细运动控制功能差异。

5. Halsted-Wepman 失语甄别测验(Halsted-Wepman aphasia screening test,HWAST)

要求被试回答问题,复述问题,临摹图形,执行简单命令,测查言语接受和表达功能,以及有无失语。

6. 语声知觉测验(the speech-sounds perception test,TSSPT)

要求被试在听到一个单词或一对单词的发音(录音)后,从 4 个被选词中找出相应的词,共测 30 个(对)词,测查被试者注意力和语音知觉能力。

7. 侧性优势检查(the test of lateral dominance,TTLD)

通过对被试写字、投球、拿东西等动作的询问和观察,判断其利手或利侧,进一步判断言语优势半球。

8. 握力测验

要求被试分别用左右手紧握握力计,尽其最大力量,测查运动功能。左右握力比较有助于反映左右半球功能和运动功能差异。

9. 连线测验(trail making test,TMT)

此测验分甲乙两式,甲式要求被试将一张 16 开纸上散在的 25 个阿拉伯数字按顺序连接;乙式除数字系列外,还有英文字母系列,要求被试按顺序交替连接阿拉伯数字和英文字母。测查空间知觉、眼手协调、思维灵活性等能力。

10. 感知觉障碍测验(test of sensory perceptual disturbance, TSPD)

此测验包括听觉检查、视野检测、脸手触觉辨认、手指符号辨认和形状辨认等 6 个方面,测查有无周边视野缺损、听觉障碍、触觉和知觉障碍,以及了解大脑两半球功能的差别。

每一分测验有不同的划界分常模,即区分有无病理的临界分。根据划入病理范围的分测验数可计算出损伤指数(impairment index),即属病理的测验数除以总测验数,临床上依据损伤指数的大小来协助判断脑损伤的严重程度,见表 9-3。

表 9-3　大脑两半球损伤的神经心理表现特征

左半球功能障碍	弥漫性障碍	右半球功能障碍
(1) 智力:VIQ<PIQ	普遍降低	PIQ<VIQ
(2) 记忆:言语记忆成绩特别低	普遍降低	TPT 记位,WMS 记位特别低
(3) 思维:A、S 成绩下降明显	范畴、C、S 成绩低	BD、PA 成绩特别低
(4) 运动:敲击、TPT 时间、握力,右手力量低于左手	连线 B 低	前述测验成绩左手明显低于右手,定型性运动能力低
(5) 感知觉:右手,右侧有阳性体征发现		左手,左侧有阳性体征发现,节奏性感知觉能力低
(6) 失语检查:言语困难,语言知觉能力低		有结构性失用

五、评定量表

关于"评定量表(rating scale)"概念的界定,目前尚无统一认识。有人认为"评定量表"仅限于那些不能合作进行测验的受试者(如严重的智残者、精神病人、重病病人和婴幼儿等)而必须采用由主试者进行评定的量表。从这上意义上说,评定量表不是严格的"心理测验"。也有人认为目前在医学以及社会科学界所广泛采用的一些量表,也具有心理测验数量化、标准化这样一些基本特征,虽然在基本理论背景、难易程度等方面有些不同,但二者在形式上常常混淆,也不必过分强调它们的区别。尽管概念上难以界定,但我们还是可以从两者的特征找到评定量表与严格意义上的心理测验的一些不同之处。

首先,评定量表多是以实用为目的,强调实用性,理论背景不一定严格,多是在一些问卷的基本上进行结构化、数量化而发展起来。另一个突出特点就是简便易操作,如对病人的检查常用作筛查工具(而不作诊断用),评价也多采用原始分直接评定。此外,评定量表也不像心理测验那样控制严格,有些可公开发表,许多评定量表非专业工作者稍加训练就可掌握。具有上述特征的评定量表既有他评的,也有自评的(如 SCL-90)。在医学心理学中常用的评定量表有许多种类,包括精神症状评定量表、与心理应激有关的生活事件量表、应对方式量表和社会支持量表等。

(一) 自评量表

所谓自评量表是指受试者根据量表的题目和内容自行选择答案做出判断的评定量表。这里仅介绍一些医学心理学常用的自评量表。

1. 90 项症状自评量表

90 项症状自评量表(symptom check list 90, SCL-90)测查 10 个心理症状因子:躯体化、强迫症状、人际关系敏感、抑郁、焦虑、敌意、恐怖、偏执和精神质,以及附加因子。因子分用于反映有无各种心理症状及其严重程度。每个项目后按"没有、很轻、中等、偏重、严重"等级以 1~5 分 5 级选择评分,由被试者根据自己最近的情况和体会对各项目选择恰当的评分。评定结果分析总平均水平、各因子的水平以及表现突出的因子,借以了解病人问题的范围、表现以及严重程度等。SCL-90 可进行追踪性测查,以观察病情发展或评估治疗效果。

SCL-90 的具体分析指标有:①总分:将所有项目评分相加,即得到的总分;②阳性项目数:大于或等于 2 的项目数;③因子数:将各因子的项目评分相加得因子粗分,再将因子粗分除以因子项目数,即得到因子分。

根据总分、阳性项目数、因子分等评分结果情况,判定是否有阳性症状及其严重程度,或是否需进一步检查。因子分越高,反映症状越多,障碍越严重。

10 个因子的定义、项目数及其含义：

躯体化：包括 1、4、12、27、40、42、48、49、52、53、56、58 共 12 项，主要反映主观的身体不舒适感。

强迫：包括 3、9、10、28、38、45、46、51、55、65 共 10 项，主要反映强迫症状。

人际敏感：包括 6、21、34、36、37、41、61、69、73 共 9 项，主要反映个人的不自在感和自卑感。

抑郁：包括 5、14、15、20、22、26、29、30、31、32、54、71、79 共 13 项，主要反映抑郁症状。

焦虑：包括 2、17、23、33、39、57、72、78、80、86 共 10 项，主要反映焦虑症状。

敌意：包括 11、24、63、67、74、81 共 6 项，主要反映敌对表现。

恐怖：包括 13、25、47、50、70、75、82 共 7 项，主要反映恐怖症状。

偏执：包括 8、18、43、68、76、83 共 6 项，主要反映猜疑和关系妄想等精神症状。

精神病性：包括 7、16、35、62、77、84、85、87、88、90 共 10 项，主要反映幻听、被控制感等精神分裂症症状。

附加项：包括 19、44、59、60、64、66、89 共 7 项，主要反映睡眠和饮食情况（表 9-4）。

表 9-4　90 项症状自评量表（SCL-90）内容

1. 头痛	18. 感到大多数人都不可信任
2. 神经过敏，心中不踏实	19. 胃口不好
3. 头脑中有不必要的想法或字句盘旋	20. 容易哭泣
4. 头昏或昏倒	21. 同异性相处时感害羞不自在
5. 对异性的兴趣减退	22. 感到受骗、中了圈套或有人想抓住您
6. 对旁人求全责备	23. 无缘无故地突然感到害怕
7. 感到别人能控制您的思想	24. 自己不能控制地大发脾气
8. 责怪自己制造麻烦	25. 怕单独出门
9. 忘性大	26. 经常责怪自己
10. 担心自己的衣饰整齐及仪态的端正	27. 腰痛
11. 容易烦恼和激动	28. 感到难以完成任务
12. 胸痛	29. 感到孤独
13. 害怕空旷的场所或街道	30. 感到苦闷
14. 感到自己的精力下降，活动减慢	31. 过分担忧
15. 想结束自己的生命	32. 对事物不感兴趣
16. 听到旁人听不到的声音	33. 感到害怕
17. 发抖	34. 我的感情容易受到伤害
	35. 旁人能知道您的私下想法
	36. 感到别人不理解您，不同情您

37. 感到人们对您不友好，不喜欢您	65. 必须反复洗手、点数目或触摸某些东西
38. 做事必须做得很慢以保证做得正确	66. 睡得不稳不深
39. 心跳得很厉害	67. 有想摔坏或破坏东西的冲动
40. 恶心或胃部不舒服	68. 有一些别人没有的想法或念头
41. 感到比不上他人	69. 感到对别人神经过敏
42. 肌肉酸痛	70. 在商店或电影院等人多的地方感到不自在
43. 感到有人在监视您，谈论您	71. 感到任何事情都很困难
44. 难以入睡	72. 一阵阵恐惧或惊恐
45. 做事必须反复检查	73. 感到在公众场合吃东西很不舒服
46. 难以做出决定	74. 经常与人争论
47. 怕乘电车、公共汽车、地铁或火车	75. 单独一人时神经很紧张
48. 呼吸有困难	76. 别人对您的成绩没有作出恰当的评价
49. 一阵阵发冷或发热	77. 即便和别人在一起也感到孤单
50. 因为感到害怕而避开某些东西、场合或活动	78. 感到坐立不安心神不定
51. 脑子变空了	79. 感到自己没有什么价值
52. 身体发麻或刺痛	80. 感到熟悉的东西变成陌生或不像是真的
53. 喉咙有哽噎感	81. 大叫或摔东西
54. 感到前途没有希望	82. 害怕会在公共场合昏倒
55. 不能集中注意	83. 感到别人想占您的便宜
56. 感到身体的某一部分软弱无力	84. 为一些有关"性"的想法而很苦恼
57. 感到紧张或容易紧张	85. 认为应该因为自己的过错而受到惩罚
58. 感到手或脚沉，发重	86. 感到要赶快把事情做完
59. 想到死亡的事	87. 感到自己的身体有严重问题
60. 吃得太多	88. 从未感到和其他人很亲近
61. 当别人看着您或谈论您时感到不自在	89. 感到自己有罪
62. 有一些不属于您自己的想法	90. 感到自己的脑子有毛病
63. 有想打人或伤害他人的冲动	
64. 醒得太早	

2. 抑郁自评量表

抑郁自评量表（self-rating depression scale，SDS）SDS 由 Zung 于 1965 年编制。量表包含 20 个项目，采用四级评分方式，该量表使用方法简便，能相当直观地反映病人抑郁的主观感受及严重程度。使用者也不需经特殊训练。目前多用于门诊病人的粗筛、情绪状态评定以及调查、科研等。

评分：大多数项目为正向评分：①1 分：很少有

该项症状;②2分:有时有该项症状;③3分:大部分时间有该项症状;④4分:绝大部分时间有该项症状。但项目2、5、6、11、12、14、16、17、18、20为反向评分题,按4～1计分。由被试者按照量表说明进行自我评定,依次回答每个条目。

总分:将所有项目得分相加,即得到总分,如果总分超过41分可考虑筛查阳性,即可能有抑郁存在,需进一步检查。抑郁严重指数:抑郁严重指数=总分/80。指数范围为0.25～1.0,指数越高,反映抑郁程度越重(表9-5)。

表9-5 Zung自评抑郁量表(SDS)内容

1. 我觉得闷闷不乐,情绪低沉	12. 我觉得经常做的事情并没有困难
2. 我觉得一天之中早晨最好	13. 我觉得不安而平静不下来
3. 我一阵阵哭出来或觉得想哭	14. 我对将来抱有希望
4. 我晚上睡眠不好	15. 我比平常容易生气激动
5. 我吃得跟平常一样多	16. 我觉得作出决定是容易的
6. 我与异性密切接触时和以往一样感到愉快	17. 我觉得自己是个有用的人,有人需要我
7. 我发觉我的体重在下降	18. 我的生活过得很有意思
8. 我有便秘的苦恼	19. 我认为我死了别人会生活得好些
9. 我心跳比平时快	20. 平常感兴趣的事我仍然照样感兴趣
10. 我无缘无故地感到疲乏	
11. 我的头脑跟平常一样清楚	

3. 焦虑自评量表

焦虑自评量表(self-rating anxiety scale,SAS)由Zung于1971年编制,由20个与焦虑症状有关的项目组成。用于反映有无焦虑症状及其严重程度。适用于焦虑症状的成人,也可用于流行病学调查。

评分:每项问题后有1～4四级评分选择:①1分:很少有该项症状;②2分:有时有该项症状;③3分:大部分时间有该项症状;④4分:绝大部分时间有该项症状。项目5、9、13、17、19为反向评分题,按4～1计分。由被试者按量表明说进行自我评定,依次回答每个条目。

总分:将所有项目评分相加,即得到总分。总分超过40分可考虑筛查阳性,即可能有焦虑症状,需进一步检查。分数越高,反映焦虑程度越重(表9-6)。

4. 应激相关(生活事件)量表

国内外有多种生活事件量表。这里介绍由杨德森、张亚林编制的生活事件量表(life event scale,LES)。该量表由48条我国较常见的生活事件组成,包括三个方面的问题:家庭生活方面(28条)、工作学习方面(13条)、社交及其他方面(7条),另外有2条空白项目,供填写被试者已经经历而表中并未列出的某些事件。

表9-6 Zung自评焦虑量表(SAS)内容

1. 我感到比往常更加过敏和焦虑	11. 我因阵阵的眩晕而不舒服
2. 我无缘无故感到担心	12. 我有阵阵要昏倒的感觉
3. 我容易心烦意乱或感到恐慌	13. 我呼吸时进气和出气都不费力
4. 我感到我的身体好像被分成几块,支离破碎	14. 我的手指和脚趾感到麻木和刺痛
5. 我感到事事顺利,不会有倒霉的事情发生	15. 我因胃痛和消化不良而苦恼
6. 我的四肢抖动和震颤	16. 我必须时常排尿
7. 我因头痛、颈痛和背痛而烦恼	17. 我的手总是温暖而干燥
8. 我感到无力且容易疲劳	18. 我觉得脸发烧发红
9. 我感到很平衡,能安静坐下来	19. 我容易入睡,晚上休息很好
10. 我感到我的心跳较快	20. 我做噩梦

LES是自评量表,由被试者自己填写。填写者须仔细阅读和领会指导语,然后逐条一一过目。根据调查者的要求,将某一时间范围内(通常为一年内)的事件记录。对于表上已列出但并未经历的事件应一一注明"未经历",不留空白,以防遗漏。然后,由填写者根据自身的实际感受而不是按常理或伦理观念去判断那些经历过的事件对本人来说是好事或是坏事?影响程度如何?影响持续的时间有多久?影响程度分为5级,从毫无影响到影响极重分别记0、1、2、3、4分。影响持续时间分三月内、半年内、一年内、一年以上共4个等级,分别记1、2、3、4分。

统计指标为生活事件刺激量,计算方法如下:

(1)单项事件刺激量=该事件影响程度分×该事件持续时间分×该事件发生次数

(2)正性事件刺激量=全部好事刺激量之和

(3)负性事件刺激量=全部坏事刺激量之和

(4)生活事件总刺激量=正性事件刺激量+负性事件刺激量

生活事件刺激量越高反映个体承受的精神压力越大。负性事件刺激量的分值越高对心身健康的影响越大;正性事件的意义尚待进一步的研究(表9-7)。

表 9-7 生活事件量表（LES）结构与内容

家庭有关问题	（26）家庭成员死亡
（1）恋爱或订婚	（27）本人重病或重伤
（2）恋爱失败、破裂	（28）住房紧张
（3）结婚	**工作学习中的问题**
（4）自己（爱人）怀孕	（29）待业、无业
（5）自己（爱人）流产	（30）开始就业
（6）家庭增添新成员	（31）高考失败
（7）与爱人父母不和	（32）扣发奖金或罚款
（8）夫妻感情不好	（33）突出的个人成就
（9）夫妻分居（因不和）	（34）晋升、提级
（10）夫妻两地分居（工作需要）	（35）对现职工作不满意
（11）性生活不满或独身	（36）工作学习压力大（如成绩不好）
（12）配偶一方有外遇	（37）与上级关系紧张
（13）夫妻重归于好	（38）与同事邻居不和
（14）超指标生育	（39）第一次远走他乡异国
（15）本人（爱人）做绝育手术	（40）生活规律重大变动（饮食睡眠规律改变）
（16）配偶死亡	（41）本人退离休或未安排具体工作
（17）离婚	**社交与其他问题**
（18）子女升学（就业）失败	（42）好友重病或重伤
（19）子女管教困难	（43）好友死亡
（20）子女长期离家	（44）被人误会、错怪、诬告、议论
（21）父母不和	（45）介入民事法律纠纷
（22）家庭经济困难	（46）被拘留、受处分
（23）欠债500元以上	（47）失窃、财产损失
（24）经济情况显著改善	（48）意外惊吓、事故、自然灾害
（25）家庭成员重病、重伤	

注:若受试者认为有表中未列生活事件对其造成较大影响,可以自己填入所留的空栏中,并也作出相应评价。

5. 特质应对方式问卷

应对(coping)是心理应激过程的重要中介因素,与应激事件性质以及应激结果均有关系。近十年来应对方式受到广泛的重视,出现许多应对方式量表,特质应对方式问卷(trait coping style questionnaire,TCSQ)是其中之一。

特质应对方式问卷是自评量表,由20条反映应对特点的项目组成,包括2个方面:积极应对与消极应对(各含10个条目)。用于反映被试者面对困难挫折时的积极与消极的态度和行为特征。被试者根据自己大多数情况时的表现逐项填写。各项目答案从"肯定是"到"肯定不是"采用5,4,3,2,1五级评分。评价指标包括:

积极应对分:将条目1,3,5,8,9,11,14,15,18,20的评分累加,即得积极应对分。一般人群的平均分为30.22±8.72。分数高,反映积极应对特征明显。

消极应对分:将条目2,4,6,7,10,12,13,16,17,19的评分累加,即得消极应对分。一般人群的平均分为23.58±8.41,分数高,反映消极应对特征明显。

实际应用中,消极应对特征的病因学意义大于积极应对,其原因有待进一步研究(表9-8)。

表 9-8 特质应对方式问卷（TCSQ）内容

1. 能尽快地将不愉快忘掉	11. 旁人很容易使你重新高兴起来
2. 陷入对事件的回忆和幻想之中而不能摆脱	12. 如果与人发生冲突,宁可长期不理对方
3. 当做事情根本未发生过	13. 对重大困难往往举棋不定,想不出方法
4. 易迁怒于别人而经常发脾气	14. 对困难和痛苦能很快适应
5. 通常向好的方面想,想开些	15. 相信困难和挫折可以锻炼人
6. 不愉快的事很容易引起情绪波动	16. 在很长的时间里回忆所遇到的不愉快事
7. 将情绪压在心底里不表现出来,但又忘不掉	17. 遇到难题往往责怪自己无能而怨恨自己
8. 通常与类似的人比较,就觉得算不了什么	18. 认为天底下没有什么大不了的事
9. 将消极因素化为积极因素,例如参加活动	19. 遇苦恼事喜欢一人独处
10. 遇烦恼的事很容易想悄悄地哭一场	20. 通常以幽默的方式化解尴尬局面

（二）他评量表

所谓他评量表是由评估者根据对被评估者的行为观察或访谈所进行的量化评估。一般对使用者的专科知识以及量表使用经验等要求较高。他评量表方式在情绪和外显行为定量评估中广泛应用,这里以汉密顿抑郁量表为例加以介绍。

汉密顿抑郁量表(Hamilton depression scale, HAMD)由Hamilton于1960年编制,是临床上评定抑郁状态时应用得最普遍的量表。本量表有17项、21项和24项等3种版本。利用HAMD作一次评定大约需15~20分钟。这主要取决于患者的病情严重程度及其合作情况,如患者伴有严重阻滞时所需时间将更长。

1. 项目和评分标准

HAMD 大部分项目采用 0~4 分的 5 级评分法，各级的标准为：0 无，1 轻度，2 中度，3 重度，4 重度。少数项目采用 0~2 分的 3 级评分法，其分级的标准为：0 无，1 轻~中度，2 重度。

2. 评定注意事项

（1）适用于具有抑郁症状的成年病人。

（2）应由经过培训的两名评定者对患者进行 HAMD 联合检查。

（3）一般采用交谈与观察的方式。检查结束后，两名评定者分别独立评分。

（4）评定的时间范围：入组时，评定当时或入组前一周的情况；治疗后 2~6 周，以同样方式，对入组患者再次评定，比较治疗前后症状和病情的变化。

（5）HAMD 中，有的项目依据对患者的观察进行评定；有的项目则根据患者自己的口头叙述评分；尚需向患者家属或病房工作人员收集资料。

3. 结果分析

总分：能较好地反映病情严重程度的指标，病情越轻总分越低，病情愈重总分愈高。而且治疗前后总分的变化情况可用来评估患者病情的变化情况。

按照 Davis JM 的划界分，总分超过 35 分，可能为严重抑郁；超过 20 分，可能是轻或中等度的抑郁；如小于 8 分，病人就没有抑郁症状。一般的划界分，HAMD 17 项分别为 24 分、17 分和 7 分。

4. 应用评价

HAMD 评定方法简便，标准明确，便于掌握，可用于抑郁症、躁郁症、神经症等多种疾病的抑郁症状之评定，尤其适用于抑郁症。HAMD 在抑郁量表中，作为最标准者之一，如果要发展新的抑郁量表，往往应以 HAMD 作平行效度检验的工具（表 9-9）。

表 9-9 HAMD 条目及具体的评分标准举例

1. 抑郁情绪：①只在问到时才诉述；②在访谈中自发地表达；③不用言语也可以从表情，姿势，声音或欲哭中流露出这种情绪；④病人的自发言语和非语言表达（表情，动作）几乎完全表现为这种情绪。

2. 有罪恶感：①责备自己，感到自己已连累他人；②认为自己犯了罪，或反复思考以往的过失和错误；③认为目前的疾病，是对自己错误的惩罚，或有罪恶妄想；④罪恶妄想伴有指责或威胁性幻觉。

3. 自杀：①觉得活着没有意义；②希望自己已经死去，或常想到与死有关的事；③消极观念（自杀念头）。

4. 入睡困难（初段失眠）：①主诉有入睡困难，上床半小时后仍不能入睡（要注意平时病人入睡的时间）；②主诉每晚均有入睡困难。

（姚树桥）

主要参考文献

龚耀先.1995.医学心理学.第2版.北京:人民卫生出版社.

龚耀先.2003.心理评估.北京:高等教育出版社.

姜乾金.2002.医学心理.第3版.北京:人民卫生出版社.

姚树桥.2007.医学心理学与精神病学.第2版.北京:人民卫生出版社.

姚树桥.2013.心理评估.第2版.北京:人民卫生出版社.

姚树桥.2013.医学心理学.第6版.北京:人民卫生出版社.

Anastasi A, Urbina S. 1997. Psychological testing. 7th ed. Upper Saddle River, NJ: Prentice Hall.

Anastasi A, Urbina S. 2001. 心理测验. 缪小春,竺培梁译. 杭州:浙江教育出版社.

Groth - Marnat G. 1990. Handbook of Psychological Assessment. 2nd ed. New York: A Wiley-Interscince Publication, John Wiley & Sons.

第十章 药物与其他躯体治疗

导语 精神疾病的治疗从最初的一片空白,到 20 世纪 30 年代电休克疗法的出现,给精神疾病的治疗带来了重大突破;50 年代初氯丙嗪出现后,精神药理学开始进入发展的黄金阶段,新的精神药物不断更新上市,组成了目前的抗精神病药、抗抑郁药、心境稳定剂、抗焦虑药、催眠药等几大类别。本章介绍了主要的精神药物及其他的躯体治疗方法,并论述了循证医学在精神科的应用。

第一节 躯体治疗的历史沿革

精神疾病的治疗经历了漫长发展过程。在最古老的有史学资料记载的时代,疯疯癫癫的人被认为被恶魔侵入头脑并受到它的控制,治疗的办法是用特殊的锯条活钻锥在病人头颅上钻洞将恶魔引诱出来。考古发现从欧洲到中美洲广泛的领域都存在类似的野蛮残忍的"治疗",接受了"治疗"的病人可能在短时间减弱或消除了兴奋攻击的特征,但常常因为继发的感染和失血而死亡。希波克拉底则认为是体液失衡导致精神失常,但这个进步思想很快被随之而来崛起的宗教势力扑灭而没有发展。故从公元五世纪到十四世纪将近一千年是黑暗的中世纪,也是神权至上的时代,一神论统一了广大辖区领地的信仰,并通过君权神授的思想控制了政权,精神病人和持不同政见者一起被定义为异端,解释为他们原来信仰就不坚定、不纯洁,才会招致撒旦的附身,因此治疗的本质是道德裁判和刑罚。最初由神职人员组织修士对病人实施驱魔,通过经文诵读和敬神仪式驱走人体中的撒旦异灵,如不奏效,则采用刑罚驱魔,如还不奏效,则认为人已经被魔鬼完全占有,对魔鬼的处置就只有以上帝的名义用火烧死。因此在中世纪的教廷裁判所监狱里关押的有相当一批是精神病人,精神病人是有罪的人。

14 世纪到 16 世纪随着资本主义萌芽的兴起,人本思想逐渐占据神本的统治,精神病人也逐渐不再被认为是罪人,不再面临被处死的危险,他们第一次被看做是病人。由于几乎没有任何有效的治疗手段,当他们的兴奋行为无法控制时,只有靠约束进行管理,如会被强制固定在约束椅上或时常戴着铁锁生活。欧洲各地建立了许多养护所、看护所、避难所(asylum or bedlum),也有叫做疯人院(mad house or bud house),社会强制精神病人住在集中统一的这些机构里,主要为了避免他们对公众的危害,根本谈不上医疗。虽然从此精神病人拥有了生存权,但是生存权仅限于生物意义层面,遗弃、肮脏、像动物一样的对待是他们生存的真实境遇,更谈不上任何有社会意义的生活权利。

18 世纪后期到 19 世纪是浪漫主义时代,自然科学的崛起给医学带来快速发展,精神病的各种病生理机制开始被广泛探讨,相应派生出许多疗法,其中最主要的是休克理论,通过对病人身体快速的旋转或突然用冰水从高空浇身促其晕厥,以及隔离理论,把病人的脑袋装入隔音的空箱并约束在某处等。然而精神病人并没有真正从这些疗法中获得益处,直到 Pinel(1754~1826)提出解除精神病人的枷锁、以人道主义态度对待精神病人,改善了对精神疾病的管理,建立巡视制度并收集临床观察资料,使得精神病学进入了医学科学的大门。虽然皮奈尔医生解开了病人身上的铁锁,但是他无法打开紧闭的精神病院的大门,无法让病人哪怕走出医院一步。病人直到去世也无法再享受铁门外面的生活,当时出现了一系列的"躯体治疗"方式,包括发热疗法、戊四氮抽搐疗法、胰岛素休克治疗、电抽搐治疗(electro-convulsive therapy,ECT)、精神外科治疗等,除电抽搐改良后目前仍在使用,其他的已罕用。20世纪50年代氯丙嗪的问世,精神疾病的治疗才迈入现代科学发展道路,奠定了精神病药物治疗的基础,开创了精神疾病药物治疗的先河,使精神药物学成长为一个学科分支。随后抗抑郁药物及抗焦虑药物也接踵登场。80年代新一代的非典型精神药物的开发和推出,众多新的精神药物经大量的临床实践充分证明能够有效地缓解精神症状,防止疾病复发,改变了慢性精神疾病患者长期甚至终生住院的局面,改善了患者的社会功能,提高患者的生活质量,使精神疾病治疗迈上了新台阶。此外非药物的躯体治疗(somatotherapy)也正朝非侵入性刺激大脑的方向发展,包括重复经颅磁刺激(repetitive transcranial magnetic stimulation,rTMS)、磁痉挛治疗(magntic seizure therapy,MST),迷走神经刺激(vagus nerve stimulation,VNS)、深部脑刺激(deep brain stimu-lation,DBS)、光照疗法(light therapy)等,目前ECT和VNS用于治疗情感障碍已经通过了美国食品药品监督管理局(FDA)批准,rTMS在美国等国家也已获批准。

(李乐华)

第二节 精神药物的分类

一、概 述

精神药物(psychotropic drugs)是指主要作用于中枢神经系统而影响精神活动的药物。精神障碍的药物治疗以化学药物为主要手段,对出现紊乱的大脑神经病理过程进行调整,达到控制精神病性症状,改善和矫正病理思维、心境和行为,预防复发,促进社会适应能力并提高病人生活质量为目的。

精神药物的种类繁多,目前主要以临床应用为主,化学结构或药理作用为辅的原则进行分类,分为以下几类。

1)抗精神病药物:又称为神经阻滞剂,作用于中枢神经系统,通过调节神经递质传递功能,治疗精神分裂症和其他精神病性症状的药物,如氯丙嗪、奋乃静。

2)抗抑郁药物:通过提高中枢神经系统神经递质传递功能而治疗各种抑郁症状的药物,没有提升正常情绪的作用。

3)心境稳定剂:又称为抗躁狂药,治疗躁狂状态和双相情感障碍的其他状态及对反复发作的双相情感障碍有预防作用,如碳酸锂。

4)抗焦虑药:一类用于减轻焦虑、紧张、恐惧,稳定情绪兼有镇静、催眠、抗惊厥作用的药物。

5)催眠药:改善睡眠的不同时相,促进睡眠。

6)认知改善药:精神激活药,中枢兴奋作用,可提高注意力;记忆改善药,改善记忆,延缓疾病进展。

使用精神药物应遵循以下用药原则。

1. 个体化的药物治疗方案

不同个体对精神药物的治疗反应存在很大差异,为每个病人制订治疗方案时需要考虑病人的性别、年龄、躯体情况、是否同时使用其他药物、首发抑或复发,既往对药物的反应等多方面因素,决定选择药物和剂量。还要根据病人用药后的反应随时调整药物和剂量。

2. 靶症状和药物选择

同一类的精神药物在作用谱上也有一定的选择性,例如抗抑郁药中有些有较强的镇静作用,有些振奋作用突出;抗精神病药物也有些对阳性症状作用较强,有些对阴性症状或认知改善作用有一些效果,在选择用药时需要分析病人的临床特点,优先选择针对性强的药物,以期获得较好治疗反应。

3. 剂量滴定、有效剂量判定和最低有效剂量的维持治疗

有些药物治疗剂量范围较宽,且药物不良反应比较严重,个体对药物的耐受程度也有较大差异,首发患者的起始剂量通常从较低开始,根据病人的反应逐渐滴定剂量,以免发生严重不良反应影

响患者治疗的依从性。过去接受过此类药物治疗者,可根据既往的耐受性,适当加快滴定速度,以期较早获得疗效。新型抗精神病药物通常不良反应小,剂量滴定可以更快些,而大多数新型抗抑郁药起始量即为治疗量,多不需要剂量滴定。药物剂量达到治疗范围后,应密切观察以确定一个有效低剂量作用病人的治疗量,当明确疗效不满意后再考虑加量或换药。

4. 用药方式及剂型选择

目前绝大多数精神药物的剂型为口服普通剂型,对于自愿治疗的病人服用方便,大多数药物依据半衰期不同,采取日服一次或多次。由于精神疾病的特殊性,对于兴奋躁动、对治疗不合作的患者以及吞咽困难的儿童、老年患者,口服水剂、注射针剂提供了较大方便,而对于某些需要长期服用维持治疗的患者,特别是精神分裂症患者长效注射针剂常常是较好的选择。

5. 疗效与安全性的综合评估和治疗方案修订

在选择药物品种时,通常需对疗效和安全性作综合性考虑,对病情严重、特别是兴奋躁动、攻击性强或有严重自伤、自杀行为的患者,起效迅速和疗效好常常是第一位的考虑,但由于精神药物常常导致较多不良反应,安全性也是重要的考虑因素,对非住院治疗的患者常常是第一位的考虑。一旦患者开始精神药物治疗,需要密切观察患者的反应,随时根据治疗反应和副作用调整治疗剂量和对症处理不良反应,甚至更换药物品种,避免产生严重不良反应,影响患者的耐受性和依从性。

二、抗精神病药

抗精神病药是指一组主要用于治疗精神分裂症及其他精神病性障碍的药物,这类药物在通常的治疗剂量下并不影响意识和智能,可有效地控制精神病人的精神运动性兴奋、幻觉、妄想、敌对情绪、思维障碍,以及怪异行为等精神症状。抗精神病药又被称为强安定剂(major tranquilizers)、神经阻断剂(neuroleptics)或抗精神分裂症药,它们不仅用于精神分裂症的治疗和控制其他精神障碍的幻觉、妄

想与兴奋躁动等精神病性症状,也用于快速控制躁狂症的急性兴奋症状,在躁狂急性期与抗躁狂药合用,待躁狂症状缓解后即可停用。

(一)作用机制

传统抗精神病药(尤其是吩噻嗪类)主要有 4 种受体阻断作用,包括 D_2、α_1、M_1 和 H_1 受体。新一代抗精神病药在 D_2 受体阻断基础上,还通过阻断脑内 5-羟色胺受体(主要是 $5-HT_{2A}$ 受体),增强抗精神病作用、减少多巴胺受体阻断的副作用。抗精神病药的治疗作用与相应的不良反应主要是通过药物阻断脑内的多巴胺受体和 5-羟色胺受体而发挥。如阻断中脑-边缘系统和中脑-皮质系统的多巴胺通路产生抗精神病作用。但阻断纹状体系统多巴胺通路产生锥体外系症状(EPS)和阻断结节-漏斗多巴胺通路引起血催乳素水平升高等不良反应。除此之外,药物还具有抗胆碱、抗肾上腺素及抗组胺等作用,这些药理作用也产生与抗精神病治疗作用无关的不良反应。抗精神病药的药理作用引起的治疗作用与不良反应见表 10-1。

表 10-1 抗精神病药的药理作用与治疗作用及不良反应

药理作用	治疗作用	不良反应
抗多巴胺作用	抗精神病作用	锥体外系症状,血催乳素升高
抗 5-羟色胺作用	可能有抗精神病作用	性功能障碍
抗肾上腺素作用	镇静作用	心血管不良反应
抗胆碱作用	减轻锥体外系不良反应	抗胆碱不良反应
其他药理作用		癫痫发作,体重增加等

(二)常用药物

1. 分类

抗精神病药按药理作用可分为以阻断多巴胺 D_2 受体为主的第一代抗精神病药和作用于多巴胺、5-羟色胺及其他神经递质受体系统的第二代抗精神病药,常用抗精神病药的种类见表 10-2。

(1)第一代抗精神病药:也称传统或典型抗精神病药(conventional or typical antipsychotics),主要阻断中枢的多巴胺 D_2 受体,又分为高、中、低效价神经阻滞剂。高效价神经阻滞剂的镇静作用小,较少抗胆碱能不良反应,但容易产生 EPS 和血催乳素水平升高等不良反应。低效价

神经阻滞剂镇静作用较强,可出现体位性低血压。由于低效价药物有抗胆碱能作用,因此 EPS 比高效价药物要少。中效价药物的镇静作用与 EPS 介于前两者之间。

(2)第二代抗精神病药:也称非传统或非典型抗精神病药(atypical antipsychotics)。除阻断 D_2 受体外,还阻断 D_1、D_4 受体与 5-HT$_{2A}$ 受体。20 世纪 90 年代后期,非典型抗精神病药物的使用越来越多。这些药物与第一代抗精神病药比较,优点是较少引起 EPS 或迟发性运动障碍等不良反应,以及对阴性症状或认知功能障碍有一定疗效,故称之为第二代抗精神病药。主要不良反应是体重增加,可能诱发糖尿病等。按药理作用分为 4 类:①5-羟色胺和多巴胺受体拮抗剂,如利培酮、齐拉西酮。②多受体作用药,如氯氮平、奥氮平、喹硫平。③选择性多巴胺 D2/D3 受体拮抗剂,如阿米舒必利。④多巴胺受体部分激动剂,如阿立哌唑。

(3)长效抗精神病药物:目前临床上使用的长效抗精神病药的母药为传统抗精神病药。长效抗精神病药主要用于慢性精神分裂症的维持治疗和服药依从性差的慢性病例。口服长效制剂为五氟利多,常用的肌注的长效制剂有氟奋乃静葵酸酯(fluphenazine decanoate),哌泊塞嗪棕榈酸酯(pipothiazine palmitate),癸氟哌啶醇(haloperidol decanoate)。长效制剂的疗效、不良反应与母药相同,其中 EPS 的出现往往在注射后一周内最重。首次注射剂量应小,根据病情和不良反应调整剂量或注射间隔时间。新型抗精神病药利培酮的长效注射剂(利培酮微球长效注射剂,帕利哌酮长效注射剂)是第一个结合了新型抗精神病药和长效注射剂型的特点,治疗作用谱较传统长效注射剂广,不良反也更小。

(4)介绍几种主要的新型抗精神病药物:利培酮(risperidone):属 SDA 类抗精神病药物。经美国 FDA 批准的适应证如下:精神分裂症,预防精神分裂症的复发,其他精神病性障碍,急性躁狂(口服,单药治疗或合并锂盐或丙戊酸盐治疗)。此外还可用于双相障碍的维持和双相抑郁的治疗,痴呆中的行为问题,儿童和青少年的行为问题,与冲动控制障碍有关的问题。治疗前要测体重、血压、血糖和血脂,并在治疗中继续监测。不良反应有糖尿病和脂蛋白异常,剂量依赖性的锥体外系症状和高催乳素血症,失眠,体重增加,迟发性运动障碍。在老年

痴呆患者中可出现脑血管事件,包括中风。剂量范围:治疗急性精神病和双相障碍时 2~6mg/d 口服,儿童和老年人 0.5~2.0mg/d。起始剂量为 1mg/d,分 2 次口服,每天增加 1mg,直至出现最佳效果,一般在 4~6mg/d 口服。

利培酮目前有多种剂型,除片剂外,还包括:口服液:对有吞咽困难或其他原因不能服用片剂的患者较为合适;长效针剂:对于经常复发的患者和药物依从性较差的患者,可以使用长效针剂。注射用利培酮微球-恒德是第二代抗精神病药物长效制剂,创造性地运用了先进科技,使利培酮散布于医疗用的聚合物内。恒德粉末形式存在,与稀释液混合后,注射于臀肌内。注射后,聚合物链会逐渐分解成甘醇酸及乳酸,并以固定速率释放出利培酮进入人体。单剂量药物动力学特性显示,每两周注射一次是恒德理想的给药间隔。血浆中的有效成分浓度与给药剂量成正比,并于 8 周后(注射 4 次后)达到稳定浓度。对针剂有疗效的患者,针剂剂量为 25~50mg。通常每 2 周注射一次。采用臀部深层肌内注射的方法每两周注射一次本品。应当在左右两侧半臀交替注射,不得静脉给药。要注意在针剂治疗开始至少 3 周内口服药物需要继续使用并逐渐减量。长效针剂不宜用来控制急性症状。

利培酮的活性代谢物——帕利哌酮(paliperidone),即九羟利培酮。市场提供的剂型为缓释片。美国 FDA 批准该药的治疗适应证为精神分裂症的治疗,包括对精神分裂症症状的控制和预防复发的维持治疗,分裂情感障碍的治疗;部分欧洲国家批准其治疗双相抑郁障碍。我国 CFDA 批准的适应证为精神分裂症的治疗。此化合物是利培酮经过肝脏代谢后的产物。但帕利哌酮与其前体利培酮比,具有更高的 5HT$_{2A}$ 与 D_2 受体亲和力比例。帕利哌酮对于 5HT$_{2A}$ 和 D_2 受体以及 α_1 肾上腺素能受体和 H_1-受体的结合亲合力与利培酮类似。对 α_{2A} 肾上腺素能受体亲和力较利培酮高。帕利哌酮目前剂型为缓释剂,帕利哌酮缓释制剂借助液体整体吞服,药片不能咀嚼、掰开或者碾碎。帕利哌酮缓释制剂对释放速率进行了控制,导致其药物代谢动力学特征为吸收速率比速释制剂缓慢,在给药后约 1 天时达到峰值血浆浓度,终末半衰期约为 1 天,每天服用一次,在多数病人中,4~5 天后均可达到稳态血药浓度。其剂量范围在 6~

12mg/d,副作用与利培酮相似,多见于日剂量6mg以上,通常最常见的不良反应为头痛和失眠。其他不良反应包括锥体外系障碍、静坐不能、心动过速、体位性低血压和泌乳素水平升高。锥体外系症状(EPS)相关不良反应的发生率随剂量增加而升高。棕榈酸帕利哌酮酯是全球第一个每月注射一次的第二代长效针剂,其有效成分是棕榈酸帕利哌酮酯。单次肌内注射给药后,血浆中帕利哌酮的浓度逐渐升高,血药浓度达峰时间(T_{max})的中位数为13天。25~150mg eq. 棕榈酸帕利哌酮酯注射后,帕利哌酮中位表观半衰期从25天到49天;单次注射三角肌较臀大肌的峰浓度(C_{max})约高28%;起始两针三角肌注射,即第一天150mg eq. ,第八天100mg eq. ,有助于快速达到治疗的血药浓度。在第一天、第八天分别三角肌注射150mg eq. 和100mg eq. 后,大约一周内帕利哌酮血药浓度达稳态水平。棕榈酸帕利哌酮酯有50mg,75mg,100mg,150mg四种剂型,其适用人群为:使用口服抗精神病药物部分或不依从导致高复发风险的患者;使用口服抗精神病药物治疗不满意的患者;由于耐受性的原因无法进一步加量,存在持续或进一步恶化的症状的患者;新近诊断仍存在较高功能者;使用传统长效针剂出现不良反应者。长效针剂棕榈酸帕利哌酮酯的副作用与利培酮相似,程度可能较轻。

奥氮平(olanzapine):属多受体阻断作用类的抗精神病药物。美国FDA批准的适应证为:精神分裂症,精神分裂症的维持治疗,与精神分裂症相关的急性激越(肌内注射),急性躁狂(单药治疗或合并锂盐或丙戊酸治疗),双相障碍的维持治疗,双相Ⅰ型躁狂相关的急性激越(肌内注射),双相抑郁(与氟西汀合用),还有其他精神病性障碍,抗抑郁药物无效的单相抑郁,痴呆的行为紊乱,冲动控制障碍相关的障碍。靶症状:精神病的阳性症状、阴性症状、认知症状和不稳定情绪以及攻击症状。治疗前要测体重、血压、血糖和血脂,治疗中也要注意监测。不良反应有糖尿病,血脂异常,体重增加,肥胖,肝脏转氨酶升高,在治疗中要注意监测。严重的不良反应有在老年痴呆患者中出现脑血管事件,包括中风。

喹硫平(quetipine):美国FDA批准的适应证:精神分裂症,急性躁狂(单药治疗或合并锂盐或丙戊酸治疗),另外还有其他精神病性障碍,双相障碍的维持治疗,双相障碍抑郁,痴呆的行为紊乱,帕金森病和路易小体痴呆的行为紊乱,与左旋多巴治疗相关的精神病,儿童和青少年的行为问题,与冲动控制相关的疾病。剂量范围为300~750mg,对于难治性患者可允许用至1200mg或更大剂量。不良反应有体重增加和脂蛋白异常,头晕,镇静,口干,便秘,消化不良,体位性低血压通常在开始治疗或加量时出现。无运动系统不良反应和催乳素增高。老年患者要减量,不推荐用于8岁以下的儿童,不推荐用于孕妇和哺乳期妇女。该药的优势是可用于治疗其他抗精神病药治疗无效的精神疾病和双相障碍,帕金森病患者需抗精神病药或情感稳定剂治疗者,路易小体痴呆需抗精神病药或情感稳定剂治疗者。缺点是每日服药2次影响患者的依从性。

阿立哌唑(aripiprazole):FDA批准的适应证为:精神分裂症和精神分裂症的维持治疗。其他还有:急性躁狂症,双相障碍的维持治疗,双相障碍抑郁,痴呆中的行为紊乱,儿童和青少年的行为障碍,冲动控制障碍伴随的障碍。不良反应包括头晕、失眠、静坐不能和激越,恶心、呕吐,开始用药时偶见直立性低血压、便秘、头痛、困倦等。急性激越时,可合并使用苯二氮䓬类药物或其他非典型抗精神病药。在部分起效的患者中,不要盲目增加本药的用量,应考虑合用情感稳定剂抗癫痫药,如丙戊酸盐或拉莫三嗪。老人和儿童应减小用量。因该药半衰期长,所以达峰时间和清洗时间都比其他药物长。该药的优势是适用于担心体重增加和伴有糖尿病的患者以及希望能够快速起效不需剂量滴定者。缺点是不宜用于希望增加睡眠的患者,老年和儿童的患者剂量难以确定。

齐拉西酮(ziprasidone):FDA批准用于急性精神分裂症治疗。齐拉西酮与其他非典型抗精神病药物类似,对$5HT_{2A}$受体具有较高亲和力而对D_2受体亲和力相对较低。齐拉西酮同时又是$5HT_{1A}$受体拮抗剂、5HT及去甲肾上腺素再摄取抑制剂。没有证据表明齐拉西酮的疗效优于其他抗精神病药物。齐拉西酮的有效剂量为80~160mg/d。每日服用2次,逐渐加量。建议齐拉西酮与食物同时服用,因为是否与食物同时服用,齐拉西酮的生物利用度差别较大。齐拉西酮的短效针剂治疗激越症状,建议 20mg 比低剂量 10mg 更为有效。齐拉西酮早期引起困倦、嗜睡;对体重、血糖没有明显影响。齐拉西酮可能延长 QT 间期,对于患者并不需要心电监测,但对于 QT 间期明显延长的患者禁用。

阿米舒必利(amisulpride):又名氨磺必利,FDA批准的适应证包括:治疗伴有阳性症状和(或)阴性症状的急性或慢性精神分裂症,也包括以阴性症状为主的精神疾患。治疗剂量 200~1200mg/d,低剂量(小于 300mg/d)对以阴性症状为主的精神分裂症有效,高剂量(大于 400mg/d)则对阳性症状更为有效。阿米舒必利常见不良反应为 EPS 和增加催乳素分泌。常用抗精神病药的种类、剂量及特点见表 10-2。

表 10-2 常用抗精神病药的种类、剂量及特点

药名	日剂量(口服,mg)	锥体外系不良反应	镇静作用	其他主要不良反应及说明
第一代抗精神病药				
低效价				
氯丙嗪,chlorpromazine(有针剂)	100~800	中等	强	抗胆碱副作用,体位性低血压,皮疹,肝功能损害,泌乳素升高
甲硫达嗪,thioridazine	100~800	低	强	抗胆碱副作用,心电图异常改变
泰尔登,chlorprothixine	100~600	中等	强	抗胆碱副作用,泌乳素升高
舒必利,sulpride(有针剂)	200~1500	中等	弱	泌乳素升高。木僵患者可静脉滴注
中效价				
三氟拉嗪,trifluperazine	10~30	高	中等	泌乳素升高
奋乃静,perphenazine(有针剂)	4~40	中等	中等	内脏不良反应少,适用于老年及躯体疾病患者
高效价				
氟哌啶醇,haloperidol(有针剂)	4~30	高	弱	泌乳素升高,肌注可引起急性肌张力障碍
氟奋乃静,fluphenazine	10~40	高	弱	泌乳素升高
五氟利多,penfluridol	10~60/周	中等	弱	泌乳素升高,是唯一的口服长效制剂
第二代抗精神病药				
氯氮平,clozapine	200~600	很低	强	体位性低血压,粒细胞缺乏症,体重增加,癫痫发作,流涎,血糖升高
利培酮,risperidone	2~6	较低	弱	泌乳素升高,剂量偏高时可出现 EPS
奥氮平,olanzapine	2.5~20	低	中等	体重增加,血糖升高
喹硫平,quetiapine	150~750	很低	中等	体位性低血压,很少泌乳素升高
齐拉西酮,ziprasidone	40~160	中等	中等	胃肠道反应,QTc 间期延长。
阿立哌唑,aripiprazole	10~30	低	中等	较少引起体重增加
长效抗精神病药注射液				
氟奋乃静葵酸酯,fluphenezine decanoate	25~50/2~4 周,肌注	高	弱	适用于对长期服药依从性不好的患者
葵氟哌啶醇,haloperidol decanoate	25~100/(2~4)周,肌注	高	弱	

2. 使用方法

抗精神病药物用来治疗精神分裂症时,分为急性期治疗、巩固期治疗和维持期治疗,详见第十五章的"精神分裂症"部分。用于治疗其他精神疾病的精神病性症状时,基本原则是短期、限量,精神病性症状控制后即减量至停药。

3. 药物选择

所有抗精神病药对幻觉与妄想的疗效并无明显差别。选择使用何种抗精神病药,主要依据药物的镇静作用强弱、患者的一般情况和对不良反应的耐受力而定,例如有糖尿病的患者就不宜使用非典型抗精神病药。

（1）兴奋躁动、激越及不合作的患者宜选用镇静作用强的药物，或选用针剂肌内注射（如氟哌啶醇5~10mg/次，肌内注射），快速控制兴奋，以避免患者造成自身或他人的伤害。需注意注射给药比口服同等剂量的效价要高2~4倍。

（2）老人、儿童、妇女或伴躯体疾患的患者宜选用EPS少且对心血管系统影响小的药物。

（3）以阴性症状为主的患者宜选用镇静作用弱的高效价第一代抗精神病药或使用第二代抗精神病药。

（4）对第一代抗精神病药无效的难治性患者可换用第二代抗精神病药。

（5）女性患者服药后如出现溢乳或闭经的不良反应，应适当减低剂量或换用较少引起催乳素升高的药物，如喹硫平、阿立哌唑等。

（6）维持治疗时口服药物依从性不好的患者可使用长效缓释注射剂。

（7）从事脑力劳动的患者，维持治疗宜选用镇静作用弱的药物。

（三）常见不良反应与处理

1. 锥体外系症状

为第一代抗精神病药，尤其是高效价药物的最常见不良反应，而第二代抗精神病药的EPS较少。

（1）急性肌张力障碍（acute dystonia）：一种肌张力异常增高的状态，多发生在用药早期。表现为眼肌、眼睑肌、面肌、颈肌或背部肌肉的痉挛。多为局部肌肉的痉挛或僵直，如出现眼上翻或"动眼危象"及斜颈。颈背肌强直可出现"扭转痉挛或角弓反张"，患者常感到紧张恐惧而来急诊。要注意与破伤风、狂犬病、急性脑炎及癔症等疾病相鉴别。用东莨菪碱0.3mg肌内注射可立即缓解，经常发生者应减低剂量或换用EPS少的抗精神病药或加用抗胆碱能药物盐酸苯海索（安坦）。

（2）类帕金森病（Parkinsonism）：为药源性帕金森病。一般在服药后1~4周内出现。与帕金森病相似，患者表现为震颤、肌张力增高、运动减少。震颤可为口、舌与手的静止性震颤。面部表情肌僵硬出现面具脸。持续的肌张力增高引起动作减少、吞咽困难、慌张步态、迟钝，甚至运动不能（akinesia），常伴有流涎、多汗和皮脂溢出，容易被误诊为抑郁

症状或阴性症状。适当的处理是加用抗胆碱能药物盐酸苯海索，减慢抗精神病药剂量递增的速度，或换用EPS少的抗精神病药。

（3）静坐不能（akathisia）：一般在服药后1~6周内出现。患者感到腿安静不下来，不得不来回走动或原地踏步，伴有明显的痛苦和焦虑不安。患者常感到难以忍受甚至出现自杀的冲动。适当的处理是在使用抗胆碱药物盐酸苯海索的基础上，可加用普萘洛尔（心得安）10mg，或地西泮2.5mg，每日2~3次。静坐不能容易被误认为是精神病性激越而错误地加大抗精神病药的剂量。

（4）迟发性运动障碍（tardive dyskinesia，TD）：多在大剂量和长期使用抗精神病药维持治疗中发生。症状为不自主、有节律的刻板式动作。表现为口、颊、舌三联症，如吸吮、舔舌、咀嚼、鼓腮等，也可表现为肢体或躯干的舞蹈样动作。治疗上十分棘手，即使停用抗精神病药后也难以恢复。使用抗胆碱药物无助于症状改善，反而可能使症状加重。重点在于预防，如使用最小有效剂量的抗精神病药和尽量减少合用抗胆碱药物。一旦发现要尽早换用EPS少的抗精神病药。

2. 过度镇静和嗜睡

低效价抗精神病药和氯氮平的镇静作用比较强，易引起嗜睡。对无兴奋躁动及维持期治疗患者尽量少用镇静作用强的药物。

3. 恶性综合征（neuroleptic malignant syndrome，NMS）

罕见，但一旦发生严重者可危及生命。患者如伴有脱水、营养不良、感染等躯体疾病是发生的高危因素。临床特点有严重的肌强直，自主神经功能紊乱症状包括高热、心动过速、血压明显波动与出汗，严重者可出现意识障碍。白细胞总数升高，血肌磷酸激酶（CPK）升高且可能引起血红蛋白尿和急性肾衰。死亡率高达25%。一旦发现，应立即停用抗精神病药，给予支持治疗和对症处理。肌肉松弛剂丹曲洛林（dantrolene）或多巴胺激动剂溴隐亭（bromocriptine）及金刚烷胺（amantadine）可能有一定效果。

4. 抗胆碱能不良反应

低效价抗精神病药和氯氮平较多引起。外周

抗胆碱作用有口干、视物模糊、心动过速、便秘、尿潴留等。闭角型青光眼患者慎用以免引起急性眼压增高。中枢抗胆碱作用有注意及记忆损害等。

5. 心血管不良反应

主要为直立性低血压和心电图异常。直立性低血压以氯丙嗪、氯氮平和喹硫平较多见。患者从卧位或蹲位直立时出现血压降低,心跳加快,黑矇跌到。尤其在老年人常见,要注意预防以避免跌伤和骨折。出现直立性低血压者增加剂量应缓慢,要告诉患者起立或起床动作要慢,以防跌倒。低血压轻者平卧即可好转,严重者可使用去甲肾上腺素类药物升压,禁止使用肾上腺素,因后者的 β 受体激动作用会使血压更低。对心动过速明显者(心率超过 120 次/分)可酌情使用普萘洛尔 10mg,每日 2~3 次。常见的心电图异常有 QT 间期延长、S-T 段下降与 T 波异常,偶可见心律失常。对既往有心脏疾患者应选用对心血管不良反应少的药物。

6. 血催乳素水平升高

第一代抗精神病药和第二代抗精神病药中的利培酮多见。女性患者表现为月经紊乱,停经,不排卵和不育,泌乳,性欲减退;男性患者有勃起和射精障碍;一般经减量或停药可恢复。氯氮平、奥氮平和喹硫平较少引起催乳素升高。

7. 粒细胞减少

主要是氯氮平引起。使用氯氮平头 6 个月应定期监测白细胞数,第 1 个月应每周一次,以免引起粒细胞缺乏症导致严重感染而危及生命。

8. 体重增加

目前抗精神病药物大部分都能够引起不同程度的体重增加,以氯氮平和奥氮平最为明显。临床体重增加明显的患者可改用对体重影响较小的齐拉西酮或阿立哌唑。中南大学湘雅二医院研究小组发现:二甲双胍和生活方式干预单用和合用均能减轻抗精神病药物引起的体重增加,两种方法合用时对减轻体重的效果最好;二甲双胍单用比生活方式干预单用更能有效地减轻抗精神病药物引起的体重增加和胰岛素抵抗。为抗精神病药引起体重增加提供了一种新的治疗方法。

9. 怀孕与哺乳期的用药问题

抗精神病药能通过胎盘屏障,但没有明确的证据证实这些药物有致畸作用。若病情允许,在怀孕头三个月尽量不用抗精神病药或仅低剂量使用。抗精神病药可随乳汁分泌,哺乳期妇女服药期不宜母乳喂养。

三、抗 抑 郁 药

抗抑郁药主要用于治疗各种抑郁障碍,尤其是伴有自主神经系统症状和体征者。抗抑郁药也可用于治疗惊恐障碍、创伤后应激障碍、慢性疼痛综合征和广泛性焦虑障碍。SSRIs 和 TCAs 中的氯丙咪嗪还可治疗强迫症。抗抑郁药不是兴奋剂,不会提高正常人的情绪。

(一) 作用机制

抗抑郁药的作用机制主要是通过不同的途径增高中枢神经系统神经元突触间隙中单胺类神经递质 5-羟色胺(5-HT)与去甲肾上腺素(NE)的浓度。故目前药物的分类也是按照药物对中枢神经系统的单胺神经递质的作用方式来划分。大体可归为以下几类:①三环类抗抑郁剂(tricyclic antidepressnts,TCAs),主要抑制突触前神经元对 NE 的重摄取,使突触间隙中 NE 的浓度增高,对 5-HT 的作用略小,此外抗胆碱能与抗组胺作用可引起不良反应。②单胺氧化酶抑制剂(monoamine oxidase inhibitors,MAOIs),抑制突触间隙中使单胺递质降解的单胺氧化酶而使单胺递质的降解减少。③选择性 5-羟色胺再摄取抑制剂(selective serotonin reuptake inhibitors,SSRIs),主要抑制突触前膜对 5-HT 的重摄取而使其浓度增高。④选择性作用于 NE 和 5-HT 的药物(serotonin and noradrenaline reuptake inhibitors,SNRIs),相对单纯的抑制突触前膜对 NE 和 5-HT 的重摄取。⑤去甲肾上腺素能及特异性 5-HT 能抗抑郁药(noradrenergic and specific seroninergic antidepressant,NaSSA)。⑥选择性 NE 再摄取抑制剂(norepinephrine reuptake inhibitors,NRIs),相对单纯的抑制突触前膜对 NE 的重摄取。⑦其他抗抑郁药,5-HT$_2$受体拮抗和再摄取抑制剂(seroninergic antagonist and reuptake inhibitors,SARI$_S$);去甲肾上腺素及多巴胺再摄取抑制剂(norepinephrine and do-pamine reuptake inhibitor, NDRI)。⑧阿戈美拉汀(维度新):主要作用于视交叉上核(SCN)的特异性褪黑素受体(MT1/MT2)受体激动剂和5-HT2c受体拮抗剂。作用机制主要是恢复正常的生物节律,不影响神经细胞外5-HT水平,对其他受体或转运体的亲和力几乎可以忽略不计,由于阿戈美拉汀拮抗5-HT2c受体,因此会升高前额叶皮质的多巴胺和去甲肾上腺素浓度水平。

前两类由于副作用大,目前使用较少,后几类属药理作用选择性高的新一代抗抑郁药,在不良反应方面明显少于前两类,故临床使用日趋广泛。

(二)使用时注意事项

所有的抗抑郁药在达到治疗剂量至少1~2周后才能见效,因此不要过早的认为无效而停药或换药。第一次抑郁发作经药物治疗症状缓解后应至少维持治疗4~6个月。对5年内有2次以上抑郁发作的患者应维持治疗2年以上。

所有的抗抑郁药物在停药时应逐渐缓慢减量,不要骤停。因为在较长时间使用后如果突然停药,可能出现"撤药综合征",表现为头晕、恶心、呕吐、乏力、激惹与睡眠障碍等症状。

所有的抗抑郁药都可能诱发躁狂或躁狂抑郁快速循环发作。对双相情感障碍的抑郁发作,抗抑郁药应与抗躁狂药物联合使用。对双相快速循环患者应禁止使用抗抑郁药,以免加重快速循环发作。

(三)常用抗抑郁药(表10-3)

1. 三环类抗抑郁药

三环抗抑郁药(TCAs)常用的有丙咪嗪、阿米替林、氯丙咪嗪和多虑平。禁忌证为严重心脏病、前列腺肥大与窄角型青光眼。

(1)临床应用:剂量应从小剂量开始,25~50mg/d,1~2周内逐渐增加至治疗150~250mg/d,分2~3次口服。高量不超过300mg/d。TCAs各药物的特点有:①丙咪嗪有振奋作用,适用于迟滞性抑郁,且不宜在夜间服药,以免引起失眠。小剂量可治疗儿童遗尿症。②阿米替林有镇静及抗焦虑作用,适用于激越性抑郁,对失眠有改善作用。③氯丙咪嗪不仅用于治疗抑郁症,也用于治疗强迫性

神经症。④多虑平抗抑郁作用较弱,但镇静及抗焦虑作用较强。

(2)不良反应:

1)抗胆碱能作用:比较常见。有口干、视物模糊、尿潴留、便秘、心动过速等。严重者可出现明显排尿困难或麻痹性肠梗阻,需用拟胆碱药对抗。伴有躯体疾病的患者、青光眼、前列腺肥大及老年患者不宜使用。

2)心血管作用:引起心动过速、体位性低血压。最危险的不良反应是奎尼丁样心脏传导阻滞,应定期进行心电图检查。有心脏疾患者应慎用。

3)其他不良反应:镇静及体重增加,与剂量有关,一般不需处理。也可降低癫痫发作阈值而诱发癫痫,偶可引起癫痫、过敏性皮疹、粒细胞减少,以及性功能减退。

4)过量急性中毒:有些抑郁症患者存在严重的自杀倾向,可能过量服用导致急性中毒。治疗剂量的10倍即可导致死亡。过量中毒的常见死亡原因是心肌缺血、房室或室内传导阻滞、室性纤颤。伴有昏迷、痉挛、血压下降及呼吸抑制等。应给予积极的洗胃、对症及使用拟胆碱药物处理。

2. 单胺氧化酶抑制剂(MAOIs)

老一代MAOIs药物有苯乙肼、反苯环丙胺,因对酶具有非选择性和不可逆性的抑制作用,易引起高血压危象、肝损害、中风、谵妄等严重不良反应,故临床上仅作为第二线药物。新一代MAOIs为可逆性单胺氧化酶抑制剂,以吗氯贝胺为代表,它主要抑制MAOI-A,对酶的抑制半衰期少于8小时,因此,不良反应较老一代MAOIs少。MAOIs主要用于治疗难治性抑郁症和伴有睡眠过多、食欲与体重增加的非典型抑郁症。MAOIs不能与其他抗抑郁剂和麻醉品合用,否则有可能引起致死性不良反应。

3. 选择性5-羟色胺重摄取抑制剂

SSRIs类抗抑郁药有氟西汀、帕罗西汀、舍曲林、氟伏沙明和西酞普兰、艾司西酞普兰。抗抑郁效果与TCAs大致相同,但没有TCAs的抗胆碱能和心血管的不良反应,适用的病人范围扩大,可用于不宜使用TCAs的伴有躯体疾病、青光眼、前列腺肥大或心脏疾患者,过量中毒的危险性也较小。且用药方便,基本上只需每天服药一次,能提高患者治

疗的依从性。

SSRIs 的不良反应由 5-HT 兴奋性增高所致。消化道反应有恶心、呕吐、腹泻及食欲下降。在早期有中枢神经系统的兴奋症状,如焦虑、失眠和头痛。也引起性功能抑制。应避免与 MAOIs 合用,有引起高 5-HT 综合征的危险。高 5-HT 综合征的表现有腹痛、腹泻、出汗、发热、心动过速、血压升高、谵妄、肌阵挛,严重者有高热、休克,甚至死亡。

在临床应用方面,SSRIs 除用于治疗抑郁障碍外,还可用于治疗强迫性神经症。氟西汀还可治疗贪食症。帕罗西汀与舍曲林可用于治疗惊恐发作、广泛性焦虑症及创伤后应激障碍等焦虑障碍。

氟西汀(fluoxetine):被 FDA 批准的适应证有抑郁症、强迫症、经前期紧张症、贪食症、惊恐发作、双相抑郁(与奥氮平合用),其他还有社交焦虑障碍,创伤后应激障碍。靶症状:抑郁情绪,动力和兴趣缺乏,焦虑,睡眠障碍,包括失眠和睡眠过多。氟西汀与奥氮平合用可以治疗双相抑郁、难治性单相抑郁和精神病性抑郁。起效时间:通常需要 3~4 周。剂量范围:治疗抑郁症和焦虑症时 20~80mg/d,贪食症时 60~80mg/d。母药半衰期为 2~3 天,活性代谢产物去甲氟西汀为 2 周。氟西汀是 CYP450 酶的 2D6 和 3A4 亚型的抑制剂。与三环类抗抑郁药合用时增加三环类抗抑郁药的血浆水平,因此应减后者剂量。不能与 MAOI 合用。肝脏损害和老年患者要减量。

帕罗西汀(paroxetine):被 FDA 批准的适应证有抑郁症、强迫症、惊恐障碍、社交焦虑障碍、创伤后应激障碍、广泛性焦虑、经前期紧张症。剂量范围:20~50mg/d,起始剂量为 10~20mg。停药时应缓慢,以免出现戒断反应。半衰期约为 24 小时,抑制 CYP450 酶的 2D6 亚型。与三环类抗抑郁药合用时增加三环类抗抑郁药的血浆水平,因此应减后者剂量。

氟伏沙明(fluvoxamine):被 FDA 批准的适应证有强迫症,其他还有抑郁症、惊恐障碍、广泛性焦虑、社交焦虑障碍、创伤后应激障碍。剂量范围:治疗强迫症为 100~300mg/d,治疗抑郁症为 100~200mg/d。起始剂量为 50mg/d,4~7 天增加 50mg/d,直至最佳疗效。最高剂量为 300mg/d。半衰期为 9~28 小时,抑制 CYP450 酶的 3A4、1A2 和 2C9/2C19 亚型。与三环类抗抑郁药合用时会增加三环类抗抑郁药、马西平和苯二氮䓬类药物的血浆水平,应减低合并药物的剂量。不应与 MAOI 合用。

用于肝脏损害的患者时应减小剂量。

舍曲林(sertraline):SSRI 类抗抑郁剂。被 FDA 批准的适应证有抑郁症、经前期紧张症、惊恐障碍、创伤后应激障碍、社交焦虑障碍、强迫症,其他还有广泛性焦虑障碍。剂量范围:50~200mg/d。对 CYP450 酶的 3A4、2C9/19 亚型有中等度抑制。有肝脏损害的患者应减量。老年患者剂量要小,加药应慢。在儿童患者中,已批准用于治疗强迫症。不推荐用于孕妇。可用于治疗产后抑郁,但要停止哺乳。

西酞普兰(citalopram):被 FDA 批准的适应证有抑郁症,其他还有经前期紧张症、强迫症、惊恐发作、广泛性焦虑障碍、创伤后应激障碍以及社交恐惧症。常用剂量为 20~60mg/d,起始剂量为 20mg/d,缓慢加量。该药的优点是较其他抗抑郁剂更易耐受,可用于老年患者。

艾司西酞普兰(escitaplam):是西酞普兰的单一右旋光学异构体,对 5-HT 再摄取抑制作用强于西酞普兰,并且更加持久稳定。FDA 批准的适应证:抑郁症、广泛性焦虑发作、社交焦虑障碍以及惊恐障碍。2009 年 3 月 FDA 批准艾司西酞普兰用于治疗 12~17 岁的青少年抑郁症。起始剂量 10mg,每日一次,服用 10mg 疗效不佳的患者,可在 1 周左右加量至 20mg。艾司西酞普兰耐受性好,副作用较少。

4. 选择性作用于去甲肾上腺素和 5 羟色胺的药物及其他抗抑郁药

文拉法辛(venlafaxine)、度洛西汀和米氮平(mirtazapine)相对单纯的作用于 NE 和 5-HT。安非他酮(bupropion)有多巴胺再摄取抑制作用。曲唑酮(trazodone)和奈法唑酮(nefazodone)作用于 5-羟色胺及多种神经递质。这些药物可用于治疗各型抑郁状态,多数药物具有抗焦虑和改善睡眠的作用,适用于伴有焦虑、激越和失眠的抑郁症患者。对性功能的影响较少。不良反应与 SSRIs 类似。高剂量的文拉法辛可引起高血压的危险。米氮平可引起镇静、食欲与体重增加。

文拉法辛:SNRI 抗抑郁药。经 FDA 批准的适应证有:抑郁症、广泛性焦虑发作、社交焦虑障碍、其他还有惊恐障碍、创伤后应激障碍、经前期紧张症。常用剂量范围:治疗抑郁症时为 75~225mg/d,缓释剂为顿服,非缓释剂分成 2~3 次服用;治疗

GAD 时剂量为 150~225mg/d。起始剂量为 75mg（缓释剂）或 25~50mg（非缓释剂），每 4 天的加药量不应超过 75mg/d，直至出现最佳效果；最大剂量可达 375mg/d。应缓慢停用。不良反应包括头痛、神经质、失眠、镇静、恶心、腹泻、食欲减退、性功能障碍、衰弱、出汗等，还可见抗利尿激素分泌异常综合征（SIADH）、剂量依赖性高血压。该药的优势是治疗迟滞性抑郁、不典型抑郁、伴焦虑的患者，SNRIs 治疗抑郁较 SSRIs 的缓解率要高，有躯体症状的患者如疲乏和疼痛，SSRIs 治疗无效者。缺点是不能用于高血压或边缘性高血压者。可以和其他抗抑郁药合用治疗难治性抑郁症。

度洛西汀（duloxetine）：选择性 5-HT 和 NE 再摄取抑制剂（SSNRI）。FDA 批准适应证：抑郁症、广泛性焦虑症。与另一个 SNRI 药物文拉法辛相比，度洛西汀对 5-HT 和 NE 的再摄取抑制作用的比例更接近平衡，而前者对 5-HT 再摄取抑制作用高于对 NE 的作用。推荐起始剂量每日 30mg，有效剂量 60mg。度洛西汀耐受性较好，常见副作用为恶心、口干及失眠，可能出现对性功能的影响。度洛西汀有升高血压的作用，建议定期监测血压，窄角型青光眼患者慎用。该药的主要优势是对抑郁症所伴随的躯体症状以及慢性疼痛症状的改善更为明显。

米氮平（mitrazapine）：被 FDA 批准的适应证有抑郁症，其他还有惊恐发作、广泛性焦虑障碍和创伤后应激障碍。米氮平对重度抑郁和明显焦虑、激越的患者疗效明显且起效较快，对患者的食欲和睡眠改善明显，过度镇静和引起体重增加是较为突出的不良反应。剂量范围为 15~45mg/d，晚上服用。起始剂量为 15mg/d，每 1~2 周增加剂量直至出现最佳效果，最高剂量为 45mg/d。该药的优势是治疗特别担心性功能障碍的患者、症状性焦虑的患者、合并使用药物的患者，作为增效剂增加其他抗抑郁药的效果。缺点是不宜用于担心体重增加的患者和精力差的患者。

安非他酮：另一个通用名为布普品（bupropine），是一种相对较弱的多巴胺以及去甲肾上腺素再摄取抑制剂。FDA 批准适应证为抑郁症以及和行为矫正联合用于戒烟。我国批准的适应证为抑郁症。速释剂建议起始量 100mg，每日 2 次；控释剂和缓释剂起始剂量 150mg 每日服用一次即可，治疗第四天起，速释剂可加量至 100mg/次，每日 3 次；控释剂 150mg/次，每日两次；缓释剂 300mg，每日 1 次。剂量应当维持在 300mg/4 周，疗效不佳者可加至 400mg/d（控释剂）或 450mg/d（速释剂或者缓释剂）。该药物常见的不良反应有头痛、失眠、恶心和上呼吸道不适，有可能引起兴奋、激越以及易激惹。与 SSRI 类抗抑郁剂相比，该药对性功能没有影响，也不导致体重增加。不能与 MAOI 同时使用，因为可能引起高血压危象。MAOI 至少停用 2 周后才能服用安非他酮。与多巴胺激动剂（如金刚烷胺、溴隐亭、左旋多巴）同时使用有可能导致谵妄、精神症状或者静坐不能。

5. 褪黑素受体（MT1/MT2）受体激动剂和 5-HT2c 受体拮抗剂抗抑郁药

阿戈美拉汀（agomelatine）：主要作用于视交叉上核（SCN）的褪黑素受体（MT1/MT2）受体激动剂和 5-HT2c 受体拮抗剂。作用机制主要是恢复正常的生物节律，不影响神经细胞外 5-HT 水平，由于拮抗 5-HT2C 受体，会升高前额叶皮质的多巴胺和去甲肾上腺素浓度水平。抑郁症伴有褪黑素的昼夜节律改变，包括夜间分泌高峰减弱，而该药具有调节生物钟、使生物节律时相前移及节律同步化，临床上具有抗抑郁和抗焦虑作用。阿戈美拉汀吸收迅速：单次口服给药 25~50mg，最大血药浓度的达峰时间为 45~90 分钟。其生物利用度个体差异较大，影响生物利用度的因素包括性别、应用口服避孕药物和吸烟。阿戈美拉汀的常规治疗剂量为 25~50mg。在与活性药物比较的试验中，阿戈美拉汀（25~50mg）的疗效与文拉法辛相当（75~150mg；缓释剂 150mg），优于氟西汀（20~40mg）和舍曲林（50~100mg）。阿戈美拉汀较文拉法辛显著改善一系列睡眠指标，包括睡眠质量改善、入睡后醒来减少、更少报告失眠。由于阿戈美拉汀不增加 5-HT 水平，因此不会产生与其他新型抗抑郁药物相似的常见不良反应（主要是胃肠道反应、头痛、性功能障碍、精神运动性激越或体重增加），同时没有发生其他主要不良事件的风险（例如 5-HT 综合征或 5-HT 停药症状）。恶心、头晕和头痛是阿戈美拉汀最常见的不良反应（表 10-3）。

表 10-3　常见抗抑郁药的种类、剂量和特点

名称	日剂量(mg)	不良反应	说明
TCAs			
阿米替林(amitriptyline)	150~300	抗胆碱能副作用(口干、心动过速、便秘、尿潴留、视物模糊),震颤,体位性低血压,心脏传导阻滞,体重增加	多数 TCAs 血药浓度可以监测,过量(剂量>2g)可致死
丙米嗪(imipramine)	150~300		
多虑平(doxepin)	150~300		
氯丙米嗪(clomipramine)	150~300		
SSRIS			
氟西汀(fluoxetine)	20~80	胃肠道症状,头痛,焦虑,失眠,性功能障碍,可影响其他药物的血药浓度(舍曲林和西酞普兰、艾司西酞普兰除外)	每日一次,通常上午服用。氟西汀半衰期很长。均不能与 MAOIs 合用
舍曲林(sertraline)	50~200		
帕罗西汀(paroxetine)	10~60		氟伏沙明抑制 CYP450 酶,药物相互作用较明显
氟伏沙明(fluvoxamine)	100~300		
西酞普兰(citalopram)	20~60		
艾司西酞普兰(escitaplam)	10~20		对 5-HT 再摄取抑制作用强于西酞普兰
NE/5-HT 再摄取抑制剂			
文拉法辛(venlafaxine)	75~375	恶心,困倦,口干,头痛,血压增高,焦虑,失眠	禁与 MAOIs 合用
米氮平(mirtazapine)	15~45	嗜睡,体重增加,中性粒细胞减少(罕见)	每日一次,睡前服药,低剂量可改善失眠
度洛西汀(duloxetine)	30~60	恶心、口干、出汗、乏力、焦虑、震颤、阳痿和射精障碍	每日一次,起始剂量与治疗剂量一致
NE/DA 再摄取抑制剂			
安非他酮(bupropion)	150~450	激动、颜面潮红、诱发癫痫、厌食、心动过速、精神病性症状	不适合用于有精神病性症状的抑郁症,性功能方面副作用较少。可用于尼古丁戒断
混合作用型			
曲唑酮(trazodone)	200~600	镇静,口干,心律失常,体位性低血压,阴茎持续勃起(罕见)	有镇静作用,低剂量用于改善失眠
奈法唑酮(nefazodone)	300~600	镇静,头痛,口干,恶心,便秘	对 REM 睡眠无影响
单胺氧化酶抑制剂			
苯乙肼(phenelzine)	45~75	失眠,性感缺失,体重增加,高血压危象,与 SSRIs 或麻醉剂合用可引起致死性反应	对具有非典型特征和难治性抑郁患者疗效较好
反苯环丙胺(tranycypromine)	20~40	高血压危象较少	可逆性与选择性 MAOI
吗氯贝胺(moclobemide)	100~400	恶心、头晕和头痛	改善睡眠,不影响性功能
MT1/MT2 受体激动剂和 5-HT2c 受体拮抗剂			
阿戈美拉汀	25~50		

(四)药物相互作用

MAOIs 不要与其他的抗抑郁药合并使用,SSRIs 也不要与氯丙咪嗪合用,两者合用可能引起严重的高 5-HT 综合征。当抗抑郁药之间需要换药时,MAOIs 需停药 2 周才能换用其他的抗抑郁药,氟西汀的半衰期长,也需要停药 2 周才能换用 MAOIs。TCAs 不能与抗胆碱能药合用。SSRIs 可明显升高

TCAs 和抗精神病药的血药浓度。大多数抗抑郁药通过肝脏细胞色素 P450 酶降解代谢,有些药物,特别是一些 SSRI 类药物对这些酶有较强的抑制作用,与它们长期合并使用的药物的降解有可能减缓而血浓度升高,引起不良反应,尤其对治疗指数较窄或容易引起中毒的药物。P450 酶功能有较大的个体差异,对一些缺乏某种酶的而对药物呈慢代谢型的患者更易发生上述不良反应。抗抑郁药对

CYP450 酶不同亚型的抑制作用详见表 10-4。

表 10-4　抗抑郁药对 CPYP450 酶不同亚型的抑制作用

抑制程度	1A2	2C9/19	2D6	3A4
重度	氟伏沙明	氟伏沙明 氟西汀	帕罗西汀 氟西汀	氟伏沙明 尼法唑酮 氟西汀
中度	三环类 氟西汀 帕罗西汀	舍曲林 氟西汀	三环类 度洛西汀	舍曲林 三环类 帕罗西汀
轻度	文拉法辛 丁氨苯丙酮 西酞普兰 瑞波西汀 米氮平 舍曲林 奈法唑酮	文拉法辛 丁氨苯丙酮 西酞普兰 瑞波西汀 米氮平 奈法唑酮 帕罗西汀	文拉法辛 丁氨苯丙酮 西酞普兰 瑞波西汀 米氮平 舍曲林 奈法唑酮 氟伏沙明 艾司西肽普兰	文拉法辛 丁氨苯丙酮 西酞普兰 瑞波西汀 米氮平

（陈晋东　赵靖平）

四、心境稳定剂

心境稳定剂也称为抗躁狂药,除治疗躁狂发作并预防其复发之外,对双相情感障碍具有稳定病情且不引起躁狂相和抑郁相之间相互转相及预防复发的作用,又称为情感稳定剂。目前,比较公认的心境稳定剂主要包括锂盐(碳酸锂)、抗惊厥剂(丙戊酸盐、卡马西平)和非典型抗精神病药。

（一）锂盐

锂盐作为经典的心境稳定剂应用于双相情感障碍的治疗已有 50 多年的历史,是最常用的抗躁狂药物,不仅能治疗躁狂发作,对双相情感障碍有预防复发的作用,对精神疾病和人格障碍的易激惹性也有较好的疗效。

1. 碳酸锂(lithium carbonate)

碳酸锂目前仍是治疗躁狂发作的首选药物,总有效率约 70%,起效较慢,需要持续用药 2~3 周的时间才能显效。锂盐对躁狂和抑郁的复发有预防作用,对治疗分裂-情感性精神病有效,但需要合用抗精神病药物。对快速循环发作的疗效欠佳,有效率仅约 25%。对其他精神障碍的高激惹状态有效。

碳酸锂的禁忌证为:肾功能不全者、严重心脏疾病患者、重症肌无力患者、内分泌疾病、糖尿病患者、限制饮食病人、12 岁以下儿童及孕妇最初 3 个月禁用。哺乳期妇女服药期间应停止母乳,改用人工哺乳。脑器质性疾病、严重躯体疾病和低钠血症者应慎用。

（1）作用机制与药代动力学:锂盐的抗躁狂机制目前不明,认为锂抑制了腺苷酸环化酶,使 cAMP 合成减少而抑制第二信使传递系统。并且,锂能抑制神经递质去甲肾上腺素和多巴胺的释放及增加重摄取。这些可能与抗躁狂作用有关。碳酸锂口服后 1~2 小时血锂浓度达峰值,锂主要从肾脏排泄,半衰期约 24 小时。锂与钠在肾小管的回吸收有竞争性抑制作用,排钠利尿剂使钠排出增加,使血锂浓度升高。反之,血钠升高则促进锂排泄,降低血锂浓度。

（2）用法与血锂浓度监测:锂盐的治疗剂量一般在每日 1000~2000mg,分 2~3 次口服,宜在饭后服,以减少对胃的刺激。应从小剂量开始,逐渐增加剂量,并在治疗的前三周依照血锂浓度调整剂量达到有效血锂浓度。老年体弱者应减少用量,并应密切观察不良反应。由于锂盐的治疗量和中毒量较接近,应对血锂浓度进行监测,帮助调节治疗量及维持量,预防发生急性中毒。急性期治疗的血锂浓度为 0.6~1.2mmol/L,1.4mmol/L 视为有效浓度的上限,超过此值容易出现锂中毒。老年患者的治疗血锂浓度为不超过 1.0mmol/L 为宜。维持治疗用于预防双相情感障碍躁狂和抑郁的复发,维持治疗的剂量为每日 500~1000mg,血锂浓度为 0.4~0.8mmol/L。控制锂盐剂量在治疗水平以上,副作用水平以下,可能是正确有效使用碳酸锂这个重要治疗药物的最佳方法。

（3）不良反应:服药早期以消化道刺激症状多见,如恶心、呕吐、腹泻、上腹痛及便秘。因口干、烦渴而有多饮、多尿。此后可出现神经系统不良反应如双手细震颤、萎靡无力、嗜睡、视物模糊、腱反射亢进。可引起白细胞升高。上述不良反应加重往往是中毒的先兆,应密切观察。长期服用锂盐可能引起甲状腺功能低下(多为亚临床功能低下,尤以女性多见)和肾功能损害,也包括体重增加、脱发、痤疮、镇静和认知下降。心电图上可出现 T 波低平,QRS 延长,心率不规则等改变,有心脏病患者应慎用。需注意在体液大量丢失,如持续呕吐、腹泻、大量出汗等情况下易引起锂中毒。服药期间不可低盐饮食。

（4）过量中毒与处理：当血锂浓度达到或超过1.5mmol/L,会出现不同程度的中毒症状。老年人或易感病人血清锂 0.5mmol/L 时即可出现中毒症状。早期中毒表现为不良反应的加重,如频发的呕吐和腹泻、无力、淡漠、肢体震颤由细小变得粗大、反射亢进。血锂浓度 2.0mmol/L 以上可出现严重中毒,表现有意识模糊、共济失调、吐词不清、癫痫发作乃至昏迷、休克、肾功能损害。血锂浓度3.0mmol/L 以上可危及生命。锂盐无特殊拮抗剂,一旦发现中重度的锂中毒征象,应立即停药,注意水电解质平衡,用氨茶碱碱化尿液,以甘露醇渗透性利尿排锂,不宜使用排钠利尿剂。严重病例必要时行血液透析。同时应 4~6 小时重复测量血锂浓度,使其保持在 1.0mmol/L 以下,锂从神经系统清除较慢,临床症状改善滞后于血锂浓度下降。其余为对症治疗及支持疗法。

（5）与其他药物相互作用：①碳酸锂与碘化物合用,可促发甲状腺功能低下。②与吡罗昔康或双氯芬酸钠合用,可导致血锂浓度过高而中毒。③与MAOIs 或 SSRIs 抗抑郁药合用时,会增加发生 5-羟色胺综合征的危险性。④与氨茶碱、碳酸氢钠或咖啡因合用时,可使锂排除量增加,降低血药浓度及药效。⑤与氯丙嗪及其他吩噻嗪衍生物合用时,可使氯丙嗪的血药浓度降低。

（二）抗惊厥剂

抗惊厥剂中的丙戊酸盐和卡马西平被发现对治疗双相情感障碍躁狂相有效。除此以外,一些新的抗惊厥药如拉莫三嗪、托吡酯、加巴喷丁等均在临床研究中显示具有一定的心境稳定剂作用。

1. 丙戊酸盐（valproates）

常用的有丙戊酸钠（sodium valproate）与丙戊酸镁（magnesium valproate）。用于急性躁狂发作和双相情感障碍治疗和预防,特别是快速循环发作及混合性发作效果较好。疗效与碳酸锂相仿,对碳酸锂反应不佳或不能耐受的患者是较为理想的替换药物。也适用于分裂情感障碍和器质性障碍,包括脑外伤、EEG 异常或躯体疾病引起的躁狂症状。丙戊

酸盐的禁忌证为：严重肝、肾疾病,孕妇,血液病患者及对本药物过敏者。

（1）作用机制：丙戊酸盐的作用机制尚未明确,可能的假说之一是丙戊酸盐可能通过作用于电压敏感性钠通道,增强 γ-氨基丁酸（GABA）的抑制作用。丙戊酸盐也可与其他离子通道相互作用,如电压敏感性钙通道,也直接阻断谷氨酸盐的作用。

（2）用法与注意事项：丙戊酸盐空腹时吸收良好,2 小时可达峰浓度,饭后服药会明显延迟吸收。半衰期为 5~20 小时。抗躁狂应从小剂量开始,每次 0.2g,每日 2~3 次。逐渐增加至每次 0.3~0.4g,每日 2~3 次。高量不超过每日 1.8g。可参考血药浓度调整剂量,有效治疗血药浓度为 50~100μg/ml。白细胞减少与严重肝脏疾病者禁用,老年患者、肝、肾功能不全者应减量。治疗期间应定期检查肝功能与白细胞计数。用药期间不宜驾驶车辆、操作机械或高空作业。孕妇禁用。本品可泌入乳汁,哺乳期妇女服药期间应停止哺乳。6 岁以下禁用。6 岁以上儿童剂量为每日 20~30mg/kg 体重,分 3~4 次口服。

（3）不良反应：发生率较低,常见有恶心、呕吐、腹泻等。少数可出现嗜睡、震颤、共济失调、脱发、异常兴奋与烦躁不安等。偶见过敏性皮疹、血小板减少症或血小板凝聚抑制引起的异常出血或瘀斑、白细胞减少或中毒性肝损害。极少数发生急性胰腺炎,为一种罕见的特异质性反应。药物过量的早期表现为恶心、呕吐、腹泻、厌食等消化道症状,继而出现肌无力,四肢震颤、共济失调、嗜睡、意识模糊或昏迷。一旦发现中毒征象,应立即停药,并依病情给予对症治疗及支持疗法。

（4）药物相互作用：①丙戊酸盐可抑制苯妥英钠、苯巴比妥、乙琥胺和扑米酮的药物代谢,使其血药浓度升高。②与卡马西平合用时,可使二者的血药浓度和半衰期降低。③与抗凝药和溶血栓药合用时,可增加出血的危险性。④与氯硝西泮合用可引起失神性癫痫状态,不宜合用。⑤丙戊酸盐与阿司匹林合用时可增加自身的血药浓度,使毒性和药性均增加。⑥与氟哌啶醇、噻吨类、吩噻类抗精神病药、三环抗抑郁药及单胺氧化酶抑制药物合用时可降低丙戊酸盐的药效。

2. 卡马西平（carbamazepine, tegretol）

卡马西平常用于治疗急性躁狂发作和预防躁

狂再发。对快速循环发作及混合性发作效果较好。尤其适用于碳酸锂治疗无效时的替代药物,也可与碳酸锂合用,但剂量要相应减小。卡马西平的禁忌证为:严重心、肝病、血小板减少、粒细胞缺乏、再障、孕妇、哺乳期妇女和对卡马西平过敏者。青光眼及老年患者慎用。

(1) 作用机制:卡马西平可能的作用机制可能为通过与电压敏感性钠通道的 α 亚单位结合,并且可能通过与钙和钾等其他离子通道有作用。卡马西平可通过干预电压敏感性通道增强 γ-氨基丁酸(GABA)的抑制作用。

(2) 用法与注意事项:口服吸收慢,半衰期约 25 小时。为了减少胃肠道反应,应缓慢增加剂量。治疗剂量为 600~1200mg/d,分 2~3 次口服。治疗血药浓度 6~12μg/ml。维持剂量为 300~600mg/d,血药浓度 6μg/ml。突然停药可引起癫痫发作加剧,应逐渐减量停药。长期应用要定期检查肝功能、血常规及尿常规。

(3) 不良反应:治疗初期常见的不良反应有复视、视物模糊、眩晕、头痛、嗜睡和共济失调。少见的不良反应有口干、恶心、呕吐、腹痛和皮疹等。偶见白细胞减少,血小板减少,再生障碍性贫血及肝、肾功能异常,黄疸等。系统性红斑狼疮与剥脱性皮炎也有过报道。其他尚有心脏传导阻滞、充血性心力衰竭等。大剂量中毒可引起精神错乱、谵妄甚至昏迷。处理措施为洗胃、服用活性炭和对症支持治疗。

(4) 药物相互作用:①卡马西平可诱导某些药物如强力霉素、口服抗凝剂、丙戊酸盐、氟哌啶醇等的代谢,降低这些药物的疗效。②丙氧酚、红霉素、三乙酰夹竹桃霉素等药物可抑制卡马西平的代谢,使血药浓度升高,易引起中毒反应。③禁与氯氮平合用,两药合用可增加发生粒细胞缺乏症的危险。④与丙戊酸盐合用可增强丙戊酸代谢物潜在的肝毒性。

3. 拉莫三嗪(lamotrigine)

FDA 批准应用于双相抑郁障碍和双相 I 型障碍维持治疗。作用机制和苯妥英钠相似,可能与谷氨酸以及鸟氨酸神经递质有关,同时可以轻度增加血浆 5-HT 浓度。口服完全吸收,生物利用度 98%,肝脏代谢,半衰期 25 小时。拉莫三嗪对双相障碍

抑郁症状的作用大于躁狂症状,该药很少诱发躁狂、轻躁狂或快速循环。适用于双相抑郁及快速循环。起始剂量 25mg/d,缓慢加量,第三周时增加至 50mg,第四周时增加至 100mg,随后一周增加 50~100mg 至有效剂量 200mg/d,最高剂量 400mg/d,每天一次顿服。与丙戊酸钠或曲唑酮合用时滴定剂量减半,因为这两种药物会减缓拉莫三嗪的清除。由于拉莫三嗪加量缓慢,一般不用于双相急性躁狂发作。拉莫三嗪常见的不良反应还包括头晕、头痛、视物模糊或复视、共济失调、恶心、呕吐、失眠、疲倦和口干。拉莫三嗪不引起体重增加。拉莫三嗪可能引起危及生命的皮疹反应,包括 Stevens-Johnson 综合征,中毒性表皮坏死松解症,以及其他与皮疹相关的死亡。这些皮肤反应多在开始治疗后 2~8 周出现,而且 2~16 岁的儿童发生率高于成年人。如果使用拉莫三嗪的同时使用了丙戊酸钠或双丙戊酸钠,或者采用了更高的起始剂量,或是增加剂量速度过快都有可能增加发生皮疹的风险。

(三) 非典型抗精神病药

研究发现非典型抗精神病药物中的氯氮平、利培酮、奥氮平与喹硫平也具有心境稳定剂的作用,在双相障碍躁狂发作的急性期治疗阶段可作为补充或辅助治疗措施与常规心境稳定剂联合使用。尤其当伴有精神病性症状时,可以临时选择联用本药物。

1. 氯氮平

对躁狂发作及预防治疗有确切的效果,可较好地控制急性躁狂,且起效迅速。对快速循环型和混合型有较好的效果,对难治性躁狂也具有一定的疗效。治疗剂量为 100~400mg/d,分次口服。主要的不良反应有:过度镇静、抗胆碱作用、体重增加、诱发癫痫、粒细胞缺乏及引起 II 型糖尿病等。

2. 利培酮

比氯氮平具有更好的耐受性和安全性。治疗剂量为 2~4mg/d,分次口服。常见的不良反应主要有:锥体外系症状、血催乳素水平增高、镇静及头晕等。

3. 奥氮平

研究发现奥氮平和用心境稳定剂的临床有效

率显著高于单用锂盐或丙戊酸盐。治疗剂量为 5 ~ 20mg/d，分次口服。主要不良反应为体重增加、血脂增高及引起 2 型糖尿病等。

4. 喹硫平

临床研究发现与锂盐合用治疗双相躁狂发作具有较好的疗效，与锂盐合用氟哌啶醇的疗效相当，且不良反应少。治疗剂量为 100 ~ 700mg/d，分次口服。主要的不良反应有嗜睡、头晕及体位性低血压等。

五、抗 焦 虑 药

抗焦虑药（anxiolytics）是指能缓解急性与慢性焦虑症状的药物，一般不引起自主神经症状和锥体外系反应。传统的抗焦虑药包括 β-肾上腺素受体阻断剂、抗组胺药、酚噻草类和传统抗抑郁药。而目前临床常用药物主要包括苯二氮草类药和非苯二氮草类药丁螺环酮、坦度螺酮等，还包括一些新型抗抑郁药如 SSRIs、NSRIs、NASSA，因其比较安全，不影响认知功能，不产生依赖性，近年来也用于治疗焦虑障碍。

（一）苯二氮草类药

1. 作用机制和适应证

苯二氮草类药（benzodiazepines，BDZs）主要通过与 γ-氨基丁酸（GABA）受体的立体构效部位结合，使细胞膜上的氯离子通道打开，氯离子增加内流，细胞内负电增加，细胞外正电增加，达到细胞膜超极化，造成神经元的兴奋阈值增加，达到中枢神经元抑制的目的。苯二氮草类药有 4 种临床用途：①抗焦虑；②镇静催眠；③骨骼肌松弛作用；④抗惊厥。BDZs 药因普遍具有镇静作用，也称为弱安定剂（minor tranquilizers）。BDZs 类药物品种繁多，药理作用相似，但各种药物在效价、起效时间、作用持续时间（与半衰期及活性代谢产物有关）和代谢方面有所不同（表 10-5）。短效药作用快而短，一天可以多次使用，缺点是作用时间短，比长效药容易形成耐药性和药物依赖。长效药作用时间长，一天 1 ~ 2 次，缺点是药理作用时间长，较多出现镇静、嗜睡、乏力等不良反应。

苯二氮草类药能缓解焦虑、紧张与恐惧等症状，并能改善失眠。主要适应证为：惊恐发作、广泛性焦虑症、恐惧症、失眠症、癫痫发作、脑部或躯体疾病伴发的焦虑激越状态，以及各种心身疾病的焦虑、紧张、失眠、自主神经系统紊乱等症状。

2. 药物选择和使用方法

用于治疗焦虑障碍的常用药物有地西泮、劳拉西泮、阿普唑仑和氯硝西泮。用法为每次 1 ~ 2 片，每天 2 ~ 3 次。而镇静催眠作用以氟西泮、硝西泮、地西泮和艾司唑仑为主，睡前服用 1 ~ 2 片。各药的特点和剂量见表 10-5。

表 10-5　苯二氮草类药

名称	日剂量(mg)	作用时间	半衰期(小时)	说明
地西泮（diazepam）	5 ~ 15	长	20 ~ 70	镇静强,抗焦虑、催眠、抗惊厥
氟西泮（flurazepam）	15 ~ 30	长	30 ~ 100	催眠
硝西泮（nitrazepam）	5 ~ 10	长	18 ~ 34	催眠
氯硝西泮（clonazepam）	2 ~ 8	长	18 ~ 50	镇静中等,抗焦虑、催眠、抗躁狂、抗惊厥
三唑仑（triazolam）	0.25 ~ 0.5	短	1.5 ~ 5	催眠,老年人易诱发意识错乱和谵妄
劳拉西泮（lorazepam）	0.5 ~ 6	短	10 ~ 20	镇静强,抗焦虑、催眠、抗惊厥
阿普唑仑（alprazolam）	0.4 ~ 2.4	短	12 ~ 15	镇静弱,抗焦虑及抗抑郁、催眠
艾司唑仑（estazolam）	2 ~ 6	短	10 ~ 24	抗焦虑,催眠
奥沙西泮（oxazepam）	15 ~ 90	短	5 ~ 15	镇静弱,抗焦虑、催眠
替马西泮（temazepam）	15	短	9 ~ 12	镇静中等,催眠

3. 不良反应

苯二氮䓬类药的不良反应有嗜睡、头晕和乏力。镇静的后遗作用可引起短暂记忆受损和注意力集中困难，加上肌肉松弛作用共同使精细运动的协调性下降，故服药期间不宜驾驶车辆或从事高空工作。过量使用会出现震颤、共济失调及视物模糊。苯二氮䓬类药与酒精和巴比妥类有交叉耐受性，与酒精有叠加效应，引起过度镇静和醉酒。长期使用能产生耐受性和躯体依赖。如果停药过快，特别是一些半衰期短的药，可出现严重的撤药症状，如焦虑、失眠、震颤、癫痫发作、谵妄和自主神经活动亢进等。

4. 药物相互作用

①与麻醉药、镇痛药、MAOI 和三环类抗抑郁药、可乐定合用可相互增效。②与卡马西平合用时可使两种药物的血药浓度下降，半衰期减短。③大环内酯类抗生素、酮康唑可使其血药弄浓度升高，增加不良反应。④与钙离子拮抗剂合用时会加重血压下降。⑤中枢抑制剂与乙醇可增强苯二氮䓬类药物的中枢抑制作用。⑥咖啡因干扰苯二氮䓬类药物的抗焦虑作用。

（二）非苯二氮䓬类抗焦虑药

1. 丁螺环酮

丁螺环酮被很多国家批准用来治疗广泛性焦虑障碍，是一种无镇静作用的非苯二氮䓬类抗焦虑药，为 $5-HT_{1A}$ 受体弱（部分）激动剂，通过 5-HT 能通路发挥治疗作用。不具有镇静催眠作用和药物依赖，也无抗惊厥和肌肉松弛作用，对神经内分泌功能无影响。可用于治疗惊恐发作和广泛性焦虑症。高剂量时（>30mg/d）有抗抑郁作用。治疗焦虑障碍的剂量从 5mg/次，3 次/d 开始，逐渐增至 10mg/次，3 次/d，每日最高剂量为 60mg。年老者一般不超过 15mg/d。起效较慢，达到治疗剂量至少两周才能显示充分的疗效。优点是不良反应较少，主要有头晕、恶心、头痛、激动和失眠等。禁忌证为严重的肝肾疾病、青光眼、重症肌无力及孕妇。

与其他药物相的互作用为：①与西酞普兰合用易发生五羟色胺综合征；②氟西汀可抑制本药对 5-

HT 的作用，加重焦虑症状；③与氟哌啶醇合用增加如静坐不能等外锥体系反应；④与氯氮平合用增加胃肠道出血和高血糖症的危险；⑤与 MAOI 合用增加高血压危象；⑥不宜与降压药、乙醇和抗凝药联用。

2. 抗抑郁药物

20 世纪 90 年代初，Rickels 等研究发现抗抑郁药对抑郁患者 HAMA 焦虑量表分的改善显著优于苯二氮䓬类药物，尤其是精神性焦虑如担忧、焦虑心境、紧张、易激惹和注意力集中困难。对躯体性焦虑的疗效与苯二氮䓬类药物相似。苯二氮䓬类药物起效比抗抑郁类药快，但抗抑郁药维持时间长。

抗抑郁药物种类繁多，目前临床上常用与治疗广泛性焦虑障碍的药物主要有选择性 5-HT 摄取再抑制剂（SSRIs），新型抗抑郁药如文拉法辛、米氮平等，三环类抗抑郁药物如阿米替林、多塞平等及四环类抗抑郁药马普替林等。目前，被美国 FDA 批准的可以治疗焦虑障碍的抗抑郁药有帕罗西汀、文拉法辛、氟西汀、舍曲林和氟伏沙明。新一代抗抑郁药物因疗效肯定、不良反应少且轻而被广泛使用，对焦虑障碍中的多种亚型如广泛焦虑障碍、惊恐发作、强迫症、社交焦虑障碍、创伤后应激障碍、恐惧症都可以作为首选药物使用，并有替代传统抗抑郁药和苯二氮䓬类药物的趋势。具体药物使用方法参见抗抑郁药物章节。

3. β-肾上腺素受体阻断剂

β-肾上腺素受体阻断剂的主要药物为普萘洛尔，作用为阻断周围交感神经的 β-肾上腺素能受体，对躯体性焦虑尤其是焦虑症心血管症状，或有药物滥用倾向者最为适用。用法为每次 10~20mg，每日 2~3 次。常见的不良反应有晕眩、头昏、心动过缓、恶心、呕吐、胃痛等。支气管痉挛、呼吸困难、意识模糊、反应迟钝、抑郁等不良反应较为少见。禁忌证为哮喘、房室传导阻滞、心力衰竭及低血压患者。不宜与 MAOIs 合用。

与其他药物的相互作用为：①与奎尼丁合用降低本药清除率，增加药物毒性。②与普罗帕酮合用增加体位性低血压发生的可能性。③与西咪替丁、氟西汀合用增加本药药物浓度。④与氯丙嗪合用增加两药的药物浓度。⑤与氟伏沙明合用抑制本药代谢,引起低血压和心动过缓加重。⑥与氢氯噻嗪合用可引起低血压、血脂水平升高。

4. 羟嗪

羟嗪属于皮质下活动抑制剂,阻断中枢和外周的组胺受体,具有弱的抗焦虑、镇静催眠、中枢性肌肉松弛、抗胆碱及抗组胺作用。主要用于紧张、焦虑、激动性神经症及胃肠道疾病伴有的焦虑,也可用于催眠及心身疾病。用法为口服,每次 25 ~ 50mg,每日 2 ~ 3 次。有嗜睡、头昏等不良反应。久服易产生耐受,但不会引起药物依赖。有诱发癫痫的可能,儿童慎用。

六、催 眠 药

催眠药是一类能阻断脑干网状结构上行激活系统的传导功能,使大脑皮质细胞从兴奋状态转入抑制状态,从而呈现催眠作用的药物,对中枢神经系统具有广泛的抑制作用。催眠药包括巴比妥类、苯二氮䓬类、非苯二氮䓬类和其他类。巴比妥类在过去应用非常广,但由于其随着剂量的增大对中枢神经系统的抑制加深,产生镇静、睡眠、意识清晰度下降等作用,且药物毒性大,治疗剂量与中毒剂量比较接近,容易过量服用引起昏迷、呼吸抑制、心脏停搏等致死性反应,目前已基本不用于治疗失眠。而苯二氮䓬类药,其产生镇静催眠的剂量与引起昏迷及呼吸抑制的剂量相差数十倍,安全性较高是目前临床上最常用的催眠药物。本节主要介绍目前常用的苯二氮䓬类和新型非苯二氮䓬类催眠药。

(一) 苯二氮䓬类催眠药

1. 常用于催眠作用的苯二氮䓬类药物

(1) 地西泮(diazepam):长效苯二氮䓬类药物,具有肌肉松弛作用,用于催眠,每次 2.5 ~ 5mg,最高一次不超过 10mg。

(2) 硝西泮(nitrozepam):近似生理睡眠,催眠作用好,较少后遗效应。睡前服用,每次 5 ~ 10mg,儿童用量减半。

(3) 艾司唑仑(estazolam):可延长慢波睡眠,醒后精神舒爽。睡前服用 1 ~ 2mg。

(4) 阿普唑仑(alprazolam):使用较广,适用于顽固性失眠,睡前服用 0.4 ~ 0.8mg.

(5) 氯硝西泮(clonazepam):长效苯二氮䓬类药物,具有较强镇静、催眠、肌肉松弛、控制精神运动兴奋作用。常用与催眠剂量为每次 1 ~ 2mg,睡前服用,每次最高剂量不超过 4mg。

(6) 氟西泮(flurazepam):长效苯二氮䓬类药物,能缩短睡眠诱导时间和延长睡眠,减少觉醒次数,维持睡眠 7 ~ 8h。睡前服用 15 ~ 30mg,年老体弱者减半。存在后遗效应,停药后 1 ~ 2 天仍有催眠作用。

(7) 三唑仑(triazolam):短效苯二氮䓬类药物,诱导睡眠作用迅速,增加总的睡眠时间,减少夜间觉醒次数。主要用于失眠,尤其是入睡困难者。睡前服用 0.25mg,年老体弱者首次 0.125mg,逐渐加量。长期服用可出现认知和记忆功能下降,易产生药物依赖。

(8) 劳拉西泮(lorazepam):具有较强的镇静催眠作用,睡前服药 0.5 ~ 3mg。

(9) 咪达唑仑(midazolam):短效镇静催眠药,诱导入睡快,维持睡眠时间短,次日清晨可保持头脑清醒。睡前每次口服 7.5 ~ 15mg,老年患者减少剂量。

2. 不良反应

苯二氮䓬类药物不良反应主要有嗜睡、晕眩、乏力、反应时间长、运动不协调及顺行性遗忘。长效类苯二氮䓬容易出现头痛、视物模糊、胃肠道反应等。长期用药可产生一定的耐受性,剂量需相应增加,可发生药物依赖及药物成瘾。突然停药会发生失眠反跳及戒断症状,故需缓慢停药。苯二氮䓬类药物作为催眠药的剂量对呼吸并无影响,但对儿童、肝功能损害及有阻塞性肺病的患者要注意,高剂量使用时可能引起呼吸困难,甚至窒息。对阻塞性睡眠呼吸暂停综合征不用苯二氮䓬类药物。苯二氮䓬类药物合用其他中枢抑制药物、吗啡和乙醇时可增强其毒性。

对苯二氮䓬类药物过敏、孕妇及哺乳期妇女禁用。严重心血管疾病、肾脏疾病、药物依赖、青光眼、重症肌无力及老年、儿童使用时需谨慎。

(二) 新型非苯二氮䓬类催眠药

目前,虽然苯二氮䓬类催眠药物在临床上使用的最为广泛,但由于其本身存在不良反应及药物依赖和滥用问题。一类以唑吡坦、佐匹克隆和扎莱普隆为代表的短效或超短效的新型非苯二氮䓬催眠药引起了人们的注意。其主要特点为血药浓度达峰快、半衰期短、排泄快速。在临床上主要表现为诱导入睡快,次日无宿醉效应,不易产生耐受和依赖,停药后失眠症状反弹少。

(1)唑吡坦(eolpidem):吸收快,口服生物利用度为70%,半衰期约为2h睡前服用,每次10~20mg,年老者或肝功能不全者剂量减半。

不良反应主要为嗜睡、头晕、头痛、恶心、腹泻、顺行性遗忘、夜间烦躁、抑郁、复视、颤抖等。

禁忌证:禁用于梗阻性睡眠呼吸暂停综合征、重症肌无力、严重肝肾功能不全、急性呼吸功能不全伴呼吸抑制、妊娠及哺乳期妇女。

(2)佐匹克隆(zopiclone):与苯二氮䓬受体结合,具有与苯二氮䓬类药物相似的作用。催眠作用迅速,觉醒次数及早醒次数减少,改善睡眠质量,用于失眠症的治疗。睡前半小时服用,7.5mg每次,年老者剂量减半。

不良反应主要包括晨间嗜睡、震颤、恶心、呕吐、口苦、肌无力等。长期服药后突然停药可出现戒断症状,如失眠反跳、梦魇、焦虑。

禁忌证:严重呼吸功能不全者、对本药物过敏者、孕妇及哺乳其妇女。

(3)扎莱普隆(zaleplon):为新一代非苯二氮䓬类催眠药,在维持正常睡眠的同时,对快速动眼期无影响,使入睡快,宿醉作用少,成瘾性、停药后戒断反应和反弹性失眠均较少。消除半衰期短,深夜不能入睡时仍可服用,次日的延迟效应小。主要用于入睡困难,睡眠时间延长的作用不显著。睡前服用,每次10mg,老年人剂量减半。

不良反应主要有头痛、头晕、嗜睡和虚弱。

(薛志敏)

第三节　其他躯体治疗

非药物躯体治疗包括精神科最古老和最新的生物学治疗。古老的治疗有发热疗法、戊四氮抽搐疗法、胰岛素休克治疗、电抽搐治疗、精神外科治疗,除了电抽搐仍在继续使用,其他的已罕用,故本节主要介绍电抽搐及其一些新的生物学治疗方法。

一、电抽搐治疗

电抽搐治疗(electroconvulsive therapy,ECT),又称电休克治疗(electrical shock therapy),始于20世纪30年代,是以一定量的电流通过大脑,引起意识丧失和痉挛发作,从而达到治疗目的的一种方法。目前,有条件的地方已推广采用无抽搐电休克(MECT)治疗。该方法是通电前给予麻醉剂和肌肉松弛剂,使得通电后不发生抽搐,更为安全,也易被患者和家属接受。

ECT的作用机制复杂,目前尚不明确。一般认为ECT的作用机制可能是多途径的,主要涉及神经生化、神经内分泌和神经生理学。神经生化和内分泌方面一致的发现是ECT是对多受体的全面即刻协同作用,随之使中枢神经递质系统达到新的相对平衡,以此达到缓解精神症状的目的。如去甲肾上腺素的合成和摄取增加,促甲状腺素、促皮质激素、生长素、催乳素的分泌增加,这些激素的分泌增多,可能是由于下丘脑在ECT的刺激下,通过矫正抑郁症患者过低的单胺活动而发挥疗效。ECT作用机制类似于卡马西平,即有抗癫痫效应,又有抗抑郁与抗躁狂作用,一些研究发现,ECT后或服用卡马西平后均有GABA增高。GABA是大脑一种抑制物质,有抗抽搐作用,故有人假设,ECT与卡马西平的效应可能均与GABA作用有关,但尚需进一步研究。近来,有人发现ECT后人脑内鸦片受体数增加,而ECT后脑电图的抑制现象也可被鸦片抑制剂纳洛酮逆转,故有人推测这种与ECT效应有关的物质是鸦片肽。神经生理学发现,ECT后脑电图普遍抑制现象,而疗效差者则这种抑制现象不对称,慢波较少。故认为与ECT后脑血流量、脑葡萄糖代谢下降有关。但这种低代谢状态与疗效的确切关系尚需进一步研究。

(一)适应证和禁忌证

1. 适应证

包括:①严重抑郁,有强烈自伤、自杀企图及行为者,以及明显自责自罪者;②极度兴奋躁动冲动伤人者;③拒食、违拗和紧张性木僵者;④精神药物治疗无效或对药物治疗不能耐受者。

2. 禁忌证

包括:①脑器质性疾病:颅内占位性病变、脑血管疾病、中枢神经系统炎症和外伤。其中脑肿瘤或脑动脉瘤尤应注意,因为当抽搐发作时,颅内压会突然增加,易引起脑出血、脑组织损伤或脑疝;②心血管疾病:冠心病、心肌梗死、高血压、心律失常、主动脉瘤及心功能不全者;③骨关节疾病,尤其新近发生者;④出血或不稳定的动脉瘤畸形;⑤有视网膜脱落潜在危险的疾病,如青光眼;⑥急性的全身感染、发热;⑦严重的呼吸系统疾病,严重的肝、肾疾病;⑧利舍平治疗者;⑨老年人、儿童及孕妇。

(二) 治疗方法

1. 治疗前准备

①详细的体格检查,包括神经系统检查。必要时,进行实验室检查和辅助检查,如血常规、血生化、心电图、脑电图、胸部和脊柱摄片;②获取知情同意;③治疗前8小时停服抗癫痫药和抗焦虑药或治疗期间避免应用这些药物,禁食、禁水4小时以上。治疗期间应用的抗精神病药或抗抑郁药或锂盐,应采用较低剂量;④准备好各种急救药品和器械;⑤治疗前测体温、脉搏、血压。如体温在37.5℃以上,脉搏120次/分以上或低于50次/分,血压超过150/100mmHg或低于90/50mmHg,应禁用;⑥通常于治疗前15~30分钟皮下注射阿托品0.5~1.0mg,防止迷走神经过度兴奋,减少分泌物。如第一次治疗呼吸恢复不好,可以在以后每次治疗前15~30分钟皮下注射洛贝林3.0~6.0mg;⑦排空大小便,取出活动义齿,解开衣带、领扣,取下发卡等。

2. 操作方法

患者仰卧治疗台上,四肢保持自然伸直姿势,在两肩胛间相当于胸椎中段处垫一沙枕,使脊柱前突。为防咬伤,应用缠有纱布的压舌板放置在患者一侧上下臼齿间或用专用牙垫放置两侧上下臼齿间。用手紧托下颌,防止下颌脱位。另由助手保护患者的肩肘、髋膝关节及四肢。

(1) 电极的安置:将涂有导电冻胶或生理盐水的电极紧密置于患者头的顶部和非优势颞部或双侧颞部。非优势侧者不良反应较小,双侧者抽搐效果较好。

(2) 电量的调节:原则上以引起痉挛发作的最小量为准。根据不同电抽搐机类型选择电量,如电抽搐机一般用80~120mA,通电时间2~3秒。如未出现抽搐发作或发作不完全,多为电极接触不好或通电时间不够,应尽快在正确操作下重复治疗一次,否则,应在增加电量10mA或酌情增加通电时间情况下进行治疗。

(3) 治疗次数:一般每日1次过渡到隔日1次或者一开始就隔日1次,一个疗程6~12次。一般躁狂状态6次左右即可;幻觉妄想状态多需要8~12次;抑郁状态介于两者之间。

(4) 抽搐发作:抽搐发作与否与患者年龄、性别、是否服药以及既往是否接受过电抽搐治疗有关。一般年轻男性、未服镇静催眠和抗癫痫药者,较易发作。抽搐发作类似癫痫大发作,可分为四期:潜伏期、强直期、痉挛期和恢复期。

(5) 抽搐后处理:抽搐停止、呼吸恢复后,应将患者安置在安静的室内,患者侧卧更好。如呼吸恢复不好,应及时行人工呼吸。至少休息30分钟,要专人护理,观察生命体征和意识恢复情况,躁动者则要防止跌伤。待患者意识清醒后,酌情起床活动进食。

(三) 并发症及其处理

常见的并发症有头痛、恶心、呕吐、焦虑、可逆性的记忆减退、全身肌肉酸痛等,这些症状无需处理。由于肌肉的突然剧烈收缩,关节脱位和骨折也是较常见的并发症。脱位以下颌关节脱位为多,发生后应立即复位。骨折以第4~8胸椎压缩性骨折多见,应立即处理。年龄大、治疗期间应用具有抗胆碱能作用药物的患者,较易出现意识障碍(程度较轻,昼轻夜重,持续的定向障碍,可有视幻觉)和认知功能受损(思维及反应迟钝、记忆和理解力下降)。此时,应停用电抽搐治疗。死亡极为罕见,多与潜在躯体疾病有关。

(四) 电抽搐治疗的改良方法——无抽搐电休克治疗

为减轻肌肉强直、抽搐,避免骨折、关节脱位等并发症的发生,目前已推广使用。无抽搐电休克治疗的禁忌证较传统电抽搐治疗少,如老年患者可以应用。

具体方法为:在麻醉师参与下施行,治疗前肌注阿托品 0.5mg。按患者年龄、体重给予 1% 硫喷妥钠 1.0~2.5mg/kg 诱导患者入睡,待患者出现哈欠、角膜反射迟钝时,给予 0.2% 氯化琥珀酰胆碱(司可林)0.5~1.5mg/kg 静脉注射,观察肌肉松弛程度。当腱反射消失或减弱,面部、全身出现肌纤维震颤,呼吸变浅,全身肌肉放松(一般约为给药后 2 分钟)时,即可通电 2~3 秒。观察口角、眼周、手指、足趾的轻微抽动,持续 30~40 秒,为一次有效的治疗。

无抽搐电休克治疗并发症的发生率较传统电抽搐治疗低,而且程度较轻。但可出现麻醉意外、延迟性窒息、严重心律不齐,应立即给予心肺复苏。

二、经颅磁刺激

经颅磁刺激(transcranial magnetic stimulate,TMS)是 20 世纪 90 年代初应用于精神科临床研究的物理治疗方法,是一种非侵入性的脑刺激,时变磁场产生诱发电流,引起脑皮质靶点神经元去极化,具有无痛、无损伤、操作简便、安全可靠等优点,很快得到临床应用。重复经颅磁刺激(repetitive transcranial magnetic stimulate,rTMS)是在 TMS 基础上发展起来的新的神经电生理技术。

(一)适应证和禁忌证

1. 适应证

①脑瘫:改善患者肌肉痉挛及情绪状况、语言表达等方面,疗效明显。②失眠:缩短入睡时间,延长睡眠时间,减少夜间醒来次数,改善多梦状况。③抑郁、焦虑:药物抵抗性重性抑郁患者孕期治疗,改善患者的情绪和睡眠;④头痛:缓解功能性(非器质性疾病所致)头痛,预防血管性头痛的发作;⑤帕金森病:与药物协同治疗,减少药物的用量,减少药物的副作用,提高疗效;⑥精神分裂症:改善患者的睡眠和难治性幻听等症状。

2. 相对禁忌证

①既往有颅部手术史,头颅内(除了口腔)有金属物;②有癫痫病史;③佩戴有生物医用设备(如心脏起搏器)。

(二)治疗方法

把一绝缘线圈放在特定部位的头皮上,当线圈中有强烈的电流通过时,就会有磁场产生,后者无衰减地透过头皮和颅骨,进入皮质表层数毫米处并产生感应电流,从而抑制或促进神经细胞的功能。当重复给予刺激时,即称为重复经颅磁刺激(repeated TMS,rTMS),刺激频率在 1Hz(每秒 1 次)或以下为低频 rTMS,1Hz 以上称作高频 rTMS。现有的研究发现,不同频率的 rTMS 对皮质有不同的调节作用,高频刺激(5~25Hz)增加大脑皮质的兴奋性,低频刺激(<1Hz)使皮质的兴奋性下降。(目前对于低频、高频的划分稍有差异,也有人认为低频为 1~5Hz,高频为 15~25Hz)

(三)副作用及其处理

rTMS 过程中所产生的危险与刺激强度、刺激频率和刺激的次数有关。从目前的相关研究看,rTMS 在应用过程中对机体的影响很小,其安全性明显高于电休克治疗。目前最为人们关注的是它能否引发癫痫发作。迄今,全球范围内进行该研究的被试有数千人,只有 8 例出现癫痫发作,其中包括 6 名正常的志愿者,而且 RTMS 诱发的癫痫发作是自限的、暂时的,并无远期影响。自 1999 年制订治疗参数上限后,近 8 年来只有 1 例 rTMS 诱发癫痫发作的报道。rTMS 应用过程中其他潜在的不良反应包括肌肉紧张性疼痛或颈部疼痛,大约见于 5%~10% 的受试者,对于这些不适采用常规止痛剂治疗即可迅速缓解。

(四)注意事项

临床应用时还应注意:

(1)高频 rTMS(>10Hz)能诱发癫痫发作,特别对有癫痫家族史者要慎用,因此脑电图异常患者应尽量避免选择 rTMS 治疗。

(2)大脑兴奋性的改变也是一种应激,故患者在治疗之后,应适当休息。总之,rTMS 是一种无创、无痛、安全性高的新技术,对精神分裂症的阴性症状和顽固性幻听都有一定疗效。

三、迷走神经刺激

迷走神经刺激(vagus nerve stimulation,VNS)是指在患者的左侧胸壁中置入一个脉冲器,由此发出对左颈部迷走神经周期性的直接电刺激。一侧电极被埋在左侧颈部迷走神经的周围,另一侧和胸壁皮下的脉冲器连接,由此发出的周期性信号传入到孤束核,并且连接边缘系统与皮质区域。

(一)适应证和禁忌证

1. 适应证

①慢性或复发性抑郁发作;②难治性癫痫部分发作。

2. 禁忌证

①双侧或左侧迷走神经切断术的患者;②行VNS后患者不能接受短波热疗、微波热疗或超声热疗;③急性自杀倾向的患者。

(二)治疗方法

外科医师做两个切口:一个在胸壁上,用于植入脉冲器,另一个在颈部,用于植入电极。手术在短暂的全麻状态下进行,为日间手术。冲动信号的参数调节通过一个脉冲器连接的程控杆实现,当患者接触磁性物质或行 ECT 治疗时,可以关闭脉冲器。

(三)并发症及其处理

声音改变、呼吸困难、背痛是报道最多的不良事件,外科植入也会引起感染、声带麻痹、心动过缓或心搏暂停的风险,故在操作中应由有丰富外科经验的专家行手术植入,出现情况对症处理。

四、深部脑刺激

深部脑刺激(deep brain stimulation,DBS)是将电极植入颅内并让其缓慢刺激目标脑区,刺激的强度可以根据对症状的短期效果来调整,是完全可以恢复的非损伤过程。目前有研究认为 DBS 对难治性强迫症和抑郁症有效,要确定这种侵入性治疗对于难治性抑郁的有效性与安全性,还需要进行进一步研究。

五、光照治疗

光照治疗(light therapy)又称为光疗法,是利用阳光或人工光线(红外线、紫外线、可见光、激光)防治疾病和促进机体康复的方法。

(一)适应证和禁忌证

1. 适应证

包括:①季节性情感障碍(seasonal affective disorder,SAD),或是符合 DSM-Ⅳ 中标明语为"季节型"式的任何种类的复发性心境障碍的冬季抑郁发作;②SAD 亚综合征[也被称为"冬季沮丧(winter blues)"];③非季节性抑郁;④经前期紧张综合征(PMDD);⑤神经性贪食症等。

2. 禁忌证

光照治疗没有绝对的禁忌证,但是以下情况需谨慎,包括:①可能会增加眼睛对光毒性的易感性;②有转躁狂相的倾向;③皮肤光过敏;④正在进行光过敏药物或中草药治疗(如圣·约翰草或补骨脂)。

(二)光疗法的操作

光疗的效应通过眼睛介导,故在治疗中患者应睁开眼睛,因紫外线对抗抑郁作用并没有必要,且紫外线对眼睛和皮肤是有害的,故在选用灯光时,严禁使用紫外线放射设备。目前应用的治疗设备有头戴式光面罩,或通过电子设备介导。一般来说,光疗最好以 10000 勒开始治疗,如同抗抑郁药物治疗的用药一样,在光疗期间,可能需要根据患者个人需要如一年中的时间安排或环境光照量来调整治疗时间。通常在早晨进行 30 分钟光疗是一个疗程中很好的起始量,这个剂量足以起到抗抑郁作用,而不至于引起副作用。大多数患者在 2~4 天内光疗后会获得持续的抗抑郁效应,但也可能会在几周后起效,故不可以因为第一周无效作为判断患者最终获益的指征。

(三) 不良反应及其处理

光疗常见的副作用包括易激惹、头痛、恶心、失眠、轻躁狂和眼疲劳，很少发现严重的不良反应。缩短光疗疗程或建议患者远离光源可以减少光疗的副作用，失眠可能是在夜间进行光疗最明显的副作用，但是可以通过光疗时间提前得以缓解，眼损伤一直被认为是光疗的潜在副作用，但是通过恰当的光疗监测，并未见有眼损伤的报道。总之，光疗法的副作用通常轻微并且易于控制，很少有患者中途退出治疗。

(李乐华)

第四节　精神病学的循证医学

一、循证医学概述

1. 循证医学(evidence-based medicine，EBM)

是 20 世纪 70 年代后期临床医学领域迅速发展起来的一门新学科。循证医学是遵循科学证据的临床医学，其核心思想是医疗决策应尽量以客观研究结果为依据，即在个人临床经验的基础上，从日新月异的医学科学的发展中获取最新、论证强度最高的证据，以不断提高临床诊疗水平，其实质是一个高效的终身临床医学模式。循证医学是一种新的医疗实践活动，需要临床医护人员及其经验、研究证据和病人三个要素(或三个环节)有机的结合。最具影响的是 Sackett 对 EBM 的定义：审慎、准确、明智地动用当前最佳的研究证据，做出医疗决策，为患者确定治疗措施。EBM 的实践就意味着把临床专家个人意见与来自外部系统研究的最佳临床证据的有机结合。其核心思想是：各种医疗决策应尽量以客观的科学研究结果为依据。它涵盖的内容十分广泛，涉及临床医生对患者治疗方案的确立、临床研究、卫生行政部门的卫生决策、医疗改卫生立法等各个方面。

2. 循证医学的产生

1948 年世界上第一篇随机对照研究(randomized controlled trial，RCT)在英国发表，之后的几十年 RCT 被临床流行病学界认为是评价临床疗效研究的最可靠的方法，其研究结果被视为金标准，然而大样本的 RCT 有其本身巨大的局限性，往往需要投入巨大的人力、物力、财力、时间，有时需要多中心参与，实施难度较大，特别是在病因研究、疾病预防研究其局限性表现得更为突出。70 年代末，英国著名流行病学家 Archie Cochrane 提出循证(evidence based)方法，将检索到的每个 RCT，按照疾病诊断、亚型、疗法等进行汇总，作系统评价(systematic review，SR)，得出客观、真实、全面、准确的评价结果，为临床医生诊疗决策的制定提供科学的依据。1992 年，加拿大 McMaster 大学的 David Sackett 教授及其同事在大量的流行病学实践的基础上，正式提出了循证医学的概念。

3. 循证医学的发展

循证方法和 EBM 的概念提出之后，引起了广大研究人员和临床医生的广泛兴趣，使之得以迅速发展，国际上著名的医学期刊，如 *British Medicine Journal*，*The New England Journal of Medicine*，*Lancet*，*Annals of Internal Medicine* 等纷纷发表有关 EBM 的文章，在全世界范围内兴起了一股 EBM 的热潮。1992 年在英国牛津建立了以 Cochrane 的名字命名的英国 Cochrane 中心，并于 1993 年成立了国际 Cochrane 协作网，国际 Cochrane 协作网已遍布德国、美国、英国、法国、巴西、北欧、南非、澳大利亚、中国等近 20 个国家和地区，现有网络资源十分丰富，几乎囊括了循证医学的各个方面。Cochrane 图书馆(Cochrane library)是世界上最全面的系统评价数据库，包括 Cochrane 系统评价数据库(the Cochrane database of systematic review，CDSR)、临床疗效评价数据库(the database of abstracts of review of effectiveness，DARE)、临床对照试验资料库(the cochrane controlled trial register，CCRT)、循证医学期刊 *Bandolier*、*ACP Journal Club* 等。美国医学会与 *British Medicine Journal* 联合创办了 *evidence-based Medicine*，成为循证医学发展的一个里程碑。

1999 年国际 Cochrane 中心正式批准中国 Cochrane 中心成立，成为世界上第 15 个 Cochrane 中心(新网址：www.cd120.com)，2002 年 6 月由中华医院管理学会和中国循证医学中心创办了《中国循证医学杂志》，由中华人民共和国卫生部主管，内容包括循证医学理论、临床流行病学、随机对照实验、循证实践、循证决策、系统评价、Cochrane 协作网信息等,并与英国、美国、澳大利亚 Cochrane 中心、英国 BMJ 集团、港台医学办进行了广泛交流。四川大学华西医院开设了老年循证实践病房,美国华盛顿大学医学院 Dr. Wolf 和 Dr. Pin-sky 教授亲临指导病房的实践活动。目前循证医学已扩展到多个学科,Cochrane 协作网根据对人类健康影响较大的病程,成立了 50 个评价小组(cochrane review groups,CRGs),分别负责某个方面健康问题的预防、治疗、康复的系统评价,为解决这些问题提供科学的依据。其中与精神科有关的小组有精神分裂症组、抑郁症组、焦虑和神经症组、酒精和药物滥用组、行为问题组、痴呆和认知障碍组、吸烟组等。各小组所作的系统评价通过 Cochrane 图书馆以电子出版物的形式向全世界公开发行。Cochrane 系统评价结果已成为许多国家进行医疗实践、卫生决策、医学教育、医疗保险、新药开发的重要依据。

二、循证医学的实施

循证医学的实施包括五个步骤。

1. 提出临床问题

根据患者的实际情况提出需要解决的问题。有的问题是一般性的如精神分裂症患者服用奥氮平治疗,体重平均会增加多少?(这样的问题被称之为背景问题)有的问题十分具体,如一位有过抑郁发作的年轻妇女,如果怀孕,在围产期出现抑郁复发的可能性有多大?(这样的问题被称之为前景问题)。构建一个好的临床问题会直接影响到后面的工作效率。所谓好的临床问题与患者的诊断、治疗、预后和病因,有着较高的关联性,通过下面将要介绍的工作步骤,最终能产生有用的结果。

2. 进行系统性文献复习

信息技术的进步使医学信息的检索更为快速和便捷。目前,计算机光盘检索和互联网检索已经构成了医学信息检索的主体。网上信息浩如烟海,就医学信息而言,可分为:①大型数据库如文摘型数据库 MEDLINE、引文型数据库《中国科学引文数据库》、电子期刊全文型数据库等;②卫生行政机构、科研机构和医学院校的网页:提供有关卫生政策、分子生物学、药品评价方面的信息,对文献进行严格的评价;③电子图书馆如美国国立医学图书馆。然而利用现有的数据库、网站、电子图书馆搜索资料既耗时费力,也不一定能保证所搜集到的资料的质量。目前更倾向于直接寻找循证医学的相关信息。循证医学信息包括:①循证医学数据库,Cochrane 图书馆、EMBR(evidence based medicine review)、DARE;②期刊,*EB Mental Health*、*ACP Journal Club*、*EB Medicine*、*JFP POEMS*;③其他在线服务系统,ScHARR、Bandolier、TRIP、AHRQ、CASPFEW。

3. 对文献进行严格的评价

要对所收集的文献进行真实性(从临床流行病学角度评估研究质量)、临床意义[从痊愈率、有效率、需要治疗的总例数(NNT)、绝对危险降低率等角度评价其临床重要性]和临床适用性(患者是否合作,医疗机构有无这样的医疗条件、现行卫生政策是否允许等)的评价,只有具备了这些特点的临床证据才能被我们使用。证据的科学性与可靠性、证据的来源(表 10-6 和表 10-7)。

4. 制定并实施临床方案

医生利用证据,形成治疗决策,为患者实施治疗方案。也可以在各级查房和小组研讨中提出临床证据,供其他医生参考借鉴。

5. 通过实践进一步提高临床干预质量

跟踪追访患者的临床预后和疾病转归,评估干预效果,积累相关信息,形成新的临床问题。目前临床上使用的各类疾病的治疗指南,其主要依据循证医学的证据分析。

表 10-6 研究证据科学性的分级

级别	证据来源
一	①规范且把握度很高的随机化试验(如 RCTs);②系统综述或 Meta 分析
二	①规范的 RCTs;②把握度低的 RCTs
三	①规范的非随机对照或前后对照试验;②队列研究;③病例对照研究
四	规范的其他观察性研究,如比较性和相关性描述性研究
五	①病例报告和临床实例;②专家评述或意见

表 10-7　研究证据可靠性的分级

级别	证据来源
A	一级证据或者许多个二、三、四级证据的结果均一致
B	多个二、三、四级证据,结果基本一致
C	多个二、三、四级证据,结果不一致
D	四、五级证据或个别三级证据

三、循证医学与经验医学的区别

EBM 与传统经验医学在以下几个方面存在不同。

1. 证据来源不同

经验医学临床医生的医疗实践以个人经验为主,根据自己的临床实践经验,高年资医生的指导、教科书及杂志发表的零星的、不系统的研究报告为患者制定诊疗方案,指导自己的医疗行为。这种做法的结果导致一些真正有效的疗法,因不为公众所了解而长期未被临床医生应用,而一些从理论上或个人经验认为可能有效而实际却无效甚至有害的疗法,被长期广泛应用。EBM 提倡个人经验与临床外部最佳证据的完美结合。EBM 倡导的临床药物评价研究,大多是多中心、大规模、前瞻性、随机双盲对照研究(RCT),或对临床资料进行二次评价(meta 分析),RCT 和 Meta 分析的许多研究结果对改变世界临床实践及指导临床研究课题的方向,已产生划时代的影响。

2. 评价结果的指标不同

经验医学以适度疗效指标为主,即以临床症状的改善、实验室结果等指标的变化来评价治疗效果,但这种方法是不可靠的,如放疗能使肿瘤缩小,但不一定能提高患者的生存率。EBM 倡导以满意的终点指标为主要观察指标,满意的终点指标主要指重要的临床事件的发生、病死率、致残率、生存质量等,这些指标是临床医生和患者最关心的治疗结果,与适度疗效指标相比,更具有客观性和可靠性。

3. 对研究方法的要求不同

经验医学以个人经验为主,对疗效的研究多属于局部小样本,EBM 要求提供临床证据的临床研究一定要符合方法学原则,要求用科学可靠的方法来尽可能规范临床研究行为,尽可能地将各种偏倚控制在最小范围内。EBM 指导临床实践最主要的作用,就是根据临床所面临的实际问题,进行系统的文献检索,了解相关临床问题的研究进展,并对相关研究进行科学评价,以获取最佳证据。

4. 对样本量的要求不同

经验医学对疗效的研究并不十分重视大样本,常由一个或少数几个医生完成,而 EBM 要求 RCT 或 Meta 分析,样本量常要求成千上万。

5. 循证医学的局限性

循证精神病学的实施是受制于几个因素。

(1)医生的水平。临床医生如果要实践循证精神病学,不但需要具有这方面的意识,还需要相应的操作能力。然而,临床医生的受训背景决定医生了医生知识和能力上的局限,医疗实践中特有的体系、规则也使医生在不认可、不支持的环境中很难开展循证精神病学活动。

(2)高水平的临床研究。循证医学的证据来源是高水平的临床研究。如果没有一定数量的、高水平的临床试验报告,循证医学是"巧妇难为无米之炊",根本不可能进行证据搜集、分级、判定的工作,因为手头根本没有证据。

(3)一定的资源支持。实施循证精神病学是需要投入一定资源的,如互联网的方便介入、对有些循证医学资源的付费使用等。有时候证据的查找和分析需要专业人员帮助。

(4)由于绝大多数循证医学证据都是以英文方式呈现,英文专业词汇量太少或者阅读速度太慢都会影响医生实施循证医学手段的效率。特别是对中国的精神科医生来说,还需要一定的英文阅读水平。

四、循证精神病学

循证精神病学是将循证医学应用并服务与精神病学的过程,是循证医学与精神病学结合并相互融合的一个新学科。循证精神病学能帮助精神科医生提高使用精神医学文献、解决临床实际问题的能力,更好地将精神医学的研究结果应用于临床,为广大精神病患者提供最佳的诊疗服务。

（一）循证精神病学举例——抗精神病药物疗效的荟萃分析

抗精神病药物荟萃分析有许多优点：①能够对同一课题的多项研究结果的一致性进行评估和系统性评价、总结，而且不受时间或研究对象的限制；②能够发现某些单个研究未阐明的问题；③能够对效应指标进行更加客观的评价（与传统的描述性的综述相比），对效应指标进行更准确、客观的评估，并能解释不同研究结果之间的异质性。荟萃分析符合人们对客观规律的认识过程，是与循证医学的思想完全一致的，并且结果是相对客观的。当前，第二代抗精神病药物（SGA，阿立哌唑也列入了SGA中）与第一代抗精神病药物（FGA）之间疗效是否有存在差异以及各SGA之间疗效及不良反应的比较是一个热门话题。以下简要列举三个比较有代表性的精神分裂症药物治疗学荟萃分析结果，可供临床医生在选择治疗药物时参考。

1. Davis 等的第一代与第二代抗精神病药物的荟萃分析

John 等对 1953 年到 2002 年之间的 124 项临床试验进行了荟萃分析，结果发表于 Arch Gen Psychiatry（2003）。分析结果为：4 种第二代抗精神病药物（SGA）可能好于第一代抗精神病药物（FGA），效果值（effect size，ES）分别为氯氮平 0.49、氨磺必利 0.29、利培酮 0.25、奥氮平 0.21。其他 6 种 SGA 除了佐替平有微弱优势以外，均与 FGA 无显著区别（图 10-1）。氨磺必利、利培酮和奥氮平之间疗效比较则无显著差异。氯氮平在高剂量时表现比利培酮疗效略有优势。

2. Leucht 等的第一代与第二代抗精神病药物的系统荟萃分析

为了比较 SGA 是否优于 FGA，Leucht 等分析了 150 个双盲随机对照试验，结果发表于《柳叶刀》杂志（2009）。药物包括：amisulpride（氨磺必利），aripiprazole（阿立哌唑），clozapine（氯氮平），olanzapine（奥氮平），risperidone（利培酮），sertindole（舍吲哚），ziprasidone（齐拉西酮），zotepine（佐替平）。共纳入组患者 21 533 人。分析内容包括：总体疗效（overall efficacy/main outcome）、阳性症状、阴性症

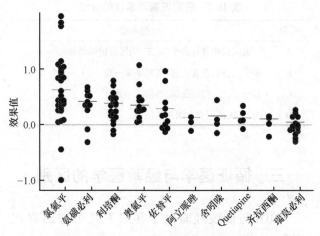

图 10-1　10 种 SGA 与 FGA 疗效的比较
效果值以 FGA（氟哌啶醇为代表）作为参照（John JM，2003）

状、抑郁症状、生活质量、锥体外系不良反应、体重增加和镇静等。分析结果如下：①SGA 中有四种药物的整体疗效可能好于 FGA，如：氯氮平 - 0.52（- 0.75 ~ - 0.29，P<0.0001），氨磺必利 - 0.31（95% CI - 0.44 ~ - 0.19，P<0.0001），奥氮平 - 0.28（- 0.38 ~ - 0.18，P<0.0001），利培酮 - 0.13（- 0.22 ~ - 0.05，P = 0.002），其他 SGA 与 FGA 相比无显著差异；②氨磺必利、氯氮平、奥氮平、阿立哌唑以及喹硫平在对抑郁症状疗效方面好于 FGA；③生活质量方面，氨磺必利、氯氮平和舍吲哚的生活质量好于 FGA；④锥体外系不良反应发生率方面，SGA 普遍低于 FGA；⑤体重增加方面，除阿立哌唑和齐拉西酮外，其他 SGA 普遍比 FGA 更多地引起肥胖。⑥镇静方面每种 SGA 表现均有差异。

3. Leucht 等的第二代抗精神病药物的系统荟萃分析

为了比较各 SGA 之间疗效和不良反应的差异，Leucht 等对 78 项随机双盲对照研究进行了荟萃分析，结果发表于《美国精神病学杂志》（2009），入组患者数为 13 558 人。分析结果为：①奥氮平疗效可能优于阿立哌唑、喹硫平、利培酮和齐拉西酮，奥氮平的疗效水平与氯氮平、氨磺必利相当，而利培酮又比喹硫平和齐拉西酮更有效，氯氮平疗效优于齐拉西酮，当 400mg/d 以上高剂量使用时疗效优于利培酮，这一疗效的提高主要是指阳性症状的改善方面；②在不良反应方面，氯氮平和奥氮平可能更容易导致肥胖、糖代谢异常和脂代谢异常，然后是喹硫平，其次为利培酮，而阿立哌唑和齐拉西酮未发

现有导致肥胖的不良反应,氨磺必利和利培酮的不良反应主要表现在锥体外系不良反应和高催乳素血症方面,这些不良反应风险与剂量相关。

(二)循证精神病学举例——抑郁症药物治疗的荟萃分析

在《柳叶刀》[Lancet 2009,373(9665):746]杂志上,Cipriani 等比较客观地分析了 12 种新型抗抑郁药在抑郁症急性期治疗中的疗效和耐受性。Cipriani 等以成人单相重症抑郁症急性期患者为研究对象,比较了包括安非他酮、西酞普兰、度洛西汀、艾司西酞普兰、氟西汀、氟伏沙明、米那普仑、米氮平、帕罗西汀、瑞波西汀、舍曲林和文拉法辛在内的12 种临床常用新一代抗抑郁药的疗效(不包含安慰剂组和以产后抑郁妇女为研究对象的随机对照试验)。定义 8 周治疗为抗抑郁急性期治疗,如无 8 周资料,则用原始研究资料中的时间点(6~12 周)作为研究终点。以 8 周时汉密尔顿抑郁量表(HDRS)、蒙哥马利-奥斯伯格抑郁量表(MADRS)评分较基线改善至少 50%,或临床大体印象量表(CGI)显著改善的患者比例进行疗效评估。如研究中包含所有上述 3 个量表的评分结果,则选用HDRS 评分进行研究。可接受性指标为在 8 周内,任何原因所致研究中断(脱落或失访)的人数。

研究者共检索到 345 篇相关研究,并自制药企业网站检索到 15 项可用于荟萃分析、但尚未发表的研究。在排除不符合标准的研究后,共有 117 项1991-2007 年间的研究被纳入多药治疗荟萃分析,其中,63% 的研究在北美和欧洲进行。

本荟萃分析共纳入 25 928 例研究对象,2/3 为女性,进行疗效和可接受性分析的分别为 24 595 例(111 项研究)和 24 693 例(112 项研究)。平均治疗时间为 8.1 周,平均每种药物的研究对象为109.8 例(9~357 例)。

85 项研究为两种药物间比较,23 项为三组间比较(两种药物和安慰剂),7 项为多组间比较(两种药物的不同剂量与安慰剂比较),2 项研究为三药比较。入组人群年龄 ≤65 岁和 >65 岁的研究分别为 53 项($N=9321$)和 8 项($N=1583$),入组人群为门诊患者的共 87 项(初级保健门诊 7 项)。在患者入组时,HDRS-17、HDRS-21 和 MADRS 的总体平均基线评分分别为 23.47、25.72 和 30.09。

疗效与可接受性比较:

1. 药物间直接比较

艾司西酞普兰优于西酞普兰,西酞普兰优于瑞波西汀和帕罗西汀,米氮平优于氟西汀和文拉法辛,舍曲林优于氟西汀,文拉法辛优于氟西汀与氟伏沙明。在可接受性方面,氟西汀的耐受性优于瑞波西汀,西酞普兰优于舍曲林。

2. 多药治疗荟萃分析

艾司西酞普兰、米氮平、舍曲林和文拉法辛的疗效显著优于度洛西汀、氟西汀、氟伏沙明、帕罗西汀和瑞波西汀,其中,瑞波西汀的疗效低于其他 11种药物。在可接受性方面,度洛西汀和帕罗西汀的耐受性低于艾司西酞普兰与舍曲林,氟伏沙明低于西酞普兰、艾司西酞普兰和舍曲林,文拉法辛低于艾司西酞普兰。瑞波西汀的耐受性低于许多抗抑郁药(如安非他酮、西酞普兰、艾司西酞普兰、氟西汀和舍曲林),而艾司西酞普兰与舍曲林的耐受性优于度洛西汀、氟伏沙明、帕罗西汀和瑞波西汀。

3. 疗效与可接受性排序分析

米氮平、艾司西酞普兰、文拉法辛和舍曲林最为有效,而艾司西酞普兰、舍曲林、安非他酮和西酞普兰的可接受性最好。

根据疗效选择最有效治疗药物的累积可能性分别为:米氮平(24.4%)、艾司西酞普兰(23.7%)、文拉法辛(22.3%)、舍曲林(20.3%)、西酞普兰(3.4%)、米那普仑(2.7%)、安非他酮(2.0%)、度洛西汀(0.9%)、氟伏沙明(0.7%)、帕罗西汀(0.1%)、氟西汀(0.0%)、瑞波西汀(0.0%)。

根据可接受性选择最佳治疗药物的累积可能性分别为:艾司西酞普兰(27.6%)、舍曲林(21.3%)、安非他酮(19.3%)、西酞普兰(18.7%)、米那普仑(7.1%)、米氮平(4.4%)、氟西汀(3.4%)、文拉法辛(0.9%)、度洛西汀(0.7%)、氟伏沙明(0.4%)、帕罗西汀(0.2%)、瑞波西汀(0.1%)。

研究结论:

疗效最佳的药物分别为米氮平、艾司西酞普兰、文拉法辛和舍曲林,可接受性最佳的则为艾司西酞普兰、舍曲林、安非他酮和西酞普兰。

艾司西酞普兰与舍曲林可能是目前常用的新一代抗抑郁药中最有效与最能被患者接受(耐受性好)的药物。由于舍曲林在大多数国家的价格低于艾司西酞普兰,所以似乎舍曲林优于艾司西酞普兰。瑞波西汀、氟伏沙明、帕罗西汀和度洛西汀在疗效与可接受性方面均较差,其中瑞波西汀的疗效和可接受性均最低,作者建议不应再将其作为治疗急性期抑郁症的一线药物。

该荟萃分析的特点:本研究是迄今为止首次将疗效判定时间(8周)作为文献入组标准,对不同抗抑郁药间疗效和可接受性进行比较的系统综述,对研究药物的疾病急性期作用有很好的借鉴意义。该研究的一大亮点在于,它不仅是一项传统意义上的荟萃分析,而且是一项近年逐渐流行的多药治疗比较荟萃分析。传统荟萃分析只能整合分析药物间直接比较随机对照研究(RCT),如某药与选择性5羟色胺再吸收抑制剂(SSRI)及其他抗抑郁剂在疗效和可接受性比较 荟萃分析,只能分析所有该药与其他抗抑郁药直接比较的RCT,只能得出该药比其他药优或劣的结论,而不能整合分析其他抗抑郁药间比较的RCT,不能得出何种抗抑郁药最佳的结论。由于传统荟萃分析的局限性,其所得结论亦存在片面性。多治疗比较荟萃分析,不但可整合直接比较RCT,且能整合间接比较的研究,即可整合所有药物比较RCT,并运用特定统计方法,将不同药物的疗效和耐受性排出次序。

(赵靖平)

主要参考文献

翟金国,赵靖平. 2004. 循证医学及其在精神科的应用.上海: Shanghai Archives of Psychiatry, Vol. 16, No. 5:292~294.

赵靖平. 2008. 精神科常见病用药. 北京:人民卫生出版社.

赵靖平. 2010. GABBARD 精神障碍治疗学. 北京:人民卫生出版社.

第十一章　精神应激与创伤后应激障碍

导语　精神应激与人类健康的关系一直是学术界与大众的热门话题和值得不断探索的难解之谜。从宏观的角度看,适度的精神应激可以提高个体的警觉水平,激发机体的活力,有利于个体的生存与创造;另一方面,超出个体承受能力的精神应激则带来精神创伤,成为直接的病因导致某些疾病的发生,或影响某些疾病的发展与预后,或对个体的生理、心理发育产生深远的影响,从而参与某些疾病或某些行为易感素质的形成。在精神病学领域,过度精神应激所造成精神创伤从而损害健康,最值得关注的就是创伤后应激障碍(post traumatic stress disorder, PTSD)。因为 PTSD 与精神创伤的因果关系最为明确,所带来的健康损害最为严重,因此,本章将其作为精神应激所致精神障碍的代表性疾病予以详细描述。

第一节　从精神应激到精神创伤

一、精神应激发生的三要素

通常医学上所说的精神应激,是指机体应付困难处境时的一种基础状态。这种状态的发生,一般与三个因素有关。

第一是应激源,也即导致应激发生的事件。这类事件多种多样,来源也很广泛,包括生物的、物理的、化学的、心理的诸多方面。涉及范围大到群体的战争、地震,小到发生在个体的车祸、人际的纠结等;强度大到危及生命的被残杀,伤及身体的被强奸;小到每日令你牵肠挂肚的一般家庭矛盾、工作烦恼等。无论何种事件,要导致个体出现精神应激,其事件的共同特点是:事件的性质是负性的、违反了个体的需要与欲求,比如生存、情爱、地位、名利等;事件的强度(空间)或者持续性(时间)超出了个体的承受或者应对能力,即个体认为此情景自己无法或很难应付,或者个体不能确定是否能应付,此时躯体就会自动启动应激反应。一般来讲,如果作为直接的病因或直接的诱因,应激源一定是异常强烈的、突然发生的、负性的,超出一般人的承受能力的。如天灾人祸导致的急性应激障碍、PTSD,某些因突发的强烈精神创伤所致的中风、心肌梗死,

某些强烈的精神或躯体应激导致的急性应激性消化道溃疡等。这些疾病的发生只与强烈的精神创伤有关,与轻度的即使持续时间很长的应激原没有必然关系,虽然发病的个体首先要具有某种易感的基础。而轻度的持续的应激在精神应激相关疾病的致病机制中,则只可能是某些疾病的参与因素之一或影响疾病的发生发展,不可能成为直接的病因。如精神应激在心血管病、消化道疾病、某些皮肤疾病发生中的作用,如果没有其他因素的参与,如高脂对心血管病形成的影响、胃粘膜局部因素对溃疡病形成的影响、皮肤的局部损害对某些特异性皮炎形成的影响,仅靠单一的精神应激因素至少目前为止还无法解释其全部的发病机制。

应激发生的第二个因素是个体易感素质。许多研究都一致发现,面对同样事件,并非所有个体都会发生应激反应,即使在动物中也是如此。这种易感素质显然与个体的生物-心理-社会素质有关。而且,应激反应发生时机体的生理和心理的变化也许是非特异性的,但应激反应如果产生了病理性后果,其结局却又是不同的,比如在非特异性的应激反应的作用下,个体的心理和躯体抵抗力都下降到临界值,如果该个体具有某一器官功能或结构的薄弱或易感(先天的遗传或后天的损害,如长期应激的累积效应导致心理和生理耐受力的下降),或同时存在某种应激相关疾病的其他危险因素(如高脂

与冠心病,皮肤局部易感因素与特异性皮炎等),就可能共同作用或多途径叠加作用导致不同的应激所致的疾病的发生。

与应激有关的第三个因素是支持系统的保护作用。如果面对困难处境的个体有很好的资源和社会支持系统,无论是经济上的,人际间的还是社会保障体系的资源,显然都有利于个体面对应激源时不发生应激反应,或者很好的应对应激处境而使其不对健康造成损害,或者帮助个体从应激反应中尽快解脱出来,不留后患。

二、从精神应激到精神创伤

个体正常状态下机体是处于一种内环境的动态平衡,又称为"内稳态平衡"。当面临应激事件时,个体要付出努力来解决或逃避(战斗或逃跑)应激事件,此时机体就会发生我们通常所说的应激反应。精神应激一旦发生,一般会以一系列的反应体现出来,这些反应包括分子水平上的生物化学反应,激素水平层面上的调控以及系统整合方面的行为、情绪和认知的变化等,统称为应激反应。应激反应的目的在于去除或克服应激源对自身造成的不利影响,最终有利于个体的生存及种族的繁衍。从生物学的水平来说,这时几乎所有的器官都先后会发生变化,尤其是神经内分泌、心血管系统、免疫系统、胃肠道最先出现功能的改变。机体此时保持大脑和肌肉功能的能量动员;注意力高度集中在体会到的危险或者困难处境上;大脑灌注率和局部脑葡萄糖消耗增加;心输出量增加,呼吸加快,血流重新分配,脑和肌肉的能量和代谢增加;免疫功能改变;生育功能和性行为抑制;食欲和哺乳功能下降等。这些反应都与增加机体对应激的适应有关。相对于机体原来的"内稳态平衡"来说,此时在应激状态下的变化是一种"异稳态平衡",个体正是通过这种"异稳态平衡"来尽快摆脱或战胜应激源以使"内稳态平衡"恢复。

然而,这种具有保护作用的抗应激损害的"异稳态平衡"与某些疾病的病理生理过程并无截然的界限,或者说其本身在某种条件下也可能具有病理生理作用。如应激时,交感肾上腺髓质系统的兴奋导致儿茶酚胺(去甲肾上腺素、肾上腺素等)的增加,进而引起心血管系统的反应:心率加快、血压升高、各系统间血量供应的重新分配,血糖升高等,以提高机体应付应激源的能力。但这种状态如果过度或者持续时间过长,就可能会对心血管系统造成不利的影响,如小血管的痉挛、血管内皮的损伤等等,在有效应激的情况下,这种不良的影响是可逆的,但如果这种状态长期存在或反复发生,那么这种影响就会变成病理性的而难以逆转,成为促发高血压、动脉粥样硬化、糖尿病、中风等疾病的重要因素。在有其他心血管疾病高危因素(如高盐饮食、家族史阳性者)存在的情况下,这种不良影响就更为明显和快速。又比如在遭受强烈精神创伤的个体中,研究发现他们海马的 LTP 现象减弱或不出现,相应的突触界面率减小;这种现象似乎可以理解为机体对精神创伤的一种保护性或代偿性的可逆反应,即从心理上说,是为了减少个体对精神创伤讯号的"感受"或加快"遗忘";从生理上说,是为了减少神经元之间的联系,尤其是防止应激时兴奋性氨基酸能神经元的功能亢进而对神经元造成毒性反应。如果精神应激过于强烈或持久,或个体存在易感素质,应激反应超出了个体的代偿能力,这种保护机制就会变成病理作用,应激反应就形成了精神创伤,对机体造成严重损害。如进一步的研究发现,持久的(longlasting)强烈应激下的动物可以出现海马 CA_3 区树突棘的减少与萎缩,CA_3 区神经元数目的减少;而在 PTSD 的患者,应用 FMRI 检查海马区也有同样的发现,即海马的萎缩。这种应激造成的创伤,即使随着时间的推移或者治疗而慢慢缓解,但这种创伤经历有可能会形成创伤性痕迹,成为个体易感素质的一部分,也即应激的累积作用。一旦面临新的应激时,这种有旧日创伤的个体就更容易触发创伤痕迹,而发生新的应激反应。

因此,当应激反应过强或者经常发生时,这种"异稳态平衡"就会持续或经常性地存在而成为机体的一种负荷,称为"异稳态负荷",在此情况下抗应激系统终将不堪重负甚至抗应激系统本身在机体的"异稳态负荷"中也受到损害,从而发生失代偿或代偿失调形成了精神创伤,而导致与精神应激相关的躯体疾病、精神疾病或其他病理现象。

第二节　创伤后应激障碍概述

创伤后应激障碍(post traumatic stress disorder,

PTSD)是应激相关障碍中临床症状最严重、预后最不好、最可能有脑损害的一类应激障碍。它是指个体面临异常强烈的精神应激后延迟发生的一类应激相关障碍。主要表现为创伤性体验反复闯入意识或梦境中,高度的焦虑状态以及回避任何能引起此创伤性记忆的场景,患者的心理、社会功能严重受损。据国内外的流行病学资料报告,约50%以上的女性和60%以上的男性一生中会经历一次严重的精神创伤性事件;而经历过这种创伤性事件的个体,平均约有8%左右会发生PTSD(不同的创伤性事件PTSD发生率不同)。患PTSD后,至少1/3的患者因为疾病的慢性化而终生不愈,丧失劳动能力;1/2以上的患者常伴有物质滥用、抑郁、各种焦虑性障碍等;自杀率是普通人群的6倍。尤其该病的发生常与灾难和公共突发事件有关,常导致社会医药资源的过度消耗,影响善后处理,给事件发生后生活的重建造成很大困难与阻碍。

虽然PTSD这一诊断术语最早出现在1980年美国精神障碍分类诊断标准第三版(DSM-Ⅲ)中,但精神病学界对它的关注至少可以追溯到十九世纪后期。1896年著名精神病学家克雷丕林(Kraepelin)首次尝试对精神障碍进行分类时,将经历创伤性事件后有明显焦虑症状的患者称为惊恐性神经症(fright neurosis)。第二次世界大战后,美国精神病学会制订的DSM-Ⅰ中列出一个称为广泛性应激反应(gross stress reaction)的诊断类别,主要指那些既往相对正常,在经历一些特别强烈的应激事件后出现精神症状的个体,但和所有其他精神障碍一样,当时都没有制订详细的诊断标准。有趣的是,越战期间制定的DSM-Ⅱ(1968年)却莫名其妙地取消了这一诊断类别,有学者认为可能与政治和战争因素有关。1970年代,美国以及世界各国对人权尤其是妇女儿童的关注,许多学者提出了儿童虐待综合征、强奸后综合征、妇女虐待综合征等,这些人际间暴力后综合征的描述与美国成百万越战后回国的士兵的一些精神症状非常类似,因此,在制订DSM-Ⅲ的时候,就把所有与创伤性事件有关的应激反应都归为一类障碍,即PTSD,并制定了可操作的诊断标准。随着DSM-Ⅲ中PTSD诊断标准的出笼,有关它的流行病学研究,评估工具的信效度研究,治疗结局的研究等等就成了科学上的热点问题。检索2008年Medline上,仅流行病学条目多达4093

条。既有社区样本的流行病学资料,也有不同人群、不同创伤性事件发生后PTSD资料,如地震、飓风、海啸、火山、战争、绑架、强奸、人身伤害、交通事故等创伤性事件后的PTSD患病率。并且发展了一系列筛查和评定PTSD的各种量表,如影响事件量表(IES)、临床医生用PTSD量表(CAPS)、创伤后应激障碍访谈(PTSD-Ⅰ)等。一些国家近年来还制定了PTSD的临床诊断标准和治疗指南,如英国(2005)、美国(2004)、澳大利亚(2007)、中国(2010),对于该病的临床防治起了很好的作用。许多国家还制定了针对公共突发事件或者自然灾难的心理危机干预预案以及从国家水平到社区水平的防治体系。

PTSD的患病率因采用的诊断标准、研究方法、样本特征不同,得出的患病率不同,一般认为,在经历创伤事件的人群中,平均患病率为8%,但不同的创伤性事件可能患病率不同。威胁生命的、带来强大精神耻辱的、持续发生的事件以致经历者缺少压力释放的条件下,PTSD发生率比较高。如美国底特律社区创伤调查发现,经历创伤性事件的人中9.2%发生PTSD,但是在被强奸、被俘、经历酷刑、拘禁、绑架后的人群中PTSD高达50%;美国越南战争老兵的PTSD研究(National Vietnam Veterans Readjustment Study,NVVRS)显示PTSD终生患病率男性30.9%,女性26.9%;而非越南战争老兵中男性仅为2.5%,女性1.1%。美国Norris(1992)报告一项包括东南四个城市1000名男女居民有关PTSD调查研究,内容为了解居民曾经经历过以下8项任何一项创伤性事件,结果按照发生率的高低排序,依次为:①被抢劫;②躯体侵犯;③性侵犯;④灾难性死亡;⑤摩托车事故;⑥格斗;⑦火灾;⑧其他灾害。这些创伤性事件暴露后PTSD的发生率前三位依次为性侵犯14%,躯体侵犯13%,摩托车事故12%。

虽然患病率差异比较大,但不同的研究资料一致显示PTSD的终生患病率女性高于男性,而且发病年龄也不同。如美国多个普通人群样本研究一致显示,女性PTSD患病率高出男性两倍。如用DSM-Ⅲ标准,女性PTSD患病率为1.3%,男性为0.5%;采用DSM-Ⅲ-R的NCS研究显示PTSD女性终身患病率为10.4%,男性为5.0%。而Breslau(2001)采用DSM-Ⅳ的研究显示女性PTSD终身患病率是 13.0%,男性 6.2%。中国河北(2007)资料显示女性 PTSD 时点患病率是 0.4%,男性 0.3%。Kessler(1995)报告男性 45～54 岁是 PTSD 高发年龄,而女性 25～34 岁为高发年龄。

社区和临床研究资料显示,PTSD 是一个与其他精神障碍共病率很高的疾病。1987 年美国流行病学定点调查资料显示,几乎 80% 的 PTSD 患者在 PTSD 发生以前或同时患有另一种精神障碍;而非 PTSD 患者的共病比例只有 1/3 左右。1995 年 NCS 研究资料显示,79% 女性和 88% 男性终生 PTSD 患者同时符合另一种终生精神障碍;相反,其他精神障碍中只有 46% 女性和 55% 男性与另一种精神障碍共病。男性 PTSD 患者中共病最常见的障碍依次为酒精滥用或成瘾(51.9%),重性抑郁发作(47.9%),冲动障碍(43.3%)和药物滥用及依赖(34.5%);女性则为重性抑郁发作(48.5%),单纯恐怖(29.0%),社交恐怖(28.4%)和酒精滥用或成瘾(27.9%)。同时,PTSD 患者心血管疾病、神经科疾病、胃肠道疾病、其他能解释和不能解释的躯体症状比率也比较高。这些资料强烈提示,PTSD 好发于有精神或躯体易感素质的个体。

PTSD 可以发生于任何年龄,包括儿童期。临床症状通常在创伤性事件后的最初 3 个月内发生,一般不超过创伤性事件后 6 个月。整个病期变化因人而异,大约 50% 患者 3 个月内完全恢复正常,但至少 1/3 的患者症状持续 1 年以上,成为慢性,甚至终生不愈。Breslau(1998,2002)发现男性患者症状缓解平均时间为 12 个月,女性为 48 个月。创伤性事件的严重性、暴露于创伤事件的时间长度和接近性可能影响 PTSD 的病程。

第三节　创伤后应激障碍的危险因素与病理基础

在所有的精神障碍中,PTSD 是与精神创伤关系最为密切的疾病,即没有强烈的精神创伤经历,不管个体具有何种易感素质或高危因素,都不会发生 PTSD。即使有躯体创伤因素的参与,也不占主要地位(如自然灾害的幸存者 PTSD 的发生率远低于被强奸后幸存者);但 PTSD 的发生又与素质因素或高危因素密切相关,如经历强烈精神创伤的个体平均只有 8% 左右出现 PTSD,而 92% 的精神创伤经

历者不发生 PTSD,显然患 PTSD 的人对创伤事件有易感性或者具有 PTSD 发生的高危因素。PTSD 的迟发性和迁延性提示它是一个有脑病理基础的疾病,目前在神经内分泌、脑电生理、神经影像等领域研究报告众多,本节也做一简要介绍。

一、PTSD 的危险因素

1. 精神创伤性事件

如前所述,强烈的突发的精神创伤性事件是 PTSD 发生的必备条件,它是指自身经历的急性的、或威胁到生命或严重伤害的事件,或者其他威胁到身体完整性的威胁性事件;或者旁观到有关他人死亡、伤害或者危及他人身体完整性的威胁性事件;或者获悉家人或亲密朋友的突然的死亡或暴力死亡、严重的伤害,或者有关伤害和死亡的威胁性事件(美国精神障碍诊断和统计手册第四版)。而且这种事件的强度是异乎寻常的,几乎能使每个人产生共同的痛苦(国际疾病分类第 10 版——精神与行为障碍分类),最终导致有易感素质的人发生 PTSD。在分析创伤性事件与 PTSD 的关系时,有两点值得我们注意。

第一,在儿童中一些小的生活事件也可能引起 PTSD,这与儿童对创伤性事件的感知觉水平及他们的应付能力有关。比如意外伤害、烧伤、摔伤、慢性躯体疾病、家庭暴力、父母离异、情感忽视、家庭环境改变、亲人患病或死亡、低水平的经济状况、同伴关系不良、校园暴力、老师不良的教育方式等均可以引起儿童的 PTSD。而且这些原因引起的 PTSD 症状在儿童时期往往由于忽略其精神创伤的致病作用易被误诊为品行障碍、儿童多动症、抑郁症或精神分裂症。

第二,虽然不同的精神创伤事件导致 PTSD 的发生率不同,例如目前大多数研究报告被强奸后 PTSD 的发生率是最高的,从 30%～60% 不等,自然灾害后 PTSD 似乎是最低的,从 3%～18%。然而尚没有充足的证据表明,哪一种精神创伤事件使疾病的症状有某些特异性的表现,如症状更严重或者更易慢性化。一般来说,精神创伤事件的致病性不但与创伤本身的强度有关,更重要的是与个体对创伤性事件的主观体验程度有关。例如,一个性观念开放的女性与一个性观念保守的女性被强奸,单门独

户的房屋倒塌和自然灾害导致大面积人群的无家可归,可能同一个事件发生的背景不同,其导致的精神创伤后果和程度是不同的。因此,就创伤性事件这一 PTSD 发生的必备条件而言,只有其强度与主观体验超出某个体的耐受能力时,才成为 PTSD 的致病因素。

2. 个体易感因素

尽管精神创伤性事件在 PTSD 的发生中必不可少,但个体的易感素质更是一个疾病发生的基础和必备因素。有人把 PTSD 的易感因素分为个体内在的(如遗传特征、年龄、性别、HPA 轴功能异常、前额叶和杏仁核或海马的神经可塑性差异、精神障碍的家族史或既往史、躯体健康状况不良、不良的心理应付方式等等)与个体外在的因素(如社会支持系统、童年的精神创伤、创伤前后其他负性生活事件的叠加作用等)。但更多学者倾向把易感因素按照创伤性事件发生前后的时间来分,即分为创伤前变量(pre-traumatic variables)、围创伤期变量(peri-traumaticvariables)和创伤事件后变量(post-traumatic variables)。他们认为这样有利于研究与临床干预。

创伤前变量现有研究比较肯定的有:社会环境因素,如遭受创伤的个体具有焦虑或心境障碍的个人史或家族史,家庭不稳定的环境,既往创伤经历如童年期性虐待或躯体虐待史。例如,Yehuda 报道先前有遭受暴力侵袭史的女性被强奸后发展为 PTSD 的可能性是没有应激史女性的 6.7 倍,并且比没有应激史的个体血浆可的松水平低;个体素质因素,如某些易感基因的影响、女性、平均水平以下的智商、具有某些神经系统的软体征等;人格特质,如神经质(负性化)、高敌对、低自我效能,疑病等反映出个体经历负性情绪状态的倾向。上述这些因素可能最终是影响了个体对应激的应付能力而增加将来 PTSD 的发生风险。

围创伤期变量的研究包括个体对创伤事件的态度、急性期反应强度、干预措施、个体的反应倾向性等方面。譬如,多数人在创伤性事件后都会出现程度不等症状,应激强度越大,发生 PTSD 的概率也就越高。个体对创伤性事件和 PTSD 症状以及对自我的不良认知评价、持久性的应付 PTSD 的消极方式、创伤暴露时主观痛苦体验过于强烈均是 PTSD 发生的高危因素。缺少或不良的社会支持也是预

测创伤后 PTSD 发生的重要因子;在经受创伤性事件的儿童中这一点尤其重要,父母自身的悲痛可能会减少对孩子的帮助,父母的 PTSD 症状是儿童 PTSD 症状的很重要的一个风险因素,因此,评估父母对创伤性事件的反应非常重要。在生物学指标方面,代表急性期交感神经功能增强的静息状态心率增快,外周血低皮质醇水平可能对 PTSD 的发生有非常重要的预测作用。

除了某些创伤前变量及围创伤期变量如人格特质、社会支持等持续存在而成为创伤后变量外,创伤事件后变量还包括事后干预的及时性与有效性、事件后遭受的其他生活事件以及个体的一些生物学特点等。比如多数研究发现 PTSD 患者的尿皮质醇水平降低或低剂量地塞米松对皮质醇的"超级"抑制,有学者认为这是随着时间的推移出现促肾上腺皮质激素(ACTH)负反馈增强及下丘脑促肾上腺皮质激素释放因子(CRF)受体的下调,导致 ACTH 对 CRF 的反应变得迟钝。这种在创伤事件后中枢神经系统内 CRF 增加与低水平皮质醇或相对低下的皮质醇反应的分离有可能会加强巩固创伤事件的记忆,加强主观痛苦感,改变人的心理活动,影响个体整合创伤经历的能力,最终导致创伤后应激障碍的发生或恢复延迟。

二、PTSD 的脑病理机制研究

PTSD 发生的脑病理学机制是最近二十余年来国际研究的热点。目前比较多的发现主要在三个方面,一是 PTSD 神经影像学的特征研究,二是脑电生理学的研究,三是神经内分泌的研究。

1. PTSD 的脑神经影像学特征

无论是应用 PET、SPECT,还是 FMRI 的方法,在 PTSD 患者脑功能和脑结构方面的研究结果比较集中的发现是患者的海马与海马旁回、杏仁核、内侧前额叶(mPFC,包括前扣带回、前额叶框回、前额中部皮质等脑区)有某些异常,有些作者因此提出 PTSD 的前额叶-杏仁核-海马环路。前额叶调控着杏仁核对恐惧刺激的过度反应,前额叶功能减弱时,对杏仁核的调节和控制作用减弱,导致杏仁核对恐惧性反应的过度增强,而海马本身的损害以及与之前额叶、杏仁核之间联系的失调则主要参与了

PTSD 患者的陈述性记忆的损害过程。这些研究结果提示,PTSD 患者确实存在有某些脑区的结构损害和脑功能的障碍,是一个有肯定脑损害的重大精神疾病。然而,PTSD 患者这些脑区神经影像学的改变,是疾病发生的脑病理基础还是精神创伤导致的后果,在精神创伤性事件和易感因素的相互作用下是如何发生的,是否还有其他脑区的参与,都还有赖于进一步研究的样本纯化、影像学分析方法的更新,以及精神疾病领域更多的研究技术问世。

2. PTSD 的脑事件相关电位特征

事件相关电位(event-related potentials, ERPs)是一种长潜伏期诱发电位,是指受试者对接受到的特定刺激进行认知加工时,从头皮上记录到的电位活动,可以展现大脑神经细胞活动在时间单位为毫秒的认知过程。其中研究较多的是 P300 波,根据潜伏期和起源不同,可分为 P3a 与 P3b 两个波。P300 与颞叶、顶叶和前额部等脑区的皮质功能有关,有人认为还包括海马。有关 PTSD 的研究发现,在非创伤性干扰刺激中,PTSD 患者对中性靶刺激的 P3b 波幅降低,潜伏期延长;反映了对非威胁因素的信息加工资源分配降低。而在创伤相关新异刺激中,对中性靶刺激的 P3b 波幅增大,波幅增大程度跟任务难度相关,反映了 PTSD 患者在被干扰情况下,反应增大,与创伤相关刺激下认知加工过程增强,这一解释与 P3b 波幅反映刺激评估和注意指向更新记忆表现和刺激发生情景的提出是一致的,P3b 波幅增高可反映面对创伤线索的焦虑增加,警觉性增高。与同样有创伤暴露的非 PTSD 者相比,PTSD 患者的 P3a 波幅增高,提示 PTSD 患者偏向注意创伤相关刺激。相反,在新异干扰刺激引发的 ERP 没有发现显著性差异。有人报告麻木症状的强度与颞侧的 P300 幅之间呈显著负相关。总的来说,全部 P300 结果提示与 PTSD 情境依赖性的信息加工分离,对中性刺激的信息加工减低,但是对创伤相关刺激或创伤相关线索情境下,对中性刺激的信息加工是增加的。这反映了神经解剖功能和情绪刺激编码的关系。ERP 的其他成分,PTSD 的研究文献中也有报道,但各研究的结论还有待进一步验证。

3. PTSD 的神经内分泌特征

应激状态下的神经内分泌变化错综复杂,目前比较肯定的有兴奋性氨基酸系统、GABA 能抑制系统、胆碱能系统、多巴胺系统、5-HT 系统、神经甾体系统以及其他的神经递质或调质如垂体后叶素、内啡肽、血管舒缩肠肽、神经肽 Y、胆囊收缩素、物质 P 的参与。但主要是肾素-血管紧张素系统和 HPA 轴的激活,俗称应激系统(stress system)。HPA 轴和肾上腺儿茶酚胺维持能量的平衡,肾素-血管紧张素重新分配血流以保证重要器官的血供。一个典型的神经内分泌反应包括在数秒内开始的从自主神经系统和肾上腺髓质的儿茶酚胺分泌的增加(肾上腺素和去甲肾上腺素);从小神经元分泌的促肾上腺皮质激素释放因子(CRF)和垂体后叶素进入门循环和增加垂体后叶催产素的分泌。5~10 秒后,促肾上腺皮质激素(ACTH)分泌。这个反应也包括几秒后垂体促性腺激素的分泌减少和催乳素和生长素的分泌增加,肾脏肾素和胰腺高血糖素的分泌增加。数分钟后,血浆中糖皮质激素水平升高,性腺激素分泌抑制。糖皮质激素的分泌高峰在应激后 30 分钟和 1 小时。除了 CRF,此时或稍后还有许多神经肽和神经递质也参与应激反应的调节,这些与特定的应激源和特定的时间有关。这种反应如果持续、强烈,就有可能导致机体的失代偿而导致疾病。

第四节 创伤后应激障碍的临床表现与临床评估

一、临床表现

1. 主要症状

(1)创伤再体验症状:在意识清晰的情况下反复出现闯入性的回忆或脑海里重现创伤性事件;或者睡眠中反复出现与创伤事件有关的噩梦;或面对与创伤性事件有关的事件、场景、人物等触景生情并产生严重的精神痛苦或生理应激反应即称为创伤再体验症状。创伤性体验的反复重现是 PTSD 最常见也是最具特征性的症状,儿童患者较成人多出现短暂的"重演"性发作,即再度恍如身临其境,出现错觉、幻觉及意识分离性障碍。

(2)警觉性增高:几乎每个患者都存在这种症状,为一种自发性的持续高度警觉状态。表现为过度警觉,惊跳反应增强,可伴有注意力不集中,激惹性增高以及焦虑情绪。焦虑的躯体症状如心慌、出汗、头痛、躯体多处不适等症状很明显,睡眠障碍表现为入睡困难、易惊醒和噩梦,而且持续时间较长,治疗较困难。

（3）回避或麻木:患者表现为长期或持续性极力回避与创伤经历有关的事件或场景,可分为有意识回避和无意识回避。有意识回避可表现为极力不去想有关创伤性经历的人与事;避免参加能引起痛苦回忆的活动,或避免去会引起痛苦回忆的地方。无意识回避可表现为对创伤性事件的选择性/防御性遗忘、失忆,而与创伤性事件无关的记忆则完好保存。无意识回避也可表现为创伤性事件发生后拼命地工作,这些人往往不会认识到他们拼命地工作其实也是一种回避、逃避行为,当然有时他们会认识到只要自己一旦停下来,创伤性事件就会不由自主地在脑海中浮现(病理性重现/闪回)。患者也可出现情感麻木,对周围的环境刺激普遍反应迟钝,出现社会性退缩。对以往的爱好失去兴趣,疏远周围的人。对未来生活、学习、工作都失去憧憬。整体上外表给人木讷、淡然的感觉,但机体实质上处于警觉状态。

2. 其他症状

除上述三联征外,PTSD 常有其他一些症状,如分离症状、兴趣范围的缩窄、人际关系的改变、人生观、价值观的改变,乃至人格的改变、抑郁、自杀、攻击言行、酒精、安定类药物等精神活性物质的有害使用或滥用甚至精神病症状等。这些症状虽然没有单列出来作为诊断标准,但在临床中发生率不低,有些症状常常成为残留症状而影响疾病恢复。

比如分离症状虽然是急性应激障碍的症状诊断标准之一,在 PTSD 的诊断中分离症状并非必需,但临床常见(如无法回忆创伤相关的重要方面或人格解体、现实解体等),而且常表示应激反应程度较重,恢复较困难。

又如睡眠障碍,是 PTSD 最常见的症状之一,列在症状标准第二项“高警觉性”类。其实到目前为止,并没有确凿的证据表明,PTSD 的睡眠障碍仅仅是焦虑的表现之一。PTSD 的睡眠障碍发生率非常高,据研究报道高达 60% 以上,但据笔者临床经验,几乎所有的 PTSD 患者似乎创伤后都有过睡眠障

碍。临床表现包括:与高警觉性关联的入睡困难或易惊醒;创伤性内容的噩梦;无噩梦回忆的觉醒;睡眠潜伏期延长。治疗比较棘手,且不一定随着 PTSD 的其他症状的缓解而缓解,常常成为主要的残留症状,而使患者难以获得彻底痊愈。例如一个男性患者,17 年前曾与亲生女儿一起经历过一场火灾,女儿被烧死,此后该患者渐出现失眠、心里堵得慌、缺少愉快体验,有时易激惹,易疲劳,对前途没有信心,觉得人生奋斗没有意思,几乎所有的事都觉得没有意思,多次有自杀的念头。经心理医师和抗抑郁药治疗约 1 年左右才基本缓解,能坚持工作(地市级领导干部,对工作能力要求也比较高)。但该患者 17 年来噩梦症状一直没有消除,每周数次,表现为在死人堆里翻找女儿的尸体,为此患者经常午夜醒来不敢再入睡,“害怕重入梦境”。

二、临 床 评 估

PTSD 的临床评估与其他精神疾病不同的是,除了详细的体格检查、实验室检查和精神状况检查,还包括对精神创伤性事件的详细评估。

1. 评估的注意事项

如果是在大规模的群体创伤性事件或者大规模的灾难过后不久就莅临现场进行 PTSD 或者心理创伤的评估,因其工作量大,工作条件差,此时要先尽快对可疑患者进行筛查性分类,确定是躯体损伤或是心理损伤,再开始进行创伤性事件和临床症状的评估。在此期间,主要依赖于精神科医生的基本访谈技能和简单易操作的评估工具。这种最初始的评估还应包括对创伤的反应程度,基本照顾和情绪支持的一般医疗服务和精神科服务资源,被评估者对自身或他人的潜在危险等等。

评估过程中应该始终特别注意,在创伤性事件发生后,过早或不恰当地深入探询事件或患者的体验可能增加患者的痛苦,引发了生动和细致的创伤事件回忆,此时评估应限于先收集与治疗有关的重要信息。因为医生对患者内心体验不敏感或在不恰当的时机进行深入探询会导致患者对治疗的回避。所以精神科医生对经历创伤事件个体的敏感性把握适当的时机是很重要的。对创伤性事件的探讨和患者情感的宣泄应该在客观危险结束和主

观的恐惧缓解后进行。

2. 评估的基本内容

在初期阶段躯体和心理安全环境建立后，可以进行临床评估。临床评估包括创伤性事件的评估，完整的 PTSD 特异性的精神状况评估，包括再体验、回避/麻木、高警觉性症状群，以及症状与创伤相关事件的时间关系。其他评估包括功能评估，是否可获得各类资源（如安全的住宅、社会支持系统、伴侣照顾、食物、衣服、医疗服务等），以及确定以前的创伤经历和共存的躯体或心理疾病，包括抑郁和物质依赖等，其中共病的评估特别重要。

准确、详细地了解评估创伤性事件是制订个体化干预、治疗方案的必需步骤。比如对地震后出现PTSD 的患者，我们不仅仅是了解地震的大致情况，而是要详细了解地震发生时当事人的全部经历，对地震的感受、体验，包括此事件带给当事人的躯体威胁、伤害，心理感受到的威胁、伤害，以及对这种伤害的态度和认识，因为这些内容都可能影响患者症状的严重程度和预后。对于主动求医、主动寻求心理帮助的来访者，他们一般会主动叙述创伤性事件。如果当事人避重就轻、或回避、或不好意思叙述等，应耐心引导、询问，找出创伤性事件；对于我们认为是潜在、重大的创伤性事件，但当事人不主动就医或寻求心理帮助，为了避免漏诊、延误治疗，在建立良好医患或者咨客关系的前提下，有时可借助一些创伤性事件评定工具或量表进行筛查。对于已明确创伤性事件的当事人，也需要定量评估其创伤性事件的创伤程度。

3. 创伤性事件评估

一般来讲，被评估者经历的时间是否具有创伤性，要注意评估其三个特点，即突发性、负性与不可控制性。

突发性或具有即刻威胁性的事件较逐渐出现的危险或伤害事件更容易引起恐惧。决定突发性的关键因素是危险的出现和个体意识到这种危险之间的时间，因为这段时间是个体必须对这个负性事件作出反应或采取行动的时间。人们对于逐渐发展的事件或在自己预料之中的事件，一般来说都具有一定的适应性，而对于突发的事件因缺少准备，更容易产生负性的反应。如配偶患有癌症，而且是晚期，在治疗的长期过程中，其配偶已对可能出现的结局具有可预期性、准备性，虽然也会存在焦虑、抑郁等，但对配偶死亡这个事件的恐惧、害怕却减轻。而配偶突发车祸死亡，且自己在旁，其对突发的死亡、灾难的恐惧、紧张、害怕等就相当强烈了。因此在判断创伤性事件时，此事件的突发性是值得评估的。但要注意，当事人对突发事件的反应可以不是随之突发的，而是延迟反应的。如一个幼女受到性侵犯，她当时可能尚不能理解性侵犯的影响，但随着年龄的增长以及对被性侵犯的理解，其埋藏的性创伤事件就会在其心理层面上表现出来，而出现延迟性应激障碍。

事件的负性感知可以是一个事件或情景（处境）实际导致的躯体疼痛或伤害、情感伤害，或由于这些事件被理解/感觉为容易导致躯体疼痛或伤害、情感伤害或死亡，因而具有严重的负性效价感知。潜在的创伤事件成为对个人有意义、有影响的创伤事件，与个人对该事件的感知和（或）体验密切相关，如是否体会到强烈的恐惧、害怕、紧张等。个体感受到的是存在的或是极可能潜在存在的危险、威胁，而不一定与该事件的结果直接相关。如歹徒在漆黑、恐惧的夜晚用刀威胁当事人，虽没有造成躯体的伤害，但当事人感受到了死亡的临近，产生恐惧、害怕等。

事件的不可控制性表现在当事人无力控制和（或）阻止事件的发生，并且这个事件随后威胁到当事人的生命安全或心理完整性。躲避危险、免于伤害是人类生存的基本法则之一，因此人类有意识、有目的地控制周围的环境以免受伤害。对于同样一个突发事件，如果当事人有能力去控制、处理这个事件，那么这个事件对当事人的负性影响就会相对较少，创伤也相对较小或者不会形成创伤；如果当事人不能控制此事件，或没有能力处理此事件，那就会感到此事件的威胁较大，感受到的负性影响也相对更大。如经过训练的消防人员与一般群众在面对火灾时的感受、反应就是不同的。

4. 常见评估工具

临床评估中，医师除了根据临床经验进行评估外，最好同时使用具有敏感性和特异性的标准化检查手段，如定式诊断访谈、自评量表或问卷和心理生理检测等，以利于提高评估的准确性以及对疾病严重程度的变迁做出纵向的标准化监测。同时,临床医生可能还需要复习病历记录、询问多个知情者以更为准确地了解被评估者的行为和经历。下面介绍几个常用的评估工具。

(1) 定式诊断访谈:由临床专科医生进行评定的定式诊断访谈是 PTSD 临床评估非常有效的工具。在临床研究中使用定式诊断访谈已经很常见,而在临床工作中却不常用。这主要是由于使用定式诊断访谈需要较多的时间和费用,同时,使用者还需要接受特殊的培训以便能正确使用这些工具。然而,这些工具的使用可以增加诊断的准确性与一致性,并帮助有效地制订治疗计划。以下是两个常用的 PTSD 诊断评定工具。

1) 临床用创伤后应激障碍诊断量表:临床用创伤后应激障碍诊断量表(clinician-administered PTSD scale, CAPS)是用来评估 PTSD 症状严重性和诊断状态的一种结构式晤谈工具。自从 1990 年美国 PTSD 国立研究中心开发此工具以来,CAPS 已经成为创伤领域应用最广泛的标准化诊断测量工具。CAPS 是一种实用可靠的结构式会晤,非常适合在创伤应激领域的临床和研究中应用。它已在许多不同的创伤人群中得到成功应用,有很好的信效度。CAPS 最初应用于战斗老兵,现在已经在不同的创伤群体中成功应用如强奸受害者、犯罪、交通事故、大屠杀和癌症等。目前 CAPS 以及 CAPS-CA (儿童以及青少年版本)有两个版本。CAPS 覆盖了 PTSD 的所有症状。目前的 CAPS 版本评定 DSM-Ⅳ 有关 PTSD 诊断标准的所有条目,包括标准 A(暴露于创伤性事件)、标准 B-D(核心症状群:再体验、麻木和回避、过度警觉)、标准 E(病期)、标准 F(功能损害),以及伴随症状如内疚和分离症状。CAPS 评定当前的和终生的 PTSD 症状状态。

评分方法:CAPS 按照 5 分(0~4)等级评定法,评估单一 PTSD 症状的频率和强度。在评定的过程中有很大的弹性,CAPS 使用者可以集中评定单一 PTSD 症状或者 PTSD 症状群(再体验、回避和麻木、过度警觉),也可以整体评定 PTSD 的频率、强度或者严重度。解释 CAPS 整体严重性有 5 个评分系列,0~19=无症状/很少的症状,20~39=轻度/最低限度的(阈下)PTSD 症状群,40~59 分=中度 PTSD 症状群,60~79 分=严重 PTSD 症状群,>80 分=极重度 PTSD 症状群。CAPS 总分为频率总分、强度总

分之和。理论上将 CAPS 总分的 15 分改变作为临床症状显著改变的一个标记。

2) DSM-Ⅳ 定式临床访谈(structure clinical interview for DSM-Ⅳ, SCID-P):SCID-P 可定式评估轴 Ⅰ、轴 Ⅱ 的所有精神障碍,按照 DSM-Ⅳ 诊断标准分为相应的独立评定模块。每个定式问题由访谈者提问,紧接着有详细的询问提示,需要由经过专业培训的专业人员进行访谈。SCID-P 中评定时将询问被访谈者对其"最严重创伤经历"的心理反应症状。由于使用全版本 SCID-P 是很费时的,临床医生可有选择性地使用部分模块去评估最常与 PTSD 共病的状态,推荐使用如焦虑障碍、情感障碍或物质滥用等模块。筛查条目的使用有助于根据设计需要排除一些精神障碍。

SCID-P 经检验对 PTSD 的诊断有很好的信度、效度及一致性。但是 SCID-PTSD 也存在一些使用上的限制:①评分是两分法,即存在此症状或不存在此症状,而不是多维度的分析;②不能够评估症状的频率或严重性;③症状只是针对最严重的创伤性事件,可能会忽略到很多其他相关创伤事件的重要信息;④SCID 的创伤筛查可能错过重要的创伤事件。

(2) 自评问卷

1) 事件影响量表(impact of event scale-revised, IES-R):IES 是第一个也是目前仍在广泛使用的评估创伤事件发生后心理反应的量表之一,用于评估创伤后应激障碍症状群的严重程度。最初由 15 个条目构成,自从 DSM-Ⅳ 发布后,修订为 22 个条目,包括了警觉性增高等症状,以便与 DSM-Ⅳ PTSD 的诊断标准保持一致。IES-R 已被翻译成多国语言使用于不同创伤的人群,完成需要 10 分钟左右。在中国,有多位学者对其进行了信效度检验。黄国平等(2006)通过对 439 名经过至少 1 件创伤性事件的女犯人进行 IES-R 测试,发现 IES-R 中文版的重测信度为 0.86,Cronbach α 系数为 0.96,条目间平均相关系数为 0.42~0.60,总分与各因子的相关系数为 0.84~0.91,各因子间的相关系数为 0.75~0.89,PTSD 组的总分明显高于非 PTSD 组。划界分 35 时对 PTSD 和部分 PTSD 诊断预测的敏感度为 0.86、特异度 0.86、诊断效率 0.85。郭素然等(2007)对 604 名初一到高三的青少年研究发现 IES-R 中文版的内部一致性信度为 0.89;分半信度

为 0.93;按照原作者确定的三因素(侵扰、唤醒、逃避)结构能解释变异的 44.59%;效标关联效度为 0.55。

2) PTSD checklist(PCL-17):PCL-17 顾名思义由 17 项自评的 PTSD 症状构成,不同的记分方法可用于症状严重度的连续性评估,也可用于判定符合还是不符合 PTSD 状态诊断,但最主要是用作 PTSD 的筛查,不作为最终诊断工具使用。是与否的两分法包括划界分及分群法的划定。原量表是基于 DSM-Ⅲ-R 而设计的自评式量表,现用的 PCL-17 是按照 DSM-Ⅳ 标准修订后的,有平民版本(PCL-C,civilian),也有军方版本(PCL-M,military)。PCL-C 版本中的创伤经历重现及回避症状适用于一生的创伤事件,而 PCL-M 的创伤经历重现及回避症状仅适用于与战争有关的创伤事件。PCL 广泛地应用于研究及临床,需时仅 5~10 分钟。需要时,源于 CAPS 的 17 项生活事件清单(识别潜在的创伤经历)可同 PCL 一起使用。杨晓云等(2007)在中国一年级医学生中进行了 PCL-C 信效度检验。

3) Keane 创伤后应激障碍量表(Keane PTSD scales of the MMPI-2):此量表衍生于 MMPI-R,Keane PTSD 量表由 46 个来源于 MMPI-2 的条目构成,以"是或否"的形式作答。这个量表可以作为 MMPI-2 的一部分来使用,也可作独立的量表使用。MMPI-2 是应用最为广泛的临床心理病理评估和人格测验之一,Keane 创伤后应激障碍量表并不受性别、创伤经历类型及诊断分类等因素的影响,它主要反映的是创伤后应激障碍症状的严重程度,而应对策略可能对应激程度产生一定的影响。这个量表特别适用于法医精神病学及残疾的评估,可用于分析人格特征、创伤事件、应激障碍症状之间的关系。但王家同等(2005)研究发现用于评估应激障碍时其灵敏度为 94.9%,特异度为 66.7%。因此,在法医精神病鉴定中要充分考虑到假阳性的存在。

4) 创伤后诊断量表(posttraumatic diagnostic scale,PDS):PDS 由 49 个条目构成,用于 DSM-Ⅳ PTSD 的诊断及严重度的评估。该量表最早是基于 DSM-Ⅲ-R 而设计的自评式量表,现已按照 DSM-Ⅳ 标准修订。PDS 回顾创伤的暴露程度,也可显示最为痛苦的创伤事件。PDS 评估标准 A2(身体的威胁或无助感),以及标准 B~D(所有 17 个症状的强度和频度),标准 F(功能损害)。这个量表已被用于几个人群的研究,如战争退伍军人、事故幸存者、性或非性创伤幸存者。完成评估需要 10~15 分钟。国内鲜有使用此量表者。

5) 应激事件问卷(distressing event questionnaire,DEQ):应激事件问卷(DEQ)提供了是或否两分法及连续的信息,它不评估标准 A1(创伤经历),但是它有三个条目去评估标准 A2(在发生此事件时强烈的害怕、无助和恐惧)。17 个条目去评估 DSM-Ⅳ 的症状标准 B-D,额外的条目去评估病程标准(E)、标准 F(功能损害)及内疚、愤怒,以及不能化解的悲伤等,评估需时 5~7 分钟。陈树林等(2005)在此问卷基础上,结合 PTSD 诊断标准编制了创伤后应激障碍症状自评量表,并进行了信度和效度测试。量表内部一致性系数 0.88~0.94,条目与量表总分的相关性 0.45~0.82,重测信度 0.83~0.88,诊断符合率 90% 以上。

(3) 心理生理评定方法:

1) PTSD 的诊断性评估:PTSD 的诊断一般基于个体在访谈或问卷评估中提供的诊断所必需的症状严重度及症状数量。然而有效的诊断需要患者陈述准确以及临床医生有足够能力去判断自评的症状是否超过诊断的阈值。心理生理评估有助于在诊断过程中提供重要的额外信息。DSM-Ⅳ 定义 PTSD 为"个体在暴露于类似或象征创伤事件时有生理反应",因此 PTSD 特别适合这种评估方式。出于诊断 PTSD 的目的而进行的心理生理评估包括在暴露于创伤的视听刺激回忆或图像时记录其生理反应。不管采用何种刺激方式,都需将受试者报告的基线以及中间间歇期的数据与刺激过程中得到的数据资料相比较。理论上,生理指标反应的是编码创伤的记忆网的活动情况,一旦记忆信号开始,与之相关的情绪也就被激活。

生理评估包括自主活动指数,如心率、血压、皮电反应等,以及通过记录面部肌肉活动反应的负性情感表达。心率可以通过心电图收集,而且应记录基线、刺激时以及恢复期的心率。血压通过袖带采集。皮电活性可以通过安置在手掌的两个电极的电位差获得,电流的传导差异反映了汗腺的活性,在控制其他影响因素如室温、湿度的前提下,皮肤的传导可以最直接地反映交感神经的活性。面部肌肉的活性可以通过肌电图获得,皱眉肌、皱额肌参与许多负性面部表情的表达,也是最常采集肌电图的部位。

2) PTSD 治疗预后的评估:心理生理评定方法也可以评估疗效及判定预后中。很多早期的研究已证实,治疗前后心理生理指标发生了变化。从认知行为理论的观点,一个成功的治疗需要消灭对恐惧刺激的病理生理反应,因此心理生理评定方法可用于评估当事人是否有修复的趋势:对事件的主控性;对闪回的控制等。

总之,心理生理评定方法可用以诊断,也可评估疗效,判断预后,而且这些技术方法在研究创伤后的病理心理机制,如认知、情感、生物机制领域也具有很好的前景。

第五节　创伤后应激障碍的诊断与鉴别诊断

一、诊　　断

PTSD 的诊断过程中,病史采集及上述的临床评估至关重要。患者自知力多存在,因此病史采集和临床评估的医患沟通时最好是开放性提问,耐心倾听,才能真正了解创伤性事件的细节,有助于明确诊断。

PTSD 患者起病前有一个或多个明确的严重的精神创伤性生活事件,继之出现上述的"三联征":创伤再体验症状、警觉性增高、回避与麻木,内容与创伤性事件息息相关,持续 1 个月以上,社会功能受到损害。体格检查、现有常规的实验室检查不能发现特异性的病理生理异常。根据 DSM-Ⅳ 诊断标准,可根据不同的病程诊断为急性创伤后应激障碍(病程 3 个月内)、慢性创伤后应激障碍(病程 3 个月以上)、延迟性创伤后应激障碍(在创伤性事件 6 个月后才发病)。如果合并抑郁症、焦虑症、物质滥用等,可下共病诊断。如果辅助临床诊断评估工具如 CAPS 或者 SCID-Ⅳ,可使诊断更为标准化。

目前国际上通用的 PTSD 诊断标准主要有国际疾病分类(第 10 版)(ICD-10)和美国精神障碍诊断与统计手册(第 4 版)(DSM-Ⅳ)。我国《中国精神障碍分类与诊断标准(第 3 版)》(CCMD-3)也有相应的 PTSD 诊断标准。这三个有关 PTSD 的诊断标准具有很多相似之处,但也存在一些不同的地方。

三个诊断标准的比较列表如表 11-1。

表 11-1　PTSD 诊断标准比较一览

		ICD-10	DSM-Ⅳ	CCMD-3
A. 应激源	客观存在	√	√(A1)	√
	主观反应	×	√(A2)	×
B. 重现体验		√	√(B1-5)	√
C. 回避	主动回避	√	√	√
	记忆缺失	√	√	√
	麻木	√	√	√
	对未来无长远打算	√	√	√
D. 警觉性增高		√	√	√
起病		起病 < 6 个月	急性: <3 个月 慢性: 3~6 个月 延迟: >6 个月	×
病程			>1 个月	>3 个月
功能损害		×	√	√

(1)应激源:三个诊断标准均有对应激源(创伤性事件)的要求,但与 DSM-Ⅳ 不同的是,ICD-10 和 CCMD-3 没有对应激源的个体主观反应的要求。

(2)症状标准:创伤再体验,三个诊断标准类似。即以一种或一种以上的表现(如:闯入性的闪回、生动的记忆或反复出现的梦境、闪面临或提及相似或有关创伤事件时感到痛苦)重新体验到这种创伤事件。

回避:ICD-10 只要求一个实际存在或选择性的回避症状,DSM-Ⅳ 要求 3 项或以上的回避症状,同时包括麻木。而 CCMD-3 要求有至少 2 项回避症状。

警觉性增高:ICD-10 和 DSM-Ⅳ 均要求患者一直处于一种高度警觉状态,有以下 2 项或以上的表现:①睡眠障碍;②易激惹;③难以集中注意力;④过度警觉;⑤惊跳反应增强。而 CCMD-3 只要求至少有下列 1 项:①入睡困难或睡眠不深;②易激惹;③集中注意困难;④过分地担惊受怕。

(3)起病时间和病程:ICD-10 强调以上症状是在创伤性事件后的 6 个月内发生,但不完全排除 6 个月以后才出现的情况。而 DSM-Ⅳ 强调在创伤性事件后 3 个月以内为急性起病,3 个月以上为慢性起病,6 个月以后为延迟起病。CCMD-3 要求在创伤性事件后符合症状标准至少已 3 个月。

(4)功能损害:ICD-10 没有对社会功能受损有

特别要求,而 DSM-Ⅳ和 CCMD-3 均有要求。

二、鉴别诊断

1. 与正常心理反应的鉴别

对异常灾难性事件的正常心理反应持续时间较短,社会功能保持相对完整,经有效的心理危机干预能迅速缓解,多表现为一过性的生理、心理反应。

2. 与急性应激障碍的鉴别

急性应激障碍在创伤性事件发生后紧接发生,典型症状是最初出现"茫然"状态,表现为意识范围局限、注意狭窄、不能领会外在刺激、定向错误。紧接着这种状态,是对周围环境进一步退缩(可达到分离性木僵的程度),或者是激越性活动过多(如逃跑反应或神游)。常存在惊恐性焦虑的自主神经症状(心动过速、出汗、面红),创伤性事件的再体验症状,回避症状。有些患者在病情严重阶段可出现思维联想松弛、片断的幻觉、妄想、严重的焦虑抑郁,达到精神病的程度,则称为急性应激性精神病(曾称反应性精神病)。这些症状至少持续 2 天,最多 4 周,超过 4 周则诊断 PTSD。而 PTSD 大多在创伤事件发生后数天直至半年内才逐渐出现症状,病情至少持续 1 个月,有些可持续多年,病程迁延。急性应激障碍症状除 PTSD 的再体验症状、焦虑与回避症状外,分离反应、兴趣减低、现实解体、人格解体和分离性遗忘等比较多见。有研究发现,创伤性事件后急性应激障碍的发生在某种程度上可预测 PTSD 的发生,因为一部分会演变为 PTSD,但并没有证据表明急性应激障碍必然会演变为 PTSD。许多发生 PTSD 的患者创伤性事件后也没有即刻发生的急性应激障碍。

3. 与适应障碍的鉴别

适应障碍的应激源主要是生活环境或社会地位的改变,而且这些改变是长期存在的,患者的人格基础在此病的发生、发展过程中起了很大作用,临床表现以抑郁、焦虑、害怕等,伴有适应不良的行为或生理功能障碍。而创伤后应激障碍的应激源几乎对每一个人来说都是严重的、异乎寻常的,临床表现是与创伤性事件有关的"三联征"。

4. 与抑郁症的鉴别

抑郁症的主要症状是"三低":情绪低落、思维迟缓、活动减少,通常没有明显的生活事件,也就没有与创伤事件相关的"三联征"。创伤后应激障碍患者有前述的特征症状,也可出现明显的抑郁症状,如丧失性创伤事件后失去亲人,内疚、自责,超出居丧反应的范畴,符合重型抑郁发作的诊断标准,可下抑郁症的共病诊断。

5. 与强迫症的鉴别

强迫症患者,特别是有强迫思维的患者,其脑中也会不由自主地出现挥之不去的强迫思维,但患者往往能认识到这些思维是没有必要的、没有价值的,从而出现反强迫的症状。而且这些强迫思维出现之前通常没有明显的创伤性生活事件,即使有,其强迫思维也是多变的,并不与生活事件密切相关,这类患者多具有明显的强迫人格特征。创伤后应激障碍患者的"再体验症状"不是强迫观念,闯入脑海中的是既往发生过的创伤性事件,是相对固定不变的,而且患者并不会认为这种闯入性记忆是不恰当的,他只是希望这些痛苦的经历不要再出现。

6. 与惊恐障碍的鉴别

惊恐障碍可以表现为发作性的极度焦虑,恐惧感,窒息感,持续约数分钟缓解,有时容易与 PTSD 的再体验症状混淆。例如,一个 36 岁的女性,主要表现为五年前"无明显诱因"急起莫名的恐惧、不安、心慌、窒息感,自觉气提不上来了,要死了,出汗,脚发软,持续约数十分钟慢慢缓解,此后有数次发作,每次发作表现类似,但发作间隔没有规律,家人也没有发现什么明显诱因。曾数次送往医院急诊,各项实验室检查正常,诊断为"阵发性心动过速"、"癔症",治疗效果不佳。后在某专科医院诊断为惊恐障碍,经过近半年左右的抗抑郁剂治疗,症状有所缓解,但依然有发作,只是每次症状严重程度有减轻。后经过详细的追踪病史,了解到患者每次发作都有特定的场合:傍晚时分、行人稀少、空间比较狭窄比如巷子里、面遇有胡子尤其是穿牛仔衣服的男性时,患者就出现上述发作。再进一步询问,了解到在首次发作的 40 多天前,患者就是在这样一个场合遭到男性的性侵犯。显然,这是一个典型的 PTSD 的"再体验症状"。

三、诊断中要注意的几个问题

从临床表现和诊断标准来看,PTSD 的诊断似乎比较简单明了。但临床工作中,PTSD 应该说是非常困难诊断的一个疾病,这种困难来自于 PTSD 的不同表现形式,比如儿童 PTSD 与成人就有很多不同之处;此外,PTSD 经常与各种躯体和精神疾病共病,使患者的临床表现显得错综复杂,极大提高了 PTSD 诊断的困难度。

1. 儿童 PTSD

尽管不少儿童遭遇过成年人的虐待、校园暴力、自然灾害和人为灾害,但仅有少部分儿童完全符合 PTSD 的诊断标准,较多的儿童则是体验到 PTSD 的症状以及与之相关的功能损害,如不敢上学、怕见人。美国的 DSM-Ⅲ(1980 年)首次正式提出 PTSD 的诊断标准,但在 DSM-Ⅲ-R 才中注意到儿童的 PTSD。在 DSM-Ⅳ(1994 年)提出的 PTSD 诊断中,当事人首先要具备病因学因素:暴露于严重的创伤性应激源(标准 A1),如他或她涉及死亡或死亡威胁或严重损伤、或危及自己或他人身体的完整性;对创伤事件有主观评估(标准 A2),如出现强烈的害怕、无助感或恐怖反应。然而,并不是所有的儿童经历过这样强烈的、"超出一般人体验"的创伤性事件才会出现 PTSD。Simons 和 Silveira(1994)报道,儿童观看了带有创伤性事件的电视节目后都有可能出现 PTSD,因此,诊断儿童 PTSD 需注意以下几点:

(1)暴露于特殊的创伤性事件:除了成年 PTSD 常见的创伤性事件,评估儿童 PTSD 时,还要注意经历的特殊创伤性事件,如儿童性虐待的问题。尽管儿童性虐待并不一定威胁到他们身体的完整性或遭受明显的暴力(如仅仅是对生殖器的抚摸,而并没有阴茎的插入)。此外,儿童目睹尸体或尸体一部分也可能带来心理创伤。

(2)再现症状:儿童一般至少会持续以下列方式之一再现创伤性事件。

1)可能对创伤性事件具有重现性;或出现紊乱的思维、记忆和想象;或出现与创伤性事件有关的身体感觉联想。低龄儿童(一般指小于 9 岁)可以

出现重复的与创伤性事件有关的游戏,如在 2001 年美国遭受 9·11 恐怖袭击"世界贸易中心"后,目睹恐怖现场的儿童反复出现玩"飞机"撞"大楼"的游戏;遭受性虐待的儿童反复出现玩不合适接触身体的游戏。低龄儿童也可以出现另一种再现症状,比其他正常儿童容易焦虑、缺乏创造力或想象力;

2)反复做噩梦,其内容可以与创伤性事件有关或无关;

3)可能感到创伤性事件似乎就在眼前(一种闪回);其极端形式为,他们可能会在数秒、数天体验到分离状态;低龄儿童可以出现与创伤相关的活动,如遭受性虐待的儿童可能将物体插入自己或其他小孩的阴部;

4)当他们暴露于扳机事件或遇到与创伤性事件相似的人和事时,容易出现心理紊乱或躯体症状。如经历过水灾的 PTSD 患儿可能听到下雨声就出现惊恐反应或不敢入睡。

(3)回避和麻木:儿童一般至少会持续体验到以下三个回避和麻木症状。

1)尽量回避与创伤性事件有关的想法、感觉或谈论,并回避勾起让他们回忆创伤性事件的人和事;

2)难以回忆起创伤性事件的一些方面,存在心理遗忘;

3)对外部世界的兴趣减低,存在精神麻木;

4)年长的儿童对未来缺乏长远打算;低龄儿童则很少出现这种情况,因为他们本身对未来想法的能力有限。

(4)过分警觉:儿童一般至少会持续体验到以下两个过分警觉症状。

1)难以入睡或易醒,而不论是否存在与创伤有关的梦;

2)显得过分警觉(如每晚要父母多次检查家里的门是否锁好)或出现明显的惊跳反应(如听到电话铃声便跳起来)或者不敢离开父母的怀抱;

3)容易发脾气、易激惹;

4)难以集中注意力或难以完成功课。

(5)儿童 PTSD 的病程、类型与相关特征:儿童 PTSD 的病程与类型与成人一致。儿童遭遇创伤性事件后,可能增加焦虑障碍、抑郁症、物质相关障碍、注意缺陷障碍(ADHD)的发生率。较为常见的临床表现是:先出现焦虑障碍,后出现 PTSD;抑郁

症与 PTSD 同时出现,或在 PTSD 后出现抑郁症。有研究发现,当儿童 PTSD 共病抑郁症时,儿童的闪回(flashbacks)症状多见;当儿童 PTSD 没有共病抑郁症时,儿童的心理遗忘多见。

(6) 一般认为,对小于 9 岁的低龄儿童使用"成人式样"的诊断晤谈是不适合的,因为他们难以详细描述事件的发生、经过与体验。因此,对于低龄儿童 PTSD 的诊断标准不仅依赖医生对其观察和交流,也要留意低龄儿童的自我报告。在评估受虐低龄儿童的过程中要加强照管。

(7) PTSD 可见于各年龄阶段的儿童,尤多见于青春期后期的个体。不同年龄组的儿童在经历创伤事件时会产生不同的理解,因而产生不同的反应。在诊断儿童 PTSD 过程中,应根据儿童的不同年龄阶段,特定年龄阶段相应的心理发育特征,对儿童的状态作出评估。

2. 阈下创伤后应激障碍

有关阈下 PTSD 的定义及其相应的诊断标准一直是一个颇有争议的问题。研究发现,创伤性事件后受影响人群出现部分 PTSD 临床症状的比例明显高于符合诊断标准的个体,这些个体有些可能症状持续或发展为符合诊断标准的 PTSD,如果给予及时干预有可能促进病情的尽早恢复。但是目前尚无公认的阈下创伤后应激障碍的诊断标准。

3. 影响诊断的有关因素

(1) 性别与文化因素:男性与女性经历的创伤性事件种类略有不同,男性的创伤性事件倾向于战争、躯体损害,而女性则多见于遭受强奸、性侵害。对遭受性侵害的女性在诊断评估时,应用心倾听,始终保持开放的态度,依此建立信任的关系,这种关系的建立本身即具有支持、治疗作用。开放的态度有助于在评估时与受害者讨论性侵害后的相关问题:如艾滋病、怀孕、避孕、愤怒、自责、自罪等伴随情绪,有时诊断评估者(如医师)的性别至关重要。有报道指出,评定者/治疗者与被诊断者性别的差异可能有助于受害人在事发后更容易接受和配合评估,有助于治疗。

不同民族中创伤事件的发生和 PTSD 的形成也不尽相同,在 PTSD 的诊断、评估过程中应始终考虑家庭、社区、文化因素对 PTSD 形成的影响。创伤事件发生后,个体角色、创伤经验、生活方式、价值取向、文化环境都可作为缓冲因素,影响 PTSD 的发生。上述因素可通过对创伤性事件的解释和提供社会文化环境,而促进或者抑制个体自身应付应激的潜能,提供或者削弱社会支持系统。创伤事件发生后,社会结构的破坏会影响个体对生活的态度。

(2) 共病与合并躯体损伤:PTSD 常常会合并躯体疾病。有报道指出,儿童期遭受性虐待和躯体虐待的个体,在成人期发生更多的住院、外科手术、躯体主诉和疑病症。慢性 PTSD 常常导致肠激惹综合征、慢性疼痛和纤维性肌痛(fibromyalgia),有时,PTSD 的部分症状类似于心血管、神经系统症状,因此,常常造成误诊和漏诊。

在躯体疾病急诊留观病人中(如大面积烧伤、截肢、颅脑损伤),PTSD 常常作为伴随疾病。Norris 等(2002 年)的文献复习表明,那些在创伤性事件后躯体损伤严重而住院的患者存在明显的 PTSD 症状,尤其是出现惊跳反应(70%)、与创伤性事件有关的悲伤(60%)、难以集中注意力(56%)和睡眠问题(49%)。

在急诊状态下,生命体征的观察优先于 PTSD 的诊治,但急性期后,对 PTSD 的评估和社会心理干预应成为重点。有时,PTSD 患者的陪伴亲属中也出现类似症状。此时,在建立信任的基础上,也应对亲属进行评估。与亲属共同讨论对 PTSD 患者的评估,了解诊治的进展,并指导亲属是否或如何与患者谈论相关内容(如事故真相、亲人死亡、受伤情况等),在亲属的参与下,使对 PTSD 评估更为全面、准确。

PTSD 患者常常合并其他精神障碍,如情绪障碍、物质滥用、人格障碍、焦虑障碍等。大量研究表明,遭遇强奸后出现的 PTSD 可增加共病抑郁症、自杀观念、自杀企图的发生率;与身体受侵犯有关的 PTSD 常共病物质滥用。PTSD 合并物质滥用时,常引发新的应激事件(如工伤、交通事故等),加重 PTSD。如物质滥用在 PTSD 之前就存在,发生 PTSD 后物质滥用现象会加剧。一项美国国家妇女研究(Kilpatrick 等,1997 年)证实,在妇女遭遇强奸和身体受侵犯后,导致了她们使用非法药物和酒滥用的问题,而创伤性事件前她们却没有这类问题的发生。物质滥用可能会引起躯体疾病,使 PTSD 诊断更为复杂,物质滥用也会干扰对 PTSD 的评估依从性。许多强奸受害者另外一个行为问题是出现了性功能失调（Beck 等，1982年，1986年；Letourneau 等，1996年）。

合并躯体或精神障碍的 PTSD 患者，其症状更重，持续时间更长，诊断容易混淆，更易导致新的应激性事件。诊断评估过程中，应先评估这类病人的理解判断能力，必要时应待功能重建后再进行评估。以往曾患 PTSD 的个体，在遭受近期创伤应激时，可增加罹患 PTSD 的风险，先前 PTSD 发生时的症状（如失眠、易激怒、高惊觉）在近期应激中可再度出现或恶化。

上述这些问题，都是在诊断时需要认真考虑，才有可能做出正确的诊断。

第六节　创伤后应激障碍的治疗

总体上来讲，PTSD 的发病机制还没有完全阐明，因此目前的治疗方法基本上还是经验性治疗，包括药物治疗、心理治疗与物理治疗。从循证医学研究的证据看，目前更倾向于各种治疗方法的联合应用，比如心理治疗与药物治疗的联合使用。用通俗的话来说，就是药物治疗针对患者的症状，心理治疗解决患者的问题。虽然从流行病学的资料看，约50%以上的 PTSD 患者一年之内可以自愈，但医学的干预肯定可以提高治愈的比例和加快治愈的速度；何况积极的治疗对于慢性化的患者也是有效的，虽然依然有一部分患者终生不愈。

一、治疗前需要特别考虑的问题

对确诊为 PTSD 的患者要进行尽早的治疗，但在制订治疗方案前，需要对患者的某些情况如年龄、性别、生活背景、创伤史、共病情况、有无自杀倾向等下述10个影响治疗的因素进行仔细的评估和分析，以提高治疗的有效性。

1. 年龄

创伤暴露及由此导致的 PTSD，可以发生在所有年龄段，包括婴儿。但所有形式的创伤暴露率在青春期晚期最高。虽然年龄和发生 PTSD 的相关性研究结果不一致，但在治疗过程中，年龄是需要考虑的重要因素。例如，在成年早期遭遇导致肢体缺失的创伤会引发如何长期适应残疾的问题；而相同的创伤如果发生在人生的晚期，可能引发恐惧、依赖、丧失灵活性及需要在家庭中提供照料，这两种情况的治疗计划显然是不同的。儿童 PTSD 的治疗因其心理应对能力相对不成熟而有其特殊性；而年龄大的 PTSD 患者合并躯体疾病（如高血压、肾衰、心脏病）及合并用药的情况较多，老年人心理应付机制僵化、刻板，较难采取灵活的办法处理创伤影响，而且躯体状况不良时常放大心理创伤的效应，尤其是心血管疾病、神经系统疾病者。这些都是治疗开始前需要充分考虑的。

2. 性别

女性比男性多见的创伤性事件是被强奸或性侵犯。这种性别在创伤暴露上的后果不同也是治疗时需要考虑的因素。如对强奸或是性侵犯后的最初评估需要积极主动地以开放的思想去听取患者的倾诉，从而获得必需的体格检查和研究的资料以及建立信任；制定治疗计划时要充分考虑这类创伤的特殊后果，如性传播疾病、怀孕、自尊的伤害、愤怒或内疚的情绪等。同时，在治疗过程中治疗师性别的潜在影响也应该考虑。孕妇的治疗尤其是药物治疗有诸多限制，需要充分考虑。

3. 生态-社会-文化-种族因素

生态环境因素极大地影响创伤性事件的性质、强度、修复和重建的难度，进而影响社会动员、紧急救援和恢复重建的可能性与有效性，影响灾难相关人群的士气和信心，因此也可能会影响到 PTSD 患者对治疗的信心。民族或亚文化群体的文化传统、精神风貌，以及他们与其他民族、群体的关系，会影响这些群体中的个体在面临危机时的态度、价值观、心理防卫机制及应对行为，因而可能放大或减轻灾难应激的心身后果。例如，文化和社会支持系统的保护性作用可能通过提供一个能够使患者体验到社会支持和对创伤事件进行解释的背景来实现，潜在地给患者提供一个正性的自我评价，缓冲应激性事件的负性影响。但文化规范也可能促成创伤性的知觉的形成（例如，一位强奸受害者的家庭成员可能因为受害者使得他们"蒙羞"而避开受害者），此外，社会文化基础的破裂能够导致人们的期望和对生活意义的见解的激烈改变，因此潜在地使得个体对创伤性事件更加易感。所以,制定和实施治疗计划时,应该注意创伤事件发生地的概况、患者民族文化背景、习俗、社会经济地位、性别及家庭角色,以及政策、法律、传媒等因素对患者当前临床情况的影响。治疗最好在不远离患者的文化环境和家庭环境的状况下进行,治疗过程中也应该时时注意尊重患者和家庭的文化价值观。

PTSD 患者的药物治疗与种族和文化相关。文化价值观有可能影响一个病人开始接受药物治疗的决定或对药物治疗的维持。此外,肝脏细胞色素 P450(CYP)代谢酶的遗传多态性的分布频率在不同的种族间不同。由于大多数精神药物通过 CYP 系统进行代谢,多态现象将会影响病人在特定的药物剂量上是体验到治疗效应还是不良反应。最后,因为不同种族在影响精神药物作用位点(如 5-羟色胺运载体)的遗传多态性的不同,药物的药效性质也可能随种族而不同,因此种族和文化因素也要考虑在制定的治疗方案中。

4. 躯体和精神疾病的同病

PTSD 患者常表现出复杂的症状组合和共病状态。如儿童期躯体和(或)性虐待史与成年期更多的入院治疗以及手术操作、躯体化症状和疑病相关联。受虐待特别是慢性虐待常与慢性胃肠道症状、慢性疼痛综合征、纤维肌痛相关联。另外,躯体障碍比如心脏病或神经系统疾病可能与 PTSD 的症状相似,导致 PTSD 诊断不足。这种混杂可能导致 PTSD 治疗的不充分,也可能导致不适当地提供了内科或外科治疗,包括不必要的成瘾药物的应用。因此,在制定这类 PTSD 患者的治疗方案时,应该和其他内科医师协作进行,以利于正确诊断和治疗。在急诊科,生命支持措施、注意睡眠以及营养问题等必须优先于心理社会治疗,在重症监护和康复治疗后,患者从包括烧伤、截肢到外伤性脑损伤等复杂的躯体情况得到恢复,而随后的 PTSD 可能逐渐成为主要的问题。待在医院的时间越长,PTSD 症状成为治疗焦点的可能性就越大,比如睡眠障碍、焦虑、抑郁或对于未来计划的恐惧逐渐变得明显。此外,家庭成员可能对患者所经历的创伤性事件存在明显的反应,因此还要给家庭成员提供一个在能够促进信任的环境中来讨论他们所关心问题的机会,为他们提供患者的状况或预后的准确信息,包括可能出现于受伤者和其他家庭成员中的行为和情绪反应的问题。综合的评估开始于住院期间(重症监护或康复),并持续到门诊治疗。

PTSD 的病人也常与其他精神障碍共病。在美国国家疾病共患调查中,重性抑郁障碍为 PTSD 的最常见共病,有重性抑郁障碍的创伤后应激障碍患者往往病情更重,更易有自杀意念。创伤后应激障碍其他常见的共病包括精神活性物质使用和其他焦虑障碍。共病的存在会影响治疗方案。例如有精神活性物质使用障碍的患者,治疗 PTSD 前,必须完全停止这类物质的使用,并且再保持戒断 1 周以上。有证据表明至少需要这样长的戒断时间才能保证治疗 PTSD 的药物对焦虑或抑郁有疗效。对这类患者的治疗原则是尽可能采用较保守和不太复杂的治疗方案,同时配合强化结构式心理治疗才能取得最佳效果。同样,有双相情感障碍的患者需确保患者在接受抗抑郁剂前已采用心境稳定剂。总之,在治疗开始之前就需对共病有充分评估以选择适当的临床治疗方案。

与精神疾病或躯体疾病共病的 PTSD 患者一般来说症状更严重和成为慢性 PTSD 的可能性更大。这样的个体经常需要较长的治疗时间,这与共病的病种和严重程度相关。而且,因为躯体和精神状况虚弱,这些患者需要高水平的治疗和支持来完成日常生活活动。一些治疗手段可能使他们非常疲惫不堪。所以,有共病的 PTSD 患者需要一个循序渐进的治疗计划,这个治疗计划从初级的支持途径开始并发展以恢复病前功能为目标的治疗方案。

5. 创伤史与进行性创伤

对后继创伤来说,过去的创伤可能增加易损性、促进 PTSD 的发展,而且使治疗和痊愈复杂化。最近的丧失特别是突然或意外的丧失,会增加 PTSD 的患病率,有可能使治疗复杂化。虽然近期创伤可以直接导致疾病,但是 PTSD 的症状事实上可能直接与更远的创伤性体验相关,包括儿童期性虐待,所以既往的创伤史需要仔细评估,以整合创伤性体验,心理治疗不仅仅要对准近期创伤,还要对准曾经的远期创伤。

一般情况下,只要伤害还在持续,患者就不易康复(例如患者持续处在暴力伤害的环境中,或者地震的幸存者持续处于余震的环境中),所以要对次生或者持续性创伤是否存在要进行评估。在治疗过程中尤其是心理治疗时,提供一个安全的环境使患者脱离持续的伤害至关重要。如果患者持续处在暴力伤害的环境中,药物是否对症状有效也不清楚。

6. 攻击性行为

随着 PTSD 的发展,预期危险和潜在的创伤会增加和发生或为"逃跑、战斗或僵住"做好准备,这个准备和 PTSD 患者减少的睡眠一样,可能导致心理耐受力的降低,最终导致与诱发事件不成比例的攻击行为。很少证据提到有攻击行为增加的 PTSD 患者的治疗问题。在 SSRIs 抗抑郁剂使用基础上,有理由建议对有攻击性行为的 PTSD 患者使用某些药物。抗惊厥剂有时候用来治疗激惹性和攻击性,但是有关它们的疗效的证据同样很少,只有一个单独的小规模开放性的试验发现卡马西平在激惹性和攻击性中的温和效应。对于发生在再体验症状(如闪回)的背景下的攻击行为,治疗再体验症状也可以降低攻击行为的程度。同时,治疗物质滥用共病也可能减少攻击行为。

7. 自伤和自杀行为

即使在无抑郁症共病的情况下,PTSD 患者的自杀未遂率仍然比普通人群高。研究发现,PTSD和任何焦虑障碍的自杀行为都有非常强有力的联系。PTSD 在初期企图自杀的可能性是其他焦虑障碍的两倍,约心境障碍的一半。另外,PTSD 患者相对于心境障碍或其他焦虑障碍在制定自杀计划和对冲动的自杀尝试来说显示出相等或更高的比例。这显然表明 PTSD 患者发展自伤和自杀行为的危险性是增加的。人格障碍、严重的 PTSD 症状、抑郁、精神活性物质使用问题、注意力缺陷/多动障碍以及社会支持的欠缺均为额外自杀风险因素,当患者沉浸在躯体残疾、自责自罪、羞耻感、愤怒以及在同一创伤事件中亲人受伤或死亡的悲痛反应中时,自杀危险度可能增加。对创伤暴露急性和慢性反应还包括自我伤害行为,其范围从自身致残到进食障碍到酒精滥用和其他物质滥用。当创伤诱发耻辱、羞耻或负罪时,曾有精神创伤的儿童和成人有可能把曾针对他人的攻击对准他们自身。此外,研究始终显示儿童期性虐待和此后生活中各种自伤形式

之间有明显的关联,特别是绝食、割伤和企图自杀。因此,在对任何一位 PTSD 患者制定治疗计划前,都必须评估是否有自杀的风险。

有自杀倾向的患者需要在能确保安全的环境中接受恰当的药物以及心理社会治疗。这些患者首选抗抑郁药物的治疗,治疗疗程有可能比单独治疗 PTSD 疗程要长。在一些罕见的情况下,抗抑郁药物在治疗初期可导致躁动和不安以致加重或触发自杀或攻击性行为,应予注意。其他药物疗法也可能有用,虽然有关它们的功效证据不足。例如,一项研究发现卡马西平在自毁行为的治疗中有效,而且一个小型研究认为碳酸锂也可能有用。最后,虽然在 PTSD 患者中阿片受体阻滞剂还没有被特别的研究,但是有限的证据表明可能降低自毁行为。

抑郁的相关症状,如人际退缩或回避、负罪感或羞耻感,心理治疗比药物治疗可能更有效果,但关于 PTSD 患者自杀行为的心理治疗研究较少,而且大多数研究特别排除了严重的自杀患者。虽然许多研究表明认知行为疗法在治疗如抑郁症和PTSD 中有效,但是很少有研究证明认知行为疗法对降低严重的自杀行为和意图有效。就像伴随自杀行为的其他精神障碍一样,在治疗计划中涉及的患者家属和其他的支持资源都可能提高对故意自伤或自杀的潜在征兆识别的警觉性。

8. 失眠或噩梦

失眠和噩梦是创伤后应激障碍常见的睡眠障碍症状,因此会对治疗创伤后应激障碍的一线药物有效应。然而,睡眠障碍或者噩梦也常常在 SSRI治疗后仍持续存在,甚至因为这些药物的使用而加重。在这些情况下,我们首先要评估患者的生活模式,比如是否有咖啡因类物质的大量使用造成了睡眠紊乱。肾上腺素拮抗剂哌唑嗪(prazosin)对改善噩梦和失眠有效,但低血压、晕厥和心动过速是哌唑嗪的潜在副作用,因此治疗前应评估患者的低血压风险,治疗时应监控血压的波动。其他药物选择包括可在夜间使用的奈法唑酮,低剂量镇静性的三环类抗抑郁剂米氮平、曲唑酮、奥氮平、喹硫平、唑吡坦等。苯二氮草类的作用至今仍有争议,它们虽能减少过度觉醒的症状,但对创伤后应激障碍病程无任何附加的利益。

在药物疗效持续不佳的情况下,要考虑与睡眠

相关的呼吸障碍,比如睡眠呼吸暂停综合征(OSA)、夜间周期性肢体运动障碍,或者其他睡眠障碍;必要时可进行多导睡眠描记检查。如果OSA被确认,患者应进行持续正气压通气机治疗。如果上述原因也被排除,则应选择另一个上述讨论过的药物。

9. 精神症状

多达40%的PTSD患者可有精神症状。常见为幻觉、错觉、被害妄想等。诊断时确定这些症状是否源于PTSD还是其他共病精神症状很重要。若为前者,在首选SSRI的同时应认识到这些药物对精神症状可能疗效不佳,可辅加非典型抗精神病药。如果PTSD与精神病共病,非典型抗精神病药应该为首用药物之一。如果首选抗精神病药效果不佳,可更换药物继续治疗。若效果仍不佳,应重新诊断评估。非典型抗精神病药物选择应考虑副作用的存在,比如体重增加、糖尿病、高血脂及高催乳素血症等问题。

10. 患者的依从性

研究显示创伤后应激障碍患者的药物不依从率很高。所以治疗开始时需要建立很好的医患关系,向患者和家属提供治疗必要的信息,尽可能与患者和家属一起制定治疗计划,了解患者对治疗的态度和期望值。当治疗无效时,医生应考虑到药物不依从性。如果患者正在与创伤相关的法律诉讼程序中,症状很可能因为对创伤事件的回忆而恶化,尤其是当情况对患者不利时。如果创伤幸存者认定赔偿是康复的必要条件,这对药物治疗反应与患者的依从性也会有影响,应予注意。

二、治疗原则与治疗策略

1. 治疗原则

(1)治疗前首先应该确定患者的所有疾病诊断及收集所有必要的相关背景信息,制定个体化的治疗方案。例如地震后的女性PTSD患者和被强奸后的女性PTSD患者治疗方案是不同的;同理,有物质滥用共病的PTSD患者和单纯的PTSD患者治疗方案也不一样。

(2)在最大可能远离创伤源的安全环境前提下,尽量在不远离患者创伤性事件前的社会文化与家庭环境氛围下开始治疗(但家庭暴力所致的PTSD就不宜在原有家庭环境下治疗)。对于一般的PTSD患者而言,门诊治疗是适当的治疗场所。如存在其他精神疾病或躯体疾病共病或患者存在威胁自身或他人的危险,住院治疗是必需的,这类患者如果本人拒绝住院治疗,应告知监护人其非住院治疗的可能风险。病情较严重,又缺乏社会支持系统的患者,即使没有自杀的可能性,也要考虑建议住院治疗。

(3)早期的支持性心理治疗、心理教育和病例治疗都显示会对急性创伤个体有所帮助,因为这些方法注重及时的治疗并且利于下一步进行基于证据的心理治疗与精神药物治疗。鼓励严重受创的病人首先要依靠自身的内在力量、他们周围的支持网络,以及他们自己的判断,这样也可能减少不必要的治疗。对于那些反复多次经历创伤的病人,鲜有证据表明单独实施的早期支持治疗能够长期地抑制PTSD的症状。然而也没有证据表明早期支持治疗是有害的。

(4)药物治疗根据病情需要可以尽快进行,但心理治疗的某些过程如情感的宣泄、暴露治疗要特别注意时机,例如不能在患者情绪惊恐状态和还没有脱离客观危险环境下进行。

(5)治疗前和治疗中要始终注意建立和维持良好的医患关系,给患者以信任感并对其安全等特殊问题给予足够关注。特别是当创伤事件是发生在人和人之间时(如暴力袭击、性侵害等)这点,尤为重要。其他患者在建立治疗关系中也应注意对其隐私的尊重等相关问题。

(6)制定治疗计划时要考虑到患者的社会支持系统的建立和维持。

(7)治疗PTSD时要考虑到患者的其他相关问题如共病或自杀意念等来制订详尽的治疗计划。必要时(如有躯体共病)要和其他科医护人员建立共同治疗小组。

(8)宜选择药物治疗与心理治疗相结合的综合治疗模式,并遵循其各自的治疗原则。

2. 治疗策略

(1)明确治疗目标:治疗目标因人而异,医患双方对治疗目标的认同有利于治疗方案的有效实施。对于大多数患者来讲,缓解症状和恢复病前功能是最主要的治疗目标。但是对另外一些患者来讲,稳定病情,防止复发是最主要治疗方案目标。在有些病例中,治疗的最初目标则是通过心理帮助或者医治措施帮助患者寻找 PTSD 产生的原因。

一般来讲,PTSD 的治疗目标包括如下一些,因人因疾病的不同阶段而定:

1）减轻或消除 PTSD 的症状及创伤相关的合并症。最大限度地减轻或消除 PTSD 的核心症状,减轻患者的痛苦体验。

2）提高患者的心理应付能力,让患者心理达到安全及信任状态,最终帮助患者达到或提高创伤前的社会功能水平。

3）防止 PTSD 症状慢性化及复发。

4）促进创伤后的人格成长和职业发展,包括职业目标、社会功能、人际交流能力、核心价值和信念的重建。

（2）选择治疗方法

1）疗效与安全性应该是选择治疗方法要考虑的最重要的因素。所以医生应根据患者的症状和病情的情况选择治疗方法,同时也必须考虑治疗过程中存在的困难、副作用等。如有糖尿病的患者就不宜选用某些易产生代谢综合征的非典型抗精神病药。

2）考虑患者对该治疗方法的接受程度,如坚持要"心病还须心药治"的患者,心理治疗应为首选;而不相信"说话也能治病",坚持要看病就要吃药的患者药物治疗应为首选,否则影响患者的依从性,治疗方案无法实施,等同于未治。当然许多患者可以同时选择药物与心理治疗。通过如下的方法可以增加患者的药物依从性:①告知患者服药的方法和时间;②药物产生疗效的时间;③即使病情好转,仍然需要继续治疗;④停药前必须咨询临床医生;⑤如果有问题出现,需要逐步地解决。另外,降低治疗的复杂性和费用,对于增加患者的依从性很有帮助;心理治疗及良好的治疗关系也有助于治疗的依从性;家庭成员的支持和监督也有助于治疗的依从性。

3）考虑该治疗方法的成本。如需要药物治疗的患者经济情况无力支付 SSRI 类的抗抑郁药药费时,可以选择价格较为低廉的三环类抗抑郁药治疗 PTSD,只是治疗过程中注意心血管及抗胆碱能副作

用等。

4）在疗效、安全性、价格相对等同的情况下,医生应选择自己有较多治疗经验的治疗方法。

三、药 物 治 疗

1. 药物治疗的基本方法

当创伤后应激障碍诊断确定,并决定采用药物治疗之后,针对 PTSD 的主要三大症状,目前依然是首选 SSRI（舍曲林 sertraline,帕罗西汀 paroxetlne,氟西汀 floxetine）,它们有较多的临床证据水平。起始剂量可较低（氟西汀 10mg,舍曲林 25mg、帕罗西汀 10mg 等）。低起始剂量一般更适用于对躯体化症状较为敏感的患者。也可用正常起始剂量（氟西汀 20mg、舍曲林 50mg、帕罗西丁 20mg）。其他 SSRI 类药物对创伤后应激障碍也有疗效,只是证据水平较低。SNRI 类药物文拉法辛（venlafaxine）对创伤后应激障碍也有证据表明有较好的疗效,但应该注意高血压和其他心血管系统的副作用（尤其是在高剂量时）。米氮平也有研究报告对 PTSD 有疗效。老一代抗抑郁药物例如三环类或单胺氧化酶抑制剂对创伤后应激障碍也是有效的,如果因费用或处方的限制而不能使用 SSRI 或 SNRI 时,三环类如丙咪嗪或阿米替林可以作为首选药物。不过应该注意毒副作用,包括心血管系统副作用、癫痫风险、抗胆碱能副作用、饮食限制等。一般不把单胺氧化酶抑制剂作为首选药物。

在药物治疗一段时间后,治疗反应可分为充分有效、部分有效或无效。其治疗反应如下:无效,很少或无症状改善（小于 25% 变化）;部分有效,症状改善在 25% ~ 50% 之间;充分有效,症状改善大于 50%。在持续治疗 3 个月到 6 个月以上,许多患者可能达到临床治愈状态,即症状缓解大于 70%,这也是药物治疗的目标。从已发表的数据来看,在大部分临床试验中具有统计学和临床学意义的疗效在 2 周到 4 周出现。达到充分药物疗效所需要的时间是 6~12 周。但如果剂量充分,部分疗效至少应在 4~6 周内出现。

（1）部分有效:如果 4 周到 6 周治疗后,达到部分有效,此时应对持续无反应的症状及患者的症状结构和共病情况进行一次评估。常见的症状包括闯入性再体验症状、回避、麻木、高度警觉状态、睡

眠障碍,以及易激惹、敌对情绪、攻击性、惊恐等。精神病性症状、双相情感障碍和精神活性物质滥用的共病症状也要评估。应该注意,SSRI 对有些患者可能有致焦虑的不良反应。有焦虑障碍的患者一般对药物的副作用更加敏感,因此用药时应考虑从较低剂量开始滴定。在这一阶段,医生可以考虑是改换药物还是加大原来的药物剂量进行治疗。在改换药物或在原来药物加大剂量继续使用的基础上,可针对目前存在的主要症状采用辅助药物进行治疗,例如哌唑嗪、曲唑酮、丙咪嗪或阿米替林等。上述辅助药物不仅对睡眠障碍有效而且对创伤后应激障碍的其他症状也有治疗作用。在某些情况下,医生可以考虑同时加大基本药物剂量与添加辅助药物。

(2)无效:如果患者经过 6~12 周治疗,药物剂量已达最大,但症状仍继续存在,病人的症状对治疗没有反应,后续措施的选择将会根据临床判断来决定,因为这时指导医生的数据有限。重要的是要系统性地回顾可能造成这种无反应的各种因素,包括:原治疗方案的细节以及它的目标和原理,病人对治疗效果的感知,病人是否理解并坚持了治疗方案,如果病人没有坚持治疗那么导致他或她这么做的原因是什么。对这些无治疗反应的病人,其他需要考虑的因素包括:联合治疗中的问题,心理或环境困难的存在,早年生活经历如童年被虐待或以前的创伤,以及并发的精神疾病共病,如物质滥用所致精神障碍和人格障碍。有些患者在治疗的初始阶段可能会出现症状恶化,这可能是因为选择性 5-羟色胺重摄取抑制(SSRI)的激活作用导致焦虑作用所致,也可能是由于讨论和揭开从前的心灵创伤所致,而不一定是药物无效。有时病情在治疗初始会有一个短暂的好转,但很快消失,这有可能是"安慰剂"作用或"非特异性"反应,类似的现象在抑郁障碍治疗文献中也有所报道。此类反应在创伤后应激障碍治疗中占何比例,应如何治疗目前仍不清楚。如果患者有自杀或者伤人的倾向,应立即住院治疗。提供有效的社会支持也是非常必要的,但要注意过度支持或"补偿"心理对疾病康复的负面影响。

如果确定是药物对症状不敏感,应该在保留原有药物的基础上辅加第二种药物治疗。药物的选择要根据病征的存在与否及共病,包括持续性创伤后应

激障碍的核心症状(例如再体验症状、回避、麻木和警觉过高)、睡眠障碍、精神症状、情感障碍和精神活性物质滥用等。例如,患者有警觉过高、多动或分离性症状,可辅加抗肾上腺素能类药物;如果有攻击性、冲动性或行为不稳定,可辅加抗惊厥类药物或心境稳定剂。有恐惧、多疑、过度警觉和精神症状的患者可能获益于抗精神病药物。治疗的成功与否取决于药物的疗效及其副作用的情况。如对 SSRI 治疗无效的患者,建议首先辅加单一治疗有效的药物,如三环类抗抑郁药、非典型抗精神病药物。如果上述辅助药物无效,则可考虑证据水平相对低的药物例如抗惊厥药物、可乐定(clonidine)或心得安(propranolo1)等。如果患者同时患有其他疾病,则共病在很大程度上决定辅助药物的选择。例如,并发情感障碍或焦虑障碍的患者应考虑使用能同时治疗创伤后应激障碍和共病的药物(如抗抑郁药物同时治疗创伤后应激障碍和抑郁症)。

(3)充分有效:经过 12 周的药物治疗,很多患者都会出现 50% 以上的症状缓解。然而,进一步的好转则需要通过持续治疗。持续治疗不仅能使创伤后应激障碍症状进一步改善,而且能够使患者的整体功能得到提高,减少复发。由于创伤后应激障碍的迁延性与反复发作性,并且 50% 的患者在停药后症状出现恶化,建议药物治疗至少要持续一年。

越来越多的证据表明非典型抗精神病药物对创伤后应激障碍的辅助治疗有效,因此应该对这类药物有所重视。共患其他精神疾病的 PTSD 患者,第二代抗精神病药(如奥氮平、喹硫平、利培酮)有效。与老一代抗精神病药物相比,新一代抗精神病药物产生锥体外不良反应和急性心血管不良反应相对较低,但其他的不良反应,尤其是体重增加和代谢综合征包括高脂血症、高血糖症、糖尿病,以及由此而产生的远期心脏不良反应应予重视。

2. 睡眠障碍的药物治疗

越来越多的证据显示睡眠紊乱是 PTSD 的核心症状之一。所以治疗一开始就要进行睡眠评估,而且如果睡眠问题一直存在且总体治疗效果不满意,在治疗路径的每一步都要进行睡眠再评估。有些专家认为,只要在治疗睡眠紊乱的基础上,开展针对 PTSD 其他核心症状的治疗,才可能是有效的。也即首先是针对睡眠障碍的治疗,然后才考虑 SSRI

等药物针对 PTSD 其他症状的治疗,其理由是,SSRI 类抗抑郁药对 PTSD 的疗效并没有预期的好,而且性功能障碍的不良反应明显,有时还加重睡眠障碍。

PTSD 的睡眠障碍最常见为噩梦和失眠。有研究认为,睡眠中和入睡时脑内 NE 活动增加被认为是 PTSD 睡眠紊乱的重要生化机制,目前已有许多文献资料证明唯一可以通过血脑屏障的商用 α1-肾上腺素受体拮抗剂哌唑嗪不但对 PTSD 常见症状的治疗效果要优于通常认为有效的药物(SSRIs 和 SNRIs),而且对噩梦是首选。其理由有:①哌唑嗪改善睡眠的疗效突出,其研究效应值接近 1,远优于包括 SSRIs 在内的所有其他药物;②睡眠紊乱是 PTSD 的核心病理因素,不处理会增加医疗风险。③哌唑嗪的性功能影响和脱落率明显低于 SSRIs。当然哌唑嗪的 PTSD 全症状谱疗效仍需更多研究支持,但就目前而言,作为 PTSD 一线用药其研究证据已足够。哌唑嗪用于 PTSD 以 1mg 每晚睡前开始;在耐受前提下,以每周 1mg 递增;一般最大推荐剂量为 4mg/每晚左右,也有的研究报告使用到 10mg 每晚。哌唑嗪的这种缓慢滴定可以大大减少常见的低血压不良反应。

失眠患者目前建议首先使用曲唑酮,有时也可以两者合用,但曲唑酮与哌唑嗪合用可能还会导致血压问题,应予注意。曲唑酮的起始用药剂量通常是在睡前服用 50mg,如果镇静作用太强可以指导患者减量至 25mg。曲唑酮用于改善睡眠的用药剂量范围是 12.5～300mg。

若哌唑嗪和曲唑酮无效或不能耐受,可考虑其他催眠药物,但有关研究证据不多。①三环类(TCA)治疗 PTSD 显然安全风险过高,但有证据显示小剂量多虑平对失眠有效,2010 年美国 FDA 已批准它用作催眠药,然而其机制可能与 H_1 受体阻滞有关,易耐受不宜长期应用。②苯二氮䓬类(BZs)是 PTSD 失眠的临床常用药,但研究提示 BZs 对 PTSD 核心症状可能无效且会增加滥用风险。临床应用 BZs 似乎见效快,但无法排除其安慰剂效应,因此目前不赞同临床习惯应用。建议若明确无滥用史可使用 BZs,否则应先予小剂量 BZs 试验,再决定用否。④喹硫平也被广泛用于 PTSD 睡眠治疗,但与剂量无关的体重增加作用应予注意,而且耐受性差于哌唑嗪,不宜作为 PTSD 失眠一线用药。⑤其他药物证据太少,不宜作为首选(表 11-2)。

表 11-2　部分 PTSD 药物治疗规范和指南的特点

规范/指南	年份	内容
专家共识指南	1999	一线用药:SSRIs,文拉法辛和萘法唑酮;二线用药:TCAs
哈佛南岸计划之精神药理学规范项目	1999	早期使用催眠药处理睡眠;曲唑酮首选,之后用 SSRIs 处理持久存在的 PTSD 日间症状
英国国家临床高标准研究所	2005	回顾了 SSRIs 在 PTSD 中应用并提出 SSRIs 治疗 PTSD 疗效效应值比通常认为的要小
加拿大临床实践指南	2005	一线用药:氟西汀、帕罗西汀、舍曲林和文拉法辛缓释剂;二线用药:米氮平、氟西汀、苯乙肼和吗氯贝胺,加辅助用药奥氮平或利培酮
国际精神药理学规范项目	2005	一旦确诊 PTSD,推荐 SSRIs 为一线药物,次选文拉法辛和米氮平
国际创伤应激研究学会	2008	推荐 SSRIs 为一线药物,之后加用非典型抗精神病药扩大治疗认为哌唑嗪"有希望"
美国精神病学协会(APA)指南瞭望	2009	总结了新的研究证据提出 SSRIs 没有以前认为的那么有效,认为哌唑嗪对 PTSD 的睡眠紊乱是一个有希望的选择
VA/DoD 用于处理创伤后应激的临床实践指南	2010	强烈推荐 SSRIs 和 SNRIs,但提出哌唑嗪、米氮平和辅助性使用非典型抗精神病药是"有益的",推荐如果曲唑酮和其他催眠药物疗效不充分考虑用哌唑嗪辅助治疗噩梦

注:APA,美国精神病学学会;DoD,国防部;SNRI,5-羟色胺和去甲肾上腺素再摄取抑制剂;SSRI,选择性 5-羟色胺再摄取抑制剂;TCA,三环类抗抑郁剂;VA,退役军人管理处。

引自:Laura A. Bajor,2011

四、心 理 治 疗

现有的研究证据大多是正性评价各种心理治疗方法对 PTSD 的疗效。如 Sherman 等对所有有对照的心理治疗疗效研究作的 Meta 分析显示,总体上当前常用的一些心理治疗方法如认知行为治疗、精神动力学治疗、团体心理治疗等,对经历战争创伤的士兵、遭暴力袭击的女性受害者以及其他创伤事件受害者等均有疗效。Bisson 等（2005 年）根据循证的标准对所有随机对照的心理治疗疗效研究作了系统综述，选择样本为 3 个月以上病程的成年患者。结果显示，以创伤为焦点的认知行为治疗或暴露疗法（trauma-focused cognitive behavioural therapy/exposure therapy，TFCBT）、眼动脱敏再处理（eye movement desensitization and reprocessing，EMDR）、压力管理和团体 TFCBT 是有效的，但其他的一些非以创伤为焦点的心理治疗几乎不能够有效减轻或减少患者的 PTSD 症状。对创伤事件发生后 2~5 个月内出现的创伤后应激障碍症状提供治疗，TFCBT 和 EMDR 比压力管理更有效，但如果与其他疗法比较，这三者并不具有特别的优势。

1. 常用于 PTSD 的心理治疗方法

（1）精神动力学心理治疗：到目前为止，精神动力学心理治疗尚缺少用随机、对照方法进行的治疗 PTSD 疗效的研究资料。尽管如此，临床上仍较为一致地认为精神动力学心理治疗可以使患者能将过去的创伤整合成能适应性或建设性地应对危险、不信任、预防和保护的结构，由此减少 PTSD 的核心症状。

从精神分析的角度看，创伤从出生的过程就开始了，婴儿在分娩时即开始体验巨大的恐惧、不信任、焦虑、无助等感觉，此为"原始性创伤"，带着内在幻想的性质；在其后的生活中遭遇现实的创伤后，"原始性创伤"体验会被再度激活并与现实的创伤交互作用。精神动力学心理治疗可以帮助患者理解过去的经历是如何在影响现在的体验。

Brom 等比较了精神动力学心理治疗和创伤脱敏、催眠治疗、空白对照对 PTSD 的疗效，发现三种方法都能减少创伤性再体验和回避症状。一个 Meta 分析研究（Sherman，1998）也支持包括精神动力学心理治疗在内的心理治疗的疗效。

（2）认知和行为治疗：认知和行为治疗常被用于个别、团体和家庭治疗的形式中。通常将行为治疗和其他形式的治疗合并运用，如认知行为治疗（CBT），包括什么是正常的应激反应的教育，放松和焦虑管理技术，对病理信念的认知治疗，对创伤事件的想象和情境暴露，以及复发的预防。这样的合并可以增加产生疗效的因素。目前循证医学的

研究证据和临床经验提示认知行为治疗是对急性和慢性 PTSD 核心症状的有效疗法。

行为治疗让患者在治疗关系的支持下，面对感觉上恐惧但事实上安全的刺激即暴露于想象的（iamginal）、实体的（in vivo）、延时的（prolonged）、指导的（directed）害怕情景，这种刺激一直持续到患者的焦虑减轻，从而减少通过负性强化形成的回避行为。这一类方法经过很多研究的证实，在 PTSD 的治疗中，已成为评价其他疗法的参照。

认知治疗理论认为，个人对情境的感知与解释影响个体对该情境的情感和行为反应。对经验的感知与解释上存在偏差、扭曲或缺失可导致适应不良行为。在治疗中，适应不良性的信念可以通过再学习得到改变。这一治疗方法对于改善 PTSD 患者的由歪曲认知引起的不安全感、内疚感、无助感以及愤怒等症状有较好的疗效。

Taylor 等（2003）对治疗 PTSD 常用的三种方法即暴露疗法、放松训练和 EMDR 进行了疗效比较，发现三种方法对减轻症状均有效；在依从性、症状恶化、对麻木症状和高唤醒症状疗效方面无差异；暴露疗法在回避和重新体验症状改善更明显，对回避症状起效快；PTSD 相关症状（抑郁、分离症状、罪恶感、愤怒）在三种治疗中均有减轻。

有研究结果显示，CBT 还有早期干预的作用。一项研究显示，在大规模的暴力袭击后马上进行的 CBT 干预，可以起到早期干预的作用，但需要增加治疗次数，并且有躯体严重损伤的案例相对疗效差一些。针对交通事故或工业事故的幸存者以及强奸或暴力受害者的认知行为疗法研究表明，病人在受创后二到三周开始接受治疗，若干疗程的治疗可以加速康复并阻止 PTSD 的形成。

（3）眼动脱敏再处理：近十几年来，眼动脱敏再处理（eye movement desensitization and reprocessing，EMDR）作为一种新的、在时间上非常经济的心理治疗技巧开始得到广泛应用。该技巧主要与创伤性的记忆症状相关。EMDR 是治疗 PTSD 的基础方法，而不是一个孤立的方法。因此，EMDR 是否是 CBT 中的一些元素在起作用，这个问题一直很难被确切回答。在许多有关 EMDR 治疗 PTSD 疗效的研究报告中，由于治疗实施方法各有不同，研究设计也有缺陷，所以很难下定论来确认 EMDR 这一方法中起作用的元素。

EMDR 在改善急、慢性的 PTSD 症状方面都是有

效的。Marcus 把 67 个遭受强奸、袭击、乱伦、事故和目击创伤现场后出现症状的 PTSD 患者分为二组,一组为 EMDR 治疗组,另一组为标准照顾组。结果显示,研究结束时 EMDR 治疗组中的 75%,标准照顾组中的 50%不再符合 PTSD 诊断标准。另外,EMDR 治疗组症状改善更快。Ironson 等研究比较了 EMDR 和延时暴露对 22 例 PTSD 患者的疗效,结果显示在对 PTSD 症状和抑郁症状方面均有效并保持至 3 个月随访时。EMDR 组的有效者起效更快、依从性更好并改善彻底。EMDR 也能改善焦虑症状。一项 Meta 分析,EMDR 治疗对 PTSD 的疗效优于药物治疗(Van等,1998),突出优点是省时、简单有效。

(4)团体心理治疗:许多人希望和有类似经历的人讨论他们的创伤。和别人一起分享自己的经历有助于更容易地谈论创伤并应对症状、记忆及其他。在团体中患者之间可以在理解的基础上建立人际关系。患者可以在小组中学习处理羞耻、罪恶感、愤怒、害怕等情绪。和小组一起分享有助于患者建立自尊和信任。

随机、对照设计的团体心理治疗研究非常少,团体心理治疗与其他方法比较的研究也非常少。

团体心理治疗可以分为支持性的、精神动力性的、各种 CBT、焦虑管理、严实暴露、自信训练、认知重建等,因此很难就团体心理治疗的疗效得出一个总体的结论。团体心理治疗研究主要集中在战争退伍军人和有儿童期受性虐待经历的女性。疗程 10~24 次不等,持续 3~6 个月。大部分研究缺乏结构式治疗手册和特定 PTSD 诊断评估以及功能预后评定。

一项随机、对照研究显示,64 例接受支持性、表达性的团体心理治疗的有创伤史的女性患者,与对照组为等候治疗的患者相比有适度的症状改善。另一项随机对照研究显示有童年创伤和被虐待的患者接受团体治疗合并个别治疗改善了 PTSD 症状。值得一提的是一项有关海湾战争退伍军人团体心理治疗研究,接受 12 天住院高强度团体心理治疗,采用一些结构式小组晤谈的形式。随访一年结果显示,原来符合 PTSD 诊断的患者只剩下 14.4%的还符合诊断标准。

(5)其他早期社会心理干预策略:早期的支持性心理治疗、心理教育和个案管理都显示会对急性创伤个体有所帮助,因为这些方法注重及时的治疗

并且利于下一步进行心理治疗与精神药物治疗。鼓励严重受创伤的病人首先要依靠自身的内在力量、他们周围的支持网络,以及他们自己的判断,这样也可能减少进行更多治疗的必要性。对于那些反复多次经历创伤的病人,鲜有证据表明单独实施的早期支持治疗能够长期地抑制 PTSD 的症状。然而也没有证据表明早期支持治疗是有害的。相对地,单次治疗不值得推荐,在某些情况下会加剧症状,而且在 PTSD 的预防上似乎并没有效果。

个案全程管理、心理教育和其他支持性治疗可能有利于下一步进行的治疗,它们似乎并不会使 PTSD 症状恶化,而且一些研究表明它们与 PTSD 症状的减轻有关。关注现时和创伤为中心的集体治疗也可能减轻 PTSD 的症状。

在创伤后的早期,结构式小组晤谈是否能减少急性应激障碍的症状或 PTSD 的发生,尚未得到确切的结论。有不少文献报道了早期干预的各种方法,如电话支持、个案管理、单次的心理辅导等,这些方法还需要和已经被证明的方法对照做进一步的研究。

(6)其他心理治疗:近年来也有研究者用一些新方法,在探索对 PTSD 的治疗疗效。有研究表明,依靠互联网进行的干预和开展以集体外出进行创造性活动的方式进行干预,可以减轻症状和改善 PTSD 患者的社会功能。

有研究者尝试用"侵入性回忆监测法",也有研究者尝试用写作法等来治疗 PTSD,取得了一些疗效,但样本量均较小,无法显示统计学意义的有效性。

另外,有研究表明,有些文化宗教仪式有治疗创伤的作用,提示在已经被证明是有效干预方法的基础上结合文化特性开展治疗,是值得努力的方向。

2. PTSD 心理治疗的核心元素:暴露与修复

上述对 PTSD 有效的心理疗法,基本都包含了创伤暴露这一要素。如被认为对 PTSD 最有效的心理治疗方法认知行为治疗,就是通过在缺乏实际的威胁时重复暴露于创伤情境,然后来重新学习怎样逆转原来形成的恐惧性条件反射,学会怎样应对在触景生情的新的类创伤性情境中的认知和躯体反应,来易化恐惧的消退。许多学者认为认知行为治疗对 PTSD 最有效的成分就是想象和暴露。眼动脱敏和再加工也

是暴露治疗的一种方式。这种方法包括病人基于创伤想象一个场景,集中注意力,追踪治疗师的快速手指移动,直至焦虑减少,否则一直重复,直到某一点,当移动他或她的眼球时,病人在指导下产生正性的想法并与场景联系起来。心理动力学治疗主要通过释梦或自由联想,探索来访者潜意识的冲突,痛苦的记忆及不被接受的愿望,当潜意识的冲突暴露于意识层面后,症状自然消退。

大量的研究证明以暴露为基础的心理治疗对PTSD 的疗效优于不暴露的治疗疗效。如 Keane 等(1989)报道,PTSD 患者接受以暴露技术为主的心理治疗,其疗效优于接受支持性心理治疗、不含暴露技术的放松疗法或不接受任何治疗。Foa 等(1991)以一些强奸受害女性为研究对象,将她们随机分配到对照组、自我指导训练组,支持性心理治疗组或暴露疗法组。治疗刚结束时,自我指导训练组疗效最好,而 3 个月后跟踪调查发现接受暴露疗法的个体比其他组成员更少出现创伤性再体验和高警觉性。Marks 等(1996)比较了单一放松疗法、暴露疗法、认知重构疗法及综合疗法对 PTSD 的疗效。发现治疗刚结束时,其他各种疗法都比单一放松疗法有效;经过 3~6 个月的追踪调查发现,暴露疗法效果最好。Foa 及 Rothbaum 等(1998)认为,认知行为治疗中对 PTSD 最关键的技术就是想象和暴露,让患者直面触景生情的类创伤情景,通过唤醒其创伤记忆,然后对其记忆中的病理成分进行治疗和修复。其中,暴露可能是核心,而其他方法如自我指导疗法、焦虑管理法等作为辅助手段帮助缓解由于暴露所诱发的焦虑及其他情绪反应。总之,多数研究表明,以暴露为基础的各种心理治疗方法在PTSD 的治疗中作用是明显的,其远期疗效比其他疗法要好。

以想象暴露为例,首先要让患者对创伤事件产生栩栩如生的回忆,并用第一人称叙述每一个过程中出现的体验:关注心理反应("我的心在撞击")、看法("我真的陷入了困境")、与威胁有关的想法("他会攻击我");同时包括对应激源和应激反应的具体描述。有证据表明恐惧记忆的激活与治疗效应成正相关(Foa,Kozak,1998;Kozak 等,1988)。通过暴露,PTSD 病人的恐惧逐渐得到消退,恐惧消退包含以下过程:

(1)通过暴露激活恐惧环路,激发生理反应和自我报告的恐惧感;

(2)在暴露过程中通过习惯化降低恐惧强度;

(3)多次暴露的习惯化,表现在恐惧峰值的逐步下降。

在暴露过程中,要求 PTSD 患者完成两项极其困难的任务:①有意识去面对他们努力想回避的记忆;②信任治疗师能自始至终帮助他们度过这段恐怖经历的重现。对治疗师的不信任和 PTSD 患者强烈的分离倾向,有可能导致暴露治疗中情感交流的困难。例如 PTSD 患者经常描述在创伤后出现的分离反应,一些分离反应是轻度的"在那过后我没有真实的感觉它……我听见自己说……"但更常见的则是明显的分离和麻木症状。一些反应包括感觉"离开了我的身体然后看着我自己"。一种极端的分离反应包括分离性失忆,即不能想起情境的重要方面。对一些完全失忆的案例,有时想象暴露很难实施。尽管如此,大多数的创伤受害者还是能够回忆起创伤的点点细节。对这些人来说,想象暴露疗法是有效的,目的是唤起以前不能接受的细节。比如,在一个想象暴露治疗的案例中,当进行到治疗的第三阶段时,一位强奸受害者第一次回想她被凶手用刀抵着脖子,要挟如果不屈从就杀了她。其后,她开始回忆起和描述她遭强奸的细节,到第六个治疗疗程,她的莫名恐惧开始消退了。另外,在暴露过程中可能涉及患者一些隐私或令人难以启齿的问题,治疗师需要做一些特别的努力,通过更多探询性的提问来鼓励记忆的暴露,这种提问的内容应该对需要呈现的隐私性问题有针对性。

经过反复暴露,如果恐惧消退习惯化不明显,治疗师应该引起注意并做些改变,使恐惧消退习惯化的可能性达到最大。具体做法如下:

(1)提醒病人暴露时间足够长,并驳斥不良的信念部分。病人习惯化特别困难,可以让他们暴露的时间更长或重复次数更多。

(2)避免可能影响习惯化的安全行为。安全行为指病人为了阻止治疗预期的负性后果或减少焦虑所采取的行为,比如回避。暴露中出现安全行为常阻碍病人驳斥恐惧结构中的病理元素。特别是如果病人将恐惧消退归功于安全行为,而不是环境是安全的这种信念,病人病理信念将持续下去,症状将不会消除。

(3)反复暴露在相似的情景中。通常可以指导病人持续暴露在环境中直到恐惧峰值下降一半，或者持续暴露30分钟以上。在相同的环境中习惯化后，还必须在不同的情景中重复以促使泛化。

暴露时，治疗师需要凭借临床经验来决定如何暴露，如暴露时间的长短及暴露对象的特殊性。例如，如果病人不能承受这么长时间的暴露，那么应该适当缩短治疗的时间。如果痛苦没有自然逐步缓解，治疗师应该及时提供一些应对理念，如"虽然你很痛苦，但你活下来了……"。重要的是，当病人依然非常恐惧时，治疗师不应通过终止想象暴露来鼓励回避，而应该采取渐进的方式，帮助患者学会如何处理恐惧体验，如焦虑管理技术。

很多学者认为，恐惧激活对于成功的暴露治疗，减少焦虑是必需的。Lang等（1970）在对恐惧症病人的暴露治疗中，发现对于恐惧的想象，患者最初的心率反应越强烈，恐惧感与最初的心率反应越一致，越能够预测好的疗效。同样，在对慢性PTSD的病人治疗中得类似的结果。Jaycox等（1998）对动物的实验研究发现，恐惧环路的消退必须以激活杏仁核为前提。Nader等（2000）表明，那些在叙述创伤经历时无法体验痛苦的人，暴露疗法效果较差。另外，恐惧结构过度的激活也会阻碍信息的处理，影响治疗效果。

暴露疗法就像手术清创，对于重要生命部位的感染灶，需要手术者心灵手巧，选择适当的时机，比如控制重度感染，保证生命体征平稳的状态下来实施。暴露疗法也是如此，一般认为，应该在安全感得以重建，有了良好的治疗同盟，客观危险结束和被干预者主观认识到围创伤期的恐惧基本平息后才进行暴露和情绪宣泄，如果过早或过迟实施暴露疗法都不利于患者康复。例如，S. Rose等（2003）对创伤后心理减压治疗做系统性的回顾，发现在11个随机对照实验中，3个有正性结果，6个表明干预组和非干预组的比较结果没有差别，还有2个（随访时间最长）为负性结果。有人认为出现这种情况可能与创伤后短期内进行"回想"导致了"二次创伤"的产生有关，减压治疗可能把正常的痛苦情绪"非正常化"了。

对于PTSD的暴露疗法常见禁忌证的一项调查显示，被访问的207名心理医生中，认为禁忌证包括严重自杀倾向的占85%、共病精神病占85%、攻击伤人占81%、分离症状占51%、愤怒占54%等。

而对于暴露治疗后可能出现的并发症中，过度唤醒占87%、创伤再体验占83%、分离占76%、物质滥用占75%、自伤占68%、渴望退出治疗占59%等。因此，暴露治疗虽然对PTSD有良好的疗效，被认为是其心理治疗的重要方法，但我们在实施过程中必须有选择的进行，既要注意其禁忌证，又要关注治疗后可能出现的并发症，从而安全实施暴露治疗。

五、其他治疗

1. 一般治疗方法

（1）保证充足的睡眠和休息：足够的睡眠与合理的休息有助于PTSD患者消除疲劳，同时可以缓解焦虑、恐惧、紧张不安、抑郁、激越、愤怒情绪以及回闪反应，保证患者以充沛的精力去面对现实，适应新的生活。因此，解决睡眠问题是治疗PTSD的治疗重点之一。

（2）合理科学饮食：应激反应过程是过度消耗机体能量的过程，如果缺乏合理科学的饮食，可能导致机体虚弱或衰竭状态。健康的饮食能增加机体的免疫功能，提高个体对应激的自我调整能力。在对PTSD患者的干预指导中，劝告患者避免采用大量吸烟、酗酒等方法缓解压力，因为物质滥用可导致新的精神问题，从而加重创伤对躯体和心理的损害。

（3）文体活动：文娱体育活动不仅能增强体质，提高情趣，转移注意力，还能增加个体的意志力和自信心。另一方面，文体活动起到缓解紧张焦虑，促进肌肉放松，有利于机体环境的稳定性。每次活动要安排具体内容和活动时间。

2. 生物反馈治疗

生物反馈（biofeedback）是借助于生物反馈仪，将机体内环境的生理变化加以描记，如皮肤温度、肌电、心率、血压以及脑电活动，放大并转换为人们可视或者可听到的信号，加以认识与体验，并学会自我调节，来达到整合身心平衡的目的。生物反馈一般分为肌电、皮肤电、心率、血压、脑电反馈。生物反馈放松训练4~8周为一个疗程，每周2次，每次20~30分钟。对消除应激、紧张、焦虑有较好的作用。

PTSD的核心症状表现为创伤性事件的再体验、

持续性回避和警觉性增高,除了这些心理反应外,患者还可出现心血管、消化、神经系统等躯体的生理病理症状。针对 PTSD 的这些症状,单纯药物治疗的效果有时不够理想。生物反馈治疗通过传感器把所收集到的内脏器官活动信息加以处理和放大,及时转换成人们熟悉的视觉和听觉信号。通过学习和训练,使患者学会在一定范围内对内脏器官活动(如心率、血压、皮温、肌电等)的调整,矫正患者偏离正常范围的生理活动,来达到心身反应的平衡状态。Hickling 等(1986)采用生物反馈和放松训练治疗 6 名 PTSD 患者,他们在接受个体和小组心理治疗的同时,分别进行了 8~14 个周期的生物反馈训练。在治疗前后进行 MMPI、状态-特质焦虑问卷、Beck 抑郁问卷以及肌电图和主观紧张程度评价的检查,随访 1~2 年。结果发现,所有患者均有不同程度的改善,状态-特质焦虑问卷和 Beck 抑郁问卷评分明显下降,肌电水平和主观紧张程度评定下降。

3. 无抽搐 ECT 治疗(MECT)

创伤后应激障碍(PTSD)的患病率很高,而且大多与抑郁症和焦虑障碍共病。有 42%～48% 的 PTSD 患者同时患有抑郁障碍。至少 1/3 的人会发展为难治性或慢性 PTSD 患者。

目前认为,MECT 对抑郁症特别是难治性抑郁症有较好的疗效。也有人认为,MECT 对伴有精神病性障碍的抑郁症与 PTSD 共病患者疗效欠佳。关于 MECT 治疗 PTSD 的研究很少,因为 ECT 的临床试验往往都将 PTSD 患者排除在外。有项研究(N = 26)结果显示,PTSD 与抑郁症共病在接受 MECT 治疗后,抑郁症状有明显的改善。MECT 治疗亦可以显著减轻 PTSD 的闪回反应、警觉性增高、紧张恐惧、焦虑抑郁等临床症状。在治疗过程中,发现 35% 的患者中有 20% 以上的 PTSD 症状减轻,这一结果与药物治疗 PTSD 的结果相似。另外,在这项研究中,所有患者的症状都较严重,病程长,抗抑郁药物治疗无效;MADRS 和 PTSD 检查项目(PCL)平均得分分别为 40.5 分和 71 分;本次抑郁发作持续时间超过 3 年,PTSD 症状持续超过 22 年。因此,这一结果提示对严重或难治性 PTSD 患者具有一定的适用性。每周 MECT 治疗 3 次,隔日 1 次,疗程 6~10 次。治疗参数的选择因人而异。

4. 经颅磁刺激疗法

经颅磁刺激(rTMS)是一项近年来新开展的无痛无创治疗技术,它利用一定时变磁场在脑内诱发电磁场,产生感应电流,以此刺激提高大脑细胞的兴奋性,并影响脑内多种代谢和电生理活动。

有研究发现,PTSD 患者再体验症状时,右侧边缘系统和额叶皮质结构脑血流和代谢增加。而 rTMS(1~5Hz)可以使正常受试者的区域性脑代谢降低。McCann 等(1998)根据这一理论,对两例 PTSD 患者进行了为期 4 周的治疗,其 PTSD 症状均有显著改善,疗效持续一个月。Grisaru 等(1998)做了一项 10 例 PTSD 患者的开放性研究,结果发现经过单次 rTMS 治疗后 24 小时,患者的 CGI 评分明显下降,回避、焦虑和躯体化症状也有明显改善。rTMS 对焦虑症状改善持续 4 周,对其他症状的疗效维持数天。这些研究表明,rTMS 可以改善 PTSD 的临床症状,但是其疗效是短期的。因此,重复治疗或缩短间隔治疗时间,可能会取得较好的疗效。当然,rTMS 的快速效应(24 小时)可用于急性期的干预治疗措施。

对 PTSD 与抑郁障碍共病患者,Rosenberg 等(2002)认为,rTMS(特别是左前额治疗)可以发挥与抗抑郁剂相似的作用,可改善患者的情绪和 PTSD 症状。在 rTMS 治疗 PTSD 与抑郁障碍共病患者的开放性研究中,结果表明 rTMS 可以产生明显的疗效和持续性的情绪改善。第二个月随访时仍表现症状的持续性改善(HAMD 平均减分率 50%),这一结果优于其他抗抑郁剂治疗 PTSD 的研究结果。其机制可能是 rTMS 对左前额叶刺激可以有效地改善 PTSD 常见的抑郁、焦虑和激越症状,但是对 PTSD 核心症状改善不明显。此外,rTMS 还可显著改善患者的睡眠障碍。Osuch 等(2008)采用 rTMS 与暴露疗法联合治疗 PTSD 患者,结果显示,治疗组的警觉性增高症状有明显改善,其耐受性良好,无明显不良反应。

(李凌江)

主要参考文献

卫生部疾病预防控制局. 2008. 灾难心理危机干预培训手册. 北京：人民卫生出版社.

American Psychiatric Association. 2006. Practice Guideline for the Treatment of Patients with Acute Stress Disorder and Posttraumatic Stress Disorder. American Psychiatric Association Washington, DC.

Breslau N, Kessler RC, Chilcoat HD, et al. 1998. Trauma and posttraumatic stress disorder in the community: the 1996 Detroit Area Survey of Trauma. Arch Gen Psychiatry, 55 (7): 626-632

Cowen P, Harrison P, Burns T. 2012. Shorter Oxford Textbook of Psychiatry. 6th ed. Oxford: Oxford University Press.

Glen O. Gabbard. 2007. Gabbard's Treatments of Psychiatric Disorder. American Psychiatric Publishing. Inc.

Laura A. Bajor, Ana Nectara Ticlea, David N. Osser. 2011. The Psychopharmacology Algorithm Project at the Harvard South Shore Program: An Update on Posttraumatic Stress Disorder. HARV REV PSYCHIATRY, 19:240-258

第十二章 神经症与心身疾病,进食与睡眠障碍

> **导语** 本章包含4类与心理因素相关的障碍。神经症概念的演变历时百年以上,本章对其演变历程进行了回顾。神经症这一名称已不再在现代精神障碍分类中使用,原来涵盖的疾病单元已经分别另立"门户"。本章对这些疾病单元的内容进行较详细的讨论。心身疾病的原意是指心理因素引起的躯体疾病,并不在精神障碍分类之中。心身医学研究精神障碍与躯体疾病之间的相互关系,有必要在本章论述。进食障碍和睡眠障碍均系与心理因素密切相关的人体生理功能紊乱,在精神障碍分类中是两个独立的类别。

第一节 神 经 症

一、神经症概念的形成和解体

神经症(neuroses)的现代概念孕育于 19 世纪中叶的欧洲大陆。先是 J. Braid(1795～1860)于 1843 引入"hypnotism"的概念,既指催眠技术,也指催眠状态,并认为催眠(hypnosis)与暗示(suggestion)有关。继后,A. A. Liebeault(1823～1904)与 J-M. Charcol(1825～1893)分别在 Nancy 和 Paris 采用催眠暗示治疗癔症。Liebeault 与他的学生 H-M. Bernheim(1840～1919)于 1884 著文论述:并非只有癔症患者可以接受催眠,许多其他人也可以被催眠;催眠现象和癔症的症状都是暗示的结果;暗示具有治病作用。Bernheim(1884)并创用精神神经症(psychoneurosis)一词作为癔症一类疾病的统称;强调这类疾病是功能性和心因性的,有别于器质性和躯体性。Charcol 对癔症进行一系列深入细致的临床观察,把癔症的痉挛发作与癫痫的全面发作区别开来;他证实癔症的症状既可通过催眠暗示诱发,也可通过催眠暗示消除。但是,他认为癔症是由于脑的缺陷或病变所致。他的学生 P. Janet(1859～1947)承袭 T. A. Ribot(1839-1916)的精神解离(mental dissociation)和无意识(unconscious)观点,创建了他的解离(dissociation)和下意识(subconscious)理论。他于 1893 创用精神衰弱(psychasthenia)一词来描述恐惧症、焦虑症和强迫状态之类患者的精神能力低下,并与癔症和神经衰弱(Beard,1871)区别开来;而当时癔症、神经衰弱和精神衰弱在欧洲最为流行,这三种疾病便成为神经症的主要代表。在同一时段,强迫观念(obsession)(Morel,1861)、广场恐惧症(agoraphobia)(Westphal,1871)、焦虑症(anxiety)(弗洛伊德,1894)、人格解体(depersonalization)(Dugas,1899)等病名相继出现,为神经症概念的形成奠定了基础,并开启了对神经症进一步研究的序幕。

弗洛伊德(1856～1939)于 19 世纪 80 年代先后从法国 Paris 和 Nancy 两地学习催眠术,回到维也纳用于治疗癔症。于 1895 与 J. Breuer(1841～1925)共同发表了《癔症的研究》一文,提出在催眠状态下采用宣泄(catharsis)作为治疗癔症的辅助手段。其后,弗洛伊德鉴于癔症患者并非经常能够被催眠,从而放弃了催眠和宣泄疗法,创建了精神分析(psychoanalysis)的治疗技术和理论。在精神分析理论的基础上,他把神经症分为真实神经症(actual neurosis)和精神神经症(psychoneurosis)两类。真实神经症包括:焦虑神经症、神经衰弱、疑病症;而精神神经症则包括:癔症和强迫神经症。他认为真实神经症的症状是性功能紊乱在躯体方面的直接反映,而精神神经症的症状则是性功能紊乱的心理反映。精神分析的理论认为:神经症的基本原因在于童年期的性心理发育受阻,形成心理冲突,阻抑在无意

识领域,引起焦虑;为了消除焦虑造成的痛苦体验,无意识的防御机制发挥了重要作用(Gray,1978)。

弗洛伊德关于神经症的精神病理学理论影响甚为深远,成为20世纪前半个世纪精神病学最为流行的观点。然而弗洛伊德的精神分析的理论创建不久,就遇上一系列挑战。先是来自精神分析学派内部 A. Adler(1870~1937)和 C. Jung(1875~1961)对经典精神分析理论的修正;其后又有 K. Horney、H. S. Sullivan、E. Fromm 等人成立新的弗洛伊德学派。另一方面,以巴甫洛夫的条件反射学说为基础的行为主义心理学,以及认知心理学和人本主义心理学的兴起从根本上动摇了精神分析的理论基础,同时建立了行为疗法、认知疗法以及以受访者为中心的心理治疗等一系列治疗神经症的技术和方法。到了20世纪60年代抗焦虑药物和抗抑郁药物大量用于治疗神经症获得效果,使人们认识到神经症不仅具有病理心理基础,而且与生物因素相关。其后遗传学研究、神经生物学研究以及脑影像学的许多研究结果表明:不同的神经症各有其不同的生物学背景;神经症是一大类异源性精神障碍。

尽管神经症的病因和发病机制众说纷纭,而神经症的描述性定义也很难取得一致(许又新,1993);但神经症各种类型的名称在一定时期还相对保持稳定。作为一大类精神障碍的统称,神经症究竟包括哪些疾病,即神经症的分类在不同时期和不同国家有所不同。前苏联精神病学教科书(Попов,1955)将神经(官能)症归入心因性障碍一类,包括神经衰弱、歇斯底里、精神衰弱和强迫性神经(官能)症4种主要类型。法国的神经症则包括焦虑神经症、歇斯底里、强迫性神经症、神经症性疑病状态和神经症性反应或处境状态5种主要类型(WHO,1981)。最具代表性的应该是世界卫生组织公布的国际疾病分类(ICD)系统中神经症的分类。精神障碍进入国际疾病分类始于1948的ICD-6(WHO,1948)。在这一版中,所有精神障碍分为3大类:(300~309)精神病、(310~319)精神神经症性障碍与(320~326)性格、行为和智力障碍。在精神神经症性障碍(psychoneurotic disorders)这一大类中包括如下一些疾病名称:

310 焦虑反应没有躯体症状

311 癔症反应没有焦虑反应

312 恐惧反应

313 强迫反应

314 神经症性抑郁反应

315 精神神经症有循环系统躯体症状(躯体化反应)

315.0 神经循环衰弱

315.1 心因性起源的心脏其他表现

315.2 心因性起源的循环其他表现

316 精神神经症有消化系统躯体症状(躯体化反应)

316.0 心因性起源的黏液性结肠炎

316.1 心因性起源的结肠激惹症

316.2 胃神经症

316.3 心因性起源的消化其他表现

317 精神神经症有其他系统躯体症状

317.0 呼吸系统的心因性反应

317.1 泌尿生殖系统的心因性反应

317.2 心因性瘙痒症

317.3 其他皮肤神经症

317.4 肌肉骨骼系统的心因性反应

317.5 其他系统的心因性反应

318 精神神经症,其他,混合及未特定型

318.0 疑病性反应

318.1 人格解体

318.2 职业神经症

318.3 衰弱反应

318.4 混合性

318.5 其他及未特定型

上述神经症的分类反映了20世纪中期国际上神经症的观点。从疾病的名称看,把这一大类障碍称为"精神神经症",继承了 Bernheim 关于神经症是心因性疾病的观点,而把许多疾病称为"反应",则承袭了 Adolf Meyer(1866-1950)称各种精神障碍为"反应类型"(reaction type)的精神生物学理论。如果把上述分类中各种心理因素引起的生理障碍(315~317)抽去,剩余的神经症性障碍几乎涵盖了以后分类中所有类型的神经症。ICD-7(WHO,1955)有关精神障碍的分类和编码与ICD-6完全相同。ICD-8(WHO,1965)则将精神神经症改称为神经症,编码为300-300.9;并将各种心理因素引起的生理障碍从这一大类中抽出,另列一类。ICD-9(WHO,1975)除了将神经症改为神经症性障碍

（neurotic disorders）外，编码和各种神经症类型与 ICD-8 相同。在这一版，神经症包括如下类型：300.0 焦虑状态，300.1 癔症，300.2 恐惧状态，300.3 强迫障碍，300.4 神经症性抑郁，300.5 神经衰弱，300.6 人格解体综合征，300.7 疑病症，300.8 其他神经症性障碍，300.9 非特定神经症；而对神经症性障碍所下的定义是："神经症性障碍是没有任何可证实的器质性基础的精神障碍，病人对病有相当的自知力，并且现实检验能力没有损害，这表现在病人通常不把病态主观体验和幻想与外在现实混淆起来。行为可以受到很大影响，但通常仍保持在社会所能接受的限度内，人格也没有瓦解。主要表现包括过分焦虑、癔症的症状、恐惧症、强迫症状和抑郁"（WHO，1978）。以上内容基本上说明了神经症概念的内涵和外延，并在当时国际上广泛引用（Gray，1978）。美国精神病学会编制的精神障碍诊断和统计手册（DSM）第一版出现于 1952，第二版则公布于 1968。这两版分别与 ICD-6（1948）和 ICD-8（1965）的精神障碍分类相近。其第三版（DSM-Ⅲ，1980）对精神障碍的分类进行了一系列重要改革，抛弃了神经症的术语和概念；尽管神经症这一大类疾病依然存在，但对其分类进行了重组和更名；癔症的名称舍弃不用，分解为解离障碍、转换障碍和躯体化障碍。后两种疾病又被组合到躯体形式障碍这一类别名称之下。神经衰弱的诊断名称则被彻底清除。这类改变标志神经症原有概念的解体。DSM-Ⅲ 和 DSM-Ⅲ-R（APA，1987）对国际疾病分类（ICD-10，1992）第 5 章精神与行为障碍分类产生了重要影响（WHO，1992）。ICD-10 第 Ⅴ 章 F40-F48 虽然保留了神经症性障碍的标题，但其分类基本上接受了 DSM-Ⅲ-R 的观点。DSM-5 对 DSM-Ⅳ 中涉及神经症的相关条目进行了大量重组：强迫障碍从焦虑障碍中分离出来，新辟"强迫和相关障碍"一大类。其中除强迫障碍外，还包含身体变形障碍、囤积障碍、拔毛症、抓痕（皮肤撕扯）症等 8 个条目。DSM-Ⅳ 中躯体形式障碍更名为"躯体症状和相关障碍"；并对原有次一级分类进行压缩和重组。躯体化障碍、疑病症、疼痛障碍和未分化躯体形式障碍之类病名不再使用（DSM-5，2013）。ICD-11 的草案正在紧张地讨论之中，对神经症原有类型如何处理，且拭目以待。

20 世纪 50 年代我国精神疾病分类主要受前苏联精神病学和巴甫洛夫学说的影响。1958 年在南京召开的全国精神病防治工作会议拟订的精神疾病分类草案中神经官能症置于心因性精神病标题下，只包括神经衰弱、癔症、精神衰弱和强迫性神经症四种类型。1978 年在南京召开中华医学会第二届神经精神科学术会议，对 20 年前的"精神疾病分类草案"进行修订，制订了一个"精神疾病分类试行草案"；把神经官能症从心因性精神病中分离出来，其类型包括：神经衰弱、焦虑症、癔症、强迫症、恐惧症、疑病症、器官性神经症（又称为植物性神经症）和其他神经症 8 种疾病；并表明抑郁性神经症已归入抑郁症范围。这一改变显示，我国精神医学界已经放弃前苏联有关神经症的狭窄概念，转而接受 ICD-9 的观点，并根据我国情况作了少许修改。1981 年中华医学会举行全国性精神分裂症专题学术讨论会，对 1978 年的"精神疾病分类试行草案"进行修订，制订了"中华医学会精神疾病分类-1981"。这是中华医学会正式公布的第一个精神疾病分类，应称之为 CCMD-1。在这一分类中，神经官能症正名为神经症，其后另列"心身疾病"一类。器官性神经症被移至"心身疾病"项目之下。同时，加入抑郁性神经症和应激反应两种诊断名称。"中华医学会精神疾病分类-1984"是对 1981 版的修正。神经症不再包括"应激反应"，把"心身疾病"更名为"心理因素所致生理功能障碍"；其下包括：性功能障碍、睡眠障碍、饮食障碍、内脏器官功能障碍，而不包括有器质性病变的心身疾病。这一版的疾病名称之后附有 ICD-9 的编码，反映出跟随 ICD-9 的分类原则，而未采纳 DSM-Ⅲ 的分类观点。1984 版与 1981 版比较，变动不大，只能算是 CCMD-1-R。1985 年 10 月中华神经精神科杂志编委会制订了"神经症临床工作诊断标准"（中华神经精神科杂志编委会，1986），并附有描述性定义、诊断标准和 ICD-9 的编码。此外，还按照神经症各类型症状的特异性程度，划分如下诊断等级：①癔症，②抑郁性神经症，③恐惧症，④强迫症，⑤焦虑症，⑥疑病症，⑦神经衰弱，⑧其他神经症，⑨不典型神经症。这是我国首次制订的神经症诊断标准，集中反映了当时我国精神医学界对神经症概念的理解。中华医学会于 1989 制订了"中国精神疾病分类-Ⅱ"，并自行编码。这一版将"心理生理障碍、神经症及心因性精神障碍"合在"50"编码下，然后分列：

51 进食障碍

52 睡眠与觉醒障碍

53 性功能障碍

54 癔症

55 焦虑性障碍

55.0 焦虑症,55.00 广泛性焦虑症,55.01 惊恐发作

55.1 强迫症

55.2 恐惧症

56 其他类别神经症

56.0 抑郁性神经症

56.1 疑病性神经症

56.2 神经衰弱

56.9 其他神经症

以上类别的划分完全不同于以上几版精神障碍的分类,应称为 CCMD-2。其神经症分类显然受到 DSM-Ⅲ-R 观点的影响。1994 年中华医学会精神科学会在南京编辑出版了《中国精神疾病分类方法和诊断标准第二版修订版》(CCMD-2-R)。这一版的修订原则是:尽量与 ICD-10 保持一致,同时参考 DSM-Ⅳ 草案的某些优点;保留神经症与癔症的名称及其在分类系统中的整体位置,暂保留抑郁性神经症在神经症中的位置,不并入心境障碍;神经症编码为"40",其各类型编码为:40.0 恐怖性神经症,40.1 焦虑性神经症,40.2 强迫性神经症,40.3 抑郁性神经症,40.4 癔症,40.5 疑病性神经症,40.6 神经衰弱,40.8 其他神经症。这种情况显示:神经症的概念向中国传统回归,也是向 ICD-9 的回归。2001 中华医学会精神科分会编辑出版了《中国精神障碍分类与诊断标准第三版》(CCMD-3)。这一版仍然保留了神经症性障碍的名称,把癔症从神经症中分离出来另列一类与 ICD-10 中的[F44 解离(转换)障碍]相对应;神经症的类型则按 ICD-10 的顺序安排:恐惧症、焦虑症、强迫症、躯体形式障碍;神经衰弱则从躯体形式障碍中分离,与其并列。显然,这一版的修改反映了在我国的精神障碍分类系统中神经症的概念逐步向 ICD-10 靠拢。

二、焦虑与焦虑障碍

焦虑(anxiety)一词具有多种涵义。一般人把紧张(tension)或烦恼(worry)叫做焦虑。精神分析理论把焦虑看作神经症的核心症状,这种焦虑往往是无意识的,通过防御机制不再进入意识领域。临床上所定义的焦虑是一种病理的、不愉快的情感体验,包括主观体验和客观表现两方面。主观体验表现为:精神紧张不安、提心吊胆、警觉性增高和易激惹(精神性焦虑);客观表现包括:躯体运动症状,如肌紧张、坐卧不宁、搓手顿足、来回走动,以及自主神经症状,如心率加快、出汗增多、口干、面色苍白、震颤、呼吸急促以及急于排尿或排便(躯体性焦虑)。病理的焦虑不同于正常人遇事紧张或着急,不仅精神紧张的程度更为严重,重要的区别还在于焦虑患者通常知道自己焦虑情绪的严重程度及持续时间与客观现实不相称,其发生与终止都不受主观意识控制,因而倍感痛苦。焦虑也不同于恐惧(fear),焦虑指向未来的不确定性,而恐惧则是面对当前真实威胁的情感反应,常采取回避行为以减轻紧张不安或消除惧怕。如果现实威胁并不存在,经常担心这种威胁可能发生,则称为预期焦虑(anticipatory anxiety)。持久的紧张不安、不指向任何特定的生活事件或处境的担心称为自由浮动性焦虑(free-floating anxiety)。伴有明显的坐立不安和过多的肢体活动的焦虑称为激越(agitation)。焦虑也不同于抑郁,焦虑的表现是精神紧张和运动性不安,指向可能发生的危险和不幸,而抑郁的表现则是心情郁闷、压抑、高兴不起来和缺乏愉快感,指向过去的丧失和绝望。把焦虑与恐惧、焦虑与抑郁相混淆不利于临床诊断及鉴别。

焦虑作为一组症状可见于许多疾病,包括躯体疾病和精神障碍,但在焦虑障碍中焦虑是最严重和突出的症状。所谓焦虑障碍(anxiety disorders)是指在没有脑器质性疾病或其他精神疾病的情况下,以精神和躯体的焦虑症状为突出特点的异常状态;是 DSM-Ⅲ(1980)在撤销神经症的分类名称后,新列出的一组精神障碍的总称。焦虑障碍既不同于弗洛伊德的焦虑性神经症(anxiety neurosis),也不同于 ICD-9 神经症性障碍下的焦虑状态(anxiety state),它包括原神经症名称下的广泛性焦虑症、惊恐症、恐惧症和强迫症。尽管这几种精神障碍在临床表现和病因上有一些共同点,但也存在许多不同之处。例如,在广泛性焦虑症中,焦虑是持续存在的;在惊恐症中,焦虑呈发作性,不与任何特定的环境相关;而在恐惧症中,焦虑是间断的,仅在特定的环

境中出现。至于强迫症是否应该包括在焦虑障碍之内,ICD-10 与 DSM-Ⅳ 的观点存在分歧;ICD-10 把强迫症排除在焦虑障碍之外。基于这几种精神障碍各有其临床特征,本章不采用这一名称,而将其包含的各种精神障碍分别讨论。

三、惊 恐 症

惊恐发作(panic attacks)是一组症状,主要表现为突然出现显著的心悸、出汗、震颤等自主神经症状,伴以强烈的濒死感或失控感,并在 10 分钟内达到高峰;可见于多种疾病。惊恐症(panic disorder)又称惊恐障碍,是以反复出现惊恐发作、发作间歇期持续担心再次发作为特征的一种急性焦虑症;并按照有无继发的恐惧性回避,再分为伴有或不伴有广场恐惧的惊恐症两种类型。

20 世纪 60 年代观察到自发的惊恐发作和慢性焦虑状态在许多方面都显著不同。例如,给惊恐发作的患者静脉滴注乳酸钠可诱发惊恐反应,有家族聚集性,可引起广场恐惧,并用三环类抗抑郁剂治疗有效;而慢性焦虑状态则否。于是焦虑性神经症被分为惊恐障碍和广泛焦虑障碍两种临床类型。在 DSM-Ⅲ(1980)及以后的两版分类中,把惊恐障碍和广泛焦虑障碍正式作为两种独立疾病,与恐惧障碍、强迫障碍和创伤后应激障碍并列,归入焦虑障碍(anxiety disorders)一大类别。在 ICD-10(1992)中,这两种类型被纳入"其他焦虑障碍"与恐惧性焦虑障碍、强迫障碍、分离[转换]障碍并列,归属于"神经症性障碍"(neurotic disorders)。

1982 年我国 12 地区精神疾病流行病学调查,在 15~59 岁人口中,焦虑症的患病率为 1.48‰;占全部神经症病例的 6.7%,居第四位。其城乡患病率相近。又据天津市区调查(陈复平,1986),焦虑症的患病率为 1.52‰,女性患病率(2.78‰)明显高于男性(0.24‰)。2003 年西藏自治区神经症调查(刘善明等,2012),惊恐症的终生患病率为 8.5‰.

国外,Lader 和 Marks(1971)复习了 22 个研究报告,得到一般居民焦虑症的患病率为 2%~4.7%;精神科患者中,本病占 6%~27%。据美国 2001~2002 的一项流行病学调查(Grant 等,2006),惊恐障碍的一年患病率为 2.1%,终生患病率为 5.1%。女性患者多于男性。

(一)病因

本病的病因归纳起来有以下几方面。

1. 遗传

Crowe 等(1983)、Harris 等(1983)分别发现惊恐症先证者的一级亲属中本病的发病风险率分别为 24.7%、20% 和 17.3%;而正常对照组一级亲属的发病风险率则分别为 2.3%、4.8% 和 1.8%;显示本病具有家族聚集性。Torgersen(1983)报告一项双生子研究,MZ 同病率 5 倍于 DZ 的同病率;但 MZ 的同病率只有 31%,提示非遗传因素对本病的发生有重要作用。近 10 余年基因组研究的结果显示本病与染色体 7p(Crowe 等,2001)、7q(Cheng 等,2006)、9q(Thorgeirsson 等,2003)、13q(Hamilton 等,2003)上的位点关联。

2. 生化

进行了多方面的研究,分述如下。

C. White(1950)首先报告,类似焦虑症的"神经循环衰弱"患者在进行中等程度运动时血中乳酸盐含量较正常对照组增高。Pitts 和 McClure(1967)认为血中乳酸盐含量的升高可能与焦虑发作有关,于是在双盲条件下给 14 名焦虑症患者和 16 名正常人静脉滴注 0.5mol 乳酸钠;发现 13 名患者在滴注过程中出现惊恐发作,而正常对照组中仅 2 名出现类似症状。其后,给焦虑症患者用 0.5mol 乳酸钠 10ml/kg,在 20 分钟之内滴注完毕,惊恐障碍患者大多能得到同样结果。这种现象发生的机理目前尚未完全明了,可能的解释有:引起了代谢性碱中毒,低钙血症,有氧代谢异常,β-肾上腺素能活动亢进,外周儿茶酚胺过度释放,中枢化学感受器敏感性增加等。还有一种解释认为:乳酸在体内代谢为碳酸,进而水解为 CO_2 和水;CO_2 则通过血脑屏障,使脑干腹侧髓质的氧化还原状态发生改变,或导致蓝斑核内去甲肾上腺素能神经元冲动发放增加。正电子发射断层脑扫描和区域脑血流量的研究表明,静脉滴注乳酸盐后,对乳酸敏感的病人,其右侧海马旁回区域血流量和氧代谢率升高,反映了该部位的活动增加(Reiman 等,1986)。

Gorman 等(1984)给焦虑症患者在室内吸入 5% 的 CO_2 混合气体,像乳酸盐一样,也可引起患者惊恐发作。从另一方面说明，这类患者脑干的化学感受器可能对 CO_2 过度敏感，从而促使蓝斑核的冲动发放增加。

3. 神经递质

近代有关焦虑的神经生物学研究着重于去甲肾上腺素能，多巴胺能，5-羟色胺能和 γ-氨基丁酸四种神经递质系统。肾上腺素能系统，特别是蓝斑核，起警戒作用，可引起对危险的警惕期待心情。中脑皮质的多巴胺能系统与情感行为和情感表达有关。5-羟色胺能系统，特别是背侧中缝核能抑制焦虑特有的适应性行为；中枢性 5-羟色胺活动具有重要的保持警觉和控制焦虑的作用。γ-氨基丁酸则为主要的抑制性神经递质。这四种神经递质系统在脑的不同部位和不同水平，相互作用。这种复杂的细胞间信号的相互作用，借助于第二信使 cAMP 和 Ca^{2+}，在亚细胞水平加以整合，在脑和身体的各部位引起不同的变化，形成焦虑的各种临床表现。

蓝斑含有整个中枢神经系统 50% 以上的去甲肾上腺素能神经元，有神经纤维投射到海马、杏仁核、边缘叶和额叶皮质。动物实验发现，电刺激蓝斑，可引起明显的恐惧和焦虑反应；同时有蓝斑神经冲动发放增加和中枢性去甲肾上腺素更新加速。在人类，能促使蓝斑发放增加的药物，如育亨宾（yohimbine），可激发焦虑，而能减少蓝斑发放的药物，如可乐定（clonidine）、普萘洛尔、苯二氮䓬类、吗啡、内啡呔、三环类抗抑郁剂等则有抗焦虑作用。从而说明蓝斑和去甲肾上腺素能系统，对焦虑的发病具有重要影响。近几年采用 5-羟色胺再摄取抑制剂治疗惊恐障碍取得良好效果，表明 5-羟色胺能系统对惊恐障碍起了一定作用。

4. 受体

惊恐发作时患者出现的心悸、颤抖、多汗等症状都是 β-肾上腺素能受体大量兴奋的征象。一些临床观察发现，β-肾上腺素能受体阻滞剂，如普萘洛尔，有减轻惊恐发作和焦虑的作用；但这类药物并不能阻止自发的和乳酸钠诱发的惊恐发作。因此，β-肾上腺素能受体在焦虑症发病机制中的地位，有待进一步研究加以阐明。Mohler 和 Okada（1977），Squires 和 Braestrup（1977）先后在哺乳动物脑中发现苯二氮䓬受体。这一受体与抑制性神经递质 γ 氨基丁酸（GABA）的受体连接，形成复合体。GABA 有两种受体：GABA$_A$ 受体与氯（Cl^-）离子通道偶联。GABA$_A$ 受体与 GABA 相互作用，则促使与其连结的 Cl^- 通道开放。GABA$_B$ 受体则与钙（Ca^{2+}）离子，可能还有 cAMP 偶联，协助调节其他神经递质的释放。苯二氮䓬类与其受体结合可促进 GABA 的功能，使神经传导显著减慢；而用药物阻断苯二氮䓬受体，则可使实验动物产生急性焦虑症状。因此，有人据此推测，焦虑症患者很可能产生某种物质干扰了苯二氮䓬受体功能，导致焦虑症状的产生。

5. 神经解剖

German 等（1989）基于 Klein 的现象学模型，提供了惊恐障碍的神经解剖假说。Klein 归纳惊恐障碍的特征有三：①急性惊恐发作：由于惊恐发作时患者有显著的自主神经症状暴发，且这类发作可由作用于脑干的药物，如乳酸钠、CO_2、育亨宾等所促发，因而 German 等认为脑干，特别是蓝斑与急性惊恐发作密切相关。②预期焦虑：边缘叶为人类愤怒、警觉和恐惧等基本情绪的中枢。动物实验观察到，边缘结构的激惹性病变，可引起惧怕和惊吓反应。Penciled 在人类也观察到同样现象。这一部位的破坏性病变则使焦虑下降。人脑的边缘区含有丰富的苯二氮䓬受体。苯二氮䓬类药物静脉注射对减轻预期焦虑很有效，但对控制惊恐发作效果不佳。这些证据提示，预期焦虑可能与边缘叶的功能损害有关。③恐惧性回避：这是一种学习到的行为，与脑皮质的认知和意识活动有关。从额叶皮质到脑干的神经纤维可把习得性联系和起源于前额皮质的认知活动，传到脑干，刺激脑干的神经核，引起惊恐发作。一些抗惊恐发作的药物对控制惊恐发作和预期焦虑有效，但对恐惧性回避效果往往不如认知行为疗法。

6. 神经生理

脑电图研究的资料表明焦虑症患者 α 节律较非焦虑症患者为少，且 α 活动多在较高频率范围；提示焦虑患者常处于高度警觉状态。Hon-Saric 等（1991）对 18 例有频繁惊恐发作的患者进行一系列生理测验，并与无焦虑症状的对照组比较，发现：在基础状态，惊恐障碍患者的前额肌电活动较多，收缩压较高,心跳较快。处在心理应激状态的患者,心跳加快和收缩压升高也较对照组更为明显;但对照组的皮肤电阻反应变动较大。这一研究结果提示,惊恐发作频繁的患者心血管的警觉性增高,而皮肤电阻的灵活性降低。

以上的许多神经生物学研究的结果提示,本病的病理机制与蓝斑过度反应、5-羟色胺能系统调控紊乱、γ-氨基丁酸-苯二氮䓬受体复合体的结合力下降、脑干二氧化碳化学受体敏感性增高,以及恐惧网络集中于扁桃体等一系列病理改变有关。

7. 心理

精神分析理论认为,神经症性焦虑是对未认识到的危险的一种反应。这种危险由于神经症防御机制未能为患者辨认出来,有时这种危险只是象征性的。神经症性焦虑可为过去童年、少年或成年期未解决的冲突重新显现而激发。Pan(1924)强调产伤是各种焦虑之源。Klein(1948)则认为焦虑源于死亡本能,是对敌视和攻击的一种反应。

行为主义理论则认为焦虑是恐惧某些环境刺激形成的条件反射。以动物实验为例:如果动物按压踏板会引起一次电击,则按压踏板会成为电击前的一种条件刺激。这种条件刺激可引起动物产生焦虑的条件反射。这种条件反射导致实验动物回避接触踏板,避免电击;回避电击这种无条件刺激的成功,使动物的回避行为得以强化,从而使其焦虑水平下降。这种动物模型可以说明焦虑发作是通过学习获得的对可怕情境的条件反应。

(二) 临床表现

本病的临床表现包括三部分症状。

1. 惊恐发作

典型的表现是,患者正在进行日常活动,如看书、进食、散步、开会或操持家务时,突然感到心悸,好像心脏要从口腔里跳出来;胸闷、胸痛、胸前压迫感;或呼吸困难,喉头堵塞,好像透不过气来,即将窒息。同时出现强烈的恐惧感,好像即将死去,或即将失去理智。这种紧张心情使患者难以忍受。因而惊叫、呼救。有的出现过度换气(hyperventilation)、头晕、非真实感、多汗、面部潮红或苍白,步态不稳、震颤、手脚麻木、胃肠道不适等自主神经过度兴奋症状,以及运动性不安。此种发作,历时很短,一般5~20分钟,很少超过一小时,即可自行缓解;或以哈欠、排尿、入睡结束发作。发作之后,患者自觉一切如常,但不久又可突然再发。

2. 预期焦虑

大多数患者在反复出现惊恐发作之后的间歇期,常担心再次发病,因而惴惴不安,也可出现一些自主神经活动亢进的症状。应注意与广泛性焦虑鉴别。

3. 求助和回避行为

惊恐发作时,由于强烈的恐惧感,患者难以忍受,常立即要求给予紧急帮助。在发作的间歇期,60%的患者由于担心发病时得不到帮助,因而主动回避一些活动,如不愿单独出门,不愿到人多的热闹场所,不愿乘车旅行等,或出门时要他人陪伴;即继发广场恐惧症。

惊恐障碍病例常伴有抑郁症状,这类患者的自杀倾向增加,临床上需加以重视。

本病通常起病于少年晚期或成年早期,35~40岁再有一次发病高峰期。近年发现儿童期也可发生本病。有的病例可在数周内完全缓解,病期超过6个月者易进入慢性波动病程。没有广场恐惧伴发的患者治疗效果较好,继发广场恐惧者预后欠佳。约7%的病例有自杀未遂史。约半数以上患者合并重型抑郁发作,使本病自杀危险性增加,特别值得重视。

(三) 诊断

本病的诊断依据突出的临床特征:常无明显诱因突然发病,有多种自主神经症状,尤以心悸、气促、头晕、出汗等最突出;在几分钟内症状急剧发展达到高峰,伴有强烈恐惧;持续时间很短便自行缓解。间歇期除有预期焦虑,担心再次发病外,可无任何不适症状。常反复发作。间歇期可长可短。发作频繁,加上预期焦虑,易误诊为广泛焦虑症。不少病例继发广场恐惧。合并重型抑郁症者应分别给予诊断。

惊恐发作作为一组综合病征,可见于多种精神疾病和躯体疾病,只有在排除其他疾病之后,才能下惊恐障碍的诊断。需要鉴别的精神疾病除广泛焦虑症和抑郁症外，还要注意与精神分裂症、人格解体障碍等鉴别。内科疾病需要鉴别的有：甲状腺功能亢进、甲状旁腺功能亢进、心律失常、冠状动脉供血不足、嗜铬细胞瘤、低血糖症、真性眩晕、药物戒断和酒精戒断症状等。特别容易混淆的是二尖瓣脱垂。二尖瓣脱垂也是突然发生心悸、胸痛，以及气紧、疲乏、甚至晕厥，但无头昏、出汗、震颤、面部发热或发冷，以及人格解体、濒死感或失控感等症状。借助超声心动图可资鉴别。但有研究报告，二者可能合病；并认为惊恐症可导致二尖瓣脱垂。如果惊恐症得到控制，二尖瓣脱垂可能消失（German 等，1981）。

恐缩症（koro）与惊恐障碍表现相似。此症表现为急性焦虑发作，持续时间较惊恐发作为长。患者诉述心悸、出汗、胸前区不适和发抖；同时坚信其阴茎将缩回到腹中，而在缩回之后自己也将死去。大多数发作出现于夜晚，有时是在性生活之后。为了阻止这种可怕的后果，患者常将阴茎用绳子系住，或要求别人抓住它。这种信念与惊恐发作时患者坚信心脏受到损害且自己将死去的想法是类似的。恐缩症的流行则类似于癔症，多出现于东南亚和我国南方因社会应激和迷信观念所致的焦虑人群中。

（四）治疗

惊恐症治疗的目的在于尽早控制惊恐发作、预防再发和引起广场恐惧。

1. 药物治疗

可选用以下药物。

（1）三环类抗抑郁剂：常作为一线药物，较多选用丙咪嗪，每日剂量 50～300mg；可从小剂量 12.5mg/d 开始，逐渐加量，大多数患者日用量至少在 150mg 以上才见效。氯丙咪嗪（25～200mg/d）亦可使用，但也要从小剂量开始。对抗胆碱能不良反应不能耐受者，可改用去甲咪嗪（desipramine）；易出现低血压的老年人，可选用去甲替林（nortriptyline）。

（2）5-羟色胺再摄取抑制剂：可作为一线药物，特别是对三环类不良反应不能耐受者；合并强迫症状或社交恐惧症的患者可作为首选。常用药物有：氟伏沙明（150mg/d），帕洛西汀（20～60mg/d），氟西汀（20～60mg/d），舍曲林（50～150mg/d）和西酞

普兰 20～30mg/d，早晨服用。但同样需要从小剂量开始给药，帕罗西汀、氟西汀和西酞普兰起始剂量为 5mg/d，氟伏沙明和舍曲林起始剂量为 25mg/d，以避免增高的初始敏感性。

（3）单胺氧化酶抑制剂：适用于对其他抗抑郁剂不能耐受者；合并非典型抑郁症或社交恐惧症者可作为首选。常用药物有：苯乙肼（15～60～90mg/d）和反苯环丙胺（tranylcypromine，10～80mg/d），早晨服用。

（4）苯二氮䓬类：适用于对各种抗抑郁剂不能耐受者；预期焦虑或恐惧性回避很突出，以及需要快速见效的病例可首选。常用药物有：阿普唑仑和氯硝西泮。后者药物作用时间较长，较少戒断反应。

（5）其他药物：双通道的再摄取抑制剂如，文拉法辛缓释剂（75～225mg/d）、米氮平（30mg/d）和艾司西酞普兰（10～20mg/d）治疗惊恐症也有效，可以选用。

由于本病容易复发，各种治疗时期一般不宜短于半年；有的病例需维持用药 3～5 年，才能充分缓解。

2. 心理治疗

用药物治疗控制惊恐发作之后，常需配合心理治疗，才能消除预期焦虑和恐惧性回避。

（1）支持性心理治疗：向患者说明疾病的性质，以减轻患者的精神负担，鼓励患者坚持治疗计划。组织同类患者参加小组治疗，互相帮助，能起到更好的效果。

（2）认知行为治疗

1）可选择以下方式进行：在发作间歇期有慢性过度换气，而在自发或诱发的惊恐发作时出现急性过度换气的患者，可导致低碳酸血症和碱中毒，从而降低脑血流量，引起头晕、意识模糊和人格解体等症状。采用抗惊恐药物控制惊恐发作，或通过呼吸的行为训练，教患者调节呼吸频率防止过度换气，可使惊恐发作显著减少。

2）暴露疗法：让患者通过默想，暴露于惊恐发作时的躯体感受，以消除患者对各种自主神经反应的恐惧。对有恐惧性回避行为或继发广场恐惧的患者，宜采取现场暴露，使患者能逐步适应害怕的情境。

3) 放松训练:可按照从上到下的顺序依次收缩和放松头面部、上肢、胸腹部、下肢各组肌肉,达到减轻焦虑的目的。也可让患者学会保健气功,放松全身肌肉、调节呼吸、意守丹田,消除杂念。

4) 认知重建:对患者发病时的躯体感觉和情感体验给予合理的解释,让患者意识到这类感觉和体验是良性的,对健康不会导致严重损害。

四、广泛性焦虑症

广泛性焦虑症(generalized anxiety disorder)是以持续的显著紧张不安和担心,伴有自主神经功能兴奋和过分警觉为特征的一种慢性焦虑症。

美国近期的流行病学研究显示:采用 DSM-Ⅳ 诊断标准,广泛性焦虑症的一年患病率为 2.1%,终生患病率为 4.1%(Grant 等,2005)。我国西藏自治区采用 DSM-Ⅳ 诊断标准,广泛性焦虑症的终生患病率为 0.57%(刘善明等,2012),其中半数合并有惊恐发作。

(一) 病因

本病的病因并不清楚,但积累了如下一些资料。

1. 遗传

Noyes 等(1987)报告广泛性焦虑症患者的亲属中患本病的风险率为 19.5%,而正常对照组的亲属患广泛性焦虑症的风险率为 3.5%。Torgersen(1983)的双生子研究未能发现广泛性焦虑症的 MZ-DZ 同病率有显著差异。Kendler 等(1992)报告广泛性焦虑症的一组女性双生子,本病的遗传度约为 30%。一些研究表明,本病的遗传倾向不如惊恐障碍显著。

2. 生化

基于苯二氮䓬类常用于治疗广泛性焦虑症取得良好的效果,提示脑内苯二氮䓬受体系统异常可能为焦虑的生物学基础。苯二氮䓬受体的浓度以枕叶为最高,提示广泛性焦虑症可能有枕叶功能异常。一些脑功能显像研究发现本病患者枕叶存在异常。临床前和临床脑显像表明各种类型焦虑和应激反应还涉及边缘叶、基底节和前额叶。非苯二

氮䓬类抗焦虑剂丁螺环酮为 5-HT$_{1A}$ 激动剂,治疗广泛性焦虑症有效,表明 5-羟色胺系统对广泛性焦虑症发病有重要作用。

近期的一些研究结果提示:本病的神经生物学机制与 γ-氨基丁酸-苯二氮䓬受体异常、去甲肾上腺素能激活、5-羟色胺能调节紊乱和以扁桃体为中枢的超敏恐惧网络有关。

3. 心理

弗洛伊德认为焦虑是一种生理的紧张状态,起源于未获得解决的无意识冲突。自我不能运用有效的防御机制,便会导致病理性焦虑。A. Beck 的认知理论则认为焦虑是对面临危险的一种反应。信息加工的持久歪曲导致对危险的误解和焦虑体验。病理性焦虑则与对威胁的选择性信息加工有关。焦虑患者还感到他无力对付威胁。对环境不能控制是使焦虑持续下去的重要因素。D. Barlow 把焦虑与恐惧区别开来,认为广泛性焦虑症的特征在于对失去控制的感受而不是对威胁的恐惧。Noyes 等(1987)报告,约 1/3 广泛性焦虑症患者伴有人格障碍,最常见者为依赖型人格障碍。

(二) 临床表现

本病主要表现为经常或持续的、无明确对象或固定内容的紧张不安,或对现实生活中的某些问题,过分担心或烦恼。这种紧张不安,担心或烦恼,与现实很不相称,使患者感到难以忍受,但又无法摆脱;常伴有自主神经功能亢进、运动性紧张和过分警惕。

1. 焦虑和担心

表现为对未来可能发生的、难以预料的某种危险或不幸事件的经常担心。如果患者不能明确意识到他担心的对象或内容,而只是一种提心吊胆、惶恐不安的强烈内心体验者,称为自由浮动性焦虑(free-floating anxiety)。但经常担心的也可能是某一、两件非现实的威胁,或生活中可能发生于他自身或亲友的不幸事件。例如,担心子女出门发生车祸等。这类焦虑和担心其程度与现实很不相称者,称为担心的期待(apprehensive expectation),是广泛焦虑的核心症状。这类患者常有恐慌的预感,终日心烦意乱,坐卧不宁,忧心忡忡,好像不幸即将降临在自己或亲人的头上。

注意力难以集中,对其日常生活中的事物失去兴趣,以致学习和工作受到严重影响。

这类焦虑和担心有别于所谓"预期焦虑"(anticipatory anxiety),如惊恐障碍患者对惊恐再次发作的担心,社交恐惧症患者对当众发言感到的困扰,反复洗手的强迫症患者对受到污染的恐惧,以及神经性厌食患者对体重增加感到苦恼等。

2. 运动性不安

表现为搓手顿足,来回走动,紧张不安,不能静坐,可见眼睑、面肌或手指震颤,或患者自感战栗。有的患者双眉紧锁、面肌和肢体肌肉紧张、疼痛,或感到肌肉抽动,经常感到疲乏。

3. 自主神经功能兴奋

常见的有心悸、心跳加快、气促和窒息感,头昏、头晕,多汗,面部发红或苍白,口干,吞咽哽噎感,胃部不适,恶心,腹痛,腹泻,尿频等症状。有的患者可出现阳痿、早泄、月经紊乱和性欲缺乏等性功能障碍。

4. 过分警觉

表现为惶恐,易惊吓,对外界刺激易出现惊跳反应;注意力难于集中;有时感到脑子一片空白;难以入睡和易惊醒;以及易激惹等。

广泛性焦虑症患者常同时合并其他焦虑性或情感性障碍。据 Sanderson 和 Barlow(1990)对 22 例符合 DSM-Ⅲ诊断标准的广泛性焦虑患者症状的分析,有 20 例(91%)至少可同时下两个诊断。13 例(59%)同时患有社交恐惧症;6 例(27%)同时诊断为惊恐症;另有 6 例同时诊断为心境恶劣(抑郁性神经症);还有一些病例同时患有单纯恐惧症(23%),强迫症(9%)和重型抑郁症(14%);病程中有惊恐发作症状者占 73%。Wittchen 等(1991)也观察到焦虑障碍患者中,69%的流行病学调查病例和 95%的临床病例有两种或两种以上焦虑或抑郁性疾病并存(comorbidity)。

本病多隐渐起病,往往无明显诱因。许多患者常记不起何时开始出现症状,认为从小就是如此;在其一生中从来就没有不焦虑的时候。较惊恐症的病程更为漫长,且较少自发缓解。起病年龄越早,焦虑症状越重,社会功能也较多受到损害。

(三) 诊断

凡处于慢性焦虑 6 个月以上,经常过分担心,且有紧张不安、易激惹,注意力难以集中,肌肉紧张,易疲劳,睡眠不佳之类症状者即可诊断本病。但这类症状并非继发于其他精神障碍或躯体疾病,需注意鉴别。特别是抑郁症,常有焦虑症状或激动不安;而广泛性焦虑症患者由于长期紧张不安,生活也往往不愉快。其鉴别要点在于:广泛性焦虑症患者通常先有焦虑症状,病了较长时间才逐渐觉得生活不幸福;无昼重夜轻的情绪变化;常难于入睡和睡眠不稳,而早醒少见;自主神经症状不如抑郁症丰富;食欲常不受影响;更为重要的是本病患者并不像抑郁症那样对事物缺乏兴趣或高兴不起来。但不典型抑郁症的鉴别诊断可能更困难。当抑郁和焦虑症状都很明显,且分别符合两种疾病的诊断标准时,则同时下两个诊断。此外值得注意与本病鉴别的精神障碍还有:躯体化障碍,人格解体障碍等。

(四) 治疗

本病的治疗包括药物治疗和心理治疗两部分。

1. 药物治疗

常用的药物有以下几类。

(1) 5-羟色胺-去甲肾上腺素再摄取抑制剂(SNRI):文拉法辛缓释剂 75~225mg/d 和度洛西汀 60~120mg/d 治疗本病可使精神和躯体症状都获得改善。

(2) 选择性 5-羟色胺再摄取抑制剂(SSRI):帕罗西汀 20mg/d,大多数患者都能耐受。其他 SSRI 类也有效。

(3) 苯二氮䓬类:使用广泛而且有效。常用的药物有地西泮(10~30mg/d),阿普唑仑(2~6mg/d)、劳拉西泮(2~4mg/d),氯硝西泮(3~8mg/d);对广泛性焦虑症的躯体症状的效果较其他药物为佳。长期大剂量使用可引起药物依赖和突然撤药时出现戒断症状,是这类药物的主要缺点。

(4) 丁螺环酮:对广泛性焦虑症有效,剂量为 15~60mg/d;但起效较苯二氮䓬类慢,较少产生药物依赖和戒断症状。

(5) 三环类:对负性情绪和认知症状较苯二氮

草类为佳,但对躯体症状效果不佳。常用药物为丙
咪嗪,剂量 50～150mg/d。不良反应较前两类药物
多。曲唑酮治疗本病有效,剂量 150～300mg/d,不
良反应也较苯二氮䓬类和丁螺环酮类为多。

(6) 其他药物:普萘洛尔可作为辅助用药,对
心悸、震颤明显的患者使用。

2. 心理治疗

(1) 心理教育:将本病的性质给患者讲解。让
患者对疾病具有一定的自知力,可降低患者对健康
的焦虑,增进在治疗中的合作,坚持长期治疗。

(2) 认知行为疗法:包括焦虑控制训练和认知
重建两种方式。采用想象或现场诱发焦虑,然后进
行放松训练,可减轻紧张和焦虑时的躯体症状。对
导致焦虑的认知成分,则运用认知重建,矫正患者
的歪曲认知。

(3) 生物反馈疗法:利用生物反馈信息训练患
者放松,以减轻焦虑,对治疗广泛性焦虑症有效。

五、恐 惧 症

(一) 广场恐惧症

广场恐惧症原意是特别害怕到人多拥挤的公
共场所去,后来引伸为不敢使用公共交通工具、不
敢单独离家外出,甚至害怕单独留在家里。

一项采用 DSM-Ⅲ-R 标准的研究报告,不伴惊
恐障碍的广场恐惧症的年患病率男性为 1.7%,女
性为 3.8%(Kessler 等,1994),终生患病率约为
6%～10%(Weissman 和 Merikangas,1986)。

1. 病因

广场恐惧症常以自发性惊恐发作开始,然后产
生预期焦虑和回避行为,提示条件化的形成。一些
临床研究表明,广场恐惧症患者常同时有惊恐发
作。有人认为最初一次惊恐发作(可能因为时间久
了被遗忘)是广场恐惧症起病的必备条件。因而认
为广场恐惧症是惊恐发作发展的后果,应归入惊恐
症这一类别。也有人认为尽管一次偶然的惊恐发
作可引起广场恐惧症,但广场恐惧症是不同于惊恐
症的一类独立疾病。这两种不同的观点反映在
DSM-Ⅳ 把同时有广场恐惧症状和惊恐发作的病例
纳入惊恐症,而 ICD-10 则把同一类病例归入恐惧

症。不论属于以上那种观点,都认为广场恐惧症状
的扩展和持续都可以因症状的反复出现使焦虑情
绪条件化,而回避行为则阻碍了条件化的消退;加
上害怕昏倒或当众出丑可加重焦虑而形成恶性循
环。Crowe(1983)的家系调查发现广场恐惧症患者
的近亲中,广场恐惧症的危险率(11.6%)较对照组
的近亲(4.2%)为高;并发现广场恐惧症患者的亲
属中惊恐症的患病率增高,且女性亲属的患病率较
男性亲属高 2 倍。在挪威 Torgersen(1983)双生子
调查发现,13 对单卵双生子中有 4 对(31%)同患惊
恐症和/或广场恐惧症。而 16 对双卵双生子的同
病率为 0。这类研究结果提示广场恐惧症可能与遗
传有关,且与惊恐症存在一定联系。但 Lelliott 等
(1989)的一项临床研究发现广场恐惧伴惊恐发作
的病例,有 23% 的患者其广场恐惧出现于惊恐发作
以前。Eaton 和 Keyl(1990),在 ECA 调查报告中显
示,约 2/3 的广场恐惧症没有惊恐发作病史。

2. 临床表现

本病有以下两种类型。

(1) 广场恐惧症无惊恐发作:这类患者在广场
恐惧症状出现前和病程中从无惊恐发作,其主要表
现有以下几方面。

1) 害怕到人多拥挤的场所:如会场、剧院、餐
馆、菜市场、百货公司等,或排队等候。

2) 害怕使用公共交通工具:如乘坐汽车、火车、
地铁、飞机等。

3) 害怕单独离家外出,或单独留在家里。

4) 害怕到空旷的场所:如旷野、空旷的公园

当患者进入这类场所或处于这种状态便感到
紧张不安,出现明显的头昏、心悸、胸闷、出汗等自
主神经反应;严重时可出现人格解体体验或晕厥。
由于患者有强烈的害怕、不安全感或痛苦体验,常
随之而出现回避行为。在有一次或多次类似经历
后,常产生预期焦虑;每当患者遇到上述情况,便会
感到焦虑紧张,极力回避或拒绝进入这类场所。在
有人陪伴时,患者的恐惧可以减轻或消失。

(2) 广场恐惧症有惊恐发作:有以下三种
表现。

1) 广场恐惧症起病前从无惊恐发作,不在害怕
的场所也无惊恐发作,只在经历害怕的场所或境遇
时极度恐惧,达到惊恐发作的诊断标准。回避害怕

的场所或境遇，或恐惧症状得到有效控制，惊恐发作便会停止。这种情况广场恐惧症是原发病，惊恐发作属继发反应。

2）广场恐惧症起病前经历过一次或多次惊恐发作，害怕单独出门或单独留在家里，担心自己出现惊恐发作时无亲友在身旁救助；如果有人陪伴便可消除担心。在惊恐发作得到有效治疗后，广场恐惧会逐渐消失。这类病例的原发病是惊恐症，广场恐惧为继发症状。

3）广场恐惧和惊恐发作见于同一患者，患者既在人多拥挤的场合感到紧张不安，在一般情况下也有惊恐发作。这种情况常需分别给予适当治疗，两类症状才会消失；应考虑为二者合病（comorbidity）。

本病起病多在 18～35 岁。害怕在空旷的场所行走不稳或跌倒的患者起病多在 40 多岁，且病程趋向慢性。一般说来，广场恐惧症病程常有波动。许多患者可有短时间好转，甚至完全缓解。

3. 诊断

本病以害怕单独离家外出，到人多拥挤的场所，伴有预期焦虑和回避行为作为特征的一种恐惧症，可伴有或不伴惊恐发作。如害怕的场所仅限于社交场所，患者主要担心自己的表情和行为举止会被别人给予坏的评价时应诊断为社交恐惧症。害怕的场所只限于某一特定处境，则应考虑单纯恐惧症的诊断。害怕被污染而回避某些物体或场所，与强迫观念有关者应诊断强迫症。回避与既往严重精神创伤有关的场所，则应考虑创伤后应激障碍。儿童期害怕离开家庭或亲人，则应考虑离别焦虑障碍（separation anxiety disorders）。拒绝上学则应考虑学校恐惧症（school phobia）。

4. 治疗

本病的治疗包括一般心理治疗，认知行为疗法和药物治疗三方面。

（1）一般心理治疗：如心理教育（psycho-education）、保证和支持疗法。治疗目的在于减轻患者的预期焦虑，鼓励患者重新进入害怕的场所；减少回避行为则需要取有针对性的认知行为疗法。

（2）认知行为疗法：治疗无惊恐发作的广场恐惧症以暴露疗法为主，先向患者说明疾病的性质，包括患者对处境产生的焦虑反应、预期焦虑及回避

行为三个相对独立成分，以及针对这三个成分采取的治疗措施，引导患者想象害怕的场所或情境，然后鼓励患者进入现场暴露，反复训练，直到取得满意效果。暴露疗法可以集体进行，也可组成互助小组，一道活动。单纯认知疗法有助于减轻焦虑和惊恐发作，但对广场恐惧症无效，而暴露疗法可减轻广场恐惧症，但非惊恐发作。

（3）药物治疗：有惊恐发作的患者宜先采用抗惊恐的药物治疗。苯二氮䓬类（如阿普唑仑、劳拉西泮、氯硝西泮），选择性 5-羟色胺再摄取抑制剂（如舍曲林、氟西汀、帕罗西汀）可选择使用。一项荟萃分析显示 SSRIs 对这些患者的疗效优于丙咪嗪和阿普唑仑（Boyer，1995）。Mavissakalian 和 Perel（1995）报告，血浆丙咪嗪结合浓度达 110～140ng/ml 时对恐惧性回避行为有效。另有人报告氯丙咪嗪对本病也有治疗作用（Gentil 等，1993）。

（二）单纯恐惧症

又称特殊恐惧症（special phobia）。表现为对以上两种类型以外的某一种或少数特殊物、情境或活动的害怕。

采用 DSM-Ⅲ-R 的一项共病调查显示，本病的终生患病率为 11.3%。平均发病年龄为 15 岁。女性的患病率为男性的 2 倍多（Magee 等，1996）。大多数单纯恐惧症的发病在童年：动物恐惧症平均为 7 岁，血液恐惧症为 9 岁，口腔科恐惧症为 12 岁。我国西藏自治区采用 DSM-Ⅳ 诊断标准，单纯恐惧症的终生患病率为 0.51%（刘善明等，2012）

1. 病因

Watson（1920）观察到一个小男孩在实验条件下，由于令人害怕的声音与大鼠和白兔同时出现，形成了害怕大鼠和白兔的条件反射；他认为恐惧症是由于某些无害的事物或情境与令人害怕的刺激多次重叠出现，形成条件反射，因而获得了引起焦虑的性质，成为患者恐惧的对象。这种焦虑是一种不愉快的情感体验，促使患者采取某种行为去回避它。如果回避行为使患者的焦虑得到减轻或消除，便会成为一种强化因素，通过操作性条件反射，使这种行为本身固定下来，持续下去。

Fyer 等（1990）发现单纯恐惧症具有高度家族聚集性。一项全基因组扫描的研究结果显示 14 号

染色体是单纯恐惧症的危险因素（Gelernter 等，2003）。

一些研究者采用正电子发射断层扫描研究特殊恐惧症患者的脑血流变化。当患者暴露于恐惧刺激之下时，出现一个惊跳反应，同时伴有前扣带回皮质、杏仁核和海马区域的血流增强（Pissiota 等，2003；Frederickson 和 Furmark，2003）。

另一项脑影像学的研究表明，单纯恐惧症患者前额叶脑皮质激活增强，经过认知行为治疗则这些脑区激活减弱（Johanson 等，2006），都提示本病具有神经生物学基础。

2. 临床表现

本病包含 3 个成分：预期焦虑，恐惧刺激引起的焦虑情绪，以及为了减轻焦虑采取的回避行为。这类患者害怕的往往不是与这些物体接触，而是担心接触之后会产生可怕后果。例如，患者不敢接触尖锐物品，害怕会用这种物品伤害他人；不敢过桥，害怕桥会垮塌，掉到水里去；害怕各种小动物会咬自己等。大多数患者认识到这些害怕是过分的、不合理的，实际上并没有什么可怕，但却无法控制自己的恐惧；即使向患者保证，并不能减轻他们的害怕情绪。按照患者恐惧对象的特点，可分为以下几种类型：

动物恐惧：害怕蜘蛛、昆虫、老鼠等。

自然环境恐惧：害怕雷电、登高、临水等。

幽闭恐惧：害怕汽车、飞机、电梯、厕所等封闭空间。

血-伤害-注射恐惧：害怕看到流血、暴露的伤口和接受注射。

其他特殊恐惧：如害怕引起窒息、呕吐或疾病的场所；害怕在公共厕所排尿；害怕出门找不到厕所，会把粪便排在身上等。

以上各种恐惧症可以单独出现，也可合并存在。

动物恐惧常起病于童年，平均年龄为 4.4 岁；幽闭恐惧起病较晚，平均年龄为 22.7 岁（Marks，1969）。儿童期动物恐惧症大多可以不经治疗而缓解。其他恐惧症都有向慢性发展的趋势。一般病程越长，治疗效果越差。

3. 诊断

单纯恐惧症患者害怕的对象常限于一个或少数特殊物体、情境或活动，很少泛化。其回避行为的动机在于担心会产生严重后果，而不是害怕惊恐发作时无人帮助或处境窘困。有人陪伴并不能减轻害怕，可与广场恐惧或社交恐惧鉴别。强迫症患者怕脏源于怕受到污染的强迫观念，与单纯恐惧不同。害怕与患了诸如肿瘤、艾滋病、传染性疾病，如肝炎、梅毒、麻风等的人接近，担心自己染上这类疾病者称疾病恐惧症。

4. 治疗

本病的治疗最好选用认知行为疗法。以暴露疗法为主，可选择现场暴露或默想暴露，方法包括：系统脱敏、想象冲击、持久暴露、参与模仿和强化练习等技术。可以个别治疗，也可集体治疗。

各种恐惧症患者都应从心理上给予支持和鼓励，增强其治病的信心。有的患者采用精神动力疗法可能有一定帮助。

药物用于单纯恐惧症效果不佳，但有惊恐发作者则应同时给予抗惊恐药物治疗。

（三）社交恐惧症

本病又称社交焦虑症（social anxiety disorder，SAD）；以害怕与人交往或当众说话，担心在别人面前出丑或处于难堪的境况，因而尽力回避为特征的一种恐惧症。

采用 DSM-Ⅲ-R 诊断标准的一项国家共病调查结果显示，社交恐惧症的终生患病率为 13.3%；女性的终生患病率为 15.5%，男性为 11.1%（Kessler 等，1994；Magee 等，1996）。患者中约 1/3 存在多种社交场合恐惧。

1. 病因

Tancer 等（1993）报告约 50% 社交恐惧症患者出现恐惧症状时血浆肾上腺素水平急剧升高；但在一般情况下，给这类患者快速静脉滴注肾上腺素并不引起社交恐惧症状，表明认知过程对本病症状的发生起了一定作用。可乐定激发试验引起的生长激素反应迟钝，提示本病患者有去甲肾上腺素功能失调。Liebowitz 等（1984）观察到社交恐惧症患者有内源胺类系统功能调节不良，认为可能与其情绪反应有关。这类患者对受到批评或拒绝很敏感，采用单胺氧化酶抑制剂治疗可减低患者对害怕批评的敏感性，并抑制其内源性生物胺的代谢。一项 PET 研究显示，当社交恐惧患者体验预期性焦虑时，出现右背外侧前额叶皮质、左内侧颞叶皮质和左侧杏仁核-海马区域的血流增强。这种血流活动与正常人出现预期焦虑时的情况相似，但不同之处在于：正常人的杏仁核无变化；社交恐惧患者的变化范围更大（Tilfors 等，2001）。这些结果说明杏仁核可能是大脑中与威胁反应有关的区域。一项以人群为基础的研究收集了超过 2000 例的女性双生子为样本，结果认为社交恐惧症的病因模式为中度的遗传影响与非特异性的环境因素相互作用（Kendler 等，1992）。

本病存在显著的家庭因素影响，其中部分是遗传因素，部分是后天习得性影响，如：父母有精神病史、父母婚姻冲突、父母过分保护或遗弃、儿童期被虐待、儿童期缺乏与成年人的亲近关系、儿童期经常搬迁、学习成绩落后等。

2. 临床表现

本病主要表现为害怕处于众目睽睽的场合，大家注视自己；或害怕自己当众出丑，使自己处于难堪或窘困的地步。因而害怕当众说话或表演，害怕当众进食，害怕去公共厕所解便，当众写字时控制不住手发抖，或在社交场合结结巴巴不能作答。害怕见人脸红，被别人看到，因而惴惴不安者，称赤面恐惧症（erythrophobia）。害怕与别人对视，或自认为眼睛的余光在窥视别人，因而惶恐不安者，称对视恐惧症（eye contact-phobia）。害怕在公共场所遇见陌生人或熟悉的人者，称见人恐惧症（anthropophobia）。害怕与异性相遇者，称异性恐惧症（heterophobia）。

大多数社交恐惧症患者只对一种或很少社会交往或当众表演感到恐惧，称特殊社交恐惧症（special social phobia）。一般情况下可以完全没有症状，其焦虑症状只在担心会遇到害怕的社交场合（预期焦虑）或已经进入害怕情境才会出现。此时患者感到不同程度的紧张、不安和恐惧，常伴有脸红、出汗和口干等自主神经症状；其中尤以害羞脸红是社交恐惧最突出的自主神经表现。认知方面则在与人相遇时特别注意自己的表情和行为，并对自己的社交表现评价过低。严重的社交恐惧者，极度紧张时可诱发惊恐发作。害怕的社交场合十分

广泛的病例，称广泛性社交恐惧症（generalized social phobia）。这类患者常害怕出门，不敢与人交往，甚至长期脱离社会生活，无法工作。有的患者可同时伴有回避型人格障碍（avoidant personality）。

本病常起病于少年或成年早期，较广场恐惧起病年龄为早。通常为隐渐起病，无明显诱因。也有在一次受到羞辱的社交经历之后急性起病者。据 Schneider 等（1992）报告在一次大规模流行病学调查中，70% 的社交恐惧症患者为女性。在中国临床上见到的病例，也以女性为多。一般病程缓慢，约半数患者有一定程度社会功能障碍。起病较迟，教育程度较高，无其他精神障碍者预后较好。

3. 诊断

社交恐惧症患者害怕的情境限于与人交往的场合，与人相遇、当众说话或表演时担心自己处于难堪的境况，因而回避。与广场恐惧症害怕到人多拥挤的场所，担心无法逃出的内心体验不一致，与强迫症、身体变形障碍者出现回避行为的动机也不同，可资鉴别。

4. 治疗

本病的治疗可采用药物治疗和认知行为疗法。

（1）药物治疗：多种药物对社交恐惧症有效。

1）选择性 5-羟色胺再摄取抑制剂：通常用作一线药物。帕洛西汀（20~60mg/d）、氟伏沙明（150~300mg/d）、舍曲林（50~200mg/d）、氟西汀（20~60mg/d）均对社交恐惧症有效。这些药物都最长需要 6 周才能显效。一般需要服药 9 个月至 1 年，如果较早停药，近一半的患者会出现复发（Haug 等，2003）。如果要减药，则应该缓慢减量。合并抑郁症、惊恐障碍、强迫症的病例也可选用这些药物。此外，双通道再摄取抑制剂文拉法辛和米氮平也对本病治疗有效。

2）单胺氧化酶抑制剂：Liebowitz（1992）报告苯乙肼对 2/3 的社交恐惧症患者有效。剂量为 45~90mg/d。对社交恐惧与广场恐惧混合状态、社交恐惧合并非典型抑郁症，以及惊恐发作均有效，对难治性病例值得一试。可逆性单胺氧化酶 A 抑制剂吗氯贝胺用于治疗社交恐惧症也有良好效果，且不像前者，无需限制饮食，也无高血压危象发生的合并症。

3）苯二氮䓬类：已在临床广泛使用。有人报告氯硝西泮 0.5~3mg/d，对 78% 社交恐惧症患者有效。阿普唑仑、劳拉西泮也有一定效果，但不宜长期使用，以免产生药物依赖。

4）丁螺环酮：对社交恐惧症合并广泛性焦虑者，可以选用。

5）β受体阻滞剂：对减轻表演艺术家、演说家、教师的表演焦虑（performance anxiety）很有效。在上台表演或讲演前 1 小时左右口服普萘洛尔 20mg，可减轻心悸、震颤，因害怕而发抖等反应。对广泛社交恐惧症通常无效。

（2）认知行为疗法：有三种技术：暴露、认知重建和社交技能训练可用于治疗社交恐惧症。

1）暴露疗法：包括默想暴露和现场暴露两种方式。严重病例宜先从默想暴露开始。由治疗者用语言诱导患者，想象他进入恐惧的社交或表演场所。让患者的焦虑情绪逐渐减轻以后，再转为现场暴露，即鼓励患者重新进入他恐惧的场所，让他逐渐适应。

2）认知重建：主要针对自我概念很差，害怕别人负面评价的患者，与暴露疗法合并使用效果较好。

3）社交技能训练：采用模仿、扮演、角色表演和指定练习等方式，帮助患者学会适当的社交行为，减轻在社交场合的焦虑。

以上三种技术并非每例患者全都适用。慢性病例可先用现场暴露，然后选择适当时机进行认知重建。

六、强 迫 症

强迫症（obsessive-compulsive disorder，OCD）以反复出现强迫观念（obsession）为基本特征的一类神经症性障碍。强迫观念表现为以刻板形式反复进入患者意识领域的思想、表象或意向。这些思想、表象或意向对患者来说，是没有现实意义的，不必要的或多余的；患者意识到这些都是他自己的思想，很想摆脱，但又无能为力，因而感到十分苦恼。强迫动作是反复出现的刻板行为或仪式动作，是患者屈从于强迫观念力求减轻内心焦虑的结果。

法国精神病学家 Esquirol（1838）首次报告一例强迫性怀疑的病例，并把它归之于"单狂"（monoma-nia）一类。Morel（1861）创用"强迫观念"一词，认为这是一种情感性疾病。Westphal（1878）归纳了前人的看法，提出强迫观念是一种独立于任何情感之外的疾病。Janet（1903）创用"精神衰弱"一词，其中包括了强迫观念。其后，弗洛伊德在神经症分类中，把强迫性神经症作为独立的疾病与癔症并列，归入精神神经症一类。在 ICD-10 分类中强迫症属神经症性障碍的一个疾病类别。DSM-Ⅳ则把强迫症归入焦虑障碍一类。

1982 年我国 12 地区精神疾病流行病学调查，本病在 15~59 岁人口中，患病率为 0.3‰，占全部神经症病例的 1.3%，城乡的患病率相近。天津市区调查（1981~1982），强迫症患病率为 0.13‰，占全部神经症的 1.0%。女性患病率（0.21‰）略高于男性（0.05‰）。据美国划区流行病学调查（ECA），强迫障碍的月患病率为 1.3%，终生患病率为 2.5%（Regier 等，1988）。英国全国性精神病调查，本病的月患病率男性为 1%，女性为 1.5%，女性高于男性（Bebbington，1998）。

（一）病因

过去大多数人认为本病源于精神因素和人格缺陷。近 30 年来，遗传和生化研究，特别是广泛采用药物治疗效果显著，提示本病的发生有其生物学基础。

1. 遗传

家系调查的结果表明：在强迫症患者的一级亲属中焦虑障碍的发病风险率显著高于对照组的一级亲属，但他们患强迫症的风险率并不高于对照组。如果把患者一级亲属中有强迫症状但达不到强迫症诊断标准的病例包括在内，则患者组的父母强迫症状的风险率（15.6%）显著高于对照组的父母（2.9%）（Black 等，1992）。这种强迫特征在单卵双生子中的同病率高于双卵双生子的同病率（Carey 和 Gottesman，1981）。这些结果提示：强迫行为的某些素质是可以遗传的。另有一些报告表明：强迫症可与精神分裂症、抑郁症、惊恐障碍、恐惧症、进食障碍、孤独症和多动秽语综合征同时存在。分子遗传学研究已经报告了一些基因与强迫症关联，如，GABA-B 受体基因、5-羟色胺 1D 受体基因、5-羟色胺 2A 受体基因、COMT 基因、多巴胺 D4 受体基因、

NMDA 受体基因、GRIK2 受体基因等。我国的一项强迫症的分子遗传学研究结果显示:不同发病年龄可能存在不同遗传基础:DRD2 基因可能与早发(≤16 岁)强迫症,而 COMT 基因则可能与晚发(>16岁)强迫症的病因相关(张岚,2004)。但这些结果还有待进一步研究验证。

2. 生化

下列证据提示 5-羟色胺系统功能增高可与强迫症发病有关。①氯丙咪嗪、氟西汀、氟伏沙明、帕洛西汀、舍曲林等具有抑制 5-HT 再摄取的药物,对强迫症有良好效果;而缺乏抑制 5-HT 再摄取的其他三环类抗抑郁剂,如阿米替林、丙咪嗪,去甲咪嗪等,对强迫症的治疗效果不佳。②强迫症状的减轻常伴有血小板 5-HT 含量和脑脊液 5-羟吲哚醋酸(5-HIAA)含量下降。③治疗前血小板 5-HT 和脑脊液中 5-HIAA 基础水平较高病例用氯丙咪嗪治疗效果较佳。④给强迫症患者口服选择性 5-HT 激动剂 methyl-chlorophenyl-piperazine(mCPP),可使强迫症状暂时加剧。我国的一项神经内分泌的研究结果也发现:未服药的强迫症患者的血浆皮质醇和血泌乳素含量均高于对照组,提示本病患者的下丘脑 5-HT 系统功能活跃;但地塞米松抑制试验(DST)未见脱抑制现象,不同于抑郁症(杨彦春等,1996)。

3. 神经解剖

一些临床证据提示强迫症的发病可能与选择性基底节功能失调有关。例如,与基底节功能障碍密切相关的多动秽语综合征,15%～18%的患者有强迫症状,远高于一般居民强迫症的患病率(2%);脑外伤、风湿性舞蹈症,Economo 脑炎后,与基底节受损同时可见到患者有强迫症状;脑 CT 检验可见到有些强迫症患者双侧尾状核体积缩小(Luxenberg 等,1988);正电子发射脑扫描发现有的强迫症患者双侧尾状核和眶额皮质外侧代谢率升高(Baxter 等,1987);用 5-HT 再摄取抑制剂或行为疗法取得良好效果的患者其尾状核、眶额叶和扣带回的过度活动下降(Baxter 等,1992;Perani 等,1995)。在行为治疗有效的患者还观察到眶回和尾状核之间的协同活动显著减弱,提示功能失常的脑回路断绝了联系(Schwartz 等,1996)。有人认为,强迫观念的严重性与眶额叶和基底节活动相关,而伴随的焦虑则反映

了海马和扣带回皮质的活动(McGuire 等,1994)。Brita 等(1996)报道,功能磁共振成像(fMRI)表明以行为诱发 OCD 患者的症状可实时显示尾状核、扣带回皮质和眶额皮质的相对血流较静息状态时明显增加。基于这类研究于是形成了如下假说,即强迫障碍是眶额-边缘-基底节的功能失调所致。切除额叶与纹状体的联系纤维用以治疗难治性强迫症,可使症状减轻(Kettle,Marks,1986),支持这一理论。

4. 心理

弗洛伊德学派把强迫症视为病理的强迫性格的进一步发展。由于防御机制不能处理好强迫性格形成的焦虑,于是产生强迫症状。强迫症状形成的心理机制包括:固着、退行、孤立、解除、反应形成以及对不容许的性和攻击冲动的置换。这种防御机制是无意识的,因此不为患者所觉察。

行为主义学派则以两阶段学习理论解释强迫症状发生和持续的机制。在第一阶段,通过经典的条件反射,由某种特殊情境引起焦虑。为了减轻焦虑,患者产生了逃避或回避反应,表现为强迫性仪式动作。如果借助于仪式动作或回避反应可使焦虑减轻,则在第二阶段,通过操作性条件反射,使这类强迫行为得以重复出现,并持续下去。中性刺激如语言、文字、表象和思想与初始刺激伴随出现,则可进一步形成较高一级条件反射,使焦虑泛化。

(二) 临床表现

本病的基本症状是强迫观念(obsession)和强迫行为(compulsion)。90% 以上患者既有强迫观念,也有强迫行为;但 1995 年有报道,28% 的患者以强迫观念为主,20% 的患者以强迫行为为主,50% 的患者两者均很突出。

1. 强迫观念

强迫观念是指反复进入患者意识领域的思想、表象、情绪或意向,这些思想、表象、情绪或意向对患者来说,是没有现实意义的、不需要的或多余的;患者意识到这些都是他自己的心理活动,很想摆脱,但又无能为力,因而感到十分苦恼。

(1) 强迫思想(obsessive thoughts):一些字句、

话语、观念或信念,反复进入患者意识领域,干扰了正常思维过程,但又无法摆脱,可有以下几种表现形式。

1) 强迫怀疑:患者对自己言行的正确性反复产生怀疑;明知毫无必要,但又不能摆脱。例如,出门时怀疑门窗是否关好了;虽然检查了一遍、二遍、三遍……还是不放心。又如寄信时怀疑信中是否签上了自己的名字,信封是否写错了地址,是否贴了邮票等。与怀疑的同时,常伴有焦虑不安,因而促使患者对自己的言行反复检查。

2) 强迫性穷思竭虑:患者对日常生活中的一些事情或自然现象,寻根究底,反复思索,明知缺乏现实意义,没有必要,但又不能自我控制。例如,反复思索:为什么1加1等于2,而不等3? 树叶为什么是绿色,而不是其他颜色? 有时达到欲罢不能,以至食不甘味,卧不安眠,无法解脱。有的患者表现为与自己头脑里的欲罢不能进行无休止的争辩,分不清孰是孰非。

3) 强迫联想:患者脑子里出现一个观念或语句,便不由自主地联想起另一个观念或语句。如果联想的观念或语句与原来的相反,如想起"和平",立即联想到"战争";看到"拥护……",立即联想到"打倒……"等,称为对立性思维。由于对立观念的出现违背患者的主观意愿,常使患者感到苦恼。

4) 强迫表象:在头脑里反复出现生动的视觉体验、常具有令人厌恶的性质,无法摆脱。

5) 强迫回忆:患者经过的事件,不由自主地在意识中反复呈现,无法摆脱,感到苦恼。

(2) 强迫情绪:表现为对某些事物的担心或厌恶,明知不必要或不合理,自己却无法摆脱。例如,担心自己会伤害别人,担心自己会说错话,担心自己会出现不理智的行为,担心自己受到毒物的污染或细菌的侵袭等;或看到棺材、出丧、某个人,立即产生强烈的厌恶感或恐惧,明知不合理,却无法克制,乏力回避,称强迫性恐怖(obsessive phobia)。

(3) 强迫意向:患者反复体验到,想要做某种违背自己意愿的动作或行为的强烈内心冲动。患者明知这样做是荒谬的,不可能的,努力控制自己不去做,但却无法摆脱这种内心冲动。例如,走到高处,有一种想往下跳的内心冲动;抱着自己心爱的小孩走到河边,出现想把小孩往河里扔的意向等。尽管当时这种内心冲动十分强烈,但却从不会付诸行动。

2. 强迫行为

强迫行为是指反复出现的、刻板的仪式动作(rituals),患者明知不合理,但又不得不做。往往是作为减轻强迫观念引起的焦虑不安,患者采取的顺应行为,以强迫检查和强迫清洗最常见,常继发于强迫怀疑。

(1) 强迫检查:是患者为减轻强迫性怀疑引起的焦虑采取的措施。如出门时反复检查门窗是否关好,寄信时反复检查信中的内容,看是否写错了字。

(2) 强迫清洗:患者为了消除对受到脏物、毒物或细菌污染的担心,常反复洗手、洗澡或洗衣服。有的患者不仅自己反复清洗,而且与他一道生活的人,如配偶、子女、父母等也必需按照他的要求彻底清洗。

(3) 强迫询问:强迫症患者常常不相信自己。为了消除疑虑或穷思竭虑给患者带来的焦虑,常反复要求他人不厌其详地给予解释或保证。有的患者表现为在自己头脑里自问自答,反复进行,以增强自信。

(4) 强迫性仪式动作:这是一些重复出现的动作,他人看来是不合理的或荒谬可笑的,但却可减轻或防止强迫观念引起的紧张不安。例如,患者出门时,必先向前走两步,再向后退一步,然后才走出门;否则患者便感到强烈的紧张不安。又如患者就座前,必先用手指触一下座位,才能坐下;这一动作对消除强迫观念或许具有象征意义。强迫性计数,也属仪式动作。计数台阶,计数窗格……本身并无现实意义,患者完成计数,只是为了解除某种担心或避免焦虑的出现。有的患者只在自己头脑里计数,或重复某些话句,以解除焦虑,是一种精神性强迫行为(mental compulsion)。这种症状并不少见,往往被忽视。

(5) 强迫性迟缓(compulsive slowness):可因仪式动作而行动迟缓。例如,早晨起床后反复梳洗很长时间,使者迟迟不能出门,以至上班经常迟到。但也可能是原发的,例如,每当患者看书时,目光常停顿在第一行第一个字,不能顺利阅读以下的内容。这种现象,可能源于患者不能肯定自己是否已看清楚或看懂了这一行字,因而停滞不前。这类患者往往并不感到焦虑。

上述强迫症状使患者终日纠缠于一些毫无现实意义的观念和行为,妨害了正常的工作和生活,使患者感到苦恼。

强迫症患者的病前人格常具有强迫特点,如固执、吝啬、守时、守纪律。但强迫症与强迫性人格障碍并不相同:强迫症状是自我不相容的,而强迫性人格特征是自我协调的,并且没有要抵制强迫的意向。强迫人格特征并不是强迫症状形成的充分和必要条件。

约 1/3 的病例症状首次出现于 10~15 岁;75%的患者起病于 30 岁前。大多数病例起病缓慢,无明显诱因,就诊时病程往往已数年之久。54% ~61%的病例逐渐发展,24% ~33%的病例呈波动病程,11% ~14%的病例有完全缓解的间歇期(Black,1974)。常有中度及重度社会功能障碍。药物治疗使本病的预后有所改善。一些报告指出:起病年龄早、病程长、强迫行为频繁出现,伴有人格障碍者药物治疗效果不佳。

(三) 诊断

本病有典型的强迫症状,患者认识到强迫症状来源于自身,干扰了自己的日常生活、学习和工作,为之感到苦恼,试图加以排除或对抗,或迫切要求治疗,一般诊断并不困难。但慢性病例,患者在试图摆脱强迫症状失败之后,形成了适应于其病态心理的行为方式,对其强迫症状不再感到苦恼,转而坚持保留其病态行为,不再要求治疗。约 5%的患者一起病就不认为自己的观念和行为不合理,也无治疗要求,称为自知力不良型强迫障碍。需要与之鉴别的疾病有:

1. 精神分裂症

早期可有强迫症状,但患者往往不为此感到苦恼,也无要求治疗的迫切愿望;同时还会有精神分裂症的其他症状存在。强迫症的某些症状可使他人感到奇特、不可理解;不能以此作为鉴别二者的依据。慢性强迫症患者,病情加剧时可出现短暂的精神病性症状,不久即可恢复,不宜认为此时已发展为精神分裂症。少数病例精神分裂症可与强迫症同时存在,此时应下两种诊断。

2. 抑郁症

可有强迫症状,而强迫症患者也常合并抑郁情绪。应从发病过程分析,区别何者为原发,何者为继发,抑郁症患者的强迫症状可随抑郁情绪的消失而消除;而强迫症患者的抑郁情绪也可因强迫症状的减轻而好转。两类症状独立存在者,应下两种诊断。

3. 恐惧症

恐惧症的恐怖对象来源于客观现实,常有回避行为,不伴有强迫观念;有洁癖的强迫症患者也可有回避行为,但强迫观念和行为常起源于患者的主观体验;其回避行为与强迫怀疑和强迫担心有关。这两种疾病也可同时存在。

4. 脑器质性疾病

中枢神经器质性病变,特别是基底节病变,可出现强迫症状。此时依据中枢神经系统疾病的病史和体征,鉴别不难。

强迫障碍除常与精神分裂症和抑郁症合病(comorbidity)外,还可与多动秽语综合征、抽动障碍、惊恐障碍、单纯恐惧症和社交恐惧症、进食障碍、孤独症等同时存在,均应按照诊断标准,分别下诊断。

Yale-Brown 强迫量表 (Yale-Brown obsessive-compulsive scale, Y-BOCS)对充分了解症状特征,建立良好的医患关系、设计行为治疗方案都有帮助,可供采用。

(四) 治疗

本病采用药物治疗与心理治疗相结合,可产生较好效果。

1. 药物治疗

(1) 氯丙咪嗪:对强迫症状和伴随的抑郁症状都有治疗作用。美国(1991)一项 500 例氯丙咪嗪与安慰剂对照试验的结果表明,氯丙咪嗪日平均剂量为 200 ~ 250mg 时,患者的强迫症状平均减轻了40%,约 60%的患者临床上获得明显好转,安慰剂的有效率仅 2%,表明强迫症这种慢性疾病自发缓解的机会很少。氯丙咪嗪首次治疗剂量可以从 25mg睡前服开始,以后逐日增加 25mg,一周内日剂量达

150mg,分 2~3 次服。抗胆碱能不良反应明显的患者,治疗日剂量可稳定在 150~200mg。对氯丙咪嗪的不良反应能耐受者,治疗日剂量可增加到 250~300mg。一般在达到治疗剂量 2~3 周后开始显现疗效。在达到最高剂量之后 3~4 周仍无效果者,可考虑改用或合用其他药物。有的患者显效较慢,迟至治疗开始后 8~12 周才达到最大效果。治疗有效的病例,整个治疗时间不宜短于 6 个月。过早减药或停药常导致复发。部分患者需长期服药才能控制症状。常见不良反应有:口干、震颤、镇静、恶心、便秘、排尿困难和男性射精不能。日剂量达 250mg 以上的少数患者,可引起全身抽搐发作。此时宜减低剂量或加用抗抽搐药物,以预防抽搐发作。一般说来,氯丙咪嗪对以强迫观念为主,血小板 5-HT 含量显著升高的患者疗效较好;对以强迫行为为主,血小板 5-HT 含量升高不明显的患者,疗效较差。强迫症合并有抽动障碍或难治的患者,可同时合用氟哌啶醇。

(2) 选择性 5-HT 再摄取抑制剂:这类药物包括氟西汀、氟伏沙明、帕洛西汀、舍曲林。一般说来这类药物的抗胆碱能不良反应较小,其治疗日剂量较治疗抑郁症时为高;宜晨间给药。

1) 氟西汀:治疗剂量为 60~80mg/d。常从 10~20mg/d 开始,两周内达到 60mg/d。

2) 氟伏沙明:治疗剂量为 100~300mg/d,可从 50mg/d 开始。

3) 帕洛西汀:治疗剂量为 60~80mg/d,可从 20mg/d 开始。

4) 舍曲林:治疗剂量为 50~200mg/d,可从 50mg/d 开始。

氯丙咪嗪与上述 4 种选择性 5-HT 再摄取抑制剂均属治疗强迫症的一线药物。50%~60% 使用一线药物的强迫症患者可获得 50%~60% 疗效。当其中一种药物使用已达最高治疗剂量,且疗效观察达足够长时间,仍无明显效果者,宜试用另一种药物。连续正规用药两种均无效果,一般称为难治病例 (refractory case)。可采取氯丙咪嗪与任何一种选择性 5-HT 再摄取抑制剂合用。值得注意的是:在两类药物合用时如果肝内 P450 酶的活性受到选择性 5-HT 再摄取抑制剂的竞争性抑制,少数病例氯丙咪嗪的血药浓度可突然急剧升高,引起"5-羟色胺综合征 (serotonin syndrome)",出现高热、意识模糊、大汗、抽搐等严重症状。因此,开始用药剂量宜小,加药不宜太快,并注意临床观察。一旦出现严重反应,宜立即停药,给予降温、输液、控制抽搐发作等对症处理和营养支持疗法。

对使用一线药物治疗,只取得部分疗效的患者,可根据其他临床症状,在原有治疗药物基础上加用一些药物进行强化治疗。例如,焦虑情绪严重,有失眠及惊恐发作者,可加用氯硝西泮或丁螺环酮;有失眠和情绪低落者,可加用曲唑酮 (trazodone);情绪波动,具有双相障碍特征者,可加用锂盐;有抽动,分裂性特征或偏执症状者宜加用氟哌啶醇。

2. 心理治疗

(1) 支持性心理治疗:对强迫症患者进行耐心细致的解释和心理教育,使患者了解其疾病的性质,指导患者把注意从强迫症状转移到日常生活、学习和工作中去,有助于减轻患者的焦虑。

(2) 行为疗法:主要采用暴露疗法和反应防止法。暴露疗法的目的在于减轻强迫症状伴随的焦虑;而反应防止技术则目的在于减少仪式动作和强迫思维出现的频度。一般说来,行为疗法对以强迫行为为主的患者效果较以强迫观念为主者为佳。一些研究结果表明:行为疗法与药物疗法合并使用,往往可以取得较佳效果。近些年来,采用电话服务系统对远距离患者进行行为治疗,取得了一定成功。

3. 精神外科治疗

对极少数慢性强迫症患者,经连续 3~5 年专科药物治疗和心理治疗失败,而患者又处于极度痛苦之中,生活质量严重受损,在患者和其亲属的迫切要求下,经精神、神经科医师会诊同意,可以考虑手术治疗。

手术方式常用的有 4 种:扣带回切除术 (cingulectomy)、囊切开术 (capsulotomy)、边缘白质切断术 (Limbic Leucotomy) 和尾核下神经束切断术 (subcaudate tractotomy),其疗效相近。注意疗效与不良后遗症的处理与随访。

七、癔　症

癔症 (hysteria),又名歇斯底里症,这是一类由精神因素,如重大生活事件、内心冲突、情绪激动、暗示或自我暗示,作用于易病个体引起的精神障碍。主要表现为各种各样的躯体症状,或意识状态改变、选择性遗忘、情感暴发等精神症状,但不能查出相应的器质性损害作为其病理基础。

Hysteria 一词源于希腊文,即子宫之意;这一疾病的命名可上溯到公元前 1900 年埃及的记载。当时医生认为这类疾病是子宫在妇女体内游走所致,曾设法驱使子宫复归原位以治疗本病。其后希腊史学家 Herodote(公元前 484~425)、医学家 Hypocrites(公元前 460~377)对本病的起因沿袭了类似的看法。

我国秦汉时期的医学著作《灵枢》、《难经》和东汉张仲景的《金匮要略》都有类似癔症的记载。《金匮要略》奔豚篇中描述:"奔豚病,从少腹起,上冲咽喉,发作欲死,复还止,皆从惊恐得之。"指明本病的心因性起源,并提出奔豚汤等几种方剂用于治疗不同原因的奔豚病。"脏躁"一词最早见于《金匮要略》。书中描述:"妇人脏躁,悲伤欲哭,像如神灵所作,数欠伸"。此外,《灵枢》忧恚无言篇中记载针刺天突穴可以治疗精神因素引起的失音;《金匮要略》采用半夏厚朴汤治疗"妇女咽中如有炙脔",为我国采用针灸、药物治疗癔症的早期记载。

19 世纪对癔症研究最有影响的是 Charcot 和他的三个学生:Babinski(1857~1932),Janet 和弗洛伊德。Charcot 详细描述了癔症的临床症状,特别是抽搐大发作,后人称之为"Charcot 大发作"。他强调情绪诱因对癔症发作有重要作用。Babinski 指出本病的症状可由不正确的病史询问和检查方法引起;他建立了一些神经系统检查方法用以鉴别器质性疾病与癔症。Janet 观察到精神活动可在不为本人觉察的情况下发生,把本人觉察不到的领域称为"下意识"(subconscious);认为癔症是一种精神整合功能崩溃状态,有意识范围缩小,注意力下降、记忆障碍,以及感觉、知觉和运动功能改变;解离(dissociation)是各种类型癔症的基本障碍。弗洛伊德和 Breuer(1892)创用"转换"(conversion)一词,用以说明癔症的躯体症状是患者的内心冲突以象征的方式表达出来以避免严重的焦虑不安和痛苦。弗洛伊德认为"转换"和"解离"都属于无意识防御机制。其后,癔症被区分为以躯体症状为主的转换型和以精神症状为主的解离型。50 年代以后,

Purtell(1951),Robins 等(1953)、Slater(1965)、Guze(1970)等分别对癔症进行长期随访研究,观察到以往诊断为转换型癔症的病例存在大量误诊。被误诊为癔症的病例有精神分裂症、躁狂抑郁症、人格障碍、酒精中毒、药物依赖、焦虑症,尤其是神经系统器质性疾病占的比例最大,因此所谓"癔症"实际上是一组异质性疾病(严善明,1985)。基于随访资料,美国 St Louis 学派的精神病学家建议将以躯体症状为主的癔症再分为两组:一组以 Briquet(1859)描述的慢性、多数性躯体症状为特征,其后由 Guze(1970)命名的 Briquet 综合征。临床随访证实,这一类型癔症的诊断比较稳定可靠,并获得了一些遗传学证据的支持,为各国精神病学家所接受;于是这类癔症又有"St Louis 癔症"之称。在 DSM-Ⅲ 和 ICD-10 中则命名为躯体化障碍(somatization disorder)。另一组以转换症状为主者,则仍称为转换性障碍;在 DSM Ⅲ 和 DSM-Ⅳ 中与躯体化障碍并列,同归入躯体形式障碍一类;在 ICD-10 中则合并到解离性障碍一类(F44)。由于"hysteria"一词缺乏明确的定义,常被滥用和误用,且往往被赋予贬义,在这一含糊的诊断名称下经常出现误诊。Slater 等精神病学家主张不再用它作为疾病分类和诊断名称。由于历史的原因,过去有关癔症的资料,仍用原名称。我国精神病学家在讨论中国精神障碍分类和诊断标准第三版时,认为癔症一词在我国临床工作中已经为广大医务工作者所熟知,这一疾病名称的废弃不用,并不意味其所包含的各种临床现象已经消失、不再存在;如果严格按照拟订的诊断标准进行诊断,可以减少误诊,故仍保留其名。本章依据 ICD-9 的分类,把癔症放在神经症这一大类中叙述。

1982 年我国 12 地区精神疾病流行病学调查,本病在 15~59 岁人口中,患病率为 3.55‰;占全部神经症病例的 16%,居神经症中第二位,仅次于神经衰弱。其农村患病率(5.00‰)明显高于城市(2.09‰)。天津市区调查(1981~1982),癔症患病率为 1.95‰,占全部神经症中的 14.5%;也低于神经衰弱,居第二位。女性患病率(3.62‰)显著高于男性(0.24‰)。山东掖县农村调查(1982),癔症的终生患病率为 10‰,年患病率为 7.65‰。女性患病率(14.2‰)显著高于男性(0.85‰)。在 19 岁以下组患病率为 0.43‰,20~59 岁组为 13.57‰,60 岁以上组为 6.19‰。文盲半文盲者的患病率

(18.30‰)显著高于较高文化者(小学组4.08‰,初中组0.37‰);在经济文化条件较好的公社,其患病率为(4.29‰),显著低于经济文化条件较差的公社(10.19‰)。我国西藏自治区癔症的终生患病率为5.7‰(刘善明等,2012)。这类资料提示癔症的发病受城乡、性别、年龄和社会文化因素等多方面的影响。

癔症在国外一般居民中患病率约为5‰。英国Bethlem和Maudsley医院在20世纪50年代以前,癔症的年住院率为6%,其后下降到3%(Hare,1965)。在综合医院,转换性癔症的患病率为5%~13%(Lazare,1981)。在社区,转换性癔症的年发病率为每10万人口11人(冰岛)到22人(纽约州Munroe县)。躯体化障碍的终生患病率在瑞典女性医疗记录中为3%(Cloninger等,1984);美国流行病学划区调查(ECA)女性的躯体化障碍终生患病率仅为0.2%~0.3%(Robins等,1984)。

(一)病因

精神因素,特别是精神紧张、恐惧是引发本病的重要因素。这在战斗中发生的急性癔症性反应特别明显;而童年期的创伤性经历,如遭受精神虐待,躯体或性的摧残,则是成年后发生转换性和解离性障碍的重要原因之一。但躯体化障碍的发病与精神因素关系多不明显。精神因素是否引起癔症,或引发何种类型癔症与患者的生理心理素质有关。情绪不稳定、易接受暗示、常自我催眠、文化水平低、迷信观念重、青春期或更年期的女性,较一般人更易发生癔症。具有情感反应强烈、表情夸张,寻求别人经常注意和自我中心等表演性人格特征的人在受到挫折、出现心理冲突或接受暗示后容易产生癔症。但这类人格特征并非发生癔症的必要条件。有一些不属于这类人格的人在强烈的精神因素影响下,同样可以发生癔症反应。

本病的遗传学研究结果颇不一致。Ljunberg(1957)的家系调查发现:癔症先证者的父亲、兄弟、儿子发生癔症者分别为1.7%、2.7%和4.6%;母亲、姊妹、女儿的患病率分别为7.3%、6.0%、6.9%。总起来,男性一级亲属的患病率为2.4%,女性一级亲属的患病率为6.4%,提示癔症存在遗传因素影响。但Slater(1961)研究的24对双生子,单卵双生和双卵双生各12对,其中23对每1对至少有1人

诊断为癔症,另1对中有1人诊断为癔症人格;不论单卵或双卵双生竟无1对同患癔症者。与Ljunberg的结果适成鲜明对比。Arkonac和Guze(1963)对25例女性癔症患者的家系研究发现,其一级亲属有5例癔症患者,全为女性;占全部一级亲属9%,占女性一级亲属15%;据该作者估计,癔症在普通人口的女性中患病率仅为1%~2%。此外还发现癔症先证者的男性一级亲属反社会型人格障碍和酒中毒的病例增多。遗传学研究结果比较一致的是Briquet综合征。Cloninger等(1986)报告,这类先证者的一级亲属中Briquet综合征的患病率为7.7%,而正常对照组则为2.5%。Torgersen(1986)报告一组躯体形式障碍的双生子研究,单卵双生子的同病率为29%,而双卵双生子同病率为10%;同时还发现患者同胞中广泛性焦虑障碍患病率增高。Cloninger等(1975)认为这是一种多因素遗传模式,在女性表现为Briquet综合征,而在男性则表现为反社会型人格障碍。

本病的发病机制有两种神经生理学解释:其一是基于Janet的意识解离理论。认为意识状态改变是癔症发病的神经生理学基础。随着患者意识的解离,而有注意、警觉性、近记忆和信息整合能力等认知功能的损害。由于大脑皮质对传入刺激的抑制增强,患者的自我意识减弱,并有暗示性增高。此时,当个体受到生物因素、心理或社会因素的威胁,便出现类似动物遇到危险时的各种本能反应,如剧烈的运动反应,假死反射和返回到幼稚时期的退行现象等。另一种解释则基于巴甫洛夫的高级神经活动学说。认为癔症发病的机制是:有害因素作用于神经类型属于弱型的人,引起高级神经活动第一和第二信号系统之间、大脑皮质和皮质下部之间功能的分离或不协调。患者的第一信号系统和皮质下部的功能相对占优势。在外界刺激的影响下,本已处于弱化状态的大脑皮质迅速进入超限抑制,从而产生正诱导,使皮质下部的活动增强,临床上表现为情感暴发、抽搐发作,以及本能活动和自主神经的症状。另一方面,强烈持久的情绪紧张,又可在大脑皮质产生兴奋灶,从而引起负诱导。这种诱导性抑制与上述超限抑制总合起来,向皮质其他部位和皮质下部扩散,使大脑皮质呈现位相状态。于是临床上出现感觉缺失、肢体瘫痪、朦胧状态等症状和体征。巴甫洛夫认为癔症患者的暗示

和自我暗示性增高的生理机制是:在大脑皮质功能弱化的情况下,外界现实刺激,以及外界现实刺激与以往刺激留下的痕迹之间建立的联系均可产生较弱的负诱导,从而使上述刺激引起的过程集中于一定部位,大脑皮质的其他部位则处于抑制状态。此时,暗示者的语言影响便与皮质其他部位的活动完全隔绝;因而具有绝对的、不可抗拒的力量。

本病的发病机制有多种病理心理学解释,临床类型不同,病理心理机制也不一样。

躯体化(somatization):Steckel(1943)提出的概念,原指表现为躯体障碍的一种深层神经症(deep-seated neurosis),与弗洛伊德的"转换"概念相同。其后,这一术语的涵义演变为泛指通过躯体症状表达心理痛苦的病理心理过程。躯体化作用的发生通常不为患者意识到,但诉述的躯体症状不是阻抑在无意识领域的内心冲突的象征化表达,而是与不愉快的情感体验,特别是焦虑和抑郁密切相关;因此有别于"转换"。躯体化作用是临床上和社区中相当常见的现象,并不限于癔症。所谓躯体化障碍只不过是躯体化作用较严重的一种类型。躯体化作用在躯体化障碍的发病机制中较其他癔症类型更为突出。

1. 转换

弗洛伊德早期(1894)提出的概念。他认为癔症患者的性心理发展固着于早期阶段,即恋父情结阶段,其性冲动受到阻抑,于是其精神能量转化为躯体症状;这不仅保护了患者使他不能意识到性冲动的存在,而且这些躯体症状往往是内心冲突的一种象征性表达,从而使患者免于焦虑(原发性获益)。

这类癔症患者对自己的躯体功能障碍常表现出漠不关心的态度,19世纪的法国医生称之为"泰然漠视"(belle indifference)。这种态度给人一种印象,似乎患者并不关注自身躯体功能的恢复,而是想保留症状从中获取某种社会利益(继发性获益)。尽管患者本人通常并未意识到症状与获益之间的内在联系,但病理心理学家认为这类患者存在无意识动机,转换症状是由患者未觉察到的动机促成的。患者有了这类症状,便具有病人身份(sick role),可以获得病人的权利;其症状本身足以说明其工作任务未完成并非他本人的过错,或以此达到索取赔偿或驾驭他人的目的。因此,有人把转换症状看做是患者与外界的一种非语言交流。但行为学家则认为,转换症状是患者对遭受挫折的生活经历的一种适应方式,而病后的获益则通过操作性条件反射使症状强化。癔症的症状被看做是一种学习到的反应。患者一旦发现这类症状可以减轻困难处境给他带来的焦虑,并使他的依存需要得到满足,症状便会被强化而持续存在,或在以后遇到困难时再次出现。

2. 解离

Janet(1889)提出的概念。他指出在许多精神障碍中一些观念和认知过程可从意识的主流中解离出去,转变为神经症性症状,如瘫痪、遗忘、意识状态改变和自动症等。但通过催眠,可把这些观念和过程重新整合,恢复正常状态。他认为这些解离的成分都是下意识的。意识解离主要是不同意识成分整合的障碍,是催眠现象和各种癔症发生的基础。但弗洛伊德认为解离是阻抑的一种变型,是一种积极的防卫过程,它的作用在于使令人感到痛苦的情感和思想从意识中排除掉。现代的一些学者认为解离既是转换性障碍也是解离性障碍的基本病理心理机制,其发生与急性精神应激或自我催眠有关。这类患者常有暗示性增高。知觉、记忆和身份识别等心理功能的整合被抑制,便表现为各种解离症状。

(二)临床表现

本病的临床表现甚为复杂多样,包括以下几种类型。

1. 解离障碍

主要表现为急骤发生的意识范围狭窄、具有发泄特点的情感暴发、选择性遗忘以及自我身份识别障碍,这类患者自我意识障碍常很突出,有些症状具有发作性;发作过后,意识迅速恢复正常。这一类型起病的精神因素常很明显。尽管患者本人否认,但旁人看来,疾病的发作常有利于摆脱困境,发泄压抑的情绪,获取别人同情和注意,或得到支持和补偿。反复发作者,往往通过回忆和联想与既往创伤经历有关的事件或情境即可发病。按照临床特点,这一类型又可区分为以下类别。

（1）解离性遗忘症（dissociative amnesia）：患者没有脑器质性损害，而对自己经历的重大事件突然失去记忆；被遗忘的事件往往与精神创伤有关，并非由于偶然原因而想不起来。如果只限于某一段时间内发生的事件不能回忆，称局限型（local form）或选择性遗忘；对以往全部生活失去记忆者则称为广泛型（generalized form）遗忘。

（2）解离性神游症（dissociative fugue）：患者突然从家中或工作场所出走，到外地旅行；旅行地点可能是以往熟悉和有情感意义的地方。此时患者意识范围缩小，但日常基本生活（如饮食起居）能力和简单的社交接触（如购票、乘车、问路等）依然保持；有的患者忘却了自己既往的经历，而以新的身份出现，他人不能看出其言行和外表有明显异常；历时几十分钟到几天，清醒之后对病中经过不能回忆。至于长达数月、数年的神游症，在小说与影视中的创作报导，比现实生活中临床所见更多一些。

（3）解离性木僵状态（dissociative stupor）：精神创伤之后或为创伤体验所触发，出现较深的运动抑制，在相当长时间维持固定的姿势，仰卧或坐着，没有言语和随意动作，对光线、声音和疼痛刺激没有反应，但可见眼角噙泪。此时患者的肌张力、姿势和呼吸可无明显异常。以手拨开其上眼睑，可见眼球向下转动，或紧闭其双眼，表明患者既非入睡，也不是处于昏迷状态。一般数十分钟即可自行醒转，也有持续数天，呈发作性者。

（4）解离性恍惚状态和附体状态（dissociative trance and possession）：恍惚状态表现为明显的意识范围缩小，当事人处于自我封闭状态，其注意和意识活动局限于当前环境的一、两方面，只对环境中个别刺激产生反应，典型的恍惚状态见于催眠、巫术或迷信活动中施术者与"鬼"、"神"进行交往之际，以及某些气功，如鹤翔桩之类，诱导的入迷状态。处于恍惚状态的人，如果其身份为神灵或已死去的人所替代，声称自己是某神或已死去的某人在说话，则称为附体状态。解离性恍惚状态和附体状态是不随意的、非己所欲的病理过程。患者的运动、姿态和言语多单调、重复，通过他人或自我暗示，可随意控制这类状态的出现或消失者，属一种与特定文化或迷信相关行为；虽呈生理性的意识解离现象，不应诊断或使用解离障碍的疾病名称。

（5）解离性身份障碍（dissociative identity disor-der）：患者突然失去对自己往事的全部记忆，对自己原来的身份不能识别，以另一种身份进行日常社会活动；表现为两种或两种以上明显不同的身份，各有其记忆、爱好和行为方式，完全独立、交替出现，互无联系。在某一时刻只是显示其中一种身份，此时意识不到另一种身份的存在。初次发病时，身份的转变是突然的，与精神创伤往往密切相关；以后身份转换可因联想或由特殊生活事件促发。以两种身份交替出现，称交替人格（alternating personality），其中一种身份常居主导地位。

（6）其他解离障碍：除以上类型外，临床上还可见到以下特殊类型。

1）情感暴发（emotional outburst）：意识障碍较轻，常在与人争吵、情绪激动时突然发作，哭啼、叫喊，在地上打滚，捶胸顿足，撕衣毁物，扯头发或以头撞墙；其言语行为有尽情发泄内心愤懑情绪的特点；在多人围观的场合发作尤为剧烈。一般历时数十分钟即可安静下来，事后可有部分遗忘。

2）癔症性假性痴呆（hysterical pseudodementia）：Wernicke 提出的一种癔症类别。患者在精神创伤之后突然出现严重程度不等而非全面一致的智力障碍，对甚至是最简单的问题和其自身状况不能做出正确回答，或给予近似的回答，给人以群岛样或漏瓢样呆滞的印象；但无脑器质性病变或其他精神病存在，有别于器质性或抑郁性假性痴呆。

3）：Ganser（1898）描述的一组精神症状，多见于被拘禁的罪犯。患者有轻度意识模糊，对提问可以理解，但经常给予近似的回答，如 $2+2=3$，牛有五条腿等；叫患者划燃火柴，则将火柴梗倒过来刮擦火柴盒；叫他用钥匙开门，则把钥匙倒过来试图插入锁孔，给旁人以故意做作的印象；并常伴有行为怪异，或兴奋与木僵交替发作。

4）童样痴呆（puerilism）：继精神创伤之后突然表现为儿童的幼稚语言、表情和动作；患者以幼儿自居，把周围人的呼为"叔叔"、"阿姨"。有人认为这一情况与 Ganser 综合征一样，同属癔症性假性痴呆中的特殊类别。

5）人格解体综合征（depersonalization）：患者丧失了对自己身体、情感和行为的现实体验，有的患者感到自己整个身体或局部失去了正常时的真实感和实质感；有的患者感到他失去了情感体验，感受不到任何情感。可同时合并有现实解体（derealization),患者感到外在世界疏远而陌生;自己与外在世界之间有一种无形的隔膜,周围事物显得很不真实。

6)癔症性精神病(hysterical psychosis):在受到严重的精神创伤之后突然起病,主要表现为明显的行为紊乱,哭笑无常,短暂的幻觉、简单结构的妄想和思维障碍,以及人格解体等。其症状多变,多发生于表演型人格的女性。病程很少超过3周,可突然恢复常态,而无后遗症状,但可再发。

2. 转换障碍

主要表现为随意运动和感觉功能障碍,提示患者可能存在某种神经系统或躯体疾病,但体格检查、神经系统检查和实验室检查,都不能发现其内脏器官和神经系统有相应的器质性损害。其症状和体征不符合神经系统解剖生理特征,而被认为是患者不能解决的内心冲突和愿望具有象征意义的转换(conversion)。有以下常见类型。

(1)运动障碍:可表现为动作减少、增多或异常运动。

1)肢体瘫痪:可表现单瘫、截瘫或偏瘫,伴有肌张力增强或弛缓。有肌张力增强者常固定于某种姿势,被动活动时出现明显抵抗。慢性病例可有肢体挛缩或呈现废用性肌萎缩。检查不能发现神经系统损害证据。

2)肢体震颤、抽动和肌阵挛:表现为肢体粗大颤动,或不规则抽动,肌阵挛则为一群肌肉的快速抽动,类似舞蹈样动作;常伴有随意动作或在注意转移时症状明显减轻。

3)起立不能-步行不能(astasia-abasia):患者双下肢可活动,但不能站立,扶起则需人支撑,否则向一侧倾倒;也不能起步行走,或行走时双足并拢,呈雀跃状跳行。

4)缄默症(mutism)、失音症(aphonia):患者不用言语表达意见或回答问题,但可用书写或手势与人交谈,称缄默症。想说话,但发不出声音,或只能用耳语或嘶哑的声音交谈时,则称失音症。检查神经系统和发音器官无器质性病变,也无其他精神病症状存在。

5)痉挛障碍(convulsive disorder):常于情绪激动或受到暗示时突然发生。缓慢倒地或卧于床上,呼之不应,全身僵直,肢体一阵阵抖动,或在床上翻滚,或呈角弓反张姿势。呼吸时急时停,可有揪衣服、抓头发、捶胸、咬人等动作。有的表情痛苦,双眼噙泪,但无咬破舌头或大小便失禁。大多历时数十分钟症状缓解。这类痉挛常伴有随意动作,而与不自主的肌肉痉挛有别。

(2)感觉障碍:可表现为躯体感觉缺失、过敏或异常,或特殊感觉障碍。

1)感觉缺失:表现为局部或全身皮肤缺乏感觉,或为半身痛觉消失,或呈手套、袜套型感觉缺失。其范围与神经分布不一致。缺失的感觉可为痛觉、触觉、温觉、冷觉。

2)感觉过敏:表现为皮肤局部对触摸特别敏感,轻微的抚摸可引起剧烈疼痛,常设套、罩加以保护。

3)感觉异常:如患者常感到咽部有异物感或哽噎感,咽喉部检查不能发现异常;称为癔症球(globus hystericus)。但应注意与茎突过长引起的茎突综合征(styyloid syndrome)鉴别,后者是可通过咽部触摸或X线检查加以证实。

4)视觉障碍:可表现为弱视、失明、管窥(tunnel vision)、同心性视野缩小、单眼复视。常突然发生,也可经过治疗,突然恢复正常。癔症性失明者,视诱发电位正常。

5)听觉障碍:多表现为突然听力丧失,电测听和听诱发电位检查正常。

(3)混合障碍:以上多种症状在同一患者出现。

3. 躯体化障碍(somatization disorder)

又称Briquet综合征。临床表现为多种、反复出现、经常变化的躯体不适和疼痛;常起病于30岁以前,病程持续至少2年;各种医学检查不能证实有任何器质性病变足以解释其躯体症状,常导致患者长期反复就医和显著的社会功能障碍。最常见的症状可归纳为以下四类:

(1)疼痛:这是一组经常存在的症状。部位常很广泛,如头部、颈部、腹部、背部、关节、四肢、胸部、直肠等各种性质的疼痛,不固定于某一处,可发生于月经期、性交或排尿时。

(2)胃肠道症状:这一组症状也很常见,如嗳气、反酸、恶心、呕吐、腹胀、腹泻或某些食物引起特别不适。胃肠道检查仅见浅表性胃炎或肠道激惹综合征,难以解释患者经常存在的严重症状。

(3) 性功能障碍:常见的如:性冷淡、勃起和射精障碍、经期紊乱、经血过多等。

(4) 假性神经症状:这类症状提示神经系统疾病,但检查不能发现神经系统器质性损害证据。常见的有:共济失调、肢体瘫痪或无力、吞咽困难或咽部梗阻感、失音、尿潴留、触觉或痛觉缺失、复视、失明、失聪、抽搐等转换症状。

一些患者诉述一种或多种躯体症状,为此感到痛苦,但医学检查不能发现躯体疾病任何器质性病变证据。其病程多在半年以上,有显著的社会功能障碍。常见的症状为:疲乏无力、食欲缺乏,以及胃肠道或泌尿系统不适。这一临床类型可看作不典型的躯体化障碍。其症状涉及的部位不如躯体化障碍广泛,也不那么丰富,其病程不一定都长达2年以上。

4. 特殊表现形式

(1) 集体癔症(mass hysteria):又称流行性癔症(epidemic hysteria)。此种情况多发生于常在一起生活的群体中,如学校、教堂、寺院或在公共场所。起初有一人出现癔症发作,周围目睹者精神受到感应,相继发生类似症状。由于对这类疾病性质不了解,常在这一群体中引起广泛的紧张、恐惧情绪;在相互暗示和自我暗示影响下,使癔症在短期内暴发流行。这类癔症发作大多历时短暂,表现形式相似。将患者,特别是初发病例,一一隔离起来,给予对症处理,流行即可迅速控制。患者大多为年轻女性;精神紧张、过度疲劳、睡眠不足、月经期,以及具有表演型人格特征者,较易发病。在教堂内祷告、集体练习某些气功(如鹤翔桩),或在恐缩症流行地区或期间,形成的神秘气氛往往为癔症的流行提供温床。

(2) 赔偿神经症(compensation neurosis):在工伤、交通事故、医疗纠纷中,受害人往往提出经济赔偿要求。在涉讼过程中,显示、保留和夸大症状,往往有利于受害人索取赔偿。症状的出现、夸大或持续存在一般并非受本人意志清晰支配,而是由无意识机制起作用。计划生育手术后的一些躯体症状,无器质性损害基础者,多属这类障碍。对于这类涉讼要求赔偿的病例,应尽早处理,力求一次彻底解决涉讼问题,切忌拖延。旷日持久的诉讼过程对受

害人症状的消除极为不利。赔偿问题解决之后,应尽快采取医疗康复措施,配合心理治疗,以促进症状的消除。

(3) 职业神经症(occupational neurosis):这是一类与职业密切相关的运动协调障碍。患者每天都经常紧张地运用其手指的精细协调动作数小时之久;如抄写、打字、钢琴或提琴演奏持续较长时间,特别是在疲乏或赶任务的时候,逐渐出现手部肌肉紧张、疼痛、不听使唤,以致手指活动缓慢而吃力,或出现弹跳动作;严重时由于肌肉震颤或痉挛而无法运用手指、前臂,甚至整个上肢或下肢(职业舞蹈者)。放弃用手,或者改作其他手工活动,则手指运动恢复常态。这类症状出现于书写时,称书写痉挛(writer's cramp)。多见于容易紧张、焦虑、对工作感到厌倦或精神负担很重的人。起病大都缓慢,神经系统检查不能发现器质性损害。除手指协调动作外,这类症状还可表现为紧张的言语训练之后的口吃。治疗宜使患者处于精神松弛状态,然后进行相应的肌肉协调功能训练,由简到繁,循序渐进。

癔症的起病大多急骤,常由明显的精神因素促发,其后症状可逐渐增多。初次起病通常在童年晚期至成年早期,10岁以前和35岁以后起病者较少见,但也有80岁以后首次发病的报告(Weddington,1979)。中年或晚年初次起病,应首先想到是否为神经系统或其他躯体疾病。本病有发作性和持续性两种病程。解离性神游症、木僵状态、恍惚状态、附体状态、情感暴发以及转换性痉挛障碍等常为发作性,而解离性遗忘症、身份障碍、转换性运动障碍、感觉障碍等往往呈持续病程。

急性起病,到综合医院急诊室就诊的患者,大多迅速恢复。病程超过一年者,据 Ljungberg(1957)观察,约半数病人10年之后仍有症状存在。Lewis(1966)对 Maudsley 医院 98 例癔症患者追踪 7~12年的结果是:健康良好正在工作者 54 例,无变化 12例,恶化 10 例,死亡 7 例。在死亡 7 例中,3 例死于与精神科无关的原因,3 例死于神经系统器质性疾病,1 例自杀。大多数未恢复的病例都有人格障碍和社会适应困难。存活的 91 例最后诊断改变者 11例:8 例诊断为抑郁症,2 例为精神分裂症,1 例摔倒后出现痴呆。由此看来,此类患者的预后取决于多种因素:病因明确,且能及时合理解决,病程短,治

疗及时,病前无明显人格缺陷者,大多能获得良好结局。患者生病之后心理冲突得以缓和,不再出现焦虑,症状给患者带来的这类好处称为"原发性获益(primary gain)";而疾病又可使患者从外界环境得到更多好处,如受亲友的关怀和照顾,免除了繁重的工作负担和责任等,则属于"继发性获益(secondary gain)"。这两种"获益"尽管可给患者以眼前利益,但却不利于症状的消除,致使病程迁延,经久难愈。

(三) 诊断

解离症状和转换症状可见于多种神经精神疾病和躯体疾病。国内外对本病的大量随访观察结果表明,神经系统器质性疾病,如癫痫、多发性硬化、肝豆状核变性、颅内占位病变等;精神疾病,如精神分裂症、抑郁症、人格障碍等;躯体疾病,如血卟啉病、肝昏迷前期、破伤风等,均有误诊为本病者。其原因在于本病的症状缺乏足够的特异性。临床医生仅凭患者的症状:①由心因诱发;②找不到器质性病征;③可接受语言暗示影响,便做出本病的诊断,并不十分可靠。正确的临床诊断应建立在充分排除可能出现解离和转换症状的各种神经精神疾病和躯体疾病的基础之上。这不仅要求临床医生要认真了解患者有无有关这类器质性疾病的病史,还要仔细观察有无器质性疾病的体征或可疑线索,然后进一步采取较可靠的现代检查方法,如电子计算机脑断层扫描、磁共振等技术加以证实。在某些器质性疾病早期,器质性损害的证据不易发现,则需进行足够长时间的临床随访,才能最后确定诊断。在随访过程中,治疗取得显著效果,使症状完全消除,有助于肯定诊断。

在临床上需要特别鉴别的常见疾病有癫痫。癫痫患者可同时合并有转换性痉挛发作,所谓hystero-epilepsy,癫痫发作和转换发作并存。此时,应注意不要采取二者择一的排除法,以免漏诊。

本病的症状可见于精神分裂症和情感障碍,如果有后二者的症状存在,应首先考虑后二者的诊断。

癔症性精神病与反应性精神病的鉴别在于癔症性精神病常见于表演型人格障碍者,其精神症状可具有表演性、戏剧性或夸张色彩;可反复发作,并有症状完全缓解的间歇期。

本病与做作性疾病(factitious disorders)的鉴别要点在于:后者的症状出于有特殊人格背景基础上的故意伪造,但却缺乏明确的动机。这类患者为了持续获得疾病诊断,取得病人身份与医疗照顾,往往要忍受各种痛苦的检查和不愉快的治疗,包括多次自愿在不同部位的手术治疗,患者既不以此追求特殊利益,也不逃避任何法律责任,因而有别于一般人的故意装病。而本病的症状受无意识机制的支配,与原发性或继发性获益有关,并非故意伪造。因此,不同于做作性疾病,也有别于一般人的临时伪装有病。

(四) 治疗

本病早期充分治疗对防止症状反复发作和疾病的慢性化十分重要,应予以强调。初次发病者,合理的解释,说明症状与心因和个性特征的联系,配合理疗和语言暗示,往往可取得良好的效果。病程已数周,有反复发作倾向者,宜根据病情制订心理治疗与药物和物理治疗相配合的整体治疗计划,不宜匆忙、草率采取简单的语言暗示。尽管暗示疗法当时有效,但以后容易复发,或出现新的症状,取代原来的症状。

需要注意的是,在诊断基本明确以后,应尽可能避免反复检查,过多的、不必要的检查往往会使病情进一步复杂化。在询问病史或进行检查的过程中,不恰当的提示可使患者出现一些新的症状和体征。

在接触病人和治疗过程中应避免环境中的不良暗示。过多的人围观,对症状过分关注,对患者病情发展表现出强烈的紧张不安,都会使患者寻求注意的倾向增强,从而使病情恶化。

1. 心理治疗

心理治疗是治疗这类疾病的基本措施,主要包括以下几方面。

(1) 暗示疗法:是消除转换障碍的有效措施,特别适用于急性起病的患者。可分为觉醒时暗示和催眠暗示两种。患者迫切要求治疗者,在觉醒状态下,通过语言暗示或配合适当理疗、针刺或按摩,即可取得良好效果。病程较长,病因不甚明确的病例,往往需要借助药物或语言催眠疗法,消除患者的心理阻力,才能取得较好效果。

1) 觉醒时暗示:治疗开始时医生应向患者说明检查的结果;然后用简短、明确的语言向患者解释他的疾病是一种短暂的神经功能障碍;即将采取哪种治疗方法;在治疗的帮助下,失去的功能可以完全恢复正常;使患者对治疗产生高度的信心和迫切的治愈要求。对有运动和感觉障碍的患者,可选用葡萄糖酸钙 10ml(1g)用 10%葡萄糖注射液稀释后,缓慢静脉推注(每分钟 5ml);或用感应电刺激患病部位,同时配合语言、按摩和被动运动,鼓励患者运用其功能;随即用语言强化,使患者相信在治疗的帮助下,失去的功能正在恢复或已经完全恢复;并进一步鼓励患者进行相应的功能活动。

2) 催眠暗示:治疗开始前先进行催眠感受性检验,检验的方法有多种,可选择其中 1~2 种以确定患者是否适于语言催眠,例如让患者双足并立,背向医生,头部后仰,医生以手托其枕部,然后告诉患者,手拿开后,他应会向后跌倒。如果患者在医生的手拿开后立即向后倾倒,即表示患者具有一定催眠感受性,可选用语言催眠,在患者进入催眠状态下进行暗示治疗。如果患者催眠感受性不强,或医生对语言催眠缺乏经验,则可选用 2.5%硫喷妥钠(sodium pentothal)或异戊巴比妥钠(sodium amytal)10~20ml 缓慢静脉注射,使患者进入轻度意识模糊状态,然后按上述觉醒时暗示的方法,用语言进行暗示或配合电刺激、按摩、被动运动等方式进行暗示。

催眠疗法除用于增强暗示感受性,消除转换症状外,尚可用以治疗解离性遗忘症、多重人格、缄默症、木僵状态,以及情绪受到伤害或压抑的患者。在催眠状态下,可使被遗忘的创伤性体验重现,受到压抑的情绪获得释放,从而达到消除症状的目的。

在催眠或觉醒状态下,引导患者倾诉其内心苦闷,使受到伤害或压抑的情绪向外宣泄的治疗方法,称为宣泄疗法(catharsis)。对情绪障碍突出的患者可收到良好效果。

(2) 解释性心理疗法:主要目的在于引导患者正确认识和对待致病的精神因素,认识疾病的性质,帮助患者分析人格存在的缺陷,以及克服人格缺陷的途径和方法。适用于除癔症性精神病发病期之外的各种类型。

(3) 分析性心理疗法:着重探寻患者的无意识动机,引导患者认识无意识动机对健康的影响,并加以消除。主要适用于解离性遗忘,多重人格和各种转换障碍。可采取精神分析技术或领悟疗法。

(4) 行为疗法:主要是采取循序渐进,逐步强化的方法对患者进行功能训练,适用于暗示治疗无效、肢体或言语有功能障碍的慢性病例。

(5) 家庭疗法:当患者家庭关系因疾病受到影响,或治疗需要家庭成员配合时,宜采用这一治疗方法,以改善患者的治疗环境,取得家庭的支持。

2. 药物和物理疗法

(1) 药物治疗:癔症性精神病或痉挛发作时,很难接受正规的心理治疗,可采用氟哌啶醇 5~10mg,肌内注射;或地西泮 10mg,静脉注射,促使患者入睡。有的患者醒后症状即消失。急性期过后,精神症状仍然明显者,可采用奥氮平口服给药,每天 1~3 次,每次 5~10mg。遗留头昏、头痛、失眠等脑衰弱症状者,可给予阿普唑仑,1 日 3 次,每次 0.4~0.8mg,或劳拉西泮,1 日 3 次,每次 0.5~1mg;或艾司唑仑每晚睡前服 1~2mg;历时 2~3 周。

处于昏睡状态的患者,给予氨水刺激鼻黏膜,可促使患者苏醒,但刺激时间不能过长,以防鼻黏膜灼伤。

(2) 物理治疗:针刺或电兴奋治疗对转换性瘫痪、耳聋、失明、失音或肢体抽动等功能障碍,都可有良好效果;但应注意配合语言暗示进行。处于转换性木僵状态的患者,强刺激的针刺或电兴奋治疗,可促使患者意识状态恢复正常,可以选用。

本病是一类容易复发的疾病,及时消除病因,使患者对自己的疾病性质有正确了解,正视存在的人格缺陷,改善人际关系,对预防复发都有一定帮助。长期住院或居家休养,对患者非适应性行为经常予以迁就或不适当强化,均不利于康复。

八、躯体形式障碍概念存疑

躯体形式障碍(somatoform disorders)这是一类以各种躯体症状作为其主要临床表现(躯体形式因此而得名),不能证实有器质性损害或明确的病理生理机制存在,但有证据表明与心理因素或内心冲突密切相关的精神障碍。患者常反复诉述躯体不适,四处求医,却未能发现器质性病变;或即使有某种躯体疾病也不能用以解释其所诉症状的严重程度、性质及由此产生的观念和烦恼。这类病人最初多就诊于内、外各科,精神科医生遇到的往往是具有多年的就诊经历、大量临床检查资料、用过各种药物甚至外科手术后效果不佳的病例。

1980 年美国 DSM-Ⅲ 首次将躯体形式障碍作为一大类精神障碍列入其分类,与焦虑障碍等类疾病并列,把 Briquet 综合征称为躯体化障碍,与转换障碍、疼痛障碍、疑病症、身体变形障碍,以及未分类躯体形式障碍等并列,作为其主要临床类型。DSM-Ⅲ-R(1987)和 DSM-Ⅳ(1994)基本上沿用了这一分类。ICD-10(1992)参照 DSM-Ⅲ 的分类,划分出躯体形式障碍一类,与神经症性障碍和应激相关障碍并列,同属 F4 编码。与 DSM 分类系统不同的是,在 ICD-10 中转换障碍不属于躯体形式障碍(F45)而归入解离障碍一类,合称解离[转换]障碍(F44),身体变形障碍则包括在疑病障碍(F45.2)之内,不另列为一种临床类型;另外列有躯体形式的自主功能紊乱一类。我国的 CCMD-3(2001)则将躯体形式障碍列为神经症之内的一个亚型。躯体形式障碍这一名称包括:躯体化障碍、未分化躯体形式障碍、疑病症(包括身体变形障碍)、躯体形式自主神经紊乱、持续性躯体形式疼痛障碍。

《牛津精神病学教科书》(第五版)的作者指出"躯体形式障碍是多年前由 DSM-III 引进的一个临时性的诊断分类,多年之后它的价值仍不肯定",并称"把许多方面存在不同的一大组情况归纳在一起,而且又与焦虑障碍和抑郁障碍之间存在相互交叉或共病关系,故这一分类的价值尚存疑问"。

我国的临床精神病学家在讨论 CCMD-3 分类和诊断标准的过程中认为,在当前的临床实践中保留癔症和神经症的分类概念仍有必要;虽然也接受躯体形式障碍的分类概念,但把它置于神经症类别之下,有别于 ICD-10 将它与神经症性障碍并列。DSM-Ⅳ躯体形式障碍所包括的几种精神障碍:躯体化障碍(Briquet 综合征)、转换障碍、疑病症、躯体变形障碍,原本分属于癔症和神经症;如果把它们还原,则躯体形式障碍名下只剩下疼痛障碍,加上 ICD-10 增加的自主功能紊乱,也只有两种类型。躯体形式障碍这一类别是否还有保留的必要,值得考虑。事实上躯体形式障碍所包括的各种精神障碍

其临床表现差异很大,放在一起并不十分妥帖。这也就是本章所采取的讨论方式,将原本属于神经症的精神障碍恢复原位,疼痛障碍和自主功能紊乱则作为独立的疾病单元单独叙述。

九、疼 痛 障 碍

疼痛障碍(pain disorder)又称心因性疼痛(psychogenic pain);有时临床上将一些原因不明的慢性疼痛统称为慢性疼痛综合征(chronic pain syndrome)。本病的主要表现为各种部位的持久性疼痛,使患者感到痛苦或影响其社会功能,但医学检查不能发现疼痛部位有任何器质性病变足以引起这类持久性疼痛症状。

本病的发病高峰年龄在 30~50 岁,女性患者 2 倍于男性;以体力劳动者居多。

(一)病因

本病有家族聚集倾向。在对一组慢性功能性疼痛的研究证明,其阳性家族明显高于器质性疼痛;多因素分析显示家庭遗传史与疼痛量呈正相关。Dantzer 则强调生活事件与躯体之间的联系。Bacon 发现生活事件与身体诉述呈正比,作者的研究还发现负性事件的刺激量研究组高于对照组,生活事件与疼痛量呈正相关。研究组的社会支持总分明显低于对照组,与疼痛量呈负相关。生活事件中以长期性应激为主。

(二)临床表现

患者常以慢性疼痛作为其突出症状而反复求医。典型的疼痛部位是头痛、非典型面部痛、腰背痛和慢性盆腔痛;但身体其他任何部位均可发生疼痛。疼痛可位于体表、深部组织或内脏器官;性质可为模糊的钝痛、胀痛、酸痛或锐痛。患者往往使用过多种药物治疗、物理治疗,甚至外科手术治疗,未能取得确切效果;常导致镇静、止痛药物依赖,并伴发焦虑、抑郁和失眠。临床上有证据表明:心理因素或情绪冲突对这类疼痛的发生、加剧、持续和严重程度起了重要作用。

(三)诊断

这类疾病早期不一定能找到客观的医学证据。

因此疼痛障碍的诊断要求病程至少半年。当疼痛症状单一、部位较固定，且呈持续加重趋势者，应首先考虑可能存在器质性病变，并密切观察，不宜匆忙作出疼痛障碍的诊断。临床实践表明：根据起病有精神诱因，初步检查未发现阳性体征，患者容易接受暗示这几点，便下疼痛障碍的诊断，有可能导致误诊。

本病需要与抑郁症和焦虑症鉴别，慢性疼痛患者常出现不同程度的抑郁和焦虑情绪，但程度较轻。抑郁症患者多呈现"抑郁三联症"，而伴随的躯体症状主要集中在胃肠系统，疼痛少见。焦虑症的紧张、恐惧症状较明显，疼痛也不多见。

本病常为慢性波动病程，除少数急性起病，早期获得恰当治疗的病例外，预后大都欠佳。

（四）治疗

1. 心理治疗

（1）支持性心理治疗：建立良好的医患关系是心理治疗成败的关键。本病患者除诉述躯体症状外，还有着漫长而无甚效果的就诊经历，情绪紧张而焦虑。医生要特别耐心倾听患者的倾诉，对患者表示关心、理解和同情，让患者对医生产生信任、对治疗抱有信心。

在治疗过程中医生的接触技巧至关重要。患者常表现依赖性，习惯于对药物依赖，有的甚至带有敌意和威胁，使治疗者处于被动地位或缺乏耐心。医生既要对患者的痛苦表示理解，又要引导患者将注意力集中在既定的治疗目标和已获得的成果上，如睡眠的改善、疼痛的减轻等。要勉励病人将轻微的躯体不适视同正常感知的一部分，并与之共同相处；宜逐渐增加每日的活动量，尽量减少不必要的药物。当药物治疗无效时心理治疗更为重要。主要采取系统、个别的短程面谈方式，每次至少20分钟，疗程约3个月。治疗的目的在于让患者认识自己的不良疾病行为，分析引发疾病的有关因素，共同寻找解决问题的方法，建立对生活事件及躯体病痛的正确态度。

（2）认知疗法：首先要让患者认识到，虽然病痛是他真实的感受，但并不存在实质性病变，对生命、健康不会带来威胁；要纠正错误的认知，重建正确的疾病概念和对待疾病的态度，学会与症状共存；要转移注意，尽量忽视它；鼓励患者参加力所能及的劳动。

（3）精神动力疗法：精神动力学派认为慢性心因性疼痛是一种情绪的反应，象征着患者好斗性的升华或失去心爱物的反应，疼痛能使其压抑的内心冲突找到寄托。

（4）环境及家庭治疗：调整患者所处的环境对矫正疾病行为，发展健康行为至关重要。医生要协助病人增强对社会环境和家庭的适应能力，鼓励病人努力学会自我调节，尽早摆脱依赖性。其配偶和亲友对病人的疾病和痛苦要给予充分理解和同情，改变消极、冷漠、歧视的态度，建立积极、关心、帮助的家庭气氛。有研究表明，短期或长期的家庭治疗对改善患者的人际关系是十分有效的。

（5）催眠暗示疗法：对某些暗示性较强的患者有短暂疗效。一般认为单用催眠治疗效果不大，疗效也不持久。

2. 药物治疗

有研究发现，感觉/疼痛阈的降低与5-HT的水平下降有关，三环抗抑郁剂可阻止5-HT的再吸收，因而提高了感觉阈值。有作者推测三环类有独立于抗抑郁作用的镇痛效应。用抗抑郁剂治疗剂量要小，如阿米替林每日25~50mg，每日3次即可奏效；其他三环类抗抑郁剂，如丙咪嗪、氯丙咪嗪等也有效，但前者因有较强的镇静效果更易被接受。为减轻不良反应，加深睡眠，便于活动，特别在症状好转后可在睡前一次用药。治疗前需要对患者讲明药物可能出现的不良反应，如口干、便秘、心悸等，以解除患者的担心。药量要注意个体化，宜请患者参与决策。苯二氮䓬类和镇痛药对于慢性疼痛疗效不佳，且容易形成药物依赖，不宜使用。

药物只是对症治疗，有不少患者在症状好转后急于停药，致使症状反复。医生要反复强调本病的治疗要有一个减药和巩固过程，其时间的长短取决于病程、个性及环境等因素。症状一旦有所缓解要加强心理、家庭、社会综合康复措施。

3. 其他治疗

针灸、理疗是治疗慢性疼痛行之有效的传统方法。有研究证明，针灸对4/5的慢性疼痛病人有效，经对照研究证明，皮神经刺激术不仅可起安慰、暗示效应,低频率刺激可通过体内释放内腓肽,高频率刺激通过体内释放 5-HT 起作用。保健气功锻炼是一种自我调节和放松训练的好方法,可用于治疗焦虑症状明显的患者。

十、自主神经功能紊乱

自主神经功能紊乱(autonomic dysfunction)是一大类精神障碍,主要表现为受自主神经支配的器官或系统发生功能障碍时的躯体症状,但检查不能证实有相应的器质性病变存在;即使存在相关的器质性病变,其疼痛或导致社会功能受损程度远超出躯体问题可能导致的程度。

在 ICD 分类系统中,最初把这类障碍称之为:精神神经症有循环系统躯体症状(躯体化反应)或精神神经症有消化系统躯体症状(躯体化反应);或把其下的精神障碍称之为胃神经症、呼吸系统的心因性反应、尿殖系统的心因性反应、心因性瘙痒症等(ICD-6,1948)。到 1965 年 ICD-8 这类障碍不再归入神经症,另列为"推测为心因性起源的躯体障碍";ICD-9(1978)改称为"精神因素引起的生理功能失常";ICD-10(1992)则将这类障碍归入"躯体形式障碍",称之为内脏器官功能障碍。1978 年我国制订了一个"精神疾病分类试行草案",其类型包括:神经衰弱、焦虑症、癔症、强迫症、恐惧症、疑病症、器官性神经症(又称为植物性神经症)。中华医学会精神疾病分类(1981)器官性神经症被移至"心身疾病"项目之下。中华医学会精神疾病分类-1984 把"心身疾病"更名为"心理因素所致生理功能障碍";其下包括:性功能障碍、睡眠障碍、饮食障碍、内脏器官功能障碍,而不包括有器质性病变的心身疾病。CCMD-3(2001)则遵循 ICD-10 把性功能障碍、睡眠障碍、饮食障碍归为"心理因素相关生理障碍",而把内脏器官功能障碍划入躯体形式障碍,称为躯体形式自主神经紊乱。从以上分类的变迁,可以看出对自主神经功能紊乱这一大类精神障碍认识的演变。

这类病人在各种医疗机构中都可遇见,无论是门诊还是住院。在国外,有人发现内科门诊中 40% 以上患者的躯体诉述查无实据,即使在外科查有实质性疾病者也只有 60%,目前存在的问题是这类精神障碍全科医生虽常遇到但不认识,而精神病科医生又不常遇到,因而形成了对本病诊断和治疗的延误。故对这类精神障碍的认识和研究是当前会诊-联络精神病学中的一个重要课题。

(一) 病因

本病的病因大多与潜在的心理因素有关,其发生和加剧往往可追溯到应激事件。

(二) 临床表现

本病的躯体症状可归纳为两类,但任何一类症状都不能证明相应器官或系统存在器质性病变。第一类症状以自主神经兴奋的客观体征为基础,表现为心悸、出汗、脸红、震颤等非特异性症状;第二类症状则为局限于某器官或系统功能紊乱的症状,如胸前区疼痛、心律不齐,呃逆、腹胀,过度换气,尿频、排尿困难,痛经,瘙痒等。CCMD-3 根据临床症状将自主神经功能紊乱分为以下几种亚型。

(1) 心血管系统功能紊乱,包括心脏神经症、神经循环衰竭、Da Costa 综合征;

(2) 高位胃肠道功能紊乱,包括心因性吞气症、呃逆、胃神经症;

(3) 低位胃肠道功能紊乱,包括心因性激惹综合征、心因性腹泻、胀气综合征;

(4) 呼吸系统功能紊乱,包括过度换气症;

(5) 泌尿生殖系统功能紊乱,包括心因性尿频和排尿困难。

(三) 诊断

自主神经功能紊乱的各种症状可分别见于多种躯体疾病,特别是各种躯体疾病早期或慢性阶段,以及多种精神障碍,如焦虑症、抑郁症、癔症。诊断时应注意鉴别。首先需要通过系统询问病史及检查排除躯体器质性疾病。与精神障碍鉴别时,要注意整个临床相中其他精神病理现象的存在,只有单纯的自主神经功能紊乱症状、持续达 6 个月以上,症状的发生和波动与应激因素关系密切,而焦虑、抑郁只是继发症状时,才考虑本病的诊断。

(四) 治疗

本病的治疗包括三个方面。

1. 支持性心理治疗

本病患者除诉述众多躯体症状外,还有着漫长而无甚效果的就诊经历,情绪紧张而焦虑。医生要特别耐心倾听患者的倾诉,对患者表示关心、理解和同情,让患者对医生产生信任、对治疗抱有信心。

在治疗过程中医生既要对患者的痛苦表示理解,又要引导患者将注意力集中在既定的治疗目标和已获得的成果上,如睡眠的改善、症状的减轻等,要分析引发疾病的有关因素,共同寻找解决问题的方法,建立对生活事件及躯体症状的正确态度。

2. 认知疗法

首先要让患者认识到,虽然病痛是他真实的感受,但并不存在实质性病变,对生命、健康不会带来威胁;要纠正错误的认知,重建正确的疾病概念和对待疾病的态度,学会与症状共存;要转移注意,尽量忽视它,鼓励患者参加力所能及的劳动。

3. 药物治疗

针对患者的自主神经紊乱症状,采用药物对症治疗,以减轻患者的痛苦是必要的。但本病患者常伴有焦虑、抑郁、失眠等症状,且与躯体症状互为因果,形成恶性循环。单纯心理治疗或对症药物治疗起效较慢,故抗焦虑、抗抑郁药宜尽早使用。

十一、疑病症与身体变形障碍

(一)疑病症(hypochondriasis)

这是一类以疑病症状为主要临床特征的神经症性障碍。患者对自身健康或疾病过分担心,害怕自己患了某种严重疾病,或认为自己已经患了严重疾病;感到十分烦恼。其烦恼的严重程度与患者的实际健康状况很不相称。

据国外多篇资料报道,本病的患病率为3%~9%。

1. 病因

本病的病因不清楚。认知理论认为本病患者存在着把正常躯体感觉作为疾病证据的歪曲认知。这种歪曲的认知可以因不断地寻求保证和检查,或按摩提示的患病部位而持续下去。

2. 临床表现

这类患者对自己身体的变化特别警觉,身体功能任何微小变动如心跳加快、腹胀等都会引起患者注意。而这些在正常人看来微不足道的变化,却使患者特别关注,不自觉地加以夸大或曲解,成为患了严重疾病的证据。在警觉水平提高的基础上,一般轻微的感觉也会引起患者明显不适或严重不安,感到难以忍受,从而使患者确信自己患了某种严重疾病。尽管各种检查结果并不支持患者的揣测,医生也耐心解释,再三保证患者没有患严重疾病,患者往往对检查结果的可靠性持怀疑态度,对医生的解释感到失望,仍坚持自己的疑病观念,继续到各医院反复要求检查或治疗。由于患者的注意全部或大部分集中于健康问题,以致学习、工作、日常生活和人际交往常受到明显影响。上述症状在不同患者表现不尽一致。有的疑病性不适感十分明显,可伴有焦虑或抑郁(感觉性疑病症);有的疑病观念较突出,躯体不适,或心境变化不显著(观念性疑病症)。有的患者怀疑的疾病较模糊或较广泛;有的则为单一的疑病症状,表达具体而明确(单症状疑病症),但从未达到荒谬的、妄想程度。患者大多知道自己患病的证据不充分,因而迫切希望通过反复检查进一步明确诊断,并要求治疗。

3. 诊断

以疑病为主要临床表现,病程达6个月以上的病例,本病诊断并不困难。但与疑病症患者的诉述相似的一些躯体疾病(包括神经系统疾病)很多,应首先仔细排除。一些抑郁症、焦虑症和精神分裂患者,常存在疑病观念,也应注意鉴别;凡有证据诊断为疑病症以外的其他精神障碍者,应诊断为这些精神障碍而不诊断疑病症。

一项随访研究的结果显示,本病多数患者在患病4~5年之后,症状仍然持续存在。

4. 治疗

本病的治疗是一个长期过程,以心理治疗为主。反复地保证并没有帮助,反而有可能导致患者对躯体症状的长期关注。医生首先要做的是对患者的病史询问和体格检查应聚焦在与患者的诉述相关的重点上,不应过分广泛;其次,主治的医生宜自始至终保持同一人，不应经常更换；医生不应一开始就否定患者没有严重疾病，而应以同情的态度，向患者说明使他感到痛苦的疾病属于功能性；用患者可以理解的语言纠正其歪曲的认知，并进行认知重建；应设计一些切实可行的每日活动作业，引导患者将注意从躯体症状转移到外界事物上去。单一症状的疑病症患者采用暗示疗法可能有效，但可复发（刘昌永等，1962）。存在抑郁或焦虑症状的患者，采用温和的抗抑郁剂或抗焦虑剂有一定帮助，但用药物消除疑病观念往往无效，反而会让患者增加失望。

（二）躯体变形障碍（body dysmorphic disorders）

又称畸形恐惧症（dysmorphophobia），由 Morselli（1886）首次描述为："一个丑陋和身体缺陷的主观感受，并使患者感到自己能被他人注意到"。

一些研究的结果显示，在某些人群中其患病率为 0.7%～5%。男女患病率相似。主要见于青少年或成年早期。

1. 病因

本病的病因并不清楚。

2. 临床表现

患者坚信自己身体外表存在严重缺陷，身体的某部位太大、太小或变得很难看，要求施行矫形手术；但实际情况并非如此，即使其外貌有轻度变异，也远非患者认为的那么难看。通常涉及的部位有：鼻子、耳朵、口唇、乳房、臀部、阴茎或身高，但身体的任何部分都可涉及。这类观念不为解释所动摇，带有明显情绪色彩；就患者的文化背景而言，可以理解，并不荒谬，因而具有超价观念的特点。

3. 诊断

本病的临床特征较为突出，诊断似乎并不困难。有的精神分裂症患者有身体变形的诉述，但隐瞒其他精神症状，特别是在疾病早期，精神病性症状不明显，可能导致误诊。因此对本病需要长期随访，才能最后排除精神分裂症或偏执状态的诊断。

4. 治疗

整形手术曾用于治疗本病，但许多患者在手术后十分不满意，而反复要求再次手术，甚至对施术者提起诉讼或进行暴力报复。须知，本病患者的身体缺陷感受源于其体象障碍和超价观念，手术无助于改变其主观的病理感受。一些研究报告，SSRI 类药物如氟西汀、氟伏沙明和氯丙咪嗪可用于治疗本病，还有采用抗精神病药物、抗抑郁药物及电抽搐治疗本病者，但其效果都尚不确定。一般说来，对这类单症状病例，治疗较难，预后不佳。

十二、神　经　衰　弱

神经衰弱（neurasthenia）是一类以精神容易兴奋和容易疲乏，常有情绪烦恼和心理生理症状的神经症性障碍。这些症状不能归因于躯体疾病、脑器质性病变或其他精神疾病，但病前可存在持久的情绪紧张和精神压力。

"neurasthenia"一词为美国精神科医生 Beard（1869）所采用。他认为这是一种神经系统功能障碍，没有可证实的病变存在。在这一疾病名称之下他列举了，失眠、脸红、嗜睡、瞳孔扩大、头部重压感……数十种症状，把焦虑症、抑郁症、癔症、疑病症、强迫症、恐惧症、心身疾病和一些躯体疾病的症状都包括在内。他把神经衰弱看做是美国社会迅速工业化造成的文明病，认为这种病主要见于中上层白领阶层的脑力劳动者。三四十年之后，这一名称便成为当时社会最流行的诊断名词，一些人甚至以患神经衰弱来炫耀自己身份高贵。其后，弗洛伊德（1894）把神经衰弱归入真实神经症一类（actual neurosis），而 Dejerine 和 Gauckler（1913）则认为本病为一种精神神经症（psychoneurosis）。20 世纪 30 年代，美国精神病学会的疾病分类（The Psychiatric Association classification）也把本病列入精神神经症一类。DSM-Ⅰ（1952）把本病移至"自主神经和内脏心理生理障碍"类别之下。DSM-Ⅱ（1968）、ICD-8（1968）、ICD-9（1978）和我国 CCMD-2-R（1995）都把本病作为神经症的类型之一。DSM-Ⅲ（1980）取消了神经衰弱这一诊断名称。ICD-10（1992）则把本病置于其他神经症性障碍（F48）之下。

近一个世纪，神经衰弱的概念经历了一系列变迁。在美国和西欧，本病的诊断由盛而衰，终至于消失。在东亚，本病仍然相当常见，其原因除社会文化因素对患病率的影响之外，更主要的是医生对神经衰弱这一疾病的认识仍然沿袭早期的概念,其包括的症状范围甚广。1982 年、1993 年我国的两次精神疾病流行病学调查有关神经症的诊断,主要依据 ICD-9 较模糊的描述性定义,调查结果如下:

1982 年我国 12 地区精神疾病流行病学调查,在 15~59 岁居民中,神经衰弱的患病率 13.03‰,占全部神经症病例的 58.7%,居各种神经症的首位。天津市区(1981~1982)调查,本病的患病率为9.1‰,占神经症全部病例的 68.0%。女性患病率(15.78‰)显著高于男性(2.30‰)。起病年龄大多在青壮年时期,以 15~39 岁较多见。到了 1993 年在我国上述 12 地区中的 7 地区采用相同方法进行精神疾病流行病学调查时,各种神经症的时点患病率从 20.99‰(相同的 7 地区)下降到 15.11‰,而神经衰弱的患病率则下降到 8.39‰,仍居各种神经症患病率之首(李淑然等,1998)。上述资料表明在当时本病还是我国最常见的神经症。

我国精神病学家鉴于以往神经症的临床诊断标准很不明确、神经衰弱的诊断过于广泛,基于长期的临床实践,于 1983~1986 年制订了较明确的神经症临床工作诊断标准,使神经衰弱的临床诊断规范化(许又新等,1983;中华神经精神科杂志编委会,1986)。20 世纪 90 年代以后,随着各种新型抗抑郁药物的大量推广应用,使原来诊断为神经衰弱的病例取得良好效果;于是,这类病例便改变了诊断,焦虑症和抑郁症的诊断范围越来越宽,神经衰弱的诊断越来越少。到了 21 世纪,神经衰弱在我国临床工作中几乎成了"稀有病种"。这种变化并不说明神经衰弱已经在人间消失,疾病仍然存在,只不过医生们换了"标签"而已。香港的一项研究也表明这样的事实:在香港,虽然医学上已不再诊断神经衰弱,但在一组有无法用器质性原因解释的疲劳症状患者中,有 58% 的患者符合 CCMD-2 的神经衰弱诊断标准。最后作者说明,"一种疾病名称即使消灭后,其疾患仍可能经久不衰"(李诚等,1995)。

(一)病因

从 Beard 开始,神经衰弱就被看做是可由素质、躯体、心理、社会和环境等诸多因素引起的一种整体性疾病。感染、中毒、营养不良,内分泌失调等都可成为神经衰弱的病因。Beard 还设想本病由中枢神经细胞去磷酸化作用(dephosphorization)所致。Dejerine 和 Gauckler(1913)则认为本病完全是由心理因素引起的。过度紧张,特别是过度紧张引起的不愉快情绪,是神经衰弱的原因。Laughlin(1967)则认为神经衰弱是一种疲劳状态,由过多的心理冲突引起。精神分析学派则认为神经衰弱起因于性本能的受挫、攻击性受抑制、与无意识依存需要(dependency needs)作斗争、阻抑受到强化,以及未得到解决的其他婴儿期冲突等。

我国在 20 世纪 50 年代末 60 年代初对神经衰弱的病因曾进行过大量调查研究,认为神经系统功能过度紧张是本病的主要原因之一。李从培等(1959)和四川医学院神经精神病学教研组(1960)对不同职业人群中神经衰弱的调查资料说明,脑力劳动者发病率最高。半数以上患者反映工作或学习,主要是脑力活动,过度紧张。脑力活动时间过长,工作任务过重;学习或工作困难,要求特别严格,注意力需要高度集中的脑力工作,更容易引起过度紧张和疲劳。

其次,长期的心理冲突和精神创伤引起的负性情感体验是本病另一种较多见的原因。学习和工作不适应,家庭纠纷,婚姻、恋爱问题处理不当,以及人际关系紧张,大都在患者思想上引起矛盾和内心冲突,成为长期痛苦的根源。又如亲人突然死亡,家庭重大不幸,生活受到挫折等,也会引起悲伤、痛苦等负性情感体验,导致神经衰弱的产生。

再次,生活忙乱无绪,作息规律和睡眠习惯的破坏,以及缺乏充分的休息,使紧张和疲劳得不到恢复,也为神经衰弱的产生提供了条件。

此外,感染、中毒、颅脑创伤和慢性躯体疾病对神经系统功能产生不良影响,也可成为神经衰弱起病的诱发因素。

巴甫洛夫认为,人的高级神经活动类型属于弱型和中间型的人,易患神经衰弱。这类个体往往表现为孤僻、胆怯、敏感、多疑、急躁或遇事容易紧张。但没有人格缺陷的人,在强烈而持久的精神因素作用下同样可以发病。

巴甫洛夫学派认为,本病的主要病理生理基础是大脑皮质内抑制过程弱化。内抑制过程减弱时,神经细胞的兴奋性相对增高,对外界刺激可产生强而迅速的反应,从而使神经细胞的能量大量消耗。临床上,这类患者常表现为容易兴奋,又易于疲劳。

另一方面,大脑皮质功能弱化,其调节和控制皮质下自主神经系统的功能也减弱,从而出现各种自主神经功能亢进的症状。

(二) 临床表现

本病患者常同时有多种精神和躯体症状,大致可归纳为以下几类。

1. 衰弱症状

这是本病常有的基本症状。患者经常感到精力不足、萎靡不振、不能用脑,或脑力迟钝,肢体无力,困倦思睡,特别是工作稍久,即感注意不能集中,思考困难,工作效率显著减退,即使充分休息也不足以恢复其疲劳感。很多患者诉述做事丢三落四,说话常常说错,记不起刚经历过的事。

2. 兴奋症状

患者在阅读书报或收看电视等活动时精神容易兴奋,不由自主的回忆和联想增多;患者对指向性思维感到吃力,而缺乏指向的思维却很活跃,控制不住;这种现象在入睡前尤其明显,使患者深感苦恼。有的患者还对声光刺激敏感。

3. 情绪症状

主要表现为容易烦恼和容易激惹。烦恼的内容往往涉及现实生活中的各种矛盾,感到困难重重,无法解决。另一方面则自制力减弱,遇事容易激动;或烦躁易怒,对家里的人发脾气,事后又感到后悔;或易于伤感、落泪。约 1/4 的患者有焦虑情绪,对所患疾病产生疑虑,担心和紧张不安;例如,患者可因心悸、脉速而怀疑自己患了心脏病,或因腹胀,厌食而担心患了胃癌,或因治疗效果不佳而认为自己患的是不治之症。这种疑病心理,可加重患者焦虑和紧张情绪,形成恶性循环。另有约 40% 的患者在病程中出现短暂的、轻度抑郁心境,以 Hamilton 抑郁量表评分,常在 10 分以下。可有自责,但一般都没有自杀意念或企图。有的患者存在怨恨情绪,把疾病的起因归咎于他人。

4. 紧张性疼痛

常由紧张情绪引起,以紧张性头痛最常见。患者感到头重、头胀、头部紧压感,或颈项僵硬;有的则诉述腰酸背痛或四肢肌肉疼痛。

5. 睡眠障碍

最常见的是入睡困难、辗转难眠,以致心情烦躁,更难入睡。其次是诉述多梦、易惊醒,或感到睡眠很浅,似乎整夜都未曾入睡。还有一些患者感到睡醒后疲乏不解,仍然困倦;或感到白天思睡,上床睡觉又觉脑子兴奋,难以成眠,表现为睡眠节律的紊乱。有的患者虽已酣然入睡,鼾声大作,但醒后坚决否认已经睡了,缺乏真实的睡眠感。这类患者为失眠而担心、苦恼,往往超过了睡眠障碍本身带来的痛苦,反映了患者的焦虑心境。

6. 其他心理生理障碍

较常见的有:头昏、眼花、耳鸣、心悸、心慌、气短、胸闷、腹胀、消化不良、尿频、多汗、阳痿、早泄或月经紊乱等。这类症状虽缺乏特异性,也常见于焦虑障碍、抑郁症或躯体化障碍,但可成为本病患者求治的主诉,使神经衰弱的基本症状掩盖起来。

本病大多起病缓慢,可追溯到导致长期精神紧张、疲劳的应激因素。也偶有突然失眠或头痛起病,不能发现明显外界原因者。病程持续,或时轻时重。如果及时给予适当治疗,大多数病例可在半年至两年内缓解。病程超过两年的慢性病例,或合并人格障碍者,则预后欠佳。

(三) 诊断

本病患者有显著的衰弱或持久的疲劳症状,但无躯体疾病或脑器质性病变可以解释这类症状发生的原因;加上本病常有的易兴奋又易疲劳(兴奋性衰弱)、情绪症状、紧张性疼痛和睡眠障碍这 4 类症状中的任何两项;对学习、工作和社会交往造成了不良影响;病程在 3 个月以上;排除了其他神经症性障碍和精神病的可能,便可诊断为神经衰弱。

需要与神经衰弱鉴别的疾病有:

(1) 脑器质性和躯体疾病:神经衰弱症状常见于各种脑器质性疾病,如脑动脉硬化、颅内占位病变、颅内感染、颅脑损伤后;各种急、慢性工业中毒;以及各种慢性躯体疾病,如肺结核、溃疡病、慢性肝炎、鼻窦炎、甲状腺及肾上腺疾病等。如果神经衰弱症状发生于上述疾病之后,则应诊断为上述相应的脑或躯体疾病。

（2）重性精神病：神经衰弱症状可见于精神分裂症和抑郁症等重性精神障碍早期、病程中和缓解期。这类患者往往不主动关心自己的健康，不积极要求治疗，并有相应的精神病性症状或情绪症状存在，可资鉴别。

（3）其他神经症性障碍：神经衰弱症状也常见于焦虑障碍、恶劣心境、躯体化障碍、疑病症等。如果患者有这类疾病的典型症状，按等级制诊断原则不再诊断神经衰弱，而诊断为各种相应的疾病。

（4）疲劳反应：正常人在脑力或体力过度劳累之后，常会产生疲劳反应，出现头痛、头昏、嗜睡、精力不足、注意力不集中、失眠或烦躁、易怒等症状。但这些症状历时短暂，引起疲劳的因素消除后，经过充分休息，即可迅速恢复常态，一般并不引起患者过分烦恼或不愉快的情感体验。如果工作负担已减轻，适当休息之后，上述症状仍持续存在，或时轻时重，迁延不愈达 3 个月以上者，则应诊断为神经衰弱。在流行病学调查时，除要求符合症状学标准和严重程度标准外，病程必须持续达 3 个月以上，对排除其他疾病是非常重要的。

慢性疲劳综合征（chronic fatigue syndrome）这是美国疾病控制中心（Centers for Disease Control, CDC）建议使用于一类病因未明、以慢性疲劳为特征的综合病征的名称。该综合征的诊断标准如下：

主要标准：①新近起病的严重而虚弱性疲劳，持续至少 6 个月；②没有发现引起疲劳的内科或精神科疾病。

次要标准：包括广泛的头痛，肌痛，关节痛，发热，咽痛，淋巴结痛，肌无力，活动后持久的疲劳，神经心理症状（如易激惹、健忘、注意力不集中、思维困难、抑郁等），睡眠障碍，突然发生的疲劳等（要求至少有其中 8 项症状）。

客观标准：包括低热（口表 37.6～38.0℃或肛表 37.9～38.8℃），非渗出性咽炎，颈前或腋下淋巴结长大、触痛。

这类疾病被疑为 Epstein-Barr 病毒感染或免疫异常。由于有低热、咽痛及淋巴结长大等客观体征，因而与神经衰弱有别。

（四）治疗

1. 心理治疗

这是治疗神经衰弱的基本方法。常用的有以下几种：

（1）集体心理治疗：以 10～20 名患者为一组，由医生向患者系统讲解有关神经衰弱的医学知识，包括病因、发病机制、临床表现、病程、诊断和治疗。让患者对本病有充分了解，从而能分析自己起病的原因并寻求对策，消除不利因素的影响；同时有利于消除疑病心理，减轻焦虑和烦恼，打破恶性循环。详细讲解治疗方法，可使患者主动配合，充分发挥治疗的作用。

（2）小组治疗：以 5～6 名患者为一组，医生引导患者分析各自的病情，从而达到相互启发，消除疑虑，明确各自努力的方向。如果有已经治愈的患者参加讨论，现身说法，效果更佳。

（3）个别心理治疗：在集体讲解和小组讨论的基础上，再针对个别患者的具体情况进行心理辅导，启发和帮助患者寻求解决疑难、摆脱困境的途径和方法。

（4）森田疗法：主张顺应自然，是治疗神经衰弱行之有效的方法之一。有条件的医院可以选用。

2. 药物治疗

（1）抗焦虑药物：早期治疗常用苯二氮䓬类，可选用：地西泮 2.5～5.0mg，艾司唑仑 1～2mg，阿普唑仑 0.4～0.8mg，劳拉西泮 1～2mg 等，一日 2 次，连用 1～2 周。此类药物可与 β 受体阻滞剂并用，以增加疗效。使用丁螺环酮或坦度螺酮 5～10mg，每日 2～3 次治疗，亦可见效。

（2）镇静催眠药物：睡眠障碍明显者，可选用：三唑仑 0.25～0.5mg，硝西泮 5～10mg，艾司唑仑 1～2mg，或氯硝西泮 2～4mg，每晚睡前服，连用 1～2 周。为了避免产生药物依赖，这类药物不宜使用时间太长；或几种药物交替或间断使用。

（3）β 受体阻滞剂：交感神经功能亢进，如紧张、心悸、震颤、多汗等症状明显者，可用普萘洛尔 10～20mg，1 日 3 次。

（4）三环类药物：焦虑和抑郁情绪混合存在，且有早醒者，可选用多虑平或阿米替林，25～50mg，睡前服，每天一次，以缓解焦虑和抑郁情绪，延长睡眠时间。

抗精神病药物容易引起患者难以耐受的副作用，应尽量避免使用于神经衰弱。

3. 医疗体育和理疗

体育锻炼和适当的体力劳动对改善患者躯体状况有良好影响。气功、太极拳、瑜伽等民间健身术，有利于解除焦虑，均可选用。头昏、紧张性疼痛等症状可进行理疗作为对症处理。

4. 中药、针灸

宜在辨证施治的基础上，选择方剂或穴位，对改善头痛、失眠等症状有效。

5. 生物反馈疗法和音乐疗法

对减轻焦虑和紧张性疼痛，有良好影响，可配合以上治疗进行。

6. 生活安排

应养成起居有定时、工作学习有计划、劳逸结合、有张有弛的生活习惯。保持正常的紧张，对提高学习和工作效率是必要的。长期休息，生活缺乏目标，对健康的恢复不利。

7. 综合疗法

1958 年北京医科大学精神病学教研组等单位（李崇培等，1959；李心天等，1960），以心理治疗为主导，结合药物和物理治疗，创用了综合疗法。以 4 周为一疗程，以住院治疗方式为主共治疗神经衰弱 2000 例，基本痊愈者达 60% 以上；数年后随访，疗效稳定者在 87% 以上。其后这一疗法在国内被广泛采用，也都取得良好的效果，是治疗神经衰弱较好的方法。

第二节　心身疾病

一、心身疾病与心身医学

（一）心身疾病

心身疾病（psychosomatic disease）是一组躯体疾病，其发病、发展、转归、治疗和预防都与心理因素密切相关。原发性高血压、消化性溃疡、溃疡性结肠炎、支气管哮喘、类风湿关节炎、甲状腺功能亢进和偏头痛曾被 Alexander F.（1934）认为是 7 种经典性心身疾病。其后，随着临床研究的发展，更多的躯体疾病被归入心身疾病之列。近代被认定为心身疾病的各系统躯体疾病如下：

心血管系统：原发性高血压、冠心病；

消化系统：胃十二指肠溃疡、溃疡性结肠炎、肠激惹综合征、神经性厌食；

呼吸系统：支气管哮喘、过度换气综合征；

内分泌系统：甲状腺功能亢进、经前期综合征；

代谢系统：糖尿病、肥胖症；

皮肤系统：瘙痒症、慢性荨麻疹、神经性皮炎、斑秃；

神经系统：偏头痛、紧张性头痛；

免疫系统：癌症。

在疾病分类学中，心身疾病不是一个独立的疾病类别，包含的各种疾病分别分类到临床医学相应的各系统疾病中。它作为一大类疾病的名称，主要用以区别于与心理因素密切相关的各种精神障碍，如神经症性障碍、应激相关障碍、躯体形式障碍，以及与特定文化相关的精神障碍。将抑郁症、焦虑症、各种神经症等精神障碍都称之为心身疾病，不符合心身疾病的传统概念。传统概念认为心身疾病需要符合以下两条标准：①有明确而具体的躯体症状或病理改变；②心理因素对其形成或恶化具有显著作用（WHO，1964）。

（二）心身医学

心身医学（psychosomatic medicine）具有狭义和广义两种含义。早期的研究者将研究心身疾病的心理病因、发病机制和心理干预的医学科学称为心身医学；而近代心身医学的概念已经扩展到对一切疾病中"心"（mind）与"身"（body）相互作用的原因和机制，以及干预方法进行研究的基础与临床医学科学。

虽然早在中国秦汉时期和古希腊时代的医学家们便已经认识到情绪可以致病，但直到 19 世纪，von Feuchtersleben（1806～1849）才明确提出心身关系和心理因素在躯体疾病中的致病作用，而被西方学者尊为"心身医学之父"。"心身的"（psychosomatic）一词，是 Heinroth（1773～1843）于 1818 在他的一篇论文中创用的；而"心身医学"（psychosomatic medicine）的名称则是 Deutsch 创用于 1922。20 世纪 30 年代心身医学一开始便沿着两个不同的方向发展。其一是以 Alexander(1891~1964)为代表基于弗洛伊德精神分析学说的精神动力方向。另一则是基于 Cannon(1871~1945)的情绪与躯体变化、巴甫洛夫的条件反射以及 Selye 的应激反应等生理学说的心理生理学方向,其代表人物则是 Wolff。1939 年《心身医学》杂志在美国创刊和 1943 年美国心身医学会的建立标志心身医学作为一门医学科学的正式诞生。近半个多世纪以来,随着生物-心理-社会医学模式概念的广为传播和神经生物学实验技术的迅速发展,心身医学在基础理论和临床应用两方面的研究都有长足的进步。基础理论方面发展了精神神经免疫学(psychoneuroimmunology)以阐述心身疾病发生和发展的中介机制,其病因学理论则涉及社会学、生态学、心理学、生理学、遗传学、神经内分泌学和免疫学等广泛领域。临床应用方面则向会诊-联络精神病学和行为医学扩展。

二、心身疾病与心理因素的关联

(一)生活事件

Holmes 与 Rahe(1967)采用数量化方法对社会环境和各种生活事件进行了大样本人群的对照研究,发现疾病发生的概率和严重程度与生活事件密切相关。其后进一步研究了解到疾病之所以发生,并不完全取决于生活事件的严重性及其频度,更为重要的是个体对生活事件的认知和评价,以及可利用的应对机制(coping mechanism)和社会支持系统。正所谓"外因通过内因起作用"。

(二)人格特征

Dunbar(1935)首次将人格特征与特殊的躯体疾病相联系。她认为具有雄心勃勃、难于驾驭、易使自主神经系统和内分泌系统活动过度的人格特征者,容易患冠心病。Friedman 和 Rosenman(1950)发现冠心病患者中有一种特征性行为模式,他们称之为"A 型行为类型"。Friedman 提出 A 型行为的人具有积极进取、争强好胜、缺乏耐心、急躁易怒、任务繁忙等特征。1959 年他们发现 A 型行为的人其血清中的甘油三酯和胆固醇水平高,患冠心病和死于心血管意外者较对照组为高,从而得出结论:A 型行为的人易患冠心病。此外,还有一些研究者将溃疡病、结肠炎、哮喘、高血压、偏头痛、荨麻疹等心身疾病与一些特殊人格特征联系起来。

(三)情绪

愤怒、恐惧、焦虑、抑郁等消极情绪对人体生理功能有不良影响,早已为古代医家观察到,并为 Cannon 等心理生理学家的实验所证实。Wolff(1953)等人通过长期研究发现,心身疾病的症状主要表现在受自主神经系统控制的一些器官或系统,如心血管系统、消化系统、呼吸系统、内分泌代谢系统等;正是情绪因素导致控制这些器官或系统的自主神经功能紊乱,然后出现病理改变。消极情绪有的是原发的,如抑郁症、焦虑症,有的则是生活事件导致的反应,作为中介因素而出现,都可以成为心身疾病的促发因素;而以重大生活事件引起长期、慢性的情绪应激的致病作用最为严重。

(四)个体易感性

个体易感性涉及两个方面:其一是个体的生理素质,可能与遗传有关。Mahl(1953)认为任何刺激只要引起过度情绪反应即可导致心身疾病;其决定因素是器官的易感性,而不是心理动力学。Malmo(1962)也认为刺激尽管不同,而反应则取决于个体的器官或系统的情况。另一则是个体的心理素质,包括个体的价值取向、认知水平、人格特征、社会经历与应对机制等诸多因素共同构成的心理素质特征。良好的心理素质对内外环境的不良刺激具有抵制作用,而具有脆弱心理素质的人则属于易感个体。

从生物-心理-社会医学模式的观点看来,任何疾病的发生、发展和演变都离不开生物、心理和社会三方面因素的影响,心身疾病也不例外。但这三种因素如何相互影响而起到致病作用,并未明确。就心身疾病而言,更强调心理应激通过自主神经系统、内分泌和免疫系统的中介作用,使易感个体的器官或系统发生病变或功能障碍。

三、会诊-联络精神病学

会诊-联络精神病学(consultation-liaison psychiatry,CLP)是精神病学的一个重要分支。随着综合医院中精神卫生服务的出现而得到逐步发展,因而又有综合医院中的精神病学之称，其概念、服务方式和学科发展日益受到重视。会诊-联络精神病学包括会诊（consultation）和联络（liaison）两个方面。会诊是指精神科医师为非精神科专业的临床学科提供会诊服务。会诊内容包括识别和处理躯体疾病与精神障碍的共病问题。由于各种躯体疾病在综合医院接受诊断和治疗的患者常合并各种心理问题或精神障碍，非精神科专业的临床学科需要通过与精神科的医务人员共同研究，进行处理。联络是指精神科医师在综合医院与非精神科专业的临床医师相互联系。在联络工作中，精神科医师是内科或外科医疗小组的成员之一，向那些应该得到精神专科治疗的患者提供会诊意见。联络精神病学家也协助其他非精神科专业的医务工作者处理其日常工作中所遇到的心理问题，并合作开展有关精神障碍的医疗、教学和科研工作。

会诊-联络精神病学作为一门专门学科，以心身医学作为其重要的理论基础之一，其发展与心身医学同步。Lipowsky 认为 Adolf Meyer（1866-1950）的两位学生，Henry 与 Dunbar 是会诊-联络精神病学的先驱。Barrett（1922）提出"精神病学已经成为联系医学与社会问题的一门联络科学（liaison science）"。Billings（1939）首次提出"联络精神病学"（liaison psychiatry）一词；其后他描述了成立于美国科罗拉多大学总医院第一个完善的会诊-联络精神病学服务机构。

会诊-联络精神病学除了在综合医院提供及时的会诊服务之外，还有给非精神科专业的临床医师传授精神病学知识，以及培训全科医师和家庭医师精神病学的任务。在综合医院重点研究的是公共心理卫生问题、躯体疾病与精神障碍之间的关系，以及如何加强精神科与其他临床各科之间的联合和协作问题；并从生物、心理、社会多方面考虑为患者提供医疗和康复服务。近二三十年来国外已经有许多医学中心成立了专门的会诊-联络精神病学服务机构，接纳所有临床科室既有躯体疾病又有精神障碍或心理问题的病人的转诊，包括器官移植、危重病人以及自杀未遂者的转诊服务。

第三节　进食障碍

进食障碍是一组以进食行为异常为特征的精神障碍，主要包括厌食症、贪食症、异食症、神经性呕吐、拒食和偏食。

一、厌　食

厌食（anorexia）：作为一种疾病症状，指由各种原因引起的食欲不降，包括常见的神经性厌食、儿童厌食症、抑郁症，或一些躯体疾病和药物导致的厌食。

（一）神经性厌食（anorexia nervosa）

以年轻女性为保持其苗条身材故意限制进食以减轻体重为其典型特征。这一名称首次由 Gull W 于 1874 提出。这类疾病在 20 世纪 70 年代后期以前少见，其后报告逐渐增多。其患病率在不同时期、不同地区有所不同。本病的发病年龄大多在 12~21 岁。据美国统计，在年轻女性中完全符合诊断标准的神经性厌食的患病率为 0.5%~1%（DSM-IV，1994）。男性的患病率资料甚少，一般认为在全部神经性厌食的病例中，男性仅占 5% 左右，90% 以上为女性。至于非典型神经性厌食的患病率则远高于以上数字。

1. 病因

本病的病因和发病机制尚未明了。一些研究资料提示，与遗传、社会文化因素、家庭因素和个体心理因素都有一定关系。遗传因素可能使患者具有疾病的易感性。患者典型的心理特征包括对体型和体重的过分关注、对肥胖的病态恐惧，以及人格特点可直接影响患者的进食行为，而社会文化影响和家庭气氛则可起催化的作用。

2. 临床表现

本病的典型表现是，在疾病开始时患者并不厌食，为了追求苗条身材而故意节制饮食；有时虽因饥饿而渴望进食，仍然自我控制进食量。患者特别害怕长胖，许多患者有一种害怕发胖的无法抗拒的超价观念，经常称体重、照镜子，观察自己是否长得太胖了；并采取服用减肥药、自我催吐、用泻药导泻、过度运动等方式，以减轻体重。有的患者存在体象障碍，即使已经骨瘦如柴，还是害怕太胖；虽出现贫血、闭经及营养不良征象，仍然坚持减肥。

本病患者可伴有情绪低落、焦虑不安、失眠、性欲减低,与进食有关的强迫症状等精神症状。

本病常出现营养不良的躯体征象,如精神差、面容消瘦、皮肤干燥、皮下瘀斑、四肢细长、手脚冰凉、低血压、心动过缓、心律不齐,心电图可见传导障碍,以 Q-T 间期延长尤为多见;双颊、颈后部、前臂和腿上有茸毛;严重者有脱水和肌肉萎缩。

实验室检查可见贫血;黄体生成激素、卵泡激素和雌二醇水平降低;心电图 T 波降低,但在正常范围低限;促甲状腺激素正常(低 T 综合征);血浆皮质醇增加,而地塞米松抑制试验无反应;生长激素增加。

本病的病程可以未经治疗自发缓解,也可在经过治疗后恢复。疾病早期阶段,常呈现反复缓解与加重的病程。在病史较短的病例中完全康复并不少见。病程中可出现间歇发作的暴饮暴食,此种情况只诊断神经性厌食,而不再诊断神经性贪食。长期的随访研究发现,约 50% 的患者能完全康复,部分患者或患有其他进食障碍。约 25% 的患者预后差,很少能达到正常体重。5% ~10% 的患者最终死于并发症或自杀。长期节食引起的内科并发症是本病患者常见的死亡原因。

3. 诊断

本病的诊断需要符合以下几点:

(1) 体重明显减轻,比正常平均体重减轻 15% 以上,或者 Quetelet 体重指数为 17.5,或更低(正常平均体重公斤数=身高厘米数−105;Quetelet 体重指数=体重公斤数/身高米数的平方值)。青春期前的患者则表现为生长发育期体重达不到正常标准,并有发育延迟或停滞。

(2) 体重减轻是自己故意造成的,包括拒食"发胖的食物",以及下列一种或多种方式:自我引吐、自行导泻、过度运动、服用食欲抑制剂或利尿剂。

(3) 持续存在异常的害怕发胖的超价观念,患者给自己制订一个过低的体重限度。

(4) 存在下丘脑-垂体-性腺轴的广泛内分泌障碍。女性表现为闭经(停经至少已 3 个连续月经周期,如果口服避孕药或使用激素替代治疗可出现持续阴道出血);男性表现性欲减退及阳痿。可有生长激素及皮质醇水平升高;外周甲状腺素代谢和胰岛素分泌异常。

(5) 青春期前发病者,生长停止;女孩乳房不发育,并出现原发性闭经;男孩生殖器呈幼稚状态。

本病的诊断需要排除慢性消耗性疾病、脑肿瘤、肠道疾病等躯体疾病所致体重减轻。

4. 治疗

本病的治疗为:对病程较短、一般躯体情况不太差、家庭能够较好配合的患者可以在门诊治疗;病程较长、营养状况很差、家庭不能配合的患者宜住院治疗。治疗方式包括内科治疗、认知行为治疗、家庭治疗、药物治疗诸方面,但都需要建立在良好的医患合作的基础之上。

(1) 内科治疗:以恢复体重为首要目标,并注意处理各种躯体合并症,如低血糖、感染等;病情严重者应尽快纠正患者液体和电解质平衡。

(2) 认知行为治疗:在矫正患者对体形和体重的病理认知的基础上,与患者协商制订一个需要达到的体重目标,以及少吃多餐的饮食计划。每天详细记录进入的饮食物,计算进食的热量,并观察每周体重变化。通过对体重增加的正性强化,鼓励患者逐渐增加进食量,进一步增加体重;同时采取反应防止法,阻断其暴食、导泻及过度运动。

(3) 家庭治疗:与患者的家庭成员进行沟通,消除不利于患者健康恢复的消极因素,争取他们积极的配合,共同完成预期目标。

(4) 药物治疗:本病患者常伴发抑郁情绪,需要采用抗抑郁药物治疗。宜根据患者的躯体情况,选用不良反应小的抗抑郁药。有研究表明米氮平可增进患者的食欲,促使体重较快增加,同时改善患者睡眠,在治疗的初期可以选用;曲唑酮也有改善睡眠与食欲的作用。三环类抗抑郁药如阿米替林、丙咪嗪也有改善情绪的作用,但开始剂量宜小,剂量增加要慢。如果患者具有进食的强迫症状,可选用小剂量氯米帕明服用。有精神症状的患者,可用适量奥氮平治疗。

(二) 非典型神经性厌食

厌食患者不完全符合上述典型的神经性厌食诊断标准者(F50.0)称为非典型神经性厌食,在 ICD-10 的分类中编码为 F50.1。由于这类患者的病因和发病机制与典型的神经性厌食大体相似,其治疗和处理也相同。

（三）躯体疾病或药物引起的厌食

严重的躯体疾病,如结核之类消耗性疾病、局限性肠炎(Krohn 病)、溃疡性结肠炎或吸收不良综合征之类消化道疾病,癌症恶病质、腺垂体前叶功能低下(西蒙-席汉病),使用吗啡类或苯丙胺类毒品,使用咖啡、可卡因、哌醋甲酯之类兴奋剂,使用氟西汀之类抗抑郁剂、使用托吡酯或治疗 2 型糖尿病的新型降糖药百泌达(byetta),放射治疗或化学药物治疗所致不良反应,以及维生素 D 过高或锌缺乏,都可出现厌食或严重体重下降。应通过详细询问病史和检查,了解患者躯体疾病及使用的药物,进行诊断和处理。

（四）精神障碍伴发的厌食或心因性厌食

厌食常见于抑郁症和焦虑症,痴呆患者也可有厌食,需要针对相应的精神障碍进行治疗。遭遇重大精神创伤或挫折的人,常出现心因性厌食,宜通过心理辅导加以处理。

二、贪　食

贪食(bulimia):指不能控制的过度进食。短期内快速进食大量饮食者称为暴食(binge eating)。常见的贪食症称为神经性贪食。

（一）神经性贪食

神经性贪食(bulimia nervosa)指患者出现阵发性、控制不住的大量进食,明知贪食和暴食行为不正常,但无法自制;为了抵消大量进食引起体重增加,常采用引吐或导泻,或增加运动量以维持体重。神经性贪食由 Russell GFM(1979) 首先加以描述并命名。其患病率在年轻女性中为 1% ~ 3% (DSM-Ⅳ,1994),男性患病率约为女性的 1/10。

本病的核心特征是不可抑制的渴望大量进食。可由一些生活事件所诱发,如为了缓解生活压力而大量进食;曾有妇女于分娩后渴望进食大量食物的病例。约 1/4 的患者先前有神经性厌食的病史。本病有两个亚型:清除型,患者使用自我引吐、导泻和利尿以防止体重增加;非清除型则自我"清除"的症状不经常出现,患者多使用禁食或过度运动以避

免体重增加。神经性贪食的患者通常体重正常或超重;体重低于正常的患者更符合神经性厌食的诊断。女性患者月经一般正常。

本病的诊断需要符合以下几点。

（1）存在一种持续的难以控制的进食和渴求食物的优势观念,并且病人屈从于短时间内摄入大量食物的贪食发作。

（2）至少用下列一种方法抵消食物的发胖作用:①自我诱发呕吐;②滥用泻药;③间歇禁食;④使用厌食剂、甲状腺素类制剂或利尿剂。如果是糖尿病病人,可能会放弃胰岛素治疗。

（3）常有病理性怕胖。

（4）发作性暴食至少每周 2 次,持续 3 个月。

本病需要与额叶眶面与颞叶肿瘤等神经系统器质性病变和癫痫所致的暴食、甲状腺与垂体功能亢进,以及精神分裂症、痴呆等精神障碍继发的暴食、还有 Kleine-Levin 综合征等疾病鉴别。如果是厌食症伴发间歇贪食症状,则只诊断为神经性厌食症。

本病的病程可持续多年,部分患者可自行缓解,合并神经性厌食症者预后较差。

本病的治疗应采取药物治疗与心理治疗相结合的方法。

1. 药物治疗

由于在神经性贪食症的发病机制中,5-HT 系统功能异常可能起了重要作用。SSRI 类抗抑郁药有一定的抑制食欲作用,且不良反应小,明显优于三环类抗抑郁药。宜首先采用选择性 5-HT 再摄取抑制剂(SSRI)。氟西汀 60mg/d,6 ~ 18 周,可减少贪食行为,改善相关的心理症状,减少复发。如果使用氟西汀治疗效果不佳,可选用氯米帕明或丙咪嗪,剂量与治疗抑郁症相同。

2. 心理治疗

宜采用认知行为治疗纠正患者对体重和进食的歪曲认知,建立不同阶段的行为目标,学习对贪食冲动的控制,逐渐建立良好的进食行为。

（二）非典型神经性贪食

这类贪食是指缺乏上述神经性贪食的一个或多个特征性症状,但却表现出其他典型症状的患

者。这类患者的体重正常或甚至超重,常在暴食后呕吐或导泻,并可伴有抑郁症状。其治疗与典型的神经性贪食相同。

(三) 伴有其他心理紊乱的暴食

丧亲、意外事故、外科手术后出现的情绪紊乱可引发导致肥胖的暴食;有发胖倾向的人尤其容易引发。这类心因性暴食的处理,以采用心理治疗为主,再辅以上述药物治疗对症处理。

三、异 食

异食症(pica):患者经常进食一些没有营养的物品,如毛发、泥土、粪便、粉笔、纸、肥皂、黏液、灰烬、树脂、玻璃、青草等;需要说明的是,吃食这类物品属于病态,这类行为至少持续 1 个月以上。异食症可见于任何年龄,特别是孕妇、幼儿和有发育障碍的儿童。进食含铅的油漆玩具或含有四乙基铅、二噁英等有毒物质的尘土,可导致儿童中毒;进食毛发、泥土可引起肠梗阻;进食尖锐物品可致胃肠穿孔等危险并发症;食入粪便、尘土则可发生寄生虫病。异食症的患者常有营养不良和贫血。

吞食异物可见于精神分裂症、孤独症、痴呆和患者;有的监狱中的罪犯采用吞食异物如牙刷、筷子、调羹试图自杀,或以此方式伪装精神病试图逃脱罪责;这些情况都不属于异食症。

异食症的原因不甚清楚。有的病例可能与患者体内铁、锌之类矿物质缺乏或肠道寄生虫病有关。有的作者认为异食症属于强迫谱系障碍。

异食症的治疗应依据患者的躯体及精神状况而定。如发现患者缺铁,应补充铁剂;有寄生虫病者,应使用药物驱虫。排除各种躯体原因之后,试用 SSRI 类药物可能有效。认知行为治疗是最常使用的方法,可根据患者的症状特点进行选择:如使用形似而无毒的食物替代不可食的异物;经常嚼口香糖;或在患者接近异物时给予厌恶刺激,如黄连水(刺激味觉)、氨水(刺激嗅觉);或对其接触可食物品时,给予正性强化,而接触不可食物品时,给予负性强化,以促使患者健康条件反射的建立;还可让患者的嘴唇接近平时喜欢的异物,但不让他吃进去,以促使病理条件反射的消退。

四、其他进食障碍

1. 神经性呕吐(nervous vomiting)

又称为心因性呕吐,以反复出现呕吐为特征;多于进食后随即吐出所进食物,常与心情不愉快、精神紧张、内心冲突有关;无器质性病变作为基础;不影响其后进食的食欲。神经性呕吐患者常否认自己怕胖或有控制体重的动机,其体重多无明显减轻。这类呕吐与神经性厌食和神经性贪食患者常在进食后自行引吐,日久不需要引吐食物也可以顺利吐出不同。这类症状也可见于癔症。需特别注意与颅内疾病和消化道梗阻所致呕吐相鉴别。

本病治疗的要点在于:深入了解导致患者发病的心理因素,积极进行处理;避免过多关注其呕吐症状;合理安排患者的饮食,宜少吃多餐;呕吐严重,有营养不良或水、电解质紊乱者,应适时补充营养,保持水和电解质平衡。小剂量氯丙嗪(25mg)或舒必利(50mg)静脉滴注可达镇静、止吐作用。

2. 拒食(refusal of food)

患者因为各种原因拒绝进食,如受幻觉支配,听到有声音叫他不要进食;从饮料和食物中嗅到不愉快的气味或尝到特殊的味道;或受被害妄想影响,坚信饮料或食物中放有毒药。情绪低落的患者可以拒食作为结束自己生命的手段。严重的精神运动性兴奋或精神运动性抑制也常影响患者进食。长期拒食可造成患者机体极度衰竭,甚至死亡。这类症状常见于精神分裂症、严重抑郁症、谵妄状态和严重痴呆。应针对患者的精神症状进行处理,同时要注意患者的躯体状况,采用劝食或鼻饲以保证其营养的摄入,并保持水和电解质的平衡。对木僵和严重的抑郁症患者,如无禁忌证,宜尽早实施改良电抽搐治疗。

第四节 睡 眠 障 碍

一、正常睡眠周期

觉醒与睡眠是生命的两种基本形态。这两种形态呈昼夜节律周期性变化。神经内分泌是维持这种周期性变化的生物学基础。睡眠是一种周期性生理状态，以意识清晰度的减低或缺失、感觉活动的暂时中断，以及全身随意肌的活动消失为特征。多导睡眠图（polysomnography）的检测结果表明，睡眠过程存在周期性变化，非快眼动睡眠（non-rapid eye movement，NREM）与快眼动睡眠（rapid eye movement，REM）交替出现，每夜约有 4~7 个周期。非快眼动睡眠由浅睡到深睡又分为 NREM 1、NREM 2、NREM 3、NREM 4 四个阶段（AASM，2005），NREM 1、NREM 2 为浅睡阶段，NREM 3、NREM 4 为深睡阶段；后者又称慢波睡眠（slow wave sleep）阶段。随着睡眠的加深，脑电频率逐渐变慢，由觉醒时的 α 节律变为浅睡时的 θ 节律，再变为 δ 节律而达深睡。快眼动睡眠的特征为：阵发性眼球快速转动每分钟约 50~60 次，脑电图呈去同步化低波幅混合频率，肌电图显示全身骨骼肌张力显著降低，心跳加快、血压升高、呼吸不规则、体温调节紊乱、脑的血流量和耗氧量明显增加。梦境大多数出现在这一阶段。当睡眠发生障碍时，多导睡眠图的各项指标常出现相应的变化。

美国睡眠医学科学院（American Academy Sleep Medicine，AASM）于 2005 年公布的《睡眠障碍国际分类》（第二版）（*International Classification of Sleep Disorders*，second edition，ICSD-2）将睡眠障碍分为如下 8 个类别：失眠症、睡眠相关呼吸障碍、中枢性睡眠过度症、昼夜节律性睡眠障碍、异态睡眠状态、睡眠相关运动障碍、孤立症状与正常变异、其他睡眠障碍。常见的睡眠障碍有如下。

二、失　眠　症

失眠（insomnia）作为一种症状表现为有充足睡眠时间的个体出现长时间的入睡困难、睡眠中断、早醒、持续睡眠时间减少或睡后不解乏。失眠可见于多种情况，患有躯体疾病或精神障碍者尤为常见。ICSD-2 根据失眠的不同原因，将失眠再分为：适应性失眠、心理生理性失眠、矛盾性失眠、原发性失眠、精神障碍所致失眠、睡眠卫生不良所致失眠、儿童行为性失眠、药物或酒精所致失眠、躯体疾病所致失眠。

原发性失眠（primary insomnia）：突出的诉述为入睡困难、睡后易醒、早醒、睡后不解乏；历时至少 1 个月，睡眠量或质的不满意使患者感到痛苦或使其社会功能受到损害；并非由其他睡眠障碍、精神障碍、躯体疾病或物质依赖所致。长期失眠的患者常感白天困倦乏力、注意不能集中、工作效率下降或心烦易怒。失眠的持续存在往往使患者对失眠产生紧张、焦虑、担心或抑郁，越来越关注失眠可能产生严重后果，从而使失眠加剧，形成恶性循环。

据国外调查，失眠的年患病率占一般人群的 30%~40%。老年、女性、离异或单身、无业、患有躯体疾病或精神疾病是导致失眠的危险因素。

失眠的诊断主要依据详细收集病史，了解睡眠障碍的特征及其可能的诱发因素，包括合并存在的躯体疾病、精神障碍和用药情况。多导睡眠图只能用来证实患者有关失眠的主观体验，并不常规用以诊断失眠。

失眠的治疗包括非药物治疗和药物治疗。

1. 非药物治疗

（1）睡眠健康教育：主要包括①应保持睡眠环境安静、黑暗、舒适和熟悉；②养成良好的睡眠习惯，每天睡眠时间有规律，定时上床和起床，避免上床前过度兴奋；③上床后不再想复杂的问题；④经常进行体育锻炼，但应安排在上床前至少 6 小时；⑤不在午后饮用含咖啡因饮料，不过度饮酒和抽烟；⑥不要白天睡眠过多，清醒时卧床时间过长；⑦睡不着不要看时间。

（2）认知治疗：矫正不合理的睡眠信念，如认为必需睡够多长时间才算休息好了、做梦就是没有休息、担心当夜一定睡不着（预期焦虑）、睡着了醒不来。

（3）刺激控制治疗：采取的措施包括①只在夜间感觉困倦时才上床休息；②卧床 20 分钟左右仍然不能入睡，便起床离开卧室，等到有睡意时回来再睡；③上床后不要在床上读书、看电视、电话聊天、制订活动计划，或做睡眠以外的事情；④每天早晨用闹钟定时起床；⑤白天不要打盹或小睡。

（4）睡眠限制治疗：限制在床上的觉醒时间，无论一夜睡多长时间都要定时起床。

（5）放松训练：采用保健气功，或循序渐进的肌肉放松训练；上床后思想活跃者，宜采用安慰性想象替代觉醒性精神活动。

2. 药物治疗

(1) 苯二氮䓬类受体激动剂：可用于治疗短暂失眠与慢性失眠，并可作为其他躯体疾病或精神障碍伴发失眠的辅助用药。以下药物可供选用（提供的参考剂量均系成人睡前一次用量）：扎来普隆 5～20mg，唑吡坦 5～10mg、右佐匹克隆 1～3mg、三唑仑 0.125～0.25mg、艾司唑仑 0.5～2mg、阿普唑仑 0.4～0.8mg、咪达唑仑 7.5～15mg、地西泮 5～10mg、氟西泮 15～30mg、劳拉西泮 0.5～2mg、氯硝西泮 2～4mg。

(2) 有镇静作用的其他药物：这类药物可用于慢性失眠或伴有抑郁、焦虑等躯体疾病和精神障碍的失眠，而较少产生药物依赖。以下药物可供选用（提供的参考剂量均系成人睡前一次用量）：曲唑酮 50～100mg、多塞平 12.5～50mg、阿米替林 12.5～50mg、米氮平 7.5～30mg、褪黑素 0.5～10mg、苯海拉明 25～50mg、喹硫平 50～200mg、奥氮平 2.5～5mg。此外，10%水合氯醛 5～15ml 对于急性失眠可以短期使用。

三、中枢性睡眠过多症

这是一类以白天睡眠过多为主要特征的睡眠障碍，由于调节睡眠-觉醒节律的中枢神经功能障碍所致；并非夜间睡眠不足或其他睡眠障碍造成。

（一）原发性睡眠过多（primary hypersomnia）

本病突出的特征为过分思睡，表现为睡眠时间延长，或每日白天有睡眠发作；病程至少 1 个月，如反复发作可短于 1 个月；患者感到痛苦或使其社会功能受到损害；并非由其他睡眠障碍、精神障碍、躯体疾病或物质依赖所致。

本病有两种类型：一种类型是伴有夜间睡眠时间延长，难以从睡眠中觉醒；勉强叫醒他则会生气，甚至骂人；醒后常感到头脑不清醒，或有共济失调。另一种类型则不伴有夜间睡眠时间延长。本病患者白天打盹的时间较发作性睡病为长，但不能改善日间的觉醒程度。多导睡眠图显示其睡眠结构正常，但睡眠潜伏期缩短；多次睡眠潜伏期试验（multiple sleep latency test, MSLT）可见其睡眠潜伏期短至 8～10 分钟，或更短。

本病的治疗：①夜间保持足够的睡眠时间；②白天定时小睡；③服用中枢神经兴奋药物，如莫达非尼（modafinil，一种多巴胺转运体抑制剂）100～400mg/d，顿服或分次服；哌甲酯 5～60mg/d 顿服或分次服；匹莫林 20～60mg/d 顿服或分次服。

（二）发作性睡病（narcolepsy）

本病的特征为：每日出现不可抗拒的白天睡眠发作，不分时间、地点，甚至进食或步行时均可突然发生，持续数秒钟至数十分钟不等，可以叫醒；醒后无困倦不适或意识障碍。并可合并有如下症状：①猝倒（cataplexy），表现为双侧肢体肌张力突然丧失的短暂发作；发作时意识清晰，因而有别于癫痫；②觉醒前幻觉（hypnopompic hallucination）或入睡前幻觉（hypnagogic hallucination），或睡眠麻痹（sleep paralysis），后者表现为入睡前或睡眠结束时肢体的肌张力短暂丧失，肢体不能动；不是由于药物或躯体情况影响所致。多导睡眠图检查显示夜间睡眠开始时出现 REM 睡眠；多次睡眠潜伏期试验显示睡眠潜伏期≤8 分钟，两次以上睡眠中间出现 REM 睡眠。

本病的治疗：①夜间睡眠保持足够 8 小时或以上；②白天定时小睡 2 次或以上；③定时上床及起床；④药物治疗：白天睡眠发作可选用莫达非尼 100～400mg/d，顿服或分次服；哌甲酯 5～60mg/d 顿服或分次服；匹莫林 20～60mg/d 顿服或分次服。猝倒发作可选用三环类抗抑郁剂，如丙咪嗪 25～50mg/d 顿服或分次服；选择性 5-羟色胺再摄取抑制剂（SSRI），如氟西汀 20～60mg/d 顿服或分次服；5-羟色胺去甲肾上腺素再摄取抑制剂（SNRI），如文拉法辛缓释剂 75～225mg/d 顿服或分次服。

（三）Kleine-Levin 综合征（Kleine-Levin's syndrome）

本病又名周期性嗜睡-贪食综合征；其特征是不定期反复出现嗜睡发作，每次发作持续数天或数周。起病时患者变得嗜睡，随后一天大部分时间不论白天夜晚都在睡觉，只有进食和上厕所才醒来；醒后行为举止异乎寻常，显得昏昏沉沉，类似小孩；有些病例合并有食欲旺盛、食量增加；但无夜间睡眠障碍。有的发作伴有意识模糊、运动性兴奋、言语杂乱,并可出现幻觉;男性患者可有性欲亢进,而女性患者则可伴有抑郁。发作间隔数月至数年,可自发缓解。发作间歇期躯体和精神状态均正常。

本病具有特征性睡眠发作模式,可以与发作性睡病、癔症、严重抑郁症、双相障碍和精神分裂症鉴别。

本病的病因和发病机制未明,尚缺乏确切有效的治疗。中枢神经兴奋药哌甲酯和莫达非尼或可试用;有作者鉴于本病呈周期性发作、类似双相障碍,因而建议试用锂盐或卡马西平治疗,但其疗效都有待进一步研究验证。

四、昼夜节律性睡眠障碍

昼夜节律性睡眠障碍(circadian rhythm sleep disorder,CRSD):又称概日节律性睡眠障碍;持久或反复发作的醒-睡昼夜节律紊乱导致的过度睡眠或失眠。此种情况可见于其他睡眠障碍或精神障碍的病程中;并非由药物或躯体疾病的直接生理效应所致。较常见的类型如:①延迟睡眠时相型,持久的迟睡和迟醒模式,不能按照所希望的时间入睡或醒来;②时差型,在跨时区旅行后不能按当地适当时间入睡和觉醒;③轮班工作型,在夜班工作或轮班工作频繁变动后导致在主要睡眠时失眠,在主要醒觉时过度睡眠。

对于这类睡眠障碍的治疗,应根据不同睡眠障碍类型采用不同方法。美国睡眠医学科学院的研究报告[AASM:Sleep 2007;30(11)1445-59]提供的治疗方法包括:①睡眠时间表的设立,②定时强光(≥3000lx)照射,③定时给予褪黑素(0.5~10mg),④镇静催眠药物(适用于时差型和轮班工作型促进入睡),⑤中枢兴奋药物(适用于时差型和轮班工作型保持活动时的警觉性)。研究报告中镇静催眠药物多使用治疗剂量的三唑仑、唑吡坦或佐匹克隆;中枢兴奋药物多使用治疗剂量的莫达非尼或咖啡因缓释剂。

五、异态睡眠

异态睡眠(parasomnia):是指在睡眠各个阶段出现异常活动,大多数发生在睡眠与觉醒的移行阶段。发生在觉醒与NREM睡眠的移行阶段者,叫做

NREM异态睡眠;发生在觉醒与REM睡眠的移行阶段者,叫做REM异态睡眠。但这种划分是相对的,有一些异态睡眠可发生在两种睡眠阶段,则归入主要的一类。

(一) NREM睡眠期觉醒障碍

1. 错乱性觉醒(confusional arousal)

常发生在前半夜,从深睡中醒来,意识模糊,不能定向,动作特别缓慢,不能正确回答提问或指令,一般持续5~15分钟,也可长达半小时以上,事后不能回忆。如果从深睡中强力促醒,发生的这种情况可出现伤人行为。错乱性觉醒更多见于儿童,深睡中醒后在床上翻动,哭闹,不听亲人劝慰,数分钟后可自行缓解。错乱性觉醒也有在清晨醒后发作者,持续时间较长,以致影响上学或上班。

2. 睡行(somnambulism)

常发生于睡眠前1/3的慢波睡眠阶段,患者从床上坐起,在室内行走,或进行一系列复杂的活动,可同时有睡言、在室内排尿等不当行为,也可导致坠落或受伤,偶有睡行发作中自杀和杀人的报道;不容易唤醒,强行唤醒,醒后意识模糊,可有攻击或逃跑行为;但一般可自行回到床上继续入睡,清醒后对睡行经过不能回忆。首次发病多见于4~8岁儿童,也可首次发生于成年。

3. 睡言(somniloquy)

可发生于睡眠各个阶段,表现为在睡眠中大声说话或唱歌,以致影响到同室人的睡眠而本人毫不觉察。发生于童年的睡言可随年龄的增长而自行缓解;也可持续终生。

4. 睡惊(sleep terror)

患者突然从慢波睡眠中惊醒,尖叫或呼喊,伴有极度恐惧的自主神经反应,如瞳孔散大、心率加快、呼吸急促、皮肤潮红、多汗、肌张力增高;患者常坐于床上,对外界刺激没有反应。醒转时意识模糊,不能定向,对发作经过不能回忆。如患者试图逃跑或争斗,可自伤或伤人。通常发生于4~12岁儿童,成人发病者不到1%。

NREM睡眠期觉醒障碍大多为不定期偶发,而

且持续时间短,处理的目的在于预防其再发。应注意了解有无外界环境或体内不良刺激或药物对睡眠的干扰,并予以避免;其次应保持卧室的安静和安全,锁好门窗,防止患者起床活动时发生意外。发作频繁、具有危害性者,可睡前给予短效催眠药物,如三唑仑(0.125~0.25mg)或唑吡坦(5~10mg)。氯硝西泮(0.5~1.0mg)可长期服用,并不容易产生耐药性。这类药物可以抑制觉醒或减少慢波睡眠。

(二) REM 睡眠相关的异态睡眠

1. REM 睡眠行为障碍(REM sleep behavior disorder,RBD)

RBD 是最常见的 REM 异态睡眠。由于这类患者在 REM 睡眠期肌张力不消失,使患者能够在睡梦中将梦境内容以行动表现出来;可造成患者自身或同伴撞伤、裂伤和骨折;患者也可能采取自我保护措施,躲在床上,以枕头作壁垒,或睡在空房间中的床垫上。一般男性多于女性,20~80 岁都可发病,以 50~65 岁发病较多。通常在睡眠的后半夜 REM 期发病。急性 REM 睡眠行为障碍常由药物,特别是抑制 REM 睡眠的抗抑郁药物引起。慢性 REM 睡眠行为障碍属于特发性或继发于神经系统退行性疾病。

多导睡眠图检查可见 REM 睡眠期肌张力增高和肌肉的位相性过度活动,可用做本病的辅助诊断。

本病的治疗常用氯硝西泮(0.5~1.0mg,qhs)。老年人不能适应者可换用劳拉西泮(1~2mg,qhs)或褪黑素(3~15mg,qhs)。多奈哌齐(donepezil,5~10mg,qhs)也可能有效。

2. 梦魇(nightmare)

又称睡梦焦虑障碍(dream anxiety disorder)。患者从漫长、复杂的噩梦中惊醒,有明显的恐惧或焦虑情绪,对梦中内容可以部分回忆;常发生在后半夜的 REM 期,不伴有说话、尖叫或行走等活动。梦魇多见于童年,但成年人也可发生,甚至持续终生。创伤后应激障碍的梦魇多与创伤性质有关,常出现在 NREM 2 阶段。

本病的治疗包括:精神分析和宣泄治疗、行为治疗(想象噩梦重演)和药物治疗。有研究报告哌唑嗪(4~12mg,qhs)对创伤性与非创伤性梦魇均有效;但此药易引起体位性低血压反应,首次剂量不宜超过 1mg,增加剂量宜慢。抗精神病药及抗惊厥药也可试用于本病的治疗。

3. 睡眠麻痹(sleep paralysis)

在入睡时、夜间醒来或早晨醒来时,觉得肢体、躯干及头部不能动,也不能发声说话,可感到呼吸困难,伴有恐惧情绪,通常持续 1 分钟到数分钟,然后自行缓解。一般无需治疗。

4. 睡眠哽息(catathrenia)

在 REM 睡眠期患者先是深吸一口气,随即哽咽住呼吸,然后缓慢呼气,伴以高音调的尖叫或呻吟,一次可持续长达 30 秒。本病与原发性打鼾和阻塞性睡眠呼吸暂停不同的是后两者打鼾都是在吸气时发出声音。本病可试用正压通气治疗。

(三) 其他异态睡眠

(1) 原因不明的夜间猝死综合征(sudden unexplained nocturnal death syndrome,SUNDS):是指健康青年人于夜间突然死亡,临床资料和病理解剖都不能发现死因;主要见于东南亚地区。

(2) 婴儿猝死综合征(sudden infant death syndrome,SIDS):是指健康的婴儿于入睡后突然死亡,全面的病理解剖不能发现死亡原因。主要见于出生后 10-12 周的婴儿;出生 1 周内和 1 周岁以后少见。

(3) 致死性家族性失眠(fatal familial insomnia):又称伴有自主神经功能紊乱的致死性进行性失眠(fatal progressive insomnia with dysautonomia)或家族性丘脑退变(familial thalamic degeneration);一种进行性疾病,以入睡困难开始,随后数月完全不眠,以后从静态觉醒向睡眠状态移行,伴以梦样木僵;并有自主神经活动亢进,表现为发热、流涎、多汗、心动过速、呼吸急促;后期可出现构音困难、震颤、肌阵挛、肌张力障碍和巴宾斯基征;终末期身体极度消瘦,肾上腺功能减退,最后昏迷、死亡。可并发呼吸道感染。总病程一般为 7~13 个月。常在 40~60 岁发病。在一个家系中,可延续几代发病,呈常染色体显性遗传模式。

六、睡眠相关运动障碍

1. 夜磨牙（nocturnal bruxism）

一种睡眠中磨牙或咬牙的刻板性运动障碍；常导致牙的剧烈磨损、牙周组织损伤或下颌关节疼痛。可发生于睡眠的任何阶段，以 NREM2 阶段较为多见。磨牙也可发生于白天，其发病机制与夜磨牙有所不同。夜磨牙可能与下颌关节功能紊乱或情绪问题有一定关系，而白天磨牙则与嚼肌的肌张力障碍有关。

本病的治疗包括：①下颌关节功能紊乱的矫治，②夜间肌电生物反馈治疗，③保妥适（botox）咀嚼肌注射，以减轻咀嚼肌的力量，④处理情绪问题，可给予苯二氮草类药物以减轻焦虑，⑤采用牙齿保护器（teeth guard）避免牙齿过度磨损。

2. 不宁腿综合征（restless legs syndrome，RLS）

常在入睡前开始出现双侧腿部异常难受的感觉，如疼痛、牵拉、虫爬、发痒、抖动等，活动腿部则症状消失，停止活动则症状重现；可持续数分钟到几小时，常干扰入睡，引起失眠及焦虑、抑郁等情绪障碍。这类症状也可出现在白天，特别是久坐后。

本病的治疗：应先排除其他原因引起的类似症状；长效多巴胺受体激动剂普拉克索（pramipexole）和罗匹尼罗（ropinirole）是治疗本病的一线药物。左旋多巴虽曾用于治疗本病，但疗效持续时间短，且容易出现症状反弹，故现已不用。抗惊厥药物加巴喷丁和卡马西平可作为治疗本病的二线药物。如果一线药物治疗效果不满意或不能耐受，可以改用二线药物。应用普拉克索过程中可以合用苯二氮草类、镇静类抗抑郁药或抗惊厥药，以改善睡眠。

3. 周期性肢体运动障碍（periodic limb movement，PLM）

睡眠中出现重复的、刻板性肢体运动的周期性发作；一般表现为大足趾伸展，伴有踝、膝或髋关节的部分弯曲；每次运动开始常发生重复的肌阵挛性抽动，虽为双侧，不一定对称，也可两侧交替出现。这类症状在入睡后 NREM 1 阶段立即出现，NREM 2 阶段频度最高，NREM 3 阶段频度减弱，REM 阶段从不出现。在多导睡眠图检测中，记录周期性肢体运动指数（PLM Index），即总睡眠时间内每小时的运动次数，指数为 5 次以上者为异常。

治疗不宁腿综合征的药物也常用于本病。

4. 节律性运动障碍（rhythmic movement disorder）

又称夜间撞头（jactatio capitis nocturna）。表现为入睡前至浅睡期重复的、刻板性、节律性撞头、摇头或转动身体；撞头者可重复地抬起头部或躯干，把头撞击到枕头、床头或墙壁上，或坐在床上以枕部撞击床头或墙壁；摇头者头部向两侧交替转动；转动身体者摇动躯干、转身或转腿。一般持续时间不超过 15 分钟。常见于儿童。

本病的治疗可采用苯二氮草类或三环类抗抑郁药，低剂量的氯硝西泮对小儿和成年的本病患者都可有良好效果。

七、睡眠相关呼吸障碍

睡眠相关呼吸障碍（sleep related breathing disorder）指由失眠或睡眠过度导致的呼吸紊乱；并非由其他精神障碍、药物或其他躯体情况的直接生理效应所致。呼吸紊乱主要表现为睡眠呼吸暂停（sleep apnea），其特征为睡眠中呼吸异常中断，或呼吸异常低下；一次呼吸暂停可持续几秒钟到数分钟，1 小时可发生呼吸暂停 5～30 次以上。这种情况可通过通宵多导睡眠图检测到。这类患者常有白天疲乏、嗜睡。睡眠呼吸暂停有如下常见类型：

1. 阻塞性睡眠呼吸暂停综合征（obstructive sleep apnea syndrome，OSA）

由于咽部肌张力低下或肥胖等原因致使咽部软组织阻塞通气道，表现为，尽管有呼吸运动，但由于通气道局部受阻而出现呼吸中断，通常伴随有大的鼾声。

Pickwick 综合征（Pickwick syndrome），又称肥胖换气低下综合征（fatty hypoventilation syndrome）。其名称源于英国作家狄更斯的小说《匹克威克外传》中的一个肥胖、红脸蛋男孩的姓氏。该综合征的特征为：中度到重度肥胖，体重指数（body mass index，BMI）>30 kg/m^2，90% 的患者有阻塞性睡眠呼吸暂停综合征，10% 的患者为睡眠低氧综合征。体征可见：肥胖、颈短而粗，软腭、悬雍垂和咽部肌张力低下，上呼吸道可因扁桃体或腺样体增大、鼻中隔歪曲、鼻息肉或先天异常而变狭窄；还可有嗜睡、颤搐、周期性呼吸、皮肤紫绀、血氧饱和度低、红细胞增多。如果不治疗，其并发症可有高血压、心律不齐、周围性水肿、严重者可发生心力衰竭。还有的患者可有睡行、黑蒙、自动症、智力低下、幻觉、焦虑、易激惹、性欲缺乏、嫉妒、攻击、晨起头痛和尿床。这一综合征以男性多见，不肥胖的人也可发生。

这类睡眠呼吸暂停综合征的治疗为：①通常采用经鼻或鼻-口腔面罩持续正压通气（continuous positive airway pressure，CPAP），重度睡眠呼吸暂停的患者可迅速体验到疗效；②口腔矫治器（oral appliance，OAP），常用的有舌牵引器和下颌前移器两种；③外科手术，仅用于不能耐受正压通气治疗或严重威胁生命的患者，常用的有气道造口术和气道重建术；④药物治疗，有日间嗜睡者可用莫达非尼，有抑郁情绪者可用抗抑郁剂，但应避免使用苯二氮䓬类药物。

2. 中枢性睡眠呼吸暂停综合征（central sleep apnea syndrome，CSA）

或称潮式呼吸（Cheyne-Stokes respiration）。由于睡眠时脑的呼吸控制中枢失去平衡，血液中二氧化碳浓度不能迅速通过化学感应器反馈到呼吸控制中枢，及时调节呼吸节律，此时出现呼吸暂停，没有呼吸运动，使血氧浓度迅速下降，血二氧化碳浓度迅速上升；在一般情况下，在呼吸暂停发作之后，会立即出现呼吸加快，以代偿缺氧。如果反复缺氧持续时间很长，可导致脑损害，甚至死亡。单纯的中枢性呼吸暂停常由长期吸食鸦片类物质，大剂量麻醉品使呼吸中枢受到抑制所致。

治疗首先应戒除饮酒和麻醉品使用；严重病例应行气管切开，并采用机械通气。

3. 混合性或复合性睡眠呼吸暂停综合征（mixed or complex sleep apnea syndrome）

有的患者同时患有阻塞性和中枢性两种睡眠呼吸暂停，称混合性睡眠呼吸暂停综合征。患者先有阻塞性睡眠呼吸暂停，当这种情况很严重，并持续长时间，常导致中枢性睡眠呼吸暂停的发生。复合性睡眠呼吸暂停表现为先出现阻塞性睡眠呼吸暂停，在使用通气道正压措施后，导致持久的中枢性睡眠呼吸暂停。

复合性睡眠呼吸暂停的治疗：①适应性伺服通气（adaptive servo-ventilation），即保持通气的最低压力，同时给予精确计算的通气量以减少周期性出现的高通气和低通气；②双水平气道正压通气（bilevel positive airway pressure，BPAP），在呼吸的不同时相给予不同的压力，即吸气时压力高而呼气时压力低，以符合生理状态时呼吸的要求。

4. 中枢性肺泡换气低下综合征（central alveolar hypoventilation syndrome）

呼吸系统承担着吸入氧气到肺泡微血管床，并从这里将二氧化碳排出体外的双重任务。当通气功能不足，使动脉血液中的二氧化碳分压升高，出现高碳酸血症（hypercapnia），便称为肺泡换气低下（alveolar hypoventilation）。肺泡换气低下可由多种疾病引起，统称为肺泡换气低下综合征（alveolar hypoventilation syndrome）；肺泡换气低下又可引起低氧血症（hypoxemia）。高碳酸血症与低氧血症同时存在，使肺泡换气低下综合征的临床表现更加重。肺泡换气低下可分为急性或慢性，可由多种机制引起；如中枢性肺泡换气低下、肥胖换气低下综合征、胸壁畸形、神经肌肉疾病和慢性阻塞肺部疾病。睡眠时，由于通气反应对低氧血症和二氧化碳分压升高的敏感性减弱，以及在快眼动睡眠时肌张力减低都可使肺泡换气低下的症状加重。中枢性肺泡换气低下是指由药物、脑血管意外、创伤或肿瘤等神经系统疾病引起的肺泡换气低下。先天性中枢性换气低下综合征（congenital central hypoventilation syndrome，CCHS），老的名称叫做翁丹呼吸困扰（Ondine's curse），是指出生时即有睡眠呼吸暂停，或脑干受到严重损伤，致使呼吸中枢受到抑制。约90%的病例是由于聚丙氨酸的 *PHOX2B* 基因重复序列扩展突变所致。这类病例如不经过治疗往往难以存活。如果是杂合子则症状较轻，可望活到成年。

这类综合征的治疗现在多采用经面罩持续正压通气治疗，特别是双水平气道正压通气。

5. 原发性打鼾（primary snoring）

入睡后吸气时空气通过上气道发出大的声音，不伴有呼吸暂停或觉醒，对睡眠节律无影响，本人对打鼾毫无觉察，只是对同居室者造成干扰。与吸气时上气道受阻有关。

这类患者可采取抬高床头或侧卧姿势，以避免气道受阻。

八、睡 眠 焦 虑

睡眠焦虑障碍（sleep anxiety disorder）：有多种表现形式，①睡前因担心失眠而紧张不安，难以入睡；②担心入睡后不能自行觉醒而不敢入睡；③对睡梦的焦虑，认为夜间梦多，脑子没有得到休息，以致白天疲乏无力；④假性失眠（pseudo-insomnia），或称睡眠状态错觉（sleep state misperception），或主观性失眠；患者虽整夜入睡，甚至鼾声大作，仍诉说通宵未眠。多导睡眠图显示为正常睡眠模式：睡眠潜伏期短于 15～20 分钟，睡眠持续时间超过 6.5 小时，无睡眠结构改变。见于有疑病倾向的患者。有睡眠呼吸暂停的患者也可能出现类似主观性失眠，白天则嗜睡；多导睡眠图可见频繁的呼吸暂停引起的窒息，有助于与睡眠焦虑鉴别。

睡眠焦虑障碍的治疗宜根据患者的情况采取相应的心理治疗。催眠药物的使用不仅无效，而且容易形成药物依赖，应该尽量避免。

（刘协和）

主要参考文献

12 地区精神疾病流行学调查协作组. 1986. 12 地区神经症流行学调查. 中华神经精神科杂志，19（2）：87～91.

陈复平. 1986. 神经症的流行学调查. 中华神经精神科杂志，19（5）：301～305.

李诚，宇红. 1995. 从国际疾病分类第十版看神经衰弱的跨文化分歧. 中华神经精神科杂志，28（4）：233～235.

李崇培，许又新，耿镇美等. 1959. 神经衰弱的某些病因学问题及快速综合治疗的初步探讨. 中华神经精神科杂志，5（5）：304～307.

李淑然，沈渔邨，张维熙等. 1998. 中国七地区神经症流行病学调查，中华精神科杂志，31（2）：80.

李心天，王景和，匡培根等. 1960. 神经衰弱患者的病因和各种治疗效果的分析. 中华神经精神科杂志，6（2）：106～111.

刘昌永，刘协和. 1962. 关于臆想症（疑病症）的一些问题（附六例报告）. 中华内科杂志，10：381～384.

刘善明，魏赓，张伟等. 2012. 西藏自治区四类常见神经精神障碍的流行病学调查. 四川大学学报（医学版），43（2）：210～213.

刘协和. 2004. 神经症//沈渔邨. 精神病学. 第 4 版. 北京：人民卫生出版社，455～483.

世界卫生组织 1993. ICD-10 精神与行为障碍分类：临床描述与诊断要点. 范肖冬，汪向东，于欣等. 北京：人民卫生出版社.

四川医学院神经精神病学教研组. 1960. 神经衰弱的病因分析，中华神经精神科杂志，6（2）：102-106

徐斌，王效道. 1990. 心身医学-心理生理医学的基础与临床. 北京：中国医药科技出版社.

许又新，钟友彬. 1983. 几种神经症的诊断标准建议. 中华神经精神科杂志，16（4）：236～238.

许又新. 1993. 神经症. 北京：人民卫生出版社.

严善明. 1985. 癔症与 Briquet 症状群. 中华神经精神科杂志，18（1）：57～59.

杨德森. 1990. 行为医学. 长沙：湖南师范大学出版社.

杨彦春，刘协和. 1996. 强迫症的神经内分泌研究. 中华精神科杂志，29（2）：65～68

张岚，刘协和，李涛等. 2004. 不同发病年龄强迫症患者与 6 种功能基因的分子遗传学研究. 中华精神科杂志，37（4）：198～201.

中华神经精神科杂志编委会. 1986. 神经症临床工作诊断标准. 中华神经精神科杂志，19（5）：318～320.

中华医学会精神科分会. 2001. 中国精神障碍分类与诊断标准. 第 3 版. 济南：山东科学技术出版社.

American Academy of Sleep Medicine. 2005. International classification of sleep disorders. 2nd ed. Diagnostic and coding manual. Westchester, IL：American Academy of Sleep Medicine，.

American Psychiatric Association. 2000. Diagnostic and Statistical Manual of Mental Disorders. Fourth Edition., Text Revision, Washington, D. C.：American Psychiatric Association.

De Silva P., Rachman S. 1992. Obsessive-Compulsive Disorders：The facts. New York：Oxford University Press.

American Psychiatric Association. 2013. Diagnostic and Statistical Manual of Mental Disorders. 5th ed. Arlington, VA, American Psychiatric Association.

Gelder M., Harrison P., Cowen P. 2006. Shorter Oxford Textbook of Psychiatry. Fifth edition. Oxford：Oxford University Press.

Gray M. 1978. Neuroses. A Comprehensive and Critical View. New York：Van Nostrand Reinhold Co.

Hales RE, Yudofsky SC, Gabbard GO. 2010. 张明园，肖泽萍. 精神病学教科书. 第 5 版，. 北京：人民卫生出版社.

Kryger MH, Roth Thomas, Dement WC. 2010. 张秀华，韩芳，张悦等. 睡眠医学理论与实践. 第 4 版. 北京：人民卫生出版社.

Merskey H. 1995. The Analysis of Hysteria：Understanding Conversion and Dissociation. Second Edition. London：Gaskell.

World Health Organization. 1978. Mental disorders：Glossary and guide to their classification in accordance with the Ninth Revision of the International Classification of Diseases. Geneva：World Health Organization.

Попов ЕА. 1955. 赵传绎. 关于神经官能症不清楚和值得争论的一些问题. 中华神经精神科杂志，（1）：162～164.

第十三章 自杀行为及其干预

> **导语** 预防自杀是精神卫生工作的重要组成部分。本章首先讨论自杀行为的概念和分类，介绍自杀行为的流行趋势和特点，分析自杀行为产生的原因；在此基础上，介绍了自杀行为的临床评估、自杀病人的门诊治疗、自杀预防的具体方法和技术。最后提出了六个自杀领域的有待解决的问题。

按法国哲学家 Camus（1945）的说法，人能不能生，或者能不能选择生是唯一严肃的哲学问题。当然并不是所有的哲学家都会同意这种观点，毕竟除了生和死外，人还有许多其他的问题需要思考。但是，无论如何，生和死这个问题是每一个人都不能避免的，是每一个人都必须面对的。根据生物学的观点，人和其他动物一样，都有一种自我保存（即求生）的本能，生存是每一个人天生的愿望。事实上，作为个体的人，绝大多数活动都是直接地或间接地为了实现自我的继续生存。令人遗憾的是，在人类，却不断有人主动地走向生存的反面，主动选择死亡，即自杀。

几千年来，历代的哲学家、思想家从来没有停止过对自杀的探索；文学艺术对自杀作了大量的描述；最近 100 多年以来，社会学、人类学、心理学、医学、伦理学等众多学科的学者更对自杀问题进行了大量的研究。然而，对于人类来说，自杀现象仍然是一个谜，既不能完全合理地解释，也没有能够有效地进行预防和控制。随着人类生活条件的改善、医学科学技术水平的进步和死亡原因谱的转变，自杀已经上升为全人类前十位的死亡原因，在很多国家，自杀甚至是某些年龄组第一位的死亡原因，成为了一个严重的公共卫生问题。本章首先讨论自杀的概念与分类，接着介绍国内外自杀的流行病学概况，然后讨论自杀危险性的临床评估、自杀病人的门诊治疗和自杀预防的策略。

第一节 自杀行为的概念与分类

一、自杀行为的概念

人类究竟在什么时候开始出现自杀行为已无法考证，但可以肯定自杀是一个见于不同历史时期、不同文化和不同社会的普遍现象。在西方，suicide 一词首次出现于 1177 年，起源于拉丁文的 *sui cidium* 和 *sui caedere*。在汉语中有好几个描述自杀的词，如自尽（《长生殿·埋玉》"今事势危急，望赐自尽，以定军心"）、自裁（《汉书·贾谊传》"其有大罪者，闻命则北面再拜，跪而自裁"）等。"自杀"一词则只是在近代才应用得比较普遍。不管是说"自杀"、"自裁"还是"自尽"，或是其他的民间说法，在传播有关自杀的信息或者讨论自杀案例时，都不会出现理解上的障碍。

作为科学术语和科学研究的对象，自杀一词的定义到目前为止仍然没有统一。各个学科的学者在给自杀下定义时侧重点很不一致。有些学者从结局来定义自杀，有些学者从动机来定义自杀；有些学者认为任何造成自我伤害的行为都是自杀，另一些学者强调只有在死亡愿望的支配下，自己采取行动，并导致了死亡的结局才能成为自杀。表 13-1 列出了不同学科的几种代表性的定义。

在实际工作中如何界定自杀，至少有如下几个问题需要考虑。

1. 关于行为与行为的结局

出于死因判断的需要,很多学者倾向于从结局的角度来定义自杀(表 13-1)。如 Rosenberg 等(1988)提出,自杀是"基于杀死自己的意图,自我采取行动导致的死亡"。Maris(2000)则认为,在给自杀下定义时,第一个要指出的是,"自杀是一种死亡"。因为在司法和人口统计等实际工作中,常将死亡分为自然死亡、意外死亡、自杀、他杀及不能确定等几类。然而,在自杀预防的工作中,却必须从"行为"的角度来定义自杀。也就是说,不管有没有导致死亡,只要存在指向伤害自己生命的行为,就应该列入自杀研究的范围,作为自杀预防的目标。因此,从实际工作的意义出发,建议将自杀死亡(completed suicide)与自杀行为(suicide behavior)分开来定义。本章讨论的主要是自杀行为,而不是自杀死亡。

表 13-1 自杀的几种有代表性的定义

定义	作者	年	页码
由受害者积极的或消极的行动直接或间接导致的死亡都可以称为自杀,受害者知道这样的行动会导致死亡(社会学的观点)	Email Durkheim	1951(1897)	44
自杀是有意识的自我毁灭行动,处于多方面困境中采取自杀行动的人认为,自杀是从困境中解脱的最好方式(心理学的观点)	Edwin S. Shneidinan	1985	203
自杀的定义有四个要素:①没有死亡就谈不上自杀;②必须是死亡者自己干的;③自杀的手段可以是主动的,也可以是被动的;④提示是故意结束自己的生命(哲学的观点)	David J. Mayo	1992	92,95
自杀是:①谋杀(仇恨和杀人的意愿);②自我谋杀(内疚或被杀的愿望);③死亡的意愿(绝望)(精神分析的观点)	Karl Menninger	1938	23-73
自杀是通过影响主体生存的企图来寻求解决存在问题的所有行为(存在主义的观点)	Jean Baechler	1979(1975)	11
自杀是致死性的、故意的危害自我生命的行动,行动者明显地缺乏生存的愿望,提示行动的致死性和故意性(法律)	Joseph H. Davis	1988	38
自杀是自发完成的、故意的行动的后果,行为者本人完全了解或者期望这一行动的致死性后果	WHO	2004	www. who. int

2. 关于自杀的意图

在自杀研究者中,Durkheim 是不从死亡意图来定义自杀的代表人物。根据他的观点,任何人类行为,不管是服毒、上吊,还是吸烟、酗酒,甚至忘我地工作,只要行为者本人知道这样做会导致生命的损害,即可列入自杀的范围。一些学者从这个意义上出发,提出间接和直接自我毁灭行为的概念。间接自我毁灭行为(indirect self-destructive behavior)指的是那些明知将导致生命损害的行为,但行为者并无致死的故意,如吸烟、酗酒、缺乏运动、吸毒、赌博等一切损害健康的行为和生活方式;直接自我毁灭行为(direct self-destructive behavior),即一般意义上的自杀,行为有致死的故意。世界各地文化中,也常把损害健康的行为和生活方式称为"慢性自杀"。然则大多数的自杀研究者不同意这种观点,认为必须将自杀行为限定为故意的行为。如果有人酗酒的意图是为了醉死,那么他或她喝酒的行为就是自杀行为,如果不是这样,就不应该与自杀混为一谈。吸烟影响健康是大多数烟瘾者都知道的,但在绝大多数情况下,吸烟的目的不是为了损害自己的健康,更不是为了使自己尽快死去,故不应该看作自杀行为。

部分自杀者会在采取行动前,留下遗书、日记等书面材料,或者在和别人交流时透露自杀的意图。但在实际工作中,自杀意图的确定并不是一件容易的事情。并不是每个自杀者在行动前都会透露他或她的自杀意图。对于死亡者来说,只能根据其关系密切者介绍的情况来推断他或她是否有自杀的意愿,尽管这种推断很可能是不正确的。对于那些采取了自我伤害行动,并没有导致死亡的人,可以直接询问他或她是否有自杀的意愿,但他或她可能会否认自己本来自杀存在的意愿,也可能将自我伤害的意图夸大为自杀的意图。众所周知，死亡的愿望并不是全或无的，在生与死之间，是一条类似光谱的移行带，在带的一端是强烈的生存愿望，在带的另一端是强烈的死亡愿望。研究表明，面对生与死的选择，自杀者不会像一般人的想象那样，要么坚定地想死，要么只是做做样子去影响、操纵别人，而是常常处在选择生与死的矛盾中。因此，必须从死亡愿望来定义自杀，没有死亡意愿不能称为自杀；但也不能因为死亡愿望不是那么强烈来否定某些行为的自杀性质。

3. 关于行动的执行者

顾名思义，自杀是自己执行的行为。从一般意义上来说，别人导致的死亡不能称之为自杀。但是，在自杀研究文献中，也有一些特殊的情况。在个别国家，由于躯体疾病的原因，个人虽有强烈的自杀意愿，但失去了自杀的能力，可在法律规定的条件下，由别人（通常是医务人员）来帮助自杀（如医生帮助自杀，physician-assisted suicide），甚至执行自杀。另一种情况是，有人曾通过借别人手达到自杀的目的，如故意犯罪并在警察围捕时顽抗，导致警察向自己开枪以达到自杀的目的。由于法律、道德和可操作性方面的原因，不宜将这些情况定义为自杀行为。

4. 关于主动自杀和被动自杀

一些学者提出主动的（active）和被动的（passive）自杀行为。被动自杀一般是指故意不采取维持自己生命的行动，包括拒绝接受救命的医疗措施，在有行动能力、明确地知道后果的情况下，拒绝撤离危害生命的环境（如火灾现场等）。鉴于"不作为"仍然是一种"作为"，所以这些情况仍然应该归入自杀的范围中，区别"主动"和"被动"的意义不是很大。

综上所述，本章将自杀行为定义为"在死亡意愿支配下，故意危害自己生命的行为"。这一定义的主要特点是：定义行为而不是定义该行为的结局；明确行为是故意的，无论在何种意识状态下发生的意外行为都被排除在外；既包括主动危害生命的行为，又包括被动地拒绝延续生命的行为；既包括外显的行为（explicit behavior），如实际的自杀行动和自杀准备，又包括内隐的行为（implicit behavior），如自杀意念、自杀计划。

二、自杀行为的分类

不少学者对自杀与自杀行为进行了分类，Maris，Berman 和 Silverman（2000）提出，为了促进自杀研究的发展，应该仿照《美国精神障碍分类与诊断手册第四版（DSM-IV）》和国际疾病分类第十版（ICD-10），形成一个对自杀行为的分类系统，并确定每一种类型的判断标准。1972～1973 年，美国国立精神卫生研究所设立了一个以 Aaron Beck 为首的专家组对有关的自杀行为进行命名和分类。此后，又有 Rosenberg（1988）、O'Carroll 等（1996）、Orbach（1997）对自杀行为的分类进行了探讨。Maris，Berman 和 Silverman（2000）在 Beck 等（1973）、Jobes 等（1987）和 Ellis（1988）工作的基础上，将自杀行为分为五个大类，即自杀死亡（completed suicides）、非致死性自杀（nonfatal suicide attempts）、自杀意念（suicidal ideation）、混合或未定模式（mixed or uncertain mode）、间接自我毁灭行为（indirect self-destructive behavior）。在每个大类下，又根据行为的动机或原因分为若干亚型，但至今为止，还没有人针对自杀行为的每一类或亚型提出可操作的判断标准。

根据前面提出的自杀行为的定义和我国的实际情况，本章作者曾提出过一个自杀行为分类评估的方案（表 13-2），供同行参考和讨论。这个分类方案以自杀行为的客观后果和主体的客观行动为主要依据，结合考虑死亡意愿的强烈程度将自杀行为分为如下五类，以指导自杀预防实践为主要目标。

自杀死亡（completed suicide）：基本特征是采取了伤害自己生命的行动，且该行动直接导致了死亡的结局。死者在采取行动时，必须有明确的死亡愿望，才能认为是自杀死亡。但死亡愿望的强烈程度不作为判断是否自杀的主要依据。

自杀未遂（attempted suicide）：基本特征是采取了伤害自己生命的行动，但该行动没有直接导致死亡的结局。自杀未遂者通常存在躯体损伤，但躯体损害不是自杀未遂的必备条件。必须将自杀未遂与蓄意自伤、类自杀、自杀姿势之类的术语区别开来，因为一定强度的死亡愿望是自杀未遂的必备条件。蓄意自伤（deliberate self-harm）、类自杀（parasuicide）、自杀姿态（suicide gesture）的含义基本上是一致的,指的是在没有死亡愿望的情况下,出现的故意自伤行为。

自杀准备(suicidal preparation):基本特征是做了自杀行动的准备,但没有采取导致伤害生命的行动。这一类包括实际准备了用于自我伤害的物质、工具、方法,如购买了用于自杀的毒物、药物,或者枪支、弹药,或者到自杀现场作了实际的考察。

自杀计划(suicidal plan):基本特征是有了明确的伤害自己的计划,但没有进行任何实际的准备,更没有采取任何实际的行动。如一个人考虑用安眠药自杀,但还没有购买或积存安眠药。

自杀意念(suicidal ideation):基本特征是有了明确的伤害自己的意愿,但没有形成自杀的计划,没有行动准备,更没有实际的伤害自己的行动(表13-2)。

这个分类方案没有专门列出一些特殊类型的自杀,如扩大自杀(extended suicide)、集体自杀(compact suicide)、谋杀-自杀(murder-suicide)等,因为这些情况完全可以包含在上述分类方案中,没有必要单独分类。

表13-2 自杀行为的分类

类别(维度Ⅰ)	死亡意愿的强烈程度(维度Ⅱ)			
	弱	中	强	无法判断
自杀死亡				
自杀未遂				
自杀准备				
自杀计划				
自杀意念				

第二节 自杀行为流行病学研究

一、自杀行为流行病学概况

世界各国主要根据死亡统计数字来推断自杀死亡率(简称自杀率)。世界卫生组织最新的统计数据表明,世界上每年有一百万人死于自杀,每40秒钟有一人自杀死亡,是全世界第5位死亡原因,仅次于心脑血管疾病、恶性肿瘤、呼吸系统疾病和意外死亡。在有些国家,自杀是青少年前三位、甚至首位死亡原因。目前尚无确切的数字来说明自杀所造成的直接社会经济损失,但可以根据伤残调整生命年(disability adjusted life years,DALYs)来评估自杀行为导致的疾病负担。世界卫生组织资料显示,1998年自杀及自伤造成的疾病负担占全世界疾病总负担的1.8%,其中,高收入国家为2.3%,低收入国家为1.7%。

(一) 自杀死亡

1. 地区分布

大量资料表明,自杀在地理区域分布上有明显的特征。这与各国的地理环境、政治制度、宗教信仰、风俗习惯和伦理道德等不同有关。一般说来,发达国家的自杀率明显高于发展中国家,欧洲国家高于大洋洲和美洲国家,而非洲国家较低。全球自杀率的地理分布见图13-1。

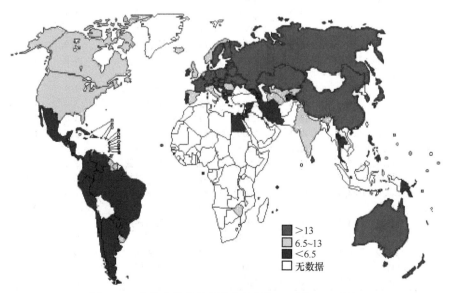

图 13-1 全球自杀率地理分布地图(1/10万;2002年)

资料来源:WHO web site:www.who.int/mental_health/prevention/suicide/suicideprevent/en/index.html

Voracek 等(2008)对 34 个欧洲国家 1970~2002 年自杀率进行了多年的研究,从中欧奥地利、匈牙利、斯洛文尼亚到东北欧芬兰、波罗的海各国自杀率均在每年每十万人口 25 人以上,这些国家自杀率在全球处于最高水平,且地理位置联系成"J"型,这些国家所在地区被合称为欧洲"自杀带";Voracek 等认为其原因与早期历史、气候以及基因聚集性有关。2008 年世界卫生组织统计数据表明(表 13-3),自杀率最高的国家是立陶宛,其次是匈牙利,每十万人口每年达 35 人以上;最低的是埃及、叙利亚、牙买加等国家,每十万人口每年少于 5 人。在世界经济发达国家中,美国的自杀率较低,且比较稳定,2004 年每 10 万人口 10.9 人左右,占总死亡人数的 0.5%~1%,是第 12 位的主要死亡原因。

表 13-3　全球自杀率分布(2008)

序号	国家	男	女	合计	年份	序号	国家	男	女	合计	年份
1.	立陶宛	68.1	12.9	38.6	2005	48.	南非	N/A	N/A	10.0	2004
2.	白俄罗斯	63.3	10.3	35.1	2003	49.	爱尔兰	16.3	3.2	9.7	2005
3.	俄罗斯	58.1	9.8	32.2	2005	50.	荷兰	12.7	6.0	9.3	2004
4.	斯洛文尼亚	42.1	11.1	26.3	2006	51.	吉尔吉斯斯坦	15.3	3.2	9.2	2005
5.	匈牙利	42.3	11.2	26.0	2005	52.	阿根廷	14.1	3.5	8.7	2003
6.	哈萨克斯坦	45.0	8.1	25.9	2005	53.	土库曼斯坦	13.8	3.5	8.6	1998
7.	拉脱维亚	42.0	9.6	24.5	2005	54.	毛里求斯	13.2	8.5	8.5	2005
8.	韩国	29.6	14.1	21.9	2006	55.	津巴布韦	10.6	5.2	7.9	1990
9.	圭亚那	33.8	11.6	22.9	2005	56.	泰国	12.0	3.8	7.8	2002
10.	乌克兰	40.9	7.0	22.6	2005	57.	西班牙	12.0	3.8	7.8	2005
11.	日本	34.8	13.2	23.7	2006	58.	圣卢西亚	10.4	5.0	7.7	2002
12.	斯里兰卡	N/A	N/A	21.6	1996	59.	伯利兹	13.4	1.6	7.6	2001
13.	比利时	31.2	11.4	21.1	1997	60.	厄瓜多尔	10.4	4.0	7.2	2005
14.	爱沙尼亚	35.5	7.3	20.3	2005	61.	尼加拉瓜	11.1	3.3	7.2	2005
15.	芬兰	31.1	9.6	20.1	2005	62.	意大利	11.4	3.1	7.1	2002
16.	克罗地亚	30.5	9.7	19.7	2005	63.	萨尔瓦多	10.3	3.5	6.9	2005
17.	塞尔维亚	28.4	11.1	19.5	2006	64.	前南斯拉夫	9.5	4.0	6.8	2003
18.	香港	22.0	13.1	17.4	2005	65.	英国	10.4	3.2	6.8	2005
19.	摩尔多瓦	31.5	5.1	17.8	2006	66.	哥斯达黎加	10.6	1.9	6.3	2005
20.	法国	26.4	9.2	17.6	2005	67.	巴拿马	11.1	1.4	6.3	2003
21.	瑞士	24.7	10.5	17.5	2005	68.	以色列	10.4	2.1	6.2	2003
22.	波兰	27.8	4.6	15.8	2005	69.	波多黎各	10.9	1.8	6.2	2002
23.	奥地利	24.7	7.0	15.6	2006	70.	马耳他	7.0	4.9	6.0	2004
24.	捷克	25.5	5.6	15.3	2005	71.	哥伦比亚	8.9	2.6	5.7	1999
25.	乌拉圭	24.5	6.4	15.1	2001	72.	乌兹别克斯坦	8.1	3.0	5.5	2003
26.	中国	13.0	14.8	13.9	1999	73.	委内瑞拉	8.4	1.8	5.1	2002
27.	丹麦	19.2	8.1	13.6	2001	74.	巴西	6.8	1.9	4.3	2002
28.	塞舌尔	N/A	N/A	13.2	1998	75.	墨西哥	7.0	1.4	4.1	2005
29.	新西兰	20.3	6.5	13.2	2004	76.	阿尔巴尼亚	4.7	3.3	4.0	2003
30.	瑞典	19.5	7.1	13.2	2002	77.	巴哈马	6.0	1.3	3.6	2000
31.	保加利亚	19.7	6.7	13.0	2004	78.	希腊	5.9	1.2	3.5	2006
32.	德国	19.7	6.6	13.0	2004	79.	圣文森特	6.8	0.0	3.4	2003
33.	特里尼达	20.9	4.9	12.8	2000	80.	巴拉圭	4.5	1.6	3.1	2003
34.	斯洛伐克	22.3	4.2	12.6	2005	81.	塔吉克斯坦	2.9	2.3	2.6	2001
35.	罗马尼亚	21.5	4.0	12.5	2004	82.	格鲁吉亚	3.4	1.1	2.2	2001
36.	古巴	18.6	6.2	12.4	2004	83.	危地马拉	3.4	0.9	2.1	2003
37.	苏里南	17.8	6.4	12.1	2000	84.	菲律宾	2.5	1.7	2.1	1993
38.	挪威	15.7	7.4	11.5	2005	85.	科威特	2.5	1.4	2.0	2002
39.	加拿大	17.3	5.4	11.3	2004	86.	亚美尼亚	3.2	0.5	1.8	2003
40.	冰岛	16.2	6.1	11.2	2005	87.	多米尼加	2.9	0.6	1.8	2001
41.	葡萄牙	17.5	4.9	11.0	2003	88.	阿塞拜疆	1.8	0.5	1.1	2002
42.	美国	17.7	4.5	11.0	2005	89.	秘鲁	1.1	0.6	0.9	2000
43.	卢森堡	17.7	4.3	10.9	2005	90.	巴巴多斯	1.4	0.0	0.7	2001
44.	澳大利亚	17.1	4.7	10.8	2003	91.	伊朗	0.3	0.1	0.2	1991
45.	印度	12.2	9.1	N/A	1998	92.	牙买加	0.3	0.1	0.2	1990
46.	智利	17.8	3.1	10.4	2003	93.	叙利亚	0.2	0.0	0.1	1985
47.	新加坡	12.9	7.7	10.3	2006	94.	埃及	0.1	0.0	0.0	1987

资料来源:WHO website - Mental health. World Health Organization (2008)

2. 人群分布

从全球自杀率的性别与年龄分布看,在西方国家男性自杀死亡为女性的 3～5 倍,男性明显高于女性,全球自杀率的性别与年龄分布如图 13-2 所示,不论男女,自杀率有随年龄增长呈上升态势。青壮年时期因为躯体疾病如癌症、心血管疾病等的发生率较低,自杀是最主要的死亡原因之一。在老年人的死亡原因中,自杀死亡所占比例因躯体疾病的增加而降低,但老年自杀率仍然大大地高于青壮年。

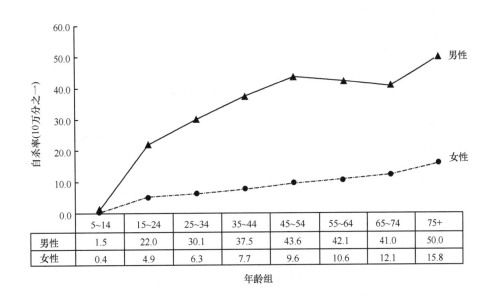

年龄组	5～14	15～24	25～34	35～44	45～54	55～64	65～74	75+
男性	1.5	22.0	30.1	37.5	43.6	42.1	41.0	50.0
女性	0.4	4.9	6.3	7.7	9.6	10.6	12.1	15.8

图 13-2　全球自杀率的性别与年龄分布,2000 年

关于自杀率的性别分布,绝大多数国家男性高于女性,一般认为其主要原因是,男性倾向于采用较为激烈、致死性较高的自杀手段,如枪击、跳楼、自缢等;而女性倾向于采用较为温和、致死性相对较低的自杀手段,如过量服药、割腕等。同时,这也是女性自杀未遂率高于男性的原因之一。极少数国家出现相反的性别比,即女性自杀死亡人数高于男性,如中国大陆农村地区在 20 世纪末以前女性自杀死亡远高于男性,近十多年女性自杀死亡接近于男性(图 13-3)。对于这一现象,学术界提出了高毒农药的可获得性、农村急救条件较差、年轻女性较男性更强的冲动性、农村妇女地位较低、缺乏应对选择等解释,但目前没有得到严格设计的研究结果证实。

近些年来儿童、青少年自杀率增加较快,儿童、青少年自杀问题备受人们关注。一般认为,14 岁以下儿童自杀死亡较为罕见,但近些年来自杀年龄有提早的倾向。儿童自杀死亡的定义应基于儿童对于自杀的理解,有研究表明儿童对于自杀的完全理解为 8～9 岁。关于儿童的自杀人数和自杀率始终没有全面准确的数据。世界卫生组织根据 104 个

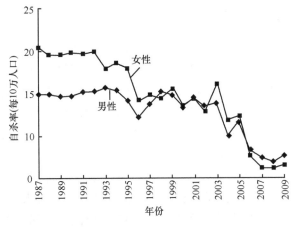

图 13-3　1987～2009 年中国农村自杀率性别分布

资料来源:景军等. 农村女性的迁移与中国自杀率的下降. 中国农业大学学报(社会科学版),2010,27(4)

国家的统计资料显示:1995 年,全球 5～14 岁年龄组女性自杀死亡率为 0.5/10 万人口,男性为 0.9/10 万人口。1996 年的一项调查收集了 1990～1995 年包括美国在内的 26 个人口在 100 万以上的高收入国家和地区,覆盖 1.61 亿儿童的全部数据,该数据显示美国儿童自杀率要比其他发达国家高 2 倍,美国的儿童自杀率为 0.55/10 万人口,其他国家儿

童自杀率为 0. 27/10 万人口。2004 年美国国立精神卫生研究所报道,美国 10~14 岁儿童自杀率为 1. 3/10 万人口;15~19 岁自杀率为 8. 2/10 万人口,男性为女性的四倍;20~24 岁自杀率为 12. 5/10 万人口,男性为女性的 6 倍。自杀已成为青少年首位死亡原因。

自杀在不同种族之中分布也不同。在美国,非西班牙裔白人自杀率最高,其次是美洲印第安人,其他有色人种自杀率较低,且比较接近,如图 13-4 所示。

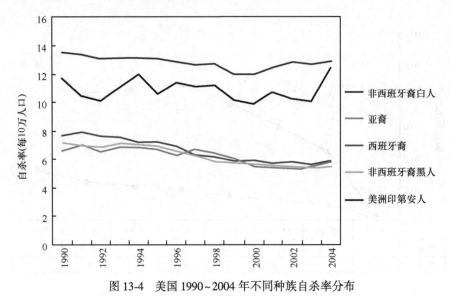

图 13-4　美国 1990~2004 年不同种族自杀率分布

资料来源:Centers for Disease Control and Prevention, National Center for Injury Prevention and Control.

Web-based Injury Statistics Query and Reporting System (WISQARS), www. cdc. gov/ncipc/wisqars

3. 时间分布

20 世纪以来,西方国家自杀率的变化出现过两次低落与两次高峰,在两次世界大战期间,自杀率明显较低,而在 1932 年到 1933 年的经济萧条与高失业期,以及 1963 年至 1974 年间均出现过自杀高峰。近十多年,大多数国家自杀死亡率变化不大或呈现下降趋势。

社会学家认为,自杀在气候、季节和时间的分布上有其规律性,被称为"气候理论"。一般来说,春季和夏季是自杀的高峰季节,气候截然不同的南北半球均是如此,其原因尚不清楚,有研究认为与季节性情感障碍有关。也有研究认为自杀的月份分布是随机的,无季节性。Parker 等(2001)对新加坡 3395 名自杀死亡者月份分布进行谐函数分析未发现自杀分布的季节性。自杀动机强烈的人,往往把自杀时间选择在夜深人静的时候,如午夜、凌晨,因为这个时候自杀较难被人发现,给救治带来很大的困难。自杀者若在白天自杀,很可能选择远离人烟的地方,如大森林、空旷原野、山坡,或地下室、仓库,以致有的自杀者失踪数天、数月都未能发现。

(二) 自杀未遂

自杀未遂的发生率远高于自杀死亡。由于没有登记资料,自杀未遂的统计数据不能从官方获取,其结果主要来源于有关研究。一般人群自杀未遂的终生发生率(lifetime prevalence,在整个一生中至少发生一次)研究结果差别很大,多数研究表明自杀未遂是自杀死亡的 8~25 倍。表 13-4 总结了 1998~2008 年有关自杀未遂流行学的主要研究结果。在一般人群中,终生自杀未遂率最高者为 8. 7%,最低者为 0. 7%。自杀未遂是自杀死亡的高危因素,有研究表明自杀未遂者 20%~40% 重复这一行为,Haukka 等 (2008)对芬兰 1996~2003 年入院治疗的 18 199 名自杀未遂者的结局进行研究,发现重复自杀未遂者为 30%,自杀死亡者为 10%。与自杀死亡不同,自杀未遂者女性多于男性,男女性别比为 1∶3 左右。自杀未遂者的高发年龄明显低于自杀死亡者,以 20~30 岁,特别是 20~25 岁最为常见,美国疾病控制与预防中心研究资料表明(图 13-5),女性自杀未遂年龄高峰在 20~25 岁,男性为 25~30 岁。据估计,自杀未遂者总数的 30%~70% 年龄在 30 岁以下。

表 13-4 1998 年~2008 年自杀意念与自杀未遂发生率主要研究结果

研究（年份）	地点与研究设计	样本量（受试年龄）	发生率评估（%）
Kessler 等（1999）	美国全国样本	5877 人（15~54 岁）	终生意念 13.5;终生计划 3.9;终生未遂 4.6
Joe 等（2006）	美国全国样本	5181 名非洲裔美国人（≥18 岁）	终生意念 11.7;终生未遂 4.1
Kessler 等（2005）	美国全国样本	9708 人（18~54 岁）	过去一年意念 3.3;过去一年计划 1.0;过去一年未遂 0.6
Garroutte 等（2003）	美国北部印第安人保留地	1456 名美洲印第安部落成员（15~57 岁）	终生未遂 8.7
Kebede 等（1999）	埃塞俄比亚全国样本	10 203 人（≥15 岁）	现有意念 2.7;终生未遂 0.9
Akyuz 等（2005）	土耳其全国样本	628 名女性（18~65 岁）	终生未遂 4.5
Ramberg 与 Wasserman（2000）	瑞典斯德哥尔摩心理卫生保健人员与一般人群	1010 名心理卫生保健人员（19~64 岁）；8171 名一般人群（20~64 岁）	心理卫生保健人员:终生意念 42.8,终生未遂 4.8* 一般人群:终生意念 20.3,终生未遂 3.6
Crawford 等（2005）	英国	4171 人（16~74 岁）	终生意念 10;终生未遂 3
De Leo 等（2005）	澳大利亚昆士兰州	11572 人（≥18 岁）	终生意念 10.4;终生计划 4.4;终生未遂 4.2
Mohammadi 等（2005）	伊朗一般人群	25180 人（26~55 岁）	终生未遂 1.4
Beautrais 等（2006）	新西兰全国样本	12 992 人（≥16 岁）	终生意念 15.7;终生计划 5.5;终生未遂 4.5
Liu 等（2006）	中国香港特别行政区	2015 人（20~59 岁）	终生意念 28.1;过去一年意念 6.0;过去一年计划 1.9;过去一年未遂 1.4
Bernal 等（2007）	比利时、法国、德国、意大利、荷兰以及西班牙	8796 人（≥18 岁）	终生意念 7.8;终生未遂 1.3
Bromet 等（2007）	乌克兰全国样本	4719 人（≥18 岁）	终生意念 8.2;终生计划 2.7;终生未遂 1.8
Gureje 等（2007）	尼日利亚 21 个洲	6752 人（≥18 岁）	终生意念 3.2;终生计划 1.0;终生未遂 0.7
Lee 等（2007）	中国北京、上海一般人群	5201 人（≥18 岁）	终生意念 3.1;终生计划 0.94;终生未遂 1.0
Borges 等（2008）	墨西哥全国样本	5782 人	终生意念 8.1;终生计划 3.2;终生未遂 2.7
Hintikka 等（1998）	芬兰全国样本	4868 人	过去一年意念女性 2.4;男性 2.3
Scocco 与 De Leo（2002）	意大利帕多瓦市社区老年居民	611 人（≥65 岁）	过去一年意念 9.5;过去一年未遂 3.8

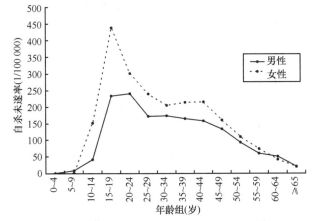

图 13-5 美国 2006 年自杀未遂者性别与年龄分布

资料来源：The US Centers for Disease Control and Prevention's Web-based Injury Statistics Query and Reporting System（WISQARS）（National Center for Injury Prevention and Control, Centers for Disease Control and Prevention.WISQARS nonfatal injuries: nonfatal injury reports. Atlanta, GA: Centers for Disease Control and Prevention; 2008.http://webapp.cdc.gov/sasweb/ncipc/nfirates. html）

（三）自杀意念

虽然自杀意念是自杀死亡的高危因素,自杀意念的流行学研究对于自杀预防有着重要的意义,但自杀意念的统计较为困难,因为自杀意念的存在往往是暂时的,许多人可能不报告自己的自杀意念。多数研究对于自杀意念的描述一般有终生自杀意念、过去一年自杀意念以及现有自杀意念。关于一般人群中自杀意念的研究统计报告不多,近十年自杀意念流行学研究主要研究结果表明(表 13-4),一般人群中终生自杀意念发生率最高者为 28.1%,最低者为 3.1%。与自杀死亡不同,自杀意念在少年儿童中并不少见。Gmitrowicz 等（2003）报道,1663 名 14~21 岁青少年中终生自杀意念发生率为 30.1%。Leary 等（2006）报道有"行为问题"的 9~10 岁儿童中 52.4% 出现过自杀意念。自杀意念的强烈程度和频率随时间而变化,因此,在比较有关流行学研究结果时,应谨慎考虑意念的程度、频率、时间、自杀准备等维度以及资料收集方法的差异,不可贸然作出结论。

二、自 杀 方 式

自杀方式是决定一个国家或地区自杀率高低的重要因素。自杀方式主要与本国的文化以及自杀工具的易获得性相关,东方国家的自杀者较多地采用服毒的方法,西方国家的自杀者较多地使用枪击的方法。其他方法包括自缢、溺水、高坠、制造交通事故、切割、电击、毒气、卧轨、爆炸、自焚、吞食异物等。Värnik 等(2008)对欧洲 16 个国家 2000～2005 年 160 460 个自杀死亡登记案例的自杀方式进行分析,对于男性,自杀方式第一位为自缢(54.3%),第二位为枪击(9.7%),第三位为服药(8.6%);对于女性,自杀方式第一位为自缢(35.6%),第二位为服药(24.7%),第三位为跳楼(14.5%)。美国疾病预防与控制中心资料显示(图13-6),1985～2004 年枪击自杀占第一位,近年来呈下降趋势;服毒(药)占第二位;自缢占第三位,呈上升趋势,自 1997 年来跃居自杀方式的第二位。在西方国家男性多采用枪击与自缢的自杀方式,致死性极高;而女性多采用服毒(药)的方式,致死性相对较低,这也是男性自杀死亡率高于女性的重要原因。研究自杀方式的目的在于预防自杀,自杀工具的控制和自杀危险场所的有效管理对于降低自杀率有着重要的意义。

1. 服毒自杀

服毒自杀是最常见的自杀方式之一,其成功率视毒物的种类、毒性的高低、剂量大小而定。毒物的种类通常有农药、灭鼠药、镇静催眠药以及抗精神病药等。在诸多的毒物种类中,农药最为常见,尤其是广大的农村地区,农药被广泛用于农业生产和日常生活中,几乎每家每户均储藏农药。农药中尤以有机磷农药因其杀虫力强、应用面广、残留量低等优点而广泛使用,其毒性大小可分为高毒、中毒及低毒三类,高毒农药包括甲胺磷(多灭磷、克螨隆)、对硫磷(1605)、甲基对硫磷(甲基 1605)、久效磷(纽瓦克)、磷胺。有机磷农药为神经毒物,自服或误服有机磷农药后致毒作用较早,多在 30 分钟内出现中毒症状,且进展很快,致死率极高。

服毒自杀也是我国最常见的自杀方式,占医院门诊自杀总数的 85.9%。近几年,国内学者开始对农药进行管理的干预研究,贺敬义等(2002)报道对农药实施管理后,自杀率明显下降。近年来政府部门开始高度重视农药对人民生命安全的威胁,我国农业部、国家发展和改革委员会、国家工商行政管理总局以及国家质量监督检验检疫总局联合公告,自 2007 年元月 1 日起全面禁销、禁用甲胺磷等 5 种高毒有机磷农药,这一重大举措的实施,有可能导致自杀方式的重新分布,乃至自杀率的降低。

2. 高坠自杀

高坠多发于高层建筑多的城市或名山、高桥,致死率很高。高坠的主要损害为骨折、脏器损伤和脑损伤,高坠者即使被救,其致残率也很高。震惊中外的"富士康事件",自 2010 年 1 月 23 日富士康员工第 1 例自杀事件开始,至 2010 年 11 月 5 日发生 14 起跳楼事件,造成 12 死 2 重伤,引起社会各界乃至全球的关注。虽然此事件只是个案,但其致死率极高,社会影响很大。

3. 自缢

自缢是一种传统的自杀方式,中国《论语》中记载的自杀手段便是自经(自缢),可见此法源远流长。由于自缢工具的可获得性很高,所以自缢是国内外常见但又难于防范的一种致死性很高的自杀方式。

4. 煤气自杀

煤气自杀包括普通家用煤气和其他气体(如汽车废气)。在 20 世纪中期开始,由于家用煤气的普遍采用,英国、瑞典、瑞士、丹麦、日本等国自杀率上升,英国、瑞士和日本等国家对家用燃气进行脱毒处理后,当地的自杀率随之显著降低。

世界卫生组织公告指出,在 20 世纪 90 年代和21 世纪初,"烧炭"成为一种新的自杀方式,尤其在亚洲国家或地区,如中国香港、日本、中国台湾等地区流行。自杀者使用街边五金店出售的便携式炭炉烧炭,导致一氧化碳中毒。

值得关注的是,进入 21 世纪,网络飞速发展,网络自杀(internet suicide pact)的现象急剧增加,这是一种新型的自杀方式,一些想自杀的人通过互联网认识,在互联网上制定自杀计划,最后相约集体自杀。这种自杀方式在日本报道得最多。据日本警方统计,2003 年发生了 34 起网络相约自杀事件,2004 年发生 55 起,2005 年第一季度发生了 59 起(图 13-6)。

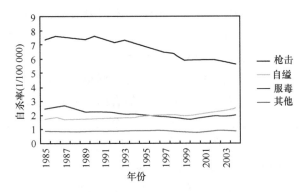

图 13-6　美国 1985~2004 年自杀率的自杀方式分布

资料来源: Centers for Disease Control and Prevention, National Center for Injury Prevention and Control.Web-based Injury Statistics Query and Reporting System(WISQARS)

三、自杀行为的危险因素

自杀行为是人类社会最为复杂的行为,自杀行为危险因素的研究一直是相关领域的热点。对于自杀意念与自杀未遂的危险因素研究,可以通过流行病学研究方法获得数据,但对于自杀死亡,由于死亡后无法获得直接信息,给研究带来很大的难度,致使自杀死亡的原因以及危险因素研究长期以来未得到很好的开展。

心理解剖(psychological autopsy)也称心理学尸检,是通过与知情信息人访谈获取死者生前的相关信息,重新构建死者死亡前状况以达到研究目的的一种回顾性研究方法。该方法对于不明原因的死亡,一方面可以明确死亡方式,如自然死亡、意外死亡、自杀或他杀,另一方面可以更好地了解死亡原因和相关因素。

心理解剖属于回顾性研究,在其方法学上有不可避免的局限性和实践上的困难,但目前是研究自杀死亡原因的首选方法。该方法采用病例-对照设计,完全基于代理人(proxies)提供的信息,信息是否准确、可靠,是自杀学界最为关注的问题。首先,信息人的回忆偏倚和报告偏倚都会直接导致信息失真。因此,到目前为止,多数心理解剖研究都选择两个或两个以上信息人。第一信息人一般为自杀死亡者的配偶或直系亲属,以配偶最佳,其次为父母和兄弟姐妹;第二信息人一般为自杀死亡者亲近的朋友、同学或邻居,首选朋友。尤其是对于青少年自杀,父母亲可能难以发现他(她)的药物滥用或者人际关系问题,而与自杀死亡者关系密切的朋友也许会提供更重要的信息。这样通过第二信息人可获取更多的信息,增加信息的可靠性和准确性。

国外检验基于代理人的信息效度,通常与验尸官、通科医生、精神病学家和医院或者政府相关记录作比较。而在国内,绝大多数的自杀死亡者生前从未看过精神科医生,也没有医院记录。因此很难进行相关信息的效度检验。通过设置多个对照组进行信息互证可能有助于解决这一问题。

(一) 躯体疾病

Sainsbury(1955)的研究提出躯体疾病是自杀行为的重要危险因素,后来的许多研究证实,很多躯体疾病患者的自杀率高于一般人群(表 13-5)。文献报告传染性疾病如艾滋病、性传播性疾病,中枢神经系统疾病如多发性硬化、癫痫、脊髓损伤、震颤谵妄、亨廷顿病,内分泌系统疾病如糖尿病,自身免疫性疾病如风湿性关节炎、系统性红斑狼疮、糖尿病、库欣病,泌尿系统疾病如肾功能不全,消化系统疾病如消化性溃疡,各种恶性肿瘤特别是头颈部肿瘤等疾病患者的自杀危险性都有不同程度的增高。

表 13-5　躯体疾病患者的自杀危险性

疾病	自杀危险性的增加倍数
HIV 感染或艾滋病	6.6
亨廷顿病	2.9
恶性肿瘤	
所有部位的恶性肿瘤	1.8
头颈部肿瘤	11.4
多发性硬化	2.4
消化性溃疡	2.1
慢性肾功能不全	
透析患者	14.5
肾移植患者	3.8
脊髓损伤	3.8
系统性红斑狼疮	4.3

(二) 精神障碍

国外大多数心理解剖研究表明自杀死亡者中

精神障碍患病率很高,一般认为有 90% 以上的自杀者患有精神疾病,最常见的是抑郁症,占精神障碍的 30% ~ 70%,其次是酒精依赖(15% ~ 27%)和精神分裂症(2% ~ 12%);共患精神障碍也是自杀死亡者一个常见的特征。此外,人格障碍也被很多心理解剖研究证实是自杀的一个独立危险因素。而现患、无共病的惊恐障碍在自杀死亡者中很少见。Conwell 等(1996)指出精神障碍在自杀死亡者不同年龄段的分布是不同的,年轻的自杀者较多为物质滥用或依赖和初期精神分裂症,而年龄较大的自杀死亡者心境障碍较为常见。国内心理解剖研究表明,自杀死亡者精神障碍的现患率仅为 52.1% ~ 63%,远低于国外尤其是西方国家报道的自杀者精神障碍患病率。不一致的原因可能与下列因素相关。第一,我国自杀工具农药的可及性以及高毒性使得部分无精神障碍者自杀死亡;第二,受到社会经济和文化的影响,西方国家可能对自杀者诊断精神障碍过多,而我国则对自杀者精神障碍诊断过少;第三,可能与诊断标准、诊断标准的使用等因素不一致有关。

抑郁症患者自杀行为发生率很高,有研究表明抑郁症患者 15% 最终自杀死亡,25% 自杀未遂。Robort 等(2004)发现自杀行为与抑郁症状之间呈正相关,抑郁症状越严重,其自杀风险越高。一般认为,抑郁症患者起病阶段和抑郁发作末期的自杀危险性高于其他时期,社会整合不良和缺乏社会支持是抑郁症自杀的重要危险因素。

自杀是精神分裂症患者的主要死亡原因之一,精神分裂症患者的自杀率是普通人群的 20 ~ 50 倍,约 10% 的患者死于自杀,20% 自杀未遂。大多数患者在其病程的前几年自杀,所以因精神分裂症自杀者年龄较轻。有研究表明,抑郁症状是精神分裂症患者自杀的主要原因。Phillips 等(2004)在中国进行的 7 年调查显示,在中国大陆女性精神分裂症患者的自杀率不论在城镇还是农村地区都明显高于男性。徐慧兰等(2009)心理解剖研究显示 15 ~ 35 岁自杀死亡女性者中精神分裂症现患率为 29.3%,显著高于男性的 11.1%。可能与女性精神分裂症患者在社会功能受损、社会角色失败后,或者疾病缓解后,更容易对发病时的表现感到自卑和羞愧,或者对长期病程难以接受,无法忍受没有希望的生活,产生无望或无助感而抑郁自杀;女性的冲动性也可能是一个相关因素。早

期对精神分裂症患者实施心理干预及健康教育,可有效降低自杀行为的发生率。

(三)社会心理应激

应激表现为情绪的、社会的和躯体的不适、疼痛、紧张、恐惧或焦虑,导致个体需要放松、寻求解脱或需要治疗,生活中发生的各种重大事件或负性事件是重要的应激来源。大量研究显示绝大多数的自杀死亡者自杀前经历过负性生活事件,包括急性和慢性的应激事件。最常见的有婚姻问题、家庭纠纷、恋爱受挫;其他常见事件有个人的躯体疾病、与工作、学习有关的问题、经济困难等。Heikkinen 等(1992)通过自杀死亡者的配偶调查自杀前经历的生活事件,在自杀前一年,85% 的自杀死亡者经历一个或更多生活事件,平均生活事件 2.6 个,最常见的生活事件是工作问题(33%),家庭不和(32%)以及躯体疾病(29%)。国内研究显示,15 ~ 35 岁自杀死亡人群自杀前 1 年内经历过的常见负性生活事件中,前 3 位是夫妻不和(44.4%),经济困难(41.5%)以及丢面子、受歧视或被误会(39.0%)。可见,负性生活事件可能是促发自杀行为发生的重要因素。对于精神疾病患者,生活事件的发生可能对其自杀行为起到"扳机"样作用;对于非精神障碍者,生活事件的发生是激发自杀行为的重要原因。

在应激与自杀关系的研究中,社会支持和应对方式被认为是两个非常重要的中间变量。社会支持对自杀的保护作用已被心理解剖研究所证实。Heikkinen 等(1994)研究表明,有自杀行为者获取的社会支持比无自杀行为者少,且社会支持系统的稳定性、支持的频度和支持量的大小可以影响应激性生活事件与自杀行为的关系。自杀者获取的社会支持较少可能与自杀者社会交往有限,与周围直接的人际关系(家人、邻里、同事、朋友)常发生冲突,经常丧失已经建立的人际关系,同时害怕被别人拒绝有关;可能也与自杀者难以建立新的人际关系,新的社会环境使他们感到不适,导致社交性焦虑和逃避社交行为有关。

逻辑分析、积极评估、寻求指导和支持以及解决问题的积极行动应对技能均对自杀行为有着强保护作用;而接受或放弃等消极应对方式与自杀行为存在显著关联。Horesh 认为自杀行为与问题解决缺陷有关,自杀者认识范围比较狭窄,倾向于采

取非此即彼和以偏概全的思维方式,以黑白、对错、好坏的简单二分方式(dichotomous fashion)来分析遇到的问题,看不到解决问题的多种途径,在挫折和困难面前不能对自己和周围环境作出客观的评价;在分析问题时,自杀者倾向于固执和被动,将自己遇到的问题归因于命运、运气和客观环境,相信问题是不能忍受的(intolerable),是无法解决的(interminable),是不可避免的(inescapable);一般认为自杀者面对困难时,要么缺乏解决问题的技巧,要么对自己解决问题的能力缺乏正确的估计,或者根本就不作任何的估计,其结果是经常选择了不适当的解决问题的方式。

有研究者认为自杀者常常倾向于缺乏耐心,不现实地期望在很短的时间内能获得成功,如果某一解决问题的方式没有取得直接的、即时的成功,很快就会将其抛弃,结果他们在解决问题方面很难取得真正的成功。更为重要的是,他们把自杀当做一种解决问题的手段,倾向于从阴暗面看问题,对人、对己、对社会均是如此,表现为对全社会、特别是对周围人群抱有深刻的敌意,从思想上、感情上把自己与社会隔离开来,觉得自己没有前途,看不到个人和社会在将来可能发生的改变。这种悲观的心理可导致抑郁情绪,进而产生自杀意念。

(四) 人格特征

1. 冲动性人格特质与自杀

冲动性影响人类思维和行为的控制。Moeller等将冲动性界定为一种人格特质,指出具有冲动性人格特质的人在内部或外部刺激作用时通常迅速地、没有计划地做出反应,而且不考虑这些反应对自身或他人是否会产生影响。Dickman将冲动性人格特质分为两类,非功能性冲动和功能性冲动。非功能性冲动的人,较一般人而言,在行动前几乎不考虑后果,这种倾向常导致个体陷入困境;功能性冲动是稍作思考就行动的倾向,这种情况是适应良好的。国外对于冲动性和自杀之间的关系研究发现,冲动性是非致死性自杀行为独立的危险因素,国内有关研究显示多数自杀未遂者的自杀行为发生在各种急性事件之后,且自杀前考虑自杀的时间相当短。研究显示,80%以上的自杀未遂者近一年经历过应激性的事件,且50%的自杀未遂者自述在

采取自杀行为之前考虑自杀的时间不超过2小时,其中35%的人不超过10分钟,14%不超过1分钟。

国内心理解剖研究显示,15~35岁自杀死亡者非功能性冲动水平与自杀行为有显著关联,且女性非功能性冲动对自杀行为的作用强度比男性大。McGirr等(2008)的一项11~87岁自杀死亡者的心理解剖研究表明,年轻自杀者高冲动性水平是自杀死亡的高危因素,且年轻的女性自杀死亡者比男性有更高的冲动性水平。女性自杀者的冲动性以及我国农村自杀手段的方便易得,可能是女性自杀率高于男性的重要原因。

2. 绝望与自杀

绝望是Beck认知理论中的抑郁认知三联征(指对自身、世界和未来的消极观念)之一,患者对自身的经历作出系统的消极解释,并认为未来充满艰辛、挫折和失落。Beck等(1985)一项10年的自杀死亡的前瞻性研究表明,绝望比抑郁症更具有预测意义。绝望作为自杀的危险因素已被住院和门诊患者前瞻性研究所证实,绝望可以预测最终自杀。国内心理解剖研究显示,15~35岁自杀死亡者绝望水平与自杀行为有强的关联。绝望是抑郁症的重要特征,但它并非抑郁症所特有,也见于其他精神疾病,如精神分裂症、酒依赖、焦虑障碍等。因此,精神障碍者与非精神障碍者均可能由于绝望而自杀。

四、中国的自杀行为流行概况

我国在1989年前未有自杀相关数据的报道。我国官方报道的自杀死亡统计数据主要基于两个数据系统,其一为卫生部提供的各省市部分地区的死亡登记资料;其二为中国疾病预防与控制中心建立的疾病监测点死亡登记资料,国内外根据这两个资料来源对我国的自杀率进行了估计,其结果不尽一致。必须指出,目前这两个资料提供的数据在代表性和准确性方面都还存在一些问题。

官方数据报道,中国大陆1993年自杀死亡率为22.2/10万人口,每年超过25万人死于自杀。Phillips等(2002)基于我国卫生部提供的1995~1999年的死亡率资料,根据估计的未报道的死亡率及相应的人口数对不同年龄组、不同性别和不同地区(城市或农村)的自杀率进行调整,估计全国平均

年自杀率为 23/10 万人口,每年自杀死亡人数为 28.7 万,自杀死亡占总人口死亡人数的 3.6%,并且是第 5 位最重要的死亡原因。根据 Phillips 等 (2002) 的资料,我国自杀死亡的年龄、性别、地区分布如图 13-7 所示,自杀死亡的年龄分布有两个高峰,第一个高峰为 15~35 岁群体,在这个群体中,自杀是第一位死因,占自杀死亡人群总数的 19%,且农村自杀率是城市的 3 倍,女性自杀率比男性高 25%;第二个高峰为 60 岁以上老年群体,老年男性自杀率比女性高,尤其在农村地区,农村地区老年自杀率为城市的 4~5 倍。

2010 年,景军等利用世界卫生组织健康统计年报、中国公共卫生科学数据中心在网上公布的"全国疾病监测点数据",以及《中国卫生统计年鉴》资料对中国大陆 1987~2009 年自杀死亡率数据进行了统计描述,自杀率在 1987~1995 年期间一直处在一个平台之上,浮动于 17.65/10 万人口 到 16.16/10 万人口 之间;在 1996~2009 年期间,全国自杀率有了一个比较明显的下降,自杀率从 13.14/10 万人口下降到了 7.17/10 万人口(图 13-8)。

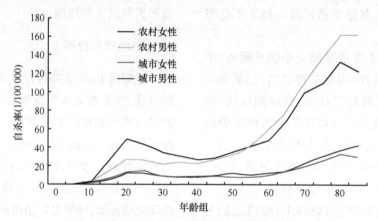

图 13-7　中国自杀率性别、年龄、城乡分布

资料来源:Phillips MR, Li XY, Zhang YP. 2002. Suicide rate in China, 1995-1999.
Lancet, 359: 835-840

中国大陆农村自杀死亡率在 1987~2009 年期间基本保持下降趋势,从 1987 年的 27.75/10 万人口下降到 2009 年的 9.1/10 万人口,农村自杀率在 1987~2002 年远高于城市自杀死亡率,之后差距开始缩小(图 13-9)。

中国疾病监测点 1991 年、1995 年、2000 年和 2005 年数据也表明中国农村自杀率的下降趋势,但中国城市的自杀率则存在轻度的上升趋势(图 13-10)。

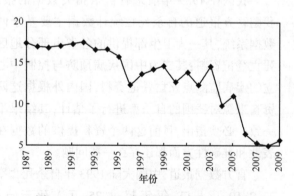

图 13-8　1987~2009 年中国大陆自杀率变化趋势

资料来源:景军.2010,农村女性的迁移与中国自杀率的下降,中国农业大学学报(社会科学版),27(4)

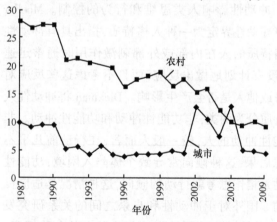

图 13-9　1987~2009 年中国大陆自杀率城乡分布

资料来源:景军.2010. 农村女性的迁移与中国自杀率的下降,中国农业大学学报(社会科学版),27(4)

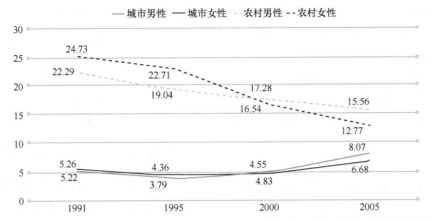

图 13-10　1991 年、1995 年、2000 年、2005 年中国城乡自杀率的变化趋势(中国疾病监测点死因统计数据,Xiao, 2012)

Lin 等最新报道中国台湾 1971~2004 年自杀死亡率呈"V"型(图 13-11),从 1993 年开始呈稳定的上升趋势,且男性为女自杀率的 2 倍,自杀率随年龄的增加而增高,以 65 岁以上老年人自杀死亡率最高。

世界卫生组织资料显示,香港特别行政区 2005 年自杀死亡率为 17.4/10 万人口,占总死亡的 2.8%,1955~2005 年四十年间自杀死亡率呈上升趋势(图 13-12 所示),男性自杀死亡率略高于女性,年龄分布以 65 岁以上老年人自杀死亡率最高。

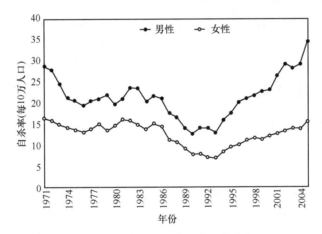

图 13-11　台湾地区自杀率年代分布

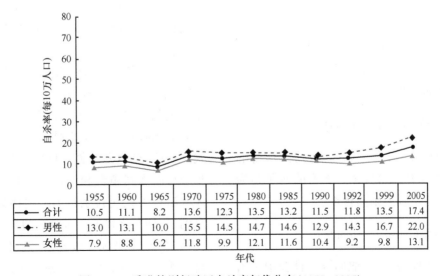

	1955	1960	1965	1970	1975	1980	1985	1990	1992	1999	2005
合计	10.5	11.1	8.2	13.6	12.3	13.5	13.2	11.5	11.8	13.5	17.4
男性	13.0	13.1	10.0	15.5	14.5	14.7	14.6	12.9	14.3	16.7	22.0
女性	7.9	8.8	6.2	11.8	9.9	12.1	11.6	10.4	9.2	9.8	13.1

年代

图 13-12　香港特别行政区自杀率年代分布(1955~2005)

资料来源:World Health Organization,2008(www. who. int/mental_health/media/chinzhongk. pdf)

中国大陆、香港特别行政区以及台湾地区均没有自杀未遂的官方登记资料，也缺乏自杀未遂的流行学研究，因此，无法估计自杀未遂发生水平。少量自杀未遂研究样本均来自各医院急诊室自杀未遂病例，由于医院样本的选择性偏倚，不能代表自杀未遂的发生水平，无法准确地描述其流行特征。

第三节 自杀行为的理论解释

自杀法国社会学家 Emile Durkheim 1897 年出版《论自杀》一书以来，人们提出了多种理论来解释自杀行为的产生及不同人群自杀率的差异。这些理论涉及多个学科，有的从宏观社会文化角度进行解释，有的从微观心理学、生物医学角度进行解释，有的对一个社会、一种文化中的自杀现象进行解释，有的对个体的自杀行为进行解释。总的看来，每一个理论都有一定的解释价值，但没有一个理论能够解释所有的自杀现象。

一、社会文化理论

社会文化理论的一个基本立足点是，自杀主要是一个社会现象，是社会的原因导致了自杀行为的产生和自杀死亡的结局。社会关系的紧密程度、社会对自杀的态度、社会文化变迁、自杀手段的可获得性、医疗保健服务的完整性和质量等因素是解释自杀现象的主要理论。

(一) 社会关系

Durkheim 根据一个团体或社会中社会整合(social integration) 的程度与社会规范对个人的影响，将自杀死亡分为如下四大类：

1. 自我性自杀(egoistic suicide)

在社会整合程度低，个人取向强、情感淡薄的社会中多出现这种类型的自杀。典型的例子是为了使自己从痛苦中解脱出来而自杀。

2. 利他性自杀(altruistic suicide)

在社会整合程度高、集体取向强的社会中多出现这种类型的自杀，如为宗教利益、国家利益、集体利益、家庭利益而牺牲自我。

3. 失范性自杀(anomic suicide)

见于在高度动荡的社会中，旧的社会规范被打破，新的社会规范还没有建立起来的情况下，个人由于突然失去社会规范的引领和控制而自杀。

4. 宿命性自杀(fatalistic suicide)

宿命性自杀指的是社会规范的力量过强的情况下出现的自杀，如监狱中犯人的自杀。

(二) 应激

应激既被学术界也被民间用于解释自杀行为的发生。在中国文化背景下，常常有人说某某自杀了，那是因为他(她)受了刺激。应激理论认为，自杀行为被自杀者当做一种应付精神紧张状况、心理冲突的一种手段，是一种危害健康和生命的应对方式。应激机制也被许多学者看作其他社会、文化和心理因素导致自杀行为的中介机制。生活事件作为主要的应激来源受到很多学者的关注和重视，其与自杀的关系在前面中已有介绍。

(三) 文化

人与动物最大的一个区别是人类拥有文化。文化对人类行为的影响可以说是无所不在的，因此很多学者很自然地会将文化因素与自杀行为联系起来。相关的假说主要涉及三个方面。

第一个方面是文化对自杀行为、对自杀者的态度问题。至少在许多东方国家，传统上对特定情况下的自杀行为持默许甚至鼓励的态度。例如，在我国，儒家文化就鼓励"杀身成仁"。在封建社会中，丈夫死后妻子的自杀被认为是一种"贞节"的表现，上级、主人死后，下属、家奴的自杀被认为是一种忠诚的表现。在日本，当集体荣誉受到威胁的时候，个体的剖腹自杀被认为是一种英雄主义的解决方式。相反，在西方基督教国家，自杀一直被认为一种罪恶而受到谴责和处罚，英国一直到 20 世纪初才取消有关处罚自杀行为的法律条文。但应当注意到，一种文化并不会对所有的自杀都持同样的态度，如在我国，儒家在鼓励杀身成仁的同时，也反对自己糟践自己的身体。在现代中国社会中，对有利集体和国家的自我牺牲行为，被认为是"重于泰山"

的,因个人原因的自杀,则被认为"轻于鸿毛",为人们所不齿。

第二个方面是所谓的文化源性应激(culturogenic stress),即与某一特定文化因素相关的应激。在解释我国自杀死亡性别比不同于世界上大多数国家这一事实时,就有学者将我国农村对已婚妇女"生男孩"的文化压力与农村妇女较高的自杀率联系起来。

第三个方面涉及社会文化变迁(sociocultural changes)。社会文化变迁指的是急剧的社会经济、政治和文化的变化,法国革命后的民主与自由浪潮、工业化、现代化、全球化等被认为是社会文化变迁的典型例子。社会学和人类学认为,社会文化变迁必然带来一系列的转变,包括对社会关系、生活方式和个人行为产生重大的影响。在有关自杀的研究中,人们已经发现经济动荡,如1929年开始的美国经济萧条会使自杀率增加,战争时期的自杀率则会下降。虽然缺乏可靠的统计资料,但各种历史文献提示我国文化大革命时期的自杀现象也有明显的增多。

(四) 自杀手段的可及性

自杀手段的可及性(availability)是自杀研究领域广受关注的一个重要问题。有关自杀方法的统计表明,自杀者一般倾向于采取容易获得的自杀手段实施自杀。例如,与世界上大多数国家比较,美国的枪支管制不是很严厉,民众通过一定的手续可以获得枪支,所以枪伤就成为一种重要的自杀手段。相反,在我国,由于对枪支的管理非常严格,用火器自杀的情况就比较少见。在我国农村地区,由于缺乏对剧毒农药、鼠药的严格管制,所以服毒自杀是我国农村地区最主要的自杀手段,有关研究表明,大约2/3的农村自杀死亡是通过口服农药或鼠药实现的。与此同时,在印度、斯里兰卡等国家的研究表明,控制农药的可及性可以有效地降低自杀率。

(五) 医疗卫生服务及其可及性

从自杀意念的出现,到最终采取实际的自杀行动,或长或短都有一个过程。对于冲动性的自杀,这个过程可以短至几个小时,甚至几分钟;慢性自杀意念则可能持续几年甚至几十年。良好的医疗卫生服务可以有效地预防个体自杀行为的发生,而

医疗卫生服务水平低下、可及性差则可能是一个地区自杀率高的重要原因。

医疗卫生服务主要可以从两个方面影响自杀行为的发生及其结局。第一个方面是基本的精神卫生服务。国外的研究表明,自杀死亡者中,90%以上患有各种精神障碍;近年对我国自杀死亡者进行心理学尸检,也发现2/3的自杀死亡者可以诊断为精神障碍患者。因此,可及的精神卫生服务有可能预防精神障碍患者自杀。第二个方面是对自杀者的急救服务。可及的急救服务可以挽救死亡意愿非常强烈的自杀者的生命,而缺乏这样的条件可能使本来死亡意愿并不强烈的自杀者,甚至没有死亡意愿的自我伤害者死亡。我国农村自杀手段(剧毒农药、鼠药)的高度可获得性和缺乏基本的精神卫生、急救卫生服务可能是农村居民自杀死亡率较高的重要原因。

二、心理学理论

心理学是从个体水平来解释自杀的,其重点是心理发展过程与自杀的关系。主要理论包括:

(一) 精神分析理论

弗洛伊德在其"居丧与抑郁(Mourning and Melancholia)"(1917)一文中提出,自杀代表着对投射的、矛盾地关注的爱的对象的攻击。他认为,如果没有早期的、被压抑的杀人愿望,自杀就不会出现。在弗洛伊德理论的基础上,Menninger在《人的自我对抗》(Man Against Himself)一书中,提出自杀是一种逆转的谋杀,是病人对别人愤怒的结果,他还描述了一种自我指向的死亡本能(self-directed death instinct,即弗洛伊德的 thanatos)来表达这一概念。在他看来,自杀者可有三种愿望,即杀人的愿望、被杀的愿望和死亡的愿望。

另有些精神分析学家认为,自杀者从小就不善于表达自己对别人的敌意和愤怒,形成强烈的自卑感和依赖个性。这种人理想的自我和现实的自我之间存在着明显的距离,企图通过自杀求得精神上的再生和重新构造自我。显然这类假设带有很大的随意性。

(二) 学习理论

主要在美国形成的功能主义和行为主义学派,

发展了自杀的社会学习模式。社会学习理论认为，虽然社会结构、无意识冲动和神经化学物质确实影响一个人的学习、感觉和行为的表达方式，但行为是有动机的，没有证据表明像自杀这样复杂的行为只是由遗传所决定的，因此不应用学习理论就不可能充分理解自杀行为。确实有一些支持学习理论的证据，例如父母及家庭其他成员，关系密切的朋友有过自杀行为，个体自杀的可能性就大；电影、电视、小说中主人公的自杀行为亦有人模仿。

（三）人本主义心理学的观点

人本主义心理学家认为，良好的生活应该是有意义的，个体能够发挥出自己的潜能。相反，自杀者不能实现自己的潜能，其生活变得没有意义。

三、生物医学理论

与心理学理论一样，生物医学理论主要从生物学、医学的角度对个体的自杀原因进行解释。

（一）精神障碍

精神障碍导致自杀危险性增加的机制非常复杂，目前还不是十分清楚。一些研究表明，精神障碍的症状可以直接导致自杀行为，如罪恶妄想、命令性幻听、无望和无助体验等。但很多研究提示精神障碍导致自杀的途径是间接的，如罹患精神障碍增加了自杀行为的易发生性，减少了对自杀的保护因素，对疾病预后及相关的社会歧视的认识也是精神障碍导致自杀的间接原因。对精神障碍患者发生自杀行为机制的研究，可为针对精神障碍患者的自杀预防策略的制订提供有价值的依据。与所有的自杀事件一样，精神障碍患者的自杀行为也是在一定的社会文化背景下发生的。与精神障碍没有直接联系的因素，如社会对自杀的态度、社会稳定的程度、社会经济发展水平、自杀手段的可获得性、医疗急救系统的救治能力等多方面因素同样与精神障碍患者的自杀行为密切相关。

（二）躯体疾病

导致躯体疾病患者自杀行为发生率增高的原因主要有如下几个方面。

（1）不能忍受疾病导致的慢性疼痛，如晚期恶性肿瘤患者；

（2）疾病治疗过程中出现严重毁形，如头颈部肿瘤患者；

（3）与疾病相关的严重社会歧视和社会压力，如艾滋病患者、性传播性疾病患者；

（4）疾病带来严重的经济压力；

（5）对疾病的恐惧，如艾滋病、恶性肿瘤患者；

（6）病前有心理障碍；

（7）躯体疾病伴发的抑郁、焦虑等负性情绪反应；

（8）疾病带来的社会隔离，如艾滋病患者、麻风病患者；

（9）疾病导致人格改变，如癫痫患者；

（10）缺乏合适的、足够的社会支持。

（三）自杀行为的生物学机制

近年来，自杀行为的生物学机制已经成为一个热点领域，涉及的领域有遗传学（包括分子遗传学）、神经生化、神经生理、内分泌学、神经解剖学等，使用的方法除了常规的流行病病学、分子生物学方法外，还有动物模型研究、死后脑受体位点研究、药物干预效果及其机制研究等，新的脑影像技术如磁共振（MRI）、正电子发射扫描（PET）、单光子计算机断层扫描（SPECT）等也已用于自杀行为的研究。

目前，有关自杀行为生物学机制的研究结果并不一致。限于篇幅，本书不打算详细介绍，仅就有关研究结果做一个概括的阐述，有兴趣的读者可参考相关文献。

（1）几乎所有的研究都表明自杀行为具有家族聚集性。自杀行为者的家族史中，自杀行为和精神疾病的发生率都高于对照组。但是，到目前为止这些研究从设计上看主要是回顾性的，缺乏前瞻性研究的支持，而且索引病例是否具有代表性也是一个很大的问题。至于产生自杀行为家族聚集性的原因，多数学者认为环境因素和遗传因素可能都具有重要的作用。

（2）大多数双生子（包括同卵和异卵双生子）、寄养子研究表明，自杀行为具有一定的遗传性。但对自杀行为的遗传机制目前仍不清楚，部分研究支持自杀行为独立于精神障碍如情感性疾病、精神分裂症、慢性酒精成瘾遗传，多数研究则提出自杀是通过精神障碍、冲动性（impulsivity）、暴力倾向等素质因素增加了自杀的危险性。

（3）基因研究发现了一些与自杀相关的基因改变，比较一致的发现是 5-羟色胺相关基因的多态性和自杀行为、冲动性行为有一定的联系。但到目前为止，还没发现任何一个可能导致自杀行为的特异性基因。

（4）神经生化研究发现自杀者中枢神经系统多巴胺、去甲肾上腺素、5-羟色胺等神经递质及其相关受体、代谢产物有变化。大多数研究倾向于支持中枢神经系统 5-羟色胺代谢下降与自杀行为相关联，但目前还没有找到可靠的、可以有效地预测自杀行为的生物学标志。

在有关自杀行为的生物学研究中，自杀行为和精神障碍的判断标准一直是影响研究结果的一个重要因素。自杀行为和大脑生物学活动的复杂性也决定了至少在短期内人类不可能从生物学角度揭开自杀之谜。

第四节 自杀危险性的临床评估

对相关病人进行自杀危险性的评估是预防自杀的重要环节和组成部分，也是一般精神科临床、精神病学会诊和心理咨询工作中遇到的常见问题之一。国外有不少学者研究了自杀的危险因素，有些学者还提出了一些预测自杀行为的定量化工具，对评估自杀的危险性具有一定的意义，但在实际应用方面还存在很多的问题。自杀毕竟是一个低概率事件，所谓自杀危险因素，只能用于鉴别高危群体，用于预测个体自杀行为则意义不大。临床工作者对自杀危险性的高度重视，对自杀评估和预防有关知识的掌握和认真细致的观察，仍然是发现自杀病人的主要手段。

一、自杀危险性的评估问题

Litman(1974)提出了13项自杀的高危因素，并根据危险性的大小进行了排序（表13-6），后来Adam(1985)又根据流行病学研究结果，按危险因素划分出高危组和低危组（表13-7）。注意这种划分是很粗糙的，由于文化背景的不同，有些因素的划分不一定符合中国的情况。

表 13-6　与自杀危险有关的因素

等级次序	因素
1	年龄≥45 岁
2	酒依赖
3	容易激惹、愤怒、暴力倾向
4	以前有自杀行为
5	男性
6	不愿意接受帮助
7	抑郁发作的时间超过一般情况
8	以前曾因精神障碍住院
9	近期有人际关系损失或社会隔离
10	抑郁
11	丧失躯体健康
12	被解雇或退休
13	单身、丧偶或离婚

表 13-7　自杀危险性的评价

变量	高危特征	低危特征
1. 社会人口学因素		
1）年龄	≥45	<45
2）性别	男性	女性
3）婚姻状况	离婚或丧偶	已婚
4）雇佣状况	失业	在岗
5）人际关系	冲突性的	稳定的
6）家庭关系	混乱或冲突性的	稳定的
2. 健康状况		
1）躯体健康	慢性疾病	良好
	疑病	有健康感
	过度用药	很少用药
2）心理健康	严重抑郁	轻度抑郁
	精神病	神经症
	严重人格障碍	正常人格
	物质滥用	社交性饮酒
	悲观失望	乐观
3. 自杀活动		
1）自杀意念	频繁、强烈、持续时间长	间歇性的、一过性的、不强烈
2）自杀未遂	多次发生	第一次
	有计划	冲动性的
	被救治的可能性低	肯定能得到救治
	死亡意愿强烈	改变是首要的意愿
	内向沟通（自责）	外向沟通（愤怒）
	方法致死性强且容易实现	方法为低致死性的或难以实现

续表

变量	高危特征	低危特征
4. 资源		
1) 个人的	没有什么成就	较有成就
	缺乏洞察力	有洞察力
	情绪控制不良	适当的情绪控制
2) 社会的	人际关系不良	良好的人际关系
	社会隔离	社会整合程度高
	家庭缺乏温暖	家庭成员互相关心

危险因素在预测自杀中的作用相当有限,这是因为存在下列四个方面的问题。

1. 低自杀率问题

在许多国家,自杀是前十位的死亡原因,在某些年龄组的青少年中,自杀甚至是第一位的死亡原因。然而,自杀仍然是一个低概率事件,即使在高危人群中也是如此。例如,自杀未遂者是一个公认的自杀高危人群,但其年自杀率也就1%左右,而要在这一高危人群中进一步预测个体的自杀则非常困难。自然危险因素可以用于鉴别高危人群,但用这些因素来预测个体的自杀的可靠性就要大打折扣。

2. 鉴别危险因素的方法

目前使用的鉴别危险因素的方法主要是流行学方法,即把某人群的个体分为自杀和非自杀两组,对两组的有关因素进行比较,自杀组的特异性因素就被看做是自杀的危险因素。但是,绝大多数研究都忽略了治疗过程,非自杀组中可能有一部分因接受了治疗而未自杀。因此,这种方法得到的自杀危险因素应是除治疗因素以外的自杀危险因素。

3. 短期与长期危险因素

临床医生和临床心理学家最关心的是他们的病人是否会在几小时、几天或几周内自杀,也就是短期内自杀的危险因素。但目前所谓的危险因素一般是通过长时间的随访研究发现的,用这些危险因素评定短期内自杀危险性的意义是有限的。与长期危险因素相关的另一个问题是其可变化性。一般说来,危险因素越是稳定,其预测意义就越大,但自杀的很多危险因素常是随时间的变化而变化的,评估对象常会从低危组进入高危组,或者相反。因此,必须进行动态的评估。

4. 危险因素的特殊性

有些危险因素对所有的人群都是适用的,如自杀的可能性随年龄的增加而增加,自杀者通常会在自杀之前暴露自己的自杀意愿等。但另外一些危险因素则是随人群特征的不同而不同的,如精神障碍患者和自杀未遂者自杀的危险因素是不同的,甚至抑郁症患者和酒瘾患者自杀的危险因素也不是一致的。在西方许多国家,自杀死亡的性别比一般是3∶1(男比女),男性是自杀死亡的一个重要危险因素;但在我国,自杀死亡者的性别比相当接近或女性多于男性,性别不是自杀的一个特别危险因素。因此,用一个"统一"的危险因素表预测所有人群的自杀行为的意义相当有限。

二、自杀的基本线索

在临床工作中,发现病人有下列情况之一时,应考虑到患者在近期内进行自杀的可能性:

(1) 病人在近期内有过自我伤害或自杀未遂的行动,其自杀死亡的可能性比没有类似历史的患者高几十倍到上百倍。暴力程度相对较轻、致死性不强的自我伤害或自杀行为,特别是在多次重复之后,常会以"患者其实并不想自杀"的推断为基础,使患者的亲人、朋友和医务人员错误地丧失对自杀危险性的警惕。确实有些自我伤害或自杀未遂患者死亡的意愿不是很强烈,但如果导致采取这类行动的问题没有得到解决,患者采取进一步自杀行为的可能性就大大增加了。此外,有许多学者指出,不论是自杀死亡还是自杀未遂,患者在行为前在是否要结束自己的生命这一点上,常常是非常矛盾的。死亡愿望比较强烈的患者,可能会因为采用的自杀手段不足以致死,或自杀现场被及时发现等原因而获救。这类患者再次自杀的危险性是相当高的。

(2) 病人向亲属、朋友、医务人员以及其他人或者在日记、作品中透露了对人生的悲观情绪,甚至表露过自杀的意愿。有研究表明,流露死亡的意愿是一个非常重要的自杀危险信号,虽然并非所有表露自杀意愿的人都会自杀,但在自杀死亡者中,约80%在行动前以各种形式表露过自杀意念。

(3) 病人不愿意与别人讨论自杀问题。如果明知病人有自杀意念(如在日记中写了,跟别人提到过等),但拒绝与医务人员讨论这个问题,或者否认这个问题的存在,则意味着他或她不愿意接受帮助,是自杀的一个重要的危险信号。

(4) 有自杀危险性的病人不愿接受医疗照顾,特别是不愿意住院治疗或在急症室留观。这类病人如有自杀意愿,则一般比较强烈。

(5) 病人和别人,特别是和有医学知识的朋友讨论自杀的方法,搜集有关自杀的资料,或者购买、储存有可能用于自杀的药物、有毒化学物质,或者准备可用于自杀的工具如枪支、弹药,或者在江河、大海、水库、池塘、悬崖、高楼等处徘徊,表明患者有了自杀的计划,是短期内出现自杀行为的重要线索。

(6) 有抑郁情绪的患者,不论是各种抑郁症,还是因各种丧失导致的抑郁状况,或是各种精神障碍、躯体疾病导致的抑郁反应,如出现情绪突然"好转",应警惕自杀的可能性。许多研究表明,处于严重抑郁状态的患者,常常在所谓的"平静期"自杀。看上去病人已从自杀危险中解脱出来,亲人、朋友因而放松了警惕,致使自杀的危险性增加。

(7) 精神障碍患者,特别是抑郁症、精神分裂症、酒精、药物依赖患者是公认的自杀高危人群,有严重抑郁情绪、自责、自罪、被害妄想,或者有指令性幻听、强制性思维等症状者,更应警惕在这些精神病理现象的影响下自杀。

三、自杀意念的评估

对于一个最后采取了自杀行动的人来说,自杀的意愿总是随着时间的推进而增强的。尽管对每一个有自杀意念的人都应积极进行自杀预防,但从临床工作中,仍需对自杀意愿的强烈程度进行细致和准确的评估,才能使预防自杀的工作突出重点,提高效率。

(1) 自杀意愿的强度:从强度来看,最轻的自杀意愿仅表现为感到活着没有意思,觉得活着还不如死了好。较强的自杀意愿直接指向自我毁灭,明确地想采取行动结束自己的生命。

(2) 自杀意念的频度:自杀意念可以是一过性的,也可以是间歇出现的或持续性的。一般地说一过性自杀意念者采取自杀行动的危险性不大,间歇性自杀意念者可以出现冲动性自杀,而慢性自杀意念者常常对死亡持一种矛盾的态度,生活事件可能起"扳击点"作用,促发自杀行为。

(3) 自杀计划:自杀计划是在自杀意愿基础上的进一步发展。虽然有自杀计划的患者最后不一定都会实施自杀的行动,但自杀的危险性已经比仅有自杀意愿而无计划的情况大大增加了。应注意如下内容的评估:

1) 计划的周密性:计划周密者自杀死亡的可能性大;

2) 自杀方法的计划:容易实现者自杀死亡可能性大,打算采取暴力手段,如枪击、上吊、跳楼者意愿较强,自杀死亡的危险性也较大。而有些方法所用的工具或材料难于获得,自杀的危险性也较小。

3) 场所的选择:选择不容易被人发现的地点者自杀死亡的危险性大,选择公共场所或其他有可能被别人发现的地点者获救的机会较多,其自杀意愿相对来说就没有那么强烈。

4) 自杀时间的选择:选择在夜深人静的时候自杀者自杀意愿较强烈,获救的机会也比较小,自杀死亡的危险性较高。

(4) 自杀动机:自杀动机是导致患者自杀的心理动力,在一定程度上也反映了自杀意愿的强度。一般说来,以个人内心动机(intrapersonal motivation)如对生活失去兴趣、悲观厌世、企图通过自杀逃避困境或者实现自己人格完整等为主者对生与死的选择没有什么矛盾,死的愿望较为强烈,自杀成功的可能性较大。反之,以人际动机(interpersonal motivation),即企图通过自杀行为去影响、说服、操纵、改变、支配、报复别人者自杀意愿相对不是那么强烈,自杀死亡的危险性相对要低一些。

(5) 未来安排:患者是否对自杀后的事情进行了安排,是否留有遗嘱或遗书,是否开始和亲人、朋友告别等。显然,做好了未来安排的人自杀危险性比较大。

四、对抗自杀的内部资源

对于绝大多数人来说,作出自杀的选择都不是一件容易事,不管他或她的自杀意愿是多么的强烈。评估患者本人抵抗自杀意愿的资料,既有助于对其自杀危险性进行全面的评估,也可以为预防自杀收集重要的资料。

1. 精神状况

对每一个有自杀危险性的病人,不管他或她有没有符合诊断标准的精神障碍，都应常规性地进行全面而详细的精神状况评估，并重点注意精神状况是否影响了患者控制自己行为的能力，是否影响了分析问题和解决问题的能力，是否影响了对自杀行为后果的认知。抑郁症和精神分裂症患者受到幻觉、妄想的支配，对抗自杀意愿的能力明显下降甚至完全丧失，自杀危险性较大。此外，酒精和药物依赖患者也是自杀的高危人群。

2. 价值观念

患者的价值观念既可以成为自杀的原因，也可以成为对抗自杀的重要资源。例如，一个以健康为重要价值指向的患者可能因为不能面对疾病或意外伤害导致的残疾而自杀，一个把名誉和面子作为最高价值的患者可能因为受到侮辱而自杀，一个惜金如命的患者可能因为在别人看来是微不足道的财产损失而自杀，等等。相反，具有坚强信仰和追求目标的患者把自杀看成是一种懦夫行为，他们在信仰的支持下，可以面对各种各样的困难和挫折，自杀的危险性就比较小。当然，历史上也有不少人在自己信仰的支配下自杀。

3. 个性心理特征

一般说来，具有下列心理特征者在应激状况下自杀的可能性比较大：

（1）对全社会、特别是对周围人群抱有深刻的敌意，喜欢从阴暗面看问题；

（2）缺乏决断力（indeciveness），即犹豫不决，没有主见；

（3）从思想上、感情上把自己与社会隔离开来，社会交往少；

（4）认识范围狭窄，采取非此即彼和以偏概全的思维方式，看不到解决问题的多种途径，在挫折和困难面前不能对自己和周围环境作出客观的评价；

（5）行为具有冲动性；

（6）情绪不成熟，神经质。

4. 职业和家庭生活方面

在职业和家庭生活方面不成功的人自杀的可能性较大。

5. 个人经历

丰富的个人经历，以前处理类似心理危机的成功经验，可以降低处于危机中的患者自杀的危险性；相反，生活阅历浅，缺乏应付重大挫折，特别是类似挫折的经验者，在精神应激状况下自杀的危险性较大。亲人、朋友中有过自杀死亡者，可能成为患者学习和模仿的榜样，也会增加自杀的危险性。

五、外 部 环 境

人是社会动物，人的一切行为都与其外部社会环境有着这样或那样的联系，自杀也不例外。对自杀危险性的外部环境评估的主要内容包括：

1. 导致自杀的社会文化压力

在任何一个社会中，社会的价值观念、道德标准、行为规范、风俗习惯等制度（institutions）性的东西，不论是成文的还是不成文的，都会对个体的一些行为进行赞赏和鼓励，对另一行为进行贬损和歧视。同时，不同的文化对同一种行为可以有完全不同的态度，而即使在同一社会中，对不同情境，不同个体的同一种行为也可以出现完全相反的文化制裁（culture sanction）。中国传统文化既有鼓励自杀的一面，也有对抗自杀的一面。举两个极端的例子来说，中国文化对乱伦行为通常施以极大的社会压力，因这种行为而自杀的人不仅得不到公众的同情，而且社会上许多人，甚至父母也认为自杀是当事者唯一可以接受的选择。相反，对于夫妻矛盾造成的配偶自杀，特别是在丈夫因地位提高、另有新欢而造成妻子的自杀，中国社会一般会给以充分的同情，并对丈夫持强烈的谴责态度。因此，对患者所处的社会文化环境进行细致的分析，是评估自杀危险性的一个重要的方面。

2. 个体可获得的情感支持和物质方面的支援

在应激状况下，良好的社会支持是降低患者自杀危险性的重要因素。在对自杀危险进行临床评估时，应注意观察来医院探视的亲人和朋友的数量以及对患者关心的程度，那些社会支持数量少、质量低的患者，人际关系不好者，特别是孤独的老年患者，在应激状况下自杀的危险性相对较高，必须保持高度的警惕性。

总之，只要从上面几个方面对病人进行认真、细致、全面的观察，对自杀危险性进行临床预测是完全可能的。

第五节 自杀的预防与干预

"自杀,一个都太多",这是 2003 年首届"世界预防自杀日"上提出的口号。现已开展的大量自杀相关研究,其最终目的都是指向自杀的预防与干预。但是,自杀研究的数据资料提示,自杀与复杂的生物、心理和社会因素相关,许多因素至今尚未明确或者不能有效地控制。

一、自杀预防与干预工作的基本框架

自杀的影响因素虽然非常复杂,但在一定的程度上,自杀是可以预防并进行干预的。自杀预防与干预(suicide prevention and intervention),对个体而言,意味着通过识别个体的自杀危险因素,采取预防措施(如对有高度自杀危险的个体进行危机干预)及时阻止其自杀行为发生;对群体而言,意味着通过一系列的措施(如普及有关自杀的常识)提高人们的心理健康水平,以减少全人群的自杀率。虽然从理论上来看,预防比干预更为主动和积极,但是,在绝大多数自杀预防与干预的实践中,都难以将预防和干预截然区分开来。

传统的自杀预防与干预策略,是按照三级预防的思路,从一级预防(primary prevention)即提高全人群的心理健康水平,降低自杀发生率;二级预防(secondary prevention)也可称为早期干预(early intervention),即针对自杀的高危群体(如老年人、大学生、精神障碍患者等),通过适当的干预手段降低其发生自杀的风险。三级预防(tertiary prevention)主要是通过针对有高自杀危险的个体(如自杀未遂者)实施自杀的危机干预,如提供支持性的心理治疗,帮助其重新树立生活的信心,避免再次发生自杀行为。

近几年,在自杀以及一些精神障碍的预防干预领域中,越来越多的研究者采用的了美国医学科学院(Institute of Medicine,IOM)所提出的新疾病预防分类,即全面或全民预防(universal prevention)、选择性预防(selective prevention)和针对性预防与干预(indicated prevention)。对比传统的三级预防模式,IOM 的分类有两个突出的特点:其一是明确地将所有个体都包含在内;其二是根据危险水平的不同,针对群体和个人层面组织预防策略和措施。这一新的预防分类已在国际自杀预防研究领域被广泛接受。

二、自杀的全民预防干预策略

全民的预防干预是指对全人群实施广泛的、一般性的预防干预措施,通常以社区为基础,不考虑个体的危险因素而注重预防干预措施对全人群的影响。在此水平上的自杀预防干预目标是通过降低全人群中的自杀危险因素(如通过教育和信息传播等途径降低公众对自杀行为的容许度或对自杀的社会歧视;制定相关政策和法律加强对枪械、药物及自杀高危场所的管理)等措施来实现自杀预防。因此,自杀的全民预防干预策略主要是制订针对无症状个体或普通人群的自杀预防措施,侧重的是自杀预防的远端效果("Distal" prevention efforts),其主要的预防措施包括:

1. 提高人群的心理健康水平

(1)普及心理卫生常识:采用广播、电视、报纸、科普小册子、墙报、公众讲座、网站、微博、短信、微信等形式广泛地向社区人群宣传心理卫生知识。

(2)在中小学校开设针对性较强的心理卫生课,使学生初步了解自己的心理,学会各种生活技能,即分析和解决问题、应付挫折、表达思维和情绪的能力。英美等发达国家已经把生活技能训练(life skill training)列为中小学生的必修课。我们国家近几年也逐步开始在中小学校园内开设了心理咨询室、沿海城市的一些中学还开设了较为系统心理卫生课程。

(3)完善社区心理咨询和心理保健系统:在每一个社区内均应设立相应的机构,配制相应的人员,开展心理咨询和心理保健工作,使有精神障碍的患者得到及时有效的治疗、转诊和康复,使处于心理危机的个体及时得到专业性的支持和帮助。

2. 普及有关自杀和自杀预防的知识

社会中广泛存在一些对自杀的误解,因此应通过各种形式的健康教育,使公众了解关于自杀和自杀预防的正确知识,主要包括以下几个方面。

(1)自杀是可以预防的。只要注意到自杀的危险信号,并做出及时、适当的处理,就有可能预防自杀。

(2)社会上每一个人都要关心自杀预防问题,

不能认为预防自杀是专家的责任。

（3）一个人对生和死的态度通常是矛盾的，不能因为一个人在是否自杀这个问题上犹豫不决，就认为他或她没有自杀的危险性。

（4）向别人表达自杀的意愿，标志着一个人处于内心痛苦之中，是向外界求助的重要信号，不能说明没有自杀危险性。

（5）和想自杀的人讨论其自杀意念，及时对其自杀危险性进行评估，使他或她感到关心、理解、同情和支持，有利于自杀预防。

（6）任何情况下都不应该与别人讨论自杀的方法，特别不要评价哪种自杀方法容易致死，哪种方法痛苦较轻之类的问题，在没有必要的情况下也不应该向病人介绍自杀的例子。

（7）自杀不是愚蠢的行为，不应将自杀意念指责为"愚蠢"的想法；

（8）自杀的原因很复杂，不应简单地归因于精神障碍或生活事件，而是要综合分析。

（9）自杀行为的致命性与死亡意愿的强烈程度不一定相关。有的人死亡愿望非常强烈，但采用的方法不足以致死或者被及时救起；有的人死亡意愿并不强烈，也可能导致死亡，而且这一类人今后自杀的可能性也比一般人群高得多。

（10）心理咨询、心理治疗是自杀预防的重要手段，但对于有精神障碍和严重情绪问题的人来说，药物治疗、精神科专科住院治疗同样是预防自杀的重要手段。

3. 减少自杀的机会

通常，在个体的自杀行为中，从自杀意念出现到实施自杀行为之间，还有一个准备自杀的阶段，这此时，自杀者会思考并选择一定的自杀手段。因此，自杀预防干预领域的专家认为，加强对常见自杀手段的管理可以达到减少自杀的目的，两者间的相关性已得到基本证实。对自杀手段的管理主要包括：

（1）加强武器管理，特别是枪支管理：对个人持枪的严格的法律管理可以有效地减少以枪击为手段的自杀。对处于自杀危机中的持枪者应暂时剥夺其使用枪支的权力。

（2）加强有毒物质的管理：对工业生产必需的有毒化学物质要实施严格的管理制度。对人类有害的高致命性化学杀虫剂、灭鼠剂等不应在市场推广。

加强对镇静药和抗抑郁药品的管理，如实行严格的处方用药制度；对有自杀意念的患者，每次处方的量必须限制在一定的范围内，并由家属保管负责。

（3）加强对危险场所的防护和管理：如对多发自杀行为的大桥、高楼、风景名胜地进行针对性强的管理。

4. 建立预防自杀的专门机构

世界上许多发达国家的经验表明，各种专门的预防自杀机构，如自杀预防中心、危机干预中心、救难中心、生命热线（hot line）等在自杀预防与干预中能发挥极大的作用，特别体现在对求助者所提供的社会心理支持和帮助上。但我国在这一领域仍亟待发展。到目前为止，国内南京、北京、上海、广州等大城市也有类似的机构或组织，但大多面临经费紧张，专业人员缺乏等诸多问题。

5. 培训基层医务工作者、心理咨询工作者以及学校教师

基层的医务工作者以及心理咨询工作者是自杀危机个体最早接触到的专业人员，这些人员的自杀预防思想及干预技能的掌握，对自杀预防工作意义重大。然而，我国的大多数医务人员对自杀行为缺乏必要的了解，甚至对与自杀有关的精神疾病，如抑郁症等也缺乏认识，不能及时识别并开展危机干预和心理治疗服务。我国农村地区的自杀手段以服有机磷农药最为普遍，但许多基层医生缺乏救治有机磷农药中毒的必要技术培训。

我国心理咨询专业发展较晚，专业队伍结构不合理，许多实际上从事心理咨询工作的人员同样缺乏对自杀的必要知识，尤其是非医学专业出身的心理咨询者对与自杀有关的精神障碍缺乏必要的认识。

此外，我国的学校教师中很少有人参加过关于预防学生自杀的相关培训。但欧美国家很重视校园内的自杀预防，其中重点就是对教师的培训。在美国开展过一项较大规模的"守门人（gatekeeper）培训计划"，即通过对中学教职员工的自杀预防能力培训达到预防青少年自杀的目的。这种培训项目的效果虽然还有待进一步的评估，但可为我国的青少年自杀预防工作提供参考和借鉴。

6. 指导媒体对自杀个案的报道

有学者对 1947～1968 年美国自杀事件进行观察

统计,发现每次轰动性自杀新闻报道后的两个月内,自杀的平均人数比平时多了 58 个,并由此得到了自杀行为有"维特效应"的证据。而这一现象在世界各地都有类似表现。所谓"维特效应"指的是两百年前德国大文豪歌德发表了一部名为《少年维特的烦恼》的小说,讲述的是一个青年失恋而自杀的故事。小说发表后,造成极大的轰动,不但使歌德名声大噪,而且在整个欧洲引发了模仿维特自杀的风潮。因此,指导新闻媒体对自杀个案的报道,规范自杀报道的形式和内容,是从全人群的水平上进行自杀预防的必要措施。关于如何正确地报道自杀事件,可参阅世界卫生组织编写的《自杀事件媒体报道指南》。

三、选择性的自杀预防干预策略

选择性的自杀预防干预策略是为那些具有特定自杀危险因素的亚群体(subgroup),如精神障碍患者、物质滥用者、家庭虐待的受害者以及农村妇女等提供自杀预防相关的教育培训以及干预服务。和全面预防干预一样,选择性预防干预是针对亚群体中所有的个体,而不考虑目标群体中个体危险程度的高低。

选择性预防干预的对象是根据自杀流行病学研究结果确定的有较高自杀风险的特殊人群。但显然,同一亚群体的个体,有些可能处于自杀的高危状态,另一些个体则只有较低的危险甚至无危险。例如,中国农村老年人群一直都是我国自杀预防领域确定的高危人群,但在这一群体中,那些患有精神障碍或其他严重躯体疾病者、独居者以及子女常年外出者,与不具有这些特征的农村老人相比,其自杀危险程度显然要高很多。所以,对于选择性自杀预防干预项目而言,强调的是亚群体及其所处环境的危险性,对具体每个群体成员则不予以特别的强调。

选择性预防干预一般会以学校或社区等机构为单位开展。一些选择性预防干预项目也包括教育和生活技能训练等内容。例如湘雅团队在湖南省的农村社区,通过举办老年人心理健康教育培训、建立农村老年的社区组织,推动老年人之间的互动等方式开展老年人自杀预防干预活动。

四、针对性预防干预策略

自杀的针对性预防干预是对已明显具有自杀危险因素的个体(如有明显抑郁症状的个体、长端慢性疼痛和功能受限的老人、自杀未遂者等)开展相应的治疗及危机干预服务。针对性预防干预的工作重点在于改变个体水平的危险因素,未治疗的抑郁症、已发生过的自伤或自杀行为,或者自尊心低、社会联系少等,但对环境危险因素则不是那么强调。因此,针对性的预防干预策略强调的是近端的预防效果("proximal" prevention efforts)。

最典型的自杀针对性预防干预就是个体的心理危机干预。当个体认识到某一事件或者境遇超过了自己的资源和应付能力,即构成危机(crisis)。自杀者往往都处于严重心理危机之中,而对个体的自杀心理危机干预的目的,就是"阻断危机的发生或发生过程中的自杀企图"。这一工作通常需要专业的危机干预工作者才能实施。

在自杀预防干预的实践中,指向群体水平的选择性预防干预和指向个体水平的针对性预防干预策略,往往是相互结合开展的。下面将以农村老年人、精神障碍患者和大中学生为例,介绍特殊人群的选择性自杀预防干预以及针对性预防干预的基本策略。

(一)农村老年人的自杀预防

农村老年人的自杀将成为一个越来越重要的公共卫生问题。来自国内的自杀流行病学数据显示,在所有年龄组中,老年人的自杀率最高;一些局部地区的现场调查发现,农村老年人自杀率接近城市老年人自杀率的 4 倍。老年人自杀研究的学者提出,农村人口结构的快速老年化以及农村地区普遍面临的快速的社会文化变迁(如以家庭为单位的经济活动已逐渐减少、农村基层组织的影响和作用的弱化、农村独居老年人的比例越来越大以及农村地区文化观念的变化等),有可能导致农村老年人自杀率的增高。

开展以农村老年人为对象的选择性预防干预及针对性预防干预,可能的途径包括:①家庭养老与社会养老相结合,鼓励老年人改变养老观念;②建立农村老年的社区组织,推动老年人之间的互动;③鼓励老年人参与社区活动,增强老年人的参与意识;④教育年轻一代理解和关爱老年人,促进代际沟通;⑤推动针对老年人的志愿服务和社会服务,促进老年照顾的社会化;⑥完善老年医疗保障体系,建立老年人健康管理系统,满足老年人的基本医疗需要;⑦采取措施以及时发现和处理老年人的精神障碍,特别是抑郁障碍;⑧控制农药等剧毒物质的可及性;⑨开展针对性的个体心理危机干预服务;⑩开展针对老年人的生活技能训练,增强老年人应对应激的能力。

(二)精神障碍患者的自杀预防

精神障碍(特别是抑郁症、精神分裂症恢复期、酒瘾、药瘾)患者是自杀的高危人群之一,是自杀预防的重点。有证据表明,在英格兰和威尔士,随着八十年代抗精神病处方用药的增加,因服毒自杀而住院的人数已成比例地下降。相对来说,对精神障碍患者的自杀预防可操作性较强。

对每一个精神障碍患者,不管是门诊病人还是住院病人,都应该进行系统的自杀危险性评估。对于有严重自杀意念者,特别是严重的抑郁症患者,应劝其住院治疗,必须时可在国家政策、法律支持下强制住院。由于社会对精神障碍患者存在较强的歧视,目前仍有许多精神障碍患者的家属、亲人讳疾忌医,尽管病人有严重的自杀意念,甚至数次的自杀未遂,仍不肯将病人送到精神病院进行治疗,造成许多惨痛的教训。因此,医务人员应将病人的情况,特别是自杀危险性与患者家属进行沟通。

对抑郁情绪不是非常严重且有一定自杀冲动的病人,可在家属的配合下进行院外治疗。但要注意控制每次抗抑郁剂的处方量,由病人家属而不是病人管理药品,安排随访进行继续治疗,包括心理治疗。

对住院精神病人及社区精神病人开展自杀预防的时还应注意以下方面。

(1)住院精神病人:除常规治疗外,住院病人的自杀预防应注意如下几个方面:①病房安全措施:包括清除可能用于自杀的工具,建立及时发现自伤和自杀病人的机制,严格有关管理制度等;②对每一个住院病人进行连续的自杀危险性评估;③与病人讨论自杀问题;④严格的住院探视、假出院管理制度。国内有报道住院精神病人的自杀行为主要发生在假出院期间;⑤取得家属、亲人和朋友的重视和支持;⑥出院时对今后的自杀预防作出计划,安排早期随访。

(2)社区精神病人:在国外,由于社区精神病人的自杀率较高,且有增加的趋势,所以有学者提出应将精神病人自杀预防的重点放在社区。预防的原则包括:①系统评估自杀的危险性并记入档案中;②组织适当的社会支持体系;③定期监测病人的自杀危险性;④选择毒性较小的治疗药物,限制每次的处方量,药物不能由病人保管;⑤为病人及其家属安排24小时支持体系。

(三)大中学生的自杀预防

大中学生是一个特殊的群体。在心理方面,他们正处于从不成熟向成熟发展的过程中,学习和就业压力大;当前我国部分大学生还存在突出的经济压力,因此近年来大学生的自杀问题有增加的趋势,且其自杀现象社会影响较大,因此已引起了社会各界的重视。对于大中学生的自杀预防措施包括:①改革教育和管理体制,合理安排学习负担,尽量缓解学生经济压力;②培养学生积极向上的人生观和价值观;③开展心理健康教育,提高学生心理健康素质,包括发现问题、分析问题和解决问题的能力;④从入校开始即建立心理健康档案,并进行定期复查;⑤建立心理咨询机构,由经过专业培训的工作人员向学生提供咨询,有条件的学校应建立危机干预热线;⑥建立合适的专业咨询和转诊机制;⑦培训学生管理干部和学生干部,建立自杀行为的监测体系;⑧与家庭、社会合作开展自杀预防工作。

第六节　自杀病人的门诊治疗

这里所谓的门诊自杀病人,除以自杀意念或自杀未遂为主诉而求治于心理咨询门诊、危机干预中心、精神科门诊、急症室及其他临床科室门诊的患者外,还包括那些以别的症状为主诉,而在随后的临床检查或治疗过程中发现自杀行为的病人。他们有的只与治疗者接触一次,也有的接受多次治疗。不管接受治疗时间的长短,治疗者的态度、对自杀问题的理解和正确的治疗策略都对治疗的成败起着关键性的作用。

一、开始期的治疗

本期的目标是稳定危机和为今后的系统治疗打下基础。具体的目的和策略参见表13-8。

表 13-8 开始期治疗的目的和策略

目的	策略
1. 减少病人对自杀意念的害怕	A. 将自杀意念"正常化"
	B. 使病人相信,在当前情况下,自杀意念是可以理解的
	C. 冷静地、开放地与病人讨论自杀意念和自杀行为
2. 减少病人的孤独感	A. 确认病人的痛苦体验
	B. 与病人形成合作的关系
	C. 确认问题是可以解决的,有负性情绪是正常的,负性情绪是可以忍受的
	D. 寻找有效的社会支持
3. 导出病人解决问题的方式	A. 把自杀行为放到解决问题的构架中
	B. 分离任何积极的解决问题的方式并表示赞许
	C. 和病人探讨自杀作为一种解决问题的方式
	D. 形成短期的(3~5天)的积极行动计划
4. 提供情绪和解决问题方面的支持,直到下一次会面	A. 给病人"危机卡"
	B. 支持电话
	C. 需要的话开始药物治疗

(一) 评估

在第一次接触时,治疗者通常希望对病人的基本情况作出一个初步的评估。记录病人的情况是非常重要的,但第一次接触通常不可能了解病人的全面情况或者对自杀行为作出可靠的预测。第一次接触病人的意义不仅仅在于预防自杀,而且还在于双方能够建立合作关系。在治疗者对病人作出评估的同时,病人也会对治疗者作出判断,以决定看他或她是否胜任治疗者。病人对治疗者的负性情绪,如焦虑、厌烦常非常敏感。一个神经质的、容易紧张的治疗者会导致病人的紧张,治疗者的镇静和自信至少和治疗技术一样重要。

(二) 理解和承认病人的痛苦

开始期的病人常常有满脑子的负性情绪,且解决问题的选择非常有限。治疗者必须帮助病人理解自己的痛苦,并能够更好地忍受痛苦。要做到这一点,最好的办法是使病人说出自己的痛苦和造成痛苦的情况。病人通常会预期到一些事件,这会进一步增加情绪痛苦。治疗者可以反复地向病人表示同情和理解,却不必对病人的认知表示赞成。例如,治疗者可以说"你刚才谈到的问题确实是很困难的,几乎所有处于你这种情况的人都会感到抑郁和愤怒"。

如果治疗者急于帮助病人解决问题,就很容易忽略病人的痛苦,包括不能让病人说出自己的痛苦和向病人表示理解、同情。这常常是第一次治疗失败的原因。如果不能做到这一点,病人就会在以后的治疗活动中不断地提出自己的痛苦。更糟糕的情况时,病人可能会因为不能表达自己的痛苦,或因为他们的痛苦被忽视而加大自杀的危险性。几乎可以肯定,治疗者指出病人的痛苦与其实际境遇不相称,或者要求病人全面考虑(例如,告诉病人生活根本没有他考虑的那么糟糕),将不会导致良好的治疗效果。

(三) 建立解决问题的框架

目的是清楚地将解决问题的失败与自杀行为联系起来。不要试图判断病人是否真的想解决问题,承认病人以前解决问题的方式有某些成功之处,在解决问题的大框架下,让病人认识到自己试图将自杀作为一种解决问题方式。可参考下面的案例。

治疗者:我能够给你提供一些什么帮助呢?

病人:我最近的生活真是糟透了。先是因为单位效益差而下岗了,然后谈了两年的女友又提出分手。如果她真的和我分手的话,我不知道怎么办,我忍受不了。

治疗者:能够更具体地和我谈谈你所担心的问题吗?

病人:唉,我感到非常烦躁,担心将来会怎么样。事业、爱情都没有了。我觉得一切都完了。我到你这儿来,是因为最近我总是想要做一个了结。我担心自己控制不了自己。

治疗者:我能理解这种情况对你来说确实是非常困难的,而且你因此而感到非常的痛苦。你是想通过自杀来解决这些问题吗?

病人:俗话说,"一了百了",与其生活在痛苦中,不如……

治疗者:你曾经试过用别的办法来解决这些问题吗?

病人:没有用的。我跟女友谈过了,她知道我多么需要她,但她总是躲着不肯和我见面。我也到处找工作,但所有的回答都是"没有空缺"或"不适合于你"之类。

治疗者:因此你觉得没有希望,害怕孤独和没有经济来源。

病人:是的,就是这样的。我不能长期这样生活下去。

治疗者:那就是说,如果不能解决这些问题,你宁可自杀也不愿意再面对这些问题。

病人:正是这样。

注意在上面的例子中,治疗者并没有把自杀意念当做问题,而是强调自杀意念是解决问题的一种方式。

第一次治疗以约定下一次治疗或安排病人接触另一治疗者结束。可以与病人商量治疗后能够作一些什么事情,注意不能有过多、过高的要求,重要的是让病人有哪怕一点点的成就感,如希望病人对其日常活动作一点点改变,或者采取一些积极的行动,约定下一次见面的时间,等等。和病人一起总结这次谈话的要点,特别是病人认为重要的那些。最后,可给病人一张危机卡,上面用积极的语调写一些自律的句子,并提供危机支持的电话号码,以便病人在高度紧张或危机状况下控制自己的行为和情绪,并及时得到支持(危机卡的例子参见表13-9)。

表 13-9 典型的危机卡

1. 亲人、朋友和治疗者都非常支持你
2. 不应该喝酒,如果喝酒的话要立即停下来
3. 对自己说 10 遍:"我是一个坚强的人,不管发生什么事我都不会自杀"
4. 立即将自己的困难和痛苦告诉关系最密切的亲人或朋友
5. 把自己的想法写出来,以便与治疗者讨论
6. 危机干预的电话号码是:××××,危机干预人员会随时提供帮助

二、早期的治疗

早期治疗的主要目标包括:
(1)建立和强化解决问题的构架;
(2)发展处理痛苦的能力;
(3)开始解决现实中的问题。
早期治疗的具体目的和策略摘要见表 13-10。

表 13-10 继续治疗的目的与策略

目的	策略
1. 消除对自杀行为的歧视	A. 帮助病人以旁观者的身份,客观地分析面临的问题
	B. 安排自我督导任务
	C. 使病人理解境遇特殊性
2. 使用解决问题的构架	A. 使用解决问题的构架
	B. 反复确认痛苦与自杀行为的关系
	C. 将自杀行为从中心位置"移走"
	D. 冷静地、直接地讨论过去、现在和将来可能发生的自杀行为
3. 强调再发生自杀行为的可能性	A. 和病人商定非正式接触的协议
	B. 再次确认危机卡是否起作用
	C. 形成危机处理计划
4. 导出病人解决问题的行为	A. 教给个人解决问题的技巧
	B. 使病人对短期与长期结果的理解
	C. 分离出病人解决问题的积极行为并表示赞许
	D. 教给处理人际关系的技巧
	E. 建立小的、积极的解决问题计划
5. 增强病人对痛苦的忍耐能力	A. 把自杀看做是逃避痛苦的行为
	B. 使病人认识有某种情绪与排除某种情绪的区别
	C. 慢慢地灌输对消极认知和情感的情境方法
	D. 使病人学会容忍消极情绪的存在
6. 发展处理人际关系和解决问题的技巧	A. 人际关系技巧
	B. 解决问题的技巧
7. 发展中期的生活取向	A. 使用"你希望你的生活是什么样子"的练习
	B. 承诺与负性情绪和认知共同生存
	C. 强调努力的过程而不是努力的结果
	D. 制定中期目标和具体、积极的开始步骤
8. 以适当的随访支持结束治疗	A. 发展复发预防计划
	B. 同意逐渐脱离治疗的计划
	C. 同意延长会面间隔时间作为试验
	D. 建立定期的支持者活动

(一)主要治疗技术

从治疗开始到结束,消除对自杀行为的歧视都是

一项重要的任务。病人常常认为自杀意念是不正常的和不能接受的。治疗者应该记录导致病人产生自杀意念的日常生活事件,并把这些事件整合到解决问题的模式中去。即帮助病人认识到,生活事件从所处的情境开始,造成挫折和阻碍的感觉,最后形成自杀意念,帮助病人将注意力从自杀行为本身转向解决问题的行为,包括起作用的和不起作用的,试过的还是没有试过的解决问题的方式。结果,病人将逐渐能够懂得,自杀是一个无效的解决问题的方式。

特殊的情境下可有产生特别的、独特的认知、情感和行为反应。帮助病人学会境遇特殊性(situational specificity)的概念,是认知行为治疗的重要组成部分。根据这一概念,自杀意念的强烈程度总是随境遇的变化而变化,不会稳定在一个水平上。情境事件对旁观者而言也许是微不足道的,但对病人来说则具有重要的意义,成为决定其心理活动的重要因素,就像抑郁症患者看到烧煳的饭就想起失败的人生一样。

自我督导(self-monitoring)是在治疗过程与现实生活之间建立联系的重要途径,主要内容是要求病人记录自己的思想、感觉和行为。要求病人通过对日常生活事件的记录,了解自杀意念是因情境的不同而不断变化的,从而识别那些导致烦恼、降低对痛苦的忍耐力的事件。表 13-11 是一个记录自杀意念加重的典型表格。

本期的另一个目的是帮助病人分析哪些应付方式能有效地解决问题,而另一些则不会。治疗者可以帮助病人看到各种应付方式的短期和长期结果,有利和不利的一面,引导病人自己作出正确的选择。要求病人将好的感觉、有效的解决问题方式记录下来以鼓励病人进行积极的认知,强化有效解决问题的方式,增强病人的信心,改善病人的情绪。

在认知行为治疗模式中,学会客观地看问题是一个基本的要求。俗话说,“不识庐山真面目,只缘身在此山中”。要求病人以旁观者的身份科学地观察自己的行为和问题,这种方法可以帮助病人将问题可观化,为评价收集客观资料并据此调整应付策略。应强调起实际作用的应付策略而不是应该采用哪些策略。如果出现了新的应付方式,应将其视为试验性的,向病人指出,这种方法可能会或可能不会起作用。不要强调应付方式是成功的还是失败的,任何解决问题的方法都可能需要修改,甚至对出现的自杀行为也应进行类似的分析。

表 13-11　自杀行为日记

日期	境遇	消极想法	消极感觉 (评 1~100 分)	自杀意念(按强度和 持续时间评分)	解决问题的其他 方式(1~100 分)
5.4	接到女友要求分手的信	她将要离开我,我不能接受她原来的山盟海誓都是假的,我很愚蠢地相信了她我将很孤独	害怕(20) 愤怒(30) 后悔(30) 孤独(70)	我无法忍受(60) 我感到越来越糟(70) 至少亲人不会看到我现在这个样子(40) 没有理由再等待(80)	散步 45 分钟(30) 向可靠的朋友倾诉(60) 与亲人联系但失败了(0) 可能也有有利的一面(50)

(二) 可能出现的问题

早期治疗中可能存在一些重要的、影响治疗进程的问题,主要有两个方面。

(1) 强调将自杀行为是否出现作为治疗的焦点,特别是当自杀意念比较强烈时,更可能会这样做,其结果是缩小了治疗的范围。治疗者应在预防自杀行为的出现和范围更广泛的干预之间实现平衡。

(2) 治疗的速度比病人的实际情况快。注意病人可能试图取悦别人,特别是治疗者,使其错误地低估病人问题的严重性。使病人懂得,治疗者看重的不是变化的速度,而是要让病人理解变化是怎样发生的,并发展变化的能力。

(三) 疗程安排

开始期的疗程安排没有固定的模式,必须根据病人的情况而定。一般而言,在开始阶段应以一周一次为宜,对于自杀意念较强的病人可以在此之外安排电话支持或在两次治疗之间加上一次,两次治疗之间可以布置家庭作业。对于自杀意念不是那么强烈的病人则尽量不安排例外的治疗。待自杀危机稳定后,可改为两周一次。疗程的长短也不一致,有的只需要 1~2 次,有的则需要数月。判断的标准包括：

（1）看病人能否接受和自动应用解决问题的选择；

（2）看病人是否相信治疗者已经理解了他的痛苦；

（3）看病人能否在现实生活中使用解决问题的策略。

三、中 期 治 疗

自杀病人的问题是，一方面因为其思维和认知方式的问题，总是倾向于从阴暗面看问题，不能全面地、客观地分析日常生活事件，并把事件与整个生活联系起来，把过去和现在的问题与将来联系起来，从而产生抑郁、无望、愤怒、悲伤情绪和自杀意念。另一方面，他们又不能忍受这些消极情绪和认知的存在，总是试图消除这些不良的认知和情绪。中期治疗的主要目标即是帮助病人提高对生活事件及与其带来的负性情绪的耐受能力。

（一）主要的治疗技术

本期的治疗有两种模式可供选择。第一种模式是认知治疗，从改变病人扭曲的认知，形成正确的认知。有兴趣的读者可参考有关认知治疗的专著。另一种模式是帮助病人提高接受和忍受痛苦的能力。关键的技术有如下两个方面。

1. 重构

重构（re-contextualization）指的是帮助病人理顺思维、情感和行为之间的关系，以使其在处理问题时有更多的选择。在急性和慢性自杀危机中，思维和情感通常处于消极状态。病人的消极认知可以看做是消极情感的原因。有些人能够承认其生活有所限制，他们能够和慢性痛苦一起生存，接受挑战，继续生活下去。另一些人则把慢性痛苦当做不能继续生活下去的原因，至少直到这种慢性痛苦排除了为止。这些人总是希望有一种解决的方法，因而忽视生活的其他方面，徒劳地寻找和等待去除痛苦的方法。对于这些人来说，痛苦是逃避工作、家庭生活和亲密关系的理由。痛苦不能被接受，成为生活的主调，最后对生活越来越不满意。病人不能做应做的事，不能适应环境，强调消极思想和情感

是造成这种情况的原因。治疗的目的不是去除消极情感和思想，而是帮助病人学会在心理上为这些消极情感和思想留下空间，集中精力去做必须做的事情。告诉病人消极情感和思想不应阻碍适应行为的形成，两者可以共存。

2. 保持与消极认知和情感的距离

要求病人以旁观者而不是参与者的身份对待自己的消极思想和情感。要求病人在一天结束时作一种特殊的日记，分为三栏。第一栏列举一天中发生的主要事件。第二栏按表13-13的格式，以旁观者身份对事件体验进行评分，引起消极情绪的记负分，引起积极情绪的记正分。第三栏记录自己的实际体验，计分方法与第二栏相同。练习一段时间后，第二栏的计分会逐渐增加，同时第三栏的计分会逐渐减少，从而达到校正认知，改善情绪的目的。此方法的例子见表13-12。

表 13-12　校正认知和改善情绪联系的例子　　日期：

事件	旁观者评分	实际体验评分
接到法院寄来的离婚起诉书	-5（婚姻即将发生变故）	-10（全完了）
一位要好的朋友来电话表示安慰	+8（有朋友支持）	0（于事无补）
工作中出现一个小的差错	-2（处于应激中，差错是难免的）	-8（这样下去连工作也会丢掉）
总分	+1	-18

3. 解决问题的技巧

向病人讲解解决问题的五个步骤（表13-13），让病人懂得每一步都是重要的，不可或缺的。可以介绍病人参加有关的专门训练课程，再在治疗过程中介绍如何应用。要求病人在实际生活中按这五个步骤进行，并记录解决问题的过程和效果，以便进行交叉检验。

表 13-13　解决问题的五个步骤

序号	步骤
1	问题的认识
2	发现解决问题的各种方法
3	评估各种解决方法的可行性
4	选择合适的方法并作出计划
5	实施和评价

4. 建立良好的人际关系

（1）解决冲突的技巧：核心是发现冲突双方的共同点，学会谈判技术。自杀病人受非此即彼的思维方式的影响，在面对人际关系冲突中，错误地认为"不是鱼死，就是网破"，不能或不愿意寻找"求同存异"的处理方法。

（2）社交技巧培训：包括语言表达、非语言表达等等。

（3）坚持原则：学会拒绝别人的无力要求，保留自己的正确意见。

（二）本期常见问题

（1）随着自杀危机的消失，治疗似乎失去了重点和目标。结果病人会觉得治疗者对自己的关心减少了，在治疗过程中出现注意力不集中的现象等。

（2）认为危机过去了，不会再发生自杀行为了，放松对可能出现的自杀行为的警惕。实际上病人的危机确实是暂时消失了，但病人还不能面对新的挑战。

（3）不良的反移情：随着病人情况改善而出现，病人的危机已经过去，而治疗仍没有结束，治疗者觉得任务完成了，担子轻了。行为上表现为不再注意病人生活中出现的老问题和新问题，结果造成自杀行为的反弹。

（三）疗程问题

本期从急性危机过去开始，根据病人情况的不同，疗程长度变化很大，一般需要1~2个月，长的需要半年左右。治疗安排以2~3周一次为宜，需要与病人协商治疗的计划，作出有规律的安排。应注意在治疗间期与治疗之间紧密联系，如布置家庭作业等。

四、结束期的治疗

结束期的主要任务是提出终止治疗的计划，根据病人的长期需要，培养病人预防自杀的能力。进入该期时，病人已经能够用其他解决问题的方法取代自杀行为，但自杀意念不一定完全消失。病人知道自杀意念的存在，代表着不能接受问题和痛苦，不能有效地解决问题，因此需要发展新的应付和解决问题的策略。

（一）主要治疗技术

1. 消除病人的依赖

在治疗结束阶段，病人会觉得虽然危机已经过去，但觉得会产生对将来发展的严重担心，他们会觉得对治疗者的需要是长期的。这种依赖性必须在结束阶段得到解决。对病人多加赞赏和鼓励是非常重要的。可以让病人回顾治疗的历程，强调病人自身的能力所起的作用，总结通过治疗病人所产生的积极改变。使病人内化自我赞赏的能力。同时，也必须让病人理解，自杀意念还可能再次出现，重要的地做好预防的计划。

2. 确定未来生活的目标

治疗的结束不能仅仅以危机的过去和症状的消失为标志，要帮助病人认识前途是光明的，并适当确定今后的生活目标并作出计划。要使病人认识到，生活的意义存在于日常生活之中，存在于向目标追求的过程中，而不仅仅是具体目标的实现与否。对于悲观的病人，要激起他们对自我实现的追求，而对期望过高的病人，则要帮助他们降低期望。要使病人认识到，有所不为才能有所为。在确定目标时，要帮助病人懂得远期目标与近期目标之间的关系，不能因为短暂的挫折而影响长期目标的追求。

3. 自发的自杀预防

前面已经多次强调，危机的过去和症状的消失不等于今后不再出现自杀意念。关键是当出现自杀意念时，病人能够自我认识存在的问题，并采取适当的预防措施。可以让病人自己制订出现自杀意念时所必须采取的措施，治疗者与之协商并作出必要的修改，并指出广泛的支持资源，包括如何利用社会支持和专业服务。

（二）本期可能出现的问题

第一个重要的问题是，病人在庆幸在治疗者的帮助下度过了危机的同时，在治疗结束时觉得被抛弃了。第二个重要的问题是，病人把自己的改善完全归结于治疗者的努力，甚至治疗者也存有希望病人感恩戴德的心理,或者期望病人的赞赏来支持治疗者的成就感。这些问题的直接结果是强化病人对治疗者的依赖,使病人不能建设性地完成今后的生活道路。治疗者应该反复强调病人自己在战胜危机过程中的作用,以及已经发生的改变和光明的前景。

(三)疗程问题

结束期的疗程长短变化更大,根本没有什么固定的模式。对治疗的频度则强烈推荐使用逐渐延长治疗间隔的方法。开始时可能 1 个月一次,逐渐过渡到 2 个月、3 个月、半年一次。在本次治疗时确定下次治疗的时间,在约定的下次治疗到来时鼓励将治疗推后。可以约定一年以后再见面时,即可认为治疗已经结束。

自杀病人的治疗是一个系统工程,上面只是概要地介绍了一种治疗的模式,其核心包括了支持性心理治疗、认知行为治疗和生活技能训练。在实践中,还可根据病人情况的不同,使用其他心理治疗的手段,如家庭治疗、系统脱敏治疗等。

第七节　自杀研究领域有待解决的问题

一个多世纪以来,自杀研究领域已经取得了很大的成就,但人类揭开自杀之谜的道路仍然是漫长的。作为本章的结束,这里抛砖引玉,提出自杀研究领域亟待解决的一些理论和实践问题。

一、自杀行为的分类与判断标准的统一

作为科学研究的对象,如果没有一个对自杀、自杀行为等概念的操作性定义、分类和判断标准,研究人员就只能各说各话,缺乏交流的平台,研究结果就不可能进行比较和重复。这一点对于自杀的流行病学研究、心理学和生物学机制的研究尤为重要。

二、安乐死的哲学和伦理学问题

尽管安乐死(euthanasia)在最近一、二十年才成为研究的热点,但估计相关的实践则有了几千年的历史。在我国,民间的安乐死实践不仅广泛存在,而且在家庭成员、医务人员、法律工作者、社会舆论之间存在一定程度的、心照不宣式的默契。从本质上看,安乐死是一种不折不扣的自杀行为。作为个体的人,是否拥有选择安乐死的权力? 在什么情况下具有这种权力? 社会和文化如何规范安乐死以免它被利用作为谋杀的借口? 对于想自杀和实施自杀的人,其他人是否拥有强制性地进行干预的权力? 对这些问题,目前还没有清楚的答案。

三、自杀行为产生的机制

尽管已有很多研究探索自杀行为产生的机制,但目前的解释大多还处在假设阶段。绝大多数学者相信宏观的社会文化因素和微观的(个体的)心理和生物学因素都间接和直接地影响自杀行为的产生。然而存在的重要问题是这些因素之间存在什么样的相互作用? 宏观社会文化因素通过什么途径导致个体的自杀? 在复杂的个体心理和生物学机制中,哪些是决定性的? 相互之间的因果关系如何?

四、自杀危险性的预测

如果能够较准确地预测发生自杀行为的危险性,则能够提高自杀预防工作的针对性,取得更好的效率和成就。因此,近年来很多学者孜孜不倦地进行着这方面的努力。但是,到目前为止,筛选出的自杀危险因素,不仅缺乏特异性,而且缺乏敏感性,在实际工作中的作用和意义相当有限。今后的研究应将重点放在预测高危人群(如某种精神障碍患者)的自杀危险性,致力于发展针对各种高危人群的特异性自杀预测工具。

五、亟待建立自杀预防的模式

据估计我国每年至少有 20 万人死于自杀,以自杀死亡数的 10 倍推算,每年至少有 200 万人自杀未遂。如果再以每个自杀事件影响 10 个人(包括亲人、朋友、关系密切的同学、同事等)推算,则每年受自杀影响的人数数以千万计。尤其在广大的农村地区,由于自杀率较高,预防和治疗自杀的资源贫乏,因此自杀对健康和社会的影响更大。近年来我国人群自杀率的下降,与近年来我国各种自杀预防措施(如增加自杀和自杀预防知识的知晓度、管

理和控制有毒化学物质的使用、提高基层医疗急救水平、加强精神卫生系统的建设等)有一定的联系,但可能更多的是社会经济的发展和社会结构改变的结果。我们预测,在今后一段时间,某些人群,如青少年、老年人的自杀率有可能持续升高。因此,我国当前自杀预防的主要任务之一,是发展针对性强、可推广的自杀预防模式。

六、自杀预防工作的效果评估

目前,发达国家一般都投入大量的人力和物力开展自杀预防工作,如在美国,几乎每个城市都有自杀预防机构。世界卫生组织等国际组织也正在推动一些跨地区、跨国家的自杀预防项目。自杀行为作为低概率事件,涉及的范围很广,影响的因素很多,如何评估自杀预防项目的效果到目前为止仍然是一个世界性的难题,有待进一步的研究解决。

(肖水源　徐慧兰　罗　丹)

主要参考文献

翟书涛. 1997. 危机干预与自杀预防. 北京:人民卫生出版社.

Aris RW. Berman Al. Silverman MM. 2000. Comprehensive Textbook of Suicidology. New York:The Guilford Press.

Chiles JA. Strosahl KD. 1995. The Suicidal Patients:Principles of Assessment, Treatment, and Case Management. Washington, DC:American Psychiatric Press.

Durkheim E. 1951. Suicide. New York:Free Press.

Hendin H. 2008. Suicide and Suicide Prevention in Asia. Geneva:World Health Organization.

James RK, Gilliland BE. 2013. Crisis Intervention Strategies. 7th ed. Belmont:Brooks/Cole.

Shea SC. 2002. The Practical Art of Suicide Assessment. Hoboken:John Wiley & Sons.

Sudak HS. 2009. Suicide. In Sadock BJ, Sadock VA, Ruiz P, eds. Kaplan & Sadock's Comprehensive Textbook of Psychiatry, 9th ed. Philadelphia:Lippincott Williams & Wilkins.

Wasserman D, Wasserman C. 2008. Oxford Textbook on Suicidology and Suicide prevention on the Five Continents. London:Oxford University Press.

第十四章 心境障碍

导语 按照 21 世纪初我国 4 省区流行病学调查,我国心境障碍患病率超过 6%,罹患人群在 8000 万之上。心境障碍带来沉重的社会负担,但诊断率、治疗率远远落后于预期。本章较为系统地阐述了心境障碍(抑郁障碍和双相障碍)的临床表现、疾病特征、诊断分类与治疗策略,也概要性地介绍了其可能的发病机制与演变过程。冀希望读者通过学习能对心境障碍的疾病特点有更为全面的认识。本章中未介绍 2013 年发布的 DSM-5 诊断系统,也只是选择性地简单介绍了治疗心境障碍的相关措施与药物,相关知识有待读者们"与时俱进"、不断充实。

第一节 概 述

心境障碍(mood disorders)或称情感性精神障碍(affective disorders),旧称"躁狂抑郁症"(manic-depressive disorders),是由各种原因引起的以显著而持久的心境/情感改变为主要临床特征的一组精神疾病。主要表现为持续一段时间的情绪低落、情绪高涨或情绪低落与高涨交替或同时出现,伴有相应的认知和行为改变,部分患者可出现幻觉、妄想等精神病性症状。多数病人有反复发作倾向,每次发作多可缓解,部分可有残留症状或转为慢性。基于临床现象学,心境障碍包括抑郁障碍(depressive disorder)与双相障碍(bipolar disorder)两个诊断类别。

抑郁障碍(抑郁症,单相抑郁)是以显著而持久的心境低落为主要临床特征,临床可见心境低落与其现实处境不相称,情绪低落可以从闷闷不乐到悲痛欲绝,自卑忧郁,甚至悲观厌世,可有自杀企图或行为,甚至发生木僵;部分病例有明显的焦虑和运动性激越;严重者可出现幻觉、妄想等精神病性症状。每次发作持续至少 2 周、病程长者可持续数月或数年,多数病例有反复发作的倾向,每次发作大多数可以缓解,部分可有残留症状或转为慢性。抑郁障碍所涵盖的范畴涉及很广。广

义上的"抑郁障碍"指的是一大类抑郁性情绪障碍,从亚综合征抑郁(subsyndromal depression)、恶劣心境(dysthymia)、轻性/轻度抑郁障碍(minor/mild depressive disorder)至重性抑郁障碍(major depression disorder),抑郁症。狭义上的抑郁障碍通常指重性抑郁障碍(抑郁症),包括单次发作、反复发作、伴或不伴精神病性症状等。恶劣心境表现为一种严重程度较轻但却持续时间久(2 年或以上)的抑郁。

双相障碍是指既有躁狂或轻躁狂发作,又有抑郁发作的一类心境障碍。躁狂发作(manic episode)时,表现为情感高涨、自我感觉良好、思维活跃、活动增多;而抑郁发作(depressive episode)时则出现情绪低落、兴趣精力减退、思维缓慢、活动减少等症状。病情严重者在发作高峰期还可出现幻觉、妄想或紧张性症状等精神病性症状。双相障碍一般以 4 种类型的发作形式为特征(躁狂、抑郁、轻躁狂和混合),病人在其病程中可以表现为上述 4 种发作的任何组合。双相障碍一般呈发作性病程,每次发作症状往往持续相当长的一段时间(通常确定为:躁狂发作持续 1 周以上,抑郁发作持续 2 周以上),并对患者的日常生活及社会功能等产生不良影响。与抑郁障碍相比,双相障碍的临床表现更复杂,治疗更困难,预后更差,自杀风险更大。

一、历 史 沿 革

公元前 4 世纪,医学之父、西方医学奠基人希波克拉底(Hippocrates,约公元前 460~前 377)最早创造了"忧郁(melancholy)"一词,用以表述人们所出现的"厌食、沮丧、失眠、烦躁和坐立不安"等现象。古希腊人则将言语狂乱、情绪亢奋的状态认定为躁狂。希波克拉底在观察与总结前人经验的基础上,提出了与这些疾病发生的"血液、黏液、黄胆汁和黑胆汁"四体液学说,并根据其中某种体液在不同个体内占优势的情况,而可将人分为多血质、黏液质、胆汁质和忧郁质四种类型气质。他认为,不同的"气质",表现出不同的行为特征和心理品质。医学家盖伦(Galen,公元 130~200)继承并且弘扬了这一理论,使得气质的四种类型学说至今仍主导着西方心理学理论。躁狂和抑郁的关系早在公元前 1 世纪就有记载,Soranus 曾发现在一次发作中同时存在躁狂和抑郁,表现为愤怒、情感不稳、失眠,有时感到悲伤和自卑,他还指出躁狂和抑郁有交替发作的倾向。法国医生 Falret(1854)曾描述躁狂和抑郁可在同一病人身上交替出现,命名为"环性精神病(folie cirulaire)",其症状为发作性,可自行缓解。德国精神病学家 Kahlbaum(1882)首先提出躁狂和抑郁不是两个独立疾病,而是同一疾病的两个阶段,指出本病的主要特征是以心境高低波动为特征,命名为环性精神障碍(cyclothymia)。现代精神病学之父埃米尔·克雷丕林(Emil Kraepelin,1856~1926)通过纵向观察,在 19 世纪时期(1896)就提出了"躁狂抑郁性精神病"(manic-depressive insanity)及"早发痴呆"等精神障碍的概念。并将躁狂抑郁性精神病作为一个独立的疾病单元,首次写入了他编著的《精神病学教科书》第 6 版(1899)中。自 20 世纪中叶以后,对于心境障碍的分类更趋合理,1957 年 Leonhard 根据情感相位(polarity)特征首次提出单相与双相障碍的概念,将既有躁狂又有抑郁发作者称为双相障碍(bipolar disorder)。反复出现躁狂或抑郁发作而无相反相位者,称为单相障碍(unipolar disorder)。这一分类观点得到了此后相关研究的进一步证实,并逐渐被人们所接受。

二、流 行 病 学

1993 年,世界卫生组织(World Health Organization,WHO)组织了 15 个国家和地区参加的以 15 个城市为中心的全球性合作研究,调查综合医院就诊患者中的心理障碍,发现患抑郁症和恶劣心境者达 12.5%。上海某综合医院内科门诊的抑郁症患病率为 4.0%,恶劣心境为 0.6%,而该综合医院 457 例内科住院患者中 17.4% 伴有抑郁。有一些研究显示帕金森病患者中抑郁发生率为 25.5%~70%,且抑郁可能为其首发症状;卒中后患者中抑郁发生率为 30%~64%,且有抑郁者比无抑郁者死亡率高 4 倍;癌症患者中抑郁发生率为 25%~47%;透析患者中抑郁发生率为 18%~79%,其他疾病如阿尔茨海默病、多发性梗死性痴呆、糖尿病、甲状腺功能减退、红斑狼疮、慢性感染性疾病、慢性疼痛综合征等也常伴发抑郁。另外,很多药物如利舍平、避孕药、抗癌药、左旋多巴等也可导致抑郁。中国台湾、香港等地华人的抑郁症患病率较低,台湾人群中抑郁症终生患病率为 1.5%(Myra,1996),远低于其他亚洲地区(韩国 2 倍于中国台湾地区)。在对中国台湾老年抑郁症患者的 23 项横断面的流行病学调查资料综合分析显示,抑郁症的患病率为 3.86%,农村的抑郁症发病危险率为 5.07%,高于城市的 2.61%,远低于西方国家抑郁症的患病率(Chen,1999)。

1998 年,世界精神卫生调查联盟(world mental health survey consortium,WMH)对焦虑障碍、心境障碍、冲动-控制障碍及药物依赖的年患病率、疾病严重度、功能损害程度和接受治疗情况等进行了调查。结果显示,各国心境障碍的年患病率在 0.8%~9.6%,其中美国最高,尼日利亚最低;我国北京、上海分别为 2.5% 和 1.7%。调查还发现,各类精神疾病都有严重的功能缺损,而且很大比例的患者未接受过治疗,尤其是发展中国家,即便如美国这样的发达国家尚有 33.1% 的重性精神疾病患者未得到治疗。

Phillips(2009)报道了我国山东、浙江、青海、甘肃四省区 2001~2005 年所进行的精神疾病流行病学调查结果,随机抽取 96 个市和 267 个乡村作为采样点,采样点 18 岁以上的成人约有 1.13 亿人,占中国成年人口总数的 12%。从这些采样点随机抽取了 63 004 个人调查发现:心境障碍(月)现患病率为 6.1%,居所有精神疾病之首,其中抑郁症的月患病率为 2.07%,农村的患病率(2.24%)高于城市(1.57%);但双相障碍的月患病率仅为 0.2%。与心境障碍高患病率形成鲜明对照的是心境障碍患者的未治疗率高达 91.7%。马辛等(2003)采用复合性国际诊断交谈检查表(composite international diagnostic interview,CIDI),以国际疾病分类第 10 版(international classification of diseases-10,ICD-10)精神与行为障碍的诊断标准为依据,对北京市 15 岁以上的人群进行抑郁障碍的流行病学研究。结果发现,抑郁障碍的终生患病率为 6.87%,其中男性、女性分别为 5.01% 和 8.46%;时点患病率为 3.31%(年患病率为 4.12%),男性、女性分别为 2.45% 与 4.04%。

Merikangas(2007)报道了美国的双相障碍流行病学调查,按照 DSM-Ⅳ 诊断分类体系,双相 Ⅰ 型障碍终生患病率为 1.0%、双相 Ⅱ 型障碍 1.1%,阈下双相障碍(或未特定双相障碍)则高达 2.4%;而这三种双相障碍亚类的 12 个月(年)患病率分别为 0.6%、0.8% 和 1.4%。综合国外一般人群的患病资料,目前较公认的抑郁障碍在普通人群的年患病率为 2%~5%,终生患病率为 10%~20%,男女比例约 1:2。我国至今仍缺乏全国样本的患病率资料,但根据部分地区近年来的流行病学资料,国内抑郁障碍的患病率在 1.5%~3.5%。

三、疾病负担

心境障碍会带来沉重的经济负担,给社会造成巨大的经济损失。1993 年,WHO 的全球疾病负担(global burden of diseases,GBD)的合作研究发现,1990 年全球疾病负担的前 5 位排序分别为:下呼吸道感染、围生期疾病、腹泻、艾滋病、抑郁症。而抑郁症、自杀与自伤、双相障碍、精神分裂症和酒精/药物依赖这 5 项精神疾病更是排在 15~44 岁年龄组的前 10 位。并预测,到 2020 年抑郁症将成为继冠心病后的第二大疾病负担源。与此同时,1990~2020 年间中国的神经精神疾病负担将从 14.2% 增至 15.5%,加上自杀与自伤,将从 18.1% 升至 20.2%,占疾病负担的 1/5。精神障碍与自杀是第 1、2 位的疾病负担源,而

恶性肿瘤、心脑血管疾病和呼吸系统疾病分列第 3~5 位。抑郁症是精神疾病负担中的最主要问题(1990 年为 44%,预测 2020 年将为 47%)。

心境障碍主要具有以下疾病负担。

1. 自杀

抑郁障碍是与自杀关系最为密切的精神疾患,自杀者其中约 60% 可诊断为抑郁障碍。美国所报道的抑郁障碍患者年自杀率约为 85.3/10 万,约是普通人群的 8 倍。国内上海的研究结果显示,抑郁障碍患者的年自杀率约为 100/10 万。那些未及时诊断和治疗的抑郁障碍患者的自杀危险性非常高,尤其是共患其他疾病(如焦虑障碍)和遭遇不良生活事件的患者。近年来国外的随访研究显示,约 35%~40% 的抑郁障碍患者会在 5~10 年里因各种原因死亡,自杀约占其中的 30%~40%;终生自杀危险性估计为 5%~26%,中位数为 15%。而相关研究显示,无论是双相 Ⅰ 型障碍或双相 Ⅱ 型障碍患者出现自杀意念的比例远高于单相抑郁障碍,并发现双相障碍患者的自杀行为更具有冲动性特点。

2. 抑郁增加其他躯体疾病的病死率

癌症患者伴发抑郁是非常常见的,有资料显示,癌症患者重性抑郁的发生率超过 50%。研究显示,抑郁可使肿瘤患者的生存率降低 20%。心血管疾病患者中抑郁障碍也很常见,40% 的冠心病患者以及 45% 的心肌梗死患者同时伴有轻度~中度抑郁症状,而 15%~20% 的心血管疾病患者患有重度抑郁。抑郁不但降低患者对心血管疾病治疗的依从性,而且可诱发心肌梗死,使心血管疾病的长期死亡率增加 80% 以上。更有研究显示,约 2/3 的脑卒中患者再发病后两年内会出现抑郁症状,伴发抑郁使脑卒中患者的死亡率增加 3 倍。抑郁是帕金森病的常见症状。流行病学资料显示抑郁障碍合并糖尿病、高血压等慢性病、常见病的人群日益增加,罹患几率明显高于一般人群。由于长期罹患躯体疾病的负性应激,加上躯体状况的每况愈下以及抑郁障碍与躯体疾病的交互作用,躯体疾病患者的自杀率上升、病死率增加。

第二节　病因和发病机制

心境障碍(抑郁症和双相障碍)病因和发病机

制复杂,至今仍不明确。大量研究表明,心境障碍的发生与生物、心理和社会因素等诸多因素均密切相关,并且彼此之间相互作用,导致了疾病的发生和发展。

一、遗 传 因 素

(一) 家系研究

抑郁障碍患者的亲属中患抑郁障碍的概率远高于一般人,为10~30倍,而且血缘关系越近,患病概率越高。据国外报道,抑郁障碍患者亲属中患抑郁障碍的概率为:一级亲属(父母、同胞、子女)为14%,二级亲属(伯、叔、姑、姨、舅、祖父母或孙子女、甥侄)为4.8%,三级亲属(堂、表兄弟姐妹)为3.6%,并且有早期遗传现象(anticipation),即发病年龄逐代提早、严重性逐代增加。

遗传倾向调查发现,双相障碍的遗传度更是高达85%,明显高于重性抑郁症的40%遗传度。双相Ⅰ型障碍先证者的一级亲属罹患双相Ⅰ型的可能性较对照组高8~18倍,患抑郁症的可能性大2~10倍;而抑郁症先证者的一级亲属罹患抑郁症的可能性比对照组高2~3倍,患双相Ⅰ型障碍的可能性大1.5~2.5倍。研究还发现,50%的双相Ⅰ型障碍患者的父母至少有一人患有心境障碍。如果父母一方患有双相Ⅰ型障碍,其子女有25%的机会患有心境障碍;若父母双方都患有双相Ⅰ型障碍,其子女患心境障碍的机会为50%~75%。表明双相Ⅰ型障碍患者的家系传递与遗传因素的关系更密切。

(二) 双生子研究、寄养子研究

双生子和寄养子研究一直以来是研究遗传因素在疾病发生中的重要程度。双生子研究发现单卵双生子之间抑郁症的同病率约为50%。而异卵双生子间的抑郁症同病率也达10%~25%。虽然报道的同病率不同,但研究均发现同卵双生子的同病率要高于异卵双生子。仅仅进行家系和双生子研究还不足以完全明确遗传因素的作用,因为存在抑郁症的父母或有抑郁症患者的家庭会对子女产生不利的环境影响,从而使得抑郁症的发生率增高。所以寄养子的研究就消除了这种影响因素。寄养子研究的是患有抑郁症父母的生物学子女,在出生后就寄养在其他正常家庭中的发病情况。因为孩子在出生后不久就寄养在正常的家庭环境中,所以就可以基本排除患病环境对子女生长发育所带来的环境影响。这种寄养子的研究显示抑郁症具有明显遗传倾向。

双相障碍双生子研究发现,同卵双生的发病一致率为40.0%,异卵双生则为5.4%。寄养子研究显示,患双相障碍寄养子的生物学父母患病率比正常寄养子的生物学父母高。反之,患双相障碍父母的寄养子患病率比正常生物学父母的寄养子要高。寄养于正常家庭的双相障碍患者的生物学父母双相障碍的患病率明显高于寄养父母;寄养于双相障碍父母的正常寄养子患病率低于患病父母的亲生子女。Mendlewicz和Rainer调查了29例双相障碍寄养子的双亲,发现其生物学父母中31%存在心境障碍,而其寄养子父母中只有12%存在情感障碍,提示患病父母的亲生子女即使寄养到环境基本正常的家庭环境中仍具有较高的双相障碍发生率,间接说明环境因素在双相障碍发病中所起的作用不如遗传因素明显。

(三) 分子遗传学

目前认为抑郁症存在连锁的染色体区域包括:1、2q33-q35、3p12.3-q12.3、4q、5q、8p、10、11pter-p15、12q22-q23.2、15q25.3-q26.2、18q21.33-q22.2、19p、19centr和Xq。例如连锁研究显示,定位于13q14-21上的5-羟色胺2A受体($5-HT_{2A}$)基因多态性关联,其中以T102C多态性最为常见。定位于19q13.2上的载脂蛋白E基因(ApoE)的e4与认知缺陷和有精神病性症状的老年抑郁相关,而且是老年抑郁症的危险因子。而e2则截然相反,是老年抑郁症的保护因子,使老年抑郁症发病年龄推迟。目前关联研究发现与抑郁症相关的候选基因主要有:从既往的单胺能递质系统和下丘脑-垂体-肾上腺素轴(HPA)相关基因等逐渐扩展到受体后信号通路、神经营养等神经可塑性相关基因,如$5-HT_{2A}$、单胺氧化酶A(MAO-A)、脑源性神经营养因子(BDNF)、环磷腺苷反应元件结合蛋白(CREB)、糖原合成酶激酶3(GSK-3)、精神分裂症缺失基因1(DISC-1)、色氨酸羟化酶(TPH)、酪氨酸羟化酶(TH)、5-羟色胺转运蛋白(SERT)等。

Egeland等(1987)对家系进行限制片段长度多态性(restriction fragment length polymorphisms,

RFLPs)分析,将双相障碍的患病基因定位于11p15.5。同年,有报告称双相障碍与 X 染色体上的遗传标记连锁,但这些结果未能被重复研究所证实。其后有人选取酪氨酸羟化酶基因(TH)、多巴胺受体基因(D_2、D_3、D_4)、多巴胺转运体基因(DAT1)、多巴胺 β 羟化酶基因(DBH)、5-HT 受体基因、MAO-A 基因及 Xp 基因等作为候选基因,并进行连锁分析,均未能证实与心境障碍的连锁关系。基因扫描研究也排除了第 2、3、4、7、9、10、11、22 及 X 染色体上的遗传标记与心境障碍存在连锁。2007 年一项包括了 2000 例双相障碍患者和 3000 名正常对照者的全基因组扫描也没有发现具有统计学意义的连锁区域。

二、神经递质功能障碍

1. 去甲肾上腺素(NE)

蓝斑核是去甲肾上腺素能神经元的主要集中地,蓝斑核发出投射纤维至整个大脑,包括大脑皮质、边缘系统、脑干和脊髓。其中至前额叶皮质和边缘系统的去甲肾上腺素能投射纤维在抑郁症的病理生理中起着重要作用。如 NE 通过作用于前额叶皮质突触后 α_2 受体可以增强前额叶皮质的认知功能和动机。此外,参与调节机体运动功能的大脑区域(纹状体和小脑)也接受来自蓝斑的去甲肾上腺素能下行纤维,因此推测 NE 与躯体疲劳调节有关。急性期使用选择性去甲肾上腺素再摄取抑制剂可以减少蓝斑核去甲肾上腺素能神经元的点燃率,增加突触对去甲肾上腺素的利用率。位于去甲肾上腺素能神经元末梢的中枢肾上腺素 α_2 自身受体可以负反馈调节 NE 的释放。与 5-HT 神经元不同,长期使用去甲肾上腺素能再摄取抑制剂可以导致去甲肾上腺素能神经元点燃率下降。

抑郁症患者存在中枢的 NE 功能不足,其代谢产物 3-甲氧-4-羟基苯乙二醇(3-methoxy-4-hydroxy-phenylglycol,MHPG)在抑郁症患者中排泄减少。抑郁症患者脑脊液中儿茶酚胺代谢水平的变化为这一假说提供了直接的证据。目前比较一致且最为公认的发现是抑郁症患者的 β 肾上腺素能受体(自受体)上调,而临床抗抑郁药物作用又与 β 受体功能下调密切相关。研究还发现这种抗抑郁作用与 β 受体功能下调的相关性不仅存在于几乎所有的抗抑郁药物治疗中,而且这种 β 受体功能的下调与抗抑郁药物起效时间存在一致性,这种肾上腺素能受体下调是抗抑郁药有效的标志。

许多抗抑郁药物是直接抑制去甲肾上腺素再摄取转运体(如瑞波西汀),而另一些药物(如米氮平)是阻断位于去甲肾上腺素神经元末梢的中枢肾上腺素 α_2 自身受体和位于 5-HT 神经元末梢有抑制作用的 α_2 异受体,从而增加了去甲肾上腺素和 5-HT 的释放。长期使用作用于去甲肾上腺素的抗抑郁药物(如地昔帕明)可使 5-HT 神经元末梢的肾上腺素 α_2 异受体脱敏。因此,长期抗抑郁治疗之后,位于 5-HT 末梢具有抑制性作用的肾上腺素异受体下调,5-HT 释放增多,从而引起突触间 5-HT 浓度增加。

双相障碍与 NE 功能有关的假说是从利舍平得到启发的。人们发现服用利舍平后,因耗竭突触间隙单胺类神经递质,引起抑郁症状。而应用单胺氧化酶抑制剂,通过抑制单胺氧化酶,减慢单胺类递质分解而呈现抗抑郁作用。临床研究也发现双相抑郁症患者尿中 NE 代谢产物 MHPG 较对照组明显降低,转为躁狂发作时 MHPG 含量升高;酪氨酸羟化酶(TH)是 NE 生物合成的限速酶,而 TH 抑制剂 α-甲基酪氨酸可以控制躁狂发作,导致轻度的抑郁,可使经地昔帕明治疗好转的抑郁症患者出现病情恶化。

2. 5-羟色胺(5-HT)

5-HT 直接或间接参与调节人的心境。5-HT 功能活动降低与患者的抑郁心境、食欲减退、失眠、昼夜节律紊乱、内分泌功能紊乱、性功能障碍、焦虑不安、活动减少等表现密切相关,而 5-HT 功能增高与躁狂症有关。5-羟色胺假说的重要支持依据来源于精神药理学研究:部分三环类抗抑郁药(TCAs)、选择性 5-羟色胺再摄取抑制剂(SSRIs)可阻滞 5-HT 的回收,有抗抑郁作用;5-HT 的前体色氨酸、5-羟色氨酸可以治疗抑郁症;选择性 5-HT 耗竭剂(对氯苯丙氨酸)可逆转 TCAs 和单胺氧化酶抑制剂(MAOIs)的抗抑郁效应,并导致抑郁;利舍平可耗竭 5-HT,导致抑郁;MAOIs 则因抑制 5-HT 的降解而具有抗抑郁作用。

研究还发现自杀者脑脊液中 5-HT 代谢产物(5-HIAA,5-羟吲哚乙酸)含量降低,而 5-HIAA 水平降低与自杀和冲动行为有关;单相抑郁中企图自杀或自杀者脑脊液 5-HIAA 水平比无自杀企图者低;还发现脑脊液 5-HIAA 浓度与抑郁严重程度相关,浓度越低,抑郁程度越重;抑郁症患者和自杀者的尸脑研究也发现 5-HT 或 5-HIAA 的含量降低。双相障碍患者尸检也发现脑脊液 5-HIAA 水平低于正常人。有研究还发现,双相障碍患者血小板上 5-HT 跨膜转运体功能减弱,血小板摄取 5-HT 减少,摄取 5-HT 上调功能减弱。

急性期使用 SSRIs 药物可以抑制中缝核 5-HT 能神经元电活动,而 5-HT 能神经元的电活动和 5-HT 的释放均与 5-HT 自身受体密切有关,特别是 5-HT$_{1A}$ 受体,SSRIs 作用于 5-HT$_{1A}$ 受体能阻断 5-HT 能神经元对 5-HT 能神经递质的转运,抑制 5-HT 的摄取,从而增加突触间隙 5-HT 浓度。慢性使用 SSRIs 药物能够保持 5-HT 能神经元的点燃率,除了与 5-HT$_{1A}$ 受体的脱敏有关外,长期使用 SSRIs 药物后 5-HT$_{1B}$ 受体也脱敏,由于 5-HT 自身受体对 5-HT 释放有抑制作用,因此突触间隙中 5-HT 释放增加,从而增强了 5-HT 功能。

然而,单一的抑郁症的 5-HT 功能异常假说不能完全解释抑郁症发病机制和抗抑郁药疗效的机制,所以后来有学者将 NE 和 5-HT 这两种递质系统学说综合在一起,认为 5-HT 系统功能的下调为 NE 功能改变而导致抑郁发作提供了基础。在 5-HT 功能低下的基础上,NE 功能低下与抑郁症发生有关,而 NE 功能亢进则会出现躁狂。当然这些都只是假说,有的研究证实了这些假说,但有的研究却又不一致。

3. 多巴胺(DA)

尽管抑郁症的生化研究主要集中在 NE 和 5-HT 这两种递质系统,但也有很多研究认为 DA 在抑郁症的病因机制中起着重要的作用。有研究发现多巴胺前体 L-DOPA 可以改善部分单相抑郁患者的症状,使双相抑郁转为躁狂;酪氨酸羟化酶(TH)抑制剂可控制躁狂,致轻度抑郁,使去甲丙米嗪治疗好转的抑郁症患者症状恶化;新型抗抑郁药安非他酮(bupropion)阻断多巴胺的再摄取;多巴胺激动剂如溴隐亭有抗抑郁作用,使部分双相转为躁狂;选择性突触后多巴胺受体激动剂 Piribedil 治疗抑郁症。因此目前有两种抑郁症的 DA 功能异常假说:

一种假说认为抑郁症患者存在中脑边缘系统多巴胺功能失调;另一种假说认为抑郁症患者可能存在多巴胺 D$_1$ 受体功能低下,但对于该假说也有不一致的发现,例如三环类抗抑郁药物治疗后反而可以降低 D$_1$ 受体的功能。

大量研究表明,抑郁症状不仅会加重帕金森患者的痴呆症状,还会严重影响患者的生活质量,而多巴胺激动剂可作为改善这些症状的首选药物。抑郁发作患者的一个常见特征即运动迟缓,有研究发现抑郁发作患者脑脊液中多巴胺代谢产物高香草酸浓度明显下降。此外,抑郁发作患者多巴胺受体也发生了改变。有研究发现抑郁发作患者尾状核与壳核中 D$_2$ 受体结合力高于对照组患者。抑郁发作患者壳核中 D$_2$ 受体结合力可能与运动迟缓的严重程度直接相关。

4. 乙酰胆碱(Ach)

胆碱能系统异常与抑郁、躁动、精神异常以及人格改变有关。人在应激状态下,中枢乙酰胆碱(Ach)系统兴奋,并且 Ach 促进压力敏感型神经激素和肽的释放,包括皮质酮、促肾上腺皮质激素(ACTH)、促肾上腺皮质激素释放因子(CRF),它和单胺能系统在调节情绪方面存在交互作用。早在1972 年 Janowry 认为,乙酰胆碱能与肾上腺素能二者神经元之间张力平衡可能与心境障碍有关,脑内乙酰胆碱能神经元过度活动可能引起抑郁,肾上腺素能神经元过度活动可能导致躁狂。主要支持证据是,毒扁豆碱(胆碱酯酶抑制剂)以及能提高脑内胆碱能活性的药物可以使正常对照组诱发抑郁,抑郁患者的症状加剧,而躁狂发作患者的症状减轻。毒扁豆碱可以使正常对照组血浆中的可的松水平提高,能克服地塞米松对正常对照组下丘脑-垂体-肾上腺(HPA)轴的抑制,也能提高正常人脑脊液中 NE 的主要代谢产物 3-甲氧-4 羟苯乙二醇(MHPG)水平。而烟碱型乙酰胆碱受体的拮抗剂可以减轻抑郁和双相抑郁患者的抑郁症状,增加情绪稳定性。三环类抗抑郁药的抗胆碱能效应强,比其他抗抑郁药物更容易引起转躁。

5. γ-氨基丁酸(GABA)

γ-氨基丁酸(GABA)是脑神经元分泌的一种氨基酸类神经递质,它结合受体对神经元兴奋性起着抑制作用,并调控神经网络相互联系,调节局部神经回路,如 NE、DA 及 5-HT 能神经元。一些研究显示,抑郁症自杀患者尸脑中 GABA 浓度降低并且与 GABA 受体结合的数量增加,而且抑郁症患者大脑核磁共振成像也显示出抑郁症患者枕叶皮质 GABA 浓度减少;另外研究发现,三环类抗抑郁药、单胺氧化酶抑制剂(MAOI)、选择性 5-HT 再摄取抑制剂(SSRIs)及电抽搐治疗(ECT)可以增加抑郁症患者枕叶皮质 GABA 浓度和 GABA 受体的数量,抗惊厥药物(丙戊酸盐、卡马西平)的药理作用机制也与脑内 GABA 含量调控有关。这些都证明了心境障碍患者存在着 GABA 能神经传递的损害。

6. 谷氨酸

中枢谷氨酸系统作为主要的兴奋性氨基酸与 GABA 功能具有相互制约作用。谷氨酸受体分为离子型和代谢型,依据受体拮抗剂不同又可分为 NMDA 受体、AMPA 受体和 KA 受体三类。谷氨酸要通过激活不同的受体,才能作用于突触前和突触后的神经元。动物模型和临床研究均支持谷氨酸能系统功能紊乱与抑郁症发病有关,作用于 NMDA 受体的药物具有抗抑郁作用,AMPA 受体的激活还可以增加脑源性神经营养因子(BDNF)的表达。研究发现抑郁症患者枕叶皮质谷氨酸水平升高,而在重度抑郁症患者的前带状束皮质中,谷氨酸水平是降低的。最新研究发现,儿童与青少年双相障碍未治疗患者的脑内谷氨酸盐水平也明显低于已治疗患者和健康者。还有一些研究强调了神经胶质的缺乏在抑郁症病理机制中的作用,而神经胶质却又可以导致谷氨酸能调节紊乱。尸脑研究发现,抑郁症和双相抑郁患者在一些大脑区域存在神经胶质的缺失,如背外侧前额叶皮质、眶额皮质和杏仁核,这些研究结果进一步支持了谷氨酸能神经递质系统和情绪的紊乱有关。

7. 神经肽

神经肽 Y 是一种含有 36 个氨基酸残基的多肽,广泛分布于哺乳动物中枢神经系统和胃肠道。神经肽 Y 除可收缩血管、升高血压和参与食欲调节外,还与应激反应有关。神经肽 Y 在焦虑症实验模型中具有抗紧张和抗焦虑效应,从而参与情感障碍的病理生理过程。研究发现实验性抑郁大鼠血浆中和部分脑区神经肽 Y 含量同步下降,给予抗抑郁药物治疗后,抑郁大鼠血浆及脑区的神经肽 Y 含量显著升高,同时动物的抑郁行为也有所改善,提示神经肽 Y 可能是抑郁症诊断和疗效预测的一个有效指标。另外,神经肽 Y 在下丘脑还参与摄食及昼夜节律的调节,在边缘系统参与情绪的整合。神经肽 Y 可能在抑郁症的病理生理中并不是独立的发挥作用,它们和 5-HT、NE 系统以及 DA 系统相互影响和相互依存,共同参与对情绪的调节,它们之间的具体作用机制目前仍然不清楚,尚需进一步的研究。

P 物质(substance P,SP)属于速激肽家族,是一个由 11 个氨基酸组成的肽,是大脑最重要的神经递质和调质之一,含有 SP 的神经元广泛分布在外周和中枢神经系统。已有证据表明抑郁症患者血浆和脑脊液 SP 水平升高。在应激状态时,杏仁核、下丘脑和额皮质部位 SP 和它的神经激肽受体表达增加,而且 SP 的含量受着应激程度的影响。还有研究发现编码 SP 基因敲除的小鼠和 SP 受体基因敲除的小鼠与野生型相比较,抑郁和焦虑行为都有所减少。另外,临床上观察到健康男性静脉输入 SP 可以引起抑郁样症状及抑郁样内分泌指标的改变。还有证据表明,抗抑郁药及 SP 拮抗剂对 5-HT 神经元有共同调节作用,SP 拮抗剂主要是通过 5-HT 神经元通路而发挥作用,而且 SP 拮抗剂可增加 5-HT 神经元的功能,还有赖于 NE 神经元的完整性,说明神经肽系统与单胺类递质系统在功能上相互协调和制约。

血管紧张素(vasopressin)是由 9 个氨基酸分子构成的肽类激素,它由下丘脑室旁核(PVN)和视上核(SON)大细胞分泌。脑内有许多部位分布着血管紧张素受体,如海马、杏仁核、下丘脑外侧区(LHA)等。研究发现抑郁患者血管紧张素过度表达,血浆血管紧张素浓度升高、室旁核表达血管紧张素的细胞增多、室旁核血管紧张素含量增加,而且视上核表达血管紧张素的 mRNA 含量也增加。动物研究发现室旁神经元可以同时表达促肾上腺皮质素释放激素(CRH)和血管紧张素,而且在应激状态下,血管紧张素的增加相对占主导。还有研究发现血管紧张素可能是调节 HPA 轴的关键因子,并与 CRF 协同,分泌 ACTH 和其他肾上腺皮质激素,一同参与了抑郁症的病理生理机制。

三、第二信使失衡假说

该假说认为：心境障碍发病的关键是环腺苷酸（cAMP）和磷酸肌醇（IP）系统不平衡，两者均是与G蛋白偶联的第二信使，cAMP系统功能减退导致抑郁，反之则导致躁狂。最近有研究发现，双相障碍患者存在G蛋白活性异常增强，可能意味着G蛋白高活性是双相障碍的一种素质标记，也可能是一种功能状态，表现为躁狂患者Gp蛋白活性增强，而抑郁患者Gs功能亢进。研究表明，碳酸锂对Gp、Gs两种蛋白均有抑制作用，这可能是碳酸锂对双相障碍躁狂发作和抑郁发作都有治疗作用的机制。在突触前膜锂盐能阻碍Gi蛋白离解，使腺苷酸环化酶（AC）系统脱抑制性兴奋和cAMP功能增强，从而促进单胺递质的合成和释放，该效应可能与抗抑郁有关。锂盐也影响IP系统，通过抑制肌醇—磷酸酶阻断磷酸肌醇循环，导致IP第二信使功能改变，进而达到治疗躁狂发作的目的。而拉莫三嗪可能是通过下调$5-HT_{1A}$介导的腺苷酸环化酶活性起抗抑郁和稳定心境的作用。此外，临床试验发现选择性磷酸二酯酶抑制剂Rolipram有抗抑郁作用，也支持抑郁症的第二信使失衡假说。

四、神经可塑性与神经营养失衡假说

神经可塑性（neuro-plasticity）或脑可塑性是指中枢神经系统（CNS）在形态结构和功能活动上的可塑性，即在一定条件下CNS的结构和功能可以形成一些有别于正常模式或特殊性的能力。脑影像学和尸检研究的资料表明，抑郁症患者边缘系统部分脑区结构改变、功能受损，尤其是海马CA3区锥体神经萎缩，为神经可塑性机制参与抑郁症病理改变提供了临床证据。长期抗抑郁药物或电抽搐治疗可以促进新生神经元的增殖和存活，从而逆转神经元萎缩和增强神经元可塑性。

神经营养失衡假说与神经可塑性密切相关。脑源性神经营养因子（BDNF）属神经营养素家族，BDNF与酪氨酸激酶B（TrkB）结合，激活参与神经营养因子作用的信号转导途径，对发育过程中神经元的存活、分化以及成年神经元的存活、功能起重要作用。研究表明，抑郁症与突触受体后信号转导、基因转录调控及下游靶基因表达改变有关，以cAMP反应元件结合蛋白（CREB）-BDNF-TrkB通路为核心。抗抑郁剂治疗能选择性上调关键脑区BDNF基因表达水平，从而调控神经元的生长、发育、轴突生长及新神经连接的形成，增强中枢可塑性。同样，电抽搐治疗可使大鼠额叶皮质及海马至少120条基因表达发生改变，从而逆转或阻断神经元萎缩及细胞凋亡。

五、神经类固醇假说

神经元活性类固醇（neuroactive steroids，NASs）是指可以修饰神经元活性的神经类固醇。NASs结合和调节的膜受体有多种类型，其主要作用靶受体是GABA和sigma受体复合体，乙酰胆碱烟碱受体、氨基乙酸激活氯离子通道、电压门控钙离子通道以及谷氨酸受体家族也被证实是类固醇调节的目标。神经元活性类固醇可能通过拟GABA能神经元作用和削弱应激状态下HPA轴活动异常，发挥神经元保护作用。

抑郁症患者脑脊液中异孕（甾）烷醇酮（ALLO）水平明显低于正常，经抗抑郁剂治疗后脑脊液可恢复正常，抑郁症状亦随之改善。动物研究提示，在不足以抑制5-HT再摄取剂量时，氟西汀引起的情绪行为改变可能是由于氟西汀及其代谢产物（去甲氟西汀）升高中枢神经活性类固醇水平，易化GABA-A受体正性变构调节作用，并非通过选择性抑制5-HT再摄取起作用。

六、神经内分泌功能失调

近年来大量研究资料均证实某些内分泌改变确与心境障碍有关。

（一）下丘脑-垂体-肾上腺轴（HPA）

通过监测血浆皮质醇含量及24h尿17-羟皮质类固醇的水平，发现抑郁症患者血浆皮质醇分泌过多，提示患者可能有HPA功能障碍。抑郁症患者不仅血浆皮质醇浓度增高，而且分泌昼夜节律也有改变，无晚间自发性皮质醇分泌抑制。其次，约40%抑郁症患者在下午11时服用地塞米松1mg后，次日下午4时及11时测定血浆皮质醇高于

137.95nmol/L（5μg/dl），为地塞米松抑制试验（DST）阳性，即地塞米松不能抑制皮质醇分泌。新近研究发现单相精神病性抑郁症和老年抑郁症患者，DST 的阳性率高于非精神病性抑郁及年轻者。抑郁症患者 DST 异常是比较稳定的，往往随临床症状缓解而恢复正常。此外，有研究发现重症抑郁患者脑脊液中促皮质激素释放激素（CRH）含量增加，认为抑郁症 HPA 异常的基础是 CRH 分泌过多。

（二）下丘脑-垂体-甲状腺轴（HPT）

研究发现抑郁症患者血浆甲状腺释放激素（TSH）显著降低，游离 T4 显著增加，而患者对抗抑郁药物的反应可能与游离 T4 下降有关。一些研究还发现 25%～70% 抑郁症患者 TSH 水平对促甲状腺释放激素（TRH）的反应迟钝，TSH 反应随抑郁症状缓解而趋于正常。TSH 反应迟钝的患者预示对抗抑郁药物疗效较好。

（三）下丘脑-垂体-生长素轴（HPGH）

抑郁症患者生长素（GH）系统对可乐定（clonidine，中枢性降压药，能激活血管运动中枢 α2 受体，引起外周交感神经抑制）刺激反应异常，通过测定突触后 α 受体敏感性发现，抑郁症患者 GH 反应低于正常对照组。还发现抑郁症患者的 GH 水平对地昔帕明的反应降低，有些抑郁症患者 GH 对胰岛素的反应降低，在双相抑郁及精神病性抑郁患者中更为明显。但抑郁症患者 GH 调节不正常的机制尚未获阐明。

七、心理社会因素

应激性生活事件与心境障碍、尤其与抑郁症的关系十分密切。Brow 等发现抑郁症妇女在发病前 1 年所经历的生活事件频度是正常人的 3 倍。Paykel 也发现人们在经历一些可能危及生命的生活事件后的 6 个月内，抑郁症发病危险度增加 6 倍，故而指出生活事件在抑郁症发生中起重要促发作用，认为负性生活事件，如丧偶、离婚、婚姻不和谐、失业、严重躯体疾病、家庭成员患重病或突然亡故均可导致抑郁症的发生，其中丧偶是与抑郁症关系最密切的应激源。此外，经济状况差、社会阶层低下者也易患本病。女性因为其应付应激能力低于男性，更易患本病。长期的不良处境，如家庭关系

破裂、失业、贫困、慢性躯体疾病持续 2 年以上，也与抑郁发生有关，如同时存在其他严重不良的生活事件，这些不良因素可以引起叠加致病作用。

第三节 临床特征

一、抑郁综合征

（一）抑郁发作临床症状

抑郁发作通常以典型的情绪低落、思维迟缓、意志活动减退"三低症状"，以及认知功能损害和躯体症状为主要临床表现，但多数患者共患焦虑，个别可存在精神病性症状。

1. 情绪低落

主要表现为显著而持久的情感低落，抑郁悲观。情绪低落（抑郁心境、心境低落）是抑郁障碍的核心症状。患者大多数时候显得情绪悲伤，严重者可以出现典型的抑郁面容，额头紧锁，双眉间呈"川"字形。终日忧心忡忡、郁郁寡欢、愁眉苦脸、长吁短叹。程度轻的患者感到闷闷不乐，凡事缺乏兴趣，任何事都提不起劲，感到"心里有压抑感"、"高兴不起来"、"提不起精神"，觉得自己简直如同"乌云笼罩"，常哭泣，无愉快感。程度重的可痛不欲生，悲观绝望，有度日如年、生不如死之感，患者常诉说"活着没有意思"、"心里难受"等。部分患者可伴有焦虑、激越症状，特别是更年期和老年抑郁症患者更明显。典型病例其抑郁心境具有晨重夜轻节律改变的特点，即情绪低落在早晨较为严重，而傍晚时可有所减轻，如出现则有助于诊断。在心境低落的影响下，患者自我评价低，自感一切都不如人，并将所有的过错归咎于自己，常产生无用感、无希望感、无助感和无价值感。感到自己无能力、无作为，觉得自己连累了家庭和社会；回想过去一事无成，并对过去不重要的、不诚实的行为有犯罪感，想到将来，感到前途渺茫，预见自己的工作要失败，财政要崩溃，家庭要出现不幸，自己的健康必然会恶化。在悲观失望的基础上，常产生孤立无援的感觉，伴有自责自罪，严重时可出现罪恶妄想，部分患者有深深的内疚甚至罪恶感，患者可以感到生活没有意思，觉得人生没有意义；不仅没有意义，活着就

等于受罪造孽、生不如死,容易产生自杀观念、自杀企图或自杀身亡,对此应高度警惕。亦可在躯体不适的基础上产生疑病观念,怀疑自己身患癌症等;还可能出现关系、贫穷、被害妄想等。部分患者亦可出现幻觉,以听幻觉较常见。

2. 思维迟缓

患者思维联想速度缓慢,反应迟钝,思路闭塞,自觉"脑子好像是生了锈的机器"。临床上可见主动言语减少,语速明显减慢,声音低沉,对答困难,严重者交流无法顺利进行。

3. 意志活动减退

患者意志活动呈显著持久的抑制。临床表现行为缓慢,生活被动、疏懒,不想做事,不愿和周围人接触交往,常独坐一旁,或整日卧床,不想去上班,不愿外出,不愿参加平常喜欢的活动和业余爱好,常闭门独居、疏远亲友、回避社交。严重时蓬头垢面、不修边幅,甚至发展为不语、不动、不食,可达木僵状态,称为"抑郁性木僵",但仔细精神检查时,患者仍流露痛苦抑郁情绪。伴有焦虑的患者,可有坐立不安、手指抓握、搓手顿足或踱来踱去等症状。

4. 自杀观念和行为

由于情绪低落,自我评价低,患者很容易产生自卑、自责,并感到绝望,因此严重的患者常伴有消极自杀的观念或行为,他们脑子里反复盘旋与死亡有关的念头,甚至思考自杀的时间、地点、方式等。抑郁症患者的自杀观念常比较顽固,反复出现。消极悲观的思想及自责自罪可萌发绝望的念头,在自杀观念的驱使下,认为"结束自己的生命是一种解脱"、"自己活在世上是多余的人",部分患者会产生自杀企图,并会使自杀企图发展成自杀行为。对于曾经有过自杀观念或自杀企图的患者应高度警惕,医师应反复提醒家属及其照料者将预防自杀作为首要任务。长期追踪抑郁发作患者,约15%的抑郁症患者最终死于自杀。

抑郁发作患者的自杀往往具有某些值得注意的迹象和特点:①绝大多数的自杀发生在病情开始出现好转的"拐点"时期,而非症状最严重的"底部"。②不少患者自杀前可能出现与病情发展不相符的"好转",如从愁烦、痛苦转为平静、轻松,从被动、疏懒变得积极、勤奋,从对亲人的不加理睬到主动迎送。这些或许是患者经过激烈的思想斗争,作出自杀抉择后的轻松与留恋。③自杀的时机和场所往往选择在黎明前的黑夜,或亲人外出后的家中,或是独自离家后的某个角落,且可能留有日记或遗书。

5. 认知功能损害

研究认为抑郁症患者存在认知功能损害。主要表现为近事记忆力下降,注意力障碍(反应时间延长),警觉性增高,抽象思维能力差,学习困难,语言流畅性差,空间知觉、眼手协调及思维灵活性等能力减退。认知功能损害导致患者社会功能障碍,而且影响远期预后。

6. 躯体症状

在抑郁发作时很常见,躯体不适的主诉可涉及各脏器。主要有睡眠障碍、乏力、食欲减退、体重下降、便秘、性欲减退、阳痿、闭经、身体任何部位的疼痛、头痛、颈痛、腰背痛、心慌、胸闷、出汗、肌肉痉挛、恶心、呕吐、咽喉肿胀、口干、便秘、胃部烧灼感、消化不良、胃肠胀气、视物模糊以及排尿疼痛等。自主神经功能失调的症状也较常见,病前躯体疾病的主诉通常加重。睡眠障碍主要表现为早醒,一般比平时早醒2~3h,醒后不能再入睡,这对抑郁发作具有特征性意义。有的表现为入睡困难,睡眠不深;少数患者表现为睡眠过多。体重减轻与食欲减退不一定成比例,少数患者可出现食欲增强、体重增加。慢性功能性疼痛和抑郁障碍密切相关。慢性功能性疼痛可成为抑郁症的重要症状或就诊的主诉,而抑郁症状使各种原因所产生的疼痛症状明显加重。部分慢性功能性疼痛的患者在经正规的抗抑郁治疗后症状得到明显改善或痊愈。有的患者在具有疼痛症状的同时,存在典型的抑郁障碍的症状,而有的患者的抑郁症状不典型。有的抑郁症患者其抑郁症状为躯体症状所掩盖,而使用抗抑郁药物治疗有效,有人称之为"隐匿性抑郁症"。这类患者长期在综合医院各科就诊,虽大多数无阳性发现,但容易造成误诊。

7. 其他症状

抑郁发作时也可出现人格解体、现实解体及强迫症状。

（二）特殊人群的抑郁障碍

1. 儿童与青少年抑郁障碍

儿童与青少年抑郁症发病率近年有升高趋势。少年时有社交焦虑障碍和抑郁症状的人，在青年阶段发展为抑郁障碍的危险增加。发病除遗传易感因素外，儿童心理上的"丧失"，如丧失亲人、与父母分离、母爱丧失及家庭欢乐的丧失等，对发病具有重要影响。

儿童与青少年抑郁症表现与成人基本相同。但儿童和青少年可能不会像成人一样描述自己的悲伤或抑郁情绪，有时通过厌烦、孤僻甚至愤怒表现来表达悲伤。儿童还不具备和成人一样的描述及理解情绪的语言能力，因而，他们往往通过行为来表达抑郁心情。不同发育阶段常见的表达抑郁的行为或方式为：

（1）学龄前期，违拗行为、攻击行为或退缩行为、与其他儿童交往困难、睡眠和饮食问题；

（2）小学期，不愿上学、学习成绩差、躯体疾病如头痛和胃痛、与伙伴和成人关系不良、做白日梦、躯体攻击行为；

（3）青少年期，进食障碍（尤见于女孩）、躯体攻击（尤见于男孩）、自杀念头、酒精等物质的使用、反社会行为如偷窃撒谎、一些类似于成人的抑郁症状（如悲伤、自我感觉差以及对以往喜欢的活动丧失兴趣等）。

2. 女性与抑郁障碍

抑郁障碍患者有明显性别差异，女性与男性之比为2：1。女性抑郁障碍的临床表现与男性是不同的。由于性腺功能改变的影响，抑郁障碍女性往往伴有焦虑、烦躁、激动等症状。非典型抑郁症（表现多眠，体重增加，食欲和性欲亢进，对药物反应不典型）女性多见。下述为女性与抑郁情绪有关的几个特殊时期。

（1）月经期与抑郁障碍：月经周期与抑郁情绪有关，女性在月经期可出现易激惹或其他心理和行为的改变，经前期女性常出现烦躁、易激惹，易与他人或家人发生矛盾，对工作感到力不从心。经前期综合征是育龄期妇女在经前出现一系列精神和躯体症状，随月经来潮而消失的一种疾病。临床以经

前7~14天出现烦躁易怒、精神紧张、神经过敏、水肿、腹泻、乳房胀痛等一系列症状，除此以外，经前期女性还有许多躯体不适，如头痛、失眠、注意力不集中、疲乏、无力、感觉异常等。少数严重者，其症状可能符合抑郁症标准，并随月经周期性发作为其特点。经前期综合征常见于30~40岁的育龄期妇女。典型的临床表现为经前1周开始，症状逐渐加重，至月经来潮前2~3天最为严重，月经来潮后症状突然消失。有些患者的症状持续时间较长，一直延续到月经开始后的3~4天才完全消失。经前期综合征的病因目前还不十分清楚，推测与内分泌、大脑内神经递质、前列腺素、遗传、心理社会因素等因素有关。

（2）产后抑郁障碍：在分娩后的第1周，50%~75%的女性出现轻度抑郁症状，10%~15%的产妇罹患产后抑郁障碍。产后1个月的抑郁障碍发病率3倍于非分娩的女性。除了分娩后血中激素的剧烈变化外，心理社会因素也与产后抑郁症的发生密切相关。早年家庭关系、婚姻问题、不良的生活事件、缺少家庭支持等均为产后抑郁症发生的危险因素，以往患抑郁障碍史或有阳性家族史也是重要的危险因素。此外，甲状腺功能紊乱与产后抑郁障碍有关，因此对产后抑郁症患者需进行甲状腺功能的检查。抑郁症的母亲往往不能有效地照顾婴儿，患者往往会由此感到自责自罪。有严重抑郁障碍的母亲可能有伤害自己或婴儿的危险。

人工流产或自发性流产后也可发生抑郁障碍，患者往往会有"后悔、苦恼、失落等"情绪，有调查发现，流产后住院的女性中，几乎一半出现精神障碍，其中主要是抑郁障碍。临床上表现为明显的失落感、内疚感、自责等。而先前患过抑郁障碍的人，流产后再次发生抑郁障碍的危险更高，比预期发病率高出2.59倍。对是否流产存在有矛盾心理的人，抑郁更明显。

（3）更年期与抑郁障碍：更年期综合征指更年期妇女由于卵巢功能减退，垂体功能亢进，分泌过多的促性腺激素，出现精神心理、神经内分泌和代谢等方面的变化，引起各器官系统的症状和体征。更年期综合征的症状主要有以下四个方面。

1）血管运动障碍症状：患者常阵阵发热，或忽冷忽热，出大汗，称为"潮热"，有时伴有头晕，每天可发生几次或几十次，并多在夜间发作。有的妇女

甚至出现发闷、气短、心跳加快、血压升高等症状，均由于血管功能失调引起。

2) 精神神经系统症状：患者多有情绪不稳，易激动，易紧张，失眠，多梦，记忆力衰退等症状。精神症状主要表现为焦虑、抑郁、偏执和睡眠障碍。焦虑症状主要表现为患者终日焦急紧张、心神不定，无对象、无原因的惊恐不安。严重者可见坐立不安，搓手跺脚；并伴有多种自主神经系统症状和躯体不适感。抑郁症状表现为情绪低落、缺乏动力、缺乏能力、对事物缺乏兴趣和乐趣、生活无愉快感、感到懒散、思维迟钝、睡眠障碍、忧郁悲观、消极言行等。这些症状有的全部都有，有的部分表现。如果患者的症状严重，持续时间超过2周，应诊断为抑郁症。偏执症状表现为敏感多疑、对人不信任、多思多虑、无事生非、猜疑丛生，这是更年期综合征患者常见的偏执症状。疑病观念、恐癌、对自己的健康有不安全感亦很常见，导致患者不断检查，不断就医，不断治疗。睡眠障碍主要表现为入睡困难、睡眠浅、易惊醒和睡眠时间减少。

3) 泌尿生殖系统症状：大约40%的绝经后妇女出现应力性尿失禁。绝经期前，月经紊乱是更年期妇女典型症状。生殖器官方面有阴毛及腋毛脱落，性欲衰退，阴道分泌物减少，性交时出现疼痛感。

4) 新陈代谢变化引起的症状：①肥胖，尤其是腹部及臀部等处脂肪堆积。②关节疼痛，尤其是膝关节疼痛较为明显，为更年期妇女的普遍症状。③骨质疏松，主要表现为腰背痛。

(4) 围绝经期与抑郁障碍：围绝经期间抑郁障碍的患病率并不增加。但在有紧张性生活事件、缺少社会支持、既往有抑郁障碍史及社会经济地位低下的情况，则绝经期女性患抑郁障碍的危险会有所增加。围绝经期抑郁障碍常伴有明显的易激惹症状。

3. 老年期抑郁障碍

抑郁障碍是老年最常见的精神障碍，国内资料表明老年情感性精神病患病率为0.34%。国外资料表明老年人的自杀和自杀企图有50%~70%。继发于抑郁症、孤独和歧视、生离死别和躯体疾病是主要的原因。老年抑郁障碍除了具有青壮年抑郁障碍的一般临床特征外，尚有其特征性症状。老年患者除有抑郁心境外，多有突出的焦虑烦躁情绪，有时也可表现为易激惹和敌意。精神运动性抑制和躯体不适主诉较年轻患者更明显。因思维联想明显迟缓以及记忆力减退，可出现较明显的认知功能损害症状，类似痴呆表现，如计算力、记忆力、理解和判断能力下降，国内外学者将此种表现称之为抑郁性假性痴呆。躯体不适多见，并容易产生疑病观念，进而发展为疑病、虚无和罪恶妄想。病程较冗长，易发展成为慢性。

总结的老年期抑郁症的临床特点有：有阳性家族史者较少，神经科病变及躯体疾病所占比重大，躯体主诉或不适多，疑病观念较多；体重变化、早醒、性欲减退、精力缺乏等因年龄因素变得不突出；部分老年抑郁症患者会以易激惹、攻击、敌意为主要表现；失眠、食欲减退明显，情感脆弱，情绪波动性大；往往不能很好地表达忧伤的情绪；自杀观念的表露常不清楚，如患者可能会说"打一针让我死吧！"却否认自己有自杀的念头。概括说来，老年期抑郁症的临床表现往往不太典型，相对于老年期前发病的抑郁症，下列症状在其临床表现中显得较为突出。

(1) 疑病症状：Alarcon报道60岁以上的老年抑郁症患者中，男性65.7%具有疑病症状，女性为62%，大约1/3的老年患者以疑病为抑郁症的首发症状。因此有学者提出"疑病性抑郁症"的术语。疑病内容常涉及消化系统，便秘、胃肠不适是这类患者最常见也是较早出现的症状之一。患者常以某一种不太严重的躯体疾病开始，进而担心自己的病情会恶化，甚至得了不治之症，虽经解释说明但仍然无法释怀。若老年人对正常躯体功能过度关注，对轻度疾病过分反应，应考虑到老年抑郁症的可能。

(2) 焦虑、抑郁和激越：老年患者对忧伤情绪往往不能很好表达，多用"没意思，心里难受"来表示，常伴有明显的焦虑症状，有时躯体性焦虑可完全掩盖抑郁症状。激越即焦虑激动。Post早在1995年即明确指出激越性抑郁症最常见于老年人，之后的研究也证实激越性抑郁症随年龄增长而增加。临床表现为焦虑恐惧，终日担心自己和家庭将遭遇不幸，将大祸临头，以至搓手顿足，坐立不安，惶惶不可终日；夜晚失眠，或反复追念以往不愉快的事，责备自己做错了事，导致家庭和其他人的不幸,对不起亲人;对环境中的一切事物均无兴趣;轻者喋喋不休诉说其体验及"悲惨境遇",重者撕衣服、揪头发、满地翻滚、焦虑万分,甚至勒颈、触电、企图自杀。

(3) 症状隐匿(躯体化症状):许多老年人否认抑郁症状的存在而表现为各种躯体症状,因而情绪症状很容易被家人忽视,直到发现老人有自杀企图或行为时才到精神科就诊。有人将这种抑郁症状为躯体症状所掩盖的抑郁症称为"隐匿性抑郁症"。这些躯体症状可表现为:①疼痛综合征,如头痛、胸疼、背痛、腹痛及全身疼痛;②胸部症状,如胸闷和心悸等;③消化系统症状,如厌食、腹部不适、腹胀及便秘等;④自主神经系统症状,如面红、手抖、出汗和周身乏力等。其中,以找不到器质性背景的头痛及其他部位的疼痛最为常见,周身乏力和睡眠障碍也是常见症状。临床上遇到反复主诉躯体不适而查不出阳性体征的患者应考虑到隐匿性抑郁症的可能。

(4) 迟滞:通常是以随意运动缺乏和缓慢为特点,它影响躯体及肢体活动,且伴有面部表情减少、语言阻滞等。多数老年抑郁症患者表现为闷闷不乐,愁眉不展,兴趣索然,思想迟缓,对提问常不立即回答,经反复询问,才以简短低弱的言语答复。思维内容贫乏,患者大部分时间处于缄默状态,行为迟缓。重则双目凝视,情感淡漠,呈无欲状,对外界动向无动于衷。抑郁症行为阻滞与心理过程缓慢相一致。

(5) 妄想:Meyers 曾报道,晚发抑郁妄想症状较多,60 岁以后发病的抑郁症患者比 60 岁以前发病的患者有较丰富的妄想症状,认为妄想性抑郁症多见于老年人。单相妄想性老年抑郁症的发病年龄晚于非妄想性老年抑郁症。在妄想症状中,疑病妄想和虚无妄想最为典型,其次为被害妄想、关系妄想、贫穷妄想及罪恶妄想。

(6) 抑郁性假性痴呆:人们已经普遍认识到,认知功能障碍也是老年抑郁症患者的常见症状,这种认知障碍经抗抑郁治疗可改善。约有 80% 的患者有记忆减退的主诉,存在比较明显的认知障碍类似痴呆表现的占 10% ~ 15%,如计算力、记忆力、理解和判断能力下降,简易精神状态检查(MMSE)筛选可呈假阳性,其他智力检查也能发现轻至中度异常。国外学者称此种抑郁为抑郁性假性痴呆。其中一部分患者会出现不可逆性痴呆。

(7) 自杀倾向:老年期抑郁症患者的自杀危险性比其他年龄组患者大得多。自杀往往发生在伴有躯体疾病的情况下,且成功率高。Pankin 等的调查显示,自杀未遂与自杀成功之比在 40 岁以下是 20∶1,60 岁以上者则为 4∶1。导致自杀的危险因素主要有孤独、罪恶感、疑病症状、激越和持续的失眠等。人格特征和对抑郁症的认知程度是决定自杀危险性的重要因素,如无助、无望及消极的生活态度往往加重自杀的危险性。老年抑郁症有慢性化趋势,也有的患者不堪抑郁症状的折磨,自杀念头日趋强烈以致自杀以求解脱。

4. 恶劣心境障碍

恶劣心境障碍(dysthymic disorder)指一种以持久的心境低落为主的轻度抑郁,而从不出现躁狂。患者在大多数时间里,感到心情沉重、沮丧,看事物犹如戴一副墨镜一样,周围一片暗淡;对工作兴趣下降,无热情,缺乏信心,对未来悲观失望,常精神不振、疲乏、能力不足、效率降低等体验,严重时也会有轻生的念头;常伴有焦虑、躯体不适感和睡眠障碍,无明显的精神运动性抑制或精神病性症状,工作、学习、生活和社会功能不受严重影响。常有自知力,自己知道心情不好,主动要求治疗。患者抑郁常持续 2 年以上,期间无长时间的完全缓解,如有缓解,一般不超过 2 个月。此类抑郁发作与生活事件和性格都有较大关系,也有人称为"神经症性抑郁"。焦虑情绪是常伴随的症状,也可有强迫症状。

恶劣心境障碍患者兴趣并不完全丧失,原来很感兴趣的事仍可勉强去做,如歌迷仍会去听精彩的音乐会;对前途虽感悲观,但经劝说鼓励,仍会有好转,一般不会有绝望感;虽有乏力或精神不振,但不会出现严重的思维和行为抑制。躯体症状诉说也较常见。睡眠障碍以入睡困难、噩梦、睡眠较浅为特点。可有头痛、背痛、四肢痛等慢性疼痛症状,有自主神经功能失调症状,如胃部不适、腹泻或便秘等。但无明显早醒、昼夜节律改变及体重减轻等生物学方面改变的症状。

二、躁狂综合征

(一) 躁狂发作临床症状

躁狂发作(manic episode)的典型临床症状是心

境高涨、思维奔逸和活动增多,俗称"三高症状"。

1. 心境高涨

患者主观体验特别愉快,自我感觉良好,整天兴高采烈,得意洋洋,笑逐颜开,神采飞扬,洋溢着欢乐,甚至感到天空格外晴朗,周围事物的色彩格外绚丽,自己亦感到无比快乐和幸福。患者这种高涨的心境具有一定的感染力,常博得周围人的共鸣。部分患者尽管心境高涨,但情绪不稳,变幻莫测,时而欢乐愉悦,时而激动暴怒。部分患者以愤怒、易激惹、敌意为特征,甚至出现破坏及攻击行为,但常常很快转怒为喜或赔礼道歉。

2. 思维奔逸

表现为联想过程明显加速,自觉思维非常敏捷,思维内容丰富多变,思潮犹如大海中的汹涌波涛,有时感到自己舌头在和思想赛跑,言语跟不上思维速度,常表现为言语增多,滔滔不绝,口若悬河,手舞足蹈,眉飞色舞,即使口干舌燥,声音嘶哑,仍要讲个不停。但讲话的内容较肤浅,且凌乱不切实际,常给人以信口开河之感。由于患者被动注意增强,注意力常随境转移,思维活动易受周围环境变化的影响而突然改变话题,讲话的内容常从一个主题很快转到另一个主题,即表现为意念飘忽(flight of ideas),有的患者可出现音联和意联。

患者的思维内容多与心境高涨相一致,自我评价过高,表现为高傲自大,目空一切,自命不凡,盛气凌人,不可一世。可出现夸大观念,认为自己是最伟大的,能力是最强的,是世界上最富有的。甚至可达到夸大或富贵妄想的程度,但内容多不荒谬。有时也可出现关系妄想、被害妄想等,多继发于心境高涨,且持续时间不长。

3. 活动增多

表现精力旺盛,兴趣范围广,动作快速敏捷,活动明显增多,且忍耐不住,爱管闲事,整天忙忙碌碌,但做事常常虎头蛇尾,一事无成。对自己的行为缺乏正确判断,常常是随心所欲,不考虑后果,如任意挥霍钱财,有时十分慷慨,将东西赠送同事或路人。注重打扮装饰,但并不得体,招引周围人的注意,甚至当众表演,乱开玩笑。自认为有过人的才智,可解决所有的问题,乱指挥别人,训斥同事,

专横跋扈,狂妄自大,自鸣得意,但毫无收获。社交活动多,随便请客,行为轻浮,且好接近异性。自觉精力充沛,有使不完的劲,不知疲倦,睡眠需要明显减少。病情严重时,自我控制能力下降,举止粗鲁,甚至有冲动毁物行为。

4. 躯体症状

由于患者自我感觉良好,故很少有躯体不适体诉,常表现为面色红润,两眼有神,体格检查可发现瞳孔轻度扩大,心率加快,且有交感神经亢进的症状如便秘等。因患者极度兴奋,体力过度消耗,容易引起失水,体重减轻等。

5. 其他症状

患者的主动和被动注意力均有增强,但不能持久,易为周围事物所吸引,急性期这种随境转移的症状最为明显。部分患者有记忆力的增强,且无法抑制,多变动,常常充满许多细节琐事,对记忆的时间常失去正确的分界,以致与过去的记忆混为一谈而无连贯。在发作极为严重时,患者极度的兴奋躁动,可有短暂、片断的幻听,行为紊乱而毫无目的指向,伴有冲动行为。多数患者在疾病的早期即丧失自知力。

(二) 特殊类型躁狂

1. 轻躁狂发作(hypomanic episode)

躁狂发作临床表现较轻者称为轻躁狂发作,患者可存在持续至少数天(美国精神病学学会规定的发作时间为至少4天,但临床观察发现多数患者的轻躁狂发作状态仅持续1~3天)的心境高涨、精力充沛、活动增多,有显著的自我感觉良好,注意力不集中、也不能持久,轻度挥霍,社交活动增多,性欲增强,睡眠需要减少。有时表现为易激惹,自负自傲,行为较莽撞,但不伴有幻觉、妄想等精神病性症状。对患者社会功能有轻度的影响。部分患者有时达不到影响社会功能的程度,一般人常不易觉察。

言语增多、精力充沛和活动增加,情感高涨和易激惹达到肯定异常的程度。情绪具有不稳定的特点,如果病人要求得不到满足,则变得易激惹,常与家人、同事发生口角、矛盾。自身感觉良好,认为自己健康好,脑子特别灵活。自高自大、过于自信。社交能力增加,对人过分热情,过分慷慨大方,好花

钱,性欲增强,睡眠需要减少。整个病情已在一定程度上影响了个人的日常生活功能,但并不严重到必须住院,也不存在精神病性症状。有些病人知道心情有改变,但认为这种改变是正常现象。

2. 谵妄型躁狂(delirious mania)

为病情严重的躁狂发作,伴有明显的意识障碍和严重的精神病运动性兴奋。病人出现时间、地点定向障碍,极度的精神运动性兴奋达到狂暴的程度,行为明显紊乱,常易产生暴力行为,出现幻觉、思维不连贯。有的病人甚至出现躯体消耗性衰竭。此时的症状往往失去了情感的色彩,给人以分裂的印象,很容易误诊为精神分裂症。

(三) 混合发作

在心境障碍中,同时出现躁狂症状和抑郁症状的现象,临床上称之为混合状态(mixed states)或混合发作(mixed episodes)。躁狂症状和抑郁症状在一次发作中同时出现,表现同样突出,在临床上并不常见。通常是在躁狂与抑郁快速转相时发生,例如一个躁狂发作的患者突然转为抑郁,几小时后又再表现为躁狂,给人"混合"的印象,但这种混合状态一般持续时间较短,多数较快转入躁狂相或抑郁相。临床上更常见的情况是,病人以躁狂症状为主要表现,同时存在一些抑郁症状,但未达到抑郁发作标准,或者以抑郁症状为主要表现,同时存在一些躁狂症状,但未达到躁狂发作诊断标准。

Kraepelin 最早系统描述混合状态并提出明确概念,他认为混合状态是一种经常遇到的短暂状态,既不是确切的躁狂也不是肯定的抑郁,而是躁狂和抑郁同时存在的状态。其中以抑郁为主要表现,伴有部分躁狂症状称为混合性抑郁;以躁狂为主要表现,伴有部分抑郁症状称为混合性躁狂,二者均属双相障碍混合状态。McElroy 等建议将混合状态定义为有肯定的躁狂或轻躁狂发作,但同时还至少有三个相关的抑郁症状。Akiskal 强调混合状态除包括混合性躁狂外,还包括抑郁和轻躁狂的各种混合状态,如混合性抑郁,并将其定义为有肯定的重性抑郁发作同时还至少有三个相关的轻躁狂症状,且至少持续 1 周。

Kraepelin 描述烦闷性躁狂症或抑郁性躁狂症是思维奔逸、兴奋、焦虑、绝望共存的一种病理状态;而兴奋性抑郁症的特征是,有明显的思维贫乏,但又坐卧不安、焦虑、沮丧、哭泣、激惹,偶尔伴有自我嘲讽。根据情感、思维、行为的不同组合将混合状态划分为六种类型:①意念飘忽性的抑郁症;②兴奋性抑郁症;③抑郁-躁狂性焦虑症;④思维贫乏性躁狂症;⑤抑制性躁狂症;⑥躁狂性木僵。前两类归为混合性抑郁,后两类为混合性躁狂。

相关研究发现,与无混合发作的双相障碍患者相比,有混合发作的患者具有以下特点:①共病率高,常合并药物滥用和强迫障碍;②更易伴有与心境不一致的精神病性症状,更易出现思维贫乏、思维中断等阴性思维障碍,而出现阳性思维障碍较少;③自杀意念和企图较多,提示处于混合状态的患者病情较严重;④发病前常有心理、生理刺激因素,如突发心脏病、脑电图异常、偏头痛或头部损伤时更易出现混合状态;⑤首次发作多为抑郁;⑥首次以混合状态发作者较少;⑦家族史中有抑郁症史者较多;⑧无论混合性躁狂或混合性抑郁均以女性和独身者多见,青少年较成人更易出现混合发作;⑨混合状态的发生多与气质背景(性格特征)有关,且与气质特征相对应,即具有抑郁气质的患者若发生躁狂则易表现为混合性躁狂;具有开朗性格的患者若有重性抑郁发作则易表现为混合性抑郁;⑩混合发作患者误诊率高、住院时间长、疗效较差,提示混合状态的治疗较困难。

(四) 环性心境障碍

环性心境障碍(cyclothymia)是指心境高涨与低落反复交替出现,但程度均较轻,不符合躁狂发作或抑郁发作时的诊断标准。轻度躁狂发作时表现为十分愉悦、活跃和积极,且在社会生活中会作出一些承诺;但转变为抑郁时,不再乐观自信,而成为痛苦的"失败者"。随后,可能回到情绪相对正常的时期,或者又转变为轻度的情绪高涨。一般心境相对正常的间歇期可长达数月,其主要特征是持续性心境不稳定。这种心境的波动与生活应激无明显关系,与患者的人格特征有密切关系,过去有人称为"环性人格"。

(五) 特殊人群的躁狂发作

1. 儿童与青少年

儿童青少年躁狂发作表现与成年人有很多不

同之处,首要特点是行为障碍突出。有人认为,这是因为儿童的思维过程尚处于较为幼稚的阶段,情感的自我体验和表达都较为单调的缘故。躁狂症状表现常极不典型,往往伴有分裂症状,如与心境不协调的妄想、奇特行为,听、视幻觉亦较多,但随着时间的推移,情感症状越来越明显。

(1) 认知症状:①夸大,表现为有夸大观念,自以为是,自吹自擂,自认为能力出众,权力极大,钱财很多等。对于儿童的夸大症状,需要注意区分以下几种特殊情况。一是有些儿童的确有某种特殊才能,要注意了解儿童所说的真实性;二是要区别儿童是在玩游戏,还是真实的想法;三是要确定儿童的夸大想法当不当真。②有压力的言语,这是躁狂的关键症状。病人说话声音洪亮,具有闯入性,夸夸其谈,难以打断。③思维奔逸,会说"我的脑子每小时跑100英里","我的脑子像猛跑的兔子"。当思维奔逸频发时,儿童不能正常生活。④意念飘忽。要确定意念飘忽,应问父母,儿童是否频繁改变话题,是否听起来很乱,听不懂他的中心思想。如果儿童太小,能找到适当语言,但不会组织语言,致使别人听不懂他的意思,则不是意念飘忽。⑤注意力分散,极易受外界影响而分散注意,随境转移。如果注意力分散与躁狂心境一致,又不能为其他障碍所解释,可考虑为躁狂症状。同时关注是否有注意缺陷障碍(ADHD)的症状。⑥精神病性症状。双相障碍儿童常有精神病性症状。青少年躁狂时的首发症状可能就是精神病性症状。这种情况下,要评价精神病性症状与心境是否一致,是否继发于另一种精神障碍,如分裂情感性精神障碍。

(2) 情感症状:①欣快。儿童的欣快无特异性,自觉高兴,表情丰富,喜欢喧闹、欢叫,可表现为极度愉快、愚蠢或轻浮。需要排除特定事件、药物诱发的兴奋表现。②易激惹。具有发作性和极端性。患儿常具有攻击、破坏行为,对挫折、批评的耐受性下降,常为琐事而极度愤怒、伤感、攻击或自伤,引起爆发性愤怒和抵抗性情绪反应,但随之又因感到不对、不应该而悔恨。

(3) 意志行为:①睡眠需要量减少,躁狂儿童每夜睡眠时间比同龄儿童少2小时以上,午夜起床,在家里游荡、找事做,如上网、打电话、看电视、整理物品等,第二天也不感到疲劳。②指向性活动增加,该症状对诊断儿童躁狂症有一定的特异

性。表现为活动增多,主意、要求增多。当儿童躁狂时,能画出大量精美的建筑和广泛的街区,短期内能写完小说,需要与儿童的高产作业相鉴别。轻躁狂的儿童和青少年相当多产,如躁狂严重,则变得瓦解。③精神运动性激越,双相障碍儿童的激越常有强制性,如果嗜好没有得到满足,情感就会立即爆发出来,如咬自己的衣领、抠自己的手指等。④性功能障碍,儿童双相障碍常有性功能亢进,表现为爱调情、吻母亲、摸别人的生殖器、在镜子前跳色情舞等。⑤自杀,双相障碍儿童在抑郁发作、混合发作或伴精神病性症状时,自杀观念和自杀企图风险都很高,可突然自杀,但自杀不是躁狂的核心症状。

2. 老年

晚发型双相障碍的家族聚集性相对较低,有较多的躯体或神经系统合并症,如痴呆、脑血管疾病等;躁狂症状出现频率较低,程度也较轻,更多地表现为易激惹,而不是心境高涨;往往能较快缓解。老年期双相障碍患者,抑郁和躁狂发作的间期都有所延长。一项前瞻性研究显示,在老年患者组,首次抑郁发作和首次躁狂发作的间隔是17年,而年轻患者组的间隔是3年;与年轻患者组相比,老年患者组在首次躁狂发作之前多经历了3次以上抑郁发作;老年躁狂患者复发时更多地表现为抑郁发作,而不是躁狂发作。

老年期躁狂症起病多急骤,常缺乏情感高涨的表现,而表现为情感活动不稳定、易激惹;有的患者的表情显得过分庄重、严肃、摆架子或神圣不可侵犯;情感表现缺乏感染性。意念飘忽、自我感觉良好、精力充沛、性欲亢进等症状也较少见。常以激惹性增高、兴奋躁动、乱跑、乱管闲事等为主要表现。有时伴有偏执症状,内容多为敌对性和迫害性,夸大妄想的特点在于与行为很不配,给人一种幼稚、愚蠢的印象。有时伴有焦虑情绪。部分患者还伴有脑器质性症状,如情绪不稳,行为幼稚,欣快。攻击性行为较为常见。老年期躁狂症如果首次发作在65岁以后,应警惕脑器质性病变的可能,需要重视做实验室检查和其他辅助检查。

3. 妇女

女性患者的临床表现有一定的特殊性。具体

表现在以下几个方面。

（1）发作形式：相对于男性双相障碍患者，女性患者的抑郁发作次数较多，而躁狂发作次数较少。有些专家认为，这是因为女性具有"抑郁素质"，这种素质影响了女性双相障碍的表现。这种发作特点在入院时也有所体现，男性患者多因为躁狂发作入院，而女性患者多因为抑郁发作入院。女性双相障碍患者的抑郁发作往往持续时间更长、更难治。女性患者常经历更多的混合发作和快速循环发作，在抑郁发作之前，多为轻躁狂发作而不是躁狂发作。

（2）症状表现：在躁狂发作的症状表现方面，男性更多地表现为过度活跃、冒险行为和夸大；女性患者则更多地表现为思维奔逸和随境转移。在自杀及自杀企图方面，自杀成功的双相障碍患者的比例无显著性别差异，且在入院的时候，女性患者的自杀倾向性比较低。而在一般人群中，男性自杀成功的比例是女性的 3~4 倍。

（3）预后：女性双相障碍患者更倾向于处于未被识别和未经治疗的状态。有研究显示，男性双相障碍患者平均未治时间是 6 年，而女性患者是 11 年。

第四节　诊断与鉴别诊断

心境障碍由于病因未明，目前主要依靠临床特征及病程特点进行临床诊断。目前疾病分类与诊断标准有国际疾病分类标准编码第 10 版（ICD-10）、美国《精神障碍诊断与统计手册（修订版）》（DSM-Ⅳ-TR）及中国精神障碍分类与诊断标准第 3 版（CCMD-3）。密切进行临床观察，结合疾病横断面的主要症状及纵向病程特点，进行科学的分析是临床诊断与鉴别诊断的可靠基础。

一、抑郁障碍的分类

（一）国际疾病分类第 10 版（ICD-10）精神与行为障碍

抑郁障碍的主要类别如下。

1. 抑郁障碍（F32.）

（1）轻度抑郁障碍（F32.0）；

（2）中度抑郁障碍（F32.1）；

（3）重度抑郁障碍，不伴有精神病性症状（F32.2）；

（4）重度抑郁障碍，伴有精神病性症状（F32.3）；

（5）其他抑郁障碍（F32.8）：非典型抑郁障碍与隐匿型抑郁障碍；

（6）非特异抑郁障碍（F32.9）。

2. 复发性抑郁障碍（编码为 F33.）

（1）现为轻度抑郁症状的复发性抑郁障碍（F33.0）；

（2）现为中度抑郁症状的复发性抑郁障碍（F33.1）；

（3）现为不伴有精神病性症状的重度复发性抑郁障碍（F33.2）；

（4）现为伴有精神病性症状的重度复发性抑郁障碍（F33.3）；

（5）现为缓解状态的复发性抑郁障碍（F33.4）；

（6）其他复发性抑郁障碍（F33.8）；

（7）非特指的复发性抑郁障碍（F33.9）。

3. 持续性心境障碍（F34.）

（1）循环心境障碍（F34.0）；

（2）心境恶劣障碍（F34.1）；

（3）其他持续性心境障碍（F34.8）；

（4）非特指的持续性心境障碍（F34.9）。

（二）其他分类

1.《精神障碍诊断与统计手册》（第 4 版修订版）（DSM-Ⅳ-TR）

有关抑郁障碍的分类主要包括三部分内容。

（1）重性抑郁障碍：分为单次发作与反复发作，按临床特征又分为有以下特征的抑郁障碍：①伴精神病性；②慢性；③紧张症表现；④忧郁现象；⑤不典型表现；⑥产后起病；⑦季节性类型。

（2）恶劣心境障碍：分为早发/晚发，是否有不典型特征。

（3）未在他处标明的抑郁障碍。

2.《中国精神障碍分类与诊断标准》(第3版)（CCMD-3）

对"心境障碍"中所涉及抑郁障碍的分类有如下类别。

（1）抑郁发作：①轻性抑郁症；②无精神病性症状的抑郁症；③有精神病性症状的抑郁症；④复发性抑郁症；⑤其他或待分类的抑郁症。

（2）持续性情感障碍，循环心境障碍及恶劣心境。

（3）其他或待分类的心境障碍。

二、双相障碍的分类

（一）ICD-10 双相障碍分类

将有无精神病性症状和严重程度纳入到分类评估中，按照是躁狂发作还是抑郁发作进行分类，但是它并没有像 DSM-Ⅳ 那样把双相障碍分为Ⅰ型和Ⅱ型，只是把双相Ⅱ型归为"其他双相障碍"（表14-1）。

表 14-1 ICD-10 双相障碍亚型分类

临床亚型	本次发作	精神病性症状	社会功能受损
双相障碍			
目前为轻躁狂	轻躁狂	无	轻或无
目前为无精神病性症状的躁狂	躁狂	无	重
目前为有精神病性症状的躁狂	躁狂	有	重
目前为轻抑郁	轻抑郁	无	轻或无
目前为无精神病性症状的抑郁	抑郁	无	重
目前为有精神病性症状的抑郁	抑郁	有	重
目前为混合发作	躁狂抑郁混合或转换	有或无	重
目前为缓解状态	无	无	轻或无
持续心境障碍			
环性心境障碍	轻度高涨或轻度低落周期交替2年以上	无	轻或无
其他双相障碍			
复发性躁狂	躁狂（既往有过）	无	重
双相Ⅱ型	轻躁狂或抑郁	无	重

（二）其他分类

1. DSM-Ⅳ-TR 双相障碍分类

该系统将双相障碍分成4个亚型：双相Ⅰ型障碍、双相Ⅱ型障碍、环性心境障碍和双相障碍未定型。双相Ⅰ型障碍要求至少有一次躁狂或混合发作，而双相Ⅱ型障碍以抑郁病程的反复发作为特点，要求至少有一次轻躁狂发作（表14-2）。而美国精神病学学会（APA）最近公布的 DSM-5 建议稿中将双相Ⅰ型障碍中的混合发作删除，新增了"混合发作特殊型"（mixed features specifier）。他们认为同时符合躁狂和抑郁诊断标准的患者，躁狂病情往往重于抑郁，故建议将其归为躁狂发作的亚型。

表 14-2 DSM-Ⅳ-TR 双相障碍的亚型分类

临床亚型	本次发作	既往发作
双相Ⅰ型障碍		
单次躁狂发作	躁狂	无
最近为轻躁狂发作	轻躁狂	躁狂或混合
最近为躁狂发作	躁狂	抑郁或躁狂或混合
最近为混合发作★	混合	抑郁或躁狂或混合
最近为抑郁发作	抑郁	躁狂或混合
双相Ⅱ型障碍	抑郁或轻躁狂	抑郁或轻躁狂
环性心境障碍	未达到症状标准的躁狂/抑郁症状交替	无
双相障碍未定型	未达到症状标准的躁狂/抑郁症状	无

★DSM-5 建议稿中将其删除。

2. CCMD-3 有关双相障碍的分类

基本沿用 ICD-10 的分类，与以上两个诊断系统不同的是，CCMD-3 单独列出了单相躁狂发作的诊断标准，并包含复发性躁狂，而 IDC-10 把复发性躁狂归为"其他双相障碍"。在 DSM-Ⅳ 中，轻躁狂或躁狂单次发作就足以达到诊断双相障碍的标准，而在 ICD-10 和 CCMD-3 中该诊断至少需要两次情感障碍的发作。在日常临床医疗工作中已很少使用单相躁狂或复发性躁狂这个诊断，而是将所有躁狂病例归入双相障碍中，因为几乎所有躁狂发作的患者最终都会经历抑郁发作，而且他们很多重要方面都类似于那些双相发作的患者。

（三）特殊类别

1. 抗抑郁药所致轻躁狂

有一部分患者使用抗抑郁药后会有轻躁狂的表现。虽然有学者建议将其看作双相Ⅲ型障碍，但是在目前的精神障碍诊断和分类系统中还没有把抗抑郁药所致轻躁狂作为单独的分类。有学者认为抗抑郁药物有使单相抑郁转向轻躁狂的潜能，但是也有人认为这是疾病潜在的自然病程所致。

2. 软双相障碍

指具有双相障碍特点但是尚未被诊断为双相障碍的抑郁状态，即没有躁狂存在的双相障碍，又称"假单相的双相障碍"和"假单相障碍"。

三、诊断与鉴别诊断

（一）心境障碍诊断原则与要点

1. 诊断原则

心境障碍是一类发作性疾病，诊断时既要评估目前发作的特点，还要评估既往发作的情况。因此，诊断应根据下述原则进行：

（1）早期正确诊断对治疗和预后的影响：心境障碍中的双相障碍的临床表现隐匿，常被误诊或漏诊，从首次出现症状到被确诊平均需要 7~10 年以上。在美国，有 69% 的双相障碍患者曾被诊断为其他疾病，其中单相抑郁最为常见，其他疾病包括焦虑障碍、精神分裂症、人格障碍和精神活性物质滥用等。双相障碍诊断的关键是对躁狂和轻躁狂病程的识别，而在特殊人群，如儿童、青少年和老年人中躁狂或轻躁狂常不典型，容易出现混合发作和烦躁不安，很容易被漏诊。双相障碍抑郁发作时常被误诊为单相抑郁，常使用抗抑郁药物治疗，如果不能及时准确的识别可能会加重病情。虽然在抗抑郁药能否诱发轻躁狂上还有争议，但它对双相障碍的疗效不佳已经达成共识。而这部分没有被识别出的双相障碍在长期不合理的治疗中往往被看成难治性抑郁，大大增加了社会和个人负担。

（2）症状学诊断与病程诊断并重：①确定目前（或最近）一次发作的类型，了解目前或最近一次发作的病史，进行详细的精神现状检查；然后根据获得的资料确定目前或最近这次发作是抑郁发作还是躁狂发作，并确定亚型。②确定以前有过的发作类型，需要详细收集患者以前的病史。为避免遗漏重要资料，最好按照某种定式检查逐项进行。然后根据获得的资料确定以前有过哪些类型的发作以及有过多少次发作。③确定疾病的诊断，根据目前或最近一次发作的类型和以前有过的发作类型确定疾病的诊断。如果只有重性抑郁发作，则诊断为重性抑郁障碍。如果仅为轻性抑郁发作，则诊断为轻性抑郁。如果轻性抑郁持续 2 年以上，则诊断为恶劣心境。如果既往有过躁狂发作，则诊断为双相障碍。④诊断的改变，患者在就诊时常常是第一次发作，或者只有一种类型的发作，此时很难预测以后是否会再次发作，如果发作也很难预测会发生哪类发作。当以后再次发作时，诊断可能改变，如以后出现躁狂发作，则诊断改为双相障碍。

（3）多轴诊断：多轴诊断是指通过系统评估和非常翔实的临床资料轴或域信息对患者整体临床状况进行描述的诊断模式。心境障碍常共病其他精神科疾病，如注意缺陷多动障碍、强迫症、焦虑症、精神活性物质滥用和人格障碍，而且不同年龄阶段共病情况不同。在青少年阶段，心境障碍的精神活性物质滥用风险大大增加，成年心境障碍患者中人格障碍和焦虑障碍较多见。双相障碍患者有家族史的比例显著高于单相抑郁障碍。早期生活环境、与父母的关系、人格特点等是双相障碍的影响因素，近期生活事件和发病年龄更是双相障碍重要的危险因素。虽然几乎所有双相患者都能从急性发作中康复，但是长期预后并不乐观，不到 20% 的患者能达到 5 年的临床稳定，即能维持较好的社会和职业功能，而且双相障碍的自杀风险较高。心境障碍的疾病因素（如准确及时的诊断，共病现象和躯体情况等），个体因素（如人格特征、早年创伤经历、家庭结构、家族史等），和社会因素（如支持系统、职业功能、人际关系等）都对患者有着极大的影响。因此，对心境障碍的疾病（包括共病）、个体和社会水平的多轴诊断是相当必要的，有助于了解患者和疾病的整体状况，制定合理完善的治疗计划（包括药物和社会心理干预），减轻疾病的负性临床结局，增加疾病的良好预后，降低自杀率。

2. 诊断要点

抑郁障碍的诊断主要根据病史、临床症状、病程特点等临床特征来诊断,典型病例诊断一般不困难。密切的临床观察,把握疾病横断面的主要症状及纵向病程的特点,进行科学的分析是临床诊断的可靠基础。体格检查和实验室检查对于诊断也有助于临床诊断,但更主要的是为了排除诊断。为了提高诊断的一致性,国内外都制定了诊断标准供参考。比较相关的精神疾病诊断分类标准而确定。密切临床观察,把握疾病横断面的主要症状或症状群及纵向病程特点,进行科学分析是临床诊断的可靠基础。

(1)抑郁障碍临床特征:抑郁发作是以显著而持久的心境低落为主要表现。在心境低落的背景上,伴有思维迟缓和意志活动减少。大多数患者的思维和行为异常与高涨或低落的心境相协调。抑郁障碍临床特征识别要点:①多伴有躯体症状。抑郁发作时,躯体症状多见,不适体诉可涉及各系统器官,其中早醒、食欲减退、体重下降、性欲减退及抑郁心境晨重夜轻等生物学特征有助于诊断。②可伴有精神病性症状。既往在精神科临床实践中,抑郁障碍的诊断率不足往往与临床医生过分重视、并放大精神病性症状在疾病诊断中的重要性,导致进入只要存在精神病性症状就确立为精神分裂症这一误区。临床医生如能全面分析各种症状产生的基础、相互关系、主次序列等,将有助确诊。③焦虑症状。多数抑郁障碍患者伴有焦虑症状,而这些焦虑症状通常会掩盖抑郁症状,也往往是促使患者就医的主要原因,应仔细甄别其中的主次关系。

(2)躁狂和轻躁狂临床特征:①躁狂发作是指显著的心境高涨或易激惹持续1周以上,心境的高涨与个体所处环境不协调,表现可从无忧无虑的高兴到几乎不可控制的兴奋。心境高涨同时伴有精力增加和随之而生的活动增多,言语紧迫,以及睡眠需要减少。正常的社会抑制消失,注意不能持久,并常有显著的随境转移。自我评价膨胀,随意表露夸大或过分乐观的信念。也可出现感知觉障碍;专注于物体表面或质地的精细细节,主观感到听觉敏锐。病人可能着手过分不切实际的计划,挥金如土,或变得攻击性强、好色,或在不恰当的场合

开玩笑。某些躁狂发作中并不出现心境高涨,而以易激惹和多疑为主。首次发作常见于15~30岁。②轻躁狂是躁狂的较轻表现形式,轻躁狂不伴幻觉和妄想,存在持续的(至少连续几天)心境高涨、精力和活动增高,常有显著的感觉良好,并觉得身体和精神活动富有效率。社会活动增多,说话滔滔不绝,与人过分熟悉,性欲增强,睡眠需要减少等表现也常见,但其程度不至造成职业功能严重受损。有时易激惹、自负自傲、行为鲁莽的表现替代了较多见的欣快交往。可有注意集中和注意损害,从而降低从事工作、得到放松以及进行闲暇活动的能力,但这并不妨碍患者对全新的活动和冒险表现出兴趣或有轻度挥霍的表现。

(3)病程特征:大多数是发作性病程,在发作间歇期精神状态可恢复到病前水平。既往有类似的发作,对诊断有帮助。不管是ICD-10、DSM-Ⅳ-TR还是CCMD-3都规定了在满足症状学标准的同时必须要持续2周以上才能予以诊断抑郁发作,躁狂发作是指显著的心境高涨或易激惹持续1周以上,假如由于这些症状导致住院,1周的病程标准并非是必要的,例如,患者因为躁狂症状3天后入院,仍然可以被诊断为躁狂发作,目前国际上已有较多涉及轻躁狂的研究将病程标准减少至2天,有学者建议诊断系统中轻躁狂病程最好限定为1~3天,这将有助于提高对轻躁狂识别的敏感性。恶劣心境的特点是长期持续存在的心境低落,但不符合任何一型抑郁的症状标准。

心境障碍病程有以下特征:①典型的抑郁发作或躁狂发作呈发作-缓解病程,但部分难治性抑郁症患者以及慢性抑郁发作患者可能表现为迁延性病程,应注意在慢性病程中的波动性和潜在的发作-缓解特点。②抑郁发作患者如既往有过符合诊断标准的躁狂发作,则应诊断为双相情感障碍。但临床中有一部分患者,既往仅为轻躁狂,这种发作以症状轻、病期短、不影响其社会功能为特点,因此容易被患者本人、家属和医生所忽视,这种情况的患者常易被误诊为抑郁障碍。③混合发作病程特点:虽然双相障碍最典型的形式是交替出现的躁狂和抑郁发作伴无症状的间歇期。但是,抑郁心境伴持续数日甚至数周的活动过度和言语迫促,以及情绪高涨和夸大状态下伴有激越、精力和本能驱力下降,都不罕见。抑郁症状和躁狂/轻躁

狂症状也可以快速转换,每天不同,甚至因时而异。如果在双相障碍病程中,两套症状在大部分时间内都很突出且持续一段时间则称为混合发作。如果在双相障碍的某一次发作性病程中以躁狂和抑郁症状混合或迅速交替(即在数小时内)为特征,至少持续 2 周躁狂和抑郁症状均很突出,而且在既往至少有过一次明确的躁狂/轻躁狂、抑郁或混合发作,则可诊断为双相障碍混合发作。④快速循环型发作:有些双相障碍有规律地间隔数周或数月发作一次。如果发作的间歇期越来越短,发作的次数越来越多,就会出现情感症状频繁发生。现在通常将频繁发生情绪障碍的双相障碍称为快速循环发作。这些反复发作可能是抑郁、躁狂或它们的混合状态。其主要特征是发作频繁,每两次之间有缓解期,或是由一相转向另一相发作。对快速循环的病程有严格的规定,要求在过去的 12 个月里至少有 4 次的明显的情感发作,每次发作均要符合轻躁狂、躁狂、轻抑郁或抑郁发作,或情感障碍的混合性发作标准。

(4) 共病诊断:由于国内精神障碍分类与诊断推崇等级诊断,长期以来临床医生对于心境障碍共病未给予足够重视,一般不会在心境障碍诊断基础上诊断物质滥用障碍、焦虑障碍、人格障碍等。其实心境障碍共病非常常见,抑郁障碍的患者容易共病焦虑障碍,包括惊恐障碍、社交焦虑障碍、强迫症、广泛性焦虑和创伤后应激障碍、物质依赖、躯体疾病等。而双相障碍与 DSM-Ⅳ 中轴Ⅰ其他精神障碍、轴Ⅱ人格障碍的共病现象都非常多见,综合上述有/无其他精神障碍共病对双相障碍的临床特征、药物选择和治疗结局等都有明显影响,我们在临床实践中有必要重视精神障碍多轴诊断的现实问题。由于共病的因素,患者的临床症状和病程相较单纯抑郁障碍更为复杂和多变,临床诊断过程中容易顾此失彼,心境障碍共病诊断主要依赖于全面的临床评估,包括可靠的病史、详细的精神检查、以及实验室检查与心理测验等。

(二) 心境障碍的诊断标准

1. 抑郁障碍诊断标准

目前,我国使用较普遍的精神疾病诊断系统包括 ICD-10、DSM-Ⅳ-TR 及 CCMD-3 等。抑郁障碍是一系列综合征,其中核心症状主要包括"抑郁发作"和"恶劣心境"。这三个诊断标准中对症状学的规定有差异。CCMD-3 中抑郁发作的诊断标准包括"性欲减退",而 DSM 中没有对"性欲"进行规定,而在 ICD-10 中把"性欲明显丧失"作为躯体综合征的诊断标准之一。ICD-10 和 DSM-Ⅳ-TR 将"情绪低落"和"兴趣或愉快感下降"作为基本标准(即抑郁发作必须要具备其中之一),CCMD-3 中只是描述以情绪低落为主,没有把兴趣减退和疲劳感等作为必需的诊断条目,而只是诊断依据之一。现以 ICD-10 为例加以叙述。

抑 郁 发 作

在 ICD-10 中,抑郁发作不包括发生于双相情感障碍中的抑郁状态。因此,抑郁发作只包括首次发作抑郁症或复发性抑郁症。

(1) 抑郁发作的一般标准

1) 持续发作须持续至少 2 周。

2) 在病人既往生活中,不存在足以符合轻躁狂或躁狂(F30)标准的轻躁狂或躁狂发作。

3) 不是由于精神活性物质或器质性精神障碍所致。

抑郁发作的症状分为两大类,可以粗略地将之分别称为核心症状和附加症状。

(2) 抑郁发作的核心症状

1) 抑郁心境,对个体来讲肯定异常,存在于一天中大多数时间里,且几乎每天如此,基本不受环境影响,持续至少 2 周;

2) 对平日感兴趣的活动丧失兴趣或愉快感;

3) 精力不足或过度疲劳。

(3) 抑郁发作的附加症状

1) 自信心丧失和自卑;

2) 无理由的自责或过分和不适当的罪恶感;

3) 反复出现死或自杀想法,或任何一种自杀行为;

4) 主诉或有证据表明存在思维或注意能力降低,例如犹豫不决;

5) 精神运动性活动改变,表现为激越或迟滞(主观感受或客观证据均可);

6) 任何类型的睡眠障碍;

7) 食欲改变(减少或增加),伴有相应的体重变化。

（4）抑郁发作的亚型

根据抑郁发作的严重程度将其分为轻度、中度和重度三种类型。

轻度抑郁发作（F32.0）具有核心症状至少两条，核心与附加症状共计至少四条。

中度抑郁发作（F32.1）具有核心症状至少两条，核心与附加症状共计至少六条。根据是否伴有"躯体综合征"将中度发作分为伴有和不伴躯体综合征两个亚型。

所谓躯体综合征在含义上与DSM-Ⅳ的"重性抑郁伴忧郁"或经典分类中的"内源性抑郁症"类似。这些症状包括：

1）对平日感兴趣的活动丧失兴趣或失去乐趣；

2）对正常时能产生情感反应的事件或活动缺乏反应；

3）比通常早醒2小时以上；

4）早晨抑郁加重；

5）具有明显的精神运动性迟滞或激越的客观证据（他人的观察或报告）；

6）食欲明显丧失；

7）体重减轻（比上个月体重减少5%以上）；

8）性欲明显丧失。

要符合躯体性综合征的条件，上述症状必须具备四条。

重度抑郁发作具有全部三条核心症状，核心与附加症状共计八条。可将其分为不伴精神病性症状（F32.2）和伴有精神病性症状（F32.3）两型。伴有精神病性症状者又可根据幻觉、妄想内容与情绪的关系划分为与心境相和谐的和与心境不和谐的两种。

复发性抑郁障碍

复发性抑郁障碍所使用的症状学诊断标准与抑郁发作相同。

（1）复发性抑郁障碍一般标准

1）既往曾有至少一次抑郁发作，可为轻度、中度或重度，持续至少2周，与本次发作之间至少有2个月的时间无任何明显的情感障碍；

2）既往从来没有符合轻躁狂或躁狂发作标准的发作；

3）不是由于精神活性物质或器质性精神障碍所致。

（2）复发性抑郁障碍的亚型

根据目前发作状态可再分为：①复发性抑郁障碍，目前为轻度发作（F33.0）；②复发性抑郁障碍，目前为中度发作（F33.1）；③复发性抑郁障碍，目前为不伴精神病性症状的重度发作（F33.2）；④复发性抑郁障碍，目前为伴有精神病性症状的重度发作（F33.3）；⑤复发性抑郁障碍，目前为缓解状态（F33.4）。

恶劣心境（F34.1）

（1）至少2年内抑郁心境持续存在或反复出现，其间的正常心境很少持续几周，同时没有轻躁狂发作期。

（2）在此2年期间的每次抑郁发作，没有或极少在严重度或持续时间上足以符合复发性轻度抑郁障碍的标准（F33.0）。

（3）在某些抑郁周期内，至少应具有以下症状之三：

1）精力或活动减少；

2）失眠；

3）自信心丧失或感到自信心不足；

4）集中注意困难；

5）经常流泪；

6）在性活动或其他乐事中失去兴趣和乐趣；

7）无望感或绝望；

8）感到无能力承担日常生活中的常规责任；

9）对前途悲观或沉湎于过去；

10）社会退缩；

11）言谈比平时减少。

注：如果需要，说明是早发（少年后期或20岁左右）还是晚发（通常是在30~50岁继发于一次情感发作之后）。

2.双相障碍诊断标准

ICD-10有关躁狂和轻躁狂诊断标准叙述如下：

躁 狂 发 作

ICD-10中对躁狂发作与轻躁狂发作的标准进行了分别描述。

（1）轻躁狂（F30.0）

症状学标准分为核心症状A（即情感增高或易激惹）和附加症状B。

1）情感增高或易激惹，对个体来讲已达到肯定异常的程度,并且持续至少4天。

2) 必须具备以下至少三条,且对日常的个人功能有一定影响:

A. 活动增多或坐卧不宁;

B. 语量增多;

C. 注意集中困难或随境转移;

D. 睡眠需要减少;

E. 性功能增强;

F. 轻度挥霍,或其他类型轻率的或不负责任的行为;

G. 社交性增高或过分亲昵(见面熟)。

3) 不符合躁狂发作(伴有或不伴有精神病性症状)、和双相情感障碍、抑郁发作、环性心境或神经性厌食的标准。

4) 不是由于精神活性物质使用所致。

(2) 躁狂,不伴精神病性症状(F30.1)

1) 情感明显高涨,兴高采烈,易激惹,对个体来讲已属肯定的异常。此种情感变化必须突出且至少持续1周(若严重到需要住院则不受此限)。

2) 至少具有以下三条(如果情感仅表现为易激惹,则需有四条),导致对日常个人功能的严重影响。

A. 活动增多或坐立不安;

B. 言语增多("言语急促杂乱")

C. 观念飘忽或思想奔逸的主观体验;

D. 正常的社会约束力丧失,以致行为与环境不协调和行为出格;

E. 睡眠需要减少;

F. 自我评价过高或夸大;

G. 随境转移或活动和计划不断改变;

H. 愚蠢鲁莽的行为,如挥霍、愚蠢的打算、鲁莽的开车,病人不认识这些行为的危险性;

I. 明显的性功能亢进或性行为失检点。

3) 无幻觉或妄想,但可能发生知觉障碍[如主观的过分敏锐(hyperacusis),感到色彩格外鲜艳]。

4) 除外:发作不是由于酒或药物滥用、内分泌障碍、药物治疗或任何器质性精神障碍所致。

(3) 躁狂,伴精神病性症状(F30.2)

1) 发作符合不伴精神症状躁狂除标准C之外的标准。

2) 发作不同时符合精神分裂症或分裂-情感障碍躁狂型的标准。

3) 存在妄想和幻觉,但不应有典型精神分裂症的幻觉和妄想(即不包括完全不可能或与文化不相应的妄想,不包括对病人进行跟踪性评论的幻听或第三人称的幻听),常见的情况为带有夸大、自我援引、色情、被害内容的妄想。

4) 除外:发作不是由于精神活性物质使用或任何器质性情感炸锅内碍所致。

使用第五位数字标明幻觉或妄想与心境是否相协调:

F30.20 躁狂,伴有与心境相协调的精神病性症状(例:夸大妄想,或听到告之他/她有超人能力的声音);

F30.21 躁狂,伴有与心境不相协调的精神病性症状(如:对病人的说话声,内容为无情感意义的话题,或关系、被害妄想)。

环性心境(F34.0)

(1) 至少2年的心境不稳定,其间有若干抑郁和轻躁狂的周期,伴有或不伴正常心境间歇期。

(2) 在上述2年之间,没有任何一种抑郁或躁狂的表现其严重度或持续时间足以符合躁狂或抑郁发作(中度或重度)的标准;然而在此种持续的心境不稳定期之前可能曾经发生过躁狂或抑郁发作,或在此之后也可能出现。

(3) 在某些抑郁周期中至少存在下列症状中的三条:

1) 精力下降或活动减少;

2) 失眠;

3) 自信心丧失或感到自信心不足;

4) 集中注意困难;

5) 社会退缩;

6) 在性活动和其他乐事中失去兴趣和乐趣;

7) 言谈比平日减少;

8) 对前途悲观或沉湎于过去。

(4) 在某些情感高涨周期中至少存在下列症状中的三条:

1) 精力和活动增加;

2) 睡眠需要减少;

3) 自我评价过高;

4) 思维敏捷或具有不同寻常的创造性;

5) 比平日更合群;

6) 比平日更善辩或更诙谐;

7）兴趣增加，对性活动或其他乐事的兴趣增强；

8）过分乐观或夸大既往的成就。

注：如果需要，说明是早发（少年后期或20岁左右）还是晚发（通常是在30～50岁继发于一次情感发作之后）。

（三）心境障碍的鉴别诊断

1. 继发性抑郁或躁狂

脑器质性疾病、躯体疾病、某些药物和精神活性物质等均可引起继发性抑郁或躁狂，与原发性抑郁与躁狂的鉴别要点：

（1）前者有明确的器质性疾病，或有服用某种药物或使用精神活性物质史，体格检查有阳性体征，实验室及其他辅助检查有相应指标的改变；

（2）前者可出现意识障碍、遗忘综合征及智能障碍，后者除谵妄性躁狂发作外，一般无意识障碍、记忆障碍及智能障碍；

（3）器质性和药源性心境障碍的症状随原发疾病的病情消长而波动，原发疾病好转，或在有关药物停用后，情感症状相应好转或消失；

（4）前者既往无心境障碍的发作史，而后者可有类似的发作史。

2. 双相抑郁与单相抑郁的鉴别

一般情况下，双相Ⅰ型障碍与单相抑郁不难鉴别，因为前者有明确的与抑郁相反的躁狂发作病程。但是若抑郁发作先于躁狂，在躁狂未发作之前如何诊断，对疾病的预后非常重要。双相Ⅰ型抑郁患者较单相抑郁发作者发病年龄轻，抑郁发作持续时间短、次数多，不典型症状多，自责、自罪感强，多伴精神病性症状，但是焦虑症状较少。

双相Ⅱ型障碍是以抑郁和轻躁狂发作交替出现为特征，最容易被误诊为单相抑郁，二者的鉴别要点是对轻躁狂病程的识别。在以抑郁发作为主要特征的患者中，要重点询问和观察有无不同于平常的情绪高涨、自我感觉良好和过多的计划、打算等。轻躁狂病程容易被忽略，一方面与目前的诊断系统对其病程的限制过于严格（通常需要持续超过4天）有关，另一方面轻躁狂这种"愉悦感"常被患者和医生忽略，甚至当作好的表现，没有以问题的

形式呈现出来。对轻躁狂的判断要以患者平常的状态作为参照，有的患者可能仅仅以感到放松、心情开心为主，而无明显的情感高涨，此时需要仔细评估，与轻躁狂有关的评定量表有助于诊断。

双相Ⅱ型障碍在轻躁狂没有发作之前的抑郁更加常见，此时对抑郁状态的评估尤为重要。双相Ⅱ型抑郁的特点与双相Ⅰ型抑郁大体相当，只是前者更多地表现为精神运动性激越而不是迟滞，更容易注意力分散。在抑郁状态中，嗜睡、思维拥挤、易激惹和精神运动性激越是双相Ⅱ型抑郁的独立危险因素。

临床上轻躁狂容易被漏诊及误诊，有研究者试图通过自评轻躁狂量表达到客观、简易地在抑郁障碍患者中快速识别轻躁狂，正确识别双相抑郁。目前以瑞士 Jules Aanest 教授的 32 项轻躁狂症状自评量表（hypomania checklist-32，HCL-32）与美国 Hirschfeld 教授的心境障碍问卷（Mood Disorder Questionnaire，MDQ）较成熟和具有影响力。上述两个量表均为患者自评，回答"是"或"否"即可。HCL-32 由 32 项轻躁狂症状组成，在欧洲部分国家和地区精神科门诊心境障碍患者的研究显示量表内部因子一致性信度 Cronbach's alpha 值为 0.82～0.86，以 14 分划界时，对双相障碍的敏感性为 0.80、特异性为 0.51。MDQ 由 13 项轻躁狂症状组成，在美国的精神科门诊心境障碍患者中，MDQ 的 Cronbach's alpha 值为 0.90，以 7 分为分界值时，对双相障碍的敏感性是 0.73、特异性为 0.90。相同样本的比较研究显示在识别轻躁狂方面，HCL-32 的敏感性优于 MDQ。轻躁狂量表还可用于流行病学研究，筛查非临床环境下的普通人群。HCL-32 及 MDQ 的中文版在中国已有研究单位展开初步的工作。

3. 软双相障碍与单相抑郁的鉴别

虽然典型的单相和双相障碍在临床特征和治疗学上很容易区分，但是在"两极"中间存在很大一部分重叠区域，被看做软双相障碍。对这部分患者的正确认识的重要意义在于避免躁狂、轻躁狂病程的出现。有 10%～20% 的抑郁症患者最终出现躁狂或轻躁狂相，它们从首次出现抑郁到最终诊断为双相障碍平均经历了 6 年时间。这部分早期被诊断为单相抑郁，最终发展为双相障碍的患者多具有情

绪不稳和环性心境气质,可能是躁狂或轻躁狂的特征有乐观、积极、能量过剩和过分自信,但是尚未达到轻躁狂的标准。

如果把软双相障碍看作具有双相障碍特点但尚未诊断为双相障碍的抑郁状态,那么它一般具有下列特征:发病年龄早、产后发病、不典型症状(贪食/体重增加)、嗜睡和精神运动性迟缓,精神病性症状,难治或耐药的病史,环型人格或精力旺盛性气质,抑郁病程短暂而反复的发作,抗抑郁药疗效差或短暂有效,双相障碍家族史等。加强对单相抑郁患者以上特征的认识,有助于我们的鉴别诊断。

4. 精神分裂症及分裂情感性精神障碍

一般而言,临床医生根据诊断标准应该能够识别出绝大部分的心境障碍或精神分裂症。从既往发作的临床特征、病程特点考虑,分裂情感性精神障碍有时也能够被排除;既有典型的情感性症状又有精神分裂症样症状时,当前的诊断就需要谨慎。

伴有精神病性症状的抑郁发作、抑郁性木僵或躁狂需与精神分裂症或其紧张型鉴别。其鉴别要点为:

(1)原发症状:心境障碍以心境低落或躁狂为原发症状,精神病性症状是激发的;精神分裂症则以思维障碍为原发症状,而情绪症状是继发的。

(2)协调性:心境障碍患者的思维、情感和意志行为等精神活动的协调性好于精神分裂症患者。

(3)病程:心境障碍多为间歇性病程,间歇期基本正常;而精神分裂症的病程多数为发作进展或持续进展,缓解期常有残留精神症状或人格的缺损。

(4)病前性格、家族遗传史、预后和药物治疗的反应等均可有助于鉴别。

5. 边缘型人格障碍

边缘型人格障碍这一术语最早用于描述那些表现出显著"不稳定性"的人。Kernberg 认为其包括四个特征:

(1)自我软弱,冲动控制能力差;

(2)使用初级加工思维,尽管其现实检验能力未受损;

(3)采用较不成熟的防御机制;

(4)弥散性个人认同。随着这一类型的人格

障碍被纳入分类系统,产生了边缘型人格障碍的更为客观的诊断标准,然而却很难分离出它的核心症状。此外,在对其命名上不同诊断系统也表现出差异:DSM-Ⅳ 称其为边缘型人格障碍;ICD-10 将其归为情感不稳定型人格障碍;而在 CCMD-3 中没有这一诊断分类。DSM-Ⅳ 认为边缘型人格障碍的特征有:认同紊乱,紧张而不稳定的人际关系,竭力避免被抛弃,反复自杀行为,长期感到空虚,一过性应激相关偏执观念,冲动、难以控制愤怒,情感不稳定。

边缘型人格障碍是双相障碍中共病率最高的疾病之一,许多特征与双相障碍重叠,显著的是易激惹性、不稳定性、冲动性和自杀。对两者的鉴别注意以下几点:

(1)边缘型人格障碍渗透在生活的各个方面,发作无规律性,而双相障碍常呈发作性病程,可有正常的缓解期;

(2)边缘型人格障碍可在某个时候出现非常典型的躁狂、轻躁狂或抑郁的症状,但是不完全符合诊断标准,即边缘型人格障碍一般没有完全爆发的躁狂、轻躁狂或抑郁的病程(需要考虑症状学、病程和严重程度标准)。

第五节 治 疗

随着医学科学的发展,心境障碍治疗也达到了新的水平,目前普遍认为心境障碍是一组反复发作、可伴随严重症状甚至致死的脑部疾病,其发病存在着明显的遗传基础与环境因素之间的交互作用,通过神经生物化学和神经影像学研究已发现一系列与发病有关的神经生物学证据,结合对心境障碍的分类、病程和发病机制的不断深入地认识,逐渐建立了更为多样化的药物治疗、物理治疗和心理治疗模式。

一、双相障碍的治疗

目前形成的治疗共识是:急性期的早期识别和干预与长期有效的维持治疗和复发预防不仅可以减少双相障碍患者的病期和症状,而且可以延长患者的寿命和改善其功能结局。对治疗中出现疗效不佳时相关的诊断因素、治疗剂量优化、治疗增效策略、可能导致躁狂或环性发作的药物和替代选

择、复发早期警告系统和预防等都提出了新的处理建议,对首次发作的双相障碍患者,目前倾向于只要存在相关家族史时,应在发作缓解后予以持续治疗和长期预防。

(一)躁狂急性发作的治疗

碳酸锂是躁狂发作急性期的经典治疗方法,由于碳酸锂的抗躁狂作用起效缓慢,对一些急性起病、病情严重、攻击性或伴精神病性症状突出的躁狂发作患者,通常在治疗早期需要加用其他精神药物,如非典型抗精神病药。而一些抗惊厥药类心境稳定剂如卡马西平和丙戊酸盐在躁狂发作急性期使用的不断增加,另外还有一些高效价苯二氮䓬类药物因为有更好的耐受性和更低的迟发性运动障碍的风险也更多地被使用。

1. 碳酸锂

对锂盐治疗疗效较好的躁狂发作患者通常是以临床表现较为典型的情绪高涨(所谓欣快型)为主,而非烦躁、激惹为主(所谓烦闷型)的患者,这类患者在躁狂发作之后通常有一次抑郁发作的发生,然后有一个较好的间歇期(即 M-D-I 型),而非在一次抑郁发作后出现躁狂发作,然后有一个较好的间歇期(即 D-M-I 型)或持续循环发作者;以往心境障碍发作次数较少和非快速循环型(如一年发作少于4次);无共病焦虑或物质滥用或分裂-情感性障碍;一级亲属中存在原发性情感性疾病阳性家族史,特别是家属成员中对锂盐疗效较好的特点。锂盐治疗的剂量应以患者的血清药物浓度来决定,血清锂浓度在 0.6 ~ 1.2mEq/L 时作为有效剂量的范围,治疗中提示剂量过高的不良反应包括胃肠道功能紊乱症状、体重明显增加和神经精神症状,如震颤、肌阵挛性颤动和意识模糊,当患者从躁狂转为抑郁时,在使用原有剂量锂盐的情况下,血清锂浓度水平会更高,所致不良反应也更为明显。对于那些能较好耐受锂盐但疗效不充分的患者,一般建议再加用其他药物来提高疗效,不主张停用锂盐后再换用新的药物来治疗其他临床症状,因为锂盐能减少自杀风险和潜在的神经营养和神经保护作用。

2. 抗惊厥药

(1)丙戊酸(盐):通常治疗剂量在 750 ~ 2500mg/d,血清丙戊酸浓度水平在 50 ~ 120μg/ml,按丙戊酸钠 15 ~ 20mg/kg 剂量快速口服用药具有较好的耐受性,起效也相对较快,血清丙戊酸浓度大于 45μg/ml 时起效也会相对较早。在一些病例研究报告中发现,临床表现更为典型的躁狂发作、分裂-情感性症状相对较少的患者其有效率更高。相对于锂盐而言,对以往锂盐治疗无效、临床表现为烦躁激惹型的躁狂发作或快速循环型的患者,对丙戊酸(盐)可能有效。

(2)卡马西平和奥卡西平:现有的一些研究提示,卡马西平对一些锂盐治疗疗效欠佳或不能耐受的躁狂发作可能会有较好的疗效,可作为锂盐治疗无效时的备选药物,个别对丙戊酸盐疗效不佳的患者也可能对卡马西平有效,反之亦然。卡马西平治疗躁狂发作的剂量范围为 600 ~ 1800mg/d,相关有效血清药物浓度为 4 ~ 12μg/ml,但临床疗效与治疗剂量和相关血药浓度水平之间并无明显的量效相关性,而对某个患者而言,临床疗效和不良反应可能与剂量有一定的相关性。因此,治疗时针对剂量的个体化策略非常重要。卡马西平治疗时剂量与血药浓度与不良反应发生之间存在明显的个体差异,同时由于卡马西平主要经肝脏 P450 3A4 酶代谢,在治疗后 2 ~ 3 周内可诱导其自身代谢而致血药浓度下降,当患者获得治疗疗效后,治疗剂量可能需要进一步增高来继续保持其疗效。在难治性双相障碍的急性期治疗和维持治疗中,卡马西平合并丙戊酸盐的疗效证据仅有少数研究支持,两药联合治疗时,丙戊酸盐可使卡马西平及其活性代谢产物的浓度升高,故应减少卡马西平的剂量。

奥卡西平作为卡马西平的酮类同源物,在一些临床对照研究中已有证据提示与卡马西平具有相似的抗躁狂作用,但治疗剂量需要更高,与卡马西平相比,奥卡西平 1500mg 相当于卡马西平 1000mg,但奥卡西平及其活性代谢产物对肝酶无诱导作用,也无自身诱导作用,唯一比卡马西平更为突出的不良反应是低钠血症,而像皮疹、血白细胞抑制和药物间相互作用均明显要少见。

(3)拉莫三嗪:对急性躁狂发作的治疗作用未能在随机对照试验中获得支持,可能与其用药的滴定方式有关,因为拉莫三嗪起始剂量在开始 2 周内只能为 25mg/d,2 周后增至 50mg/d,4 周后才能逐渐加至 100 ~ 400mg/d 的治疗剂量,这种滴定方式主要是为了避免严重皮疹的发生,显然也就会影响疗效的发生。在与丙戊酸盐合用时,拉莫三嗪血药浓度明显升高且可能出现更严重的皮肤并发症,故应将拉莫三嗪剂量减半,相反,卡马西平可使拉莫三嗪血药浓度降低约50%,故应加大拉莫三嗪用药剂量,约为原治疗剂量的2倍。美国FDA虽然仅批准用于心境障碍发作的预防,但在躁狂发作逐渐得到控制时即起始拉莫三嗪的缓慢加药还是较为合适的治疗选择。

(4)托吡酯:在一项开放性研究中作为联合用药治疗双相障碍时认为对快速循环发作患者具有抗躁狂或稳定心境作用,但之后多项大样本安慰剂对照的单药治疗研究都未能证明其抗躁狂疗效,而在与锂盐的对照试验中,锂盐却是有效的,而托吡酯未能获得明确的疗效。托吡酯不同于锂盐、丙戊酸、加巴喷丁、许多抗精神病药和抗抑郁药的是,其不良反应为导致体重减轻。另外,在酒精中毒的治疗研究中显示出优于安慰剂的疗效,由于托吡酯是一种碳酸抑制剂,有1%的患者会发生肾结石(但对碎石治疗的效果不错),应在治疗前给予患者知情同意。此外,托吡酯还是谷氨酸AMPA受体的选择性抑制剂,具有间接的GABA能作用并阻断Na^+通道,即使在低剂量时也可能出现认知迟缓和语词应用困难等,在确保疗效的前提下应注意患者在认知功能方面的变化。

3. 非典型抗精神病药和经典抗精神病药

双盲、安慰剂对照的临床试验证实,目前临床使用的非典型抗精神病药都能有效治疗躁狂发作,虽然尚未全部获得美国FDA的临床适应证许可,但结论是肯定的。非典型抗精神病药能否作为一类新的心境稳定剂主要取决于它们在抑郁发作的急性期疗效和复发预防的疗效是否明确,在不良反应方面,齐拉西酮和阿立哌唑的镇静作用较少,氯氮平、喹硫平、齐拉西酮和阿立哌唑极少引起泌乳素水平升高,喹硫平、齐拉西酮和阿立哌唑较少引起抗胆碱能相关不良反应,齐拉西酮和阿立哌唑不引起体重增加,利培酮和喹硫平所致体重增加相对较轻,这些药物均已列入双相障碍的治疗选择,但选择使用的排序仍取决于患者个体情况而定。

然而,一些研究提示在躁狂发作时短期(数周)使用经典抗精神病药常可出现患者在急性发作得

到控制后仍有意无意地持续使用6个月或更久地用药,经典抗精神病药在维持治疗中应尽可能避免使用,因为研究发现双相障碍患者具有锥体外系不良反应和迟发性运动障碍发生的高风险性,有关报道的发生率为20%~40%,远高于精神分裂症患者。根据临床经验和临床前研究的结果认为,在双相障碍患者中间歇性使用经典抗精神病药非但不能保护患者,而且可能增加迟发性运动障碍的发生。

(1)氯氮平:对难治性双相障碍特别是以烦躁激越或快速循环发作为特征的躁狂发作具有较好的疗效,用于双相障碍的疗效等同或优于治疗分裂-情感性障碍和精神分裂症的疗效,但临床使用中出现粒细胞缺乏症的风险较大,以及流涎、体重增加等不良反应,目前作为难治性患者的二线或三线治疗选择,氯氮平在精神分裂症患者的治疗研究中显示出良好的自杀预防作用,但在双相障碍的自杀预防作用尚有待证实。

(2)利培酮:利培酮治疗急性躁狂发作已为研究所证实,但有个案报道在高剂量治疗时,抑郁发作患者出现转相躁狂发作,即使是低剂量时仍可能引起血清泌乳素水平升高和中等程度的体重增加,较高剂量(如≥6mg/d)时锥体外系不良反应发生率明显增加。

(3)奥氮平:研究证据提示在治疗难治性双相障碍的疗效方面与氯氮平相近,并获美国FDA相关临床适应证治疗许可,临床试验方面包括急性躁狂、双相抑郁都已获得有效的研究结果。一项随机对照研究中,奥氮平在预防躁狂发作的维持治疗中比锂盐更为有效。治疗中总体耐受性良好,但明显的体重增加的风险和可能增加糖尿病并发症的风险确是一个需要高度关注的问题。

(4)喹硫平:是一种使用非常广泛的非典型抗精神病药,目前已证实单一喹硫平治疗急性躁狂发作有效,与心境稳定剂的联合使用对成年和青少年躁狂发作的疗效显著优于安慰剂,开放性研究认为喹硫平具有临床意义上的抗抑郁作用,其抗抑郁作用要比氯氮平或利培酮更为明显,近年来发表的单一用药的临床随机对照试验也已证实喹硫平具有明显的急性期抗抑郁作用,使其成为非典型抗精神病药中具有真正双模式作用药物特点的最好例证。

(5)齐拉西酮:齐拉西酮有别于其他非典型抗

精神病药的一个独特特点就是不会引起体重增加，它也能同时阻断 NE 和 DA 的再摄取，使其有可能成为同时具有抗抑郁作用的新型抗精神病药。

（6）阿立哌唑：已有临床研究证明阿立哌唑治疗躁狂急性发作有效，在治疗 12 周时疗效优于氟哌啶醇，而且耐受性更佳。通过阿立哌唑的成功研发，我们寄希望于结合了 DA 弱的激动作用和 5-HT$_{1A}$ 的部分激动作用，加上 5-HT$_2$ 受体的拮抗作用能成为一种疗效良好的抗抑郁药的药理机制。

4. 氯硝西泮和劳拉西泮

在躁狂发作的急性期治疗研究中显示出明确的疗效，并可广泛应用于急性躁狂兴奋激越、失眠、攻击性和烦躁不安时的辅助治疗，这两种药物所具有的良好安全性和轻微的不良反应特点使其成为与锂盐、卡马西平和丙戊酸盐联合用药的理想选择。

5. 物理治疗

临床观察和对照试验都已证实电抽搐治疗（ECT）对急性躁狂的有效性，鉴于许多药物能有效治疗躁狂发作，ECT 应该作为少数难治性躁狂或伴有内科并发症患者的治疗选择。同样 ECT 也适用于某些患者的极端耗竭状态（如致死性紧张症或恶性高热）。此外，最近有一项研究认为，重复经颅磁刺激治疗（rTMS）采用右前额叶 20Hz 与 1Hz 的对照研究显示出抗躁狂疗效，这种非抽搐性、具有较好耐受性的治疗方法最终在临床治疗学的地位需进一步研究。

（二）双相抑郁的急性期治疗

双相抑郁急性期治疗需遵循以下原则：①同时给予心境稳定剂治疗；②应针对双相抑郁最具特征的临床症状进行治疗，如非典型性特点或反向的自主神经症状（如睡眠过多、食欲和体重增加、无力和困倦、精神运动迟缓等）应特别关注；③抗抑郁药的相对有效性在一般情况和快速循环或混合发作的双相障碍患者中，其使用存在极大的争议。

1. 心境稳定剂的急性抗抑郁作用

锂盐的急性抗躁狂作用要比其急性抗抑郁作

用更为明确，但一系列对照研究也提示了锂盐单一治疗双相抑郁时具有急性抗抑郁作用。拉莫三嗪单一治疗双相抑郁的急性抗抑郁作用在一项研究中获得支持，剂量在 50mg/d 和 200mg/d 时均显著优于安慰剂，但有的研究结果却未获得明确的结论。拉莫三嗪使用中的优点是对双相抑郁患者的自主神经系统症状具有影响小、不良反应更低。与其他心境稳定剂不同，拉莫三嗪无镇静作用，并有轻微激活性，对体重和性功能无直接影响，转相躁狂发作的风险也极低。卡马西平的抗抑郁作用也不如其抗躁狂作用那么明确，一项双盲、平行组设计、安慰剂对照的临床试验提示卡马西平单一治疗原发性抑郁发作时有效，结合卡马西平在抑郁预防复发的文献，应优先考虑将卡马西平作为锂盐的补充用于治疗双相抑郁特别是快速循环亚型的患者。卡马西平的急性期抗抑郁作用与其他抗抑郁药一样，疗效的发生具有滞后性，即开始的 1~2 周仅有轻微改善、第 3~4 周后改善明显。

2. 抗抑郁药合并一种心境稳定剂

目前的共识是抗抑郁药能增强心境稳定剂的抗抑郁疗效，反之亦然。对于首次或孤立性双相抑郁发作患者而言，一种心境稳定剂与一种抗抑郁药合用是临床一线治疗选择，其中以 SSRI 类或安非他酮优先考虑使用，而文拉法辛为次选用药，三环类抗抑郁药应作为二线或三线选择。美国精神病学协会（APA）制定的"双相障碍实用治疗指南"修订版（2002）中推荐抗痉挛药物——拉莫三嗪作为治疗急性双相抑郁的一线用药。其临床依据来源于一项大样本的安慰剂对照随机研究，结果显示拉莫三嗪治疗双相 I 型抑郁疗效优于安慰剂，但转躁率无明显差异。另一项安慰剂平行对照研究选择双相 I 型、II 型患者为对象，结果未证实拉莫三嗪的疗效优于安慰剂，但进一步分析发现在双相 I 型患者中拉莫三嗪的疗效明显优于安慰剂。尽管这些研究均显示拉莫三嗪治疗急性双相抑郁有效，但没有令人信服的证据表明拉莫三嗪有显著的抗躁狂效果，因此对许多患者而言需要加用心境稳定剂。

3. 非典型抗精神病药

一些新的研究资料支持非典型抗精神病药喹

硫平和奥氮平对双相抑郁有效。喹硫平与安慰剂比较,具有起效迅速,同时改善睡眠和焦虑,转相躁狂发生率低的特点,对于一些抗抑郁药相关转相躁狂风险高,特别是快速循环发作的患者,应更优先考虑非典型抗精神病药的使用。双相抑郁发作的治疗选择见表14-3。

表 14-3　双相抑郁发作的治疗选择

症状表现	治疗
轻至中度	心境稳定剂单一治疗:锂盐、奥氮平、拉莫三嗪
中至重度	联合治疗:心境稳定剂(锂盐、丙戊酸盐、奥氮平、卡马西平、拉莫三嗪)+抗抑郁药物(SSRI、安非他酮、文拉法辛、MAOI)、电抽搐治疗
伴精神病性症状	联合治疗:心境稳定剂 + 抗抑郁药物 + 第二代抗精神病药;第二代抗精神病药 + 抗抑郁药物、电抽搐治疗
快速循环型	联合治疗:心境稳定剂 + 另一种心境稳定剂
难治性	氯氮平、电抽搐治疗

(三) 双相障碍的维持期治疗

1. 锂盐的复发预防作用

以往一直认为碳酸锂用于双相障碍患者的治疗有效率可达 70% ~ 80%,但目前的估计认为,即使合用抗抑郁药和抗精神病药,其有效率也是低于50%。虽然早期研究认为有效血锂浓度应在 0.8 ~ 1.2mEq/L,但近年来的研究认为血锂浓度在 0.5 ~ 0.8mEq/L 作为维持治疗同样有效,不过有一项对照研究发现,血锂浓度低(0.4 ~ 0.6mEq/L)时不良反应明显减少,但复发率是高血锂浓度(0.8 ~ 1.0mEq/L)时的 3 倍。如果患者病情不够稳定时应当 1 ~ 2 个月或更频繁地监测血药浓度,采血应在早晨尚未服药时进行以确保准确的谷浓度值。一些长程研究(2 ~ 8 年的随访观察)认为,锂盐能有效预防自杀尝试和自杀的发生,因此,在一次躁狂发作之后,特别是有双相障碍阳性家族史和明确的 2 次发作的患者,应给予锂盐作为预防性治疗,对于病史中以往发作的频率、严重程度和发作间歇特点应进行准确评估,将有助于预防治疗的决策。如果以往发作时情况严重,如社会能力丧失,应更早地考虑到预防复发的治疗。来自 9 项不同的研究资料显示,以往发作次数较多(≥3 次或以上)可能与锂

盐预防治疗的疗效不佳有关,有效预防治疗如未能及时建立不仅会引起复发,还会影响最终的治疗疗效。

2. 丙戊酸(盐)

许多开放试验认为,丙戊酸单用或加用锂盐能作为一些以往对锂盐或卡马西平疗效不佳的难治性患者的长期治疗选择,对快速循环发作患者的疗效更佳。然而一项经锂盐与丙戊酸合用后有效的快速循环发作患者在长期维持治疗中有效率也仅为 20%,说明即使是两种最为广泛使用的复发预防药物的联合使用对快速循环发作的长期维持疗效仍十分有限。

3. 卡马西平

有研究认为,卡马西平在预防躁狂复发上的作用要弱于锂盐,有些患者对卡马西平单药治疗时疗效不佳,但与锂盐合用时有 50% 患者能较快产生抗抑郁作用,因此,两者的合用可能有助于某些难治性患者的治疗。对于双相障碍患者出现抑郁发作时替代传统抗抑郁药的治疗手段是加用卡马西平或丙戊酸或拉莫三嗪。

4. 拉莫三嗪

有多项安慰剂对照试验显示拉莫三嗪具有双相抑郁复发预防作用和潜在的心境稳定作用,有别于锂盐、卡马西平和丙戊酸这类抗躁狂作用优于抑郁预防作用的心境稳定剂,拉莫三嗪抗抑郁作用和抑郁复发预防作用更为突出,尽管其抗躁狂作用仍有待于确认,拉莫三嗪也是第一个被美国 FDA 批准用于抑郁复发预防的药物。拉莫三嗪改变了双相障碍特别是抑郁发作的治疗规范,在一些新的双相障碍治疗指南中,拉莫三嗪已被用作双相抑郁的一种抗抑郁药物和与传统心境稳定剂联合应用的一种心境稳定剂。

5. 非典型抗精神病药

我们已知非典型抗精神病药具有急性抗躁狂作用,有人预期在预防躁狂复发方面也有疗效,一项奥氮平与丙戊酸的对照研究就支持这一观点,另有一项研究与锂盐比较,发现奥氮平抗躁狂作用要优于锂盐,但抗抑郁作用不如锂盐。有关这类非典

型抗精神病药能否有效预防抑郁发作,有研究发现喹硫平对心境障碍躁狂发作和抑郁发作的治疗及预防均有作用。然而一些非典型抗精神病药易导致体重增加、高脂血症、胰岛素抵抗和诱发糖尿病等,因此在长期治疗中非常关键的是应该以耐受性作为重要的选择标准。

(四)混合发作与快速循环发作的治疗

丙戊酸盐和卡马西平是混合性发作和快速循环发作的一线治疗药物。伴有精神病性症状的混合性发作可选用第二代(非典型)抗精神病药物,如奥氮平或利培酮,单用或与其他抗躁狂药物联合应用。快速循环发作可为甲状腺功能减退、物质滥用、抗抑郁药物或抗精神病药物(特别是传统药物)不合理应用等因素所促发,在处理之前应澄清并予以纠正,应尽量避免使用抗抑郁药。一项治疗难治性快速循环双相Ⅰ型、Ⅱ型双盲交叉研究发现拉莫三嗪改善抑郁的效果优于安慰剂。锂盐与拉莫三嗪联合治疗对快速循环发作也可见效。严重病例或单剂治疗不佳时,可选择二种或三种药物联合治疗,如丙戊酸盐/卡马西平加用锂盐或奥氮平,在药物治疗基础上加 ECT 同样值得推荐。

二、抑郁障碍的治疗

(一)不同类型抑郁障碍治疗原则

1. 急性期治疗

主要目的是控制症状,尽量达到临床痊愈。主张使用安全性高、疗效好的第二代抗抑郁药物(如 SSRIs、SNRIs 及 NaSSAs 等)或使用三环类(TCAs)单一药物治疗,保证足够剂量,持续 6~8 周。一般药物治疗 2~4 周开始起效,治疗的有效率与时间呈线性关系,"症状改善的半减期"为 10~20 天。如果患者使用足量药物治疗 4~6 周无效,可换用同类其他药物或作用机制不同的药物可能有效。

(1)伴有明显激越的抑郁障碍的急性期治疗:抑郁障碍患者尤其是老年抑郁患者可伴有明显激越。伴有明显激越和焦虑的抑郁障碍患者往往病情较严重,有较高的自杀风险,药物治疗起效也较慢,且疗效不佳。治疗中可考虑选择有一定镇静作用的抗抑郁药物,比如 SSRIs 中的帕罗西汀、氟伏沙明,SARIs 中的曲唑酮、NaSSAs 中的米氮平,以及 TCAs 中的氯米帕明、阿米替林等;也可选用抗焦虑效果较好的文拉法辛、艾司西酞普兰及度洛西汀等抗抑郁药物。在治疗早期,由于抗抑郁药物起效较慢,可考虑合并苯二氮䓬类药物如劳拉西泮(1~4mg/d)或氯硝西泮(2~4mg/d)。当激越焦虑的症状缓解后可逐渐停用苯二氮䓬类药物,继续用抗抑郁剂治疗,以避免出现药物依赖。抗抑郁药物治疗的原则和一般的抑郁障碍治疗相同,保证足量足疗程。

(2)伴有强迫症状的抑郁障碍的急性期治疗:抑郁障碍患者可伴有强迫症状,强迫症的患者也可以伴有抑郁,两者相互影响。临床研究发现伴有强迫症状的抑郁障碍患者预后较差。药物治疗常使用 TCAs 中的氯米帕明,以及 SSRI 类的氟伏沙明及舍曲林。通常使用药物的剂量较大,如氯米帕明 150~300mg/d、氟伏沙明 200~300mg/d、舍曲林 150~250mg/d。

(3)伴有精神病性症状的抑郁障碍的急性期治疗:抑郁障碍患者可伴有幻觉、妄想、思维形式障碍或木僵等精神病性症状。精神病性抑郁障碍程度严重,属于重性精神障碍范畴。使用抗抑郁药物治疗的同时,可合并第二代抗精神病药物或第一代抗精神病药物,如利培酮、奥氮平、喹硫平及舒必利等,剂量可根据精神病性症状的严重程度适当进行调整,当精神病性症状消失后,继续治疗 1~2 个月,若症状未再出现,可考虑减药,直至停药。减药速度不宜过快,避免出现撤药综合征。

(4)伴有躯体疾病的抑郁障碍的急性期治疗:伴有躯体疾病的抑郁障碍,其抑郁症状可为脑部疾病的症状之一,如脑卒中,尤其是左额叶、额颞侧的卒中;抑郁症状也可能是躯体疾病的一种心因性反应;也可能是躯体疾病诱发的抑郁障碍。躯体疾病与抑郁症状同时存在,相互影响。抑郁障碍常常会加重躯体疾病,甚至使躯体疾病恶化,导致死亡,如冠心病、脑卒中、肾病综合征、糖尿病、高血压等。躯体疾病也会引起抑郁症状的加重。故需有效地控制躯体疾病,并积极地治疗抑郁。抑郁障碍的治疗可选用不良反应少,安全性高的 SSRIs 或 SNRIs 药物。如有肝肾功能障碍者,抗抑郁药的剂量不宜过大。若是躯体疾病伴发抑郁障碍,经治疗抑郁症状缓解,可考虑逐渐停用抗抑郁药。若是躯体疾病诱发的抑郁障碍,患者的躯体不适主诉较多,躯体性焦虑较严重,应选用对抑郁和躯体性焦虑症状均有效的度洛西汀、文拉法辛等抗抑郁药;若同时伴有躯体性疼痛症状应选用度洛西汀治疗。抑郁症状缓解后仍需巩固及维持治疗。

(5) 难治性抑郁症治疗策略

1) 增加抗抑郁药物的剂量:增加原用的抗抑郁药剂量至最高上限治疗剂量。须指出的是,加药过程中应注意药物的不良反应,有条件的应监测血药浓度。但对 TCAs 的加量,应持慎重态度,严密观察心血管的不良反应,避免过量中毒。

2) 抗抑郁药物合并增效剂:①合用锂盐:锂盐的剂量不宜太大,以 750~1000mg/d 为宜。通常在合用后 7~14 天见效。②与甲状腺素联用:加服三碘甲状腺素(T3) 25μg/d,1 周后加至 37.5~50μg/d。可在 1~2 周显效。疗程不宜过长,以 1~2 个月较为合适。可有心动过速,血压升高,焦虑、面红等轻微不良反应,有效率约 20%~50%。③联用丁螺环酮(buspiron):丁螺环酮的剂量逐渐增加至 15~45mg/d,分 3 次口服。④联用苯二氮䓬类药物:可帮助缓解焦虑,改善睡眠,有利于疾病康复。⑤与第二代抗精神病药物联用:如维思通(1~2mg/d)、奥氮平(5~10mg/d),主要用于伴有精神病性症状的难治性抑郁症。⑥与抗痉挛药物联用:如丙戊酸钠(0.4~0.8mg/d)、卡马西平(0.2~0.6mg/d)。⑦合用其他增效剂:如心得静、色氨酸前体物质、多巴胺能药物、精神激活药、性激素、肌醇、抗糖皮质类固醇调节物等,由于疗效不确定,临床上较少应用。

3) 两种不同类型或不同药理机制的抗抑郁药物联用:①TCAs 与 SSRIs 联用:如白天用 SSRIs,晚上服多塞平、阿米替林。SSRIs 和 TCAs 联用因药代学的相互作用,可引起 TCAs 血药浓度升高,可能会诱发中毒,联用时 TCAs 的剂量应适当减小。②TCAs 和 MAOIs 联用:一般不主张将两药联用,因为有发生严重并发症的可能。但有报道,两药联用对部分难治性抑郁症患者有效,剂量都应比常用剂量小,加量速度也应较慢,通常在 TCAs 治疗无效的基础上加用 MAOIs,同时严密观察药物的不良反应。③TCAs 与其他不同作用机制的新型抗抑郁药物联用。④ SSRIs 与 SNRIs 或 NaSSA 合用。⑤SNRIs 与 NaSSA 合用。⑥抗抑郁药合并电抽搐治疗,或采取生物心理社会综合干预措施。

(6) 使用抗抑郁药物的注意事项

1) 儿童和青少年患者:抗抑郁药物不仅可以用于治疗抑郁症,还可以治疗多种儿童疾病包括遗尿、注意缺陷/多动障碍和进食障碍等。有学者认为,SSRIs 可作为儿童青少年抑郁症患者的一线治疗药物。几项双盲研究均表明氟西汀、帕罗西汀治疗儿童患者安全有效,氟伏沙明治疗儿童青少年强迫症、舍曲林治疗社交焦虑障碍和强迫症同样安全有效。布普品也是安全有效的,但可能会加重抽动症状。一般认为,儿童青少年的药物剂量应与成人相当,可根据体重调整。到目前为止,仅有氟西汀被 FDA 批准可用于治疗 7~17 岁青少年的抑郁症。但 FDA 在 2004 年 8 月发布的一项分析报告指出,服用抗抑郁药物的儿童和青少年出现自杀念头和行为的可能性是没有服用这些药物的同龄人的 1.8 倍,该研究进一步支持了之前有关抗抑郁药物与儿童自杀行为之间存在潜在联系的观点。

2) SSRIs 的不良反应由 5-HT 兴奋性增高所致,应避免与 MAOIs 合用,有引起高 5-HT 综合征的危险。高 5-HT 综合征的表现有腹痛、腹泻、出汗、发热、心动过速、血压升高、谵妄、肌阵挛,严重者有高热、休克,甚至死亡。出现 5-HT 综合征应立即停止抗抑郁药,并积极对症处理。所有的抗抑郁药物在停药时应逐渐缓慢减量,不要骤停。因为在较长时间使用后如果突然停药,可能出现"撤药综合征",表现为头晕、恶心、呕吐、乏力、激惹与睡眠障碍等症状。

2. 恢复期(巩固期)治疗

至少 4~6 个月,在此期间患者病情不稳,复燃风险较大,原则上应继续使用急性期治疗有效的药物,并维持原剂量不变。

3. 维持期治疗

抑郁障碍为高复发性疾病,因此需要维持治疗以防止复发。维持治疗结束后,病情稳定,可缓慢减药直至终止治疗,但应密切监测复燃的早期征象,一旦发现有复燃的早期征象,迅速恢复原治疗。有关维持治疗的时间意见不一。WHO 推荐仅发作一次(单次发作),症状轻,间歇期长(≥5 年)者,一般可不维持治疗。多数意见认为首次抑郁发作维持治疗为 6~8 个月;有 2 次以上的复发,特别是近 5 年有 2 次发作者应维持治疗。维持的时间尚未有充分研究,一般倾向至少2~3年,多次复发者主张长期维持治疗。有资料表明以急性期治疗剂量作为维持治疗的剂量,能更有效防止复发。新一代抗抑郁药不良反应少,耐受性好,服用简便,为维持治疗提供了方便。如需终止维持治疗,应缓慢(数周)减量,以便观察有无复发迹象,亦可减少撤药综合征。

虽然抗抑郁药的维持用药在一定程度上预防抑郁症的复发,但不能防止转向躁狂发作,甚至可能促发躁狂的发作。正因为如此,对于双相障碍抑郁发作的患者应采用心境稳定剂作为预防复发的药物。

(二)抑郁障碍药物治疗

1. 抗抑郁药物分类及简介(常用抗抑郁药见表14-4)

(1)三环类抗抑郁药(TCAs):TCAs包括有叔胺类如米帕明(imipramine)、阿米替林(amitriptyline)、多塞平(doxepine)和仲胺类,后者多为叔胺类去甲基代谢

物如地昔帕明(desipramine)、去甲替林(nortriptyline)。

1)阿米替林(amitriptyline):适应证有抑郁症、更年期忧郁症、抑郁性神经症以及器质性精神病伴发的抑郁症状,特别对伴有失眠的抑郁症效果较好。治疗剂量为100~300mg/d。常见不良反应有口干、便秘、视物模糊、排尿困难、心动过速、体位性低血压、心电图改变、头昏、躁狂样兴奋、激动、肝功能异常等。有严重心脏病、青光眼、尿潴留、前列腺肥大者禁用;不宜与MAOIs合用;不宜与抗胆碱能药物合用。

2)氯米帕明(chlorimlpramine):有较强的抑制中枢神经系统内5-HT再吸收作用。适应证有抑郁症、强迫症、恐惧症、焦虑症,能够消除抑郁情绪,唤起工作及社交活动的兴趣,振奋情绪,恢复活力,还可用于治疗慢性疼痛。治疗剂量为100~300mg/d。不良反应有轻微乏力、困倦、头晕、口干、口苦、便秘、食欲下降、视物模糊、排尿困难、体位性低血压、心电图改变,偶有皮肤过敏反应、肝功能异常。高龄、青光眼、前列腺肥大患者慎用,不宜与MAOIs和抗胆碱能药物合用。

表14-4 常用抗抑郁药物

药物种类及名称	剂量(mg/d)及用法	不良反应	禁忌证
MAOIs			
吗氯贝胺 moclobemide	150~600,分次服	头痛、便秘、失眠、体位性低血压、肌阵挛、体重增加	禁与交感胺、SSRIs、SNRI等药联用
TCAs			
阿米替林 amitriptyline	50~250,分次服	过度镇静,直立性低血压,抗胆碱能不良反应	严重心肝肾病
多塞平 doxepine	50~250,分次服	同上	同上
氯咪帕明 chlornipramine	50~250,分次服	同上,抽搐	同上,癫痫
四环类			
麦普替林 maprotiline	50~200,分次服	同上,抽搐	同上,癫痫
米安舍林 mianserin	30~90,晚顿服	头晕、镇静,罕见粒细胞减少	低血压慎用
SSRIs			
氟西汀 fluoxetine	20~60,早顿服	胃肠道反应,头痛,失眠,焦虑,性功能障碍	禁与MAOIs、氯咪帕明、色氨酸等联用
帕罗西汀 paroxetine	20~60,早或晚顿服	同上,且抗胆碱能、镇静作用较强	同上
氟伏沙明 fluroxamine	50~300,晚顿服或午、晚分次服	同上,且镇静作用较强	同上
舍曲林 sertraline	50~200,早顿服	同上,相对较轻	同上
西酞普兰 citalopram	20~60,早顿服	同上,相对较轻	同上
SNRIs			
文拉法辛 venlafaxine	75~225mg,常释片分次服,缓释片顿服	胃肠道反应,头痛,失眠,性功能障碍,血压升高等	禁与MAOIs联用

续表

药物种类及名称	剂量(mg/d)及用法	不良反应	禁忌证
NaSSA			
米氮平 mirtazapine	15~45,分1~2次服	镇静、口干、头晕、疲乏、体重增加、胆固醇升高,粒细胞减少(罕见)	禁与 MAOIs 联用,粒细胞低于正常值者
SARIs			
曲唑酮 trazodone	150~600,分次服	口干、镇静、头晕、倦睡、阴茎异常勃起	低血压,室性心律失常
其他			
5-HT 再摄取促进剂			
噻奈普汀 tianeptine	25~37.5,分次服	口干、便秘、失眠、头晕、恶心、紧张	孕妇、哺乳期妇女、禁与 MAOIs 药联用

（2）四环类：主要为马普替林（maprotiline），米安舍林（mianserin，脱尔烦），为 α2 拮抗剂和 5-HT$_1$、5-HT$_2$ 拮抗剂。马普替林的不良反应较 TCAs 少，特别是心血管不良反应小，治疗剂量为 100~300mg/d，不良反应有口干、便秘、视物模糊、心动过速、头晕、震颤、睡眠障碍、皮肤过敏，偶可诱发躁狂。青光眼、前列腺肥大、癫痫及心、肝、肾功能不良者慎用；不宜与 MAOIs 和抗胆碱能药物合用；降低胍乙啶的降压作用；孕妇及哺乳期妇女禁用。老年患者剂量酌减。米安舍林的适应证为各种抑郁发作，特别适用于有焦虑、失眠的抑郁患者。禁忌证为低血压，白细胞计数低的患者。常用剂量为 30~90mg/d，可晚间 1 次顿服，从小剂量开始。该药抗胆碱能、心血管不良反应小，对肝、肾功能影响小。主要不良反应有头晕、乏力、嗜睡，罕见粒细胞减少。

（3）选择性 5-HT 再摄取抑制剂（SSRIs）：SSRIs 是近年临床上广泛应用的抗抑郁药，具有疗效好，不良反应小，耐受性好，服用方便等特点。主要药理作用是选择性抑制 5-HT 再摄取，使突触间隙 5-HT 含量升高而达到治疗目的。对 NE、H$_1$、M$_1$ 受体作用轻微，故相应不良反应也较少。

1）氟西汀（fluoxetine）：为应用最广泛的 SSRI，被 FDA 批准的适应证有抑郁症、强迫症、经前期紧张症、贪食症、惊恐发作、双相抑郁以及社交焦虑障碍、创伤后应激障碍。另外，氟西汀还是唯一被 FDA 批准用于治疗青少年抑郁症的 SSRIs，当然，近年有报道称氟西汀会导致青少年患者出现自杀行为，尚待进一步研究。靶症状为抑郁情绪、动力和兴趣缺乏、焦虑、睡眠障碍包括失眠和睡眠过多。该药可用于不典型抑郁症（睡眠过多，食欲增加）、疲乏和精力不济的患者，合并进食和情绪障碍的患者，患有强迫症或抑郁症的儿童。用 SSRI 治疗心肌梗死后抑郁可减少心脏事件的发生，提高生存率。不适用于治疗厌食、激越及失眠的患者。氟西汀与奥氮平合用可以治疗双相抑郁、难治性单相抑郁和精神病性抑郁。起效时间通常为 3~4 周，不良反应主要为激活和胃肠道症状，包括失眠、激越、震颤、恶心、呕吐、厌食、腹泻等，抗胆碱能反应不明显。治疗抑郁症和焦虑症时剂量范围为 20~80mg/d，贪食症时 60~80mg/d。氟西汀是 CYP450 2D6 和 3A4 酶的抑制剂。与 TCAs 合用时增加 TCAs 的血浆水平，应减少后者剂量。不能与 MAOIs 合用。肝脏损害和老年患者要减量。

2）帕罗西汀（paroxetine）：是作用最强的 SSRIs，对 NE 作用较弱，被 FDA 批准的适应证有抑郁症、强迫症、惊恐障碍、社交焦虑障碍、创伤后应激障碍、广泛性焦虑、经前期紧张症。靶症状为抑郁情绪、焦虑、睡眠障碍特别是失眠、惊恐发作等。该药适合各年龄段的抑郁障碍患者，耐受性好。可用于治疗伴有焦虑、失眠以及焦虑抑郁混合的患者疗效好。治疗作用需 2~4 周才可出现。不良反应包括性功能障碍、胃肠道反应（食欲减退、恶心、腹泻、便秘，口干）、失眠、镇静、激越、震颤、头痛、头晕、出汗等，严重不良反应有罕见的癫痫发作、诱发躁狂和激活自杀观念。该药的剂量范围为 20~50mg/d，停药应缓慢，以免出现撤药反应。肝肾损害和老年患者中应减少剂量，慎用于儿童，不推荐用于孕妇和哺乳期妇女。

3）氟伏沙明（fluvoxamine）：被 FDA 批准的适应证有强迫症，还可用于抑郁症、惊恐障碍、广泛性焦虑、社交焦虑障碍、创伤后应激障碍。靶症状为抑郁情绪和焦虑。该药的优势在于可治疗抑郁焦虑混合的患者。由于其作用于 ε1 受体，可以快速出现抗焦虑和失眠的作用。还可用于精神病性抑郁和妄想性抑郁。研究发现,氟伏沙明治疗抑郁症安全有效且能预防复发。其疗效逊于米帕明,与去甲替林相当,但去甲替林起效更快。胃肠道不良反应最常见,尤其是恶心,通常小剂量起始,1~2周后增加剂量,可以减轻。氟伏沙明治疗强迫症的剂量为100~300mg/d,抑郁症为100~200mg/d。合并用药时会增加TCAs、卡马西平和苯二氮䓬类药物的血浆水平,应减量使用。不应与MAOIs合用,用于肝脏损害的患者时应减小剂量,老年患者和儿童患者起始剂量要低,加量要缓慢,不推荐用于孕妇,也不能用于有肠易激惹综合征和胃肠道不适的患者。

4) 舍曲林(sertraline):被FDA批准的适应证有抑郁症、经前期紧张症、惊恐障碍、创伤后应激障碍、社交焦虑障碍、强迫症,其他还有广泛性焦虑障碍。靶症状包括抑郁情绪、焦虑、睡眠障碍包括失眠和睡眠过多、惊恐发作、回避行为、再经历、警醒。该药用于治疗不典型抑郁(睡眠过多、食欲增加)、疲乏和精力不济的患者效果较好,不宜用于伴有失眠,肠易激惹综合征的患者。舍曲林治疗60岁以上抑郁患者的疗效与氟西汀、去甲替林和米帕明相当,加之无明显的抗胆碱能作用,药物相互作用少,明显优于其他SSRIs,更适合于老年患者,同时还有助于改善认知功能,提高生活质量。治疗剂量为50~200mg/d。不良反应小,常见口干、头痛、恶心、腹泻、便秘、失眠、眩晕和多汗等。有肝脏损害的患者应减量。老年患者剂量要小,加药应慢。不推荐用于孕妇及哺乳期孕妇。

5) 西酞普兰(citalopram):被FDA批准的适应证有抑郁症,其他还有经前期紧张症、强迫症、惊恐发作、广泛性焦虑障碍、创伤后应激障碍以及社交恐惧症。靶症状有抑郁情绪、焦虑、惊恐发作、回避行为、再经历、警醒以及睡眠障碍。与其他SSRIs相比更具选择性,与P450酶系统相互作用最少。研究表明西酞普兰的疗效与其他抗抑郁药相当,而且该药不良反应小,较少引起TCAs相关的抗胆碱能或心血管不良反应,可能更适于伴发其他疾病的抑郁症患者、老年患者以及使用其他SSRIs过度激活或镇静的患者。西酞普兰还可用于治疗儿童和青少年的抑郁症。

6) 艾司西酞普兰(escitalopram):是西酞普兰的左旋对映体,也是选择性最高的SSRIs,对去甲肾上腺素和多巴胺的作用微弱,其作用是西酞普兰右

旋对映体的30~40倍。被FDA批准的适应证有抑郁症和广泛性焦虑障碍,其他还有经前期紧张症、强迫症、惊恐发作、创伤后应激障碍以及社交恐惧症。靶症状有抑郁情绪、焦虑、惊恐发作、回避行为、再经历、警醒以及睡眠障碍。艾司西酞普兰对5-HT 1~7受体、α和β肾上腺素受体、DA1~5受体、H1受体、M1~5受体和苯二氮䓬受体无作用或非常小,与P450酶系统相互作用最少。研究表明,艾司西酞普兰疗效优于其他SSRIs药物,且不良反应小,起效较快。适于伴发其他疾病的抑郁症患者、老年患者以及使用其他SSRIs过度激活或镇静的患者。艾司西酞普兰治疗抑郁症和广泛性焦虑的剂量都是10~20mg,不良反应为约5%的患者有失眠、阳痿、恶心、便秘、多汗、口干、疲劳、嗜睡;约2%的患者有头痛、背痛等,偶见引起躁狂或轻躁狂或低钠血症,有惊厥史的患者慎用。

(4) 5-HT及NE再摄取抑制剂(SNRIs)

1) 文拉法辛(venlafaxine):经FDA批准的适用证有抑郁症、广泛性焦虑发作、社交焦虑障碍、惊恐障碍、创伤后应激障碍、经前期紧张症。靶症状为抑郁情绪、动力缺乏、兴趣降低、睡眠障碍、焦虑。有普通制剂和缓释剂,缓释剂与普通制剂相比在胃肠道释放更缓慢,血药浓度更少波动,不良反应较少,患者更易耐受,有助于提高治疗依从性。对于有躯体症状如疲乏和疼痛及SSRIs治疗无效的患者,用文拉法辛效果更佳;对于迟滞性抑郁、不典型抑郁和伴焦虑的患者,文拉法辛治疗较SSRIs的缓解率更高。可以与其他抗抑郁药如米氮平合用治疗难治性抑郁症。该药的不良反应有恶心、口干、出汗、乏力、焦虑、震颤、阳痿和射精障碍等,不推荐用于孕妇和哺乳期妇女及高血压或边缘性高血压者,肝肾疾病及老年患者应减量,心脏疾病患者和儿童要慎用。

2) 度洛西汀(duloxetine):是一种高效、平衡选择性的5-HT及NE再摄取抑制剂,适应证主要为抑郁障碍与糖尿病性周围神经痛,还可治疗压迫性尿失禁。对于伴有躯体症状尤其是疼痛性躯体症状的抑郁障碍患者疗效优于其他抗抑郁药物。常见不良反应为恶心,也可引起轻微的血压升高,肾脏廓清率低于30mL/min或有肝功能异常的患者应慎用或禁用。由于和食物同时服用对其峰值血浓度无明显影响,而且可以减少胃肠道反应,因此建议

随餐服用。度洛西汀治疗抑郁症的临床治愈率与SSRIs相当,对其他抗抑郁治疗无效或效果差的患者也可能有效。

3)米那普仑(milnacipran):是一种新型特异性的双重再摄取抑制剂,能以同等强度同时抑制5-HT和NE的再吸收,与突触后其他神经递质受体均无亲合力。适用于各种抑郁障碍和慢性疼痛综合征等。研究发现米那普仑100mg/d治疗6周的疗效与SSRIs氟西汀和帕罗西汀20mg/d相当,优于氟伏沙明200mg/d。而且米那普仑起效较早,4周有效率即达80%,同时较少出现停药症状,氟伏沙明和帕罗西汀则需6周。治疗前精神运动性迟滞的严重程度可能是疗效的预测因子,基线评分高者疗效较好。另有研究者认为对≥50岁的患者米那普仑更优。另外米那普仑还可用于抑郁症的维持治疗,米那普仑100mg/d维持治疗12个月的复发率为16.3%,低于安慰剂的23.6%,而耐受性无显著差异,恶心、头痛是最常见的不良反应。

(5) NE能和特异性5-HT能抗抑郁药(NaSSA):代表药物是米氮平(mitrazapine),被FDA批准的适应证有抑郁症、惊恐发作、广泛性焦虑障碍和创伤后应激障碍。有研究发现,米氮平对重度抑郁和伴有明显焦虑激越的患者治疗1周即能明显改善抑郁症状,对伴明显失眠和焦虑的患者疗效更好。对患者的食欲和睡眠改善明显。该药的优势在于可治疗特别担心性功能障碍、有症状性焦虑及合并使用药物的患者,也可作为增效剂增加其他抗抑郁药的效果。米氮平对各种抑郁障碍的疗效与TCAs和SSRIs相当甚至更优,对焦虑激越和焦虑躯体化症状也有改善作用。对重度抑郁的总体疗效、安全性以及对焦虑和生活质量的影响与氟西汀均无显著差异,但其起效更快。米氮平耐受性较好,易引起镇静、体重增加等不良反应。与MAOIs合用可引起5-羟色胺综合征。慎用于心、肝、肾损害的患者及儿童,老年患者要减量,不推荐用于孕妇和哺乳期妇女。

(6) 5-HT$_{2A}$受体拮抗剂及5-HT再摄取抑制剂(SARIs):主要有曲唑酮(trazodone)和奈法唑酮(nefazodone)两种。药理作用复杂,对5-HT系统既有激动作用又有拮抗作用。曲唑酮经FDA批准治疗的适应证有抑郁症、失眠(原发性和继发性)和焦虑。该药的优点是治疗失眠时起效快,能在早期缓解失眠,调整睡眠结构,改善日间功能,而且可长期使用,不会产生耐受性、依赖或撤药症状,极少引起性功能障碍。不适用于乏力、睡眠过多和难以忍受镇静不良反应的患者。该药抗胆碱能和心血管不良反应较少见,对老年患者较为适用。嗜睡为常见不良反应,还需监测直立性低血压、心律失常和阴茎异常勃起等。慎用于有肝脏损害的患者和儿童,不推荐用于心肌梗死的恢复期。老年患者应减量。

(7) NE与DA再摄取抑制剂(NDRIs):是一种中度NE和相对弱的DA再摄取抑制剂,不作用于5-HT。主要有安非他酮(bupropion,布普品、丁胺苯丙酮)。安非他酮两项主要适应证是抑郁障碍和戒烟,还可用于广泛性焦虑、注意缺陷/多动障碍、肥胖症、恶劣心境障碍、社交焦虑障碍、创伤后应激障碍、慢性疲劳综合征、神经性疼痛和帕金森综合征。有研究发现与其他抗抑郁药相比,安非他酮在一些敏感个体中并无诱发躁狂状态的倾向,因此目前将其作为治疗双相障碍抑郁相的主要抗抑郁药物之一。缓释剂型安非他酮的推荐起始剂量150mg/d,每日一次服用。如果安全,在4天之内剂量可增至150mg,每日两次,连续服用至少间隔8小时。如果没有明显不良反应出现,缓释剂型安非他酮的剂量可增加到最高400mg/d。对患有肝脏和肾脏疾病的患者必须减少药物的剂量和给药次数。安非他酮对所有年龄组患者通常都具有良好的安全性。由于其作用机制和结构独特性,安非他酮的不良反应与其他抗抑郁药有所不同,常见不良反应为失眠、头疼、坐立不安、恶心和出汗。少数患者可能出现幻觉、妄想。少见严重的不良反应为抽搐,发生率与剂量相关。本药的优点是无抗胆碱能不良反应,心血管不良反应小,无镇静作用,不增加体重,不引起性功能改变,转躁可能性小,但可能会引起精神病性症状或癫痫大发作。

(8) 选择性去甲肾上腺素回吸收抑制剂(NRI):代表药物是瑞波西汀(ribositing),被FDA批准治疗抑郁症,靶症状为抑郁情绪、动力缺乏、兴趣降低、自杀观念、认知障碍、精神运动性迟滞。有人认为,瑞波西汀更适于动力不足、有认知障碍和精神运动性迟滞的患者,其改善社会功能和职业功能的效果较SSRI好。但也有研究发现,瑞波西汀和氟西汀对各种抑郁症状均有相似作用。另有开放研究发现,对SSRIs、文拉法辛或米氮平治疗效果差或无效的患者,加用瑞波西汀后,62.3%改善,54.1%有效,45.9%痊愈。合并用药后除出汗和口干的发生率增加外,并未引起严重不良反应。瑞波西汀常见的不良反应有失眠、头晕、激越、口干、便秘、性功能障碍等,罕见癫痫等严重不良反应,不推荐用于孕妇和哺乳期妇女。心脏疾病患者慎用,肝肾疾病及老年、儿童患者慎用。

(9)单胺氧化酶抑制剂(monoamine oxidase inhibitors, MAOIs):代表药物是吗氯贝胺(moclobemide),为可逆性单胺氧化酶 A(MAO-A)抑制剂(RIMA)。主要用于治疗不典型抑郁障碍、重性抑郁症、难治性抑郁和焦虑障碍。不能用于无法限制饮食和合用药物的患者。与其他增加 5-HT 能作用的药物合用时会引起致死性 5-羟色胺综合征,应避免合用。不良反应有失眠、头晕、激越、焦虑、坐立不安、口干、腹泻、便秘、恶心、呕吐、泌乳,罕见高血压。与多种药物有相互作用。慎用于心、肝、肾功能损害的患者中,老年患者更易出现不良反应,不推荐用于 18 岁以下的儿童。

(10)非典型抗抑郁药物

1)噻奈普汀(tianeptine):为 5-HT 再摄取促进剂,作用机制独特。该药具有良好的抗抑郁、抗焦虑和改善记忆的作用。常见不良反应有口干、恶心、便秘、失眠、多梦、头晕、易激惹等,对性功能无明显影响。老年患者剂量酌减。肾功能损害者不宜使用。不推荐孕妇、哺乳期妇女使用,15 岁以下儿童禁用,禁与 MAOIs 联用。

2)阿戈美拉汀(agomelatine):既是褪黑激素 MT$_1$ 和 MT$_2$ 受体的激动剂,也是 5-HT$_{2C}$ 受体的拮抗剂。多项临床研究证实阿戈美拉汀具有明显的抗抑郁作用,且起效较快,对抑郁以及伴随的焦虑症状均有较好的疗效。研究显示,对于严重的抑郁症患者,其疗效可能优于帕罗西汀等 SSRIs。此外,Pjrek 等的研究显示,阿戈美拉汀对于季节性情感障碍也有效。由于作用于褪黑激素受体,阿戈美拉汀具有与褪黑素类似的调节睡眠的作用。这种对睡眠的改善作用在用药 1 周时即显现,且对白天的警觉性无影响。它能改善睡眠结构,增加睡眠的连续性与质量,使在睡眠周期循环中的分配及 δ 波的强度正常化。阿戈美拉汀不良反应较少,常见的有头痛、恶心和乏力等。阿戈美拉汀不引起体重的改变,也很少有胃肠道不良反应,阿戈美拉汀对肝脏

功能、肾脏功能、心电图等均无影响,且对性功能影响较小,几乎没有停药反应。

3)阿莫沙平(amoxapine):是苯二氮䓬类的衍生物,对 NE 摄取抑制作用强,5-HT 摄取抑制作用弱,代谢产物 7-羟代谢物对 D$_2$ 受体有较强抑制作用,和氟哌啶醇近似。化学结构类似于抗精神病药克噻平,四环结构、性能和米帕明相似。主要适应证是抑郁障碍,尤其是精神病性抑郁。治疗剂量范围为 100~400mg/d,起始量 50mg/d,3 天后视病情缓慢加量,可单次或分次服。治疗剂量范围不良反应轻,尤其是镇静作用及抗胆碱能作用轻。但有口干、体位性低血压,老年患者可能出现心律失常,大剂量对 D$_2$ 受体有较强抑制,可出现静坐不能和运动障碍,少数患者有性功能障碍、溢乳,偶见粒细胞减少。过量时可能致命。心律失常、帕金森病禁用,老年人慎用。

4)腺苷甲硫氨酸(S-aemesyl-L-methionine, SAMe):为一种内源性甲基供体,可增加神经递质的合成,影响脑内儿茶酚胺(DA、NE),吲哚胺(5-HT、褪黑激素)及咪唑(组胺)等神经递质的代谢。适用于各类抑郁障碍,特别是老年抑郁症及对其他抗抑郁药不能耐受的抑郁症患者。静脉注射具有快速的抗抑郁作用。不良反应少,常见的不良反应为头痛、口干等。

5)贯叶连翘植物提取物(neurostan, SWE):是从草药(圣约翰草, St. John's wort)中提取的一种天然药物,其主要药理成分为 Hyperforin 和 Hypericum Perforatum,药理机制复杂,对 5-HT、NE、DA 再摄取均有明显的抑制作用,并具有相似的效价。适用于轻、中度抑郁症,同时能改善失眠及焦虑。由于为天然药物,即使大量服用也是安全的。有严重肝肾功能不全者慎用或减量,出现过敏反应者禁用。不良反应有胃肠道反应、头晕、疲劳和镇静,严重不良反应为皮肤的光过敏反应。

(三)抑郁障碍心理治疗

目前认为,抑郁障碍最有效的方法是药物治疗联合心理治疗,心理治疗可减轻和缓解心理社会应激源的抑郁症状;改善正在接受抗抑郁药治疗患者对服药的依从性;矫正抑郁障碍继发的各种不良心理社会性后果,如婚姻不睦、自卑绝望、退缩回避等;最大限度地使患者达到心理社会功能和职业功能的康复;协同抗抑郁药维持治疗,预防抑郁障碍

的复发。

1. 心理治疗的原则

对轻度的抑郁障碍患者,可以选择单一心理治疗,而对于中度抑郁症患者,建议药物治疗加心理治疗,而对于伴有精神病性症状,或严重消极抑郁症患者,则不建议辅助心理治疗。选用心理治疗时,建议采纳下述一般原则:①心理治疗的目标应注重当前问题,以消除当前症状为主要目的,不以改变和重塑人格作为首选目标;②一般应该限时;③如果患者治疗效果不完全,对症状的进一步评估也有助于计划下一步治疗措施;④如果治疗 6 周抑郁症状无改善或治疗 12 周症状缓解不彻底,则需考虑重新评价和换用或联用药物治疗。

2. 抑郁障碍心理治疗方法

(1) 精神动力学治疗(psychodynamic psychotherapy):是在经典的弗洛伊德精神分析治疗方式上逐步改良和发展起来的一类心理治疗方法,根据治疗时程可简单分为长程和短程两大类。目前推荐用于治疗抑郁障碍的精神动力学心理治疗主要为短程疗法。

这类疗法的共同特点是疗程短,一般每周 1 次,共 10~20 次,少数患者可达 40 次。在治疗结束前一般安排 2~3 个月的随访,其间逐步拉长会谈见面的间歇期。治疗师的主要任务是通过专业化技术帮助患者认识其抑郁障碍的潜意识内容,从而能够自我控制情感症状和异常行为,同时能更好地处理一些应激性境遇。

(2) 认知治疗(cognitive therapy):抑郁障碍患者的认知治疗重点是减轻或消除功能失调性活动(activity of dysfunction),同时帮助建立和支持适应性功能,鼓励患者监察内在的相关因素,即导致抑郁的想法、行为和情感。对于抑郁障碍,认知矫正技术有下述 5 种。

1) 识别自动性想法,治疗师可用提问、想象和角色扮演等技术让患者学会识别自动想法,尤其是识别出那些在激怒、悲观和抑郁情绪之前出现的特殊想法。

2) 识别认知错误和逻辑错误,注意听取和记录患者的自动性想法和"口头禅"(如我应该、必须等),然后采用诘难式或逻辑式提问,帮助患者归纳和总结

出一般规律,建立恰当或合理的认知思维方式。

3) 真实性检验,让患者将自己的自动想法当成一种假设在现实生活中去调查或验证,也可通过角色扮演去受到启迪和领悟,结果患者可能发现,现实生活中他的这些消极认知或想法在绝大多数情况下是与实际不相符合的。

4) 去除注意或转移注意力,让患者学会放松、呼吸训练控制及坚持不回避原则,同时尝试着用积极的语言暗示等来替代原先的消极认知和想法,逐步克服"自己是人们注意的中心"这种想法。

5) 监察苦闷或焦虑水平(焦虑处置训练),鼓励患者自我监察和记录焦虑或苦闷的情绪,帮助其认识情绪波动的特点,以增强自信心。

认知治疗的疗程,门诊一般为 15~20 次治疗性会谈,每次 40~60 分钟,持续约 12 周。住院患者认知治疗的方法与门诊患者有所不同,虽然也是 15~20 次治疗性会谈,但为每天 1 次,故疗程一般为 3~4 周,出院后再随访 3~4 个月(每 1~2 周会谈 1 次)。

(3) 行为治疗(behavior therapy):抑郁障碍患者行为治疗常用的方法有:

1) 自控学习疗法,要求患者监察自我,学会能自己支配并增加有积极意义的活动;评估自我表现,学会制定切合实际的目标;分析自我行为,学会能比较正确地认识成功和失败的原因;强化自我表现,学会提高和维持有积极意义活动的水平。

2) 社会学习疗法,要求患者监察记录每天的情绪和活动;增加做一些高兴的事;改变环境;进行自信心训练;学会制定目标以增加社会活动;进行放松训练;学会合理安排作息时间。

3) 社交技巧训练,进行基本技巧训练,如告诉患者哪些是好的自信,哪些是不好的自信,以及如何进行交谈等技巧;进行社交性感觉训练,让患者学习感受有关人际交往的过程和谈话的线索;进行实际操作练习,在自然场合下应用所学到的社交技巧来实践;学会自我表现的评估和强化,训练患者更积极地评估和强化自己的言行。

4) 人际心理治疗(interpersonal psychotherapy, IPT):是一种为期 3~4 个月的短程心理治疗方法。人际心理治疗的目的,主要在于改善抑郁障碍患者的人际交往功能,适用于门诊就诊的轻至中度的抑郁障碍患者。人际心理治疗就是强调人际关系和社会因素在抑郁障碍患者中的作用,打断和遏止抑郁障碍发

生与人际关系低下之间的恶性循环,从而达到改善病程和预后的治疗目的。

人际心理治疗的技术,可归纳如下。

1)询问技巧的要求,可应用直接或间接提问方式收集患者症状及问题等有关资料。交谈中要注意询问的语气宜自然而温和;提问方式应循序渐进,可先间接迂回地提一般性问题,然后对部分重要信息予直接或针对性提问。

2)鼓励情感疏泄,可帮助患者认识和接纳痛苦感,鼓励其表达出被压抑的情感,学会应用积极的情感和处理人际关系。

3)使用澄清技巧,在治疗性会谈中,心理治疗师适当地复述患者已讲述的内容并作必要的反馈,有利于澄清一些问题,并可帮助患者疏泄被压抑的情感,而且还可引起患者的情感共鸣,进一步增进患者对治疗师的信任。

4)沟通和交往分析,让患者了解人际交往中言语或非言语沟通方式的不恰当之处,帮助其学会新的有效沟通方式建立和促进人际关系,如社交技巧训练技术的应用(参见行为治疗节)。

5)改变行为的技术,该技术的应用旨在帮助患者解决一般生活问题,让其学会在遇到问题时应如何着手解决。也可应用角色扮演技术来检查和了解患者与他人的关系,或应用家庭行为作业来训练患者获得新的社交技巧,有利于与他人建立正常社会交往。

(4)支持性心理治疗:又称一般性心理治疗,是临床工作的基础。支持性心理治疗每次需时约15~50分钟,常用的技术为:倾听、解释、指导、疏泄、保证、鼓励和支持等。

具体施行时推荐下述策略:①耐心倾听,首先是认真听取患者的自动述说,以了解病史和问题的症结;同时通过耐心倾听,也可使患者感到有人正在关心和理解他,以初步建立良好的人际接触。倾听无疑是所有心理治疗的前提。②解释指导,倾听之后继而就应对患者有关躯体和精神问题给予合适的解释,并可开展针对性的心理卫生知识教育,对于不正确的知识和观念,给予适当的矫正和指导。③导其疏泄,随之也可通过启动患者的情绪表达或疏泄,以减轻痛苦或烦恼。④保证作用,如果患者抑郁障碍反复发作为一种慢性化过程,很容易使其丧失信心、对能否康复会不抱希望。对此,通过保证作用对提高患者的信心特别重要。⑤鼓励

自助,让患者学会应用治疗过程中所学到的各种知识或技巧,调节自我心理功能,提高自我处理问题的能力。⑥建立和发展社会支持系统,治疗中医生应针对患者当前的问题给予建议和指导,在增强其心理承受力的同时,帮助患者去发现和寻找各类可动用的心理社会支持源。⑦要对效果予以阶段性评估,并根据评估结果调整实施方案。

(5)婚姻治疗(marital therapy):亦称夫妻治疗(couple therapy),是以一对夫妻为治疗对象,侧重夫妻关系及婚姻问题处理的一类治疗方法。家庭治疗(family therapy)则是以家庭为基本单元,家庭成员(父母、子女等)共同参与作为治疗对象的一类治疗方式。近10多年来业已证实,这两类方法对抑郁障碍患者均有缓解症状及预防复发的效能。

(四)抑郁障碍物理治疗

1. 改良电抽搐治疗(modified electric convulsive therapy, MECT)

大量的临床研究和观察证实 MECT 治疗对抑郁障碍非常有效,能使病情迅速得到缓解,有效率可高达 70%~90%。

(1)适应证:改良电抽搐治疗的适用范围较广,因可在治疗中减轻心脏负荷,又无骨关节等方面的禁忌证及并发症,明显降低了意外等不良反应及危险性,故较易被患者和家属接受。MECT 的适应证在抑郁障碍患者中有:①严重抑郁,有强烈自伤、自杀企图及行为者,以及明显自责自罪者;②拒食、违拗和紧张性木僵者;③患有明确躯体疾病又不适于应用抗抑郁药的患者;年老体弱患者;④难治性抑郁症患者。

(2)并发症及其处理:改良电抽搐治疗的并发症的发生率较传统电抽搐治疗低,而且程度较轻。但可出现麻醉意外、延迟性窒息、严重心律不齐,应立即给予心肺复苏。

2. 重复经颅磁刺激(repetitive transcranial magnetic stimulation, rTMS)

rTMS 是通过短暂、强大的磁场脉冲,重复施加在皮质上,线圈产生的磁场可以穿越头皮和颅骨,在皮质上诱导出电流,引起神经元兴奋,所产生的效应包括兴奋运动神经元、改变代谢和血流、干扰

说话和视觉以及引起情绪改变等。rTMS 治疗抑郁障碍部位为左侧前额叶背外侧皮质(DLPFC),每日治疗一次,时间约 30 分钟,10 次为一疗程。一般连续治疗 1~2 个疗程。

有关 rTMS 治疗抑郁障碍的疗效,2009 年的一项荟萃分析中,回顾了 1980 年到 2007 年所有 31 项应用双盲伪刺激平行对照设计的临床研究,包括 1164 名抑郁症患者,结果显示,高频 rTMS 刺激 DLPFC 治疗抑郁症疗效明显,至少与相当一部分抗抑郁药物一致。2008 年的另一项荟萃分析对以难治性抑郁症(至少有一种药物治疗失败)为研究对象的 24 项研究分析发现,rTMS 真刺激组(治疗组)显著优于伪刺激组(对照组),每治疗 6 个患者将有 1 个获益,因此认为难治性抑郁症患者在一段时间内可以从 rTMS 治疗中明显获益。

(方贻儒　赵靖平　易正辉　汪作为)

主要参考文献

方贻儒, 汪作为. 2011. 双相障碍临床研究现状与趋势. 上海精神医学, 23(1): 12~16.

方贻儒. 2012. 抑郁障碍. 北京:人民卫生出版社.

江开达, 黄继忠. 2012. 双相障碍. 北京:人民卫生出版社.

江开达. 2010. 精神病学. 第 2 版. 北京:人民卫生出版社.

彭代辉, 方贻儒. 2010. 我国抑郁障碍的临床与发病机制研究现状. 上海交通大学学报(医学版), 30(6): 1~3.

双相障碍抑郁发作药物治疗专家委员会. 2013. 双相障碍抑郁发作药物治疗专家建议. 方贻儒, 刘铁榜. 中国神经精神疾病杂志, 39(7): 85~390

王祖承, 方贻儒. 2011. 精神病学. 上海:上海科学教育出版社.

Merikangas KR, Akiskal HS, Angst J, etc. 2007. Lifetime and 12-month prevalence of bipolar spectrum disorder in the National Comorbidity Survey replication. Arch Gen Psychiatry, 64(5): 543~552.

Phillips MR, Zhang J, Shi Q, etc. 2009. Prevalence, treatment, and associated disability of mental disorders in four provinces in China during 2001-05: an epidemiological survey. Lancet, 373(9680): 2041~2053.

第十五章　精神分裂症与其他精神病性障碍

导语　精神分裂症与其他精神病性障碍的主要临床表现为妄想、幻觉、思维(言语)紊乱、动作与行为明显紊乱或异常(包括紧张症)及阴性症状等症状群中的一种或多种症状。患者常出现严重的多方面社会功能损害,难以进行正常的工作、学习、自我生活照料与人际交往。治疗手段主要是使用抗精神病药物治疗与心理治疗相结合。强调全程治疗,提高治疗依从性,维持治疗预防疾病复发,减少社会功能损害是成功治疗的关键;心理治疗有助于疾病的康复。

第一节　概述与流行病学

精神分裂症(schizophrenia)是最常见的重性精神病性疾病,可能包含了一组病因未明的精神疾病,具有感知、思维、情感、行为等多方面异常的障碍,以精神活动与环境之间不协调为特征。多起病于青壮年,男女发病率相似,但男性平均起病年龄略早于女性,多数患者起病隐匿,早期不易被诊断;也有部分患者急性起病;该病的特点之一是病程迁延、反复发作与恶化,呈慢性化和衰退倾向。患病时通常意识清晰,无明显智能障碍,精神分裂症的临床表现可分为阳性症状、阴性症状、情感症状和认知功能损害症状。此外,多数患者还对疾病缺乏自知力,否认有病甚至拒绝治疗。

19世纪初,被称为现代精神病学与精神病遗传学的奠基人德国精神病学家 Emil Kraepelin(1855~1926)收集了大量病人的临床资料,对名称各异的症状群进行分析后发现,尽管患者有的表现出幻觉妄想、兴奋躁动,有的表现为情感淡漠、行为退缩,但疾病发展到最后结局均趋向于痴呆。他认为这些不同症状是同一疾病过程的不同临床表现,因而提出了"早发性痴呆(dementia praecox)"这一疾病名称。他描述道,早发性痴呆发生于成年早期,常见的特征是在意识清晰的背景下出现人格内在联系的严重破坏,并影响病人的情感和意志而产生的

一系列症状。此后,瑞士精神病学家 Eugen Bleuler(1857~1939)从动力心理学角度分析了精神分裂症的病理现象,他认为这一疾患的本质是由于病态思维过程所导致的人格分裂,于1911年首次提出了"精神分裂症(schizophrenia)"这一疾病术语并一直沿用至今,他描述精神分裂症的特征性症状为:思维联想障碍(association),情感淡漠(apathy),矛盾意向(ambivalence)和内向性(autism),有"4A"症状之称。由于世界各国都对精神分裂症患者存在社会歧视和偏见,导致患者与家庭存在"病耻感"而使就医率和治疗率低下,导致大量患者发展成慢性精神残疾,近年来国际上有学者呼吁要改变"精神分裂症"的术语名称,如日本学者提出了"心绪失调(mental dysfunction)"的名称,但目前尚无被大家所认同的术语名称。

通常俗称的"精神病(psychosis)"并不等同于精神分裂症,精神病被认为是包括个体的心理能力、情感反应、现实识别能力以及人际交流能力受损的一系列症状。它与许多不同的精神疾病有关,但精神病本身并不是诊断系统如 DSM-Ⅳ 或 ICD-10 中的一种特定精神障碍。精神病通常指存在妄想和幻觉,也包括一些诸如言语与行为紊乱、现实检验严重歪曲等症状的一种状态。精神病是包括精神分裂症、双相障碍、器质性,以及物质(药物)所致的精神病性障碍的统称。

精神分裂症可见于各种社会文化和各个社会阶层中。流行病学数据显示,精神分裂症在成年人群中

的终生患病率在 1% 左右(0.5% ~ 1.6%),年患病率 0.26% ~ 0.45%(Jacob,2004)。但在世界不同地区患病率的差异可以很大,如在爱尔兰可达 17.4‰,太平洋上的岛国汤加只有 0.9‰。美国每年约有 300 000 例以上的急性精神分裂症发作。总的来看,发展中国家的平均患病率要低于发达国家。我国江西省(2004 年发表)的调查发现精神分裂症的终生患病率为 0.78%,时点患病率为 0.58%。浙江省(2005 年发表)的时点患病率 0.31%。河北省(2007)报道的终生患病率为 0.66% 和时点患病率为 0.55%。中国四省(山东、浙江、青海、甘肃)流行病学调查资料显示精神病性障碍(主要为精神分裂症)月患病率为 1.0% (0.8% ~ 1.1%,2009 年发表)。根据估算我国目前有近 700 万 ~ 900 万精神分裂症患者。精神分裂症的发病高峰集中在成年早期这一年龄段:男性为 15 ~ 25 岁,女性稍晚 1 ~ 2 年。

　　精神分裂症患者中有 25% ~ 50% 曾试图自杀,10% 的病人最终死于自杀。这是导致精神分裂症患者死亡率比常人高 8 倍的部分原因。精神分裂患者的预期寿命可能比普通人群短 20 ~ 30 年,其原因不仅有自杀,还包括比普通人群提前发作的心血管疾病。不但遗传因素和不良生活方式(如吸烟、不健康的饮食和缺乏运动会导致肥胖和糖尿病),而且目前常用的抗精神病药物本身也会增加肥胖和糖尿病的发生率,共同增加罹患心脏病的风险,这些都会增加精神分裂症患者死于提前发作的心血管疾病的几率。患者每年所造成的医疗费用支出、病人本人及家属的生产力损失也是十分惊人的。该病的预后不良,大约 2/3 精神分裂症患者长期有明显的精神病性症状,以阴性症状和认知缺陷为主,社会功能损害明显,功能残疾率高。全国残疾人流行病学调查数据显示精神分裂症约占精神残疾人数的 70%,是导致精神残疾的最主要疾病。

第二节　病因及发病机制

　　导致精神分裂症的确切病因仍不清楚,目前已有很多证据表明,精神分裂症是一种进行性发展的神经发育障碍,脑结构与脑功能存在进行性的异常改变,脑结构改变主要为灰质与白质的进行性丢失,脑功能异常主要为失去正常有效的功能连接。病因主要为遗传因素和环境因素,两者共同作用导致精神分裂症的发生;可能的致病因素有:遗传因素,宫内环境紊乱,婴儿和幼年期、成年早期的生物心理社会因素等。参与发病的病理机制主要有:神经生化病理假说,神经发育不良假说,神经影像学异常与神经电生理异常。

一、生物学因素

(一) 遗传因素

　　精神分裂症是一种复杂的多基因遗传疾病,其遗传度约为 80%。有关精神分裂症的家系调查发现,精神分裂症病人一级亲属的患病平均终身风险为 5% ~ 10%。在同卵双生子或父母双方均为精神分裂症的子女中患病率上升到 40% ~ 50%,较一般人群体高 40 多倍。寄养子的研究发现精神分裂症母亲所生子女从小寄养出去生活于正常家庭的环境中,成年后仍有较高的患病率。近年来由于分子遗传学技术的进步,使易感基因的定位有了可能。全基因组连锁分析研究表明,精神分裂症并不是单基因遗传病,而可能是由多个微效或中效基因共同作用,并在很大程度上受到环境因素的影响。已经报道与精神分裂症连锁的相关染色体区域包括:6p24-p22,6q13-q26,10p15-p11,13q32,22q12-q13,1q32-q41,5q31,6q25.2,8p21,8p23.3,10q22 和 10q25.3-q26.3 等。尤其是前 5 个区域得到了不同样本的重复验证。表 15-1 列举了精神分裂症的易感基因与研究支持的关联强度。

表 15-1　候选的精神分裂症易感基因以及有关四个方面证据的证明强度

易感基因	定位	与精神分裂症的关联	与基因座的连锁	生物学上的合理性	患者体内的异常表达改变
COMT	22q11	+ +	+ + + +	+ + +	有,+
DTNBP1(dysbindin)	6p22	+ + + + +	+ + + +	+ +	有,+ +
NRG1(neuregulin-1)	8p12-21	+ + + +	+ + +	+ + +	有,+
RGS4	1q21-22	+ + +	+ + +	+ +	有,+ +

续表

易感基因	定位	与精神分裂症的关联	与基因座的连锁	生物学上的合理性	患者体内的异常表达改变
GRM3	7q21-22	+ + +	+	+ +	无，+ +
DISC1	1q42	+ + + +	+ +	+ + + +	未知
DAOA(G72/G30)	13q32-34	+ + +	+ +	+ +	未知
DAAO	12q24	+ +	+	+ + + +	未知
PPP3CC	8p21	+	+ + + +	+ + + +	有，+
CHRNA7	15q13-14	+	+ +	+ + +	有，+ + +
PRODH2	22q11	+	+ + + +	+ +	无，+
AKT1	14q22-32	+	+	+ +	有，+ +
GAD1	2q31.1	+ +		+ +	有，+ + +
ERBB4	2q34	+ +			有，+ +
FEZ1	11q24.2	+ +		+ + +	有，+ +
MUTED	6p24.3	+ + + +	+ + +	+ + +	有
MRDS1(OFCC1)	6p24.3	+ +	+ + + +	+	未知
NPAS3	9q34	+ +		+ +	未知
GRIK4	11q23	+ +	+	+ +	未知

注：+号越多，关联性越高（引自 Straub 和 Weinberger,2006）。

在精神分裂症的遗传研究中,结合神经病理学和神经心理学特征来划分表现型比以诊断分类和症状等这些疾病的外部特征来选择样本要好,因为神经生物学特征比精神症状与脑结构和脑功能的关系更密切。应用神经病理学与神经心理学等特征来选择样本,更有可能发现与精神分裂症关系密切的易感基因或致病基因。目前可以用一些比较恒定不变的内表型指标(素质标记)来选择样本或进行样本分组,包括:①结合神经心理、神经生理、神经解剖测量资料作为入组标准,如 P50 缺陷、眼跟踪运动、脑影像学、信息处理(持续操作测验和注意测验等)及感觉门控等指标(表 15-2);②精神分裂症患者的亲属可以有与精神分裂症患者类似的

神经生物学异常,这些异常可以作为一个有用的遗传学标记来进行连锁研究,在儿童和他们的父母身上发现的某些特征,有助于确定他们将来发展为精神分裂症的风险度;③针对患者的某些特异症状选择入组患者。在选择合适入组标准的基础上,未来有关精神分裂症的病因、病理机制的研究有望取得突破。

(二) 神经病理学异常及神经影像学发现

选取精神分裂症典型病例死后进行尸解研究,有较多的证据发现在大脑前中颞叶(海马、内嗅皮质、海马旁回)存在脑组织萎缩,类似的表现也存在于额叶。CT 发现精神分裂症患者出现脑室扩大和沟回增宽,这些变化在精神分裂症的早期甚至治疗开始之前就已经存在。PET(正电子发射成像)更提供了在活体身上研究大脑功能活动的手段,精神分裂症患者在神经认知测试状态下如进行威斯康星卡片分类试验(必须由前额叶功能参与完成的神经心理活动)时,并不出现前额叶活动的增强,提示患者存在前额叶功能低下。在精神分裂症的一系列脑结构损害中,最为确切的是侧脑室扩大,颞叶、额叶及皮质下连接的异常。研究也证实了非典型

表 15-2　精神分裂症生物学标记的小结

遗传因素	冬季或春季早期出生,出生在城市,其他环境压力
神经发育	异常神经发育(表现为轻度),神经软体征,智力衰退,高危人群的 MRI 脑结构与脑功能异常
神经生理与解剖	前脉冲抑制,认知功能异常,脑功能/结构的 MRI 异常,眼动异常
症状表型	神经软体征,分裂样人格,一级亲属(精神病史),短暂反应性精神病,精神分裂样障碍,精神分裂的症状亚型
fMRI	前额叶、颞中回后部在认知任务下有反应降低

抗精神病药物的长期治疗能够减轻和延缓患者大脑灰质的萎缩,具有神经营养和保护作用。近年来,诸多研究重复显示了精神分裂症大脑组织学方面的改变,其中包括大脑皮质、海马神经元的改变及胶质细胞非典型性增生,背侧丘脑神经元数目减少,突触、树突标记物的减少,灰质神经细胞分布异常,海马神经元丧失及分层异常,内嗅区皮质(Brodmman's area 28)发育异常。支持海马神经元体积减小的证据较多,同时发现这些神经元的突触前树突标记物(SNAP-25,complexin II, MAP-2 相关微管蛋白)减少,背外侧前额叶皮质、海马神经元的N-乙酰天冬氨酸(NAA)减少,丘脑神经元数目减少(尤其是内侧背核),微白蛋白(肌内钙结合蛋白)与丘脑—皮质投射神经元的 rab-3a(一种突触蛋白)免疫印迹实验结果下降均证明了精神分裂症大脑组织学方面的异常改变。

由于缺乏有效模拟疾病症状的动物模型,在患者活体上研究脑结构和脑功能的无创技术就显得极为重要。影像学技术如 CT、磁共振成像(MRI)、正电子发射计算机断层扫描显像(positron emission tomography,PET)、单电子发射计算机断层扫描显像(single-Photon emission computed tomography,SPECT)、功能磁共振成像(functional MRI,fMRI)、磁共振波谱(magnetic resonance spectrum,MRS)等技术的发展,使在活体内研究脑结构和脑功能成为可能。目前,借助结构和功能影像学技术和与症状有关的脑解剖结构的评估及神经心理学等技术,已经获得了在精神分裂症患者活体上的一些病理生理学发现。这些技术结合神经生物学研究和脑结构评估有可能进一步确定精神分裂症的病理生理学机制。

1. 结构影像学进展

越来越多证据表明,大脑发育异常在精神分裂症的病理机制中起着重要作用,同时也得到了影像学研究证据的支持,几乎所有精神分裂症病人皮质和皮质下结构都会出现形态学异常。回顾基于体素形态学分析(voxel based morphometry,VBM)方法的 27 个研究、32 个不同感兴趣脑区,随访一年到十年的荟萃分析结果显示,精神分裂症患者较健康对照组在全脑体积(0.07%),全脑灰质(0.59%)、前额叶的灰质和白质(0.32%),颞叶白质(0.39%),

顶叶白质(0.32%)均存在不同程度的下降,而双侧侧脑室增大(0.36%),提出了精神分裂症是一个进展性脑疾病。也有多个研究发现了精神分裂症的脑白质和脑脊液(CSF)的异常,脑白质降低区域与灰质降低区域非常相似,主要位于额-颞叶区。而胼胝体的白质降低与颞叶和丘脑的灰质下降有关,而右侧内囊前支白质降低与前联合和基底节灰质升高有关。精神分裂症的 CSF 升高,也进一步证实与早期 CT 发现脑室的扩大有关。另一个荟萃分析显示,首发未用药的精神分裂症患者比正常大脑脑体积下降,同时在前额叶皮质、海马、杏仁核、基底节灰质有不同程度的减少,这提示大脑异常不是一个静态而是动态的过程。5 年后早发精神分裂症颞上回和背外侧前额叶继续减少。有研究认为超高危人群在前额叶、颞叶和前扣带在发病之前出现异常。甚至有研究提出精神分裂症患者出生时的脑容量就已经变小。

弥散张量成像(diffusion tensor imaging,DTI)研究也提示,精神分裂症主要存在额叶和颞叶的白质纤维异常,并涉及大脑左右半球相应脑区的联合纤维,如胼胝体;连接同侧半球各脑区的联络纤维,如扣带、钩束和弓状束等,支持精神分裂症的"连接异常假说",即精神分裂症可能是多个脑区内部和脑区之间的连接异常所致。DTI 研究也显示颞叶-边缘叶(包括扣带)和钩束、弓状束和胼胝体的白质有失连接。一致性较高的区域是在胼胝体、海马和海马旁回的白质 FA(fractional anisotropy,FA)值高与认知功能联系相关。前额皮质各异向性低与男性患者高度的冲动及攻击行为有关,会使阴性症状如情感迟钝及兴趣减低的症状增加。左侧前额叶、海马脑白质完整性降低可能意味着精神分裂症的患病风险,而左侧前扣带的脑白质完整性降低可能是由高风险状态向该病转换的决定因素。左侧前额叶及其连接的胼胝体膝部白质结构失连接可能与精神分裂症的患病风险有关,且该结构失连接可能是精神分裂症阳性症状和注意力、精神运动等认知功能障碍的病理基础。也有研究显示,早发精神分裂症存在广泛的脑白质完整性异常,异常脑区主要涉及前额叶和皮质下脑区神经网络相关脑区,以及顶下小叶。说明早发精神分裂症病人存在广泛的解剖连接障碍。额叶-颞叶-边缘脑区神经环路的结构异常可能是精神分裂症神经病理基础的关键,精神分裂症患者及其健康同胞均存在固有网络的功能连接升高。

2. 功能影像学进展

功能性影像技术则可以对诸如脑血流情况及神经生化活动进行动态观察,fMRI 对认知任务脑反应的研究,与健康对照组相比,精神分裂症患者存在一个异常的网络反应,在不同的脑区既有活动增加也有活动减少,这取决于特定的任务网络内部,网络连接的异常的部位主要涉及中内侧前额叶,网络间主要表现在与双侧额下回框部的功能连接增强。早发精神分裂症的默认网络连接障碍可能是导致精神分裂症内向性思维、妄想等思维障碍的病理基础之一。精神分裂症的病理生理基础与任务负激活网络(task-negative network,TNN)和任务正激活网络(task-positive network,TPN)的功能连接增强有关,而 TNN 的功能连接增强可能与精神分裂症的遗传易感性有关。精神分裂症的脑网络与脑功能链接出现了紊乱,这种紊乱可能部分地解释精神分裂症的认知和行为缺陷。静息状态 fMRI 发现精神分裂症患者的脑功能存在广泛性失链接。

精神分裂症的认知缺陷与前额叶激活异常有关,fMRI 显示过度激活和激活过低两者均有。精神分裂症患者与同胞的前额叶和顶叶激活减低,从而提出前额叶皮质激活失常可能是精神分裂症的早发生物学标记。

精神分裂症病人前额叶皮质区的 MRS 研究结果显示,精神分裂症的认知缺陷与谷氨酰胺和谷氨酸水平相关,尤其是与谷氨酸峰值相关。正质子波谱分析认为 N-乙酰天门冬氨酸/肌酸(NAA/Cr)值可作为轴突功能损害和变性的替代指标。无论首发和慢性精神分裂症患者,还是具有分裂症状疾病谱的儿童(早发分裂症和分裂人格者)的 NAA/Cr 值和 NAA 值下降,如在前额叶背外侧、中颞叶和扣带前回。这提示精神分裂症可能在发病早期阶段存在细胞异常。同时磁共振磷波谱结果显示在首发和慢性精神分裂症的前扣带回皮质、右前额叶皮质、右丘脑、海马和小脑均存在膜代谢紊乱,精神分裂症的一级亲属和具有精神分裂症前驱期症状的青少年也发现多个脑区存在膜高分解代谢现象。而膜降解增加是精神分裂症早期阶段的一个显著性变化,提示膜代谢异常可能是精神分裂症的高危

人群的生物学标记。这也与精神分裂症的神经发育假说吻合,该假说认为精神分裂症患者在儿童后期及成年早期就存在膜修饰异常。总之,MRS 这种非侵入性探测法能对脑内较高浓度的靶目标进行许多相关测定,研究较一致地表明,在药物清洗后及未用药的患者海马和前额区 NAA 水平下降。而 NAA 作为神经元密度和活性的一个功能指标,它的缺失是神经退化的标志,与尸检报道的精神分裂症神经元及神经纤维网的缺失相一致。

(三)神经生化异常

与精神分裂症发病机制有关的神经生化病理主要有三个假说。

1. 多巴胺(DA)假说

20 世纪 60 年代提出了精神分裂症的多巴胺假说,即认为精神分裂症患者中枢 DA 功能亢进。该假说有不少支持的证据。长期使用可卡因或苯丙胺,会在一个无任何精神病遗传背景的人身上产生幻觉和妄想。苯丙胺和可卡因的主要神经药理学作用是可以升高大脑神经突触间多巴胺的水平。而阻断多巴胺 2(D_2)受体的药物可用来治疗精神分裂症的阳性症状。多个研究提示精神分裂症患者血清高香草酸(HVA,DA 的主要代谢产物)增高,尸体脑组织中 DA 或 HVA 高于对照组;PET 研究发现未经抗精神病药物治疗的患者纹状体 D_2 受体数量增加,因此推测脑内多巴胺功能亢进与精神分裂症阳性症状有关。经典抗精神病药物均是通过阻断 DA 受体发挥治疗作用的。研究还进一步证实经典抗精神病药物的效价与 D_2 受体的亲和力有关。传统多巴胺假说的主要不足是不能解释阴性症状的产生机制。近来,Carlsson 等(2006)提出的"多巴胺能神经发育缺陷假说(dopaminergic deficit hypothesis)"受到了关注。该假说认为:精神分裂症最初并不是中脑边缘系统的多巴胺功能过度增强,而是多巴胺神经突触发育不全(由于遗传或环境因素所致),患者脑内存在多巴胺能神经功能不足的状态(某些多巴胺神经通路发育障碍或前额皮质 D_1 受体原发性低下)。在儿童期这种不足可能并不能明显地表现出来,到了青春期后,多巴胺神经尤其是中脑皮质通路(与阴性症状、认知功能相关)的负荷加重,表现出该通路的多巴胺功能不足。这时大

脑启动了反馈机制,中脑多巴胺神经元会代偿性增加多巴胺的释放,以保障中脑皮质通路多巴胺的需求,这时其他通路的多巴胺释放也受此影响而代偿性释放增加,从而导致了中脑边缘多巴胺通路过度激活,出现幻觉、妄想等阳性症状。因此该假说认为精神分裂症的核心症状是认知功能减退和阴性症状。

2. 氨基酸类神经递质假说

中枢谷氨酸功能不足可能是精神分裂症的病因之一。谷氨酸是皮质神经元重要的兴奋性递质。使用放射配基结合法及磁共振波谱技术,发现与正常人相比,精神分裂症患者大脑某些区域谷氨酸受体亚型的结合力有显著变化,如发现海马 N-甲基-D-天冬氨酸(NMDA)受体表达下降,在皮质某些 NMDA 受体的亚单位表达则增加。NMDA 受体的拮抗剂如苯环己哌啶(PCP)可在受试者身上引起幻觉及妄想,但同时也会导致情感淡漠和退缩等阴性症状。非典型抗精神病药物的作用机制之一就是增加中枢谷氨酸功能。作用于 NMDA 谷氨酸能受体甘氨酸位点的药物已经被认为是治疗中度到重度阴性症状及认知功能损害有希望的药物。抑制性神经递质 γ-氨基丁酸功能异常假说认为精神分裂症患者存在脑内 GABA 功能低下,由于脑发育障碍,GABA 中间神经元受损,但青春期以前这种缺损可以通过上一级的谷氨酸能神经纤维数量和功效增加所代偿。但随着神经系统发育成熟,以上机制代偿不足时,就表现为对皮质兴奋性神经元和边缘系统抑制的降低,导致脱抑制性兴奋引发精神症状。

3. 5-羟色胺(5-HT)假说

早在 1954 年 Wolley 等就提出精神分裂症可能与 5-HT 代谢障碍有关的假说。最近 10 年来,非典型(新型)抗精神病药在临床上的广泛应用,再次使 5-HT 在精神分裂症病理生理机制中的作用受到重视。非典型抗精神病药物氯氮平、利培酮、奥氮平等除了对中枢 DA 受体有拮抗作用外,还对 5-HT₂ₐ 受体有很强的拮抗作用。5-HT₂ₐ 受体可能与情感、行为控制及调节 DA 的释放有关。5-HT₂ₐ 受体激动剂可抑制 DA 的合成和释放,而 5-HT₂ₐ 受体拮抗剂可使 A10DA 神经元放电增加,能增加中脑皮质及中脑边缘系统 DA 的释放,这与治疗阴性分裂症状及减少锥体外系反应有关。药理学方面的研究提供了有力证据,抗 5-HT₂ₐ 受体药物利坦舍林通过抗 5-HT₂ₐ 受体激活中脑皮质 DA 通路,改善阴性症状和认知功能;非典型抗精神病药既拮抗 D₂ 受体,又拮抗 5-HT₂ₐ 受体,故对阳性、阴性和认知症状均有效,如利培酮就是氟哌啶醇(D₂ 受体拮抗剂)与利坦舍林(5-HT₂ₐ 受体拮抗剂)的化学合成物。5-HT₃ 受体拮抗剂昂丹司琼(ondansetron)是止吐药,但能抑制大鼠伏膈核(属边缘系统)的 DA 功能亢进,因此可能具有抗精神病作用。

(四)神经发育异常

1. 子宫内感染与产伤

研究发现,母孕期曾患病毒感染者及产科并发症高的新生儿,成年后发生精神分裂症的比例高于对照组。一些关于精神分裂症患者出生季节的研究发现在精神分裂症患者中冬春季节(即 12 月至 3 月)出生者所占比例多于其他季节出生的百分之十。有人推测其原因为冬季出生的婴儿在母亲孕期中有更多的机会发生细菌或病毒感染。由此可以看出,婴幼儿期的产科合并症,母孕产期营养不良、缺乏母乳喂养、病毒细菌感染,孕妇在妊娠期吸烟、饮酒、接触毒物等可能通过影响胎儿神经系统发育增加,子女成年后患精神分裂症的可能性。

2. 神经发育不良与神经退行性病因学假说

英国的一项研究对诞生于某一年份的一组儿童进行追踪观察直至成年,对确认发生了精神分裂症的患者的既往成长记录进行回顾。发现患者在童年期学会行走、说话的时期均晚于正常儿童;同时有更多的言语问题和较差的运动协调能力;与同伴相比,智商较低,在游戏活动中更愿独处,回避与其他儿童的交往。特别是近年来采用神经心理学测验证明精神分裂症患者存在认知功能的缺陷,这些缺陷在病人接受治疗之前就已存在,它们并不随疾病进展而恶化。据此 D. Weinberger 和 R. Murray 提出了精神分裂症的神经发育假说:由于遗传的因素和母孕期或围产期损伤,在胚胎期大脑发育过程就出现了某种神经病理改变,主要是新皮质形成期神经细胞从大脑深部向皮质迁移过程中出现了细胞结构紊乱，但不一定有神经胶质增生（胎儿期6个月以后神经损伤时会发生神经胶质增生），随着进入青春期或成年早期，在外界环境因素的不良刺激下，导致心理整合功能异常而出现精神分裂症的症状。神经发育障碍假说还包括以下一些证据，如起病时就存在结构性脑病变和认知功能损害；细胞结构紊乱但无神经胶质增生；儿童期的认知和社交能力损害；神经系统"软"体征等。

神经营养因子参与了从神经管闭合到最终成熟的整个过程，包括：神经细胞增殖、星型胶质细胞增殖、神经元迁移、轴索增殖、神经元凋亡、轴突磷脂化、树突剪切等。这些过程均开始于母孕期，但轴索增殖、轴突磷脂化和树突剪切将持续到出生后。新近研究表明神经营养因子与神经系统的增殖、存活、分化、迁移有关。神经营养因子家族成员较多，它们在神经发育过程中起重要作用。研究发现不同的神经营养因子对神经系统的作用存在种类和部位的特异性。例如，神经生长因子（nerve growth factor，NGF）、神经营养素-3（neurotrophin-3，NT-3）和脑源性神经营养因子（brain-derived neurotrophic factor，BDNF）的表达在皮质最高；NT-3表达的特异部位为CA1~CA2以及齿状回；BDNF的特异表达位于CA3；NT-3在海马和小脑以外的部位表达很低，而NGF和BDNF却在皮质表达；这三种神经营养因子都在中脑的多巴胺能神经系统表达。从受体的基因表达来看，海马的神经元只对BDNF、NT-3和NT-4有反应，而对NGF却没有反应。同在海马区域内，NT-3可增加表达钙结合蛋白神经元的数量，而BDNF和NT-4主要增加乙酰胆碱酯酶阳性神经元的数量。神经营养因子、其受体以及有关的生长因子家族系列与神经组织生长发育关系密切，因而有一些研究探索它们与精神分裂症的关系。研究结果提示精神分裂症的某些类型可能与某些神经营养因子的基因编码有关。例如，在日本群体中研究发现，精神分裂症患者NT-3基因启动区二核苷酸重复等位基因片段 *A3/147bp* 杂合或纯合的机会增加；NT-3基因编码区的错义突变Gly63-Glu63与严重的精神分裂症（发病年龄小于25岁，病期持续10年以上者）有关。在白人群体中的研究得到了近似的结果。此外，人们还试图探索其他种类的神经营养因子及有关生长因子如BDNF、睫状神经节营养因子（ciliary neurotrophic factor，CNTF）和胶质神经营养因子（glial-derived neurotrophic factor，GDNF）等的基因编码与精神分裂症的关系，但迄今为止尚未发现较明确的线索。

二、心理社会因素

尽管有越来越多的证据表明生物学因素、特别是遗传因素在精神分裂症的发病中占有重要地位，但心理社会因素在其病因学中仍可能具有一定的作用。社会心理因素包括文化、职业和社会阶层、移民、孕期饥饿、社会隔离与心理社会应激事件等（表15-3）。精神分裂症的发生除了与前述的社会心理因素有关外，临床上发现，大多数精神分裂症患者的病前性格多表现为内向、孤僻、敏感多疑，很多患者病前6个月可追溯到相应的生活事件。国内调查发现，精神分裂症发病前有精神因素者占40%~80%。当然目前没有证据表明精神因素就是病因，但精神因素对精神分裂症的发生可能起到了诱发作用。这些社会心理应激因素对精神分裂症的复发也有重要的诱发作用。

表15-3　与精神分裂症有关的环境因素

胎儿时期可能的环境因素
M+：孕期并发症，尤其是胎儿缺氧和胎儿烟酸缺乏
M+/-：孕期感染，孕期应激，孕期烟酸缺乏
M+：胎儿的父方年龄过大（>45岁）
M-：孕期接触某些化学物质（如铅）
生长早期可能的环境因素
M-：早期培养环境的质量（学校，父母）
M+/-：孩童时期的创伤（虐待或疏忽）
青少年时期的环境因素
M+：发育时期的成长环境（包括人口密度、城市大小、5~15岁期间成长的地方）
M+：滥用大麻
M+：移民
M+/-：生活应激事件
M-：创伤性大脑损伤
社会环境
M-：社会分化，社会阶层以及社会剥夺

M+：至少一项荟萃分析的阳性结果；M+/-：没有确定的荟萃分析结果；M-：没有进行荟萃分析。来源于 Jim van Os，Bart PF Rutten，Richie Poulton. 2008. Schizophrenia Bulletin，36（6）：1066-1082.

第三节 临床表现

一、临床症状

关于精神分裂症的主要临床表现,经典的教科书中通常将精神症状分为感知觉障碍、思维及思维联想障碍、情感障碍及意志与行为障碍四个方面。但需要指出的是,由于有些精神症状的临床诊断一致性不高。故 Schneider 在 1959 年提出了所谓的精神分裂症"一级症状(first rank symptoms)"。大量的临床诊断研究表明,医生对这些一级症状可以达成相当高的诊断一致性,因此,目前的精神障碍分类与诊断标准,都是以此作为诊断精神分裂症症状学标准的基本症状。Schneider 一级症状有:①争论性幻听;②评论性幻听;③思维鸣响或思维回响;④思维被扩散;⑤思维被撤走;⑥思维阻塞;⑦思维插入;⑧躯体被动体验;⑨情感被动体验;⑩冲动被动体验及妄想知觉。需要指出的是,"一级症状"也并非精神分裂症的特异性症状,其他一些精神障碍如双相情感障碍、脑器质性精神障碍中也可见到。

(一)精神分裂症常见的特征性症状

1. 前驱期症状

部分精神分裂症患者在出现明显的精神病性症状之前可能就已出现前驱期症状。了解前驱期症状,有利于早期识别和早期治疗,对于改善预后非常重要。常见的前驱期症状有情绪改变(如抑郁症状、开始疏远他人等)、认知功能改变(可通过神经认知工具发现异常)、感知觉异常、行为改变(出现一些令人不能理解的奇怪行为)等。前驱期症状不太引人注意,可持续数周、数月甚至数年,逐渐发展为明显的精神病性症状。

2. 感知觉障碍

幻觉是精神分裂症最常见的症状之一,以幻听最常见,特别是言语性幻听。可以是争论性幻听、评论性幻听、命令性幻听。受幻听的影响,患者可能出现思维、情绪和行为的变化。幻听还可以以思维鸣响的方式表现出来,即患者所进行的思考都被自己的声音读了出来,在思维鸣响或思

维被广播的基础上出现被洞悉感。精神分裂症的幻觉体验可以非常具体、生动,也可以是朦胧模糊,但多会给患者的思维、行动带来显著的影响。幻听在意识清晰时出现,每天多次出现且持久,声音清楚,明显影响患者的情绪和行为,具有这些特征的幻听对诊断精神分裂症具有重要价值。精神分裂症也可出现少见的幻视和其他类型幻觉。嗅幻觉和味幻觉常与被害妄想交织在一起。错觉并不多见,偶可出现听错觉、视错觉等。常出现感知综合障碍。现实解体(非真实感)较常见,患者对周围环境失去真实感,感到周围事物变得陌生,不真实。视物变形症、时间感知综合障碍和空间知觉障碍也可出现。

3. 思维障碍

思维障碍是精神分裂症最主要、最本质的核心症状,可导致患者的认知、情感、意志和行为等精神活动本身及与周围环境的不协调,脱离现实。思维障碍大体分为思维形式障碍和思维内容障碍。

(1)思维形式障碍:精神分裂症患者的思维形式障碍主要表现为思维联想过程缺乏连贯性和逻辑性,这是精神分裂症最具有特征性的症状之一。患者在意识清晰的情况下出现联想散漫,思维联想缺乏目的性、连贯性和逻辑性,交谈时经常脱离主题,回答问题缺乏中心、抓不住要点,使人感到交流困难,或不知所云。可表现为思维散漫、思维破裂、逻辑倒错性思维、象征性思维、病理性赘述、内向性思维、矛盾思维、思维中断、思维被夺、思维插入、强制性思维、思维贫乏等。部分精神分裂症患者表现为思维贫乏,患者自己体验到脑子里空洞洞,没有什么东西可想。交谈时言语少,内容单调,词穷句短,在回答问题时异常简短,多为"是"或"否",很少加以发挥。

(2)思维内容障碍:主要是妄想。精神分裂症的妄想特点是内容离奇、逻辑荒谬、发生突然;患者对妄想的内容常不愿主动暴露,并企图掩饰;妄想所涉及的内容和范围常有不断扩大和泛化的趋势或具有特殊意义。最常见的妄想有被害妄想、关系妄想、嫉妒妄想、夸大妄想、非血统妄想等。具重要诊断意义的妄想有影响妄想、被控制感、被洞悉感、思维扩散、思维被广播等。

4. 情感障碍

主要表现为情感淡漠、不协调。早期表现为情感迟钝、情感平淡、细腻情感及高级情感受损，如对亲人和朋友感情冷淡，亲人的痛苦难以引起患者的情感变化。随着病情的加重，对生活要求减退，兴趣减少，情感体验日益贫乏，面部缺乏表情，对一切无动于衷，丧失了与周围环境的情感联系。情感平淡表现为表情呆板、缺乏变化，同时还有自发动作减少、缺乏体态语言，语调单调、缺乏抑扬顿挫，很少有目光交流，丧失了幽默感及对幽默的应有反应。情感不协调是精神分裂症情感障碍的主要特点之一，情感反应与其思维内容、其他精神活动或周围环境不协调。也可出现矛盾情感、易激惹、焦虑和抑郁情绪等。

5. 意志与行为障碍

精神分裂症常见意志减退和缺乏。患者活动减少，缺乏主动性，行为孤僻、懒散、被动、退缩。有的患者表现为完全沉湎于自己的内心世界中，对周围现实置之不理，行为孤僻离群（内向性）。很难坚持正常的工作、劳动、学习和社会交往等，没有任何计划和打算，不知料理个人卫生。有的患者出现愚蠢、幼稚行为，或突然的、无目的性的冲动、伤人、毁物行为，或自杀行为。有的表现为紧张综合征，包括紧张性木僵和紧张性兴奋两种状态，可交替出现。木僵时以缄默、随意运动减少或缺失。木僵患者有时突然出现冲动行为，即紧张性兴奋。

（二）精神分裂症的五维症状分类

近年来为了满足精神分裂症诊断和治疗研究的需要，越来越多的书籍和文献将精神分裂症的症状分为 5 个维度：除经典的阳性和阴性症状外，患者还具有认知症状、攻击症状和情感（抑郁）症状。

1. 阳性症状

在诊断精神分裂症时常常强调阳性症状的存在，因为妄想和幻觉是发生了精神病的表现，症状引人注目，同时也是抗精神病药物治疗有效的症状。妄想是一种阳性症状，通常涉及知觉或体验的曲解。精神分裂症最常见的妄想内容是被害妄想，可包括不同的妄想主题，如关系妄想（不恰当地认为某事与自己有关）；躯体、宗教或夸大妄想。幻觉

也是阳性症状，它可以是任何感觉形式的表现，但幻听却是精神分裂症最常见和最具特征的幻觉。阳性症状（表 15-4）通常反映了精神活动的过度，除了妄想和幻觉之外，阳性症状还包括语言和交谈脱离现实（言语混乱）和行为失控（广泛的行为紊乱、紧张或激越行为）。

表 15-4　精神分裂症阳性症状

妄想
幻觉
语言和交谈脱离现实
言语紊乱
行为紊乱
紧张行为
激越

2. 阴性症状

有 5 个经典的阴性症状，都以字母"A"开头：失语症（alogia）；情感迟钝或平淡（affective blunting or flattening）；社交不良（asociality）；兴趣缺失（anhedonia）；意志力减退（avoliyion）。

通常认为精神分裂症的阴性症状是精神功能与活动的减退，比如情感迟钝、退缩和不协调，表现被动以及淡漠的社会退缩，抽象思维困难、刻板思维以及缺乏主动性（表 15-5）。这些症状与多次复发、长期住院和社会功能不良有关，对精神分裂症的预后十分重要。尽管这些功能的减低可能不像阳性症状那样引人注目，但阴性症状最终会决定患者的预后和结局好坏，阴性症状的严重程度在很大程度上决定其能否独立生活、维持稳定的社会关系或重新工作等预后结局。

表 15-5　精神分裂症阴性症状

情感平淡
情感退缩
情感不协调
被动表现
情感淡漠的社会退缩
抽象思维困难
缺乏主动性
刻板思维
失语症：思维和言语的流畅性和数量下降
意志力减退：目标指向行为的动力减退
兴趣缺失：愉快感缺乏
注意力缺陷

精神分裂症的阴性症状可分为原发性和继发性。原发性阴性症状指精神分裂症本身具核心特征的原发性缺陷。而那些继发于精神病的阳性症状或抗精神病药物所致锥体外系症状的其他缺陷表现则称为继发性阴性症状。阴性症状也可继发于抑郁症状或环境孤立。

阴性症状不但是精神分裂综合征的一部分，也可作为符合精神分裂症诊断标准之前的"前驱症状期"。因此，长期监测高风险人群的前驱期阴性症状是十分重要的，以便在疾病早期就可以评估、监测或早期治疗。在精神分裂症发病后，阴性症状可以在精神病发作的间歇期持续存在，即使无阳性症状，患者的社交和职业功能仍继续受损。由于阴性症状的重要性日益受到重视，故越来越强调此类症状的识别和治疗。尽管现有的抗精神病药物对阴性症状的疗效有限，但心理社会干预合并抗精神病药物可以有效地减少阴性症状。

3. 认知症状

它们不包括具 Alzheimer's 病特征的痴呆和记忆障碍的症状。精神分裂症的认知症状强调"执行功能障碍"，包括在表示和维持目标、分配注意力资源、评价和检验能力以及利用这些技能去解决问题等方面的障碍（表 15-6）。精神分裂症的认知症状是唯一最影响现实功能的症状，甚至超过阴性症状，所以识别和监测它们非常重要。需强调的是，需要有良好的神经心理成套测验工具对认知症状进行定量测量，以显示认知症状独立于其他症状，并用于检测新型精神药物治疗对认知的改善程度。认知症状可能和阴性症状有重叠，因此成套测验工具也希望能将认知症状与阴性症状区分开来。

表 15-6 精神分裂症认知症状

目标表达和维持的问题

注意力资源分配的问题

注意力集中的问题

注意力维持的问题

评估能力的问题

监测能力的问题

主次排序的问题

依据外界信息调节行为的问题

持续学习的问题

语言流畅性受损

问题解决能力的障碍

4. 抑郁症状

精神分裂症患者在整个病程（包括前驱期、急性期、稳定期）中都可能会出现抑郁症状，抑郁程度一般表现为轻到中度，但也可以出现较重的抑郁（导致患者自杀的一个重要危险因素）。Häfner 等通过对 232 名首发精神分裂症患者的研究发现，其抑郁心境（持续时间 ≥ 2 周）的终生患病率为 83%。大量研究显示，精神分裂症前驱期和急性期时抑郁的发生率较高（50% ~ 75%），是前驱期及病情复发前出现频率最高的症状之一。临床观察发现，精神分裂症的抑郁症状有其特征，以绝望感、无助感和精神运动性迟滞等多见。分裂症后抑郁是指精神分裂症残留期出现以抑郁为主的临床相，同时符合抑郁发作症状标准，主要表现为精神运动性迟滞，无价值感，兴趣缺失，快感下降，无援感，甚至有自杀言行，社会性退缩、焦虑、生活规律改变、戒备心理增强等。对精神分裂症患者的抑郁症状应予重视，使用抗抑郁药物有效。重要的是，医师不要将抗精神病药物引起的运动障碍的副作用或阴性症状误认为是抑郁症状，临床上这种误诊是比较常见的。

攻击和敌意症状也可以见于精神分裂症和其他疾病，尤其是那些伴有冲动控制障碍的疾病。

二、主要临床类型

根据临床症状群的不同，精神分裂症可划分为几种不同类型。类型的划分还与起病情况、病程经过、治疗反应以及预后有一定关系。常见类型有：

1. 单纯型

青少年时期发病，起病缓慢。主要表现为被动、孤僻、生活懒散、情感淡漠和意志减退。一般无幻觉妄想。此类患者易被忽视或误诊。治疗效果差。较少见。

2. 青春型

多发病于青春期，起病较急，病情进展较快。主要症状包括思维破裂、思维内容荒谬离奇、情感反应不协调、行为幼稚愚蠢和本能意向亢进等。幻觉妄想片段凌乱。此类患者如及时治疗，效果较好。比较常见。

3. 紧张型

多发病于青壮年,起病较急,临床表现以木僵状态多见,轻者可为运动缓慢、少语少动(亚木僵状态),重者可为不语、不动、不食,对环境变化毫无反应(木僵状态),并可出现违拗、蜡样屈曲。紧张性木僵可与短暂的紧张性兴奋交替出现,此时患者出现突然冲动、伤人毁物。此型可自动缓解,治疗效果较其他类型好。越来越少见。

4. 偏执型

又称妄想型,多发病于青壮年或中年,起病缓慢。主要表现为猜疑和各种妄想,内容多脱离现实,结构往往零乱,并有泛化趋势。可伴有幻觉和感知综合障碍。情感和行为常受幻觉或妄想的支配,出现自伤或伤人行为。偏执型进展常较缓慢,治疗效果较好。此型最为常见,占一半以上。

5. 其他类型

除上述的 4 个以外,如各型的症状同时存在难以分型者,称未分型,还有精神分裂症后抑郁以及残留型等。

6. 精神分裂症的 I 型和 II 型

Crow(1980 年)根据精神分裂症的病理生化和病理解剖改变,结合临床表现、认知功能、治疗反应以及预后等方面的特征,提出精神分裂症 I 型和 II 型的划分。Andreasen(1982 年)认为阳性和阴性症状是一个单一的连续过程,大多数患者既有阳性症状又有阴性症状,从而提出把精神分裂症分为阳性症状为主型、阴性症状为主型和混合型。这样划分,更有利于研究精神分裂症的疾病本质和病因学因素,判断病人的功能状态与预后结局,指导选择抗精神病药物治疗和社会心理康复治疗。阳性症状指精神功能的异常或亢进,包括幻觉、妄想、明显的思维形式障碍、反复的行为紊乱和失控。阴性症状指精神功能的减退或缺失,包括情感平淡、言语贫乏、意志缺乏、无快感体验、注意障碍。I 型精神分裂症(阳性精神分裂症)以阳性症状为特征,对抗精神病药物反应良好,无认知功能改变,预后良好,生物学基础是多巴胺功能亢进;II 型精神分裂症(阴性精神分裂症)以阴性症状为主,对抗精神病药物反应差,伴有认知功能改变,预后差,脑细胞丧失

退化(额叶萎缩),多巴胺功能没有特别变化;混合型精神分裂症包括不符合 I 型和 II 型精神分裂症的标准或同时符合的患者。1982 年 Andreasen 在 Crow 工作的基础上制定了阴性症状评定量表和阳性症状评定量表。1992 年 Stanley 等制定了阴性和阳性症状评定量表(PANSS),对阴性、阳性症状的定量化评定和研究提供了较好的工具。按照阴性、阳性症状分型,优点在于将生物学、现象学结合在一起,且对临床治疗药物的选择和疗效评估有一定的指导意义和临床实用价值。

第四节 诊断与鉴别诊断

一、诊 断 标 准

临床上诊断精神分裂症主要依据通过精神状况检查发现的精神症状,结合病史与治疗反应等特点,按照国际通用的诊断标准进行诊断。当前国际上影响较大且常用的标准是世界卫生组织制定的国际疾病分类第十版(ICD-10)和美国精神障碍诊断和统计手册第四版(DSM-IV)。国内有中华医学会精神病学分会出版的《中国精神疾病分类与诊断标准》(CCMD-III,2000)。

ICD-10 有关精神分裂症的诊断标准与布鲁勒的传统概念相等同,在症状学诊断方面重视 K. Schneider 的一级症状,症状学标准包括了基本人格改变、特征性思维联想障碍、被控制感、评论性幻听;思维被夺或被插入、阴性症状和社会退缩。病程要求仅为 1 个月,但前驱期除外。该标准中精神分裂症有多个亚型。与 DSM-IV 最明显的不同在于,它包括了单纯型精神分裂症和精神分裂症后抑郁。ICD-10 分类中的青春型与 DSM-IV 的解体型相对应。与 DSM-IV 一样,精神分裂症性症状伴随出现明显的心境紊乱时应被归入分裂情感性精神病。

DSM-IV 更强调疾病的病程和功能损害。在此分类系统中,精神分裂症的诊断有赖于急性期症状及其持续时间,它要求症状持续至少 6 个月。急性期症状包括妄想、幻觉、言语紊乱、行为紊乱及阴性症状。这些症状中至少两个症状需存在 1 个月(如得到有效治疗可少于 1 个月)。如果病人急性期症状与较重的心境紊乱同时发生,应给出分裂情感性障碍或具有精神病性症状的心境障碍的诊断。如

病期超过 2 周但不到 6 个月,则诊断精神分裂症样障碍(schizophreniform disorder)。

我国的精神分裂症诊断标准接受了布鲁勒的基本症状学概念及附加症状中的某些病态体验,如精神自动症、原发性妄想,包括 Schneider 的一级症状内容。第一版精神分裂症的诊断标准发表于全国 12 地区精神疾病流行学调查手册(许又新,1983)。症状标准的内容与 DSM-Ⅲ 十分接近。1984 年,中华医学会神经精神科分会对第一版作了修订,对症状标准规定更为严格,症状内容与 ICD-9 相接近。1989 年 4 月中华神经精神科学会制订了《中国精神疾病分类方案与诊断标准》第二版(CCMD-Ⅱ),精神分裂症的操作性诊断标准的内容在严重程度标准略有改动,其他与 1984 年标准相同。1993 年在参考 ICD-10 及 DSM-Ⅳ 草案后,归纳国内各地意见,形成了 CCMD-2-R,除严重程度标准在文字上有改动,症状学标准规定的八项内容中有两项外,其他与 CCMD-Ⅱ 相一致。目前我们使用的 CCMD-3 形成于 2001 年,诊断标准参考 ICD-10 研究用标准和 DSM-Ⅳ。其中单纯型分裂症按 CCMD-2-R 归类;病程采用 CCMD-2-R 的缓解期、残留期及衰退期概念,不用 ICD-10 的缓解型、残留型等的分类。另外,CCMD-3 将精神分裂症某些常见阴性症状思维贫乏或思维内容贫乏、意志减退或缺乏、情感淡漠等,分别列入思维、情感、行为等基本症状。使其在诊断方面的权重增加。ICD-10/DSM-Ⅳ/CCMD-3对精神分裂症的诊断分型见表 15-7。

表 15-7 ICD-10/DSM-Ⅳ/CCMD-3 精神分裂症诊断分类

CCMD-3	ICD-10	DSM-Ⅳ
偏执型	偏执型	偏执型
青春型(瓦解型)	青春型	解体型
紧张型	紧张型	紧张型
单纯型	单纯型精神分裂症	
未定型	未分化型	未分化型
其他或待分类的分裂症	其他精神分裂症,未特定的精神分裂症	
精神分裂症后抑郁	精神分裂症后抑郁	
精神分裂症缓解期	精神分裂症缓解期	
精神分裂症残留期	精神分裂症残留期	残留型
慢性精神分裂症	其他病程类型	

为了加深对诊断的认识,本章将 ICD-10 精神分裂症的诊断标准介绍如下。

(一) 症状标准

在一个月的大部分时间内确实存在以下 1~4 中的至少一个症状(如不十分明确则需要两个或多个症状,或 5~9 至少两个症状十分明确)。

1)思维化声、思维插入或思维被夺、思维被播散;

2)明确涉及躯体或四肢运动、或特殊思维、行动或感觉的被影响、被控制或被动妄想,妄想性知觉;

3)对病人的行为进行跟踪评论,或彼此对病人讨论的幻听,或来源于身体某一部分的其他类型的幻听;

4)与文化不相称且根本不可能的其他类型的持久妄想,如具有某种宗教或政治身份、或超人的力量和能力(如能控制天气,或与另一世界的外来者进行交流);

5)伴转瞬即逝或未充分形成的无明显情感内容的妄想,或伴有持久的超价观念,或连续数周或数月每日均出现的任何感官的幻觉;

6)思维中断或无关的插入语,导致言语不连贯,或不中肯或语词新作;

7)紧张性行为,如兴奋、摆姿势,或蜡样屈曲、违拗、缄默及木僵;

8)阴性症状,如显著情感淡漠、言语缺乏、情感迟钝或不协调,常导致社会退缩及社会功能下降,但须澄清这些症状并非由抑郁症或抗精神病药物所致;

9)个人行为的某些方面发生显著而持久的总体性质的改变,表现为丧失兴趣、缺乏目的、懒散、自我专注及社会退缩。

(二) 病程标准

特征性症状在至少 1 个月的大部分时间内肯定存在。

(三) 排除标准

若同时存在广泛的情感症状,就不应作出精神分裂症的诊断,除非分裂症状早于情感症状出现;分裂症的症状与情感症状两者一起出现,程度均衡,应诊断分裂情感性障碍;严重脑病、癫痫、或药物中毒或药物戒断状态应排除。

二、诊断需要考虑的重要因素

1. 起病

大多数精神分裂症患者初次发病的年龄在青春期至 30 岁之间。起病多较隐袭,急性起病者较少。

2. 前驱期症状

在出现典型的精神分裂症症状前,患者常常伴有不寻常的行为方式和态度的变化。由于这种变化较缓慢,可能持续几个月甚至数年,或者这些变化不太引人注目,一般并没有马上被看做是病态的变化,有时是在回溯病史时才能发现。前驱期症状包括神经衰弱症状如失眠、紧张性头痛、敏感、孤僻、回避社交、胆怯、情绪不好、违拗、难于接近、对抗性增强、与亲人好友关系冷淡疏远等。有些患者还出现不可理解的行为特点和生活习惯的改变,如一位年轻的大学生,在住院前半年,每天 5 点起床,背贴墙站立一个半小时,自称这样可以纠正自己的驼背;一位护士,在发病后同事回忆说,患者 1 年前就有些古怪的行为, 如将所有的体温计编上号,测体温时必须将体温计的编号与病床号相匹配,否则就要重测。

3. 病程与预后特点

精神分裂症在初次发病缓解后可有不同的病程变化。仅仅大约 10% 的病人可以基本痊愈并预后良好。但即使在这些"康复者"中,由于精神分裂症深刻地影响了患者的正常生活和体验,病人在病愈后也会发现自我感受与过去会有所改变。大多数患者为发作性病程,其发作期与间歇期长短不一,复发的次数也不尽相同,复发与维持治疗的依从性、社会心理应激因素等明显相关。一些病人在反复发作后可出现人格改变、社会功能下降,临床上呈现为不同程度的精神残疾状态。残疾状态较轻时,病人尚保留一定的社会适应能力和工作能力。另有一部分病人病程为渐进性发展,或每次发作都造成人格的进一步衰退和瓦解。病情的不断加重最终导致患者长期住院或反复入院治疗。对于某一具体的病人,在患病初期确定预后比较困难。有利于预后的一些因素是:起病年龄较晚,急性起病,明显的情感症状,人格正常,病前社交与适应能力良好,病情发作与心因关系密切。通常女性的预后要好于男性。

4. 重视精神分裂症的阴性症状

目前抗精神病药物的治疗首先针对阳性症状,可能导致医生忽视阴性症状,不知道如何评估这些症状,不清楚治疗对阴性症状的影响,不熟悉可能对阴性症状有帮助的治疗策略。研究表明精神分裂症阴性症状,包括动力缺乏、社会退缩、情感反应、言语及行为的减少,对精神分裂症患者的功能预后和生活质量的不良影响比阳性症状更明显。此外,阴性症状患者的照料者报告的疾病负担水平较高。阴性症状通常比阳性症状持续时间长,更难治疗,功能结局更差。功能结局包括生活技能、社会功能和角色功能。精神分裂症阴性症状的有效治疗可能会使功能有所改善。

三、鉴 别 诊 断

1. 脑器质性及躯体疾病所致精神障碍

不少脑器质性病变如癫痫、颅内感染、脑肿瘤和某些躯体疾病如系统性红斑狼疮及药物中毒,都可引起类似精神分裂症的表现,如生动鲜明的幻觉和被害妄想。但仔细观察就会发现,这类病人往往同时伴有意识障碍,症状有昼轻夜重的波动性,幻觉多为恐怖性幻视。关键的是有临床及实验室阳性结果证明患者的精神状态与脑器质性或躯体疾病有密切的联系,一般情况是,精神症状在躯体疾病的基础上发生,随着躯体疾病的恶化而加重,躯体疾病的改善会使精神症状好转而消失。

2. 心境障碍

无论是在躁狂状态还是在抑郁状态,都可能伴有分裂症状。多数情况下,精神病性症状是在情感高涨或抑郁的背景下产生的,与患者的心境相协调。如躁狂病人出现夸大妄想,抑郁患者出现贫穷或自罪妄想;但有时也会出现一些与当前心境不协调的短暂幻觉、妄想症状,这就需要结合既往病史、病程、症状持续的时间及疾病转归等因素做出判断。

3. 神经症

一些精神分裂症患者在早期可表现出神经症

的某些表现。如有部分患者会在疾病初期或疾病进展中出现强迫症状。但与神经症患者不同，精神分裂症患者对待自己的种种不适缺乏痛苦感，也缺乏求治的强烈愿望。有些貌似"神经衰弱"的精神分裂症患者存在显著的动机不足或意志减退。有些精神分裂症患者的强迫症状内容荒谬离奇，且"反强迫"意愿并不强烈。这些都有助于区分这两类精神障碍。

第五节 治 疗

一、抗精神病药物治疗

（一）药物治疗原则

1. 全病程治疗原则

抗精神病药物治疗是治疗精神分裂症最有效和最基本的治疗手段，一旦诊断精神分裂症，就需要尽早地实施有效的足剂量、足疗程的全病程抗精神病药物治疗，全病程治疗包括急性期、巩固期和维持期的治疗目标与方法。

2. 早期治疗

精神分裂症的第一次发病是治疗的重要关键时期，这时抗精神病药的治疗反应最好，所需剂量也少。如能获得及时、正确及有效治疗，患者康复的机会最大，长期预后也最好。影响精神分裂症预后的关键时期是在精神病前驱期至发病后的最初5年，精神功能的损害至此保持在一个平台期，如果处理得当，通常不再进一步恶化。因此，这一关键时期的正确治疗至关重要。

3. 首发精神分裂症治疗

若能及早接受药物治疗，通常疗效较好。第一代抗精神病药，主要为氯丙嗪、氟哌啶醇，或奋乃静等，但副作用较多，使用中存在着患者对药物的耐受性和依从性问题。第二代抗精神病药物，总体来看，对精神分裂症的疗效不亚于传统药物或更好，最大的特点是副作用小。目前已将第二代抗精神病药物，诸如利培酮、奥氮平、喹硫平、齐哌西酮、阿立哌唑等作为治疗精神分裂症的一线药物。这些

药物对阳性和阴性症状均有效，有利于精神分裂症伴有的情感症状和认知障碍的改善；不良反应较少，耐受性好，服药依从性也好，有利于长期的药物治疗。因此，有利于提高总体疗效，增加康复水平，减低复发率，减少社会性衰退。

药物选择：所有抗精神病药对幻觉与妄想的疗效并无明显差别。选择使用何种抗精神病药，主要依据药物的镇静作用强弱、患者的一般情况和对不良反应的耐受力而定，例如有糖尿病的患者就不宜使用引起体重增加和糖尿病风险的非典型抗精神病药。

（1）兴奋躁动、激越及不合作的患者宜选用镇静作用强的药物，或选用针剂肌内注射（如氟哌啶醇5～10mg/次肌内注射），快速控制兴奋，以避免患者造成自身或他人的伤害。有研究显示利培酮口服液也具有快速控制兴奋激越的作用。

（2）老人、儿童、妇女或伴躯体疾患的患者宜选用EPS少且对心血管系统影响小的药物。

（3）以阴性症状为主的患者宜选用镇静作用弱的高效价第一代抗精神病药或使用第二代抗精神病药。

（4）对第一代抗精神病药无效的难治性患者可换用第二代抗精神病药。

（5）女性患者服药后如出现溢乳或闭经的不良反应，应适当减低剂量或换用较少引起催乳素升高的药物，如喹硫平。

（6）维持治疗时口服药物治疗依从性不好的患者可使用长效缓释注射剂。

（7）从事脑力劳动的患者，维持治疗宜选用镇静作用弱的药物。

4. 慢性精神分裂症治疗

该型病程多迁延、症状未能完全控制，常残留阳性症状及情感症状包括抑郁及自杀。阴性症状和认识功能受损可能是主要临床表现，且多伴有社会功能的缺陷。治疗中应注意：①进一步控制症状，提高疗效，可采用换药、加量、合并治疗方法；②加强随访，以便随时掌握病情变化，调整治疗；③进行家庭教育，强化患者及其家属对治疗的信心；④加强社会功能训练。

（二）药物治疗策略

（1）一旦确定精神分裂症的诊断，应立即开始

药物治疗。根据临床综合征的表现,首发患者单一用药,选择一种第二代药物(氯氮平除外)或第一代药物。奋乃静、舒必利、氯丙嗪在不少地区仍为治疗精神分裂症首选,氯氮平在国内某些地区仍常作为首选药物应用,但考虑氯氮平的严重不良反应常见报导,因此建议不将氯氮平作为首发精神分裂症患者的首选药物治疗。

(2)急性复发患者,根据既往用药情况仍以单一用药为原则,原有有效药物或剂量继续使用,如果原有药物无效而其剂量低于治疗剂量时,可增加至治疗剂量继续观察,如果已经达治疗剂量仍无效,考虑换用药物,换用另一种结构的第二代药物(包括氯氮平)或第一代药物,仍以单一治疗为主。

(3)小剂量开始逐渐加到有效推荐量,加量速度视药物特性及患者特质而定,要足疗程治疗。维持治疗期药物用量可根据情况减低。

(4)积极认真定期评价疗效以调整治疗。认真观察评定药物的不良反应,并作积极处理。

(5)如单药疗效仍不满意,考虑两药合用,以化学结构不同、药理作用不尽相同的药物联用比较合适,待达到预期治疗目标后,仍以单一用药为宜。

(三)药物治疗分期与措施

精神分裂症的药物治疗可分为急性期、巩固期、维持期治疗三个阶段。

1. 急性期治疗

精神分裂症急性期是指首发患者和急性恶化复发患者的精神症状非常突出和严重的时期。

(1)急性期治疗的目标:①尽快缓解精神分裂症的主要症状,包括阳性症状、阴性症状、激越兴奋、抑郁焦虑和认知功能减退,争取最佳预后。②预防自杀及防止危害自身或他人的冲动行为的发生。

(2)急性期治疗的具体措施:

1)首发患者:首发患者的治疗非常重要,它直接关系到患者的预后和康复。应该做到:①早发现、早确诊、早干预、早治疗;②积极采用全病程治疗的概念;③根据精神症状的特点及经济状况,尽可能选用疗效确切、症状作用谱广泛、不良反应轻、便于长期治疗、经济上能够负担的抗精神病药物;④积极进行家庭健康教育宣传,争取家属重视、配合对患者的全程治疗。

2)复发患者:在开始治疗前仔细了解过去的用药史,参考患者既往疗效最好的药物和有效剂量,在此基础上可适当提高药物的剂量和适当延长疗程,如果有效则继续治疗;如果治疗无效,应考虑换药或合并用药。复发患者的维持治疗应尽可能延长。同时进行家庭教育,宣传长期治疗的意义,以取得患者和家属的积极配合,提高服药依从性,有效预防复发。

3)急性期治疗的注意事项:①于治疗开始前详细询问病史,进行躯体、神经系统和精神检查,同时进行各项实验室检查包括血尿常规、肝肾功能、血糖、血脂、心电图等,了解患者的躯体状况。②若患者为首次使用抗精神病药物,医生还不了解患者对所选药物的反应,应从小剂量开始,逐渐加量,避免严重不良反应的发生而影响治疗。③单一药物治疗,除非两种单一药物治疗无效后才考虑其他方法。④避免频繁换药。抗精神病药物的起效时间一般在2~4周,所以不应在短于4周时终止已开始的治疗。除非患者出现严重的、无法耐受的不良反应时。⑤根据疾病的严重程度、家庭照料情况和医疗条件选择治疗场所,包括住院、门诊、社区和家庭病床治疗;当患者具有明显的危害社会安全和严重自杀、自伤行为时,应通过监护人同意紧急收住院治疗。

2. 巩固期治疗

在急性期的精神症状有效控制之后,患者进入一个相对的稳定期,此期如果过早停药或遭遇应激,将面临症状复燃或波动的危险,因此,此期治疗对预后非常重要。特别强调此期药物治疗的剂量与急性治疗期的剂量相同,此期称为巩固期治疗。

巩固期治疗的目的:①防止已缓解的症状复燃或波动;②巩固疗效;③控制和预防精神分裂症后抑郁和强迫症状,预防自杀;④促进社会功能的恢复,为回归社会做准备;⑤控制和预防长期用药带来的常见药物不良反应的发生,如迟发性运动障碍、闭经、溢乳、体重增加、糖脂代谢异常,以及心、肝、肾功能损害等。

巩固期治疗的场所:急性期治疗大多在医院中进行,在精神症状得到有效控制之后,患者不宜继续留在医院,因为长期住院会加重患者的退缩和功能减退,不利于社会功能的康复,所以建议此期以社区和门诊治疗为主,有条件的地区可以开展日间康复治疗。门诊治疗的患者应保证每个月复查一次,在医生的指导下及时解决康复过程中遇到的困难和问题,及时发现和处理药物的不良反应。

巩固期治疗的药物剂量:原则上维持急性期的药物剂量。除非患者因药物不良反应直接影响服药的依从性和医患关系,或出现较为明显的、无法耐受的不良反应时,可以在不影响疗效的基础上适当调整剂量。

巩固期治疗的疗程:一般持续 3~6 个月。除非患者因药物不良反应无法耐受或其他原因时,可以在不影响疗效的基础上适当缩短疗程。

3. 维持期治疗

在疾病相对缓解后进入第三期,称为维持期。此期治疗的目的是预防和延缓精神症状复发,以及帮助患者改善他们的功能状态。

维持期治疗的重要性:①维持期治疗能有效的降低复发率。有研究证实维持用药组比未维持用药组的复发率明显降低,大约是 16%~23% 比 53%~72%。②维持期服药治疗组的复发症状较未服药维持组的症状轻。③症状复发会直接影响患者的工作和学习功能,降低复发有利于患者社会功能的维持。

维持期治疗的剂量调整:维持期在疗效稳定的基础上可以减量。减量可以减轻患者的不良反应,增加服药的依从性以及改善医患关系,有利于长期维持治疗。减量宜慢。减至原巩固剂量的 1/3~1/2。也可以每 6 个月减少原剂量的 20%,直至最小有效剂量。一旦患者的病情稳定,并且能够耐受药物的不良反应,则抗精神病药物的维持治疗最好是每天单次给药,增加对治疗的依从性。较低的剂量同样可以成功的预防复发。但随着第二代抗精神病药物在精神分裂症急性期的广泛应用,急性期治疗的药物剂量和不良反应已远远小于第一代抗精神病药物,因此维持期的减药似乎也不再十分重要,适用于第一代药物的减药原则受到冲击和挑战。但是作者认为维持期的药物剂量可以在急性期治疗的基础上根据患者的实际情况做适当的调整。首先,第二代药物均有程度不等的不良反应,对有些患者是明显和突出的,例如静坐不能和体重增加等,适当减量可以减轻不良反应。第二,患者长期服用较高剂量后从心理上期待着减量,在一定

条件下减量可以给予患者信心,并增进医患关系。所以无论从患者的耐受性和接受程度还是经济上考虑,适当减量都是有益的。维持期假若患者服药的依从性差,监护困难,不能口服药物或口服用药肠道吸收差时,建议使用长效制剂,长效制剂同时也可作为急性期治疗的辅助药物。

维持期治疗的疗程:①首发患者:1989 年的国际共识建议首发患者维持期在 1~2 年。②复发患者:至少 5 年。《中国精神分裂症防治指南》中规定维持期的长短根据患者的情况决定,一般不少于 2~5 年。③特殊患者:对有严重自杀企图、暴力行为和攻击行为病史的患者,维持期的治疗应适当延长。

(四) 抗精神病药物的分类

目前抗精神病药物分为第一代抗精神病药物和第二代抗精神病药物(表 15-8),均主要用于治疗精神分裂症各种亚型和其他相关精神障碍。

1. 第一代抗精神病药物(经典抗精神病药物)

指主要作用于中枢 D_2 受体的抗精神病药物,包括:①吩噻嗪类的氯丙嗪、甲硫哒嗪、奋乃静、氟奋乃静及其长效剂、三氟啦嗪等;②硫杂蒽类的氟哌噻吨及其长效剂、三氟噻吨及其长效剂、泰尔登等;③丁酰苯类的氟哌啶醇及其长效剂、五氟利多;④苯甲酰胺类如舒必利等。其中临床又将吩噻嗪类分为高效价药物如奋乃静、三氟啦嗪;低效价药物如氯丙嗪、甲硫哒嗪。此类药物自 20 世纪 50 年代以来,广泛应用于临床治疗各种精神病,主要是治疗精神分裂症。经近期药物流行病学调查,目前在我国作为首选药物者仍占有相当比例。大量临床研究(包括在研制第二代抗精神病药物过程中作为标准对照药的双盲研究)及临床应用经验均证明第一代药物治疗精神分裂症阳性症状有效,但也提出了其用药的局限性。

第一代抗精神病药物主要作用于脑内 D_2 受体,为 D_2 受体阻断剂。其他药理作用包括对 $\alpha1$、$\alpha2$ 肾上腺素能受体、毒蕈碱能 M_1 受体、组胺 H_1 受体具有阻断作用。临床上治疗幻觉、妄想、思维障碍、行为紊乱、兴奋、激越、紧张症具有明显疗效。对阴性症状及伴发抑郁症状疗效不确切。

第一代抗精神病药物的安全性:经典抗精神病药物可引发多种不良反应,主要是引起锥体外系症

状(extra-pyramidal symptoms,EPS),包括类帕金森综合征、静坐不能(其发生率在60%左右)、迟发性运动障碍(发生率5%左右),影响患者的社会功能及生活质量,继而影响患者治疗的依从性,从而导致复发,带来不良的预后。氯丙嗪的不良反应主要为过度镇静、中枢和外周的抗胆碱能样作用,明显的心血管反应,如直立性低血压、心动过速、心电图改变,致痉挛作用,对心、肝、肾、血液等器官系统有毒性作用。氟哌啶醇的主要不良反应为引发锥体外系运动障碍,其发生率达80%,迟发性运动障碍的发生率较其他抗精神病药为高。该药对躯体器官作用较弱,虽无明显降低血压、加快心率的作用,但可引发心脏传导阻滞,有猝死病例报告。舒必利的主要不良反应为失眠、烦躁、泌乳素水平增高相关障碍,如溢乳和闭经、性功能改变和体重增加。EPS在剂量大时也可出现。也可出现心电图改变,一过性的GPT升高。

第一代抗精神病药物的局限性:①不能改善认知功能,如药物不能改善执行功能、工作记忆、语言与视觉运动、精细运动功能,虽然有时能改善注意力的某些指标。药物的抗胆碱能作用可能会使记忆恶化。②对核心的阴性症状作用微小。③约有30%的患者其阳性症状不能有效缓解。④引发锥体外系和迟发性运动障碍的比例高,常导致患者用药的依从性不佳。还可能引起其他严重的不良反应。⑤药物对患者工作能力的改善作用较小。甚至由于过度镇静,而影响工作和生活质量。

2. 第二代抗精神病药物(非经典抗精神病药物)

与吩噻嗪类等第一代抗精神病药相比,具有较高的5-羟色胺2A型(5-HT$_{2A}$)受体的阻断作用,即多巴胺(DA)——5-HT受体拮抗剂,对中脑边缘系统的作用比对纹状体系统作用更具有选择性,主要包括氯氮平、利培酮、奥氮平和喹硫平等,这些药物比第一代抗精神病药物今后在精神病学领域将有

更广阔的应用前景。它们不但对阳性症状疗效较好,而且对阴性症状、认知症状和情感症状有效;而EPS明显减少,也没有其他方面的严重不良反应。

第二代抗精神病药物按药理作用分为四类:①5-羟色胺和多巴胺受体拮抗剂(serotonin-dopamine antagonists,SDAs),如利培酮(risperidone)、齐哌西酮(ziprasidone)、舍吲哚(sertindole);②多受体作用药(multi-acting receptor targeted agents,MARTAs),如氯氮平、奥氮平、喹硫平、左替平(zotepine);③选择性D$_2$/D$_3$受体拮抗剂,如氨磺必利(amisulpride,又称阿米舒必利)、瑞莫必利(remoxipride);④D$_2$、5-HT$_{1A}$受体部分激动剂和5-HT$_{2A}$受体拮抗剂,如阿立哌唑(aripiprazole)。利培酮及其活性代谢药物还上市了长效注射剂用于维持治疗。

第二代抗精神病药物的安全性:各种第二代抗精神病药物之间的药理机制不尽相同,对神经递质受体的作用也有差异,所以不良反应也各不相同。主要不良有:①EPS:第二代抗精神病药物比第一代的EPS要少而轻,并且与剂量的关系密切,即在治疗剂量的高端会出现EPS,此类药物有利培酮、齐哌西酮、氨磺必利、阿立哌唑、奥氮平。如利培酮日剂量大于8mg时可出现较明显的EPS,而氯氮平和喹硫平的EPS发生率很低。②血泌乳素升高引起月经失调或泌乳,主要见于利培酮和氨磺必利。③心电图QTc间期延长,主要见于齐拉西酮、舍吲哚和硫利达嗪。QTc延长可能是发生尖端扭转室性心动过速(TdP)的警告,临床一般将QTc延长>500ms,或比基础值增加>60ms,看成有引起TdP的危险,以及发展为心源性猝死的可能。④体重增加。体重增加以氯氮平和奥氮平最明显,利培酮与喹硫平居中,齐拉西酮与阿立哌唑较少引起体重增加。体重增加与食欲增加和活动减少有关,体重增加容易并发糖尿病、高脂血症、高血压等。对体重增加明显者应该进行生活方式干预,也可以考虑使用口服降糖药二甲双胍来减轻严重的体重增加(表15-8)。

表 15-8　常用抗精神病药的分类、主要副作用特点及剂量范围

分类及药名	镇静作用	直立性低血压	抗胆碱作用	锥外系反应	剂量范围(mg/日)
第一代抗精神病药					
吩噻嗪类(phenothiazines)					
脂肪胺类(aliphatics)					
氯丙嗪(chlorpromazine)	高	高	中	中	200~800

续表

分类及药名	镇静作用	直立性低血压	抗胆碱作用	锥外系反应	剂量范围(mg/日)
哌啶类(piperidines)					
硫利达嗪(thioridazine)	高	高	高	低	200~600
哌嗪类(piperazines)					
奋乃静(perphenazine)	低	低	低	中	8~60
三氟拉嗪(trifluoperazine)	低	低	低	高	5~40
氟奋乃静(fluphenazine)	低	低	低	高	2~20
氟奋乃静癸酸酯(FD)	低	低	低	高	12.5~50mg/2周
硫杂蒽类(thioxanthenes)					
氯丙噻吨(chlorprothixene)	高	高	中	中	50~600
氟哌噻吨(flupenthixol)	低	低	低	高	2~12
氯哌噻吨(clopenthixol)	中	中	中	高	20~150
丁酰苯类(butyrophenones)					
氟哌啶醇(haloperidol)	低	低	低	高	6~20
氟哌啶醇癸酸酯(HD)	低	低	低	高	50~200mg/4周
五氟利多(penfluridol)	低	低	低	高	20~100mg/周
苯甲酰胺类(benzamides)					
舒必利(sulpiride)	低	低	低	中	200~1500
第二代抗精神病药					
5-HT$_{2A}$/D$_2$受体拮抗剂					
利培酮(risperidone)	低	中	低	中	2~6
齐拉西酮(ziprasidone)	低	中	低	低	40~160
多受体拮抗剂					
氯氮平(clozapine)	高	高	高	低	100~500
奥氮平(olanzapine)	中	中	中	低	5~20
喹硫平(quetiapine)	高	高	中	低	150~800
DA受体部分激动剂					
阿立哌唑(aripiprazole)	低	中	低	低	5~30

(五)抗精神病药物的不良反应及其处理

1. 锥体外系不良反应

与药物阻断黑质-纹状体通路 DA 受体有关,主要表现为类帕金森症、急性肌张力增高、震颤、静坐不能、迟发性运动障碍。传统抗精神病药物,特别是高效价类发生比例高,通常使用抗胆碱能药物对症处理,但对迟发性运动障碍不能使用抗胆碱能药物,最好换用其他新型抗精神病药物,特别是换用氯氮平或喹硫平可获得改善。

2. 过度镇静

常见表现为困倦、乏力、头晕,与药物对组胺 H$_1$ 受体阻断作用有关,传统药物中低效价类多见(舒必利除外),新型药物中氯氮平、奥氮平比较明显。多在用药初期发生,宜缓慢加量,尽量睡前用药,避免有危险的操作工作与活动。

3. 心血管方面不良反应

常见为直立性低血压和心动过速,也有发生心动过缓和心电图改变如 ST-T 改变及 Q-T 间期延长,与药物对肾上腺素能 α 受体有关,低效价传统抗精神病药物和氯氮平引起较为多见。多发生于用药初期,可减缓加量速度或适当减量,低血压的患者应卧床观察,心动过速可给予 β 受体阻断剂对症处理。

4. 内分泌改变

传统抗精神病药物可通过抑制下丘脑漏斗结

节 DA 受体导致催乳素分泌增高,表现为闭经、溢乳和性功能改变。新型抗精神病药物中利培酮也有此类作用。目前无肯定有效的治疗方法,减药后可能减轻,如不减轻可考虑换用无此类作用的新型抗精神病药物,如氯氮平或喹硫平。

5. 体重增加和糖脂代谢异常

长期使用抗精神病药物可发生不同程度的体重增加,同时患者容易发生糖脂代谢异常,发生高脂血症、冠心病、高血压以及 2 型糖尿病的比例增加。其中传统药物中低效价类,新型药物氯氮平、奥氮平发生比例较高。应对服用这些药物的患者检测血糖、血脂,建议注意饮食结构和增加运动。

6. 抗精神病药物与 2 型糖尿病

近年来,非典型抗精神病药物氯氮平、奥氮平等引起高血糖、2 型糖尿病及酮症酸中毒的报道引起了广泛的关注。Sernyak 等报告了大样本、门诊治疗的精神分裂症患者使用经典与非经典抗精神病药后 2 型糖尿病发生率为 18%,发病率随年龄而上升,在 60~69 岁年龄组高达 25%。这些药物引起血糖增高或糖尿病的机制并不是药物直接对胰岛 B 细胞的毒性作用,而是与体重增加有关;推测其内在机制可能是产生了胰岛素抵抗。关于抗精神病药物(antipsychotics,APs)引起 T2DM 的机制有以下几方面:①使用 APs 产生了胰岛素抵抗(insulin resistance,IR):早期为胰岛 B 细胞代偿性增生,引起胰岛素分泌增加(血胰岛素增高),最后当 B 细胞逐渐耗尽时,IR 和胰岛素分泌减少两者作用在一起,减少了以胰岛素作为中介的肌肉细胞对糖的摄入和利用,并阻止了以胰岛素为媒介对肝糖生成的抑制作用。②APs 通过拮抗 5-HT_{1A} 受体而降低胰岛 B 细胞的反应性,导致胰岛素水平下降和高血糖症。③APs 会引起进食增加,精神分裂症患者常选择高脂肪、高糖的食物而导致肥胖;使用非经典 APs 治疗的患者中,由于对多巴胺和 5-羟色胺受体的阻断作用也会引起食欲增加。④APs 导致血瘦素(leptin)水平升高以及产生瘦素抵抗:leptin 由脂肪细胞产生,作用于下丘脑导致食欲下降;肥胖的人常常对 leptin 的作用产生抵抗。研究发现,使用 APs 时,不仅会引起药源性肥胖,还会引起患者血 leptin 水平升高,造成瘦素受体功能改变或基因突变,瘦素生物效用减低(瘦素抵抗),抑制胰岛素分泌的能力下降,进而产生高胰岛素血症(或胰岛素抵抗),最终导致 IGT,发展为 T2DM。

精神分裂症患者的肥胖发生率大约是普通人群的 2 倍,在慢性精神分裂症患者中,代谢综合征的发生率在 40% 左右,同样是普通人群的 2 倍,并且女性出现代谢综合征的风险要高于男性。抗精神病药物的使用是导致这些代谢症状的主要原因。早期的研究发现病人服用抗精神病药会增加他们的腰臀比,这说明在腹部出现了脂肪沉积。最近的一个利用磁共振的研究也显示,病人在服药后不仅皮下的脂肪显著增加,腹部内的脂肪增加更加明显。不同的药物对体重和肥胖的影响不同。多个研究分析均显示氯氮平和奥氮平最易引起严重的体重增加,喹硫平、利培酮和氯丙嗪有中等的风险,而氟哌啶醇、齐拉西酮和阿立哌唑的风险较小。

因为抗精神病药物可增加代谢综合征的发生继而增加心血管疾病发生的风险,因此在选择抗精神病药物治疗时,要教育病人、让病人知情同意、并进行药物的利害分析。因此,美国糖尿病学会(ADA)与美国精神病学会(APA)建议在使用第二代抗精神病药前和治疗期间要进行个人危险因素和家族史的评定,包括心血管疾病危险因素(肥胖、糖尿病、高血压、心血管疾病)、身高和体重(计算 BMI)、腰围、血压、空腹血糖和空腹血脂水平。这些建议说明若一个病人的体重较基础体重增加了 5% 或引起高血压或糖尿病进一步恶化就要重新考虑其服用第二代抗精神病药物引起体重增加的可能性,对那些服用抗精神病药后出现了糖尿病和高血压的病人要建议他们接受专科治疗。

目前对肥胖和糖尿病的治疗与预防主要通过生活方式干预和药物干预的方法。行为干预方法有运动疗法和饮食控制,行为干预治疗能使患者摄食减少、活动增加,从而能减轻患者的体重。这些方法包括:

1)减轻体重的首要目标是减少基础体重的 10%,而严格的节食对于长期的体重减轻是几乎无效的;

2)体重减轻的目标为 6 个月内每周体重下降 0.5~1kg,最后使体重总量下降;

3)要减轻体重和维持体重就要保证低热量饮食,加强锻炼和行为治疗;

4）在体重下降后还要制定一个计划来保持体重的下降，可通过节食疗法、体育锻炼和行为治疗来进行。

口服降糖药二甲双胍能增加肌肉组织对葡萄糖的摄取，从而达到减轻体重和改善胰岛素抵抗的作用。国内外也有一些研究用行为干预治疗或服二甲双胍的方法来达到减轻 AP 引起的体质量增加和胰岛素抵抗。由于二甲双胍是胰岛素的增敏剂，能够直接影响糖代谢，影响胰岛素的分泌，从而达到减轻胰岛素抵抗的作用；而行为干预治疗可以减轻体重，但效果不如二甲双胍能较好的改善胰岛素抵抗和减少发生代谢综合征，临床使用二甲双胍联合行为干预治疗对减轻体重增加和改善胰岛素抵抗的疗效比较好。其他可以减少体重增加的药物有：西布曲明（sibutramine），SSRI 类抗抑郁药氟西汀与氟伏沙明，H_2 受体拮抗剂尼扎替丁（nizatidine）、金刚烷胺等，但这些药物对干预抗精神病药引起体重增加的疗效还需要严格的研究证实。中南大学湘雅二医院探讨了生活方式干预和二甲双胍单用和合用对抗精神病药物引起的体重增加及胰岛素敏感性异常的疗效。这个研究共入组 128 例服用抗精神病药物后体重增加大于 10% 的成人患者，分为 4 组即二甲双胍与生活方式干预合用组、二甲双胍单用组、生活方式干预联合安慰剂组及安慰剂组。二甲双胍的用法为 750mg/d。生活方式干预包括心理健康教育、饮食控制和锻炼。在为期 12 周的研究发现，二甲双胍合并生活方式干预组、二甲双胍单用组和生活方式干预组病人的体重、体重指数、腰围、血清胰岛素水平和胰岛素抵抗指数明显降低了，而安慰剂组病人的这些指标均在不断的升高。病人的体重指数、胰岛素抵抗指数和腰围在二甲双胍合并生活方式干预组平均分别降低了 1.8cm、3.6cm 和 2cm；在二甲双胍单用组平均分别降低了 1.2cm、3.5cm 和 1.3cm，在生活方式干预组平均分别降低了 0.5cm、1.0cm 和 0.1cm；在安慰剂组平均分别升高了 1.2cm、0.4cm 和 2.2cm。该研究得出以下结论：二甲双胍和生活方式干预单用和合用均能减轻抗精神病药物引起的体重增加，两种方法合用时对减轻体重的效果最好；二甲双胍单用比生活方式干预单用更能有效地减轻抗精神病药物引起的体重增加和胰岛素抵抗。最近他们的研究结果又进一步证实了二甲双胍能有效治疗抗精神病药物引起的女性病人的闭经和体重增加，持续口服二甲双胍 500mg/次，每天 3 次约 3 个月，可使近 70% 的闭经患者的月经恢复正常，并使体重增加得到有效的控制。

7. 胆碱能改变有关的不良反应

药物对胆碱能受体的影响可导致口干、便秘、视力模糊、尿潴留等，传统药物此类作用较强，如患者不能耐受则减药或换用此类作用轻微的药物。

8. 肝脏损害

氯丙嗪引起胆汁淤积性黄疸的报道比较少见，抗精神病药物引起一过性肝酶增高较为常见，多可自行恢复，可同时服用保肝药物并检测肝功能。

9. 癫痫发作

属较严重的不良反应，氯氮平较易诱发，其他低效价抗精神病药物也可诱发。减低药物剂量，如治疗剂量无法减到发作阈值以下，建议合并抗癫痫药物，或者换药。

10. 恶性综合征

属少见但严重的不良反应，主要表现为高热、肌紧张、意识障碍和自主神经系统功能紊乱，如出汗、心动过速、尿潴留等。发生率为 0.2%~0.5%，但死亡率高达 20% 以上。发生机制尚不清楚，可能与药物引起 DA 功能下降有关，也可能与药物剂量过高、频繁换药、多种药物合并使用可能有关。一旦发生应立即停用所有抗精神病药物，补充液体，纠正酸碱失衡和电解质紊乱，物理降温，预防感染，可以试用 DA 激动剂，也有报道电休克治疗有效。

11. 粒细胞缺乏症

属严重不良反应。氯氮平较为多见，发生率在 1%~2%，为其他抗精神病药物的 10 倍，严重者可发生死亡。使用氯氮平的患者在最初 3 个月内应每周检查白细胞计数，以后也应注意检测。一旦发现白细胞计数低于 $4.0×10^9$/L，应立即减量或停药，同时给予升白细胞药物。严重的粒细胞缺乏症应给予隔离和抗感染治疗。服用氯氮平而发生过粒细胞缺乏症的患者不应再接受氯氮平治疗。卡马西平可增加氯氮平引起粒细胞缺乏症的危险性，应注意避免以上两种药物合用。

（六）第二代抗精神病药物

1. 利培酮

利培酮是一种苯丙异恶唑衍生物，与 5-HT$_{2A}$ 和 D$_2$ 受体有高亲和力。它在体内与 5-HT$_{2A}$ 亲和力较多巴胺 D$_2$ 受体高 20 倍。一些大样本多中心临床试验评估了利培酮在广泛剂量范围（2~16mg/d）内的抗精神病作用，显示阳性和阴性症状都有减少。利培酮改善阳性症状与氟哌啶醇相似，改善阴性症状要好一些。利培酮剂量在 3~6mg/d 时症状改善最佳，且运动系统副作用最小。

利培酮有长效注射剂，由生物降解聚合物组成活性药物的微球。单次注射 25~50mg 推荐剂量后，微球会在 3~7 周继续缓慢而恒速的释放利培酮。在治疗头 3 周内补充口服利培酮是必要的。注射 4 次后达到血浆稳态。临床作用开始于注射 3 周后，并在最后一次注射后可持续 4~6 周。在几项大样本多中心临床试验中，利培酮长效注射剂有全面的抗精神病作用。其主要药理作用和副作用与母药相似。推荐剂量为每 2 周注射 25mg，如果必要的话可增加至 37.5mg 或 50mg。这是首个第二代抗精神病药长效制剂，并可能改善精神疾病患者的药物治疗依从性。

利培酮在剂量大于 10mg/d 时，会出现与氟哌啶醇相似的显著的类帕金森综合征和静坐不能。利培酮的高泌乳素血症和溢乳是常见的。有体重增加，但程度较轻。虽然利培酮也存在代谢综合征，但比氯氮平或奥氮平要轻微一些。

2. 奥氮平

与氯氮平的结构相似。预测药理作用，奥氮平有很多与氯氮平相似的特点，但没有后者的严重副作用（如粒细胞缺乏症），两者疗效相似（未显示更有效）。四项大样本安慰剂对照以及与氟哌啶醇对照的多中心注册试验证实了奥氮平的有效性。所有这些试验显示奥氮平有确切的抗精神药物作用，对活动期精神分裂症患者的阴性和阳性症状比安慰剂更有效，阳性症状方面与氟哌啶醇等效，奥氮平比氟哌啶醇在改善阴性症状上更有效。

奥氮平的运动系统不良反应明显少于氟哌啶醇。高剂量奥氮平时，可出现轻微的静坐不能，但很少需要使用抗胆碱能药来对抗运动系统不良反应。有明显的体重增加，而且，还存在异常的糖代谢、糖尿病和血脂升高，由此而增加心血管疾病的风险。第二代抗精神病药中，特别是奥氮平和氯氮平与代谢综合征的糖尿病、高血压、高脂血症和体重增加相关。虽然奥氮平与氯氮平结构相似，但未发现奥氮平引起血液系统的不良反应。

3. 喹硫平

属二苯硫氮䓬类药物。与氯氮平相似，喹硫平与多种单胺受体有低亲和力，但不像氯氮平对毒蕈碱型胆碱能受体有亲和力。在老年精神分裂症患者中药物清除率减少，可能为 50%，因此在这类人群中剂量应减小。

几项安慰剂对照临床试验显示喹硫平的抗精神病作用显著优于安慰剂，剂量为 150~750mg/d，与氟哌啶醇疗效相当。虽然此药最初推荐剂量为 300mg/d，但很多临床专家建议高剂量疗效更好（如 ≥750mg/d），疗效与不良反应都不明显时可考虑加剂量。

常规安全评价显示喹硫平几乎无运动系统不良反应。喹硫平与安慰剂一样几乎没有运动系统不良反应：任何剂量组抗胆碱能药的使用都没有超过安慰剂，也没有静坐不能。最常见的不良反应为镇静，嗜睡和头痛。体重增加和代谢综合征较常见，但少于氯氮平。因此监测体重、血糖和甘油三酯以及血压是必要的。镇静是最常被提及的不良反应。

4. 齐拉西酮

不仅有单胺受体结合作用（5-HT$_2$ 多于 D$_2$），同时它也具有抑制去甲肾上腺素和 5-羟色胺再摄取的独特性质。齐拉西酮的受体结合作用特点是第二代药物中 5-HT$_{2A}$/多巴胺比率最高的。另外，齐拉西酮是 5-HT$_{1A}$ 受体部分激动剂，可能通过这一机制增加中脑-前额皮质细胞外多巴胺水平。抑制去甲肾上腺素和 5-羟色胺再摄取是新型抗精神病药中的特点，与阿米替林亲和力相似。

齐拉西酮在 80~160mg/d 剂量范围有显著的抗精神病作用，与氟哌啶醇和其他第二代抗精神病药的疗效相当。同时，在基线时有明显抑郁症状的患者服用齐拉西酮后显示有抗抑郁作用。

与其他第二代抗精神病药不同，不管是在短期或长期(12 个月)的试验中,齐拉西酮都很少引起体重增加。不增加体重的优势对于心血管健康与依从性是非常重要的。齐拉西酮最显著的不良反应是 QT 间期延长,这一不良反应已被广泛评价。齐拉西酮在最高推荐剂量的血药浓度峰值时 QTc 平均延长 20.3 毫秒[95% 可信区间(CI)= 14.2 ~ 26.4],合并特异代谢抑制剂时也没有增加(酮康唑,QTc = 20.0 每秒;95% CI = 13.7 ~ 26.2)。

5. 阿立哌唑

阿立哌唑是多巴胺部分(弱)激动剂的第一个代表,与多巴胺 D₂受体有高亲和力(>90%),但实际作用效应较低(<20%)。这样,此药在突触多巴胺浓度明显增高时能阻滞突触的 D₂受体,而在低多巴胺浓度时则激动 D₂受体。此作用理论上可改善认知,减少长期的运动系统副作用如迟发型运动障碍。这些优点仍需要进一步研究证实。

在一些急性期有效性评价临床试验中,阿立哌唑与氟哌啶醇、利培酮一样能显著减少精神病性症状,但不良反应更少,特别是运动系统副作用。阿立哌唑的不良反应较少,偶有静坐不能。体重增加很少,几乎没有代谢综合征,没有特征性的 QTc 改变。

(七) 难治性精神分裂症患者的治疗

1. 难治性精神分裂症的概念

何谓难治性精神分裂症,多年来一直难有定论。Morrison(1996)发表文章,定义难治性精神分裂症为:诊断明确的精神分裂症患者在接受了多种类型的、剂量充分的、且不同途径的、疗程充分的抗精神病药治疗后,没有达到令人满意的疗效。Hori A 等人复习大量文献后提出:难治性精神分裂症应基于以下四个方面进行判断,①持续的功能下降;②全面的社会功能受损;③精神症状未完全缓解;④对药物疗效差。《美国精神障碍治疗指南》中定义难治性精神分裂症为持续的阳性和阴性精神症状,伴有社会功能受损,妨碍社交适应的怪异行为。《中国精神障碍防治指南》中有关难治性精神分裂症的概念是:指按通常方法进行治疗而不能获得理想疗效的一群患者。包括:过去 5 年对三种药物剂量和疗程适当的抗精神病药(三种中至少有两种化学结构是不同的)治疗反应不佳;或不能耐受抗精

神病药的不良反应;或即使有充分的维持治疗或预防治疗,病情仍然复发或恶化的患者。形成难治性的因素通常有四个方面:患者因素,疾病本身的因素,如合并躯体情况、共病和依从性差等,社会环境因素和医生因素。

2. 如何避免难治性精神分裂症的发生

①改善治疗依从性。有文献报道精神分裂症患者对药物治疗的依从性是比较差的,估计 40% ~ 65% 的患者依从性不好,尤其是门诊患者的过早停药,药物所致的运动障碍是患者自行停药的主要原因。有效提高依从性的措施是适宜的药物剂量、使用副作用小的第二代抗精神病药、使用长效制剂,必要时短暂使用抗胆碱能等拮抗副作用的药物;提高对长期用药的认识。②调整剂量和延长疗程。研究表明增加剂量不一定能提高疗效,适当的延长疗程有助于改善疗效。个别患者超大剂量的使用一定要慎重,必须经过患者或家属的同意,并在严密的监测下进行。③减少合并用药。合并用药是很普遍的现象,但不建议合并用药,因为这会使情况变得非常复杂,除非有证据表明合用药物对患者是有益的。④药物减量。大多数患者在减少原来的大剂量抗精神病药(相当于 50mg/d 氟哌啶醇)时会明显改善患者的症状以及减轻 EPS,所以建议使用最低的有效剂量以利心理社会康复。

3. 治疗策略

①重新审定诊断,进一步了解患者既往用药史,掌握有关影响因素,着重考虑用药个体化,必要时监测药物血浆浓度。②重新制定治疗方案,更换合适的药物,足量足疗程治疗。药物治疗建议按治疗程序进行,疗程一般不少于 2~5 年。

4. 治疗方法

(1)氯氮平治疗:氯氮平是目前公认的治疗难治性精神分裂症最有效的药物。常规治疗剂量:200~600mg/d。特殊情况下可以用到 900mg/d。疗程一般在 3 个月以上。如果单一服用氯氮平仍不能获得满意疗效时,或者出现明显的、无法耐受的副作用时,应合并药物或换药。

氯氮平治疗需特别重视的问题是白细胞计数,治疗初期应每星期复查白细胞,4 周后可适当延长

检查的间隔。以下是出现白细胞减少时的处理原则：①如果白细胞计数<2.0×10⁹/L或者绝对中性粒细胞计数（ANC）<1.0×10⁹/L，应该即刻停用氯氮平治疗；每天复查WBC计数和分类；考虑骨髓穿刺；如果粒细胞生成缺乏，应考虑保护性隔离预防感染。②如果白细胞计数是(2.0~3.0)×10⁹/L或者绝对中性粒细胞计数(1.0~1.5)×10⁹/L，应该即刻停用氯氮平治疗；每天复查WBC计数和分类；密切关注感染体征。③若WBC>3.0×10⁹/L或ANC>1.5×10⁹/L，且没有感染存在可以重新使用氯氮平（每周复查WBC2次直至WBC>3.5×10⁹/L）。④如果白细胞计数(3.0~3.5)×10⁹/L，在1~3周内下降至3.0×10⁹/L，或有幼稚细胞形态存在，需使用不同的计数方法重复WBC计数，每周2次直至WBC>3.5×10⁹/L。

（2）其他非典型抗精神病药治疗：在不能耐受氯氮平治疗的难治性精神分裂症患者也可以考虑使用其他新型非典型抗精神病药物，在一些利培酮与氯氮平治疗难治性患者的对照研究中，利培酮与氯氮平的疗效相当或略逊于氯氮平。奥氮平在较高剂量（30mg/d）时，也能改善难治性患者的症状，起到部分改善疾病的作用，但在高剂量时不良反应如EPS、体重增加和糖脂代谢异常的发生率也会相应增加。喹硫平、齐拉西酮等非典型抗精神病药尚缺乏治疗难治性精神分裂症的对照研究，疗效尚需进行验证。临床上也可以考虑两种非典型抗精神病药联合使用，或传统抗精神病药与非典型抗精神病药联合使用来治疗难治性精神分裂症，有时也能使部分难治性患者的症状改善。

（3）合用增效剂或辅助治疗：在原用抗精神病药的基础上加用以下药物。抗抑郁剂：精神分裂症患者常常伴有抑郁症状，而且难以与阴性症状和EPS（尤其是静坐不能）鉴别。加用抗抑郁剂对部分患者是有效的。但同时要权衡是否会影响精神症状。有研究证实合用锂盐可以促进难治性精神分裂症的精神症状改善。

（4）电抽搐治疗（ECT）：ECT大约能缓解5%~10%难治性精神分裂症的症状，但改善往往是短暂的，很快症状又会重现，所以需要较长的持续治疗。要特别注意ECT带来的记忆损害。

二、电痉挛治疗

电痉挛治疗（electro-convulsive therapy，ECT）在20世纪30年代后期引入临床。经实践证实电痉挛治疗确实能改善精神分裂症的兴奋症状，亦能显著减轻严重抑郁的病情。最开始时是药物痉挛治疗，1938年发明了电痉挛治疗，因操作简便，效果确定，而广泛应用于临床。随着50年代抗精神病药物的问世，电痉挛治疗日益减少。最近10年来，对电抽搐治疗进行了改进，使用短暂麻醉和肌肉松弛剂，使其更加安全和易于接受，称为改良电抽搐治疗（modified electro-convulsive therapy，MECT）。

1. 电痉挛治疗的适应证

①严重抑郁，有强烈自伤、自杀行为者；明显自责自罪。②极度兴奋躁动、冲动伤人。③拒食、违拗和紧张性木僵。④精神药物治疗无效或对药物治疗不能耐受。

2. 电痉挛治疗的禁忌证

脑器质性疾病；心血管疾病；骨关节疾病；出血性疾病；稳定的动脉瘤畸形；有潜在引起视网膜脱落的疾病；急性全身性感染；严重呼吸系统疾病，严重肝、肾疾病；老年人、儿童及孕妇。MECT无绝对禁忌证，安全性高、并发症少，但有些疾病也可能增加其治疗风险，需要加以注意：颅内肿瘤或其他占位性病变；新近的颅内出血；心脏功能不稳定的心脏疾病；出血或不稳定的动脉瘤畸形；视网膜脱落；嗜铬细胞瘤；可能导致麻醉意外的疾病如严重呼吸系统疾病等。

3. MECT的具体操作方法

1）治疗前准备：详细查体并做必要的辅助检查。患者在治疗前8小时（一般从前一晚12点开始）禁食禁水。治疗前排空大小便，摘除隐形眼镜及义齿，常规测量体温、脉搏、呼吸和血压。

2）MECT必须在专门的治疗室内进行，备有齐全的治疗护理用具、MECT治疗机、麻醉药品及麻醉器械、供氧设备、急救药品及急救器械等，如有条件者最好配备麻醉机。治疗进行时，需麻醉师1名、医师1名、护士2名。麻醉师负责麻醉及加压人工呼吸，医师操作电休克治疗机并观察药物用量以及通电后的发作情况，一名护士作器材准备和静脉穿刺，另外一名护士负责药物接换、发作时的保护并协助观察。

3）患者平卧于治疗床上,四肢自然伸展,解开裤带及领口,检查口腔,使用面罩式人工呼吸器吸氧数分钟,以保障自主呼吸停止后的氧需要。

4）安放刺激电极:多采用双侧治疗电极,安放在头部两侧,每个电极中点位于耳垂与眼外眦连线中点上大约2.5cm处。单侧电极即一个电极与双侧治疗右侧电极安放位置相同,另一个电极中点在两耳垂经颅顶的连线和鼻根与枕骨粗隆连线的交界点右侧2.5cm处。

5）治疗医师连接好脑电、心电、肌电,监测血压、心电、脉搏及血氧饱和度,测量电阻。

6）开通静脉通道,将预先准备好的25%葡萄糖溶液40ml推注10ml以确保静脉通畅后,依次推注以下三种药物:①阿托品0.5~1.0mg,用注射用水稀释至2ml静注以抑制迷走神经,减少呼吸道分泌物,并能防止通电时引起的迷走神经兴奋导致心脏骤停;②硫喷妥钠0.5g用注射用水25ml稀释后缓慢静注做诱导麻醉,同时嘱患者计数,当入睡后,患者自行停止计数,呼之不应,肌肉和眼睑松弛,睫毛反射消失或迟钝,眼球固定或左右游移;③患者一旦入睡,则静注生理盐水2ml防止硫喷妥钠与氯化琥珀胆碱混合而发生沉淀,然后将氯化琥珀胆碱50mg以注射用水稀释至3ml快速静注(10秒注完)。1~2分钟后即出现由面部口角开始向胸腹四肢蔓延的肌束颤动,然后全身肌肉松弛,腱反射消失,自主呼吸停止。此时为最佳通电时机。

7）在给予麻醉药和肌松药的同时,予高浓度大流量面罩加压给氧,使血氧饱和度尽量保持100%。注意在开始通电治疗前,用含有生理盐水的注射器替换原来所用的含有肌松药物的注射器,保持静脉通道通畅,以便必要时抢救使用。

8）停止供氧,放置牙垫,给予电刺激。第一次治疗时可根据患者的性别、年龄、电极位置确定初始电量,在以后治疗中应该逐渐增加电量,双侧MECT一般接受初始电量的1.5~2.5倍电量,单侧MECT所需的电量更大,一般为发作阈值的2.5~6倍。有效发作表现为面肌、口轮匝肌、眼轮匝肌的痉挛现象,或者双侧下肢趾端的痉挛或抽搐状态。如果通电20~40秒内无抽搐发作,或者出现短暂的非全身性抽搐,可重复通电一次,每次治疗通电次数不超过3次。

9）发作结束后取出牙垫,加压给氧,保持血氧饱和度为100%,观察至自主呼吸恢复,血氧饱和度不再下降,即可送入留观室。

10）在留观室内监测血压、脉搏,予低流量吸氧。观察至意识完全恢复,各项生命体征稳定,无明显头痛、恶心、胸闷、心悸等不适感时,方可离开留观室。治疗后2小时内勿进食及饮水。对年老体弱或伴有躯体疾病的患者,更应加强监护。

11）MECT的治疗次数和频率:MECT治疗的最佳频率目前尚无定论,一般隔日1次,10~12次为一个疗程。超过12次则达到MECT的疗效平台,不会产生进一步的疗效,继续使用MECT没有多大的意义。如果患者需要快速起效,前3次治疗可以每日进行1次,3次之后改为隔日进行。MECT用于长期维持治疗时,根据患者病情可以合并或不合并抗精神病药物,一般每1~2周行1次MECT。有研究显示,相对于每日服用抗精神病药物,患者更乐于接受MECT维持治疗。

4. MECT的不良反应

传统ECT具有诸多并发症,如头痛、关节脱位、骨折、心脏骤停、记忆力减退等等。MECT通过使用肌松剂避免了骨折及其他骨骼肌损伤的发生,常见的并发症主要是头痛、肌肉疼痛、恶心,症状多比较轻微,一般在治疗停止数天后自行好转而无需特殊处理。

遗忘是较为常见的不良反应,国外研究显示至少有1/3的患者接受MECT之后出现了明显的记忆减退。多表现为逆行性遗忘,患者不记得行电抽搐治疗之前数天至数周的事情。遗忘随着治疗次数的增加而逐渐加重,但一般会在电抽搐治疗停止后的数周内得到恢复。电抽搐治疗导致记忆力损害的严重程度、持续时间与治疗方法密切相关,尤其是治疗电极的安放位置以及刺激剂量,双侧电极比单侧电极更易于引起记忆损害,高刺激剂量比低刺激剂量更易于引起记忆损害。

另外,传统的ECT一般在抽搐停止后10~30秒内自主呼吸恢复,但接受MECT的患者由于使用麻醉药物,自主呼吸恢复较慢,多在治疗后5分钟内恢复自主呼吸。如果不能及时恢复,要立即进行人工辅助呼吸。

MECT除了上述不良反应以外,还有其他的一些局限。首先,MECT实施起来较为复杂且有一定的危险性,需要全麻和吸氧,有可能会出现麻醉意外。其次,与传统 ECT 比较,MECT 的治疗费用相对较高;另外,MECT 无法获得一劳永逸的疗效,停止 MECT 后仍需要药物治疗或非经常性的 MECT 作为后续维持治疗以防止病情复发。

三、心 理 治 疗

对精神病患者及其家属的调查一致显示,心理治疗在精神健康系统中处于最受重视和常规服务之间,仅次于药物治疗。医生应将病人视为整体,应该很好的协调心理社会治疗与药物治疗、功能恢复及治疗环境的关系(也就是治疗一体化,treatment integration),并为可能的长期治疗过程提供持续的关怀。

(一) 心理治疗的目的

(1) 减少精神病性症状引起的不良后果;

(2) 减少负性情绪的发生;

(3) 促进患者积极主动地预防复发和提高社会功能。

(二) 心理治疗技术

1. 一般性集体与个别心理干预

对待病人在康复中出现的问题进行干预,前 3 个月每月一次,每次 30~60 分钟。以后每 3 个月进行一次。心理治疗的重要任务是帮助患者领悟自己,如存在什么问题,和正常人的差距是什么? 心理治疗的内容有让患者如何正确对待精神疾病。通过集体心理治疗从医务人员和其他患者那里了解坚持服药的重要性、学会药物自我处置方式从而提高服药的依从性、了解复发的征兆及自我应对方法、教会病人如何调节自我情绪,如何预防疾病复发,如何应付心理冲突和如何进行心理自救等知识。此外,让患者了解到不是我自己一个人才患这种病,自己不仅仅能够从小组得到帮助,如同病相怜、互相鼓励;自己也能够帮助别人,在集体心理治疗中充分体现自我的价值。

2. 认知行为治疗(cognitive behavioral therapy)

近 20 年来,认知行为治疗开始应用于治疗精神分裂症,特别是对于那些药物治疗仍残留精神症状的患者。治疗主要目标是针对药物不能消除的症状,减轻幻觉与妄想症状及这些症状产生困扰。精神分裂症的认知行为治疗大致步骤如下:①建立并维持良好的治疗关系,形成治疗联盟,以及对患者进行评估;②针对导致症状持续存在的因素,发展应对策略;③应用“应激易感模式”帮助患者理解疾病及其症状;④帮助患者应对幻听和妄想等症状,减轻带来的应激与困扰;⑤识别患者的自动思维,处理患者的情感症状与对自我的负性评价;⑥发展应对症状恶化的策略,降低复发危险性,改善患者社会功能。认知行为治疗分为个体治疗与小组治疗两种形式,以个体认知行为治疗为主,小组认知行为治疗需要有经验的治疗师才能完成。精神分裂的认知行为治疗有时间限定,通常患者需要接受每次 15~45 分钟,每周 1 次或每 2 周 1 次,共 15~20 小时的治疗,对于难治性患者则需要更长的时间。

3. 家庭治疗

在我国,绝大多数精神分裂症患者与家庭成员生活在一起,家庭关系与家庭支持的好坏是影响精神分裂症复发和转归的重要因素。家庭干预把治疗的重点放在改变家庭成员的人际关系上,治疗的过程是去发现与个体心理障碍发生、发展有关的家庭内部因素。“高情感表达”(对患者经常批评、责骂、显示激动或敌意)和缺乏关爱的家庭,患者的预后差,易复发。通过家庭干预治疗,可重新改变患者原来不适应的家庭关系,有利于患者有一个良好的居住环境。另外,对患者及家庭成员进行相关知识的健康教育,积极开展家庭干预治疗,能唤起良好的家庭支持与家庭互动,提高家庭的监护质量,从而提高患者服药的依从性,对巩固疗效、预防疾病复发非常重要。良好的家庭干预治疗,还能给医生及时提供患者在院外的信息,以便及时调整治疗方案,并保证药物维持治疗的完成。家庭干预具有改善患者家庭负担、应对方式及增加对精神分裂症的知晓度,预防疾病复发与减少再住院等作用。有效的家庭干预至少需要 6 个月,长期的家庭干预(>9 个月)可显示出持久的疗效,持续 2 年或更长。目前有许多种家庭干预模式可以使用,如:危机取向家庭干预,行为模式的家庭治疗,降低情感表达的治疗。

四、精神康复治疗

精神康复(psychiatric rehabilitation):精神分裂症常导致残疾,患者需要长期和综合的康复服务。药物和心理社会治疗相结合,灵活地应用于患者不断变化的需要和利益,已经被证实可以更好地控制症状和改善社会功能。精神康复是使患者恢复到可能达到的最佳功能水平:①尽可能参与社交、工作、家庭、娱乐、交友和精神生活等领域的活动;②尽可能让患者与临床医师合作,参与制定治疗计划和目标;③从心理社会与药物两个方面进行有效治疗;④尽可能不要完全依赖专业的服务和可用的系统。

心理社会干预(psychosocial intervention)是精神分裂症重要的康复治疗手段。它是指应用心理学和社会学的方法、策略及技巧,减轻或消除患者在认知、心理和社会方面的功能损害以及因病造成的残疾和功能障碍,促进患者重返社会。研究证实药物结合心理社会干预可以降低复发率、促进功能恢复、提高生活质量,改善结局。精神分裂症的心理社会干预包含许多不同的方法,每一种方法主要针对结局的某一方面。现就比较常用、对于改善精神分裂症结局的效果较为肯定的几种心理社会干预方法进行介绍。

1. 家庭干预(family intervention)

调查显示30%~60%的精神分裂症患者与家庭成员生活在一起,家庭对于患者的康复非常重要,这就需要对精神分裂症家属进行教育、指导与支持。家庭干预主要采用家属教育与解决问题训练相结合的方法,主要目的是降低家庭内的应激与疾病复发危险性。干预的内容有:提供基本的疾病知识及管理疾病的心理式教育;与精神分裂症治疗小组及照料者合作;增加家庭成员参与和解决问题的能力;减少家庭愤怒与内疚情感的表达;减轻家庭成员的心理应激和负担。目前发展出了许多种家庭干预的模式,如单个家庭干预、集体家庭干预、家庭危机干预等。

家庭干预主要作用为预防疾病复发与减少再住院方面。Glynn 总结了 11 项包含 895 名精神分裂症患者及其家属家庭干预的随机对照研究发现:

接受家庭干预患者其 2 年累积复发率为 28.0%,显著低于只接受标准治疗患者(2 年累积复发率为 63.3%)。接受家庭干预的患者依从性好,没有发现家庭干预的疗效与家庭特征(如高情感表达)和患者的特征(如起病年龄)有关。家庭干预对精神分裂症结局其他方面作用的研究较少,有研究发现家庭干预改善患者家庭负担、应对方式及增加对精神分裂症的知晓度。有效的家庭干预至少需要 6 个月,长期的家庭干预(大于 9 个月)可显示出持久的疗效,持续 2 年或更长。

2. 社会技能训练(social skill training)

精神分裂症患者、特别是有大量阴性症状的患者,常常存在社会功能、工作能力等方面的障碍。社会技能训练主要应用学习的理论,纠正患者在日常生活、就业、休闲、交往等方面问题,提高或重获他们的社会技能。社会技能训练包括基本模式和社会问题解决模式。基本模式,也叫运动技能模式,是把复杂的社会问题分解为几个简单的部分,治疗师反复讲解、演练以及患者角色扮演。多项研究证实基本模式对改善特殊社会技能有效,疗效可以持续 12 个月。社会问题解决模式包括几方面问题解决,如药物管理、症状处理、娱乐、基本交流、自我照料等。Marder 等比较了问题解决模式与支持疗法(2 种干预的强度、频率及时间相同)对精神分裂症结局的作用,结果发现:2 年后接受社会问题解决模式训练的患者较接受支持疗法的患者表现出更好的社会适应性。Liberman 等给予精神分裂症患者 6 个月的问题解决模式训练或同等强度的职业治疗并随访 2 年,结果表明:接受问题解决模式的患者有 3 项独立生活技能得到了明显改善,与职业治疗组差异显著。Hogarty 进行了一项较大样本的社会技能训练研究发现,社会技能训练对于预防复发具有一定的疗效(1 年后,社会技能训练组 54% 患者未复发与接受其他心理社会干预的对照组 30% 患者未复发),但第 2 年社会技能训练的优势并不明显。

3. 职业康复训练(vocational rehabilitation)

由于社会歧视和功能损害等原因,精神分裂症的竞争性就业(拥有稳定的社会工作,而不是就业于康复机构)率少于 20%。近 10 余年来,精神卫生工作者与公共卫生决策者通过开设庇护工场和组织就业前培训项目帮助精神分裂症患者发展他们需要的职业技能。这些技能包括学习一些与工作相关的正式或非正式制度(如休假与病假制度、如何认识自己的上级、为什么要按时上班)以及完成特殊任务的技能,其目标是增加患者竞争性就业的机会。研究发现传统的职业康复模式(训练与安置模式)可以促进患者适应庇护工厂的工作,但是对获得社会稳定工作的效果不明显。因此有学者发展了安置与训练模式,这种方法重点是尽最大可能支持竞争性就业。有 3 项支持性就业训练项目的随机对照研究,将支持性就业作为主要结局指标,结果显示:支持性就业训练较对照干预在促进患者就业方面具有优势,技能性项目组平均就业率为 65%,而采用其心理社会干预的对照组为 26%。支持性就业训练对非就业纬度的效果不明显,在增强自信、改善生活质量与预防复发方面可能有效。

4. 认知康复治疗(cognitive remediation)

认知功能障碍是精神分裂症的核心症状,常见的是记忆、注意、问题解决与执行功能的障碍。认知功能的改善可以带来生活质量的改善,也可以增加其他心理社会干预效果,产生更好的功能结局。可用于改善精神分裂症认知功能的措施包括新型抗精神病药和认知康复技术。认知康复技术可采用个体或小组形式,每位患者接受不少于 10 节、通常超过 20 节的认知康复训练来改善患者认知功能。精神分裂症的认知康复治疗包括几种不同的治疗模式,如认知增强治疗(cognitive enhance treatment, CET),包括重点在记忆、注意及问题解决能力训练和小组形式的社会认知训练两种训练;神经认知增强治疗(neurocognitive enhance treatment, NET),与 CET 相似,还包括工作能力康复;个体执行功能训练(individual executive training),包括认知适应性、工作记忆及计划三方面的训练;以及其他一些认知康复技术。

许多研究证实认知康复治疗可以改善精神分裂症认知功能。Wykes 等进行了一项认知康复治疗(每日 1 次、持续 3 个月)与同样强度的职业治疗比较研究,认知康复治疗的重点是改善患者的执行功能(认知适应性、工作记忆和计划)缺损,6 个月的随访发现:认知康复治疗组在改善认知功能与增强

自信方面优于职业治疗组,但是在改善社会功能与精神症状方面优势不明显。Tswamley 综述了 17 项有关认知康复治疗对于精神分裂症作用的随机对照研究显示,不同方法的认知康复技术均可以改善患者的精神症状、认知功能及日常生活能力。

5. 积极性社区治疗(assertive community training)

积极社区治疗是由精神病学家、护士、社会工作者和职业治疗师等组成多学科的团队,提供治疗、康复和支持性活动。与一般的精神卫生服务相比,积极性社区治疗有几个特点:治疗在社区进行,强调团队服务,提供全面整体服务(包括用药、居住、生活费用以及其他任何与个人成功生活的重要因素)。积极性社区治疗中每位治疗者通常负责 12 名患者,而在一般的个案管理中每位治疗者负责的患者多达 30 名。有关积极性社区治疗研究结果较为一致。Wisconsin 比较了采用积极性社区治疗 14 个月与常规治疗的慢性精神障碍患者的疗效,结果显示:再住院率、庇护性就业率、独立生活、家庭负担方面,积极性社区治疗要优于常规治疗。Bond 等总结 25 项有关积极性社区治疗的随机对照研究显示:与一般社区服务相比,积极性社区治疗降低了患者的住院次数与住院天数,增加了居住稳定性,改善了精神症状与生活质量。

6. 多元化干预(multi-element interventions)

多元化干预是为(首发)精神分裂症患者提供专业化、住院或门诊综合干预服务,重点在于症状的控制与功能恢复。较著名有澳大利亚早期精神障碍预防与干预中心(the early psychosis prevention and intervention centre)倡导的综合干预模式,包括:一个流动性的评估与治疗小组;一个 16 张床的住院部;住院与门诊患者的个案管理;个体、小组与家庭治疗;药物治疗(重点强调低剂量的一线新型抗精神病药及对难治疗性症状的治疗)。目前有几个评价多元化心理社会干预对早期精神障碍影响的大样本研究。精神障碍的早期识别与治疗项目(the early treatment and identification of psychosis project)是一项为期 5 年前瞻性研究,研究对象为不伴情感症状的首发精神分裂症患者,目的是确定早期诊断与治疗是否可以带来更好的长期结局;所采用的心理社会干预的方法包括:个体支持性治疗、家庭作

业、个案管理与药物治疗。丹麦进行了一项多中心研究,采用的综合治疗方法包括低剂量的新型抗精神病药、积极社区治疗、家庭心理健康教育和社会技能训练。初步研究结果显示,与标准治疗相比,综合干预提高了精神分裂症的临床结局及治疗依从性,随访1年与2年均显示一致的结果。中南大学湘雅二医院的赵靖平、国效峰及同事进行了"单用抗精神病与联合心理社会干预治疗对早期精神分裂症结局的影响:1年随机研究",该研究对1268例早期精神分裂症患者中的633例患者给予药物以及心理社会干预治疗(包括健康教育、家庭干预、技能训练和认知行为治疗4部分,共48节);另外635例患者只接受药物治疗。结果显示:综合治疗组治疗中断率(32.8%)显著低于单用药物组(46.8%);综合治疗组复发率(14.6%)显著低于单用药物治疗组(22.5%)。与单用药物组相比,综合治疗组患者自知力、社会功能、日常生活能力和生活质量等方面也得到了更显著的改善,患者就业(就学)率更高,而两组的不良反应并无显著差异。该研究表明,接受综合治疗的患者就业或就学比例明显较高,研究结果支持了以前的研究发现,精神分裂症患者接受药物结合心理社会干预综合治疗较单纯的药物治疗可得到更好的预后结局。特别是在疾病转化为慢性和残疾前的早期阶段,实施药物结合心理社会干预的综合疗方法可改善其长期预后。

在药物治疗的基础上进行有效的心理社会干预,可以进一步改善精神分裂症的不良结局。改善症状、降低复发率、增强社会功能、促进精神分裂症患者回归社会是心理社会干预的主要目标,但单一的心理社会干预治疗往往不能够获得这些目标。当前,对精神分裂症患者倾向于实施多元化的综合干预,这将是今后一段时间精神分裂症研究的重点。

五、物 理 治 疗

经颅磁刺激(transcranial magnetic stimulate,TMS):是Barker等人创立的通过头皮刺激大脑皮质运动区、脊髓神经根或周围神经,并在相应的肌肉上记录复合肌肉动作电位的一种皮质刺激法。该技术因具有无痛、无创、操作简便和安全可靠等优点和功能独特,很快被应用于临床。重复经颅磁刺激(repetitive transcranial magnetic stimulate,rTMS)是在TMS基础上发展起来的新的神经电生理技术,它将磁刺激器的刺激频率由原来的0.3~1.0Hz提高到100Hz,可通过不同频率刺激对皮质产生兴奋或抑制作用,开辟了临床应用的新领域。在临床上,rTMS能影响认知功能、言语功能和情绪等,也被用于精神分裂症的治疗。

关于rTMS治疗精神分裂症的研究,用强度100%的TMS刺激左右侧前额叶,结果显示rTMS对精神病性症状无治疗作用。用1Hz的rTMS刺激左侧前额叶,发现rTMS对患者的焦虑、紧张、坐立不安有效,对精神病性症状的评分上无改变。刺激相同部位发现对6例精神分裂症病人的阴性症状均有效。初步提示左侧前额叶是阴性症状的治疗区域。有人对20例精神分裂症患者采用高频rTMS(10Hz)治疗,并用假刺激进行平行对照,刺激前后用临床量表和单光子发射计算机断层技术(SPECT)进行测量,结果显示研究组阴性症状评分明显下降,阳性症状加重;两组患者用SPECT均未检测得到相应脑区域血流量的变化。有研究采用随机对照试验,治疗有阴性症状的精神分裂症病人,分为20Hz刺激研究组和假刺激对照组,治疗2周,随访8周,部位为左侧DLPFC,结果未能发现两组阴性症状量表评分有显著差异。另有人采用随机对照试验,分为10Hz刺激研究组和假刺激对照组各治疗10天,刺激强度110%MT,每天20串,刺激前后进行阴性症状量表及情绪、认知测评,并于结束后两周进行随访,结果显示两组阴性症状缓解率无显著差异,在随访中研究组认知功能比对照组有显著改善。

低频rTMS(通常是1Hz)被用来治疗幻听,并且已经被一些研究证实,但是也有与之相矛盾的结果。有人在四次连续试验中用低频TMS治疗精神分裂症患者的顽固性症状。一开始低频TMS在治疗3例耐药性的精神分裂症患者幻听时出现令人充满希望的结果。在对12名精神分裂症患者进行以假刺激为对照的交叉试验中,8例患者顽固性幻听明显改善,但是对于其他症状,真性刺激和假性刺激并无明显差异。一项双盲对照试验,24名患者随机接受1HZ的真假性刺激9天,用自制的顽固性幻听量表和阳性阴性症状量表评估,结果研究组和对照组有显著差异。另一项采用双盲的平行设计,将每天至少出现5次幻听的50例被试随机分配到研究组和对照组,研究组在左侧前额皮质接受频率1Hz,强度90%MT,对照组接受假性刺激,刺激前后用临床大体印象量表(CGI)评定,结果显示研究组CGI分数明显改善,幻听次数显著减少。此研究还显示有52%的患者对治疗效果的维持能长达15周或更长。还有一项进行交叉试验,患者组采用10Hz、100%MT、20串/天刺激,对照组是假性刺激,结果显示真假性刺激后患者的幻听均有改善,但试验组和对照组并无显著差异。有人对1Hz治疗幻听的研究进行了META分析,治疗部位均为左侧颞顶皮质,结果显示rTMS可以有选择性的改变幻听中的神经生物学因素。

六、预后及影响因素

精神分裂症有三种预后,一是经过治疗后得到彻底的缓解,二是经过治疗,症状得到部分控制,残留部分症状,社会功能受到部分损害,三是病情恶化,患者走向衰退和精神残疾。约80%的患者为后两种结局。因此改善患者的预后是治疗成败的关键。早期干预与全病程治疗是提高治愈率、减少功能损害和改善预后的重要手段。此外,精神分裂症患者的预后可能与以下因素有关。

(1)以急性形式起病患者的预后明显好于起病缓慢者。

(2)病程短者的预后好于病程较长的患者。

(3)初次发病者预后好于反复发作者。

(4)情感症状,如抑郁、焦虑等症状明显者预后好于情感平淡者。

(5)从亚型来看,偏执型、紧张型预后较好,单纯型预后最差。

(6)发病年龄越小,预后越差。

(7)在接受治疗方面,有良好的依从性者预后优于治疗不合作者。

(8)病前人格相对完好者预后好于病前人格有明显缺陷者。

(9)从家庭因素来看,婚姻保持完好者预后好于家庭破裂者和独身者。

(10)从社会因素方面看,有良好的工作记录者,保持良好的社会关系者的预后好于没有固定工作和没有良好社会关系的患者。

由于精神分裂症的病因还不清楚,因此对精神

分裂症的预防主要是早期发现和早期治疗,同时应该注意预防复发和加强康复工作,尽量保持患者的社会功能,防止患者出现精神衰退。

第六节　偏执性精神障碍

一、概　　述

偏执性精神障碍(paranoid mental disorders)在ICD-10中也称持久的妄想性障碍(persistent delusional disorder),是一种以持续存在的系统妄想为唯一或突出临床症状的精神障碍。多在30岁以后起病,患病率大约0.03%,缓慢起病,病程常迁延,但较少发展为精神衰退。在不涉及妄想内容的情况下,患者的其他方面则相对正常。该病病因不明,其发病通常是在性格缺陷的基础上遭遇应激性生活事件后发展而来。患者多具有偏执性人格特征,包括固执偏见、敏感多疑、自我中心、人际关系差、易将别人的行为误解为有敌意或轻视的含义。

二、临床表现及分类

以系统妄想为主要症状,内容较固定,并有一定的现实性,不经了解难辨真伪。主要表现为被害、嫉妒、夸大、疑病或钟情等妄想内容。妄想往往持久存在,有时持续终生。若有幻觉则历时短暂且不突出。有明显自知力障碍。临床上包括偏执狂(paranoia)和偏执状态(paranoid state)两种。前者以被害妄想为主,中年男性起病多见。后者以中年女性多见,病前多有明显心理因素,预后较偏执狂好。ICD-10和DSM-Ⅳ均将两者合并为一个疾病诊断。

三、诊断与鉴别诊断

排除器质性精神障碍、精神活性物质和非成瘾物质所致精神障碍、精神分裂症,或情感性精神障碍后才能诊断偏执性精神障碍。谈及患者的妄想时应格外小心,一旦触及妄想,检查者表达出理解的态度和对患者所关心事物的兴趣及热情是十分重要的。这样可以减轻患者的不信任和逃避,便于揭示妄想内容。诊断的另一个十分重要的内容是评估患者对妄想的对象可能造成的危险,应评估患

者对妄想主体的愤怒程度,将愤怒列入防范计划。妄想的内容有嫉妒、被害、夸大、躯体妄想等,与精神分裂症偏执型的鉴别要点为后者的妄想内容荒谬、泛化而缺乏真实性,常有幻觉及其他思维与行为障碍,晚期往往导致精神衰退。

四、治　疗

妄想性精神障碍的治疗是非常困难的。首先,患者往往不承认自己有精神障碍,拒绝接受治疗。一般情况下可以不治疗,但当患者在妄想的支配下出现激越行为、暴力行为或社会功能受到严重损害时必须采取积极的治疗。

治疗方法:①建立良好的医患关系,因为患者不承认有病,所以首先要与患者建立起良好的医患关系,取得患者的信任和合作是治疗成功的基础;②治疗可以先从非主要症状开始,例如治疗睡眠问题、情绪问题等,患者易于接受和配合;③以非肠道给药为主。若拒绝口服药物,可以肌内注射短效或长效抗精神病药物;使用长效制剂时一定要注意从小剂量开始,在证实不良反应可以耐受时再开始常规剂量治疗。④药物选择:因为患者的依从性比较差,服用简单且不良反应少的药物更易于被患者接受而提高依从性,所以更适合妄想性精神障碍的患者。例如抗精神病药物的快速崩解片、口服液或长效注射剂可以优先考虑。

第七节　急性短暂性精神病性障碍

一、概　述

急性短暂性精神病性障碍指一组起病急骤,以精神病性症状为主的短暂精神障碍,起病急骤、病情迅速发展,通常在2周内从非精神病状态变成明显异常的精神病状态,症状鲜明、丰富、多变、缓解迅速。其临床表现与急性发作的精神分裂症相似,幻觉、妄想和其他精神分裂症的阳性症状通常非常突出,可有情绪不稳定。虽然急性应激并不是诊断的基本条件,但发作前往往存在生活事件引起的急性应激。总病程不超过3个月。急性短暂性精神病性障碍包括:分裂样精神病、旅途性精神病、妄想阵发、其他或待分类的急性短暂性精神病。

二、分裂样精神病

一般为急性起病,临床表现主要为精神分裂症的阳性症状或攻击行为症状,符合精神分裂症症状学标准与严重度标准,但符合症状标准的持续时间不到1个月。若症状持续1个月以上应诊断为精神分裂症。诊断为分裂样精神病的患者约60%发展为精神分裂症,未发展为精神分裂症的患者对治疗效果与预后较好。

三、妄想阵发(急性妄想发作)

一般无明显发病诱因,常突然急性起病,多在1周内症状达到高峰,以短暂妄想为主,患者突然产生多种结构松散、变幻不定的妄想,如被害、夸大、嫉妒或宗教妄想。可伴有恍惚、错觉、短暂幻觉、人格解体,或运动增多或减少;可有情感和行为障碍。多见于青壮年,不发生于儿童,50岁以后罕见。

四、治疗原则

分裂样精神病和妄想阵发的药物选择原则、剂量、疗程等因素基本与精神分裂症急性期的治疗相似,结合个体情况综合考虑。

以抗精神病药物治疗为主,宜选择药物不良反应小的第一、二代抗精神病药物(奋乃静、利培酮、奥氮平、喹硫平、阿立哌唑、齐拉西酮等),且剂量不宜过大,以能控制症状为目标。如果患者出现睡眠障碍可以合并使用苯二氮䓬类镇静催眠药物;如果患者伴有情绪低落或焦虑,可以合并使用抗抑郁药和抗焦虑药物。药物治疗的疗程不宜过长,一旦精神症状得到有效控制可逐渐减量直至停药。

因为急性短暂性精神障碍大多在一定的心理应激下起病,因此应该加强心理治疗,帮助患者学会如何更好地处理应激,提高应对技巧。

第八节　分裂情感性精神障碍

一、概　述

分裂情感性精神障碍(schizo-affective psychosis,

SAP)指一组分裂症状和情感症状同时存在又同样突出,常有反复发作的重性精神病。分裂症状为妄想、幻觉及思维障碍等阳性精神病性症状,情感症状为躁狂发作或抑郁发作症状。Kasanin(1933)首先提出了"分裂情感性精神病"的概念,本病多发生于青少年,起病多数较急,病程多为间歇发作,缓解良好。临床特征是在同一个不间断的发作中同时存在精神分裂症症状和情感(抑郁或躁狂)症状。对SAP的属性尚无统一的看法,认为是精神分裂症、或是情感性精神病的一个变型,或是两种疾病的混合状态或中间状态,但国际的诊断分类都将SAP列入其他精神病性障碍。

二、病因及发病机制

1. 家族研究

分裂情感性精神障碍因精神分裂症和情感障碍的同时遗传致病的可能性较小,这两个相对较少见的疾病基因遗传的可能性为1/10000。分裂情感性精神障碍患者的一级亲属中,出现分裂情感性精神障碍先证者的比例很小。但一级亲属发生精神障碍的比例大于精神分裂症和情感精神障碍一级亲属的预计比例,且一级亲属的情感障碍较高。Maj等(1991)在一项盲法对照研究中发现,不管先证者为精神分裂症或分裂情感性精神障碍,家族中精神分裂症的患病危险率相同。Tsuang(1991)得出了同样的结论,他发现家族成员患病的危险程度,分裂情感性精神障碍介于精神分裂症和情感性精神障碍之间。

2. 生物学研究

已经有各种各样的生物学研究希望能够找出精神分裂症或情感性精神病的特异性检测方法。尽管有一些特异性较好的方法已经发现,但距离实现这一目标还很遥远。这些方法包括激素、生化和神经心理学检测。Meltzer等(1984)回顾了关于分裂情感性精神障碍的这类研究结果,发现分裂情感性精神障碍和情感障碍有一些相似之处,如5-HT重吸收减少,REM潜伏期缩短及生长激素对可乐定反应迟钝等。Krishnan等(1990)回顾了DST(地塞米松抑制试验)研究,所有的结果均显示分裂情感性精神障碍的不发生抑制率介于精神分裂症和情

感障碍之间。最近,Wahby等(1990,1991)使用了抑郁症的两种标记物进行研究,通过DST和TRH催乳素抑制实验,发现分裂情感性精神障碍患者的反应更接近于精神分裂症,与情感障碍相差较大。

三、临床表现

同时符合分裂症和情感性精神障碍躁狂或抑郁发作的症状标准。分裂症状为妄想、幻觉及思维障碍等阳性精神病性症状,情感症状为躁狂发作或抑郁发作症状。分裂症状与情感症状同时存在又同样突出,两种症状在整个病程中同时存在至少2周以上,并且出现与消失的时间较接近。其他特点有:起病较急,发病可有应激诱因;病前个性无明显缺陷;以青壮年多见,女性多于男性;间歇性发作病程,缓解良好。

四、诊断与鉴别诊断

首先要排除器质性精神病、精神分裂症和情感性障碍以后才能诊断分裂情感性精神障碍。同时具有相等严重程度的精神分裂症和躁狂、混合性或抑郁发作的典型症状,则可诊断为分裂情感性精神障碍,分裂情感性精神障碍的亚型诊断为躁狂型、抑郁型或混合型。

需与分裂情感性精神障碍鉴别的疾病有:伴有抑郁或情感高涨的精神分裂症、躁狂症、精神病性抑郁和器质性精神病。由于药物或其他躯体疾病所致的器质型精神病综合征叠加于典型的非器质性精神病也可产生不典型的临床表现。

1. 精神分裂症伴发抑郁

此种情况经常发生,其特点是表现为常见的精神病性症状,而不是少见的分裂情感性精神障碍的症状。患者还存在精神分裂症阴性症状,症状的持续时间较长,恢复缓慢且不完全,需长期使用抗精神病药物。

2. 精神分裂症伴发躁狂

情绪状态较高的精神分裂症不同于分裂情感性精神障碍,其情绪高涨持续时间较短,且通常伴有情感紊乱,如情感不协调等。精神分裂症的情感高涨常

使检查者觉得不舒服,不能引起愉快的共鸣。在前面已经介绍了一些其他的有助于鉴别的表现。

3. 伴有精神病性症状的情感障碍

当情感障碍的妄想与情感协调时,与分裂情感性精神障碍鉴别并不困难。抑郁症患者多为罪恶、贫穷、疾病和虚无妄想。然而,伴有情感不协调的精神病性症状的情感障碍引起了美国学者的兴趣,并在 DSM-Ⅲ 中正式予以确定。DSM-Ⅳ认为这些症状包括:"被害妄想(并不直接与抑郁的情绪基调有关),思维插入,思维被广播和被控制妄想",并认为这些症状与预后不良有关。Kendler(1991)对此观点进行了广泛的回顾性调查,认为伴情感不协调的精神病性症状的情感障碍与分裂情感性精神障碍之间的区别困难来源于诊断标准,即 ICD-10 和 DSM-Ⅳ,而不是来源于症状本身。

4. 器质性精神病

这类疾病的表现可类似于分裂情感性精神障碍,但由于具有特殊的器质性症状,故鉴别并不难。但当兴奋性药物如可卡因、安非他命、盐酸哌醋甲酯等使用不当时,患者在"欣快"期可出现偏执症状和情感高涨,撤药后出现抑郁。由于没有意识障碍,所以这两种状态与分裂情感性精神障碍的表现更加相似。使用过量可引起类似分裂情感性精神障碍症状的药物还有 phencyclidine、左旋多巴、皮质类固醇。因此,对非典型精神病的患者,尤其表现为急性发作的病程,要怀疑有药物所致的可能。

五、预后与转归

SAP 的预后介于情感性精神障碍和精神分裂症之间,预后不及情感性障碍,但较精神分裂症要好。预后好的因素有:起病前有明显病因和病前社会适应能力良好。预后差的因素有:存在与情感不协调的分裂症状、间歇期有残留症状、慢性病程、有精神分裂症的家族史。

六、治 疗

1. 治疗原则

分裂情感性精神障碍的治疗根据其亚型来决定。使用抗精神病药物治疗精神分裂症症状,建议首选第二代抗精神病药物。有大量研究证实,第二代抗精神病药物除对精神病性症状有效外,对情感症状也有非常显著的疗效,因此第二代药物更适合分裂情感性精神障碍(抗精神病药物的使用参阅精神分裂症的治疗一节)。心境稳定剂一般用于当前有躁狂症状,或有躁狂病史的患者。若有抑郁心境时可以使用抗抑郁剂,但剂量宜小,且时间不宜过长,避免因使用抗抑郁药而加重精神病性症状和诱发躁狂。

2. 药物治疗

(1)分裂情感性精神障碍躁狂相的治疗:首选单一使用第二代抗精神病药物治疗,剂量充分,疗程足够(4~6周)。若疗效欠佳,可合并心境稳定剂。也可选择第一代抗精神病药物合并心境稳定剂。但需特别注意药物之间的相互作用,如氟哌啶醇与碳酸锂合用时,会增加血锂浓度,导致明显的神经系统中毒症状;而与卡马西平合用时,氟哌啶醇因卡马西平的肝酶诱导作用影响,使血浆氟哌啶醇浓度降低,导致症状控制不满意。也可在上述治疗的基础上,合并苯二氮䓬类镇静催眠药物。如果患者兴奋难以控制可首选电抽搐治疗。疗程一般需要长期维持治疗。以第二代抗精神病药物和心境稳定剂为主。具体疗程根据患者的症状特点、发作次数等综合因素判断确定。锂盐无效或无法耐受时,丙戊酸钠和卡马西平可替代锂盐治疗,但他们对分裂情感性精神障碍的疗效尚不确定。

(2)分裂情感性精神障碍抑郁相的治疗:一般认为可以抗精神病药物和抗抑郁药物联合使用,但要考虑抗抑郁药物有可能会加重精神症状。随着第二代抗精神病药物的广泛应用,以及其特有的对情感症状的治疗作用,建议第二代抗精神病药物单一使用,在精神病性症状得到有效控制之后,若抑郁症状仍较突出,且排除了这种抑郁情绪是抗精神病药物的不良反应所致,可采用抗抑郁药物治疗。联合 SSRI 类抗抑郁药物时应注意该类药物的肝酶抑制作用,适当降低合用抗精神病药物的剂量,以避免出现由于药物浓度过高产生的不良反应。若出现严重的自杀行为和木僵可首选电抽搐治疗。疗程一般需要长期维持治疗。以抗精神病药物为主。

有证据表明电休克治疗（ECT）对分裂情感性精神障碍效果较好。分裂情感性精神障碍抑郁型对 ECT 的疗效优于合用三环类抗抑郁药和抗精神病药的疗效。所以，如果药物治疗无效时，可考虑用 ECT。此外，该型患者自杀的风险与情感障碍相同。

第九节　感应性精神病

一、概　　述

也称感应性（诱导性）妄想障碍，以系统妄想为突出症状的精神障碍，往往发生于同一环境或家庭中两个关系极为密切的亲属或挚友中（如母女、姐妹、夫妻、师生等），其妄想内容相似。

二、临床表现

（1）起病前已有一位长期相处、关系密切的亲人患有妄想症状的精神病，继而病人出现精神病，且妄想内容相似。偶可见一位存在妄想症状的患者导致多个与之长期相处、关系密切的亲人发生类似妄想病症。

（2）病人生活在相对封闭的家庭中，外界交往少。被感应病人与原发病人有思想情感上的共鸣，感应者处权威地位，被感应者具有驯服、依赖等人格特点。

（3）以妄想为主要临床相，且几乎总是被害妄想。

（4）病程有迁延趋势，但被感应者与原发病者隔离后，被感应者可缓解。

三、治　　疗

通常应该将受累人与诱发者分开，分离可消除受累人的妄想状态，诱发者应该接受与偏执性精神障碍相同的治疗方法（见偏执性精神障碍的治疗）。

（赵靖平）

主要参考文献

江开达 . 2007. 精神药理学 . 北京：人民卫生出版社，671～703.

刘协和，袁德基 . 2004. 牛津精神病学教科书 . 成都：四川大学出版社 .

赵靖平 . 2010. GABBARD 精神障碍治疗学 . 北京：人民卫生出版社 .

赵靖平 . 2010. 精神病学新进展 . 北京：中国协和医科大学出版社 .

赵靖平 . 2010. 精神分裂症综合康复技术使用手册 . 上海：上海人民出版社 .

赵靖平 . 2012. 精神分裂症 . 北京：人民卫生出版社 .

赵靖平 . 2006.神药物治疗学 . 北京：人民军医出版社，92～140，241～260.

Brzustowicz LM, Hodgkinson KA, Chow EW, et al. 2000. Location of a major susceptibility locus for familial schizophrenia on chromosome 1q21-q22. Science, 288：678～682.

Guo Xiaofeng, Zhai JG, Liu ZN, et al. 2010. Effect of Antipsychotic Medication Alone versus Combined with Psychosocial Intervention for early stage Schizophrenia：A Randomized, 1-year Study. Arch Gen Psychiatry, 67(9)：895～904.

Lieberman J, Stroup TS, McEvoy J, et al. 2005. Effectiveness of antipsychotic drugs in patients with chronic schizophrenia. New England Journal of Medicine, 353(12), 1209～1223

Renrong WU, Jingping Zhao, Hua Jin, et al. 2008. Lifestyle Intervention and Metformin for Treatment of Antipsychotic-induced Weight Gain：A Randomized Controlled Trial. JAMA, 299(2)：185～193.

Ren-Rong Wu, Hua Jin, Keming Gao, et al. 2012. Metformin for Treatment of Antipsychotic-Induced Amenorrhea and Weight Gain in Women With First-Episode Schizophrenia：A Double-Blind, Randomized, Placebo-Controlled Study. Am J Psychiatry, 169：813～821.

Steel RM, Whalley HC, Miller P, et al. 2002. Structural MRI of the brain in presumed carriers of genes for schizophrenia, their affected and unaffected siblings. J Neurol, Neurosurg Psychiatry, 72；455～458.

Straub RE, MacLean CJ, Ma Y, et al. 2002. Genome-wide scans of three independent sets of 90 Irish multiplex schizophrenia families and follow-up of selected regions in all families provides evidence for multiple susceptibility genes. Mol Psychiatry, 7：542～559.

第十六章 酒精与药物成瘾

> **导语** 酒精及药物成瘾是精神医学的重要内容之一,亦是精神科临床经常面临的问题。本章全面地介绍了当今流行的主要精神活性物质滥用与成瘾的临床与治疗。前三节对成瘾相关重要概念、神经生物及心理社会学基础、成瘾物质种类及诊断与评估进行了概述;第四节至第九节分别介绍了酒精、阿片类、苯丙胺类、氯胺酮、镇静催眠药、烟草等物质的成瘾机制、临床表现及治疗策略;第十节介绍了常见精神疾病共病的诊断与治疗。由于心理社会干预是酒精与药物成瘾的康复与预防复发的重要手段,第十一节与第十二节将作专门介绍;最后一节还对常见的行为成瘾如病理性赌博、网络成瘾等进行了简要介绍。

药物滥用是全球性的公共卫生和社会问题。根据联合国的统计,除酒精和烟草等社会性成瘾物质外,全球非法药物(包括大麻)年滥用人数高达2亿,约占世界人口的3.4%;如果去除大麻,毒品年滥用人数为3000余万,约占全世界人口的0.7%。进入20世纪80年代以来,我国各省、自治区、直辖市都程度不同地存在着与毒品有关的违法犯罪活动,中国已由毒品过境受害国转变为毒品过境与消费并存的受害国。根据公安部门公布的数据,我国记录在案的非法物质使用者逐渐增加,至2013年,为247.5万,是1999年的32倍多。中南大学精神卫生研究所等6家单位对5个高发区(贵州的安顺、云南的文山、兰州、广州、西安)的流行病学调查表明,1993年吸毒的终生患病率为1.08%(男1.94%,女0.22%);到1996年,吸毒率有明显上升,终生患病率为1.60%(男,2.58%,女0.57%)。尽管阿片类滥用有逐年增加的趋势,合成毒品,如"麻古"、"冰毒"、"摇头丸"、"氯胺酮"等,也在蔓延之中,占整个登记在案毒品使用者的43.8%。吸毒使劳动力丧失、国民素质下降、HIV等传染性疾病传播,已经成为危及我国人民身心健康及家庭社会稳定的公害。另外,需要强调的是,从公共卫生角度看,由于吸烟、饮酒人群基数大,所造成的健康影响更不容忽视。

第一节 基本概念

下面仅从医学角度出发,介绍几个常见的与成瘾行为密切相关的基本概念。

(一)成瘾与依赖

成瘾(addiction)与依赖(dependence)常常互用。国际分类系统ICD-10将依赖定义为,一组生理、行为和认知现象,依赖者往往将使用某种或某类精神活性物质作为优先考虑的事情,其特点为对使用精神活性药物的强烈、无法克制的渴望。美国精神疾病诊断标准DSM-Ⅳ将依赖定义为:是一组认知、行为和生理症状群,个体尽管明白使用成瘾物质会带来明显的问题,但还在继续使用,自我用药的结果导致耐受性增加、戒断症状和强迫性觅药行为。强迫性觅药行为是指使用者冲动性使用药物,不顾一切后果,是自我失去控制的表现,不一定是人们常理解的意志薄弱、道德败坏的问题。一般来讲,成瘾更习惯指冲动性使用、渴求,而依赖更强调的是躯体依赖,如耐受与戒断。

从生物学角度理解,药物依赖性是指药物长期与机体相互作用,使机体在生理功能、生化过程和(或)

形态学发生特异性、代偿性适应的改变,停止用药可导致机体的不适和(或)心理上的渴求。依赖性大致可分为躯体依赖性和精神依赖性两种。躯体依赖性主要是中枢神经系统对长期使用依赖性药物所产生的一种适应状态,包括耐受性增加和停药后的戒断症状。精神依赖性是药物对中枢神经系统作用所产生的一种特殊的精神效应,表现为对药物的强烈的渴求和与之有关的强迫性觅药行为。

躯体依赖与精神依赖可能同时存在,但也可能有相对分离,如兴奋剂能产生明显的精神依赖,但躯体依赖不太明显;而长期使用阿片类镇痛的癌症病人,虽然产生了明显的躯体依赖,但并无明显的精神依赖。

(二) 精神活性物质

精神活性物质(psychoactive substances)指能够影响人类情绪、行为、改变意识状态,并有致依赖作用的一类化学物质。人们使用这些物质的目的在于取得或保持某些特殊的心理、生理状态。精神活性物质又称物质(substance)或成瘾物质、药物(drug)。而我们常说的毒品是社会学概念,指具有很强成瘾性、非医疗使用的、法律禁止的化学物质,我国的毒品主要指阿片类、可卡因、大麻、兴奋剂等药物。能够产生依赖的物质有很多,根据药理学特性可以分为以下种类(表 16-1)。

表 16-1　精神活性物质分类

种类	举例
酒精	啤酒、葡萄酒、白酒、威士忌酒、伏特加酒、杜松子酒
苯丙胺类药物	苯丙胺、右旋苯丙胺、甲基苯丙胺、摇头丸、减肥丸等
咖啡因	咖啡、茶、软饮料、镇痛剂
大麻	
可卡因	可卡叶、盐酸可卡因、可卡因碱(cocaine alka-loid,crack)
致幻剂	麦角酸二乙酰胺(LSD)、仙人掌毒素(mescaline)
吸入剂	汽油、胶水、油漆、油漆稀释剂
尼古丁	香烟及其他烟草制品
阿片类	海洛因、吗啡、美沙酮、可待因、芬太尼、镇痛新(pentazocine)、丁丙诺啡

续表

种类	举例
苯环己哌啶(PCP)及类似物	PCP、氯胺酮
镇静催眠剂	苯二氮䓬、巴比妥类
其他	促合成代谢类固醇(anabolic steroids)、笑气(nitrous oxide)

在上述成瘾性物质中,有些是可以在商店里买到,如香烟、酒类,他们主要在社交场合下使用,又称社交性成瘾物质。有些可在医院里或药店里买到,又称处方用药。还有属于在任何场合下都禁止使用的药物,如海洛因、大麻等,称之为非法成瘾物质。

(三) 耐受性

耐受性(tolerance)是一种在大多数精神活性物质反复使用后,使用者必须增加使用剂量方能获得所需的效果,或使用原来的剂量则达不到使用者所追求的效果的一种状态。吸毒量越来越大,毒瘾越发越重就是这个道理。此外,值得注意的是,改变物质使用的途径也是耐受性的表现,如刚开始吸食毒品是放在香烟里吸,以后逐渐改成肌内注射、静脉注射等。药物的耐受性是可逆的,停止用药后,耐受性将逐渐消失,机体对药物的反应又恢复到原来的敏感程度。非化学物质成瘾(如网络成瘾、病理性赌博)也可以有明显的耐受表现,如网络成瘾者在成瘾后需要不断增加上网时间才能满足,要是同样的时间上网,满足感就会降低。

对药物的耐受性可分为代谢耐受(metabolic tolerance)和细胞耐受(cellular tolerance)两种,前者主要通过增加肝脏代谢酶活性,使药物代谢分解增加。细胞性耐受性在依赖中更为重要。在中枢神经系统、离体组织和细胞中,所形成的细胞耐受性有两种层次:一是在受体水平,表现为与之偶联的效应器减少;二是在细胞、突触和神经网络水平,表现为由于长期使用精神活性物质,内稳态机制使中枢神经系统功能与结构发生改变,以保持机体的正常功能。这种机制与神经元和突触的适应过程有关,而涉及神经可塑性(neuroplasticity)改变。

（四）戒断状态

对化学物质成瘾而言,指停止使用药物或减少使用剂量或使用拮抗剂占据受体后,所出现的特殊的心理生理症状群,或社会功能受损。其机制是由于长期用药后,突然停药引起的适应性的反跳(rebound),又称为反适应(counteradaptations)。症状以及严重程度与所用物质和剂量有关,再次使用可缓解症状,不同药物所致的戒断症状因其药理特性不同而不同,一般表现为与所使用药物的药理作用相反的症状。例如酒精(中枢神经系统抑制剂)戒断后出现的是兴奋、不眠,甚至癫痫样发作等症状群。对非化学物质成瘾而言,指停止或者减少某些行为的频度后所出现的特殊心理生理症状群,或社会功能的受损。

（五）滥用

DSM-Ⅳ中的滥用(abuse),在ICD-10分类系统中称为有害使用(harmful use),是一种适应不良方式,由于反复使用药物,导致了躯体或心理方面明显的不良后果,如不能完成重要的工作、学业,损害了躯体、心理健康,导致法律上的问题等。这里滥用强调的是不良后果,滥用者没有明显的耐受性增加或戒断症状,反之就是依赖状态。

（六）强化

强化作用,可以分为正性强化(positive reinforcement)和负性强化(negative reinforcement)。正性强化作用表现为:增加正性情绪的作用,如吸毒后的快感以及社会性强化作用等;负性强化作用表现为:对抗负性情绪的作用,"一醉解千愁"等。特别是在形成依赖后,由于戒断症状的出现,使成瘾者不能自拔,必须反复使用精神活性物质或者从事某种行为(如上网、赌博)后才能解除戒断症状,这是最为强烈的负性强化。

（七）渴求与敏化

对精神活性物质的渴求(期望再次获得精神活性物质的效应)与强迫性、持续性用药关系密切,即使在长期戒断后仍持续存在。现认为,与渴求及药物线索刺激相关的敏化(sensitization)机制导致了成瘾的特征之一的强迫性觅药行为。

敏化是指在反复使用精神活性物质中,药物的某些作用效果增加。换言之,敏化与耐受性的方向相反。因为不同的神经通路中介不同的药物效果,在反复使用药物之后,对某些效应出现耐受,对某些效应出现敏化,对另外一些效应却无明显变化。被成瘾物质敏化现象有两类:行为反应增加及激励性动机(incentive motivation)增加。此两类敏化均是通过中脑边缘系统中介的,与犒赏机制交叉重叠,与复发关系密切。

（八）复发

在戒断一段时间后,重新使用精神活性物质,并且很快恢复到戒断前的用药水平称之为复发。重新给予实验动物药物,或与药物相关的线索(cue),或应激性刺激,同样能重新诱发动物的觅药行为。应激性刺激、药物相关线索能激发从前额叶皮质以及杏仁核(amygdala)投射到腹侧被盖区的谷氨酸(glutamate,Glu)神经通路,促使腹侧被盖区释放更多的多巴胺(DA)到伏隔核。

（郝 伟）

第二节　成瘾的神经生物、心理、社会学基础

成瘾常常表现为一种持续地对成瘾性物质的渴求及持久的强迫性用药行为(compulsive drug use),尽管物质使用可能会伴有诸多相关不良后果,仍然无法自控对成瘾性物质的使用,把毒品作为第一需要。一般来说,成瘾行为的发生、发展与社会、心理因素有关,那么成瘾形成与维持可能与生物学因素关系更为密切。尽管使用成瘾物质的个体有很多,但并非所有的人都会成瘾,有研究报告,即使是使用成瘾性很强的可卡因,也仅有16%~17%的尝试者在10年中对可卡因成瘾。我们可能更感兴趣的是为什么有些人能够长时间内停留在社交性使用,而有些却一发不可收拾,不能摆脱成瘾的羁绊。

一、成瘾的神经生物学基础

（一）奖赏与成瘾

Olds和Milner在1954年发现了一个有趣的现

象,他们在对大鼠进行脑的电刺激,探查中脑网状系统睡眠控制区的一次实验中,将刺激电极错插埋入一实验鼠脑中膈。这样一个偶然的机会使他们发现大鼠乐于接受该区域的电刺激,以至于大鼠可以500~5000次/小时的速率疯狂踏压杠杆连续自行刺激。电刺激所产生的强化效应要比自然犒赏物,如食物、水强得多。Rottenberg 和 Lindy 的试验表明,如果要实验动物选择电刺激或食物和水,那么动物往往选择电刺激,渴死饿死在所不惜。还有一个特征是动物对自我电刺激脑部所产生的犒赏从不满足,不停按压杠杆以获得快感。强烈的犒赏作用及缺乏满足感是直接激活脑部犒赏系统的两大特征。Olds 当时就意识到动物脑内存在一种"愉快中枢(pleasure center)"或强化区(reinforcement area),弱电流刺激该区域可以提供一种"犒赏"效应。

后来的研究发现,前脑内侧束(medial forebrain bundle,下丘脑侧部到腹侧被盖)神经通路是电刺激产生快感的重要部位。尽管电刺激其他部位也能产生快感,但刺激前脑内侧束所产生的快感更为强烈。有好几种神经递质涉及犒赏效应,但多巴胺是主要的神经递质。犒赏性电刺激能激活犒赏环路,首先是内侧前脑束的下行纤维,然后是中脑边缘多巴胺通路的上行部分。微透析研究发现,在犒赏性电刺激时,中脑边缘系统多巴胺释放增加。

在将人类作为受试的研究中发现,电刺激相关脑部同样能引起快感,有些受试称类似性快感,据称甚至有些受试对试验者产生了爱慕之感。由于伦理学的原因,只能对人类进行有限的研究。现存的资料表明,动物实验的结果同样适用于人类。

1. 犒赏的解剖学基础

自然奖赏与成瘾性物质在行为学上的正性强化效应往往与腹侧纹状体,主要是伏隔核(the nucleus accumbens,NAc),突触间的多巴胺水平升高有关。几乎所有的成瘾性物质都会直接或间接地升高 NAc 突触间的多巴胺水平,通过增加中脑腹侧被盖区(ventral tegmental area,VTA)多巴胺(DA)神经元冲动,使 NAc 及其他区域如前额叶皮质中多巴胺的释放增加。因此,VTA-NAc 中脑边缘多巴胺系统是奖赏相关的关键性神经回路,常被称为奖赏中枢(图16-1)。

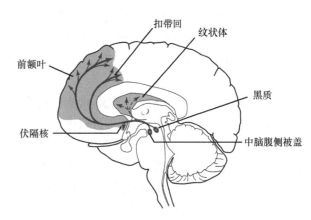

图 16-1　犒赏神经通路

中脑边缘通路主要起源于 VTA,投射到 NAc、杏仁核、嗅结节、前额叶皮质(prefrontal cortex)等。此通路与犒赏、动机的识别、感受以及转化为行为效应有关。VTA 和 NAc 是犒赏的最主要的解剖基础,现分述如下。

(1) VTA:主要为多巴胺(DA)和 γ-氨基丁酸(GABA)等多种神经元构成。DA 细胞是效应神经元,GABA 细胞是中间神经元。对大鼠及豚鼠脑内黑质背侧的致密部(substanitia nigra pars compacta)和 VTA 神经电生理的研究表明,这些神经元可分为两三种。两组神经可直接被阿片类超极化,典型的代表为 GABA 能中间神经元。第二组能被阿片类、5-羟色胺和多巴胺超极化,第三组是 DA 细胞。

(2) NAc:NA 主要由中间大小的棘突细胞(medium spiny cell)构成,包括两个主要亚区,壳区和核心,壳区投射至中线部位,如腹侧苍白球和 VTA 腹侧中央部分。核心发出的投射分布于背侧、腹侧苍白球和黑质。向伏隔核注射多巴胺能产生突触前和突触后效应。从海马、杏仁体、隔核(septal nuclei)和前额叶皮质注射兴奋性谷氨酸均能传导到伏隔核的神经元。

2. 犒赏的生物学机制

主要涉及两大系统,多巴胺系统及内源性阿片肽系统。前者与激活生物体,产生趋向性行为有关,后者与行为后的满足有关。

(1) 多巴胺能系统:兴奋剂、阿片类药物、电刺激所产生的犒赏机制均涉及中脑边缘系统(mesolimbic system),DA 在药物所产生的犒赏中起着重要作用。其他药物,如酒精、巴比妥类等,尽管有不同药理作用,同样能直接或间接使多巴胺水平升高。由于长期使用药物,使脑内多巴胺水平下降,多巴胺功能减退与戒断时强烈的渴求有关,强烈的渴求导致复发。

动物实验表明,NAc 的 DA 在形成觅药行为方面有着关键性作用,NAc 的壳区在初期建立可卡因自身给药模型有着不可或缺的作用,但是 NAc 的核区在可卡因关联线索激发觅药行为等方面有着关键性作用。一旦可卡因关联线索激发的觅药行为得到巩固,NAc 不再是必要条件。

(2) 内源性阿片肽系统:在过去 20 余年中相继发现了三大内阿片肽家族,即脑啡肽(enkephalins)、β 内啡肽(endorphins)和强啡肽(dynorphins)。这三类内源性阿片肽有一个共同的结构,即其 N 端的 4 个氨基酸残基均为 Tyr,Gly,Gly,Phe,特别是第 1 位酪氨酸残基不能更换,否则即丧失其与阿片受体的结合能力。

根据这些内源性多肽和合成化合物的药理分析的特点,将阿片受体主要分为 μ、δ 和 κ 型阿片受体。1992~1993 年,这三个受体均被克隆成功。药理学研究试图对三种主要阿片受体进一步分类,但最终没有建立起 μ 受体、δ 受体和 κ 受体的亚型。

阿片受体属于 G 蛋白偶联受体,绝大多数的阿片受体与百日咳毒素敏感的 G 蛋白偶联。三种受体与 G 蛋白的偶联方式相似。阿片受体的急性效应包括抑制腺苷酸环化酶、激活 K⁺ 传导,抑制 Ca²⁺ 传导和递质释放。

除作用不同外,不同的阿片类产生的耐受性及成瘾性也不相同。将它们分别慢性给药动物产生耐受成瘾后,发现在作用于同一型的阿片类药物中,存在交叉耐受及交叉抑制戒断症状的现象,但在不同型之间却没有明显的交叉。例如对吗啡产生耐受性的动物,对芬太尼、去甲吗啡等作用于 μ 型的阿片类也同样耐受,但对环唑辛、镇痛新等对作用于 κ 及 δ 型阿片受体阿片类相互间并不产生交叉耐受;对吗啡成瘾的动物,用纳洛酮(μ 受体拮抗剂)可激发戒断症状,此时注射吗啡、芬太尼或去甲吗啡均可抑制戒断症状,但注射环唑辛或镇痛新则不能。反过来也是如此,环唑辛或镇痛新成瘾后的症状,吗啡等不能抑制。

内阿片肽的作用极为广泛,包括神经、精神、呼吸、循环、消化、泌尿、生殖、内分泌、感觉、运动、免疫等功能的调节。饥饿、性唤起及物质戒断的早期症状,会增强对奖赏及奖赏相关线索的动机激励。越是饥饿,行为的动机取向越是定位于获得食物,排除干扰及困难启动并执行相应的行为。正性强化效应则会增强能带来奖赏效应的行为频率,以期望获取更多的奖赏效应。生物体在种族生存及物种的延续上有着先天的本能,个体通过环境学习以获取食物及交配机会等以满足个体的生存及种族延续的需要,这种需要与自然奖赏有关。

研究发现,所有的成瘾物质,不管其药理作用如何,都能直接或者间接作用于中脑边缘多巴胺系统,增加中脑 VTA 多巴胺神经元冲动释放,将多巴胺释放至 NAc,以及其他区域如前额叶皮质中。

从进化学的观点看,中脑边缘多巴胺系统及前脑的投射脑区发生较古老,构成部分的动机系统,调节对自然犒赏物,如饮食、性的反应。药物作用这一系统,其作用远比自然犒赏物要强烈、持续得多。

3. 犒赏的动物模型

对人类有犒赏作用的药物,均能造成实验动物自我给药模型(self-administration),最易造模的成瘾药物如兴奋剂(如苯丙胺类药物、可卡因)和阿片类药物(如海洛因等)。如图 16-2 所示,用外科手段植入静脉插管,在计算机的控制下,动物能通过按压杠杆,自我获得药物。这种试验手段能较好地模拟人类的药物使用。

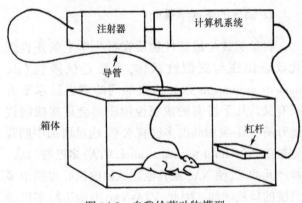

图 16-2 自我给药动物模型

条件性位置偏爱实验(conditioned place preference,CPP),广泛应用于评价药物精神依赖性潜力和研究药物的依赖性特征。如图16-3所示,实验箱被分成两部分,具有不同的质地与颜色,中间的隔板可以拆卸。在实验前,检查实验动物有无自然的位置偏爱,将实验动物放在中间,观察15分钟,记录实验动物在两侧的时间,一般实验动物在两侧的时间相近,说明没有自然位置偏爱。在实验期间,关闭中间通道,在注射实验药物(如吗啡)后随机放在一侧,注射对照药物(如生理盐水)则放在另一侧,经过多次重复注射,实验动物形成对吗啡的依赖。打开中间通道,将形成依赖的实验动物放在中间,使之自由活动,我们可以发现,实验动物呆在注射吗啡一侧的时间明显较注射生理盐水一侧的时间长,说明实验动物形成的地点偏爱。一般认为,动物的地点偏爱相当于人类的渴求。

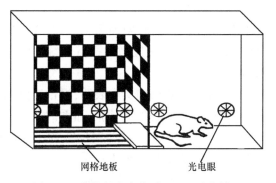

网格地板　　　光电眼

图16-3　条件性地点偏爱(CPP)动物模型

(二) 耐受、戒断与成瘾

随着成瘾性物质的反复使用,细胞及神经环路水平的自稳态适应会导致对成瘾性物质的耐受性及依赖性。不同的成瘾性物质作用于不同的受体并有着各自的信号转导机制,因此,不同的成瘾性物质在耐受性及依赖性上也是大相径庭。以阿片类物质为例,海洛因成瘾者对海洛因相关效应会产生耐受性,往往需要更大的海洛因剂量以求获得相应的用药体验,但对阿片类物质所致乳头体萎缩等病理性改变不会产生耐受性。物质所致的依赖性提示了物质使用导致的细胞及神经环路的生理功能变化,基于此物质停用后会出现相应的戒断症状。物质相关的耐受性及戒断症状往往取决于物质相关的突触及神经环路的适应性变化。

有些成瘾性物质戒断时会出现严重的躯体症状,如阿片类物质戒断时会出现流感样症状及腹部痉挛性疼痛,酒精戒断时往往会出现心率、血压升高、震颤及癫痫发作,而可卡因或苯丙胺成瘾者戒断时躯体症状不是很明显。各类物质成瘾者戒断时都会出现轻重不等的情绪及渴求症状,例如戒断相关的情绪症状,表现出快感缺失及心境恶劣等,以及对物质的渴求。

以阿片类为例说明研究较为深入的长时代偿性改变。初用吗啡时,阿片受体被激动后,抑制了腺苷酸环化酶(AC),而反复多次使用吗啡后,AC的活性增加(上调),当终止吗啡使用时,AC活性代偿性的增加仍持续存在,戒断时细胞水平的表现之一就是腺苷酸环化酶活性的增加。AC有数种同分异构体,分别是AC Ⅰ、AC Ⅱ、AC Ⅴ、AC Ⅷ等。采用COA-7细胞及CHO细胞来研究腺苷酸环化酶同分异构体对吗啡的敏感性,其中Ⅰ、Ⅴ、Ⅵ和Ⅷ型在初用吗啡时受抑制,而反复多次吗啡使用后其呈现超敏或活性上调。阿片连续使用6~10小时,上调幅度在2~5倍,2~3小时内恢复。

AC活性增加引起神经元cAMP信号传导通路的代偿性上调,从而抵消急性阿片使用对该通路的抑制作用,当中止阿片使用后,G蛋白-AC-cAMP失去抑制而功能急性加强,引发蛋白激酶A(PKA)的活性升高,使一些底物蛋白如酪氨酸羟化酶(TH,为儿茶酚胺生物合成的限速酶)的磷酸化增加,从而出现一系列的以多巴胺、5-羟色胺、去甲肾上腺素能神经系统紊乱为主要特征的戒断症状。我们的研究也发现,慢性吗啡处理后,可上调大鼠部分脑区(如伏隔核、中脑导水管灰质、杏仁核、海马CA1区)AC Ⅷ mRNA水平,并随时间推移有不同程度的恢复或下调。脑区中AC Ⅷ表达上调与戒断早期的戒断体征及负性情绪相关,72小时的自然戒断后,AC Ⅷ表达水平的恢复及下调与此时大鼠戒断体征消失及行为的恢复正常相关。

(三) 敏感化、病理性学习记忆与成瘾

耐受及戒断曾被认为是成瘾的核心症状,事实上耐受及戒断对于成瘾行为(强迫性用药行为)而言,既不是必要条件也不是充分条件。耐受及戒断在吗啡治疗癌性疼痛以及苯二氮䓬类治疗焦虑障碍时很常见,但是均没有出现强迫性

用药行为。与此相反,可卡因及苯丙胺成瘾者并没有明显的戒断症状,反复复吸及强迫性用药行为却很明显。对于阿片类、酒精等成瘾者而言,逃避戒断症状也是驱使成瘾者用药行为的内在动力之一。然而这难以解释成瘾临床治疗上公认的难题,即复吸问题。即便成瘾者很长时间停止用药(甚至在戒除用药数年)后,戒断症状早已消失,成瘾者依然难以摆脱复吸问题,甚至会出现反复复吸现象。

物质成瘾者即便戒断多年,在环境线索等因素的触发下,仍可出现强迫性觅药、用药行为。基于此,临床及实验室研究均提出了成瘾与学习记忆假说:成瘾病理性控制了负责奖赏相关学习的神经通路,学习记忆相关的细胞分子机制可能是强迫性用药行为的潜在机制。成瘾物质如同食物及性行为一样具有奖赏性,人类及动物能快速学习与成瘾物质相关的线索和环境,一旦学习成功,环境线索本身就能激发觅药行为。条件位置偏好模型表明,动物更愿意待在接受过成瘾物质处理的地方,证明环境特征与用药体验建立了联系。

研究表明成瘾可能是一种病理性学习与记忆,突触可塑性变化是学习与记忆的细胞分子基础,物质成瘾后中脑边缘系统的 VTA、NAc、前额叶皮质、杏仁核、海马等脑区的突触可塑性变化,可能对成瘾行为的多个方面有着重要影响,如对成瘾物质的渴求以及复吸等。尽管动物实验研究表明以 DA 机制为代表的犒赏学习及谷氨酸机制为代表的兴奋性突触修饰在成瘾的发生发展中起了重要作用,但还远远无法确切解释人类的成瘾行为,从成瘾机制的研究到成瘾行为的有效干预都还有很长的路要走。

成瘾的激励敏感化理论(incentive-sensitization theory)试图解释为什么成瘾物质能够诱发过度的使用成瘾物质的激励动机(incentive motivation),导致强迫性觅药、用药行为。其中心思想是成瘾药物能够持久改变介导基本激励动机功能的中脑边缘系统,使此系统持久对药物高度敏感(hypersensitive),或者敏感化(sensitized)。由于条件反射,神经系统对药物相关刺激也高度敏感。因此,即使长时间戒断,使用者仍然对药物以及用药的相关环境高度敏度,

即使是阈下刺激(如药物剂量不足使正常人有反应)也能激活脑内动机系统,出现病理性的过度反应。如果中脑边缘系统被激活,个体是下意识出现渴求和觅药行为,出现复发。

(四) 应激与成瘾

不管是临床研究还是动物实验研究,应激与物质使用和成瘾互为因果关系,两者有着共同的病理生理特征(图 16-4)。

应激能够激活交感神经(SNS)与下丘脑-垂体-肾上腺(HPA)轴,前者增加心率、血压、呼吸,升高血糖、扩大瞳孔,与"战斗或逃跑(fight or flight)"有关;后者能增加应激相关激素增加,与持续的应激反应有关。不仅如此,应激还能增加脑内 DA、内源性阿片肽、5-HT、GABA 的释放,使成瘾的易感性增加。相反,成瘾物质使用,能增加激活脑内 HPA 轴,起到与应激类似的作用。

如图 16-4 所示,应激增加药物滥用(A),慢性药物滥用通过改变脑内应激和犒赏系统导致适应不良的应激反应方式。

我们研究小组的动物实验表明,慢性应激刺激能易化条件性位置偏爱形成,同一品系的大鼠在新奇环境里表现出不同反应性(对应激的不同反应性),高反应大鼠更易形成地点偏爱,如果把不同反应性大鼠放在不同环境下饲养(孤立环境、丰富环境),均表现为丰富环境大鼠吗啡条件性位置偏爱程度比孤立环境大鼠弱。这充分说明,不同的应激反应性的大鼠对成瘾有着不同的易感性,而丰富环境因素可能具有成瘾的保护作用。同时我们的研究还发现,无论在成瘾状态下还是非成瘾状态下,在伏隔核壳区与前额叶皮质,丰富环境饲养的动物多巴胺 D_2 受体 R mRNA 表达水平高于孤立环境动物。

(五) 小结

综上所述,药物的急性强化作用主要与中脑边缘系统的 DA 水平升高有关;慢性依赖状态还涉及神经适应性改变及转录的改变;戒断时出现以去甲肾上腺素升高反跳现象;而渴求及复吸状态涉及学习记忆等方面(图 16-5)。

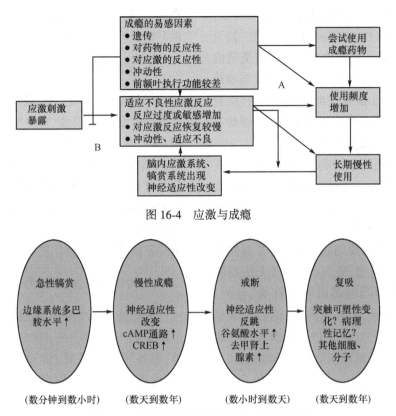

图 16-4 应激与成瘾

图 16-5 成瘾的不同阶段的神经生物学特征

二、成瘾的心理学及社会学基础

（一）心理强化、动机与成瘾

生物经过百万年的进化，形成了趋利避害的动机系统，此动机系统与个体生存与种族保存本能密切相关。常见的自然奖赏物包括饮食、性、哺乳等，饮食与个体生存有关，而性、哺乳与种族保存相关。与个体生存、种族保存的行为都具有快感，构成正性强化。与此相似，回避危险、回避痛苦同样与此两种本能有关，构成负性强化。如前所述，成瘾性物质作用于脑内犒赏系统，具备比自然犒赏物更强正性强化作用，也同样具有强大的负性强化作用。成瘾性物质反复使用后，对成瘾性物质的渴求的动机评价要优先于对自然奖赏物的寻求，为获取成瘾性物质不惜克服重重困难。动机作为控制行为的潜在因素而存在，相应的情绪状态能读出特定的动机"语言"，生物体会做出本能的条件反射性的行为反应。有了这个前提，就能较好的理解成瘾。成瘾物质仅仅依靠短暂的情绪效应，然而却形成了持久持续的神经适应性变化，对动机系统产生了深远的影响。

在描述成瘾时经常用"难以抑制的渴求""失去控制"等词语，来形容不顾不良后果的持久性用药行为。就失去控制的行为而言，取决于个体对环境的反应及当时可供的选择，正性强化理论认为个体使用成瘾性物质的动机是源于使用成瘾性物质的愉悦感，负性强化理论认为成瘾性物质的使用是为了减少或去除不愉快的体验。此外，成瘾性物质的使用会提高成瘾性物质的奖赏价值，可能会导致不假思索的自动性用药行为（这种用药行为与成瘾性物质所致大脑奖赏系统特别是 NAc 的 DA 信号增强、条件化学习过程及刺激敏感化等多方面的因素有关），此外也与期望、信念及自我效能及处理等认知过程有关。

（二）人格特征与成瘾

对成瘾性物质的使用是否一定有特定的人格基础，或特定的人格导致了成瘾性行为，目前尚有争议。例如，特定的性格特点与吸毒有一定的联系，我们还是不能确定是人格问题是否诱发了成瘾性行为，还是成瘾性行为诱发了人格问题。临床研究发现，大概有两种类型的性格与成瘾行为有关，一种具有反社会性，如好奇、冲动，本能欲望要求立即的满足，片面追求感官刺激等，这些人在孩提时代起往往表现出情感上不稳定、迟到早退、欺负同学、说谎、爱打架等特点；另一种具有明显的焦虑性，如害羞、自卑、紧张，甚至明显的焦虑与抑郁特点。前一种人格特点可能是由于犒赏系统张力较低，需要不断的外界刺激方能维持犒赏系统的张力，此类性格者吸毒往往较早，违法犯罪者较多；后一种性格特征者往往把用药作为缓解不良情绪的手段之一，成瘾发生较晚。

应激往往能诱发使用成瘾物质，但决定是否发展到成瘾的重要因素之一是对应激刺激的反应性高低，与先前是否有良好的应付方式。心理控制理论认为，内控者能够充分意识到自己的行为和后果之间的一致性，并体会到控制感；而外控者则往往把行为的后果归结为机遇、运气，或自己无法控制的力量，总是把所有的问题都归咎于社会、他人。毒品依赖者的内控性低，外控倾向高，他们较少相信成功要依靠自己的努力，缺乏自我把握和控制能力，所以可能更多地将戒毒的失败归于外部因素。

（三）社会环境与成瘾

社会环境对成瘾性物质的使用而言，既是一种危险性因素也是一种保护性因素。一方面社会环境在成瘾性行为的启动、维持以及复吸都发挥了重要作用，另一方面社会环境在阻止成瘾性行为、成瘾的治疗及成瘾性用药行为的长期戒除也同样有着重要作用。不论合法使用的物质（如酒及烟）还是法律禁止使用的物质（如海洛因、甲基苯丙胺、可卡因及大麻等），引发成瘾性物质滥用的因素往往是多方面的。

1. 可获得性

不管药物的成瘾性多强，如难以获得则滥用的机会就少。从鸦片战争到解放初期，我国饱受鸦片之苦。新中国成立后，中央人民政府颁布严禁鸦片的通令，主要对走私、贩卖、种植、生产鸦片类物质者进行严厉打击，通过控制供给，使鸦片类滥用问题在中国大陆基本销声匿迹了。

改革开放以前，人们的生活水平较低，多仅能维持温饱问题，酒类供应紧张，故而人均饮酒量较低。改革开放以后，生活水平迅速提高，酒类供应丰富，各种广告铺天盖地，饮酒量增加是必然的。

20世纪80年代后，随着改革开放，国际贩毒组织利用云南边陲与"金三角"毗邻的地理环境，看中中国的巨大市场，同时又把中国大陆作为"金三角"毒品流通转运站，以云南为首，沿着毒品通道，随着毒品的供应量增加，吸毒人数也日益增加。

2. 家庭因素

学习早期形式之一是模仿，模仿学习的最早对象往往是家庭成员，儿童、青少年首先看到父母、兄长使用药物，并从他们那里获得使用药物的知识。家庭矛盾、单亲家庭、家庭成员交流差，不能相互理解支持、父母意见不一、住房紧张、过分保护、放纵、虐待等，都是滥用药物的危险因素。一旦有几个家庭成员滥用，由于相互影响，这种状况就很难改变，处于这种环境下的家庭只好继续使用药物来解决相互的冲突。

3. 同伴影响、社会压力

开始使用药物的年龄往往是发生在心理发育过程中的"易感期"——青少年，他们是一个亚文化体，有共同的世界观、认知系统，同时鉴别能力较差，价值观念易受其所在小团体的影响，加上好奇、寻求刺激、追求时髦，欲与同伴打成一片或把使用成瘾物质作为成人标志的心理趋势，虽然开始吸毒的味道并不好受，但均不惜一试。吸毒者多数是在这种环境下接触药物并逐渐陷入的。

4. 文化背景、社会环境

不同的时代、不同的文化背景，对不同药物的滥用有着不同的看法和标准。例如，信奉伊斯兰教的民族对饮酒持强烈的厌恶态度，当然那些国家的饮酒问题就不会严重。

中国人吸烟在世界上首屈一指，其中一个原因是中国人把吸烟作为社交手段之一，而中国女性吸烟率很低，则是因为社会对女性吸烟持厌恶的态度。国外妇女吸烟现象很普遍，据称是将妇女吸烟与妇女解放联系到了一起。

三、总　　结

为了论述方便，我们分别从成瘾的社会、心理、生物角度简述了成瘾发生、发展、维持的相关因素。实际上，这些因素相互影响、互为因果。从哲学的层面上，我们很难想象没有物质基础的所谓的功能改变（如渴求、冲动性觅药行动等）。图16-6试图将这些相关因素相互联系起来，以增加读者的理解。

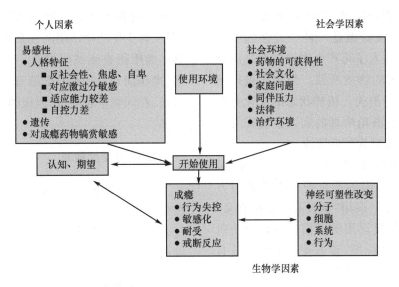

图 16-6　成瘾行为形成的社会、心理、生物学因素

（郝　伟）

第三节　分类、诊断与测量

一、分　类

（一）根据成瘾物质的药理特性分类

（1）中枢神经系统抑制剂（depressants）：能抑制中枢神经系统，如巴比妥类、苯二氮䓬类、酒精等。

（2）中枢神经系统兴奋剂（stimulants）：能兴奋中枢神经系统，如咖啡因、苯丙胺类药物、可卡因等。

（3）大麻（cannabis，marijuana）：大麻是世界上最古老、最有名的致幻剂。

（4）致幻剂（hallucinogen）：能改变意识状态或感知觉，如麦角酸二乙酰胺（LSD）、仙人掌毒素（mescaline）、苯环己哌啶（PCP）、氯胺酮（ketamine）等。

（5）阿片类（opioids）：包括天然、人工合成或半合成的阿片类物质，如海洛因、吗啡、鸦片、美沙酮、二氢埃托啡、哌替啶、丁丙诺啡等。

（6）挥发性溶剂（solvents）：如丙酮、汽油、甲苯、嗅胶等。

（7）烟草（tobacco）。

（二）根据使用环境分类

可分为社交性成瘾物质、处方用药、非法成瘾物质和毒品。

（三）根据国际公约分类

（1）麻醉剂（narcotics）：包括阿片类、可卡因和大麻类。

（2）精神药物（psychotropics）：包括苯丙胺类中枢神经系统兴奋剂、镇静催眠药和致幻剂。

二、诊　断

根据病史和体格检查，精神活性物质所致精神障碍的诊断并不困难。目前常用的有 ICD-10 和 DSM-Ⅳ 两大诊断分类系统，均包括下列障碍：中毒、滥用（或有害性使用）、依赖、戒断状态、精神病性障碍和遗忘综合征。这些障碍和其他的附加诊断分类在表 16-2 中列出。

表 16-2　物质所致精神障碍

DSM-Ⅳ	ICD-10
中毒	中毒
滥用	有害使用
依赖	依赖综合征
戒断	戒断状态
戒断性谵妄	伴有谵妄的戒断状态
精神病性障碍	精神病性障碍
痴呆	痴呆
遗忘障碍	遗忘综合征
心境障碍	残留和迟发性精神病性障碍
焦虑障碍	其他精神和行为障碍
性功能障碍	

ICD-10 和 DSM-Ⅳ均给出了"中毒"的定义。在这两个系统中,中毒被看做是一种一过性的综合征,是由于在短期内摄入了可产生明显的有临床意义的精神和躯体损害的物质所致。当物质被排出体外时,这种变化就会消失。精神状态的变化具有个体差异,例如,某些酒精中毒的病人会表现为激越症状,而另一些则表现为醉后哭泣。

ICD-10 中的"有害使用"和 DSM-Ⅳ中的"滥用"是指多方面损害健康的不正确的物质使用方式。被广泛使用的术语"误用"也具有类似的含义。某些个体有确定的物质误用的证据但不符合物质依赖的标准,如果符合标准,则不管是滥用还是有害性使用,均可诊断为物质依赖。

"依赖"是指由于反复摄入一种物质而导致的某种躯体和精神现象。ICD-10 和 DSM-Ⅳ和"依赖"的诊断标准是类似的,包括:对使用该物质的强烈渴望或冲动感;对饮酒行为的开始、结束及剂量难以控制;当饮酒被终止或减少时出现生理戒断状态;因饮酒行动而逐渐忽视其他的快乐或兴趣,在获取、使用酒或从其作用中恢复过来所花费的时间逐渐增加;耐受的依据,例如必须使用较高剂量的酒才能获得过去较低剂量的效应;固执地饮酒而不顾其明显的危害性后果,如过度饮酒对肝的损害、周期性大量饮酒导致的抑郁心境或与酒有关的认知功能损害。依赖包括精神依赖和躯体依赖。

"耐受"是指某种物质经反复使用后,该物质所产生的效果减弱,或为了达到同样的效果而必须增大用量的状态。

"戒断状态"是指反复地、长时间和高剂量地使用某种物质后绝对或相对出现一组不同表现、不同程度的症状。其起病和病程均有时间限制并与禁用前所使用物质种类和剂量有关。

三、测 量

(一) 量表

1. 筛查量表

精神活性物质使用问题的筛查方法主要有自评量表(包括访谈)和生物化学测试两种方法。目前自评量表有酒依赖筛查问卷(4 个条目版)、酒依赖筛查问卷(5 个条目版)、酒精使用问题筛查测试问卷、青少年药物使用问卷筛查问卷(6 个条目)和毒品滥用筛查测试问卷等。这些自评量表条目不多,操作简单,主要用于筛查酒精使用相关问题。目前,在同类量表中,密西根酒精依赖调查表,应用较多。

2. 严重程度量表

评价药物依赖者的成瘾严重性,是治疗和控制药物依赖工作中的一项重要内容。《成瘾严重程度量表》是国外应用较为广泛的评价药物成瘾严重程度的一种工具,在我国戒毒工作中也开始应用。

3. 诊断量表

根据病史,精神活性物质相关的诊断并不困难,但是应用统一的标准化精神检查工具,有利于进行精神活性物质相关问题的病理学、病因学、发病危险因素等广泛研究,常用的有《酒依赖戒断量表》、《国际诊断会谈物质滥用模块》。

(二) 实验室检查

生物学检测通过检测血液、尿液、头发、唾液、呼气中的精神活性物质浓度来筛查精神活性物质的使用情况,具有客观、快速的特点,但生物检测方法需要一定的仪器设备及专业人员,而且只能检测出最近毒品的使用情况,不能评估问题的性质与严重程度。

(胡 建 李 强)

第四节 酒精所致精神障碍

我国是世界上最早掌握酿酒技术的国家之一,据考证,我国酒起源于约 7000 年前即新石器时代神农时期。在 18 世纪末及 19 世纪初,啤酒、白兰地、威士忌和伏特加等陆续进入中国。

酒文化作为一种特殊的文化形式,在传统的中国文化中有其独特的地位。在几千年的文明史中,酒几乎渗透到社会生活中的各个领域。随着人们生活水平的提高,购买力的增强,我国饮酒以及饮酒相关问题增加明显,成为公共卫生问题。

一、饮酒相关的流行病学

(一)我国饮酒及研究问题的流行病学情况

我国酒类的产量都在稳步上升(图16-7),世界十大啤酒品牌中国占了3个,在2002年已成为世界最大的啤酒生产国。在我国,15周岁以上人群纯酒精的人均年消耗量从1952年的0.4L逐渐增加到1978年的2.5L,2009年已达4.9L。就年酒精消耗量而言,中国还是低于许多工业化国家,例如,2001年欧洲人均年酒精消耗量为8.6L。

需要特别注意的是,在许多地方,特别是社会经济欠发达地区,未登记的酒类占了酒消耗量的相当比例。近来一项对中国饮酒情况的全国性调查发现,饮酒率为55.6%(男性)和15.0%(女性)。

20世纪90年代初对中国7个地区的精神障碍调查发现,酒精依赖的终生患病率为0.068%。根据郝伟等人的综述,中国的饮酒相关障碍(AUD)发生率从20世纪80年代中期的0.455%上升至20世纪90年代中期的3.428%。Phillips等在一项包括了我国4个省的研究中发现AUD的终生患病率是9.0%(酒精滥用/依赖=4%/5%),AUD患病率的明显增加在多大程度上是由于诊断率、调查方法以及报道的不同。尽管如此,AUD的患病率的增长与商业酒类产量的类似显著增长相平行,并且与中国社会的变化相关。

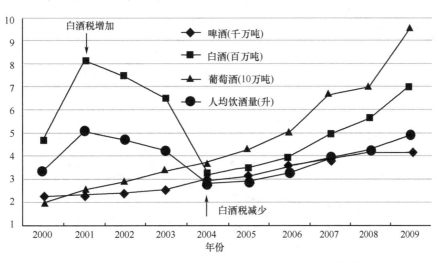

图16-7 我国近十年酒生产量及15岁成人人均酒消耗量

我国最早的一份精神疾病患病率的调查报告在20世纪80年代初期完成,对中国12个地区12 000个家庭,年满15岁的38 136个例进行流行病学调查分析,其中仅6例符合ICD-9酒依赖诊断标准。此后中国经济、社会均发生快速变化,根据作者在我国5个地区的调查发现,男性酒依赖的患病率为6.625%,女性为0.200%(总体患病率为3.797%),酒依赖患者中胃炎、胃溃疡的发生率为7.9%,并与酒精摄入量相关,心脑血管病与酒精摄入量呈V形曲线关系。作者曾对中南大学湘雅二医院急症室收治的外伤病人进行调查,使用呼出气体酒精浓度测定仪和问卷调查(WHO提供的草案1E版),发现560例外伤患者中,有100例(17.9%)系酒后外伤患者,其中40例处于急性酒中毒状态。

对于急剧上升的酒依赖患病率,究竟在何种程度上是由于诊断或调查方法上的差异所造成,很难有定论。但是市场上酒的生产量也急剧上升是有目共睹的事实,因而饮酒相关问题发生率增加应该是实实在在的变化。

(二)全球饮酒及相关问题现状

根据世界卫生组织(WHO)估计,世界范围内有大约20亿人口饮酒,7.63千万人可以被诊断为饮酒相关障碍。有60种疾病与伤害可以直接归咎于饮酒,如食管癌、肝癌、凶杀、癫痫、交通事故等等。根据2002年的世界卫生报告,饮酒每年导致180万人死亡(占死亡总数的3.2%),由饮酒导致的疾病负担占整个疾病负担的4%。

1. 人均饮酒量

全球的成人人均饮酒量(折合成纯酒精)在20世纪80年代到达最高峰,然后下降,稳定在5.1L,其中啤酒占1.9L,葡萄酒占1.3L,高度酒占1.7L。

全球饮酒量在各个区域分布不一致,趋势也大相径庭,伊朗、科威特等伊斯兰国家的人均饮酒量几乎为0L,卢森堡、捷克等国近20L。图16-8示不同区域的人均饮酒量。欧洲区、美洲区早在20世纪80年代前就到达高峰,然后平稳下降(目前在10L左右),中国所在的西太区虽然人均饮酒量不高,但有明显上升的趋势。其中,中国对这一区域的带动非常大,与中国相邻的两个国家,日本人均饮酒量为7L多,韩国大概12L。

2. 酒依赖率

表16-3示几个主要调研国家的酒依赖发生率。由于国家大小、使用的工具、调查的时间不尽一致,有的是现患率,如中国的调查,有的年患率如澳大利亚、韩国,有的是终生患病率如日本,国家间相互比较有一定的困难。但我们还是发现,一个国家酒依赖率与总体的饮酒量以及饮酒方式关系密切,东欧国家如波兰,人均饮酒量较高,酒依赖率也就比较高;新加坡饮酒量低,酒依赖率也较低。

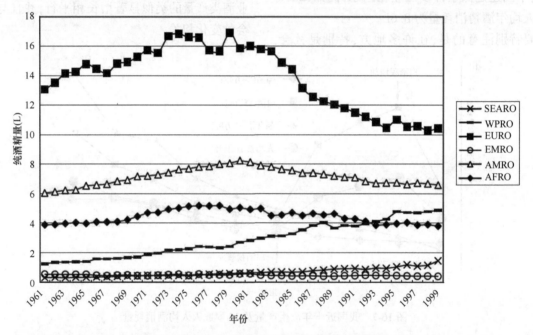

图16-8　全球不同区域的成人人均饮酒量(纯酒精:L)

SEARO 南亚区,WPRO 西太区,EURO 欧洲区,EMRO 东地中海区,AMRO 美洲区,AFRO 非洲区

引自:WHO Global Status Report on Alcohol 2004,WHO

表16-3　主要国家的酒依赖率

国家	调查时间	总(%)	男(%)	女(%)	诊断标准
澳大利亚	1997	3.5	5.2	1.8	ICD-10
比利时	2001	7.0	9.5	3.6	N.A.
巴西	2001	11.2	17.1	5.7	N.A.
加拿大	2002	9.3	14.0	4.5	mixed
中国	2001	3.8	6.6	0.2	DSM-Ⅲ-R
埃及	2000~2001	0.2	0.4	0.0	ICD-10
芬兰	2000	4.0	6.5	1.5	DSM-Ⅳ
法国	2000	N.A.	13.3	4.1	DETA
德国	2000	3.8	6.0	1.5	DSM-Ⅳ

国家	调查时间	总(%)	男(%)	女(%)	诊断标准
印度	2000~2001	3.6	6.8	0.7	ICD-10
日本	1997~1999	4.1	8.4	0.7	DSM-Ⅲ-R
墨西哥	2000~2001	1.8	4.2	0.2	ICD-10
荷兰	1996	5.5	9.0	1.9	DSM-Ⅲ-R
波兰	1999	12.2	23.3	4.1	CAGE
韩国	2003	4.3	6.9	1.7	CIDI
新加坡	2001~2002	0.6	1.1	0.2	ICD-10
英国	N.A.	4.7	7.5	2.1	ICD-10
美国	2002	7.7	10.8	4.8	DSM-Ⅳ

二、药理作用与代谢

酒的基本药理作用是中枢神经系统的抑制,由于饮酒量、个体耐受性、环境不同,对不同部位有不同的作用。一般来说,首先抑制皮质,其次皮质下的结构,最后为脑干。

(一)中枢神经系统作用

1. 对皮质的作用

前额叶皮质与判断、理智、个人社会价值、计划、抽象、语言、动机、运算等功能有关,前额叶皮质的理智作用能抑制本能欲望,如性欲、食欲,能控制冲动、精细动作。急性醉酒后,首先损害的是前额叶功能,所以出现判断受损,常做出冲动性决策和攻击性行为,语言不清、不连贯等。同时由于对皮质下结构控制下降,出现情绪释放,"酒后吐真言"。慢性损害可以出现明显的智能障碍、人格改变、反社会行为等,这些都与额叶皮质损害有关。

顶叶与定向、空间记忆与判断,以及对自身体位判断等有关。急慢性酒中毒可导致人格解体、现实解体感,空间判断失误可能与顶叶受损有关。

颞叶与记忆、听力、语言有关。近记忆被储存在颞叶的海马回中,酒精损害海马,影响近记忆。实际上,酒精不会消除远期记忆,但影响近记忆获得与巩固。醉酒后的"黑矇(blackout)"就是典型的例子,醉酒者不能回忆在喝酒时的情况,尽管醉酒者当时并没有明显的意识障碍。原因是酒精干扰了记忆的储存。酒精对海马的慢性作用可能与营养缺乏,特别是维生素 B 族,如 VitB$_1$、VitB$_6$、VitB$_{12}$的缺乏,出现韦尼克脑病、科萨科夫综合征等(见后)。

听觉中枢位于颞叶的 Heschel 回,目前还不清楚酒精是否能特异性影响听力,但临床上发现醉酒时听力下降。

枕叶是视觉中枢,不管是急性中毒还是慢性损害,病人的视觉精细度明显下降,表现为视物模糊。

2. 对边缘系统的作用

边缘系统是最古老的脑结构,包括前额叶的扣带回、丘脑下、隔区、丘脑、杏仁核、海马等。其功能与情绪、本能欲望等有关。自然犒赏物,如饮食、性,以及成瘾性物质如酒精,均作用于这一系统,产生快感,并可能有对抗焦虑、抑郁作用。另外,酒精能降低情绪表达阈值,表现为"喜怒哀乐均形于色","酒后吐真言"等情绪失控表现。

3. 对脑干的作用

脑干包括中脑、脑桥、延髓。中脑的网状激活系统在维持觉醒中起着重要作用,与意识有关。大量饮酒,作用于该区域,使觉醒度下降,甚至昏迷。蓝斑核是脑桥中重要核团,是肾上腺能神经中枢之一,与应激反应(如"战斗-逃跑"),以及重要生理功能,如心跳、血压有关,同样,延髓有心血管、呼吸中枢,损害这脑桥、延髓可致严重的后果,危及生命活动。严重醉酒导致的猝死可能此有关。严重的酒急性中毒还累及脑桥的动眼中枢,可见瞳孔缩小、光反射迟钝、眼球固定等。

（二）作用机制

过去 100 年以来一直认为，酒精对细胞膜的非特异性破坏作用是其对脑的作用机制。目前有许多技术应用于酒精的作用机制研究，包括细胞培养研究酒精的单个细胞的作用，基因重组、克隆技术研究酒精对受体表达的作用，微透析技术研究酒精对活体动物脑内细胞外神经递质浓度的影响，以及动物整体行为技术等。目前认为，酒精能作用多种受体，产生诸如中枢神经系统抑制作用、抗焦虑作用、犒赏作用等，长期慢性使用酒精，使中枢神经系统发生适应性改变，出现依赖表现、停饮出现戒断反应等。

1. 酒精的急性作用

酒精的作用具有量效关系，饮酒后通过血液吸收进入脑内，可以通过测定呼吸气体或者血液酒精浓度（blood alcohol concentration，BAC）来反应饮酒量或中毒程度。如表 16-4 所示，在 BAC 浓度 0.03% 的时候，就已出现操作问题，试验表明，在这个浓度下，警觉、视觉准确度、对信号刺激的反映都有所降低，神经肌肉功能也会降低。如果需要同时处理不同种类的信息，脑的反应也降低。

大多数饮酒者在 0.05% 的 BAC 情况下出现功能损害，我国的酒后驾车规定是血液酒精浓度在 0.02% ~ 0.08%，醉驾为 ≥0.08%。但对于酒依赖者对酒耐受很好的饮酒者来说，这个浓度似乎对他们的运动功能影响不大。在 BAC 为 0.40% 情况下，处于麻醉状态，在 0.40% ~ 1% 状态下，呼吸中枢、心血管中枢被抑制，导致死亡。

表 16-4　BAC 与中毒症状严重程度

BAC(%)	中毒体征
0.02 ~ 0.03	轻度兴奋，语言增加，害羞减少，但没有明显的共济失调
0.04 ~ 0.06	自我感觉良好，放松感，判断力降低，同时进行两项操作任务的能力降低
0.07 ~ 0.09	平衡、反应时间、语言、记忆功能降低，判断、注意、自我控制降低，比较兴奋
0.10 ~ 0.13	共济运动、反应受损，判断明显有问题，语言不清
0.13 ~ 0.15	共济运动、躯体控制明显受损，视物不清，兴奋明显（或者情绪抑郁）
0.16 ~ 0.20	呕吐、意识模糊、记忆丧失
0.25	严重的精神躯体功能损害
0.30	意识丧失
0.40	昏迷，可能出现呼吸停止甚至死亡

2. 酒精与离子通道

许多证据表明，酒精能改变电压门控和配体门控通道，主要有以下几个重要的通道。

（1）γ-氨基丁酸（GABA）受体：GABA 是哺乳动物中枢神经系统抑制性递质，能使神经元产生突触前或突触后抑制。通过药理学方法发现了 $GABA_A$、$GABA_B$、$GABA_C$ 受体亚型。GABA 受体属于抑制性配体门控通道，酒精能易化 GABA 受体，激动 GABA 受体的产生抑制，如镇静、抗焦虑、催眠，甚至麻醉作用。

（2）甘氨酸受体：与 GABA 受体类似，也属于抑制性受体。配体结合甘氨酸受体后使氯离子内流，增加细胞极性，产生抑制性作用。

（3）N-甲基-D-天冬氨酸（NMDA）受体：作为脑内主要兴奋性氨基酸受体，谷氨酸能与特殊的配体门离子通道结合，使突触后神经元去极化，产生神经冲动。已经克隆到两类 NMDA 受体亚单位，一类为 NR_1，具有较弱的 NMDA 受体的药理学特性。另一类为 NR_2，包括 NR_{2A}、NR_{2B}、NR_{2C} 和 NR_{2D}，NR_2 受体只有与 NR_1 结合方有明显的生物学活性。NMDA 受体存在多个激动剂结合部位，内源性激动剂有谷氨酸、天冬氨酸、高半胱氨酸、喹啉酸等。NMDA 受体的拮抗剂主要为地佐西平（dizocilpine，MK-801），和苯环己哌啶（PCP）等。

与对 $GABA_A$ 的作用相反，酒精能抑制 NMDA 受体。不同亚基组成的 NMDA 受体对酒精有不同的敏感性。有研究表明，具有 $NR_{1/2A}$ 亚基的 NMDA 受体比具有 $NR_{1/2C}$ 或 $NR_{1/2D}$ 亚基的 NMDA 受体对酒精更为敏感。进一步的研究发现，$NR_{1/2A}$ 受体在当大量 Ca^{2+} 进入细胞时方对酒精更为敏感。

（4）烟碱受体：烟碱受体属于配体门控离子通道受体，乙酰胆碱能激活烟碱受体，使钠离子内流或钙离子内流，产生兴奋作用。先前的研究发现低浓度的酒精能增加乙酰胆碱对 M 型烟碱受体的激动作用。提示酒精对 $GABA_A$、甘氨酸、烟碱受体的激动作用可能具有同样的机制。激活烟碱受体能增加中脑边缘系统多巴胺释放。

（5）5-羟色胺（5-HT）受体：5-HT 受体是一大家族，包括 $5-HT_1$ ~ $5-HT_7$ 受体，$5-HT_3$ 受体与酒精关系密切，为配体门控离子通道受体，控制钠离子内流，影响细胞兴奋性。$5-HT_3$ 受体的结构与烟碱受体类似,同样对酒精较为敏感。5-HT₃ 受体主要在前脑边缘系统(与情绪表达有关)和后脑结构(与恶心、呕吐有关)表达,主要位于神经元突触前膜,能调节多巴胺、乙酰胆碱和 5-HT 释放。

与甘氨酸与 GABA$_A$ 受体一样,酒精也能易化 5-HT₃ 受体的活性,其机制可能与离子通道打开有关。酒精作用于 5-HT₃ 受体的重要意义在于,易化该受体能增加边缘系统多巴胺释放,后者与酒精所致快感与强化作用密切相关。

(6) 多巴胺(DA)受体:根据细胞信号转导过程的差异,DA 受体可以分为 D₁ 样受体(D₁ 和 D₅ 受体)和 D₂ 样受体(D₂、D₃ 和 D₄ 受体)。D₁ 样受体通过 Gs 蛋白与腺苷酸环化酶(AC)正偶联,易化 AC,使细胞 cAMP 水平增加,进而磷酸化转录因子,如 CREB 和激活即刻早期基因的表达;D₂ 受体通过 Gi 蛋白与腺苷酸环化酶负偶联,抑制 AC,使细胞 cAMP 水平减少,打开 K^+ 通道,关闭 Ca^{2+} 通道。

D₃ 受体在酒依赖的作用近年来受到关注,腹腔注射 D₃ 受体选择性拮抗剂 SB-277011-A 可降低嗜酒的大鼠酒精摄入量。但 D₃ 受体基因敲除小鼠酒精摄取量以及对酒精的犒赏反应并没有明显变化,以上结果说明,虽然 D₃ 受体参与了酒精依赖,但其作用有待于进一步深入研究。

采用大脑半球放射自显影研究发现,酒精依赖患者 D₂/D₃ 受体密度低于正常人。这些患者需要饮用更多的酒以获得欣快感。大量实验表明,酒精促进伏隔核 DA 释放,Weiss 等采用微量渗析法证实,大鼠摄取酒精导致伏隔核 DA 浓度升高;YIm 等通过腹腔注射或伏隔核局部微量注射酒精也可使伏隔核 DA 浓度增加。说明酒精能够直接或间接增加中脑边缘系统 DA 释放,产生犒赏作用。

综上所述,酒精通过直接或间接的方式影响神经递质系统,其抑制作用是通过易化抑制性神经递质系统,如 GABA 和甘氨酸,抑制兴奋性神经递质系统,如谷氨酸系统发挥的。

作为成瘾性物质,人们更加重视酒精与犒赏有关神经系统,如多巴胺、5-HT 系统的作用。成瘾生物学的一个最基本的假设是,所有成瘾性物质都能增加边缘系统的多巴胺释放而发挥强化作用。酒精增加多巴胺释放的机制还不甚清楚,可能是酒精能直接增加多巴胺释放,如通过微透注射酒精方法能增加腹侧被盖的细胞外多巴胺浓度;或者通过其他受体来间接增加释放,如酒精能易化突触前 5-HT₃ 受体来促进多巴胺释放。

(三) 吸收与代谢

1. 酒的代谢

酒精吸收主要在小肠,通过门静脉进入肝脏。酒精的作用取决于体内血液酒精浓度(BAC),而 BAC 受肝肠的首过效应,环境因素(如饮酒量、饮酒速度、胃内食物、酒的种类等)以及遗传因素(如参与酒代谢的酶类的活性)的影响。

酒精代谢速度个体差异非常大,即使在饮酒量不大的情况下,BAC 的差异也可以达到 0.046% ~ 0.092%。由于其脂溶性,酒精很容易透过细胞膜,分布在各种组织器官内。

酒精代谢的主要场所在肝脏,主要代谢的酶为乙醇脱氢酶(ADH)与乙醛脱氢酶(ALDH)。酒精也能在肝外组织代谢,代谢酶为细胞色素 P450 酶,过氧化氢酶(catalase),非氧化途径也参与酒精代谢。酒代谢也可发生在肝外场所,先前的研究发现,人类肝脏与胃内的 ADH₃ 在生理状况下的 BAC 作用甚小,但在饮酒过程中,胃内酒精浓度很高,能发挥很重要的作用,影响首过效应。

1) 氧化途径:如图 16-9 所示,ADH、ALDH、细胞色素 P4502E1(CYP2E1)以及氧化还原酶都参与酒精的氧化代谢,现分述如下。

酒代谢酶主要包括乙醇脱氢酶(ADH)、乙醛脱氢酶(ALDH)、CYP2E1 和氧化还原酶。酶的不同基因变异影响了酒代谢速度、酒相关损害和酒依赖形成。酒代谢过程可导致肝内缺氧,酒代谢产物与细胞内物质的相互作用产生有害成分(如加合物,adducts),产生具有高度活性的含氧分子[如活性氧簇,reactive oxygen species(ROS)],改变细胞氧化还原状态,组织损害,癌症以及损害其他代谢过程。

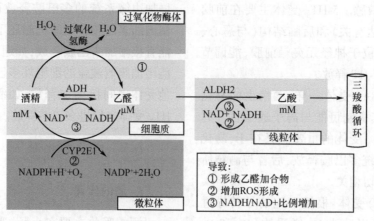

图 16-9　酒的氧化途径

(1) ADH:是酒的主要肝内代谢酶,位于细胞质中,能氧化酒精,使之成为乙醛,乙醛为较高活性的毒性物质,与许多组织损害有关。如表 16-5 所示,ADH 为较为复杂的家族,有许多同工酶构成。在人类,根据药代与结构,把 ADH 分为 5 类。氧化过程需要辅酶型烟酰胺腺嘌呤二核苷酸(nicotinamide adenine dinucleotide,NAD$^+$)的参与,失去两个氢离子,变成 NADH。

ADH 基因家族编码许多酶。如表 16-5 所示,基因多态性发生在 ADH1B 和 ADH1C 基因位点,不同基因多态性与不同的酶活性相关。ADH1B 等位基因发生在不同的人群中,如 ADH1B * 1 型主要在白人与黑人中,而 ADH1B * 2 常在中国人、25% 的犹太人中出现。ADH1C * 1 和 ADH1C * 2 常出现于白人中。另外,非洲后裔美国人和土著美洲人具有 ADH1B * 3 等位基因,对酒精的代谢速度大于 ADH1B * 1 基因的携带者。

(2) ALDH:ALDH 有许多同工酶,但是只有细胞质内的 ALDH1 与线粒体内的 ALDH2 能代谢乙醛。ALDH2 基因多态性在临床意义很大,有两个等位基因变异,如果在 487 位点上的谷氨酸(Glu)被赖氨酸(Lys)代替,则编码的 ALDH 酶没有活性,如果是 Lys/lys 的纯合子(ALDH2 * 2)完全不能代谢乙醛。ALDH2 * 2 主要存在于东亚人群,如中国、日本、朝鲜人中。如果是杂合子(有一个 ALDH2 * 2 基因拷贝),虽然有明显的酒后面红反应,但随着对乙醛的耐受增加,仍然可能大量饮酒,这种人群的酒精相关损害(如食管癌)更加严重。

表 16-5　人类乙醇脱氢酶(ADH)同工酶

类	基因分类		蛋白	K_m mM	V_{max} min^{-1}	组织
	新	旧				
I	ADH1A	ADH1	α	4.0	30	肝
	ADH1B * 1	ADH2 * 1	β₁	0.05	4	肝、肺
	ADH1B * 2	ADH2 * 2	β₂	0.9	350	
	ADH1B * 3	ADH2 * 3	β₃	40.0	300	
	ADH1C * 1	ADH3 * 1	γ₁	1.0	90	肝、胃
	ADH1C * 2	ADH3 * 2	γ₂	0.6	40	
II	ADH4	ADH4	π	30.0	20	肝、角膜
III	ADH5	ADH5	χ	>1,000	100	大多数组织
IV	ADH7	ADH7	σ(μ)	30.0	1,800	胃
V	ADH6	ADH6	?	?	?	肝、胃

注:ADH1B 和 ADH1C 基因有几种变异,具有不同水平的酶活性。米氏常数 K_m 用于描述酶的活性状态,指是反应速度为最大值的一半时的底物浓度,单位是 mol/L,$1/K_m$ 可以表示酶对底物亲和力的大小,$1/K_m$ 越大,表明亲和力越大,多底物酶有不同的 K_m 值,最适底物的 K_m 值最小。V_{max} 为最大反应速度。

ADH 和 ALDH 同工酶活性也影响酒相关的组织器官损害。酒精性肝硬化发生在 70% 携带 ALDH2 * 2 等位基因人群中,低活性的 ADH 和 ALDH 的基因多态性与食管癌和颈部肿瘤正相关。

(3) 细胞色素 P450 酶:包括 CYP2E1、CYP1A2 和 CYP3A4,主要位于微粒体,也参与肝内酒精的氧化反应。长期饮酒可以诱导 CYP2E1 活性,CYP2E1 在酒精浓度很高时,可能在酒精代谢中起到重要作用(K_m=8)。此外,CYP2E1 依赖的酒精氧化反应也可以肝脏组织以外(如脑)组织内发生,而肝外的 ADH 活性很低。同样,CYP2E1 可以产生活性氧簇

（ROS），ROS 是一类性质十分活泼的化学基团，它主要包括超氧自由基、氢过氧化物自由基、过氧化氢等，增加组织损害的危险。

（4）过氧化氢酶：位于过氧化物酶体（peroxisome），过氧化物酶体是由一层单位膜包裹的囊泡，直径为 0.5~1.0μm，普遍存在于真核生物的各类细胞中，在肝细胞和肾细胞中数量特别多。过氧化物酶体含有丰富的酶类，主要是氧化酶、过氧化氢酶和过氧化物酶。氧化酶可作用于不同的底物，其共同特征是氧化底物的同时，将氧还原成 H_2O_2。H_2O_2 是氧化酶催化的氧化还原反应中产生的细胞毒性物质。慢性饮酒能导致肝脏中心部位 H_2O_2 浓度增加。

2）非氧化途径：酒精通过非氧化途径代谢较少，但代谢产物具有病理作用。目前发现，至少有两种代谢途径，一是在脂肪酸乙酯合成酶的催化下酒精与脂肪酸结合形成脂肪酸乙酯（fatty acid ethyl ester，FAEE），如果长期饮酒，可以在血清或其他组织内发现 FAEE，即使在停止使用酒精之后。FAEE 对组织的损害的影响目前还不清楚。另外一个途径是在磷脂酶 D（phospholipase D，PLD）的催化下形成磷脂酰乙醇（phosphatidyl ethanol）。PLD 只是在酒精较高浓度下发挥作用。磷脂酰乙醇很难被代谢，在长期饮酒后体内有积蓄，但对细胞的影响目前还不清楚。

酒代谢的氧化与非氧化代谢途径相互关联，抑制氧化途径，如抑制 ADH、CYP2E1，过氧化氢酶能增加非氧化途径功能，使在肝、胰的 FAEEs 等代谢产物增加。

2. 酒代谢过程中产生的不良后果

（1）缺氧：如前所述，在酒精的代谢过程中，产生了 NADH，NADH 需要在线粒体内被氧化，失去 H^+ 转换成 NAD，H^+ 与 O_2 结合生成 H_2O，此过程需要足够的 O_2。研究发现，在酒精代谢中，肝细胞摄氧量增加，远离动脉处的肝组织含氧量相对较低，则可能导致肝细胞缺氧，产生细胞损害。

（2）加合物形成：在酒精代谢过程中，产生乙醛以及活性氧簇，乙醛以及活性氧簇与细胞内氨基酸和其他分子结合，形成稳定或不稳定的加合物。

1）乙醛加合物：乙醛与氨基酸如赖氨酸、半胱氨酸以及某些芳香族氨基酸结合形成乙醛加合物。乙醛-赖氨酸加合物可在酒饲养大鼠的红细胞膜上发现，这种加合物可诱发免疫反应，导致肝损害。在酒滥用病人的红细胞膜上，可见有乙醛加合物，可能与慢性酒中毒所致的巨红细胞症有关。乙醛也能与单胺类神经递质，如多巴胺结合形成 6,7-二羟基-1-甲基-1,2,3,4-四氢异喹啉（salsolinol），与酒精依赖形成有关；加合物与 DNA 结合，形成致癌加合物，如 1,N_2-propanodeoxyguanosine。

2）形成活性氧簇（ROS）：ROS 包括过氧化物（superoxide），过氧化氢（H_2O_2），次氯酸（OCl^-）和羟自由基（hydroxyl radicals），能从其他分子上"偷取"氢原子，使之成为具有高度活性的自由基。另外，ROS 也能与稳定的分子结合形成自由基。通过这两种机制，ROS 在癌症、动脉硬化、糖尿病、炎症、老化等的发生、发展起着重要作用。如前所述，在酒精代谢中产生 ROS，导致脂肪过氧化反应，形成一些物质如丙二醇（malondialdehyde，MDA）和 4-hydroxy-2-nonenal（HNE），两者均能与蛋白形成加合物。另外，乙醛与 MDA 可以与结合形成稳定的 MDA-乙醛-蛋白加合物（MAA）。所有的这些加合物均能诱发免疫反应。

三、导致饮酒相关问题的原因

饮酒相关问题（drinking-related problems）是指由于饮酒所导致不良后果，可以是有害的行为问题（如急性酒中毒、酒后驾车等），可以是躯体健康问题（如肝硬化、酒精性末梢神经炎），也可能是精神心理问题（如酒依赖、酒精性人格障碍）。饮酒相关问题不仅仅发生在长期慢性饮酒后，也可能是大量饮酒之后（如意外事故、暴力行为等）。本节主要把重点放在临床常见的饮酒相关问题上，如酒依赖、酒滥用等（图 16-10）。

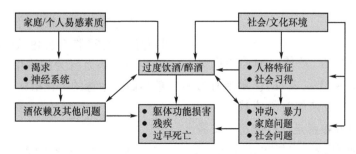

图 16-10 饮酒与酒相关问题关系

可以将家庭/个人易感素质、社会/文化环境理解为饮酒问题的起始因素,可以将酒依赖(心理问题)、躯体功能损害等、冲动暴力(家庭、社会问题)理解为结果因素,把神经系统适应性改变理解为生物学的中介因素,将心理人格特征、社会习得理解为社会、心理的中介因素。这些因素相互作用,有时互为因果,构成复杂的临床现象。

(一) 社会文化因素

毫无疑问,饮酒问题发生的严重性在不同社会、文化环境中有所不同,主要的影响因素包括价值观、社会习俗、社会角色、经济发展、饮食习惯、社会应激等。国内外研究均发现,以下社会因素与饮酒相关问题关系较大:男性、受教育程度较低、婚姻破裂、重体力劳动、社会对醉酒者的容忍度、收入低者(发达国家)等。

我国是世界上最早掌握酿酒技术的国家之一,也是以酒文化而著称的国家。饮酒往往是日常生活的一部分,尤其在节日、婚丧嫁娶或生日聚会等场合。有些地区,常以酒祭奠天地、神灵或祖先。虽然许多有关酒的习俗依然存在,但饮酒行为还是发生了显著变化。当今社会竞争激烈,在许多场合中,饮酒往往是事业成功的必经之路。有些商界人士认为,饮酒能缓解紧张,有助于社会交往。进而,酒也成了维系人际关系的纽带。

中国酒文化提倡集体饮酒及就餐时饮酒,不鼓励独自饮酒和以酒浇愁,这可能有保护作用。但传统的干杯、敬酒、猜酒、逼迫客人喝酒,以喝醉表示哥们义气、豪爽往往使饮酒者受害,是我国饮酒文化的糟粕。

随着我国经济发展,伴随着我国居民购买力增加,制酒工业突飞猛进,如前所述,人均饮酒量大增,可以肯定,我国饮酒相关问题将会进一步增加。

(二) 家族/个体易感性

1. 遗传

酒精依赖有家族聚集性,酒依赖的遗传度为51%~65%(男性)和48%~73%(女性)。最强有力的饮酒问题预测指标是一级亲属有酒依赖者。一般来说,一级亲属中有酒依赖者是没有此遗传史者发生饮酒问题的 2 倍,这种情况也发生在二级、三级亲属上。同卵双生子酒依赖的共病率明显高于异卵双生子,寄养子研究也发现,双亲为酒依赖的儿子被寄养在非酒依赖的寄养父母家中,仍然有较高的酒依赖的发生率,皆说明遗传的重要性。

研究还发现,有品行障碍、抑郁和高神经质、反社会、追求好奇、外向的个体,酒依赖遗传的危险度明显增加。

与酒依赖或大量饮酒相关的染色体区域主要有 4 号、9 号染色体长臂(4q、9q),前者与乙醇脱氢酶(ADH)基因簇位置接近。另外,1 号染色体短臂(1p)也获得了较多的支持。其他与酒依赖或酒精使用障碍相关的区域还包括 5、6、7、11 号染色体及 16p。

在易感基因方面,研究发现,乙醇脱氢酶(ADH)和乙醛脱氢酶(ALDH)对酒精代谢和依赖倾向影响很大。人类有 10 余种 ALDH 亚型,具有乙醛氧化作用的是 ALDH1A1、ALDH1B1 和 ALDH2,后者对乙醛的廓清率(Km)约 $30\mu mol/L$,而前两者的 $Km < 5\mu mol/L$。线粒体的 ALDH2 在乙醛代谢中起关键作用。该基因位于染色体 12q24 区域,其多态性 Glu487Lys 可导致催化作用的缺失。ALDH2 * 2 几乎只存在于亚洲人群中,与乙醛高血浓度有关,ALDH2 * 2 的个体表现为少量饮酒即出现脸红、心慌、出汗、恶心、呕吐等症状,从而限制了乙醛脱氢酶活性低者的饮酒。但临床发现,有不少饮酒后即脸红者,在多次饮酒后饮酒量能逐渐增加,机制不清,可能与乙醛脱氢酶活性增加或通过其他途径代谢,或者对乙醛的耐受性较高有关。乙醇脱氢酶(ADH)能使乙醇代谢为乙醛,在有酒依赖的家族中,ADH2 * 2 等位基因频度很低,说明 ADH2 * 2 具有保护作用。

其他可能影响酒精代谢(使用和依赖)的基因还包括 γ-氨基丁酸$_A$(GABA$_A$)受体基因、μ-阿片受体基因、5-羟色胺转运体(5-HTT)基因和神经肽 Y 受体基因等。

2. 神经生化

酒瘾者的血小板 5-羟色胺水平较低,脑脊液 5-羟色胺代谢产物 5-羟色胺酸水平也较低,特别是具有冲动与暴力行为的酒中毒患者。有人将这种现象当做酒中毒的生化指标。

3. 神经生理

研究发现,酒依赖者的事件相关电位 P300 波幅降低,而且酒依赖者的年轻后代也有类似的现象。P300 被认为是注意、记忆过程神经生理指标,其波幅随着年龄以及成熟程度而增加。但是,P300 异常特异性较低,在其他精神疾病中也可以出现。

(三) 心理学因素

一般认为,酒精依赖病人并没有共同的病前人格特点。但临床上还是可以见到,酒依赖患者往往比较外向、冲动、寻求刺激。根据行为理论,条件性刺激(线索)、正性条件刺激(如增加快感)、负性条件刺激(如减少焦虑、抑郁、应激刺激、戒断症状等)形成了条件反射,产生正性强化作用和负性强化作用。另外,个体的"期待(expectancies)"也起着重要作用,酒滥用者往往在心理上过分强调酒所产生的快感,而对不良后果视而不见。

四、酒相关问题的临床特征

(一) 酒依赖的临床表现

有关描述酒成瘾的术语很多,如酒中毒(alcoholism)、酒瘾(alcoholic),以及后来的酒依赖(alcohol dependence)等。1976 年,英国学者 Edwards 等提出酒依赖模型,基本假设是依赖不是全或无现象,而是有不同严重程度。酒依赖的临床特征如下。

1. 固定的饮酒方式(narrowing of the drinking repertoire)

多数饮酒者多能控制自己的饮酒行为,根据环境调整自己的饮酒方式。但是,酒依赖者饮酒方式比较固定,如晨起饮酒、在不应该饮酒的时间、场合也饮酒,主要是为了维持体内酒精浓度,以免出现戒断症状。

2. 特征性寻求饮酒行为(salience of drinking-seeking behaviour)

酒依赖者把饮酒作为第一需要(priority),为了饮酒可以不顾一切,可以采用任何手段。患者明知道继续饮酒的严重后果,但难以自制。

3. 酒耐受性增加(increased tolerance to alcohol)

表现饮酒量增加,"可以把同桌人都喝到桌子底下"。但在晚期,由于肝功能受损,耐受性反而下降,表现"一喝就醉",但又"不喝不行"。酒耐受性增加的同时,对其他药物(如巴比妥类、苯二氮草类)也会出现交叉耐受。

4. 戒断症状(withdrawal symptoms)

戒断症状可轻可重,重者可危及生命,与个体差异和依赖程度有关。戒断症状的发生与体内酒精浓度有关,依赖严重者晨起就要饮酒,目的是缓解戒断症状。戒断症状主要有以下表现:

(1) 震颤:开始为细微的震颤,以后可能发展为粗大震颤。有许多酒依赖的病人如果早上不喝酒,连刷牙、洗脸都困难。

(2) 恶心:主要表现干呕,饮酒后缓解。

(3) 出汗:病人常半夜因大汗淋漓而惊醒。

(4) 情绪不稳:主要表现烦躁、焦虑、抑郁。

5. 为了避免戒断症状而饮酒

在依赖的最初阶段,病人觉得需要在午饭喝酒以缓解不适,随着症状发展,病人需要晨起饮酒,后来需要在夜间饮酒,最后是身不离酒。在我国,很多处于依赖早期的病人,因为喝酒的机会较多,从来没有出现过戒断症状,直到晨起饮酒才发现自己可能成瘾了,但病人往往找很多借口,有意、无意否认自己的问题,等到医院看病,已经到了依赖的严重的阶段了。

6. 渴求

特别想喝酒,渴求往往与环境有关,诱发渴求的因素诸如:戒断症状,焦虑、抑郁、兴奋情绪,到了喝酒的地方等。病人知道应该少喝酒,以免出丑,但往往不能控制饮酒量。

7. 多次戒酒失败

这是成瘾行为的共性,病人多次戒酒,但总是保持不了多长时间,又再次饮酒。

与依赖有关的概念是滥用。滥用(abuse)在 ICD-10 分类系统中称为有害使用(harmful use),是一种适应不良方式,由于反复使用药物导致了明显的不良后果,如不能完成重要的工作、学业,损害了躯体、心理健康,导致法律上的问题等。滥用强调的是不良后果,滥用者没有明显的耐受性增加或戒断症状,反之就是依赖状态。目前,DSM 系统已经将依赖与滥用合并,统称物质使用障碍。

(二) 酒精所致精神障碍临床表现

酒精所致精神障碍(alcohol-induced mental disorders)主要包括以下内容。

1. 急性酒精中毒(alcohol intoxication)

酒精是中枢神经系统抑制剂,个体对酒精的反应差异很大,取决于血液酒精浓度和个体耐受性。如前所述,在没有明显成瘾情况下,饮酒量或血液内酒精的浓度的不同,其抑制的程度及范围不同。如一个 60kg 体重的成人,饮酒在 3 ~ 5 两(150 ~ 250g)高度白酒(50 度),其血液酒精浓度在 0.06% 左右,此血液浓度的酒精首先抑制的是大脑皮质,结果皮质下释放,则出现松弛感,使情绪释放,出现欣快而轻佻,"酒逢知己千杯少,话不投机半句多","酒后吐真言";决策、做事也往往缺乏深思熟虑,讲话常常凭一时冲动,不再做周详的考虑。随着饮酒量增加,抑制也进一步加深,大约在饮高度白酒250 ~ 300g,酒精的血液浓度大致在 0.1%,出现所谓醉酒状态,精神活动、语言及运动功能抑制加深;对周围事物反应性降低,感觉迟钝,判断记忆受损,自控力下降,易冒险,动作不稳,可有攻击挑衅,联想散漫,借题发挥,步态不稳、构音含糊、少言不语,其后大脑处于高度抑制状态,醉倒不起,呕吐、便溺全然不知。当血液浓度超过 0.40% 时,则可能出现昏迷、呼吸心跳抑制,死亡的可能性很大。

病理性醉酒(pathological intoxication):曾在文献中大量出现过,表现为在进少量酒后突然冲动,出现攻击暴力行为,以深度睡眠后结束,醒后遗忘。但没有多少证据说明这是一个临床疾病单元,在 DSM-IV 中不再有这个疾病类别。

酒所致遗忘(alcoholic-induced amnesias,"blackouts"):指一种短暂的遗忘状态,多发生在醉酒状态后,但当时并没有明显的意识障碍。次日酒醒后对醉酒时的言行完全遗忘,遗忘的片段可能是几个小时,甚至更长时间。

2. 单纯性酒戒断反应(uncomplicated alcohol withdrawal)

戒断反应表现多种多样,一般地发生在断酒后 6 ~ 12 小时后,开始有手抖、出汗、恶心,继之出现焦虑不安、无力等精神症状,患者有强烈的饮酒渴望。此时如果还没有酒喝,症状逐渐增加,在断酒后24 ~ 36 小时,可见发热、心悸、唾液分泌增加、恶心、呕吐等,体征上可有眼球震颤、瞳孔散大、血压升高等,戒断反应在 48 ~ 72 小时达到高峰,继之症状逐渐减轻,4 ~ 5 天后躯体反应基本消失。

3. 酒精性癫痫

有大约 30% 病人在戒酒期间出现癫痫样痉挛发作,表现意识丧失、四肢抽搐、两眼上翻、角弓反张、口吐白沫等,持续时间不定,一般在 5 ~ 15 分钟意识恢复,称为酒精性癫痫,这种情况危急,需要住院观察。

4. 酒精性幻觉症(alcohol hallucinosis)

病人在戒酒后出现不适、焦虑,短暂的视幻觉、触幻觉或各种错觉。在此阶段,患者的现实检验能力可能还存在。但严重者,上述精神病性症状更为明显,如无中生有听到别人的责骂声和威胁声,为此惊慌失措,向人求助,或企图自杀。亦可有错视、视物变形,多系恐怖场面,故有冲动伤人行为,会造成非常严重的后果。一般持续数日,亦可迁延不愈,往往向震颤谵妄发展。

5. 酒戒断性谵妄(alcohol withdrawal delirium)

严重的慢性酒中毒病人,如果突然断酒,开始出现前面描述的戒断症状,随着症状加重,大概在断酒后 3 ~ 4 天,出现震颤谵妄。

症状的特点是意识模糊,分不清东西南北,不识亲人,不知时间,有大量的知觉异常,如常见形象歪曲而恐怖的毒蛇猛兽、妖魔鬼怪,病人极不安宁、情绪激越、大喊大叫。最重要的特征是全身肌肉有粗大的震颤,上述症状有昼夜节律。尚有发热、大汗淋漓、心跳加快、血压升高等自主神经系统症状。可出现白细胞升高,脑电图异常、肝功能异常等。如果处理不当,病人常因高热、脱水、衰竭、感染、外伤而死亡,死亡率在 5% 左右。震颤谵妄常突然发生,持续 2 ~ 3 天,甚至更长时间清醒后,对震颤谵妄的症状不能完全回忆。有些病人,特别是谵妄时间较长者,可能遗留有遗忘综合征(Korsakoff 综合征)。

（三）饮酒所致躯体疾病临床表现

酒精对身体的作用可分为急性及慢性作用。其急性作用主要表现为急性胃、食管出血等，慢性作用指长年累月大量饮酒，超过肝脏的代谢能力，引起各脏器的损害，表现在脑、周围神经系统、肌肉、心脏、肝、胰、消化道等。酒精所引起的内脏并发症有明显的个体差异，对不同的人来讲，所致的各脏器损害不平衡，有的人所受到的损害以某一脏器为主，如有人以肝脏损害为主，而有人以胰损害为主，有人以周围神经系统损害为主。

一般来说，与其他原因所致的躯体疾病相比，酒精所致的躯体脏器损害预后较好。例如，酒精性肝硬化病人的黄疸、腹水等看起来较严重，但戒酒后很快得到改善。因此给病人造成一个误会，认为饮酒所致的疾病问题不大，病好后再次饮酒，此类病人并不少见。

1. 消化道疾病

饮酒后消化道暴露于高浓度的酒精之下，食管和胃首当其冲。食管病变可由酒精的直接化学作用所引起，如食管炎。醉酒后大量呕吐，可使食道与胃的黏膜破裂，引起上消化道出血。有研究报告，大量饮酒与食管癌的发生有一定的关系，特别是长期大量饮用高度酒。

2. 肝脏疾病

大量饮酒与肝脏疾病的关系十分密切，这是因为90%以上所饮的酒精是在肝脏内代谢的。如果大量饮酒同时有大量的脂肪饮食，肝脏损害可能更为明显。

3. 胰腺炎

近年来，随着我国饮食结构的改变及饮酒量的增加，胰腺炎的发生率也有所增加。酒精性胰腺炎多数在大量饮酒后8~10年发生，其临床表现与一般的胰腺炎的临床表现无明显差异。

4. 心血管疾病

（1）冠心病：自古以来，我国就推崇酒的活血化瘀作用，认为饮酒可以减少心血管疾病。我们的调查发现，适量饮酒者较不饮酒者和大量饮酒者的心血管疾病发生率低。但最近的研究发现，饮酒对冠心病的作用仅仅表现为减少精神紧张、减少应激以及减轻疼痛的效果。尽管实验表明，使用酒精可使人和狗的冠状动脉血流增加，但对此结果有不同的看法，冠心病患者的冠状动脉血管弹性明显下降，管径明显狭窄，很难想象通过饮酒可以增加冠脉血流量。实际上，给冠心病患者少量饮酒后做运动负荷试验，血中酒精浓度在40mg/dl时即在心电图上出现缺血性变化，血酒精浓度在100mg/dl时，这种变化更为明显。

饮酒可诱发冠状动脉痉挛，饮酒后诱发心绞痛、心肌梗死并不少见。因此，冠心病患者应该戒酒，以减少心脏病的发作。

（2）心功能不全和心肌肥厚：长期大量饮酒可引起酒精性心肌炎，表现为左心室扩大，心肌肥厚，主要症状为呼吸困难、水肿等心功能不全症状，20%~30%的慢性酒精中毒病人有这种问题。一般来讲，酒精性心肌炎的预后较其他心肌炎为好，在戒酒后可见心脏明显缩小，心功能症状也随之好转，但再次饮酒后数月，心肌炎症状很快恶化。

（3）心律不齐、突然死亡：健康人在大量饮酒后，可出现一过性的期前收缩的心律失常症状。动物实验可发现，予动物大量的酒精后，出现心率减慢、传导阻滞、早搏，甚至心脏停搏。即使是健康的年轻人也可出现这种情况。大量饮酒者在饮酒后猝死例子并不少见，其原因可能与饮酒后诱发心律失常有一定的关系。

5. 神经系统疾病

长期大量饮酒者，由于饮食结构发生变化，食欲不振，不能摄入足够量的维生素、蛋白质、矿物质等必需物质，而且常还伴有肝功能异常、慢性胃炎等躯体疾病，营养的摄取也有一定的问题，故酒依赖者身体状况较差，贫血、营养不良者并不少见。长期的低营养状态与B族维生素缺乏势必影响神经系统的功能及结构。

（1）酒精性记忆障碍（alcohol amnestic disorder）：酒依赖者神经系统的特有症状之一是记忆障碍，特别是不能记住最近发生的事情，学习新知识十分困难，有一种特殊的记忆障碍称之为Korsakoff综合征，表现为记忆障碍、虚构、定向障碍三大特征,病人几乎完全丧失了近期的记忆,或对过去实际经历过的事物在其发生的时间、地点、情节上,有回忆的错误,张冠李戴、唐汉不分。由于记忆损害,病人在被要求回忆往事时,为了摆脱困境,以随意想出的内容来填补记忆的空白,称之为虚构。此类病人常对生活中的经历片刻即忘,连虚构的情节也不能在记忆中保持,在每次重述时都有变化,且易受暗示的影响。到后来,病人分不清东西南北,记不住亲人的姓名,更记不住年龄大小,外出不远即迷路回不了家。病人还可能有幻觉、夜间谵妄等表现。

(2) Wernicke 脑病:是由于维生素 B_1 缺乏所致,表现为眼球震颤、眼球不能外展和明显的意识障碍,伴定向障碍、记忆障碍、震颤谵妄等,大量补充维生素 B_1 可使眼球的症状很快消失,但记忆障碍的恢复较为困难,相当一部分的酒精性 Korsakoff 综合征是由 Wernick 脑病转来的。

(3) 酒精性末梢神经炎(peripheral neuropathy):也是由于维生素 B 族的缺乏所致,临床表现为左右对称性四肢无力、感觉麻木、针刺样或烧灼样的感觉,检查时腱反射减弱,浅感觉降低,闭上眼睛时站立不稳,手足出汗过多,严重时走路时鞋子、袜子掉了也不知晓。由于神经系统营养缺乏、躯体抵抗力很差,一旦四肢出现外伤,久久不能愈合,偶有因此而截肢的病人。

五、酒精相关问题的病史询问、检查

酒精相关问题的病史询问内容主要包括:饮酒史、饮酒方式、每日饮酒量、戒断症状史、戒酒史、躯体疾病、精神障碍史、药物滥用史,以及社会、心理功能,违法史等。需要进行较为详细的精神状况检查。

酒依赖患者有特征性外部特征:结膜、鼻子面颊皮肤毛细管增生,皮肤由于营养不良较薄,如果有戒断症状病人会有震颤。躯体检查可发现肝脏增大、心率快等。

1982 年世界卫生组织(WHO)组织了一个多国协作研究,旨在发展一个能在人群中早期筛查出危险饮酒和有害饮酒的量表,即"酒精使用障碍筛查量表(AUDIT)",已在世界上广泛应用。该量表共10 题,前 8 道题为五级评分,后 2 道题为三级评分,条目包括饮酒量、饮酒频度、酒依赖项目和遗忘等。以划界分为 8 分,该筛选量表敏感性为 0.95,特异性为 0.85。根据不同的 AUDIT 分数,处理方式如图 16-11 所示。

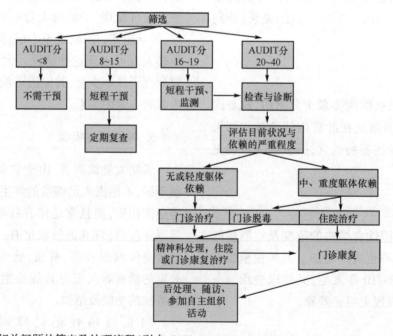

图 16-11　酒相关问题的筛查及处理流程(引自:R Room. 2005. Alcohol and public health. Lancet,365:51930)

六、治　疗

治疗的第一步是建立良好的医患关系,病人往往是带着无奈来到诊室,或者嘴上说要戒酒,但三心二意。所以接诊时应该充分注意病人的心态,医生过分的语言往往会把病人吓走。例如,"你咋回事,上次讲了不让再喝了,你怎么说话不算话呢?""你到底要命还是不要命了?"建立良好医患关系首先要仔细询问病人的病史,倾听病人的痛苦,尽量用开放的问题询问病史,这样可以在病人讲述病史的时候,自己就把自己的问题给理清楚了。

让酒依赖者接受治疗的第一个障碍是来自病人的"否认",不管是有意的还是无意的,病人总是把自己的问题淡化,或根本不承认自己有问题。在这种情况下,医师首先搞清否认的原因,倾听病人的解释。如果病人内心认识到他的问题,但为了面子,不愿承认,此时医师要表现出耐心,要表示真诚帮助的态度,使病人消除戒备心理。可让病人记录每日的饮酒情况,包括饮酒量、次数、环境、饮酒时酒友、饮酒前的内心活动等,使医师有机会全面了解病人与饮酒有关问题,有的放矢帮助病人。

有时病人虽然承认了自己的问题,但仍拒绝接受治疗。他们声称自己能够控制自己,"想喝就可以喝,不想喝就可以停止","我现在一点都不想喝酒"。这时医师不能与之发生争执,以免加剧病人的否认、焦虑和愤怒。医师应平心静气把他的问题说清楚,并通过家属做工作。动机强化治疗(见第十一节)往往在建立良好的医患关系,增加病人的治疗动机有较为重要的作用。

酒依赖者是彻底戒酒还是减少饮酒量仍有争论。传统的观念认为,治疗的目的应是彻底与酒绝缘,理由是酒依赖者不能控制自己的饮酒行为,戒酒后再次饮酒,虽然开始一段时间内也许会控制饮酒量和饮酒频度,但迟早会恢复到戒酒前的水平。但有些研究发现,有 10%～15% 的酒瘾者能在长时间内控制自己。不过有人对此研究结论有质疑,认为存在方法学问题。笔者认为,对于严重的酒依赖并伴有躯体问题者,多次住院者,彻底戒酒无疑是病人的唯一出路,如果病人的依赖程度不重,有着良好的个体素质,自控力较强,可以在躯体、心理问题解决后适量饮酒。

(一) 积极治疗原发病共病

临床上酒依赖患者常常共患有精神障碍,最常见的是人格障碍、焦虑障碍、抑郁障碍、精神分裂症等。精神障碍与酒依赖的关系有两种:一种是精神问题是原发的,是导致大量饮酒的原因;另一种是酒依赖为原发的,由于依赖导致了精神问题。我们在治疗酒相关问题时千万不能忽视精神问题。

躯体并发症更是能忽视,特别是肝脏、心脏问题多见,需要与内科医师合作,认真诊治。根据笔者在国外工作的经验,在住院后第一、二周应与内科医师合作处理内科问题,然后才由精神科医师、心理学家、社会工作者处理酒瘾问题。

(二) 加强营养

酒依赖患者由于生活不规则、大量饮酒,抑制食欲,进食较差。酒仅能提供能量,不含机体所需的蛋白质、维生素、矿物质、脂肪酸等物质,加上病人的胃肠、肝脏功能损害,吸收障碍,所以营养物质缺乏是严重酒瘾者存在的问题。应加强营养,以提高机体的抵抗力。

(三) 药物治疗

1. 急性酒中毒的治疗

急性酒中毒的救治原则基本上同其他中枢神经抑制剂中毒的救治,包括催吐、洗胃,生命体征的维持,加强胃肠保护、水电解质平衡等一般性措施。此外,近年来有人将阿片受体拮抗剂纳洛酮(naloxone)用于急性酒中毒的救治。一般用法为肌内注射 0.4～0.8mg/次,也有用 0.4～0.8 mg 溶解在 5% 的葡萄糖溶液中静脉滴注,可重复使用,直至患者清醒为止。据称及时、充分地使用此药,不仅可提高存活率,减少并发症,而且可缩短昏迷时间,目前已在很多地方作为常用的急救方案。

2. 戒断症状的处理

戒断症状可以分为三期,基本的表现如表 16-6 所示。

表 16-6　酒戒断症状评分

症　状	第一阶段（每项 1 分）	第二阶段（每项 2 分）	第三阶段（每项 3 分）
戒酒时间	5~8 小时	8~72 小时	72~96 小时
体温	37.2~37.7℃	37.7~39.1℃	39.1~40.5℃
脉搏	100~120 次/分	120~140 次/分	>140 次/分,可能有节律不齐
呼吸	20~24 次/分	24~30 次/分	>30 次/分
血压	不稳或升高	收缩压 > 160mmHg,舒张压>100mmHg	收缩压 > 180mmHg,舒张压 > 120mmHg 或收缩压 < 100mmHg,舒张压 < 60mmHg
焦虑、不安	轻度	中度	重度
震颤	轻度(可能不明显)	明显	严重、整个身体震颤
出汗	轻度	明显	大汗淋漓
恶心、呕吐	轻度	中度	严重、甚至大便失禁
睡眠	较差,转醒 1~3 次	在半夜转醒	彻夜不眠
意识	不能连续减 7,但定向好	在第二天出现定向障碍	定向障碍、不识亲人
幻觉	无	轻	明显
抽搐	无	持续时间不超过 5 分钟	反复发作

（1）单纯戒断症状：由于酒精与苯二氮䓬类药理作用相似，在临床上常用此类药物来解除酒精的戒断症状。要足量，不需要缓慢加药，这样不仅可抑制戒断症状，而且还能预防可能发生的震颤谵妄、癫痫发作。住院患者地西泮剂量一般为 10mg/次，3~4 次/d，首次剂量可更大些，口服即可，没有必要加用抗精神病药物。由于酒依赖者的成瘾素质，所以应特别注意，用药时间不宜超过 5~7 天，以免发生对苯二氮䓬类的依赖。如果在戒断后期有焦虑、睡眠障碍，可试用抗抑郁药物。表 16-7 示门诊戒酒的地西泮的使用剂量。

表 16-7　门诊戒酒地西泮用药剂量（mg）与时间

	6am	12am	6pm	睡前
第一天		7.5	7.5	7.5
第二天	5	5	5	5
第三天	5	2.5	2.5	5
第四天	2.5	2.5	0	5
第五天	0	2.5	0	2.5

如果病人有呕吐，可给予甲氧氯普胺（胃复安，metoclopramide）10mg 口服或肌内注射。

（2）震颤谵妄：谵妄在断酒后 1~4 日出现，多在 72~96 小时达到极期，需要注意的是其他脑部疾病、代谢、内分泌问题也可出现谵妄，应予鉴别。处理原则：①一般注意事项：发生谵妄者，多有不安、兴奋，需要有安静的环境，光线不宜太强。如有明显的意识障碍、行为紊乱、恐怖性幻觉、错觉，需要有人看护，以免发生意外。由于大汗淋漓、震颤，可能有体温调节问题，应注意保温。同时，由于机体处于应激状态、免疫功能问题，易致感染，应注意预防各种感染、特别是肺部感染。②镇静：苯二氮䓬类应为首选，地西泮一次 10mg，一日 2~3 次，静脉滴注或缓慢注射，根据病人的兴奋、自主神经症状调整剂量。肌注吸收慢而不规则，亦不完全。肌注 20 分钟内、静注 1~3 分钟起效。静脉用药开始 10mg，以后按需每隔 3~4 小时加 5~10mg。24 小时总量以 40~50mg 为限。一般持续 1 周，直到谵妄消失为止。或者使用罗拉西泮。注意苯二氮䓬类的呼吸抑制作用，对于躯体疾病者特别应该注意。也可使用抗癫痫药物，如丙戊酸盐制剂等。③控制精神症状：可选用氟哌啶醇，5mg/次，肌内注射，随症状的强弱增减剂量。必要时可静脉滴注。④其他：包括补液，纠正水电解质、酸碱平衡紊乱，补充大剂量维生素等。

（3）酒精性幻觉症、妄想症：大部分的戒断性幻觉、妄想症持续时间不常，用抗精神病性药物治疗有效，可选用第二代抗精神病药物，如利培酮口服，剂量不宜太大，在幻觉、妄想被控制后可考虑逐渐减药，不需像治疗精神分裂症那样长期维持用药。

（4）酒精性癫痫：可选用苯巴比妥类、丙戊酸盐类药物，注射使用。原有癫痫史的病人，在戒断初期就应使用大剂量的苯二氮䓬类,或者戒酒前4天给予抗癫痫药物,如丙戊酸钠(600mg/d),预防癫痫发生。

3. 酒增敏药

能够影响乙醇代谢,提高体内乙醇或其代谢物浓度的药物。此类药物以戒酒硫(tetraethylthiuram disulfide,TETD)为代表,另还有柠檬酸氰氨化钙(calcium carbimide)等,呋喃唑酮也有类似作用。预先3~4天服用足够剂量的TETD,可使人在饮酒后15~20分钟出现显著的体征或症状,如面部发热,不久出现潮红,血管扩张,头、颈部感到强烈的搏动,出现搏动性头痛;呼吸困难、恶心、呕吐、出汗、口渴、直立性低血压、晕厥、极度的不适、软弱无力,严重者可出现精神错乱和休克。敏感者仅仅7ml酒精即会引起症状,一旦出现反应,轻微者可持续30分钟,严重者可持续几个小时,症状消失后精疲力竭,深睡几小时可恢复。

以上躯体反应是体内乙醛增加的结果。此药中的双硫基可与体内的微量元素钼相结合而使之失去生物作用,而钼是肝细胞醛脱氢酶所不可缺少的成分。缺乏钼元素,则乙醛脱氢酶无法发挥脱氢作用,致使酒精代谢停留在乙醛阶段,这时血中乙醛浓度可达正常时的数倍至10数倍。由于乙醛浓度增加引起的不愉快感觉和身体反应使得嗜酒者见到酒后"望而却步",以达到戒酒的目的。

与安慰剂对照组相比,服用戒酒硫组在3~6个月时戒断率较高,但到戒酒后12个月时,两组的戒断率(戒酒硫组为12%,安慰剂组为23%)已无显著统计学差异。此后的一项多中心研究则认为,戒酒硫组与对照组最终的戒断率无显著差异,但戒酒硫组饮酒的总天数较对照组少。研究发现,此药对如下患者的效果较好:①年龄偏大者。②有强烈戒酒愿望者。③一些发作性狂饮者(间发性酒狂)。基于此,有些学者提出,戒酒硫治疗应选择一些高度合作的个体,并应建立健全监督体系,两者结合,方可收到良好效果。

TETD口服后胃肠吸收迅速而完全,由于脂溶性高,故排泄较慢,在服药一周后仍有约1/5残留在体内。TETD可在每天早上服用,最好在监护下一次用量0.5g。这种治疗对慢性酒精中毒者具有一定的效果,特别是合作的患者,推荐使用至少6个月。部分人可出现面部皮疹、过敏性皮炎、疲劳、震颤、头痛等不良反应,一般无需停药,可减药至0.25g或更少。少数人在应用TETD治疗中即使饮少量的酒亦可出现严重不良反应,甚至有死亡的危险。因此,患有心血管疾病和年老体弱者应禁用或慎用。在应用期间,除必要的监护措施外,应特别警告病人不要在服药期间饮酒。

4. 抗酒渴求药

(1)纳曲酮:动物实验表明,内源性阿片类物质在酒依赖的强化作用中起一定作用,阿片受体阻滞剂纳曲酮能减少实验动物饮酒量。1994年,美国FDA已经批准此药用于治疗酒依赖。研究发现阿片受体阻滞剂纳曲酮能减少实验动物饮酒量,能减少酒依赖患者饮酒量和复发率,特别是当与心理治疗联合使用时。纳曲酮每天剂量为25~50mg。

(2)阿坎酸钙(acamprosate):该药在结构上与GABA相似,是GABA受体激动剂,同时对N-甲基-D-天门冬氨酸(NMDA)受体具有抑制作用。Sass等在德国进行了一项类似的多中心研究,共272例酒依赖者参加了此项随机分组、安慰剂对照的双盲研究,观察时间为48周,在停药后继续随访48周。结果前60天内以及在结束前,研究组的持续操守率明显高于对照组,而且前者的操守时间(天数)比对照组明显要长,分别为224天、163天。据作者报告,阿坎酸钙的不良反应较少,常见为腹泻、头痛等。在继续随访的48周结束时仍保持操守率分别为39%和17%,有显著性差异。

阿坎酸钙以原型从肾脏排泄,不良反应很少。大概有不到10%患者在服药后主诉腹泻和腹部不适,但多轻微、短暂。不会加剧酒所致的精神运动性损害。

阿坎酸钙的口服推荐剂量是一次2片(666mg),一日2~3次。患者戒酒后即可立即开始使用阿坎酸钙治疗,当完成戒酒后也应维持用药,如果患者重新饮酒也应维持用药。阿坎酸钙应作为社会心理综合治疗的一部分。对于中度肾功能损伤患者(肌酐清除率30~50ml/min),推荐剂量为一次1片(333mg),一日3次。重度肾功能损伤患者(肌酐清除率≤30ml/min)不能服用。

(四)社会心理干预

酒依赖原因复杂,不是能靠任何单一手段能解决所有的问题。对于患者来说,戒断动机是第一需要的,对于一个动机不强的患者,治疗不可能合作,效果可想而知。但戒断动机可能在不同的阶段会有变化。如患者可能在严重渴求或遇到应激时戒断的动机就会降低。所以,动机增强的各种措施应该贯穿整个治疗中。

同任何成瘾性疾病一样,复发往往不可避免,似乎患者在酗酒-戒酒-再喝酒-酗酒的循环中。但是,患者从貌似重蹈覆辙的循环中明白了导致复发的社会、心理原因,学到了如何应付这些问题,加上社会、心理的支持、干预,还是有不少患者从这些循环中返回到主流社会中,我们永远不要放弃对这些患者的信心,只要患者还有戒酒动机。

下面仅仅简述短期干预(brief interventions, BIs),动机增强治疗、认知行为治疗等参阅成瘾行为的社会心理干预章节。

顾名思义,BIs 是指时间上的,比如 5 分钟的劝导,但在实际操作中往往在 10～20 分钟/次。在上个世纪 80 年代开始用于酒相关问题的短期治疗,主要在西欧,后来传入到美国。BIs 主要目标人群不是已经严重酒成瘾的病人,而是依赖不重,人格相对完整的酒问题病人,可由内科医师进行。

BIs 的基本目标是帮助有酒问题的个体减少饮酒量,使之处于相对安全水平。但是不同个体差异甚大,很难划出一个"危险饮酒量"或者"安全饮酒量"。美国 NIAAA 提出平均饮酒量每日不超过两个标准杯(大概相当于两罐 5% 酒精含量的啤酒)。BIs 基本内容可以用 FRAMES 这几个英文缩写表示:

F＝feedback:对于病人的饮酒情况,提供反馈意见,强调潜在的危险。

R＝responsibility:强调病人在戒酒或减少饮酒相关危害中的责任。

A＝advice:劝导病人戒酒或减少饮酒量。

M＝menu:提供帮助病人的具体方法。

E＝empathy:将心比心,充分理解病人想法与感觉。

S＝self-efficacy:向病人逐步灌输解决酒问题的信心,增加自我效能。

下面是 FRAMES 一个具体案例。

治疗者:你的肝功能检查有问题,心脏也大,说明喝酒太多,使肝功能、心功能受到损害(feed-back)。

患者:哎呀,我还真没有觉得喝得太多,其实我喝得并不比我的同事多呀,当然我老婆天天嘟囔我是酒鬼。

治疗者:人与人不一样,现在的问题是你身体出了问题,不是别人的身体出了问题,是该考虑喝酒问题的时候了,戒酒与否是不是该你来认真考虑(responsibilities)。

患者:我从高中毕业后就开始喝酒,我从来就没有想到过戒酒,而且场面上的事情很多,不喝不行呀。

治疗者:我想这只是借口而已,戒酒成功的人有的是,不喝酒能办成事的人有的是,关键是是否能下决心。现在有一张纸,请你把喝酒的好处与坏处,戒酒的好处与坏处列出来,然后你再来做决定(advice)。

(患者按照治疗者的指导,分别列出了喝酒的好处与坏处,戒酒的好处与坏处)

患者:看来还是要戒酒,那你看我该怎么办?

治疗者:有很多方法可以选择(与患者讨论戒酒有关的方法、戒酒的困难与应付方式等)(menu)。

……

患者:谢谢大夫,我已经想清楚了,如果刚才还在犹豫的话,现在我已经决心戒酒,再不戒酒身体不行了,工作可能有问题,老婆也不要我了。

治疗者:这是个好消息,我知道你是想了好久才做出这个决定的,身体、工作、老婆问题只是你做出这个决定的外界因素,但最为高兴的是原来都是老婆逼你戒酒,现在是你想通了,自己要戒酒(empathy)。

患者:大夫,你太理解我了,但我还是不能肯定能否戒掉。

治疗者:你告诉过我,你在三年前因为肺炎就成功地把烟给戒掉了,有这样成功的经验,你也可以用在戒酒上,我相信你能行,当然还是有许多困难(self-efficacy)。

患者:那确实,戒烟是我最困难的事情,也是我最成功的事情。

相似的内容还可以用 5 个 A 表示:

A＝ask:询问病人的饮酒情况。

A＝assess:评估病人问题所在以及问题严重性等。

A=advice:反馈病人的饮酒情况,向病人提供建议戒酒或减少饮酒量。

A=assist:向已经有治疗动机的病人提供具体帮助。

A=arrange:安排病人的随访、家庭作业等。

实际上,FRAMES 与 5 个 A 有非常相似之处。第一个 A 非常简单,可以病人自我报告自己的饮酒情况,或者使用 AUTID 作用筛选工具,发现病人有无饮酒问题以及饮酒问题的严重程度。第二个 A 可以通过诊断标准对病人的酒相关问题进行诊断与评估。如果病人有明显的饮酒相关问题,接着是第三个 A,在此过程中,向病人反馈目前的饮酒情况,包括饮酒量、饮酒频度、不良的饮酒方式,并与正常饮酒者相比较,同时要反馈病人目前存在的躯体、心理、家庭问题等,使病人充分意识到自己的问题,以增加改变的动机。评估病人改变的动机强弱也很重要,如果病人不想改变,后面的事情需要缓行。第四个 A 是根据病人的具体情况,在讨论后让病人梳理自己的问题,树立目标,如是戒酒还是减少饮酒量,必要时使用药物处理心理与躯体问题。鼓励病人思考戒酒的益处与饮酒的问题,与病人讨论在戒酒会遇到的问题以及应付方式,如如何应付高危环境,应付喝酒朋友等,告诉病人戒酒是一个长期的过程,不可能一蹴而就,让病人充分估计今后的问题与困难。最后一个 A 是随访病人,与患者保持良好的医患关系是最好的治疗,只要病人能够被随访,就说明他有治疗动机,我们可以在此过程中强化病人的治疗动机,改变病人的认知、应付方式等等。

随访研究表明,BIs 是一个多快好省的针对依赖问题不重的治疗方法。首先,治疗采取的是客观、非判断的方式与病人交流,不是说教式;其次,BIs 以患者为中心,不去强迫病人去改变,使病人的改变发自于内心,而非外界;第三,向患者传递这样的信息,"改变的钥匙在自己手里",是患者自己有责任改变自己的问题,外界只能提高某些帮助;最后,不断反馈病人的处境,鼓励病人取得成绩,提供患者自信与改变的能力。

第五节　阿片类物质所致精神障碍

阿片类药物(opiates)是指任何天然的或合成的、对机体产生类似吗啡效应的一类药物。阿片是从罂粟中提取的粗制脂状渗出物,粗制的阿片含有包括吗啡和可待因在内的多种成分。吗啡是阿片中镇痛的主要成分,大约占粗制品的 10%。阿片类镇痛药或称麻醉性镇痛药可以分为三类:①天然的阿片生物碱:如吗啡、可待因。②半合成的衍生物,如海洛因,是通过改变吗啡的化学结构(乙酰化)而获得的半合成衍生物。③合成的阿片类镇痛剂:按化学结构又可以分为苯基哌啶类、二苯丙胺类、吗啡喃类和苯吗啡喃类四类。

一、概　　述

(一)药理作用

自 1973 年以来,相继发现在脑内和脊髓内存在阿片受体。这些受体分布在痛觉传导区以及与情绪和行为相关的区域,集中在脑室周围灰质、腹侧被盖区、中脑边缘系统和脊髓罗氏胶质区(substantia gelatinosa)等区域。阿片受体已知有 μ、κ、δ 等多型,其中以 μ 受体与阿片类的镇痛和欣快作用关系最密切,在中枢神经系统分布也最广。阿片类药物通过上述受体可以产生以下一些主要的药理作用。

1. 镇痛、镇静作用

阿片类药物都具有不同程度的镇痛效应,在减轻疼痛的同时,并不降低视觉、听觉、触觉或压觉。用药后病人多处于安静状态,易入睡,但睡眠浅而易醒。镇静可减弱对疼痛的反应,可消除紧张和烦躁不安,产生松弛感。

2. 抑制呼吸中枢

阿片类药物能显著减慢呼吸频率,大剂量可使呼吸变慢而不规则,使生命受到威胁。吸毒者由于掌握不好吸毒剂量,常会吸毒过量,导致呼吸衰竭,在急诊室常可见到这类病人。

3. 抑制咳嗽中枢

这一作用是阿片类药物作为镇咳药的基础。长期抑制咳嗽反射,加上吸烟、生活无规律、营养差,吸毒者常常会出现呼吸道感染。

4. 兴奋呕吐中枢

阿片类能兴奋呕吐中枢,产生呕吐,特别在使用初期,使用者在使用阿片类药物后常有呕吐,但随着吸毒次数的增加,机体出现适应,呕吐反射则明显减弱。

5. 缩瞳作用

阿片类药物作用于第三对脑神经,产生缩瞳效应。机体对缩瞳作用不易产生耐受,针尖样瞳孔或瞳孔较小是阿片类使用及过量的重要体征之一。

6. 抑制胃肠蠕动

阿片类药物能明显抑制胃肠蠕动、兴奋胃肠括约肌,使胃肠道紧张度增高和推进性蠕动减弱,使食物通过肠道速度减慢。机体对阿片类的此种药理作用也不易产生耐受,临床上可见使用者便秘、食欲下降等。

7. 致欣快作用

阿片类药物作用于中脑边缘系统,能产生强烈的快感。在药品注入的短暂时间内,快感十分强烈,有人形容与性高潮类似,令人终生难忘。这种强烈的快感一会儿就过去了,大约就是一分钟,继之以似睡非睡的松弛状态。但欣快作用容易产生耐受,慢性使用者的快感明显下降。

(二) 吸收与代谢

阿片类药物可通过不同的途径给药,如口服、注射或吸入等。阿片类药物口服时以非脂溶性形式存在于胃内,很少从胃吸收入血流,大部分从肠道吸收。因为口服给药吸收不完全,所以给予口服阿片制剂的血药浓度一般只有同剂量注射给药的一半或更少。阿片类制剂以非脂溶性形式存在于血液中,这种形式的药物相当难以透过血脑屏障。但当吗啡被乙酰化成为海洛因后,则较易透过血脑屏障,这也许能解释为什么静脉注射海洛因所体验到的瞬间快感比注射吗啡更为强烈的原因。阿片类药物可分布到机体的所有组织,包括胎儿。在孕期持续使用阿片类药物的母亲所生下的婴儿对阿片类具有依赖性,如果在出生后不给予阿片类物质,也可以出现戒断症状。阿片类药物在由肾脏排泄之前,大部分由肝脏代谢。大多数阿片类药物的代谢较为迅速,平均代谢时间是 4~5 小时,故依赖者必须定期给药,否则会发生戒断症状。

(三) 分类

ICD-10 将有关物质所致精神障碍汇总在一起,包括使用酒精、阿片类、大麻、可卡因、镇静催眠剂、抗焦虑剂和兴奋剂、致幻剂等所致的障碍,编码为 F10~F19,其中,F11 为阿片类物质所致精神障碍。

第 4 位表示临床状态,第 5 位编码表示第四位编码的亚临床状态,第 4 位编码的临床状态主要包括:

F11.0　阿片类急性中毒

F11.1　阿片类有害使用

F11.2　阿片类依赖综合征

F11.3　阿片类戒断状态

二、检 查

(一) 病史询问

患者进入治疗环节后,应由医师、护士从不同的角度了解患者的药物滥用史及与药物滥用有关的问题。

(1) 药物使用史:所使用药物的种类、剂量,特别是入院前 5 天的使用情况,每天所花费的钱物、使用途径(口服、静脉、吸入)、开始使用的年龄、使用的时间等。

(2) 治疗史:包括既往治疗环境、治疗种类(自愿或强制)、治疗具体方法、病人的合作程度、治疗时间、病人对治疗的态度及评价等。

(3) 与药物滥用有关的内科问题:包括肝炎史、颅脑外伤史、躯体损伤史、结核史、肺部感染史、性病史、艾滋病史、亚急性心内膜炎史、溃疡脓肿史等。

(4) 其他情况:包括家庭、社会、精神病史,还有生活环境、住房、经济来源、法律问题、教育程度、工作史、性生活史、嗜好、家族史(是否有药物、酒精滥用者)、是否欠债等。

(二) 躯体检查

许多阿片类药物滥用者常有躯体问题,下面一些体征应予注意。

（1）一般情况：营养状况、体重、脱水征、有无中毒或戒断症状等。

（2）生命体征：体温、呼吸、脉搏、血压。

（3）皮肤：注射痕迹、瘢痕（沿静脉走行，一般在四肢，也可见于颈部、乳房、腹股沟、阴茎处），皮肤的各种感染、立毛肌竖起等。

（4）眼睛：瞳孔大小、流泪等。

（5）鼻：流鼻涕、鼻腔溃疡、脓鼻涕，严重的鼻腔感染提示通过鼻内用药，最近滥用较广的氯胺酮常常会导致鼻腔溃疡。

（6）口及咽喉：反复的口腔感染、溃疡，特别注意有无艾滋病的可能。

（7）肺部：结核以及其他慢性感染等。

（8）心脏：有心脏杂音特别要注意有无亚急性细菌性心内膜炎。

（9）腹部：特别注意肝脏情况。

（10）神经系统：注意腱反射、周围神经损伤、麻木等。

（三）精神状况检查

药物滥用与精神健康关系密切，患者在使用阿片类药物前后往往有心理或人格方面的问题。在药物滥用前的不良的精神状况和人格常是导致滥用阿片类药物的原因，在吸毒后由于吸毒所导致的问题又进一步加重了患者的精神和人格问题。而且要注意精神活性物质滥用与精神疾病的共病问题，因此要进行认真系统的精神状况检查。

（四）实验室检查

包括血液尿毒品检查、三大常规、性传播疾病检查（如梅毒、淋病等）、HIV试验、肺部 X 线检查、肝功能检查、乙肝、丙肝全套、心电图检查等。

三、诊断与治疗

根据病史、体格检查和诊断标准，阿片类所致精神障碍的诊断并不很困难。首先通过询问病史，了解使用史和使用方式，可以确定病人是否有躯体相关问题，如急性中毒、耐受性增加及戒断的表现；然后，继续询问病人的行为问题，如控制不了使用的剂量、次数，多次想戒，但欲罢不能等表现；是否因为使用精神活性物质而影响了工作、学习、生活，

带来许许多多的问题等。

（一）急性中毒

急性中毒往往发生在自杀或者剂量及纯度掌握错误所致。阿片类中毒的症状主要表现为烦躁不安或欣快、脸红、口干、瞳孔缩小等；严重时可以出现呼吸抑制、反射消失、低血压、心动过速、急性肺水肿，甚至死亡。病史的询问，及皮肤的注射瘢痕对诊断极为重要。基本的处理如下：

1. 一般原则

包括：保持呼吸道通畅，给氧，必要时气管插管，人工呼吸；严密检测生命体征，脑水肿，心肺功能并给予相应的处理；保持给药途径的通畅，调节水电解质平衡；注意意识状态和惊厥发作，并予对症处理等。

2. 特殊处理

确诊为阿片类药物急性过量中毒时，应及时给予特异性的阿片受体拮抗剂纳洛酮治疗，纳洛酮是纯阿片受体拮抗剂，可有效扭转阿片类过量中毒的中枢神经体征，应注意根据不同情况，灵活应用纳洛酮。首次剂量为 0.4～0.8mg，肌肉或静脉注射，20 分钟未见苏醒，可重复注射，如果仍无反应，考虑有无其他问题，如缺氧、脑水肿等。同时注意剂量不要太大，以免诱发戒断症状。

（二）戒断症状

戒断症状主要发生在停止使用、减少使用阿片类物质，或者使用拮抗剂（如纳洛酮）后发生。以海洛因为例说明阿片类的戒断症状。

（1）疼痛症状群：按出现的频度排列，疼痛症状依次为：骨痛、四肢关节疼痛、腰痛、浑身肌肉疼痛、头痛等。疼痛症状产生的机制并不是机体出现疼痛的部位受到损伤或有病理性改变所至，而是突然中断外源性的阿片类物质后，出现内源性阿片肽的大量缺乏和绝对不足，是机体对痛觉过敏的一种表现。疼痛症状群往往伴有强烈或是明显的情绪反应，如焦虑、烦躁、坐立不安、易激惹，有时甚至出现激越行为。

（2）精神症状群：常见的有对海洛因的强烈渴求感、情绪抑郁、焦虑、烦躁不安、坐卧不宁、睡眠障

碍等,偶见有错觉、幻觉、谵妄。

（3）消化道症状群:常见的有食欲下降、厌食、恶心、呕吐、腹胀、腹痛和腹泻等。

（4）呼吸系统症状群:常见的有胸闷、气短、呼吸加快、气管发痒和胸痛等。

（5）自主神经系统症状群:常见的有流泪、流涕、怕冷、鸡皮征、寒战、冷汗、发热、出汗和寒热交替等。

（6）泌尿生殖系统症状群:常见的有排尿困难、少尿、无尿和滑精等。

（7）心血管系统症状群:主要有心慌、心率加快和血压升高等。

（8）其他症状:如体重减轻,其他躯体原发性疾病的症状此时也会不同程度的表现出来,如慢性支气管炎的咳嗽、咯痰等。

阿片类物质的急性戒断症状是一个自限性过程,一般在停止使用海洛因后 6~8 小时后出现,随即急剧加重,24~72 小时达到高峰,约第 3 天后症状开始明显缓解,约第 5~7 天大部分症状基本消除,第 10~14 天绝大部分症状消失。

在急性戒断症状消失后往往会有相当一段时间残留症状,主要表现为失眠、烦躁不安、情绪低落、乏力、慢性渴求等问题,称之为稽延症状(protracted symptoms),稽延症状是导致复吸的重要原因之一。

戒断症状的治疗又称为脱毒(detoxification)治疗,是指通过躯体治疗减轻戒断症状,预防由于突然停药可能引起的躯体健康问题的过程。由于吸毒者的特殊性,阿片类的脱毒治疗一般应在封闭的环境中进行。

脱毒治疗的目的主要为:①减少、缓解急性戒断症状;②减少、缓解与戒断症状相关的疼痛与不适;③提供安全、人性化的治疗环境;④为社会心理康复,防止复吸打下基础;⑤治疗相关的躯体、精神疾病。

需要指出的是,脱毒是药物依赖治疗的重要一环,但仅仅是第一步,绝大多数病人经过了多次脱毒治疗方认识到戒断的困难性,意识到社会心理康复、防复吸的重要性。根据所使用的药物不同,脱毒治疗可分为替代治疗和非替代治疗。

1. 替代治疗

替代治疗的理论基础是利用与毒品有相似作用的药物来替代毒品,以减轻戒断症状的严重程度,使病人能较好的耐受。然后在一定的时间内(14~21 天)将替代药物逐渐减少,最后停用。在治疗前就应告诉病人替代只能减少痛苦,必须做好忍受痛苦的思想准备。目前常用的替代药物有美沙酮和丁丙诺啡,现分述如下。

1）美沙酮:是典型的 μ 受体激动剂,能产生吗啡样作用,用美沙酮脱毒是由于以下原因:①可口服,使用方便;②半衰期长,为 22~56 小时,每天只需服用一次;③大剂量可阻滞海洛因的欣快作用;④吸收及生物利用度稳定,口服后 2~6 小时血药浓度达高峰,与组织非特异性结合,使身体成为美沙酮的贮存地,使病人在口服后很难出现像注射海洛因后的主观感觉。身体的贮存作用也不会使血中浓度突然下降而产生戒断反应。

目前,我国的美沙酮替代递减治疗多在医疗机构内进行,10~14 天递减疗法为目前我国最常用和病人最易接受的方法之一。通常的用药方法是在排除病人合并有其他严重躯体疾病之后,根据病人近期海洛因日使用量和最近一次海洛因使用时间,按以下主要原则和方式使用美沙酮:

（1）首日剂量:20~40mg,4~6 小时后戒断症状若无明显缓解,可酌情增加 10~20mg;

（2）次日剂量:若戒断症状控制不理想,可维持首日剂量;若控制较好,可递减首日剂量的 25%;

（3）第 3 日剂量:若戒断症状控制不理想,可维持次日剂量;若控制较好,可递减次日剂量的 25%;

（4）第 4~11 日剂量:逐日递减上一日剂量的 20%~30%,直至停药。

（5）对于诊断明确、依赖程度较轻、阿片类物质滥用量较小和滥用史较短的病人,首日剂量 20~25mg 美沙酮便可理想地控制其戒断症状。依赖程度较重者,可根据具体情况增加美沙酮的剂量至 40mg 甚至更高,但特别要注意中毒反应。

2）丁丙诺啡:是 μ 受体的部分激动剂,其镇痛作用是吗啡的 25~50 倍,非肠道及舌下给药有效,口服生物利用度差。1978 年,Jasinski 等对丁丙诺啡进行了研究,认为可以用于海洛因的替代治疗,机制为:

• 从阿片受体分离出来较慢,所以作用时间较长;

• 突然戒断时戒断症状较轻;

• 能阻滞海洛因所产生的欣快作用;

- 具有顶限作用(ceiling effects),即当达到一定的效应时,即使增加剂量并不能使效应加强。

丁丙诺啡脱毒治疗剂量的范围很大,从每日1~2mg至16~32mg不等。根据中国药物依赖性研究所制定的"丁丙诺啡对阿片类依赖患者脱毒治疗原则",第1天至第3天剂量调整并控制急性期戒断症状,自第四天开始减量,逐日递减直至停药。对于阿片依赖的脱毒治疗每日给药总量一般不超过8mg。应用方法是:根据阿片依赖的严重程度和个体的生理状况,在末次使用海洛因4小时后应用丁丙诺啡。轻度阿片依赖(参考判定标准:海洛因滥用量为每天0.5g以下)给予丁丙诺啡舌下含片1~2.5mg/d,分3次给药;中度阿片依赖(参考判定标准:海洛因滥用量为0.6~1g/d)给予丁丙诺啡2.5~4.5mg/d,分3次给药;重度阿片依赖(参照判定标准:海洛因滥用量为每天1.1g以上)给予丁丙诺啡4.5~8mg/d,分3次给药。以此剂量给药至第4天开始减量,减量的方式可以从每日给药3次换成2次,每次剂量不变;第6日起每日给药2次,每次给药剂量减至原药量的2/3或1/2;以此剂量至第8~10日改为每日用药一次;第12~14日停药。详见表16-8。需要指出的是,随着临床经验的积累,丁丙嗜啡的剂量可以在此基础上适当提高,如第一天的剂量可以达12~16mg。

我国国家食品药品监督管理局规定,丁丙诺啡用于阿片类依赖的脱毒治疗只采用舌下含片剂型。需要特别提醒的是首次用药的时机掌握,最好是在出现轻度戒断症状效果最好,如果在刚用过海洛因后就用丁丙诺啡舌下片,可能会诱发出戒断症状。

表 16-8　丁丙诺啡用于海洛因依赖脱毒递减治疗方案

时间	阿片依赖程度		
	轻度	中度	重度
第1~3天	0.5~1mg,q8h	1.0~1.5mg,q8h	1.5~2.5mg q8h
第4~5天	0.5~1mg,q12h	1.0~1.5mg,q12h	1.5~2.5mg q12h
第6~7天	0.2~0.5mg,q12h	0.5~1.0mg,q12h	1.0~2.0mg q12h
第8~10天	0.2~0.5mg,qd	0.5~1.0mg,qd	1.0~2.0mg qd
第11天	0.2mg,qd	0.5mg,qd	1.0~1.5mg,qd
第12天	停药	0.2mg,qd	0.5mg,qd
第13天		停药	0.2mg,qd
第14天			停药

目前丁丙诺啡舌下含片往往被吸毒者溶解于水后注射,为了减少这种形式的滥用。将丁丙诺啡与纳洛酮合用,构成复方丁丙诺啡。复方丁丙诺啡的丁丙诺啡与纳洛酮的比例为4:1,舌下含服时,纳洛酮因肝肠代谢,不起作用。但如果将复方丁丙诺啡注射,则纳洛酮产生拮抗剂作用,产生强烈的戒断症状,从而能较好地预防丁丙诺啡的静脉滥用。

2. 非替代性治疗

为对症治疗,主要有以下:

(1)可乐定、洛非西汀:为α2受体激动剂。可乐定的剂量必须个体化,首日剂量不宜太大,约为最高日量的2/3,第2~3日可增至最高日量;从第5日开始逐渐递减,第11或12天停止给药。第一天的剂量为0.1~02mg,每4~6小时一次,对大量1.0mg,第2~4天即两位0.2~0.4mg每4~6小时一次,最大量可用到1.2mg/d。第5天起,每天减少0.2mg。不良反应为直立性低血压、口干和嗜睡。可乐定对于渴求、肌肉疼痛等效果较差。也无证据表明可乐定能防止复吸。目前可乐定、洛非西汀主要用于脱毒治疗的辅助治疗,如在停止使用美沙酮后使用。

(2)中药:目前,国内已经开发出不少Ⅲ类戒毒中药制剂,有的已经上市,如安君宁、济泰片等。由于中药制剂不含阿片类物质,故对戒断的控制不如美沙酮。临床疗效与可乐宁、洛非西汀相当,但副作用相对较轻。但如果洋金花含量较高,也可能导致谵妄样表现。此外,可能还有对抗渴求、促进机体康复作用。

(3)其他:针灸治疗、苯二氮䓬类、抗精神病药物、曲唑酮、丁螺环酮等,主要用于缓解焦虑、控制失眠等的对症治疗。

(三) 有害性使用、依赖综合征

有害性使用(harmful use)指使用阿片类物质对健康引起损害,损害可能是躯体性的(如自我注射药物所致的肝炎),也可能是精神性的(如焦虑、抑郁发作)。

确诊依赖综合征通常需要在过去一年的某些时间内体验过或表现出下列至少三条:

1) 对使用阿片类物质的强烈渴望或冲动感;

2) 对使用行为的开始、结束及剂量难以控制;

3) 当阿片类物质的使用被终止或被减少时出现生理戒断状态,其依据为:该物质的特征性戒断综合征;或为了减轻或避免戒断症状而使用同一种(或某种有密切关系的)物质的意向;

4) 耐受的依据,例如必需使用较高剂量的阿片类物质才能获得过去较低剂量的效应;

5) 因使用阿片类而逐渐忽视其他的快乐或兴趣,在获取、使用该物质或从其作用中恢复过来时所花费的时间逐渐增加;

6) 使用阿片类物质而不顾其明显的危害性后果。

对于依赖的治疗,早期主要是控制急性戒断症状和稽延症状,使患者能够平稳过渡到社会心理干预与预防复发的治疗阶段。

(四) 纳曲酮防复吸治疗

由于药物滥用者的焦虑、渴求等问题,戒断后期的稽延期症状以及吸毒环境的影响,戒断后出现较高的复发率。

纳曲酮(naltrexone)是阿片受体拮抗剂,对 μ、κ、δ 三种阿片受体均有阻断作用,能明显减弱或完全阻断阿片类物质与受体的结合,消除阿片类物质产生的强化效应,淡化其对药物的渴求性和身体的依赖性,使其保持正常生活。

1. 用药前准备

(1) 阿片类依赖者停止使用海洛因等物质 7~10 天以上,尿样吗啡检测试验阴性。同时要进行肝功能检查。

(2) 纳洛酮催瘾试验:凡尿检吗啡阳性或稽延

性戒断症状明显者不进行纳洛酮催瘾试验。凡催瘾实验出现戒断症状,必要时 24 小时后重新试验。纳洛酮催瘾实验常用方法如下:

①静脉注射催瘾法:先静脉注射纳洛酮 0.2mg,观察 30 分钟,观察是否出现戒断症状;如无,再注入 0.6mg,继续观察 20 分钟,如无戒断症状,催瘾试验为阴性。

②皮下或肌内注射催瘾实验:皮下或肌内注射 0.8mg 的纳洛酮,观察 40 分钟,如果没有不适症状再注射 0.8mg。如果出现自觉体温变化、肌肉或关节痛、皮肤瘙痒、腹痛腹泻,心慌焦躁等症状,应视为阳性反应;如不能确认,应重新进行催瘾实验或静脉注入 1.6mg 的纳洛酮,然后仔细观察有无戒断症状的出现。

2. 用药方法

(1) 导入期:一般为 3~5 天,其目的是使患者的"不适症状"能够得到观察和有效治疗,顺利进入纳曲酮的维持治疗,递增剂量一般为 5~15mg/d。

(2) 维持期:维持剂量一般为 50mg/d。每日早餐后顿服,温开水送下。也可以周一至周五每日 50mg,周六为 100mg。

维持期的主要目的是在纳曲酮的帮助下回归社会,这一段时间的长短因人而异。推荐服用时间为 6 个月以上。

3. 不良反应

服用纳曲酮后少数人有恶心呕吐、胃肠不适、食欲下降、口渴、头晕等症状。也有少数人出现睡眠困难、焦虑、易激动、关节肌肉痛、头痛等。由于纳曲酮的维持治疗多数是脱毒后期的延续治疗,脱毒后残留的稽延性戒断症状与纳曲酮的不良反应症状相似,所以临床上应该认真加以鉴别。

纳曲酮的肝脏损害主要表现在转氨酶值一过性升高。因毒品使用者往往有肝功能损害,所以使用纳屈酮之前应注意检查肝功能。

4. 注意事项

(1) 纳曲酮可引起转氨酶一过性升高等肝毒性反应,应用前或应用中需检查肝功能。对肝功能不全者应当慎用。治疗期间发现肝功能异常,应当停止服用纳曲酮,并进行检查和治疗。

（2）未经过脱毒治疗的阿片类药物依赖者，服用纳曲酮会引起严重的戒断综合征。为避免发生戒断症状或戒断症状恶化，在应用纳曲酮之前至少7~10天内无阿片类物质滥用现象，且尿检阴性和催瘾实验阴性。

（3）纳曲酮维持治疗期间有必要进行尿液吗啡检测，了解患者治疗的依从性，以及是否有偷吸或偶吸现象。理论上，长期服用纳曲酮会使阿片受体上调，增加对阿片类药物的敏感性。如果患者突然停止使用纳曲酮，转用海洛因，病人将会处于危险之中，出现严重中毒症状，甚至昏迷或死亡。

（4）纳曲酮维持治疗期间需要使用镇痛药时，阿片类镇痛药可能无效。

戒毒治疗是个长期的综合治疗过程，单纯指望纳曲酮能解决复发问题显然不现实。戒毒者需要长期、按时、按量服药，但随访研究发现，只有30%能够按照医嘱服药。在维持过程中，稽延性症状、药物副作用影响患者依从性，此时良好的医患关系、治疗动机是关键因素。纳曲酮维持与社会心理康复、行为矫治、家庭治疗和体能的康复治疗结合，将会起到积极的作用。

（五）美沙酮维持治疗

美沙酮维持治疗是使用美沙酮补充海洛因依赖者体内内源性阿片肽量的不足，使海洛因依赖者恢复其正常的生理及心理功能，能像正常人一样的生活。它不同于"脱毒治疗"，也不是通常所说的"戒毒"，更不是"以小毒代大毒"，而是一种取代性治疗方法，如同高血压和糖尿病等的治疗需要长期或终生使用药物控制症状和维持治疗一样。

维持治疗是基于减少危害的角度，其主要目的包括减少毒品使用、减少共用注射针具、减少违法犯罪行为等。在维持过程中，希望恢复病人各种功能，使维持者能够像常人一样地工作和生活，增加就业率，改善社会功能、家庭功能。

1. 引入期与引入剂量

引入期指开始使用美沙酮并逐步调整剂量到稳定状态的时间，通常为15~30天。引入期一般分为三个阶段：引入初期（旨在消除戒断症状）、引入中期（旨在达到耐受水平和减少渴求感）、引入后期（也称稳定期，旨在确定适合的剂量使躯体和情绪均感觉良好）。首次引入剂量的适合与否，直接影响着病人能否顺利进入维持治疗程序。首次剂量不足病人会出现戒断症状，导致偷吸毒品和使用其他戒毒药物，造成病人脱失或出现意外；首次剂量过大会导致美沙酮过量中毒，甚至死亡。因此，首次剂量的确定和用药方法十分重要，常用的方法为逐日递增法——首日量20~40mg，以后每2~3天递增5~10mg，直到病人的戒断症状得到完全控制，主观感觉良好为止。一般需要15~30天递增到维持治疗剂量。从理论上讲，此法较为安全，但在临床实际应用中，大部分病人却往往因戒断症状得不到有效控制而私自合并使用海洛因、其他阿片类物质或脱毒药物。这些私自的、非法的和没有医生指导的用药行为一方面会导致意外中毒发生，另一方面也会影响美沙酮维持剂量的确定。

2. 维持期与维持剂量

维持期指经过一段时间调整（通常为15~30天）完成引入后，美沙酮用药剂量相对稳定的时期，可能为数月、数年甚至终生。维持剂量指经医生处方的、理想控制戒断症状的、病人接受的、可抑制渴求感的、不影响意识活动和职业功能的、不出现明显毒副作用的每日美沙酮用药剂量。维持剂量通常在60~120mg/d，因人而异。

3. 剂量调整

维持治疗是一个长期的治疗过程。进入稳定的维持状态后，维持剂量还会受合并滥用毒品、合并滥用其他药物、合并使用治疗其他疾病的药物，以及病人在维持治疗中的治疗状态等的影响。因此，应注意依据当时的具体情况，适当加以调整，以保证最适合的维持剂量。

4. 减量与停药

维持治疗一段时间后，随着病人的躯体状况、职业功能、家庭功能和社会功能等逐渐得到改善和趋于稳定，部分病人和家属会主动提出减少美沙酮用药量，甚至停药的要求。若病人尿液吗啡检测阴性和没有使用非法药品，少数病人可以考虑逐渐减量、低剂量维持或缓慢停药，但仍应要求和鼓励病人保留在治疗程序中继续接受其他方面的有关治疗。

5. 维持治疗中常见副作用的处理

1）便秘：宜使用润滑性泻药或者中药（如番泻

叶等),最好从引入期开始。若处理不当,便秘可能会成为病人退出治疗的原因。

2)口干:鼓励病人多饮水,继续用药可因耐受而得到缓解或者消失。

3)嗜睡:可适当降低剂量,或将服药时间调整到晚上。

4)头晕:多为一过性,继续用药可因耐受而缓解。

5)皮疹:多为一过性,继续用药可因耐受而缓解;若数日不退或加重,则应考虑停药和转皮肤科治疗。

6)兴奋多语:见于少数病人,多为一过性,与剂量偏高有关,适当减量后继续用药可因耐受而缓解和消失。

(郝 伟)

第六节 苯丙胺类兴奋剂

一、概 述

苯丙胺类药物(amphetamine type stimulants, ATS)主要指苯丙胺及其同类化合物,包括:苯丙胺(安非他明,amphetamine)、甲基苯丙胺(冰毒,meth-amphetamine)、3,4-亚甲二氧基甲基安非他明(MDMA,ecstasy,俗称摇头丸)、3,4-亚甲二氧基乙基苯丙胺(3,4-methylene-dioxy-ethyl-amphetamine,MDEA,也是摇头丸的成分)、麻黄碱(ephedrine)、芬氟拉明(fenfluramine)、西布曲明(sibutramine)、哌醋甲酯(利他林,metylphenidate)、匹莫林(pemoline)、伪麻黄碱(pseudoephedrine)等。ATS 是通过化学合成而制造,具有很强的中枢兴奋作用及致依赖性。ATS 滥用是全球性公共卫生问题,截至 2009 年,全球 ATS 滥用者人数约 4000 万,仅次于大麻滥用人数,亚洲是 ATS 滥用流行的主要地区。近年来我国滥用"冰毒"、"摇头丸"等 ATS 的问题日益严重,截至到 2014 年 6 月底,我国登记在册合成毒品(主要为 ATS)滥用者为 108.4 万,占总吸毒人数的 43.8%,而在 2009 年,合成毒品滥用人数为 36 万,占 27.0%。

二、药理作用及其分类

(一)药理作用

苯丙胺和甲基苯丙胺均是通过肝脏代谢,代谢物和少量的药物原型从尿中排出体外,苯丙胺与甲基苯丙胺可以在服用后 20 分钟在尿中出现。由于尿的 pH 不同,半衰期从 7~30 小时不等。他们均是儿茶酚胺的间接激动剂,主要是促进神经末梢内多巴胺(DA)和去甲肾上腺素(NE)释放,阻止他们的重吸收,高剂量的时候还可以抑制单胺氧化酶的活性,从而增加 DA 和 NE 的神经传递。

苯丙胺类兴奋剂进入脑部的速度快,并在脑组织中蓄积。一般在摄入数分钟内即可产生外周和中枢作用。研究表明长期和大剂量使用的情况下,可造成纹状体 DA 能神经元的轴突和神经末梢的损害甚至神经纤维变性,致使纹状体内的酪氨酸羟化酶、DA 及 DA 转运体长期处于低水平,使滥用者随着年龄的增长易患帕金森病。ATS 的多次重复暴露还可使眶额内侧皮质和背前扣带回皮质内侧的灰质体积缩小,甲基苯丙胺还可以造成大脑新皮质、海马和纹状体内 5-羟色胺(5-HT)能神经纤维的损害。

摇头丸与苯丙胺和甲基苯丙胺药理机制不同,它除了增加中枢 DA 释放外,还能增加 5-HT 的释放,并阻止其再摄取,促进 5-HT 能神经传递。摇头丸的多次暴露还可以造成 5-HT 能神经通路的损害,使大脑皮质和海马内 5-HT 能神经突触缺失、神经纤维分支的减少,从而对记忆和认知功能产生影响。

ATSs 致欣快、愉悦作用主要与影响 DA 释放、阻止其重吸收有关,而毒性作用在很大程度上可认为是药理学作用的加剧。其他的作用还包括觉醒度增加、支气管扩张、心率加快、心排出量增加、血压增高、胃肠蠕动降低、口干、食欲降低、瞳孔扩大等。

(二)分类

苯丙胺类兴奋剂均具有中枢神经系统兴奋作用,但不同药物的作用各有侧重。根据苯丙胺类兴奋剂化学结构不同及药理、毒理学特性可分为以下四类:

(1)兴奋型苯丙胺类:这类化合物以中枢神经系统兴奋作用为主。代表药有苯丙胺、甲基苯丙胺、卡西酮和哌醋甲酯等。

(2)致幻型苯丙胺类:这类化合物具有导致用药者产生幻觉的作用。代表药有二甲氧甲苯丙胺

（DOM）、溴基二甲氧苯丙胺（DOB）和麦司卡林等。

（3）抑制食欲型苯丙胺类：这类化合物具有抑制食欲作用，包括苯甲吗啉、苯二甲吗啉、二乙胺苯丙酮、芬氟拉明、西布曲明及右旋芬氟拉明等。

（4）混合型苯丙胺类：这类化合物兼有兴奋和致幻作用，包括亚甲二氧基甲基苯丙胺（MDMA）和亚甲二氧基乙基苯丙胺（MDEA）等。"摇头丸"多指MDMA，但目前国内黑市购买者多为苯丙胺类兴奋剂的混杂剂。以下为常见苯丙胺类兴奋剂及药理作用（表16-9）。

表16-9　常见苯丙胺类兴奋剂及药理作用

中文名	英文名	别名	俗名	主要作用
苯丙胺	amphetamine	安非他明	提神丸 大力丸	中枢神经兴奋
右旋苯丙胺	dexamphetamine			中枢神经兴奋
左旋苯丙胺	levaamphetamine			中枢神经兴奋
甲基苯丙胺	methamphetamine	去氧麻黄碱	冰毒	中枢神经兴奋作用较苯丙胺强
卡西酮	cathinone			具有类似于苯丙胺的兴奋作用
哌醋甲酯	methylphenidate	利他林		中枢神经兴奋
二甲氧甲苯丙胺	2,5-dimethoxy-4-methylamphet-amine，dom			致幻作用
溴基二甲氧苯丙胺	4-bromo-2,5-dimethoxyamphet-amine，dob			致幻作用，作用慢，恢复慢
三甲氧苯乙胺	mescaline	麦司卡林 仙人球毒碱	坏种	致幻作用
苯甲吗啉	phenmetrazine	芬美曲嗪		抑制食欲
苯双甲吗啉	phendimetrazine	苯甲曲嗪		抑制食欲
芬氟拉明	Fenfluramine	氟苯丙胺		抑制食欲
右旋芬氟拉明	dexfenfluramine	右苯丙胺		
西布曲明	sibutramine	曲美		抑制食欲
3,4-亚甲二氧甲基苯丙胺	3,4-methylene-dioxymethyl-amphetamine，mdma，domex	替甲基苯丙胺、都麦克斯	摇头丸 迷魂药 狂欢丸，爱芝	兴奋及致幻作用
3,4-亚甲二氧基乙基苯丙胺	3,4-methylene-dioxyethyl-amphetamine，mdea	三乙氧苯乙胺		兴奋及致幻作用

三、临床表现

（一）苯丙胺类兴奋剂急性中毒的表现

1. 躯体症状

苯丙胺类兴奋剂摄入量较大时可引起收缩压和舒张压升高，低剂量时由于心输出量增加而反射性地降低心率，高剂量可出现心动过速和心律失常，呼吸速率及深度增加，出汗等。同时可出现头痛、发热、心慌、疲倦、瞳孔扩大、睡眠障碍等。部分滥用者还可能出现咬牙、共济失调、恶心、呕吐等。

采用静脉注射的滥用者，为追求最大程度的快感，可每隔2~3小时注射一次，从而出现明显的中毒症状，包括瞳孔扩大、大汗、口渴、厌食、血压增高、脉搏增快等。由于外周血管收缩使得皮肤冰冷，同时可出现心房和心室的异位节律增多，阵发性心动过速、室性早搏。一些人可出现血糖升高，血液凝集速度加快。还会出现因口干而引起的固体食物吞咽困难。骨骼肌张力增加，肌腱反射亢进，出现不自主的磨牙动作，并可见手部静止时的细微震颤或手足舞蹈样动作。还可出现尿潴留和便秘。重者可导致惊厥、昏迷,心律失常甚至死亡。我国目前静脉注射滥用者不多见。

2. 精神症状

初次使用苯丙胺后可体验到欣快感或焦虑不安,同时表现为自信心和自我意识增强、警觉性增高、精力旺盛、饥饿感及疲劳感减轻等,并可出现判断力受损。行为上表现活动增多、话多、易激惹、坐立不安。

药量继续增加时,可出现严重的焦虑情绪、情感表现愚蠢且不协调。思维联想松散,逻辑性差,并出现幻觉、偏执观念或妄想。语速增快,言语含糊不清或持续言语。行为上表现为刻板动作,少数人可出现冲动、伤人或自伤。静脉注射方式滥用者上述症状来得更快、更严重。

(二) 苯丙胺类兴奋剂慢性中毒的临床表现

一些长期大量滥用 ATS 者,可出现躯体多系统的损害。

1) 躯体异常:由于滥用期间厌食和长期消耗,滥用者体重明显下降。此外,由于在滥用时可有磨牙动作,长期滥用者常会出现口腔黏膜的磨伤和溃疡。

2) 神经系统异常:长期滥用者常会出现肌腱反射增高、运动困难和步态不稳等表现。

3) 精神活动异常:在长期滥用者,最初用药后的欣快感往往代之以突发的情绪变化,表现情绪不稳、易激惹,后者表现为因小事而大发脾气。慢性中毒症状可有注意力和记忆力损害。

(三) 苯丙胺类兴奋剂所致的精神障碍

ATS 具有苯环结构,与儿茶酚胺类神经递质化学结构很相似,极易通过血脑屏障进入大脑。ATS 进入大脑后主要影响儿茶酚胺递质如 DA、NE 和 5-HT 等的功能,产生药理及神经毒性作用。因此滥用苯丙胺类兴奋剂可以引起精神障碍,长期用药中逐渐出现,也可在一次使用后发生,其症状表现与偏执型精神分裂症颇为相似,应注意鉴别。

1) 感知觉障碍:患者在意识清晰的状态下出现丰富的错觉或幻觉(幻听或幻视)。错觉及幻觉使

滥用者感到恐怖,幻听内容常常是侮辱性言语,说话的人可能是一个或多个熟悉或陌生的声音。

2) 思维障碍:最初表现为敏感、多疑、逐渐发展为牵连观念,偏执观念,被害妄想或夸大妄想,并伴有相应的情感反应。在妄想支配下可采取冲动甚至自伤或伤人等暴力行为。

3) 上述症状在停止滥用后的数周内可以自行恢复,使用抗精神病药可缩短病程,改善症状。

四、诊　断

诊断需结合滥用史、临床检查和实验室检查资料进行综合判断,必要时需经尿或血液的确证试验进行诊断。以下是苯丙胺类兴奋剂使用有关的几种主要障碍的诊断标准。

(一) 苯丙胺类兴奋剂使用障碍

1. 苯丙胺类兴奋剂依赖

一种导致临床意义的损害或苦恼的适应不良的物质使用模式,其表现至少有以下 3 条,并且是发生于 12 个月内的任何时间。

(1) 耐受性,指以下两种情况之一:

1) 为达到陶醉或所期待的效应,需要显著地增加苯丙胺类兴奋剂的使用剂量;

2) 如果继续使用相同剂量,则效应显著减低。

(2) 戒断症状,有下列两种情况之一:

1) 有苯丙胺类兴奋剂特征性戒断综合征;

2) 可使用类似物质来缓解或避免戒断症状。

(3) 使用苯丙胺类兴奋剂的量或时间常常超过自己的预先计划。

(4) 长期希望或经过多次努力减少或控制使用苯丙胺类兴奋剂,但屡不成功。

(5) 花大量时间去获取苯丙胺类兴奋剂(例如,找多位医生,去很远的地方)或使用苯丙胺类兴奋剂(如连续使用)或从苯丙胺类兴奋剂的效应中恢复过来。

(6) 因使用苯丙胺类兴奋剂而放弃或减少了很多重要的社交、职业和娱乐活动。

(7) 尽管已经认识到,使用苯丙胺类兴奋剂可能引起持续或反复出现的心理或生理问题或使这些问题加重,仍然继续使用。

2. 苯丙胺类兴奋剂滥用

(1) 引起有临床意义的损害或苦恼的适应不良的使用模式,表现为在既往 12 个月内存在以下 1 条或 1 条以上表现。

1) 反复使用苯丙胺类兴奋剂导致不能完成在工作、家庭和学校中应该承担的责任(如因使用苯丙胺类兴奋剂而反复旷工或工作表现不良,旷课、中止学业或被学校开除,疏于照顾孩子或家务);

2) 在可能对自身造成伤害的情形下反复使用苯丙胺类兴奋剂(如在苯丙胺类兴奋剂引起功能障碍的情形下驾车或操作机器);

3) 反复发生因使用药物而引起的法律问题(如因苯丙胺类兴奋剂相关行为问题而被拘留);

4) 尽管使用苯丙胺类兴奋剂而引起持续或反复出现的社交或人际关系问题,或使已经存在的这类问题加重,但仍继续使用苯丙胺类兴奋剂。

(2) 症状不符合苯丙胺类兴奋剂依赖的诊断标准。

(二) 苯丙胺类兴奋剂所致精神障碍

1. 苯丙胺类兴奋剂中毒

(1) 近期使用过苯丙胺类兴奋剂;

(2) 在使用苯丙胺类兴奋剂期间或使用后不久发生具有临床意义的适应不良行为或心理改变(如欣快或情感迟钝;社交能力改变;过度警觉;对人际关系过度敏感;焦虑;紧张;愤怒;刻板行为;判断力障碍;社交或职业功能损害等);

(3) 在使用苯丙胺类兴奋剂期间或使用后不久出现以下 2 项或 2 项以上症状或体征:

1) 心动过速或心动过缓;

2) 瞳孔扩大;

3) 血压升高或降低;

4) 出汗或畏寒;

5) 恶心或呕吐;

6) 体重减轻;

7) 精神运动性激越或迟滞;

8) 肌力减弱,呼吸抑制,胸痛或心律失常;

9) 意识蒙眬,运动障碍,肌张力障碍或昏迷。

(4) 以上症状不是由其他疾病引起,也不能用其他精神障碍来解释。

2. 苯丙胺类兴奋剂戒断

(1) 在长期且大量使用苯丙胺类兴奋剂后停止(或减少)用量。

(2) 在停止或减少使用苯丙胺类兴奋剂后数小时至数天内出现以下两项或两项以上改变:

1) 疲乏;

2) 生动而令人不愉快的梦;

3) 失眠或睡眠增加;

4) 食欲增加;

5) 精神运动性迟钝或激越。

(3) 条目(2)中的症状引起有临床意义的苦恼或社交、职业或其他重要功能损害。

(4) 以上症状不是由其他疾病引起,也不能用其他精神障碍来解释。

3. 苯丙胺类兴奋剂中毒谵妄

(1) 意识不清(即对环境领悟的清晰度减低),伴有注意的集中、维持或转移能力减低。

(2) 认知有改变(如记忆缺陷、定向不良、言语困难)或发生知觉异常,不能用原先存在或正在进展的痴呆来解释。

(3) 症状在短时期(一般几小时或几天)内发展起来,并且在一天内有波动趋势。

(4) 从病史、躯体检查或实验室检查的证据能表明(1)或(2):

1) 意识不清和认知改变等的症状发生于苯丙胺中毒过程中;

2) 苯丙胺使用是障碍的病因。

4. 苯丙胺类兴奋剂引起的精神病性障碍

(1) 突出的幻觉或妄想(注:不包括病人自知是苯丙胺类兴奋剂引起的幻觉)。

(2) 从病史、躯体检查或实验室检查有证据表明1)或2):

1) 突出的幻觉或妄想症状发生于苯丙胺类兴奋剂中毒或戒断时;

2) 苯丙胺类兴奋剂使用和出现的障碍在病因上有关系;

(3) 不能用非苯丙胺类兴奋剂引起的精神障碍来解释。以下情况提示,精神障碍可能不是由苯丙胺所致:用药前已有症状;症状在急性戒断或严重中毒停止后持续存在相当长时间(如约 1 个月);

症状难以从药物类型、用量、持续时间加以解释;其他证据能提示存在独立的非苯丙胺类引起的精神病性障碍(如病史中有反复发生的与用药无关的发作)。

(4)精神病性障碍不仅出现于谵妄病程中。

五、治　疗

药物治疗多为对症处理,需同时进行行为矫正及心理社会干预,达到预防复吸的目的。

(一)对症处理

1. 急性中毒

(1)将患者置于安静的环境,减少环境刺激。

(2)严密监测生命体征,保持呼吸道通畅、循环稳定,维持水电解质平衡,必要时给氧。

(3)鼓励多饮水,如服药时间不超过4小时,可行洗胃催吐。

(4)酸化尿液,以加快苯丙胺类兴奋剂的排泄,口服氯化铵0.5g,每3~4小时一次,使尿液pH在6.6以下。如果病人有高热、出汗、代谢性酸中毒,则不宜酸化尿液。

(5)降低体温:可行物理降温。

(6)惊厥:缓慢静脉注射苯二氮䓬类,如地西泮10~20mg,必要时15分钟重复一次。注意静脉注射地西泮可能导致喉痉挛或呼吸抑制,因而需进行气管插管。

(7)高血压:严重高血压可导致颅内出血,如舒张压超过120mmg,应予紧急处理,可使用酚妥拉明(phentolamine),2~5mg,静脉缓慢注射。

(8)兴奋激越、行为紊乱:可使用多巴胺受体阻滞剂,如氟哌啶醇2.5~10mg肌内注射。亦可用苯二氮䓬类,如地西泮10~20mg静脉注射。

(9)谵妄:可用氟哌啶醇或地西泮控制兴奋激越、幻觉、妄想,剂量不宜太大,以免加重意识障碍。

(10)对于极重的病人可采用腹膜透析或血液透析。

2. 戒断综合征

目前尚没有可以推荐的替代药物,一般来说,如能保证足够睡眠和营养,大部分病人几日后症状可逐渐消失。一些滥用者在停药后出现抑郁情绪

相当严重,可导致自杀行为,且一些人的抑制情绪会持续数周或更长,需密切注意。可以试用以下治疗。

(1)对于抑郁、无力、渴求等症状严重者,可用选择性5-羟色胺再摄取抑制剂(SSRIs),如氟西汀20mg/d,上午口服。

(2)部分病人在戒断过程中可能出现幻觉、妄想,建议使用抗精神病药物,如氟哌啶醇,口服2~10mg/d,待幻觉、妄想消失后应逐渐停止使用。

(3)对于谵妄者,应注意进行系统检查,排除其他原因,如中枢神经系统感染、颅内出血、服用其他成瘾药物或酒精滥用等。处理方式见前述。

3. 精神病性症状

(1)将患者置于安静的环境,减少环境刺激,给予充分支持,减轻因幻觉、妄想所导致的紧张不安和行为紊乱。

(2)抗精神病药物:如氟哌啶醇,口服2~10mg/d。兴奋躁动明显者亦可用氟哌啶醇5mg~10mg肌内注射。应注意,苯丙胺类兴奋剂滥用者可能有多巴胺受体敏感性改变,使用抗精神病药物更易出现锥体外系反应,必要时应使用抗胆碱类药物,如氢溴酸东莨菪碱(海俄辛)0.3~0.5mg,肌内注射,或苯海索(安坦)2mg/次,2~3次/d。在幻觉、妄想消失后抗精神病药物应逐渐停止使用。也可以试用新一代的抗精神病药物,如奥氮平、阿立哌唑、利培酮等,剂量与治疗精神分裂症类似。

(3)如果是在急性中毒期出现的精神病性症状,处理时还应参阅急性中毒的治疗的相关内容。

4. 情绪症状

如情绪症状持续时间不长或症状轻微可不必用药,否则应予相应的对症治疗。

(1)抑郁:可使用三环类或选择性5-羟色胺再摄取抑制剂。

(2)焦虑:建议使用苯二氮䓬类药物,如阿普唑仑0.4mg,2~3次/d,应注意防止此类药物滥用。

(二)心理、社会治疗

尽管心理社会干预常不能达到立竿见影的效果,但有益于使滥用者获得身心全面康复,并为最终回归社会和预防复吸奠定基础。具体心理社会

干预详见本章第八节、第九节。

（向小军）

第七节　氯　胺　酮

一、概　述

氯胺酮（ketamine）由美国药剂师 Calvin Stevens 于 1962 年合成。1965 年被用于手术麻醉剂或者麻醉诱导剂。氯胺酮注射液如果被不法分子获取，只需简单加工可得到固体氯胺酮，因为其物理形状呈白色粉末，且英文名前面有一个大写的 K，故俗称"K"粉，又称"开他敏"，"凯他敏"，我国香港地区称为"K 仔"或"筘"。"K"粉无臭，易溶于水，溶于热乙醇，不溶于乙醚或苯，比较容易吸收。

氯胺酮滥用已有近 30 年的历史。1971 年 Siegel 首先报告了美国旧金山和洛杉矶市的氯胺酮滥用病例；此后，粉剂、片剂氯胺酮陆续出现在街头毒品黑市中。

近年来，随着兴奋剂（包括可卡因、甲基苯丙胺、MDMA 等）、γ-羟基丁丙酯（γ-hydroxybutyrate，GHB）和氯胺酮等与特殊的"社交"和"性环境"（sexual environments）相关的"舞会药"在欧美国家的流行，"娱乐性使用"（recreational use）氯胺酮的问题日益严重，其滥用呈愈演愈烈之势。氯胺酮滥用主要是在一些通宵跳舞的娱乐场所，如狂欢舞会中，光顾这些场所的主要是一些青少年亚文化群体。

我国对氯胺酮一直采取严密的管制，早在 2001 年 6 月，氯胺酮被纳入国家第二类精神药品进行管理。2004 年 7 月，国家食品药品监督管理局发出通知，将氯胺酮制剂列入第一类精神药品管理，氯胺酮的生产、销售进入一个被严密管制的全封闭体系，只能在国家食品药品监督管理局指定的药品生产企业定点生产，其他任何单位及个人不得生产。2003 年公安部将其明确列为毒品，属《中华人民共和国刑法》规定的其他类毒品的范畴。

在中国，"K 粉"的滥用主要是在一些通宵跳舞的娱乐场所，如狂欢舞会中，那里面吃的"HI"、"嗨药"一般就是这个东西。光顾这些场所的主要是一些青少年群体，部分白领也是此类毒品的追逐对象。

滥用者为了使用方便，常将溶液氯胺酮蒸制成粉末（K 粉）。K 粉通常可以采取气雾法摄取、口服、静脉注射、肌注、鼻吸等多种方式。很多滥用者采用鼻吸以追求那种轻微的做梦感，这种效果一般在 5~10 分钟内出现，摄取 100mg 便足以产生自我感觉良好的、虚幻的、漂浮的知觉体验。

鼻吸或卷入香烟中吸用通常是同海洛因、大麻等毒品合并使用，可起到两种毒品相互作用产生的"协同"效应。

二、氯胺酮药理及成瘾机制

氯胺酮（ketamine）是苯环己哌啶（N-1-phenycy-clohexy-piperidine，PCP）的衍生物，属 N-甲基-D-天门冬氨酸（N-methyl-D-aspartate，NMDA）受体拮抗剂。氯胺酮 70%~90% 在肝内代谢，约 70% 转化为苯环乙酮，而后随尿液排泄，仅有 5% 以原形出现于尿中。已有研究表明，NMDA 受体参与介导多种药物有奖赏效应，而且这种奖赏效应是引起药物依赖的重要原因。另有研究发现：氯胺酮及相关药物可以增加某些神经元释放多巴胺，可能由于氯胺酮抑制 GABA 能神经元释放 GABA，导致多巴胺神经元脱抑制，进而使多巴胺释放增加，这种增加是否与氯胺酮成瘾性有关，尚不清楚。

氯胺酮可抑制丘脑-新皮质系统，选择性地阻断痛觉，故具有镇痛的药理学作用；另一方面，氯胺酮对边缘系统呈兴奋作用，由此造成氯胺酮的一些作用特点如痛觉消失、意识模糊而不是完全丧失、浅睡眠状态、对周围环境的刺激反应迟钝、感觉与环境分离，呈一种意识和感觉分离状态，称为"分离性麻醉（dissociative anesthesia）"；此外由于氯胺酮不但无肌肉松弛作用，反而会出现由于肌张力增加造成的肌肉强直或木僵状态，故亦称为"木僵状麻醉（cataleptic anesthesia）"。

研究表明，氯胺酮等 NMDA 受体拮抗剂具有强化效应，动物实验可产生自身给药和辨别效应。对滥用者采用视觉类比量表（VAS）测量的结果表明，氯胺酮的欣快效应类似于可卡因、大麻和酒精。氯胺酮产生滥用的基础是"分离性幻觉（dissociative hallucination）"作用。有研究认为某些氯胺酮代谢物是造成术后恢复期幻觉、梦境等反应的原因之一。氯胺酮可产生类 PCP 样的效用，但持续时间较

PCP 短。

早期的研究表明，无论是病人，还是健康受试者，在服用氯胺酮后都会出现"去人格化（depersonalization）"、"去真实感（derealization）"、人体形象（body imagery）改变、梦境、幻觉以及恶心、呕吐。有些梦境或幻觉是"愉悦性"的，有些则是不愉快的痛苦梦境。

三、急性中毒临床表现和治疗

K 粉对人体的危害具有与剂量相关的特点，使用剂量愈大，毒副作用愈显著。K 粉的毒副作用可概括为两个方面：一是精神、神经系统反应，它具有类 PCP、麦角酸酰二乙胺（LSD）样的效应，轻者有做梦感和漂浮感，重者出现幻觉和谵妄或伴有异常行为，即使服用低于麻醉剂量，K 粉滥用也可对人的行为造成显著的损害，"K 粉"能破坏人的注意力和记忆力，这些破坏甚至持续到使用后的数天；二是心血管系统，K 粉可致心跳过速、血压上升、胸痛、呼吸受压抑、眼球震颤、瞳孔散大。

如果滥用"K 粉"至 70mg 会引致中毒，200mg 会产生幻觉，吸食者会感受到温和而幻彩的世界，500mg 将出现濒死状态，过量可致死。

（一）幻觉妄想、谵妄状态

"K 粉"有时会使滥用者在"嗨药"后产生幻觉、心慌、胸闷，有一种想要发泄的欲望，严重时甚至产生妄想（如被害妄想）、谵妄状态，使滥用者出现危险的、不可理解的行为。这种状态的病人一般会出现不协调性的精神运动性兴奋，使病人快速镇静下来是首要任务，可以使用镇静催眠药物，一般采用静脉或肌注给药方式。如可以予以氯硝西泮 2mg 肌内注射，或 4mg 加入 500ml 液体（糖盐、林格液、或生理盐水）静脉滴注维持，当兴奋时就调快滴注速度，而安静时就放慢滴注速度。同时加强输液以加快药物排泄。由于不能配合管理，保护性约束是必要的，以免出现伤人和自伤行为。

由于"K 粉"半衰期比较短，所以这种急性幻觉妄想、谵妄状态一般会在 24 小时内完全消失，少数滥用者的幻觉妄想会持续 1～2 周，可以使用抗精神病药物进行短期治疗，症状消失后就减量至停药。一般使用镇静作用强的药物，如奥氮平 5～10mg、或

奋乃静 4～6mg、或喹硫平 100～200mg，早、晚各一次。如晚上睡眠欠佳，可适当加大晚上药物剂量。

（二）昏迷、呼吸心跳停止

吸食过量的 K 粉可出现突发的全身抽搐伴意识丧失，呼吸心跳停止，应立即急诊抢救：行胸外心脏按压、气管插管、呼吸机辅助呼吸，待心跳恢复后送入监护室。经补液、脱水利尿、抗感染、低温保护脑细胞、纳洛酮催醒、保肝及营养心肌等治疗，待患者神志逐渐恢复，自主呼吸恢复后，拔出气管插管，继续营养支持及对症治疗。可予以高压氧舱治疗及肢体运动功能的康复治疗，至最后康复出院。如有并发症，则做相应处理。

（三）其他

1) 出现噩梦和错觉时可用苯二氮䓬类药物如地西泮（兼有预防作用）；惊呼、吵闹不能自制时立即静注小剂量巴比妥类静脉全麻药。

2) K 粉过量可致镇静时间延长及短暂呼吸抑制。出现呼吸抑制时应施行辅助（人工）呼吸，不宜使用呼吸兴奋药。

四、戒断反应及治疗

躯体依赖与心理依赖二者不能截然分开，通常因心理依赖程度而加重躯体依赖，躯体依赖产生的戒断症状又加深了心理依赖的愿望与感觉。所以应对躯体戒断症状进行相应的处理，以减轻心理渴求。

滥用者停用"K 粉"一般很少有躯体戒断症状的主诉，有少部分滥用者在停用"K 粉"时有轻、中度的失眠、焦虑反应，对于这部分病人可以进行对症处理，使用中、小剂量的抗焦虑药，如苯二氮䓬类药物：阿普唑仑 0.4～0.8mg/次，或地西泮 2.5～5.0mg/次，每日两次，晚上比白天剂量可适当加大，以利于睡眠。但此类药物不能长久使用，以免产生依赖，所以应在两个星期之内减量至停药，或换用不同作用机制的药物，但不主张使用抗精神病药，虽然这类药物能改善睡眠，且滥用者比较敏感。

吸食"K 粉"会产生心理依赖，停用"K 粉"会导致比较强烈的渴求，特别是在曾滥用"K 粉"的场所或相似的场所，如酒吧，露天舞会等。由于心理依

赖的形成机制还很不清楚,但肯定是吸毒导致的人体内稳态的失衡。有些方面的失衡能在短期内恢复,如强烈的躯体戒断反应72小时后就急剧消退。但心理依赖却可以延续很久。但最容易复吸的时间是在脱毒后的前3个月,前一个月复吸率85%以上,到3个月时,95%以上都复吸了。所以在急性脱毒后继续脱离吸毒环境并进行戒毒康复训练是非常重要的。

戒毒康复训练一方面使滥用者脱离吸毒环境,减少渴求的唤起;另一方面对滥用者进行阶段性训练,使他们每天都有相应的任务,从而使他们不会因无聊而整天想吸毒;再者,戒毒康复期的实施,使药物引起的内稳态的失衡、药物导致的神经可塑性变化有时间恢复。目前认为心理依赖与病理性记忆有关,而戒毒康复训练可以使病理性的记忆(涉及神经可塑性)逐渐消退,从而使心理依赖逐渐减轻。所以戒毒康复期的时间越长越好,最少不能短于一年。

五、滥用所致机体各器官系统的影响及治疗

氯胺酮系非巴比妥类速效静脉麻醉药,有良好的镇痛作用,对呼吸抑制作用较轻、因能使气道平滑肌舒张,适用于气道高反应性病人的麻醉而被广泛应用。但该药物对中枢神经系统、呼吸系统、循环系统、消化系统、泌尿系统等的不良反应渐为人们所认识,而近年娱乐场所开始流行用其作为致幻剂(K粉)所产生的成瘾性问题,更引起全社会的重视。

(一)癫痫样发作

抽搐-癫痫样发作多因氯胺酮肌注量偏大或静脉推注速度过快所致。典型表现为给予氯胺酮几分钟后出现意识丧失,牙关紧闭,双眼球上翻,口吐白沫,四肢抽搐,小便失禁。氯胺酮致癫痫样发作机制不清楚。观察氯胺酮麻醉后的脑电图,发现丘脑新皮质产生的高电压同步δ波受到抑制,同时边缘系统电波活动有兴奋表现,这种兴奋活动类似于癫痫样放电。另有人认为是由于氯胺酮与中枢神经系统特殊受体结合的结果。

有癫痫样发作时,应立即予以吸氧、抗癫痫、降颅内压、输液、利尿等治疗。

(二)慢性神经毒性作用

慢性中毒死亡病例尸检结果显示:大脑蛛网膜下腔血管淤血并见灶状出血,神经和血管周围出现较大间隙;神经细胞肿胀、变性;胶质细胞弥漫增生并见散在分布的淀粉小体,神经纤维肿胀并有脱髓鞘改变。中南大学湘雅二医院精神卫生研究所廖艳辉、郝伟用脑影像学技术对慢性K粉成瘾者进行了脑结构和脑功能活动改变研究,发现成瘾者有前额叶脑白质、脑灰质的损害,其结构损害与精神分裂症患者的脑结构损害极为相似。该动物实验资料也显示氯胺酮对神经有直接毒性作用。但用氯胺酮进行椎管内注射或椎管内镇痛泵持续镇痛,是否会对脊髓或神经根造成损害,目前尚无相关报道。治疗以对症支持治疗为主。

(三)呼吸系统

氯胺酮用量过大、注射速度过快易引起呼吸抑制、呼吸暂停。氯胺酮能抑制咽喉反射,并使唾液和支气管分泌增多,当屏气、呕吐,吸痰、反流、误吸及拔气管导管时可引起喉痉挛或支气管痉挛。喉痉挛是一种十分凶险而难以处理的并发症,如处理不当,常导致病人死亡。轻度喉痉挛常在解除刺激后缓解,中度喉痉挛除解除其原因外,应加压吸氧,严重喉痉挛致呼吸道完全梗阻,无法进行正压呼吸时,必须立即静脉注射肌松药,行气管插管及人工呼吸方能迅速解除喉痉挛。氯胺酮一方面增加平滑肌中cAMP含量,从而直接松弛气管平滑肌,解除痉挛。故有人用氯胺酮治疗哮喘病。而另一方面,氯胺酮能诱发严重支气管痉挛。解除支气管痉挛首选氨茶碱静注,同时合用类固醇药物。

(四)循环系统

急性反应表现为血压上升、心率增快、血压下降、室性早搏,甚至心脏骤停。氯胺酮对循环系统既兴奋交感中枢,又使外周交感神经活动增强显示心血管兴奋状态。但氯胺酮也能直接抑制心肌,呈负性变力和变时作用,所以氯胺酮对心血管的作用是间接兴奋和直接抑制综合的结果。一般情况下兴奋超过抑制,表现为血压升高、心率增快等,但病人体弱、病情危重或处于强应激反应状态下,则对

心功能的抑制可显示出来。利多卡因能有效阻止氯胺酮所致的心率增快，从而降低心肌和全身耗氧量，且可降低氯胺酮的用量从而减少其副作用。

慢性毒性表现为心肌损害，其机制有待进一步研究。

（五）消化系统

主要表现为恶心、呕吐、腹胀、胃扩张、胃出血等。胃壁因过度扩张引起胃黏膜出血，因此可适当使用抗胆碱药物和苯二氮䓬类镇静药，以减少唾液、胃液的分泌和吞进大量气体和液体。必要时行胃肠减压，以免反流误吸发生。

（六）泌尿系统

近年来氯胺酮引起的泌尿系统损害的病例越来越常见，对氯胺酮引起泌尿系统损害原因尚不明确，有学者认为氯胺酮所致的泌尿系统损害可能通过以下机制：

（1）自身免疫机制；

（2）直接损伤机制，尿中氯胺酮和其代谢产物可以直接对膀胱黏膜造成损害，引起炎症反应；

（3）氯胺酮以及代谢产物造成膀胱和肾脏血管病变引起局部血运障碍。

病例特征如下：

（1）长期、频繁滥用 K 粉，多数在持续使用 1 年以上出现症状；

（2）有强烈的尿频、尿急、尿痛和或血尿、排尿困难，尿动力学检测示膀胱过度敏感，不稳定性膀胱；

（3）膀胱容量缩小，单次尿量下降；

（4）尿培养阴性，抗酸杆菌检测阴性；

（5）影像学检查提示双肾积液、输尿管扩张，膀胱挛缩，可伴有肾乳头的水肿、坏死，腹主动脉旁淋巴结增大及腹膜后纤维化改变；

（6）膀胱镜检及活检提示膀胱黏膜炎性改变，合并坏死；

（7）可伴有血谷丙转氨酶、碱性磷酸酶、肌酐的升高，严重者出现急性或慢性肾功能不全；

（9）以上症状在停药后多出现不同程度的缓解。

K 粉所致泌尿系统损害是一种全尿路炎性损害，常由于首诊医生忽略了吸毒史的询问或者吸毒者刻意隐瞒，容易误诊为慢性前列腺炎或慢性膀胱炎。

由于 K 粉相关性尿路损害的发病机制不明，目前尚未发现彻底治愈的方法，大部分治疗方法是基于对间质性膀胱炎治疗基础上的经验性治疗，可在一定程度上起到缓解症状的作用。在不可逆的尿路损害发生之前，停用 K 粉可有效逆转相应症状。非手术治疗包括口服药物，膀胱水扩张，膀胱内药物灌注等。口服药物包括抗生素、肾上腺素能受体阻滞剂、胆碱能受体阻滞剂等。基于尿液中 K 粉及其代谢产物对尿路黏膜的损伤可破坏膀胱壁表面的氨基葡聚糖层造成膀胱上皮的通透性增加，膀胱内灌注对氨基葡聚糖层有保护和修复作用的透明质酸钠可取得较好的疗效；有报道碱化利多卡因膀胱灌注治疗氯胺酮相关性膀胱炎取得了满意的疗效，值得借鉴。氯胺酮相关性膀胱炎由于尿动力学上的表现为膀胱逼尿肌的无抑制收缩，因此在膀胱逼尿肌内多点注射肉毒素正是依靠其对神经肌肉接头的抑制，控制逼尿肌的无抑制收缩，从而达到疗效。

（七）过敏反应

表现为急性荨麻疹、眼结膜水肿、喉水肿、休克。氯胺酮过敏的病例报道不少，在注入氯胺酮 2~6 分钟后出现面、颈、胸潮红伴广泛红色点状丘疹，重者出现喉头水肿。常伴有呼吸道分泌物增多，咳嗽，呼吸急促，心动过速，肺部听诊有散在啰音，当血气分析出现血氧饱和度下降至 82% 时给予肾上腺糖皮质激素、面罩吸氧、抗休克、强心、利尿等对症治疗，上述症状可得以缓解。氯胺酮引起过敏反应的机制还不十分清楚。

（八）一过性失明或复视

此症状一般发生在刚苏醒时，持续 15~30 分钟，对光反射正常，眼底无变化，一般可自愈。目前氯胺酮引起一过性失明的机制未明，有人推测可能与氯胺酮对外侧膝状体、视辐射和皮质视觉区的抑制有关。

（九）高热

氯胺酮可引起高热，如无合并其他原因引起的高热时，一般多在苏醒时消退，无需特殊治疗。但如合并其他感染时则要特别注意此不良反应,必要时可给予物理降温或药物降温,避免因体温过高出现抽搐。

附　苯环己哌啶

苯环己哌啶(苯环利定,phencyclidine,PCP)具有把有害的感觉输入予以隔开的能力(分离性麻醉),在20世纪50年代晚期曾被作为全身麻醉药试用,但因患者常发生严重焦虑、妄想或术后精神障碍而停止使用。

作为毒品的PCP为粉末状,可口服、静脉注射或置入香烟中吸入。起效迅速,口服后30~40分钟即出现幻觉,小剂量时会产生欣快感,约可维持4~6小时。易引起中毒,中毒程度取决于剂量大小和用药者的敏感性。用药者极易产生强烈冲动,在错觉、幻觉、妄想的支配下,会出现不可预测的攻击或自残(杀)行为,常伴有精神症状,此为苯环己哌啶"中毒性谵妄",多于中毒后24小时内发生,可持续数日,严重者可导致器质性脑损伤,以痴呆为主要表现。轻度中毒者多可于数小时内恢复,中、重度中毒需数日、数周才能恢复。如发生以痴呆为特征的器质性脑症候群,则病程可长达数月甚至终生难愈。中毒者有时也可以精神症状为主要表现,多见听幻觉,思维障碍明显,类似精神分裂症。中毒早期可见各种异常生理反应,如意识模糊、心率增快、血压升高、共济失调、言语不清、肌张力增强、腱反射亢进、垂直和水平性眼球震颤、瞳孔缩小、听觉过敏、痛觉迟钝等,常有频繁呕吐、大汗、发热,并可出现癫痫样发作,严重者可因呼吸、循环衰竭导致死亡。长期使用PCP会出现注意力不集中、记忆困难、思维紊乱、行为刻板等症状,并伴有焦虑、惊恐、抑郁、偏执发作性暴力行为,有时停药一年这些症状仍未消失。

(谌红献)

第八节　镇静催眠药

一、苯二氮䓬类

苯二氮䓬类药物的主要作用是抗焦虑、肌肉松弛作用、抗癫痫、催眠等。由于这类药物安全性好,即使过量,也不致有生命危险,目前应用范围已远远超过巴比妥类药物。常用的苯二氮䓬类药物包括:地西泮、氯硝西泮、阿普唑仑、艾司唑仑、劳拉西泮、奥沙西泮、三唑仑、米达唑仑等。

苯二氮䓬类的使用特别广泛,据估计欧洲和美国有10%的人口使用苯二氮䓬类作为抗焦虑药或镇静剂。在过去几年中苯二氮䓬类作为抗焦虑药物的处方量已经下降。大多数长期用药的个体是老年女性;但是,这类药物在年轻人中有明显的滥用问题,通常伴有静脉注射用药和多药滥用。酒精依赖者中有很大比例的人群也有苯二氮䓬类药物依赖。

(一)药理作用

脑内有苯二氮䓬类高亲和力特异结合位点苯二氮䓬类体。其分布以皮质为最密,其次为边缘系统和中脑,再次为脑干和脊髓。这种分布状况与中枢抑制性递质 γ-氨基丁酸(GABA)的 GABA$_A$ 受体的分布基本一致。电生理实验证明,苯二氮䓬类能增强 GABA 能神经传递功能和突触抑制效应;还有增强 GABA 与 GABA$_A$ 受体相结合的作用。GABA$_A$ 受体是氯离子通道的门控受体,由两个 α 和两个 β 亚单位($α_2β_2$)构成 Cl⁻ 通道。β 亚单位上有 GABA 受点,当 GABA 与之结合时,Cl⁻ 通道开放,Cl⁻ 内流,使神经细胞超极化,产生抑制效应。在 α 亚单位上则有苯二氮䓬受体,苯二氮䓬与之结合时并不能使 Cl⁻ 通道开放,但它通过促进 GABA 与 GABA$_A$ 受体的结合而使 Cl⁻ 通道开放的频率增加(不是使 Cl⁻ 通道开放时间延长或使 Cl⁻ 流增大),更多的 Cl⁻ 内流。

苯二氮䓬类药物化学结构和药代动力学的不同不会显著影响药效,但是,这种差异可能会影响药物的起效的时间、药效持续时间,出现何种副作用、副作用的频率以及戒断症状严重程度等。所以我们可以根据这种差异来选择特定的药物,使得某个患者得到最大益处的同时承受最小的风险。

脂质溶解度越高,就越容易穿过血脑屏障,作用就越迅速。按这个特性,苯二氮䓬类药物可以分为亲脂性高的和亲脂性低的两类,地西泮属于亲脂性高的药物。苯二氮䓬类药物吸收越快,起效越快。口服苯二氮䓬类药物的吸收速度不同。例如,地西泮是1小时,三唑仑(triazolam)是1.3小时,阿普唑仑(alprazolam)和罗拉(lorazepam)是2小时等。根据药物的半衰期,苯二氮䓬类药物也可分为三类。

(1)极短类(不超过5小时):如咪达唑仑和三唑仑;

（2）短到中期类（6~12小时）：如劳拉和阿普唑仑；

（3）长期类（超过12小时）：如利眠宁和地西泮。

（二）苯二氮䓬类的滥用与依赖

苯二氮䓬类药物依赖通常是由于长期用药所致，也可能是因为它们具有致欣快和镇静作用，而像街头药物一样容易获得所致。其戒断症状类似于焦虑症状，而这正是该类药物处方过多的原因。因此如果苯二氮䓬类药物减量后出现症状，医生可能错误地认为这些症状是一种持续存在的焦虑障碍加重，就可能会给患者处方更高剂量。据估计，使用苯二氮䓬类药物治疗剂量超过6个月的患者，其中约1/3的人可能会出现依赖性。

许多研究表明使用苯二氮䓬类药物的时间越长、剂量越大，戒断症状的发生就越频繁、越严重。

并非所有长期接受苯二氮䓬类药物治疗的患者在停药后都会有戒断症状的发生，提示个体内在特征的差异影响苯二氮䓬类依赖的形成。这些差异包括：是否伴有其他的精神障碍（如惊恐障碍、人格障碍）以及是否有酒精及其他药物滥用史。如临床试验中发现那些长期应用阿普唑仑或劳拉西泮导致依赖而来寻求戒断治疗的患者大多数在临床上具有精神疾病的既往史或现病史。阿普唑仑的增强心境效应在酒依赖者子女中较无酒依赖家族史者更明显，因而更易导致依赖的发生，说明酒依赖家族史是阿普唑仑依赖及滥用的危险因素。

尽管苯二氮䓬类药物和其他药物的相互作用相对较少。但与酒精或其他镇静催眠药合用能明显增加致死的可能性。μ受体部分激动剂丁丙诺啡单独使用过量时也是非常安全的，但是，当苯二氮䓬类与丁丙诺啡合用时则明显增加致死的风险。苯二氮䓬类药物也常常被接受美沙酮维持治疗的患者误用和滥用。苯二氮䓬类药物与美沙酮有协同作用，临床上发现美沙酮相关的过量死亡者常常同时服用了苯二氮䓬类药物。

长期使用苯二氮䓬类药物会导致耐受和依赖，停药时可出现戒断症状，主要包括：

（1）焦虑症状：焦虑、易激惹、出汗、震颤、睡眠障碍；

（2）感知觉改变：人格解体、现实解体、对刺激的敏感性增强、异常躯体感觉、异常的运动觉；

（3）其他症状：比较罕见，主要有精神病性症状、癫痫样发作、震颤谵妄。

（三）苯二氮䓬类依赖的治疗

1. 剂量递减

对于该类药物依赖的治疗通常是持续至少8周的缓慢撤药，并合并支持性咨询治疗。对那些半衰期短且苯二氮䓬受体作用强的药物，戒断症状就会更严重。使用这类药物的患者在尝试戒除药物之前可换用半衰期较长的苯二氮䓬类药物如地西泮，然后逐步缓慢减量。对采用这些方法仍有困难的患者，采用其他抗焦虑治疗。

苯二氮䓬类依赖时，戒断的疗程应该由医师和患者根据患者的具体情况共同制定，短者数周，长者几个月，但是一般不超过一年。对大多数苯二氮䓬类药物，最初的减药速度可以快些，如在第一周减少50%，后面的减药要慢（每减少10%~20%间隔3~5天）。但是，如果患者出现明显的戒断症状，则可保持剂量不变甚至暂时加量直到症状消失。

一旦完全停止使用苯二氮䓬类药物，许多患者会出现严重的戒断症状，如谵妄、癫痫发作和精神病性症状等。戒断症状持续的病程可能不规则，且某些症状如肌痉挛，可能不会出现。戒断症状通常会在数周后消失。少数患者会在停用苯二氮䓬类药物数月甚至数年中仍会有类似戒断症状的体验。

2. 辅助用药

在苯二氮䓬类药物戒断过程中，适当应用一些辅助用药如心得安、丁螺环酮、抗惊厥药（卡马西平和丙戊酸盐）等将有助于减轻苯二氮䓬类药物的戒断症状，提高戒断治疗的成功率。褪黑素可能在停药过程中起到辅助作用，但往往不能减轻戒断症状。对于戒断时的失眠，推荐使用催眠药唑吡坦或者有镇静作用的抗抑郁药如曲唑酮，也可考虑使用苯海拉明、水合氯醛或者使用有镇静作用的三环抗抑郁药如多塞平等。对伴有抑郁或惊恐症状的患者,可使用足量的抗抑郁剂。

3. 心理治疗

心理支持疗法和认知-行为治疗在苯二氮䓬类依赖及戒断的治疗中具有一定的作用。心理支持疗法应贯穿于整个治疗期间,即使在完全停药后,心理支持还可以防止复发。

4. 积极处理原发病

积极处理原发疾病,建议患有抑郁或是焦虑症状的慢性苯二氮䓬类使用者使用足量的抗抑郁剂、抗焦虑药物,改善症状,合理处理方法步骤有助于患者成功停药。

(四)苯二氮䓬类依赖的预防

苯二氮䓬类药物依赖的预防在于限制处方。心理治疗对于绝大多数焦虑障碍有效,而且针对失眠的一些非药物性方法也有作用。如果处方苯二氮䓬类药物,应该是为了在短期内缓解严重的痛苦。对于某些已经是长期用药的患者,出于权衡效益和风险还是应该继续处方,但患者应该定期复诊。全科医生可以劝说20%～40%的长期用药者减少每日药量或停止用药。

二、巴 比 妥 类

在过去20年随着新型抗焦虑和抗抑郁药物的使用,巴比妥类药物的处方量已经大大减少,因此这类药物的违禁使用更为罕见。以前许多巴比妥类药物依赖者是因为该药具有镇静作用而开始使用该药。

巴比妥类是较早的镇静催眠药,根据半衰期的长短可分为超短效、短效、中效及长效巴比妥类药物。主要包括硫喷妥钠、苯巴比妥、司可巴比妥、戊巴比妥,其中司可巴比妥、戊巴比妥临床上主要用于失眠,滥用可能性最大。

(一)巴比妥类的作用机制

中枢神经系统对巴比妥类具有极高的敏感性,巴比妥类作用于觉醒有关的脑干网状结构组织、选择性抑制上行激活系统的活动。小剂量巴比妥类可抑制大脑皮质,产生镇静催眠作用;较大剂量可

使感觉迟钝、活动减少,引起困倦和睡眠;中毒剂量可致麻醉、昏迷乃至死亡。巴比妥类诱导的睡眠与正常睡眠的区别在于:由于巴比妥类药物能缩短快动眼睡眠,故服药时的睡眠做梦较少。但快动眼期的耐受随着巴比妥类的反复服用而加强,从巴比妥类诱发的睡眠中醒来时,易出现宿醉现象。长期用药者一旦大幅减药或突然停药,会引起快动眼睡眠反跳,则出现多梦、噩梦,严重干扰睡眠,病人只好再次服用,从而产生依赖。人体对巴比妥类药物耐受性发生较快,其发生机制目前认为是因为巴比妥类可增加微粒体酶的活性,使其对巴比妥类的代谢增加。

(二)巴比妥类依赖和戒断症状

1. 精神症状

巴比妥类药物依赖的患者,典型表现是意识障碍和轻躁狂状态。意识障碍可表现为躁动不安或复杂的意识蒙眬状态,一般历时短暂,可持续数小时至数天;可有轻躁狂表现,长期大量服用的慢性中毒者均可出现人格改变和智能障碍。

2. 躯体症状

患者表现为消瘦、无力、胃肠功能不良、食欲下降、多汗、皮肤灰暗、无光泽。性功能明显低下。皮肤划痕反应阳性。常伴有药源性肝损害。

3. 戒断综合征

巴比妥类的戒断症状较严重,甚至有生命危险。症状的严重程度取决于滥用的剂量和滥用药物时间的长短。依赖剂量越大、时间越长,戒断症状越严重。突然停药12～24小时内,戒断症状陆续出现,如厌食、软弱无力、焦虑不安、失眠,随之出现肢体粗大的震颤。停药2～3天,戒断症状可达高峰,出现呕吐,体重锐减,心动过速,血压下降,四肢震颤加重,全身肌肉抽搐或出现癫痫大发作,有的出现高热谵妄、药源性幻觉、类精神分裂症症状。

(三)巴比妥类依赖的治疗

巴比妥类药物依赖的患者突然停药很危险,可能像酒精戒断一样导致谵妄,并可引起抽搐,有时甚至因心血管衰竭而导致死亡。因此如果有必要

让某个用药量已经在危险范围内的巴比妥依赖患者停止用药,应建议其住院脱瘾。如果患者使用的仅为治疗剂量,则可考虑在门诊缓慢的戒除药物。

1. 剂量递减

对于巴比妥类药物的戒断症状应给予充分注意,脱瘾时减量要缓慢。以戊巴比妥为例,每天减量不能超过 0.1g,减药时间一般需 2~4 周,或更长时间。国外常用替代疗法,即以长效的巴比妥类药物替代短效药物,如用苯巴比妥替代戊巴比妥,之后每天逐渐减少 5%~10% 的苯巴比妥剂量,减药时间也在 2~4 周。

2. 维持治疗

某些已经使用巴比妥类药物很长时间的老年患者应该考虑采取维持治疗方法。可以用苯二氮䓬类药物替换巴比妥类并应不断努力减少药物剂量。大多数病例最终均可戒除药物。

三、其他镇静催眠类

主要包括佐匹克隆、唑吡坦和扎来普隆,他们的镇静催眠作用与苯二氮䓬类相似,能有效地用于失眠症的短期治疗,被认为是苯二氮䓬类合适的替代品,是目前世界上最新的治疗失眠药物。

(一)佐匹克隆

有镇静催眠作用、抗焦虑、抗惊厥和肌肉松弛作用。佐匹克隆对失眠者及正常人均有明显的镇静催眠作用,能缩短入睡时间,减少觉醒次数,延长睡眠时间,提高睡眠质量,而且很少引起残余效应(如清晨难醒、次晨运动协调能力下降、注意力降低),撤药后反跳性失眠、依赖性的出现率低,在老年和年轻失眠患者中都能很好地耐受。最常见的不良反应是余苦味,其他还有嗜睡、头痛。

1. 作用机制

佐匹克隆激动 $GABA_A$ 受体,增强 GABA 抑制作用的吡咯环酮类化合物,与苯二氮䓬类药物结合于受体的同一识别部位而增强了 $GABA_A$ 受体的功能。但结合后存在受体功能上的差异,表明两种药物结合于同一部位的不同区域,并与受体产生不同的构型。

2. 依赖性

作为一个清除半衰期约为 5 小时的催眠药,佐匹克隆的反跳性失眠偶尔出现,但是比同剂量的苯二氮䓬类药物出现的频率低。耐受性不经常出现,与广泛滥用的苯二氮䓬类药物相比,其依赖性和滥用很罕见。但是仍有一些人会出现依赖和滥用。既往有药物/酒精滥用、精神疾病或躯体疾病的病人易感佐匹克隆依赖,甚至滥用。

3. 戒断症状

佐匹克隆中断应用后的戒断症状包括:
(1)精神症状:反跳性失眠、噩梦、严重焦虑和激动;
(2)神经症状:震颤、癫痫发作、肌痛和肌肉颤抖;
(3)消化症状:恶心、呕吐;
(4)心脏症状:心悸、心动过速。

(二)唑吡坦

主要有镇静催眠作用,而抗痉挛和肌肉松弛作用较弱。动物实验表明,镇静剂量的唑吡坦没有肌肉松弛和抗惊厥作用。多项实验以脑电图或睡眠多导仪观察,认为与苯二氮䓬类相比,治疗剂量的唑吡坦几乎不改变睡眠结构,可增减 2 期睡眠,对慢波睡眠和快动眼睡眠影响小。可以缩短入睡时间,减少夜醒及做梦次数,延长睡眠时间,醒后大多保持清醒。因为半衰期短,唑吡坦无残余作用和延续作用,停用后也无反跳现象。

1. 作用机制

唑吡坦的催眠作用是通过选择性地作用于苯二氮䓬类受体——$GABA_A$ 受体的一部分,以增加 GABA 的传递,当药物和 ω 受体结合后,增加 GABA 对 $GABA_A$ 结合位点的亲和性,从而导致氯离子通道开放,使氯离子流入神经细胞内,引起细胞膜超级化而抑制神经元激动。体内、体外实验均证实,唑吡坦只作用于苯二氮䓬 ω_1 受体亚型(包括 α1 亚单位),而对 ω_2(包括 α2 或 α3 亚单位)的亲和性很低,对外周苯二氮䓬类受体亚型无亲和力,而苯二氮䓬类药物无此选择性。ω_1、ω_2 亚型在中枢神经系统分布有特异性,小脑主要为 ω_1 亚型,大脑皮质两种亚型共存,而脊髓只有 ω_2 亚型。因此唑吡坦对

ω_1 亚型受体特异的亲和性尽管不是绝对的,但具有明显的镇静作用和轻微的抗焦虑、肌肉松弛以及抗癫痫作用。

2. 依赖性

在长期使用唑吡坦的研究中,未发现催眠作用的耐受现象。对有药瘾史的患者进行成瘾性研究,发现唑吡坦 10mg 与安慰剂结果相似,唑吡坦 40mg 与地西泮 20mg 作用相似。在最高剂量的试验中,唑吡坦产生许多不良反应,如眩晕、焦虑、恶心、呕吐,这些反应可能限制了唑吡坦的过量使用,减少成瘾的可能性。在 6 个月治疗后无撤药困难,无戒断症状和成瘾现象。尽管如此,药瘾、酒瘾者可增加药物依赖的可能性,为避免依赖,服用时间最好不要超过 4 周。

(三) 扎来普隆

扎来普隆是继佐匹克隆之后作用时间更短的一种非苯二氮䓬类催眠药,它在维持正常睡眠阶段的同时,对快动眼睡眠(REM)无影响,具有入睡快,日间宿醉作用少,停药后戒断反应及反弹性失眠均少等特点。扎来普隆是 γ-氨基丁酸 A 受体 α_1 亚单位上的苯二氮䓬受体特异性激动剂,由于半衰期仅 1 小时,其滥用危险性与三唑仑相同。

(胡　建　李　强)

第九节　烟　草

世界卫生组织估计,全球有超过 12 亿的烟民,其中 8 亿在发展中国家。目前,估计全球每年死于烟草的人数达到 500 万,到 2030 年,这一数字将会达到 1000 万到 1500 万,大多数在发展中国家。我国是烟草大国,香烟产量是第二产烟大国美国的 3 倍。据估计,目前全国有 3 亿多吸烟者,直接或间接受烟草危害者达 7 亿人。1993 年中南大学精神卫生研究所联合国内三家单位的调查表明,15 岁以上人群吸烟率为 40.70%,其中男性为 69.70%,女性为 11.20%。据预测,我国妇女、青少年吸烟会进一步增加。世界银行的研究报告认为,使用烟草导致全球每年净损失 2000 亿美元,其中一半以上的损失在发展中国家。预防吸烟在全部健康干预中效益最好。

一、尼古丁的药理作用

尼古丁(烟碱,nicotine)是烟草中的依赖性成分。研究证明,尼古丁符合高依赖性物质的所有标准,依赖者通过改变吸烟量、频度、吸进呼吸道的深度等来维持体内尼古丁的水平。当依赖形成后突然戒断时,会出现唾液分泌增加、头痛、失眠、易激惹等戒断症状,使吸烟者难以摆脱尼古丁的控制。

尼古丁和乙酰胆碱的分子形状类似,可以与尼古丁乙酰胆碱受体(nicotinic acetylcholine receptor, nAChR)结合并将其激活。nAChR 是由五个亚单位组成的离子通道受体,有很多亚型,其中 α4β2 型与烟草依赖关系最为密切,尼古丁和 nAChR 结合后便会导致 nAChR 的离子通道开放,脑部被盖腹侧区(VTA)的神经细胞被激活后,在伏隔核(NAc)释放多巴胺。多巴胺的释放,让尼古丁使用者产生愉悦感,并引起强烈的驱动力,让使用者不断重复相同行为以带来愉悦感,吸烟者追求的感受包含尼古丁"快感"、放松、压力减少、警觉性增加、注意力集中以及情绪变化。不论是否在生理上对尼古丁成瘾,这些感受都是诱使人们吸烟的驱动因素。对于尼古丁依赖的患者,对药物持续的渴望是缘于需要更高的多巴胺浓度。

二、吸烟的危害

点燃的香烟被吸烟者吸入口中的部分称为主流烟,由点燃部直接冒出的称为侧流烟。香烟的燃烟中所含的化学物质多达 4000 种,其中在烟气中含有近 20 种有害物质,有致癌作用的如二甲基亚硝胺、二乙基亚硝胺、联氨、乙烯氯化物,其他有害物质如氮氧化物(95% 为一氧化氮)、吡啶和一氧化碳(CO)等。粒相的有害物质达 30 余种,其中促癌物有芘、1-甲基吲哚类、9-甲基咔唑类等。

CO 对血红蛋白(Hb)的亲和性很强。因吸烟出现大量 CO-Hb 而使心血管系统受累,尤其使运送氧的能力减弱,容易导致缺血性心脏病、心绞痛和呼吸困难。

有关吸烟对健康影响的研究较多,与吸烟相

关的疾病及病变包括高血压、冠心病、中风、消化性溃疡、癌症(肺、唇、口、鼻、咽、喉、食管、胃、肝、肾、膀胱、胰腺和子宫颈)、慢性阻塞性肺疾病、哮喘、血栓闭塞性脉管炎、阳痿、主动脉瘤、周围血管病、粒细胞性白血病、肺炎、白内障、克罗恩病、髋关节骨折、牙周病等。吸烟量越大、烟龄越长和开始吸烟的年龄越早,吸烟相关疾病和死亡的风险越大。由于吸烟造成的健康损害具有长期滞后性的特点,吸烟 10 年、20 年甚至更长时间相关疾病才能出现,所以在疾病出现之前,吸烟者往往认识不到吸烟的危害。

三、吸烟问题的处理

烟草工业能给国家带来税收,且是国家税收的主要来源之一,但有识之士认为,从吸烟所造成的健康、环境危害的角度看,发展烟草工业得不偿失。以世界卫生组织为代表的卫生健康部门一直同各国政府及烟草工业进行交涉,起草了烟草控制框架条约(framework convention on tobacco control, FCTC),希望能通过框架条约的实施,减少吸烟对健康的危害。

从群体的角度看,提高公众对吸烟危害的意识,制定法律限制烟草产品的各类广告、特别是针对青少年的广告和各类的推销活动,规范烟草工业的行为、提高烟税等都非常必要。从个体的角度看,可以通过改变行为与认知的综合方法,如松弛训练、刺激控制等减少烟草使用。

药物治疗有以下几种。

1. 尼古丁替代(NRT)

NRT 药物通过向人体提供尼古丁以达到代替或部分代替从烟草中获得的尼古丁,从而减轻尼古丁戒断症状,如注意力不集中、焦虑、易怒、情绪低落等。NRT 安全,符合成本效益。市场上有 5 种不同的 NRT 产品,以不同方式提供尼古丁,目前尚无证据表明彼此疗效上的差别。NRT 疗程应持续 8~12 周,而少数吸烟者可能需要治疗更长时间(5% 可能需要继续疗程长达一年)。长期的 NRT 治疗无安全问题。心肌梗死后近期(2 周内)、严重心律失常、不稳定心绞痛患者慎用。目前我国主要是尼古丁咀嚼胶,为非处方药,剂型有 2mg/片和 4mg/片。

2. 盐酸安非他酮(缓释剂)

一种抗抑郁剂,作用机制可能包括抑制多巴胺及去甲肾上腺素的重摄取以及阻断尼古丁乙酰胆碱受体。盐酸安非他酮是口服药,剂量为 150mg/片,至少在戒烟前 1 周开始服用,疗程为 7~12 周。副作用有口干、易激惹、失眠、头痛和眩晕等。癫痫患者、厌食症或不正常食欲旺盛者、现服用含有安非他酮成分药物者、或在近 14 天内服用过单胺氧化酶抑制剂者禁用。对于尼古丁严重依赖的吸烟者,联合应用 NRT 可使戒烟效果增加。盐酸安非他酮为处方药,长期(>5 个月)戒烟率为安慰剂组的两倍。

3. 伐尼克兰

一种新型非尼古丁戒烟药物,伐尼克兰对神经元中 α4β2 尼古丁乙酰胆碱受体具有高度亲和力及选择性,是尼古丁-乙酰胆碱受体的部分激动剂,同时具有激动及拮抗的双重调节作用。伐尼克兰与受体高亲和力结合发挥激动剂的作用,刺激受体释放多巴胺,有助于缓解停止吸烟后对烟草的渴求和各种戒断症状;同时,它的拮抗特性可以阻止尼古丁与受体的结合,减少吸烟的快感,降低对吸烟的期待,从而减少复吸的可能性。伐尼克兰有 0.5mg 和 1mg 两种剂型,在戒烟日之前 1~2 周开始治,疗程 12 周,也可以再治疗 12 周,同时考虑减量。FDA 推荐的伐尼克兰使用剂量为 1mg,每日 2 次。伐尼克兰常见的不良反应为消化道症状和神经系统症状,恶心最常见,但大多数为轻至中度反应,只有 3% 的患者因恶心而停止治疗,大多数的患者均可耐受使用。最近有报告伐尼克兰可能导致抑郁等精神问题,但尚没有建立这种因果关系。由于伐尼克兰几乎以原形从尿液排泄出人体,因此在严重肾功能不全的患者(肌苷清除率<30ml/min)应慎重使用。伐尼克兰为处方药,由于它有部分的尼古丁拮抗作用,因此不推荐与 NRT 药物联合使用。

总之,在戒烟治疗的过程中,NRT、盐酸安非他酮和伐尼克兰是通常使用的药物。考虑到戒烟的健康获益,这些药物是能够挽救生命的治疗手段,配合行为干预疗法会提高戒烟成功率。

(郝 伟)

第十节　酒精与药物成瘾
与精神疾病共病

物质使用障碍与其他精神障碍的共病现象是一个非常普遍的问题。该问题自20世纪70年代末以来逐渐受到研究和临床领域的高度关注,调查研究发现许多物质使用障碍者同时符合其他精神障碍的诊断标准,这种共病现象使物质使用障碍的诊断和治疗更为复杂。尽管目前研究领域对共病的形成及物质使用障碍与其他精神障二者的关系有不同观点,但均一致认为共病现象与物质使用障碍的不良预后密切相关,探索和采用针对共病的相应治疗方案,是提高疗效的必要和关键措施。本节对物质使用障碍与其他精神障碍的共病在概念、流行病学、发生与发展、诊断与治疗几个方面进行综述,并对共病的治疗进展进行重点阐述,以期对物质滥用领域的临床工作提供借鉴和参考。

一、共病的概念与流行病学

(一) 共病的概念

目前共病的定义为:个体患有至少一种物质(酒精或药物)使用障碍和至少一种其他精神障碍。不同诊断之间可能相互作用,但至少有一种物质使用障碍诊断与一种其他精神障碍诊断之间是相对独立而非附属(一种诊断可能是另一种诊断的症状群)的关系。共病并非某些特定疾病的组合,它可同时含有两种或两种以上的物质使用障碍诊断和两种或两种以上的其他精神障碍诊断,一种物质使用障碍诊断可以与任何一种或几种其他精神障碍共病,反之亦然。例如海洛因依赖与重性抑郁,酒精滥用与惊恐障碍,酒精滥用和多药滥用与精神分裂症,多药滥用与边缘性人格障碍等。因此,共病所涵覆的疾病范畴非常广泛。此外,有时物质使用问题或精神问题可能并未达到诊断标准所需条目,如酗酒(未达到酒精滥用的诊断标准)与精神疾病共同发生,这也应属于共病的范畴,对这类问题的重视将有利于疾病的早期干预。

(二) 共病的流行病学

20世纪70年代末,物质滥用与抑郁障碍的密切关系引起了人们的特别关注,80~90年代期间,共病现象受到了更为广泛的重视,人们发现不仅仅是抑郁障碍,物质滥用还可能与多种其他精神疾病密切相关,并报道在物质滥用人群中,50%~70%的患者与其他精神疾病共病,而在精神障碍人群中,20%~50%的患者与物质使用障碍共病。美国精神卫生研究院(NIMH)支持的五城市流行病学调查发现,在终生患过酒精使用障碍的个体中,精神疾病的终生患病率为37%;在终生患过某种药物(除酒精外)使用障碍的个体中,精神疾病的终生患病率则高达53%,是无药物使用障碍个体精神疾病终生患病率的4.5倍。而在终生患过某种精神疾病的个体中,有22.3%终生患过酒精使用障碍,有14.7%终生患过药物使用障碍,物质(包括酒精和药物)使用障碍的终生患病率为28.9%,是无精神疾病个体物质使用障碍终生患病率的2.7倍。在药物使用障碍(终生患病)者中,终生患有心境障碍的占26.4%,是其他个体心境障碍患病率(终生患病)的4.7倍;终生患有焦虑障碍占28.3%,是其他个体焦虑障碍患病率(终生患病)的2.5倍;患有反社会性人格障碍的占17.8%,是其他个体反社会性人格障碍患病率的13.4倍;终生患有精神分裂症的占6.8%,是其他个体精神分裂症患病率(终生患病)的6.2倍。且精神疾病或物质滥用治疗机构中的群体有较社会人群更高的共病患病率。据最近的National Epidemiologic Survey on Alcohol and Related Conditions(NESARC)调查显示,美国至少有超过520万的成年人在同一年度共患物质滥用或成瘾和较重精神疾病,其中多数未获治疗,获得适当治疗者仅占8.5%。在物质滥用治疗机构中,物质使用障碍者的其他精神障碍的终生患病率约为50%~75%,其中最常见的DSM轴Ⅰ诊断多是心境障碍或焦虑障碍、最常见的轴Ⅱ诊断多是反社会性人格障碍。而所滥用物质的种类不同,共病的患病率也有所不同,药物(毒品)使用障碍者的共病患病率可能高于酒精使用障碍者。

我国学者于2000年左右开始陆续关注海洛因成瘾者中的共病现象。中南大学湘雅二院精神卫生研究所郝伟课题组近来对1002例海洛因依赖者进行共病相关研究,发现约2/3的海洛因依赖者共患其他DSM-Ⅳ精神障碍。约30%的海洛因依赖者共患其他DSM-Ⅳ轴Ⅰ精神障碍,其中以心境障碍最为常见,终生患病率约 20%。其次为焦虑障碍,终生患病率约 13%。在所共患的心境障碍中,以重性抑郁障碍最为常见。在所共患的焦虑障碍中,以创伤后应激障碍最为常见。约 60% 的海洛因依赖者共患 DSM-Ⅳ轴Ⅱ人格障碍,其中以 B 群人格障碍的患病率最高,约 50%。在人格障碍诊断上,以反社会性人格障碍最为常见,患病率约 40%,其次为边缘性人格障碍,患病率约 23%。海洛因依赖者的共病情况存在性别差异,女性海洛因依赖者更易共患轴Ⅰ精神障碍,尤其是创伤后应激障碍;男性海洛因依赖者更易共患轴Ⅱ人格障碍,尤其是反社会性人格障碍。

(三) 共病的相关因素与形成模式

与物质滥用和精神障碍的致病因素类似,共病状态是遗传和环境两方面危险因素共同作用或积累作用的结果,因此分别就遗传因素和环境因素两方面来阐述共病相关因素研究进展。而遗传因素与环境因素在共病的发展形成过程中如何发生作用,如何发生共同作用与积累作用仍机制不清,为了进一步理解和解释共病如何形成,人们提出了共病的形成模式理论。

1. 与共病相关的遗传因素

无论是物质使用障碍还是其他精神障碍,其神经生化机制均涉及多巴胺系统、5-羟色胺系统、去甲肾上腺素系统,以及阿片肽系统等。选择与上述递质系统有关的受体、转运体或代谢酶基因的多态性进行疾病关联研究,是寻找物质使用障碍和其他各类精神障碍遗传易感因素,同时也是寻找共病遗传易感因素的有效途径之一。目前与上述递质系统有关的基因多态性遗传学研究大多限于单一的某种物质使用障碍或精神障碍,近期在单核苷酸多态性(SNP)上,儿茶酚-O-甲基转移酶(COMT)Val158Met 基因多态性(rs4680)、5-HT2A 受体(5-HTR2A)基因-1438A/G 多态性(rs6311)研究较热,在可变串联重复序列长度多态性(VNTR)上,单胺氧化酶 A 基因启动子区可变串联重复序列长度多态性(MAOA-LPR)、多巴胺转运体基因 SLC6A3 多态性 DATVNTR,和 5-HT 转运体基因启动子区序列插入/缺失多态性(5-HTTLPR)研究较热。目前对共病遗传因素的研究已取得一定进展,但其中许多

研究或缺乏验证,或结果尚欠一致,故迄今为止,共病现象的遗传因素仍是研究界复杂而难解的谜。

2. 与共病相关的环境因素

目前关于共病现象环境因素的研究很少,据报道,童年期性虐待、躯体虐待是物质滥用、反社会人格障碍、边缘型人格障碍的共同的危险性因素。另有研究报导,在童年期遭遇过创伤、性虐待和(或)家庭暴力的成年人,更易发生创伤后应激障碍、物质滥用、抑郁障碍、焦虑障碍、进食障碍和自杀行为;另外,童年期家境贫困、家庭冲突频繁也可增加成年后物质滥用和精神疾病的患病风险。因此,童年负性经历可能也是共病形成的危险因素。

成年后的一系列心理社会应激事件,如失恋、离异、亲人死亡、贫困、创伤、种族主义和种族歧视、躯体状况差等,以及一系列负性社会经济因素,如经济地位差、教育年限短、收入水平低、职业状况(如无业或失业)差和婚姻状态差(如未婚、分居、离异、或寡居)等均可增加物质滥用和心境障碍、焦虑障碍、B 群人格障碍等精神疾病的患病风险,也可能与共病的发生有关。而个体的问题处理能力、关系协调能力(如同事、配偶关系,工作、家庭关系等)、情绪控制能力,以及获得家庭、朋友、社会、和医疗上的支持则是降低物质滥用和精神疾病患病风险的保护性因素。

另外,在胎儿期和儿童期的物质暴露,也可增加精神疾病和物质滥用的患病风险。调查发现,在包括海洛因、可卡因、大麻等的成瘾性物质中,酒精对胎儿神经系统的影响较重,可导致持续终生的记忆、判断和冲动控制障碍。大样本调查显示,在有胎儿酒精综合征或胎儿酒精暴露史的个体中,精神疾病的终生患病率高达 94%。另一个对儿童有显著影响的物质是甲基苯丙胺,可导致儿童发育问题、短期或持久性的脑损害。

3. 共病的形成模式

Mueser 等提出了共病形成的四类普遍模式:①共同因素模式:不同类别疾病有共同的致病危险因素,从而导致共病的发生;②继发性物质使用障碍模式:其他精神障碍促发物质使用障碍的形成;③继发性精神障碍模式:物质滥用促成其他精神障碍的发生;④双向模式:物质使用障碍和其他精神

障碍互相促进,一类疾病可增加另一类疾病的易感性。四类普遍模式中,目前较受支持的是共同因素模式和继发性物质使用障碍模式。

在共病形成的继发性物质使用障碍模式中有两个重要的理论或观点。一个是"自我用药(self-medication)"假说,一个是"社会心理危险因素"假说。"自我用药"假说认为,由于特定的心理状态个体选择特定的物质,以期物质对心理的产生特定药理作用。例如,抑郁患者可能通过自我给药来获得暂时的解脱,而反复的自我给药则可导致依赖的形成。"社会心理危险因素"假设认为,精神障碍常导致患者所处的社会、生活环境更为恶劣,患者周围可能充斥着毒品和犯罪,缺乏诸如家庭、亲属、教育、工作、社会关系以及责任等保护性因素,而这些负性社会心理因素极易促成物质滥用,尤其对那些有较强生理易感性和缺乏发展机会的个体。

(四) 共病的诊断

对共病进行准确诊断相对困难。而患者病情本身又可因病程不同而发生变化,因此,共病诊断的形成需要一个连续的过程,不能仅是通过一次单一的量表评定或者诊断做出判断。尽管根据 DSM-Ⅳ的诊断标准,物质所致的其他精神障碍(心境障碍、焦虑障碍、精神病性障碍)常发生在物质中毒,或发生在物质中毒或戒断后一月内,但 DSM-Ⅳ的诊断标准也规定,如果其他精神症状(心境、焦虑、精神病性症状)远远超过了致病所用物质的类型、时间及用量,尽管患者可能处于物质使用或戒断过程中,仍要考虑独立的精神障碍诊断。这就为临床判断是否为共病带来了一个度的问题,在这个度上的困扰也是临床上常见的问题,如兴奋剂、致幻剂所致的精神病性症状常迁延不愈,物质使用和戒断过程中的抑郁症状常导致需要特别干预的自杀情绪和自杀行为。因此,合理区分独立的精神障碍和物质所致的精神障碍仍是临床上的难点所在。

(五) 共病的治疗

由于共病患者的一体化治疗是多方面的,涉及医学、心理、社会、文化等各领域。出于临床考虑,将侧重阐述针对共患其他精神障碍的物质使用障碍者的药物治疗。药物治疗本身又有其双面性,除预期的治疗作用外,还可能存在躯体不适与躯体毒

性、撤药反应与耐受性、精神活性与成瘾性等副作用。因此,在选择共病患者的治疗药物前需重点考虑患者对药物的依从性、滥用与成瘾倾向、物质使用障碍的复发、其他精神障碍的复发等。例如,对共患重症精神病性抑郁、躁狂或精神分裂症的物质依赖者,早期积极的药物治疗可阻止病情恶化和预防自杀。而对共患重症焦虑的物质依赖者,苯二氮䓬类等具有明显成瘾性的药物却不能作为治疗的一线选择。

在共患精神疾病的物质滥用者中,合理使用精神疾病治疗药物,可提高患者接受物质滥用治疗的依从性,从而提高整体疗效。譬如在美沙酮门诊同时使用精神疾病治疗药物,将会延长共病患者接受美沙酮治疗的维持时间。针对共病患者进行药物治疗,要注意到不同治疗药物之间、治疗药物与患者所滥用的药物之间的相互作用,如美沙酮与去甲丙咪嗪合并使用,要注意到美沙酮可明显升高去甲丙咪嗪的药物浓度,而如果是美沙酮与氟西汀合并使用,则应注意到氟西汀可明显升高美沙酮的药物浓度。还比如使用苯二氮䓬类药物治疗丁丙诺啡滥用者所共患的焦虑障碍,要注意到苯二氮䓬类药物和丁丙诺啡之间可能会发生严重的药物交互作用——猝死。另外,如针对酒精依赖者同时使用氯氮平和苯二氮䓬类药物,也可能出现严重的不良反应。

1. 共患抑郁障碍的药物治疗

早期的安慰剂对照研究显示,丙咪嗪、去甲丙咪嗪对治疗酒依赖和抑郁症的共病有效,可减轻抑郁症状并延长酒的戒断时间,锂盐对物质使用障碍和双向情感障碍的共病有效,可减少此类共病患者的依赖性药物和酒的滥用,并改善患者的社会功能状态。一项针对用药依从性的研究显示,在锂盐、丙戊酸盐、苯二氮䓬类、抗精神病药物、三环类抗抑郁剂中,物质使用障碍和双向情感障碍共病患者对丙戊酸盐的用药依从性最好,锂盐因不良反应常导致依从性较差,而苯二氮䓬类、抗精神病药物、三环类抗抑郁剂则常被超量使用。

2. 共患焦虑障碍的药物治疗

选择性 5-羟色胺再摄取抑制剂(SSRIs)不良反应较少,疗效较好,可能普遍适用于各类焦虑障碍

的共病患者。阿扎哌隆类抗焦虑药丁螺环酮无成瘾性,对患有广泛性焦虑的共病患者,可显著改善焦虑症状和减少物质滥用量,可作为首选用药。临床上使用文拉法辛治疗患有广泛性焦虑的共病患者也取得了一定的疗效。苯二氮䓬类可用于惊恐障碍急性发作时,对创伤后应激障碍也有一定疗效,但苯二氮䓬类有潜在的成瘾性,只适于在限制剂量范围内短期应用。

3. 共患精神病性障碍的药物治疗

非典型抗精神病药如奥氮平、氯氮平等,对物质使用障碍和精神分裂症共病的患者有较好疗效。该类药物可能通过对5-羟色胺系统的影响,在治疗精神分裂症的同时还有减少物质滥用的作用。Gerra 等的一项非盲观察性研究显示,对海洛因依赖与分裂性精神疾病共病的患者,在替代维持治疗的同时给予奥氮平,与给予经典抗精神病药氟哌啶醇相对照,奥氮平不仅可明显减轻患者的精神病性症状,还可增强其治疗依从性,降低滥用物质的尿检阳性率。

(郝 伟 杨 梅)

第十一节 成瘾行为的心理
行为干预

一、心理行为治疗概述

现代科学证实,长期滥用成瘾药物可导致大脑发生一系列结构与功能的改变,导致药物依赖的一系列临床表现,即耐受性增加、戒断症状、心理渴求、强迫性使用成瘾药物等,严重影响药物依赖者的躯体、心理及社会功能,其病程呈慢性复发性发展,药物依赖者的复吸率高达90%以上。药物依赖的病因非常复杂,是心理学、生物学与社会学因素相互作用的结果,药物依赖后的临床表现也非常复杂,依赖后不仅导致戒断症状、神经系统损害、各种躯体并发症等生理功能障碍,还严重损害了药物依赖者的心理、家庭、职业及社会功能。药物依赖治疗后的复吸率很高,除了躯体因素如戒断症状外,许多心理社会因素如心理渴求、外在应激、情绪状况、错误认知、家庭社会因素等,是复

吸的主要因素。

针对上述药物依赖的原因、临床表现及复吸的相关因素,应采取医学、心理行为、社会康复等综合治疗模式来治疗药物依赖导致的各种相关问题,才有可能尽量减少复发的可能性,促进患者全面康复。目前,针对药物依赖医学治疗手段有限,主要针对阿片类药物戒断的治疗,目前尚缺乏对合成毒品依赖的治疗药物,对复吸及心理渴求也缺乏有效医学手段。因此,心理行为治疗成为目前药物依赖治疗的重要方法,其主要目标是矫正药物依赖导致的各种心理社会问题,预防复发,促进患者全面康复。国际上非常重视药物依赖的心理行为治疗,已把心理行为干预作为药物依赖治疗的重要环节,强调在药物依赖治疗中须配备专门的心理学家与心理咨询师。随着我国对戒毒工作认识的深入,需要把心理社会康复治疗作为戒毒工作的重要环节已成共识,在我国司法系统的戒毒机构中强调必须配备心理咨询师。我国 2008 年出台的禁毒法也明确了社区康复这一戒毒环节,心理行为治疗被列入我国卫生部组织编写有关药物依赖治疗原则,均是重视心理行为治疗在药物依赖治疗的重要作用的体现。

(一)心理行为治疗的基本目标

药物依赖治疗是一个较长时期的过程,即是指利用各种条件,纠正其心理行为障碍,提高其生活能力,使之最终摆脱成瘾药物的控制,适应社会生活,而不是简单地打破他们与成瘾药物的联系。因为患者长期使用成瘾药物,可以出现情感、思维和行为模式的改变,包括与成瘾药物相关的态度、信念、价值观和行为等,因此治疗不仅要关注依赖者与成瘾药物,还要关注他作为人的各方面的改变;不仅要关注药物依赖本身,更要关注药物依赖的整个人,这些都需要通过心理行为治疗来实现。心理行为治疗的目标根据戒毒者处于不同的戒毒阶段而有不同的侧重点。

1. 治疗早期目标

(1)激发患者的治疗动机:患者的内在动机是改变药物滥用行为的关键与前提,因此心理行为治疗的首要目标就是帮助药物依赖者认识到药物依赖对自己生活造成的影响,治疗将给自己生活带来

的积极意义,帮助其解决对治疗的矛盾心理,激发治疗动机而接受治疗。

(2)提高自信心与自我效能:药物依赖者因使用成瘾药物给自己的生活、家庭与工作带来了许多影响与危害,家人与社会对自己的冷眼与歧视,对自己缺乏自信心,认为自己一无是处,是个失败者,缺乏自我效能,只有提高患者的自信心,相信自己有治疗希望才能帮助患者康复。

(3)提高治疗依从性:心理行为治疗可以通过帮助患者改变对治疗的态度与不正确认知,及有效应对药物治疗过程中出现的种种问题,来提高治疗的依从性,提高治疗效果。有研究证实药物治疗结合心理行为治疗可取得更大效果,而对于目前尚无有效药物治疗的毒品成瘾问题,心理行为治疗就显得更为重要了。

2. 治疗中后期目标

(1)提高解决问题的能力:药物依赖者戒毒后面临各种问题与危机,如外在应激事件、情绪不良、家庭、失业等问题如不能有效应对,都可导致复吸,因此心理行为治疗的目标之一就是提高戒毒者解决与应对这些问题与危机的能力,有效抵抗毒品的诱惑,降低复吸的危险性。

(2)改善家庭关系:药物依赖后严重影响了家庭关系,家庭成员因曾受到药物依赖者的伤害而对其失去了信心和信任,家庭成员之间缺乏交流与沟通,经常会发生矛盾,互相埋怨,互相伤害,甚至家庭破裂,这些都不利于戒毒康复。因此,心理行为治疗需要帮助患者制定治疗计划,帮助改善家庭关系,重建相互信任与理解的关系,争取家庭成员的支持,帮助其保持戒断状态。

(3)心理行为矫正:药物依赖者因长期药物滥用出现一系列心理行为问题,这是依赖后的“症状”表现之一,如情绪不稳、悲观、自卑、冲动易怒等,应采取相应的心理行为治疗对这些问题进行矫正,使成瘾者逐步走向康复。

(4)提高心理技能:药物依赖者因缺乏应对挫折与压力、自我情绪调节、做决策与解决问题、自我认识等方面的心理技能而滥用药物,戒断后又因缺乏这些心理技能而复吸,因此应对患者进行心理技能训练,提高对成瘾药物的抵抗能力。

(5)预防复吸:患者戒断后有许多因素都可能导致复吸,心理行为治疗的一个主要目标就是针对复吸的心理社会因素进行相应的干预,降低复吸的可能性。

(6)建立社会支持系统:调整药物依赖者的生活环境,动员家庭和社会力量积极参与康复计划,建立社会支持网络,使滥用者具有相对良好的康复环境及氛围。

(7)重建健康的生活方式:药物依赖者过着以成瘾药物为中心的生活方式,生活在主流社会的边缘,如果这种生活方式不改变,是无法康复的,因此,心理行为干预应该把重建健康的生活方式作为一个重要的目标。

(二)心理行为治疗的基本原则

心理行为治疗是一项专业性的工作,通常由受过专业培训的心理咨询或心理治疗师、社会工作者、戒毒康复工作者、护士等专业人员来实施,进行心理行为治疗时应遵循以下基本原则。

1. 基本态度

从事心理干预的专业人员应尊重、理解患者,即设身处地从患者的角度来理解接纳他,对患者表达的观点应该持中立、非评判性态度,不进行评判与争论。对待患者的改变要持乐观态度,相信患者是可以改变的,强化患者的改变与努力,帮助其建立戒断的信心,在治疗过程中需要有耐心。

2. 基本角色

药物依赖咨询师的角色非常具有挑战性,咨询者采取不同的心理行为干预方法可能扮演不同的角色,可能是教育者、激发者、建议者、指导者、面质者等。咨询者的主要任务是激发、指导、支持、教育依赖者并使药物依赖者坚持治疗,应尊重患者自己的选择权利,激发患者内在的改变动机,灌输希望,提高自我效能,学习预防复吸的心理行为技能。

3. 保密、尊重隐私原则

在心理行为治疗过程中会涉及患者的一些个人隐私,咨询者必须做到保密、尊重患者的隐私。除非影响到患者本人与公共安全的情况,否则在治疗前需要向患者保证治疗内容的保密性。

4. 良好的治疗关系

良好的治疗关系在心理行为治疗中起着非常关键的作用。药物依赖者需要感到被人理解,或者有人支持他,避免让患者感觉处于一种操纵性或评判性的治疗关系中。因此,取得患者的信任,建立良好的治疗关系是成功心理行为治疗的第一步,后期治疗的效果是通过良好的治疗关系基础而起作用的。

(三) 基本技巧

对药物依赖患者进行心理行为治疗过程中,需要采用一些基本技巧来达到治疗目标,这些治疗技巧贯穿于整个治疗过程中。

1. 倾听

倾听是建立治疗性咨询关系的基本要求。倾听体现了咨询师的真诚态度及对患者的尊重与重视。倾听可帮助咨询师准确了解患者的想法与问题。咨询师通过眼神交流、躯体姿势、言语等表示自己对患者的关心与兴趣。

2. 共情

接纳和理解患者在诉述过程中的看法、感受和情绪反应,设身处地地站在患者的角度去理解他所面临的问题。

3. 提问与澄清

咨询师对自己关注和感兴趣的问题要进行深入的了解,这主要靠倾听和提问来完成。在咨询中,通常把开放式提问和封闭式提问结合起来使用,进一步澄清问题的因果和来龙去脉,这样既能更好地了解患者心理问题发生的原因、背景、发展过程,以便采取针对性咨询方案,同时帮助患者更好地理清思路,提高其认识问题和解决问题的能力。

4. 鼓励和重复

鼓励是对患者所说的话进行反应,如"嗯"、"讲下去"、"后来呢"等词句来鼓励对方继续交谈。重复是指咨询师对患者所说话中"关键词语"的注意,抓住了其症状的核心,展现了对患者的理解。

5. 沉默

患者在咨询过程中对某一事物或某一观点有了新的想法和领悟时,他的沉默表示他正在思考他刚刚领悟到的问题实质,咨询师应该在等待中注视对方,等待对方言语或非言语信息的变化,也表明咨询师了解对方正在进行思考。如果沉默是因为患者不知道自己该说什么好,也不知道咨询师希望自己说什么,咨询师略等片刻后,可以提问的方式打破这种沉默,或者以总结方式提示对方目前谈论的话题而引导其继续说下去。

6. 简述或反馈

咨询师把患者的主要言谈内容加以综合整理后,再反馈给对方。目的是表现咨询师对患者所谈问题的理解程度,并把患者分散讲出来的问题联系起来,最好引用患者言谈中最有代表性、最敏感、最重要的词语,如果咨询师能以自己的词语对患者的话进行复述,而关键性词语仍然使用患者的原话则效果更好,说明咨询师认真倾听并理解了患者的感受与问题。

7. 指导

就是告诉患者应该做些什么事、说什么话、进行某种训练等,一般应该在建立良好的咨询关系之后使用。

8. 解释

良好的治疗关系在心理行为治疗中起着非常关键的作用。药物依赖者需要感到被人理解,或者有人支持他,避免让患者感觉处于一种操纵性或评判性的治疗关系中。因此,取得患者的信任,建立良好的治疗关系是成功心理行为治疗的第一步,后期治疗的效果是通过良好的治疗关系基础而起作用的。

9. 重构

咨询者根据来访者谈话的信息,从另外一个角度提供可能促进其行为改变的不同的解释或意义。重构帮助患者将可能没有考虑到的一些行为与后果联系起来。例如,某个人称自己能喝很多酒而不会醉而感到自豪,咨询者可以用重构的方法回应她:"饮酒早期,当你的身体对酒精的耐受性较低时,身体比较敏感而容易醉,而长期饮酒身体会产生耐受性,你喝很多酒不会醉是身体耐受性的表现,表示饮酒问题更加严重"。通过对这种自吹行为的重构,咨询者能帮助对方意识到这是他长期酗酒损伤所致的有害结果。

10. 总结

心理行为治疗中最常用的技巧之一。总结可以体现咨询者在认真倾听,并表示对理解及重视对方的谈话。总结有助于澄清咨询的目的和意义。总结常用于治疗结束时,对患者的观点、感受与行为等进行小结,可起到升华的作用,让患者更了解自己的问题及下一步的目标。总结还可以用于治疗的开始,治疗开始时总结前次治疗内容,重述治疗目标,能起到承上启下的作用,顺利平稳过渡到本次治疗。

11. 对质

咨询师通过表述或提出疑问的方式指出患者言行中矛盾或不适合的地方,引导患者了解自己目前行为与目标之间的差距而认识到自己需要改变,或者引导患者面对他正在回避的问题。

12. 自我暴露

心理行为治疗专业人员有时为了患者的利益与治疗的需要,咨询者与患者分享自己的个人经历、情感、态度与观点。

(四)心理行为治疗的主要方法

药物依赖心理行为治疗已有五十多年的历史,目前已发展了许多有效的心理行为治疗模式,在国际上一些国家,药物依赖心理治疗已发展成一门成熟的独立学科,具有大批的专职从业人员如社工、司法人员、心理学家、精神病学家等,并有相应专业学会、杂志、认证管理机构等。针对药物依赖的心理社会原因、药物依赖后的心理行为表现、复吸的原因及影响依赖者康复的心理社会因素,发展了许多针对药物依赖者的心理行为干预的方法与策略,如动机强化治疗、认知行为治疗、预防复吸治疗等,这些心理行为治疗方法从不同的角度与层面来帮助矫正依赖者的心理行为问题。心理行为治疗形

式可有个体治疗、小组治疗、家庭治疗、自助集体等,这些治疗方法可单独或联合应用于不同的治疗形式与治疗场所中,是各种药物依赖治疗的基本方法。

心理行为治疗一般需要咨询者与来访者见面,但因受到咨询人力、物力、工作时间、工作地点、交通等因素的影响,还有的来访者因担心暴露隐私而不愿意与咨询师见面。随着现代信息技术的发展,发展了一些远程咨询方法,如电话咨询、网络咨询、电脑咨询等咨询技术,但这些治疗方式对咨询者与来访者间治疗关系的建立有很大的局限性,一般用于药物滥用问题较轻的早期患者,远程咨询可与见面咨询相结合使用可取得更好效果,如治疗早期需要见面咨询,治疗中后期治疗稳定后,可减少见面咨询频率,结合远程咨询来维持治疗效果,以提高咨询的效率,治疗过程中有需要时可增加见面咨询的频率。目前研究显示,动机强化治疗、认知行为治疗与行为强化治疗是最具有循证基础的几种心理行为治疗方法,本节将作重点介绍。

二、动机强化治疗

动机强化治疗(motivational enhancement therapy,MET)是基于药物依赖特殊性发展起来的。因大多数药物依赖者并没有很强的"治疗动机",面临缺乏"治疗动机"的药物依赖者,就需要特别的治疗技巧。动机强化疗法指采用一定的治疗策略强化患者做出改变自己吸毒行为的动机,帮助患者认识目前存在的或潜在的问题,并帮助他们去处理那些问题。

(一)理论基础

动机强化治疗认为:药物依赖者内在想改变的动机是发生改变的真正动力与关键因素。药物依赖者的治疗动机不是指其内在拥有的某种特征,不是固定不变的,而是表现在患者的态度、认知、情绪及行为的改变过程中,治疗动机是多维度的、动态变化的,受内在因素如个人的知识、态度及外在因素如环境、家庭、治疗等因素的影响,因此咨询师可以采用一定的治疗策略来影响这些因素而激发戒毒动机而促进改变。动机强化治疗者主要扮演激

发者的角色,应用一定的心理治疗技术来激发药物依赖者自身的改变动机,然后制订计划,采取行动改变的过程,就像一个向导带领药物依赖者康复的过程。

动机强化治疗主要是基于美国心理学家 DiClemente 博士提出的改变阶段理论而发展的心理治疗技术,改变阶段理论认为药物依赖的康复是一个长期的过程,经历不同的阶段,根据药物依赖者的内在动机把康复过程分为无意图期(precontemplation)、思考期(contemplation)或称为考虑改变期、准备期(preparation)、行动期(action)、保持期(maintenance)与复发(relapse)六个时期或阶段。每个药物依赖者所经历的康复阶段、处于每一阶段的时间各不相同,并可经历多次循环,所处的阶段及时间与药物依赖者心理、生理、家庭、社会等因素和治疗模式有关。药物依赖康复的过程是一个螺旋式上升的过程,可能经过多次反复与倒退,直至最后的成功。

(二) 基本原则

动机强化治疗是主要通过动机访谈(motivational interviewing,MI)来实现的,动机访谈是一种心理咨询策略与技巧,治疗师需要与来访者建立一种信任、合作的治疗关系。在帮助来访者过程中,治疗师接纳、理解对方的感受与需求,通过与患者共同探索其内在的动机与价值观来达到解决其矛盾心理,引导来访者自己发现问题并认识到改变的必要性,并帮助其选择如何解决问题的方法。促动性交谈的基本原则如下。

1. 表达共情

从对方的角度来尊重与理解患者及其感受与需求,提供支持、引导性的咨询是促进改变的条件。患者是改变的主体,只有接受才能促进改变,需要建立非评判性、合作性的咨询关系。咨询师的作用主要是在康复的过程中提供支持,需要尊重、接纳与理解患者。

2. 找出差距

帮助引导来访者集中注意力发现其目前的行为与其理想的或希望的行为之间的差距,当来访者认识到其目前状态与期望之间的差距与药物滥用有关时,会强化其改变药物滥用行为的愿望。

3. 避免争论

在咨询过程中,尊重与接受患者的观点与看法。试图说服来访者,认为其存在问题或者需要改变会引发更大的阻力,只有来访者自己说出改变的理由,才有可能做出改变的计划并付出行动,取得进步。

4. 化解阻抗

就是运用各种咨询技巧取得来访者的信任与配合。改变一般会有不适应感,需要承诺与付出努力,来访者在治疗早期表现阻抗是很常见、也是可理解的现象。发现来访者有阻抗时应该改变咨询策略来化解阻抗,支持与推动改变,责怪对方缺乏动机与阻抗不利于改变。

5. 支持自信

支持患者的自信心,提高自我效能感,促进改变。产生改变动机的一个重要前提是来访者必须相信改变是可能的,咨询师首先要相信患者能够改变,并帮助患者建立自信,让对方看到希望、对改变表示乐观。

(三) 技术要点

动机强化治疗强调以患者为中心,强调患者的选择与个人改变的责任,肯定自由选择,支持自信,鼓励对改变的乐观看法。动机访谈技术是以来访者为中心的一种咨询模式,这个技术简称为 OARS,即下面几个英文的第一个字母。

1. 开放性问题(open-ended questions)

应该尽可能提一些开放性的问题,如"你哪里不舒服?""你的心情怎么样?""瘾是如何被勾出来的?""你能不能详细谈谈你喝酒的情况?"与封闭式问题相比,患者对这样的问题只能以"是"或"否"来回答,如"你最近是不是不喝不行了?",开放式交谈可以启发患者谈出自己的内心体验。在此阶段,通过与患者交谈可以了解其主要的病态体验及其发生发展过程,并通过观察,掌握患者的表情、情绪变化,以及相应出现的异常姿势、动作、行为和意向要求。

2. 肯定的态度(affirmation)

从人本主义的理论出发,相信大多人都有自我实现的倾向,要带着正性态度看待病人,对于患者的任何良好变化,予以肯定与赞赏,如"我非常高兴地看到你最近两周没喝一口酒,虽然你参加了两次婚礼",表扬要具体,不要说"干得不错"。对于患者的不良体验,也应该予以充分的理解、接纳。

3. 回映(reflection listening)

在患者作有关自己问题、处境的陈述时,治疗师像一面"会说话的镜子",不时用略为不同于对方的词汇"接话茬",或做简单的附和("对,看起来你夫人对你的酒瘾已经忍无可忍了")、重复("你太痛苦了")、重组("你是说你郁闷的厉害","你似乎逐渐意识到你的问题了")、评述("一方面你想戒酒,另一方面你无法摆脱对酒的依赖")、提问("当时你是怎么想的?"),将其话语之下那些没有表达出来的情感、态度或思想点明或者映照出来;或者将对方以第三人称表达的情感、态度或思想逐渐引回其自身,使其用第一人称陈述。

4. 总结(summary)

在每一次治疗结束时,要对谈话的内容做一个小结。小结是帮助患者理清自己的想法的一个重要过程,也是一个鼓励患者的正性态度的重要手段。

(四)动机强化治疗的基本步骤

动机强化治疗是通过反馈(feedback)、责任(responsibility)、建议(advice)、提供改变菜单(menu of alternative change options)、共情(empathy)、提升自我效能感(self-efficacy)等步骤来帮助药物依赖者认识自己的问题,做出决定改变自己药物依赖行为的过程,又简称 FRAMES 模式。

1. 反馈

咨询师通过对患者药物使用的方式与相关问题进行评估,个体化反馈信息,让患者了解目前自己药物滥用的严重程度,思考自己的问题。

2. 责任

指对于药物滥用问题如何处理,咨询者应该提供一些信息,如"关于你的使用药物行为,你愿意做什么,决定权在于你"、"没有人能为你做出决定"

等,以保证来访者对其行为及相关后果保持个人控制力,求询者有了这种控制的意识后,将会有更大的动机去发生改变,对改变的抵制也将会更小。

3. 建议

指咨询师以非评判性方式为来访者提供如何减少或者停止药物使用相关危害方面的建议。为来访者提供一些明确的停止或减少使用药物的建议,可以减少他们未来问题的风险,增加他们对个人危险的意识,同时还为他们提供了考虑改变自己行为的理由。咨询者可以用一些简单的语句客观地提出自己的建议,例如"减少你的危险(例如抑郁、焦虑)的最好的办法就是减少或停止使用药物。"

4. 提供改变菜单

指咨询师根据来访者的问题为其提供多种可供选择的改变策略,让来访者自己选择最适合他们实际情况的方法,这样可加强来访者的自我控制感、责任感和激发出改变的动机。例如,鼓励每天写使用药物的日记(地点、时间、方式、和谁一起使用以及使用原因等);帮助拟定使用药物的指南;识别高危险情境,制定应对策略;找出替代使用药物的活动:个人爱好、运动、聚会、健身等;鼓励发现一些在他们想要进行行为改变时可以支持他们的人;提供一些自助的资源和书面的信息;鼓励他们把通常用于购买药物的现金储存起来等。

5. 共情

咨询的一种基本技巧,能够让来访者感到被理解、安全与接纳,达到积极咨询/治疗效果。

6. 建立自信或乐观

指帮助药物依赖者建立自信与乐观情绪来鼓励改变,让其相信他们有能力对其使用药物行为做出改变。来访者往往更相信他们自己说出来的,而不愿意相信其他人告诉他们的。

(五)动机访谈技术的应用举例

动机访谈技术是临床上与患者沟通交流的一种基本技术,可帮助患者认识到自己的问题,具有改变自己行为的动机,并在治疗师的帮助下做出改变的计划与行动,下面以刚入院的酒精依赖者为例,举例说明动机访谈技术的具体实施。

治疗者:你为什么住院?(开放性问题)

患者:咳,别提了,前天喝醉了,说了点酒话,就被老婆以及单位同事送来了,真丢人。

治疗者:你好像特有气似的?(回应)

患者:是有一点,你说说看,把我送到精神病院,我今后还如何做人,怎么能抬起头来?

治疗者:你觉得很丢人是吧?你觉得不该住院?(回应)

患者:当然了,他们把我当疯子整了。(病人很有阻抗,这个时候不能与之对抗,反之会引起更大的阻抗)

治疗者:那好,我们暂时不讨论该不该住院的问题,我们能否讨论一下你喝酒的问题好吧?(换一个话题,把该不该住院暂时搁置一会,找机会再讨论)

患者:好的。

(患者在医生的引导下,讲述了喝酒成瘾的过程,以及喝酒产生很多的家庭、工作、人际关系问题等)

治疗者:非常高兴你把你的问题都讲出来了,你看你喝酒影响了家庭关系,老婆几乎要与你离婚;工作也有问题,科长都当不成了;身体也有问题了,肝功能、心功能都不正常。(肯定、总结)

患者:其实我最担心的问题是怕我儿子看不起我。

治疗者:你担心你儿子说你是酒鬼,是吗?(回应)

患者:是的,我不能让我儿子看不起我。也许我就是酒鬼,因为喝酒耽误了很多事情,没准那一天单位会让我下岗。所以我一直在考虑彻底戒酒的事情。

治疗者:能看清自己的问题,真好,愿意改变这是最好的开端(肯定)。那你能不能再想一想是否该不该住院?(回到刚在搁置的问题,从另一个角度克服阻抗)

患者:(迟疑了一会)是有问题,是有问题。

治疗者:很好,你现在对自己的问题看得比较清楚了,你也希望自己能戒酒,恢复你的尊严,但失败了数次。但是你还是对自己抱有希望,没有放弃(肯定,找出差距)。你刚才有气是因为他们把你送到了

精神病院,可是除了这个地方,哪个地方能收留你?

患者:(点头不语)

治疗者:你觉到这个地方非常不好意思,我非常理解(投情性理解),但这只是长痛与短痛的问题,难道你老婆要与你离婚、儿子看不起你、从科长的位置下来、喝醉了发酒疯就不丢人(逐渐克服病人的阻抗)?你现在再想一想,是否该住院(从另一角度问同一个问题,强化病人的治疗动机与治疗的合作性)?

患者:是的,真是不好意思,让你见笑了。

治疗者:不会的,假如说住院能够给你解决三个问题,你认为你最需要解决的问题有哪些?(找出差距)

患者:(思考了一会)我的问题可能都是酒惹的祸,把酒戒了是最需要解决的问题

……(讨论与喝酒有关的问题、戒酒问题等)

治疗者:今天我们谈得很好,我们讨论了你喝酒所带来的各种问题,你特别担心你儿子会看不起你,会下岗,会影响你的身体(总结)。我更高兴你能够认真思考这些问题,准备彻底戒酒,虽然在戒酒过程中会遇到各种各样的问题,但我相信你有能力,终究会能戒酒(肯定)。我们在下周二在讨论戒酒会遇到的问题,以及应付方法好吗?

下面我们讨论你回家后所要注意的事情和需要做的事情,你要当做家庭作业完成。

……

在实施动机访谈时,以下几个方面最为重要。

1. 理解动机访谈的精神

要改变患者的行为是非常困难,因而动机摇摆不定、复发是正常的,可以理解的,只要患者有改变的动机,这就是治疗的希望。我们在增加动机的过程中,需要循循善诱,激发患者的内在资源、尊重患者的自主性,不是强迫患者接受医生的说教。

2. 充分实施以患者为中心的交谈技术(如应用 OARS 访谈)

基本理论是人本主义,医生的态度最为重要,特别是设身处地、将心比心(empathy),在询问时多用开放性问题,同时加以肯定与反应,帮助患者理清自己的问题,找出差异,提高改变的动机。

3. 及时准确识别改变的迹象

不管是言语上的还是行动上，判断承诺是否认真，及时强化，增加治疗信心。

4. 克服阻抗

阻抗是所有适应不良行为的共性，患者往往带着假面具来诊，或者是被逼无奈，并没有多少改变的动机，我们需要耐心和机智。

5. 与患者共同制定改变方案

没有人愿意被指导，对患者进行指导、说教是一厢情愿的事情。激活患者的内在动力，让他们参与改变方案中，让他们觉得是自己制订的方案，这样改变的动机就会增加。

6. 及时强化患者的承诺

我们要特别强调具体的承诺，如"我把手机卡换掉，不与毒友联系了"，而不是难以实现的大承诺，如"我这一辈子再也不吸毒了"。

7. 与其他干预方法合用

在医患关系充分建立后，处在准备期或者是行动期可以使用其他的干预方式，如认知行为治疗。

三、认知行为治疗

对药物依赖者的认知行为治疗，由 Beck 等于20 世纪 70 年代中期首先开展，其理论基础是通过识别和改变患者不合理的认知，来减少或消除不良的情绪或行为（如药物滥用）；其治疗的主要目的在于改变导致药物依赖者适应不良行为的认知过程，对导致药物使用的一系列事件进行干预，帮助患者有效地应对药物的心理渴求以及练习远离成瘾药物的各种技能。本节将以预防复吸治疗为例介绍认知行为治疗的原理与基本技术。

（一）预防复吸治疗的理论基础

1980 年 Marlatt 和 Gordon 在社会学习理论的基础上，针对酒精和各种药物依赖行为提出预防复吸（relapse prevention）的概念，认为可把克服药物依赖的过程看成重新学习新的适应性行为的过程。

复吸的认知行为模型：Marlatt 等于 1985 年根据社会学习理论提出了复吸的认知-行为理论模型，认为药物依赖者在高危情境中的认知与应对模式决定了是否发生复吸的可能性。患者戒毒后所面临的生活社会场景中有些是复吸的高危情景，如与既往吸毒有关的人、事、物等，不良的情绪状态、外在应激事件、家庭社会因素、经济状态等内外在因素。当戒毒康复者在高危情境中如不能有效应对，自我效能感就会降低，就会重新开始使用药物，并在"破堤效应"和错误归因方式的影响下导致完全的复吸。而另一个方面，如果患者能够进行有效的应对，他的自我效能感就会提高，复吸的可能性就会降低。

（二）预防复吸的目标与原则

预防复吸的主要目标是通过改变患者有关复吸的歪曲认识，来改变复吸的行为，通过让患者分析识别自己复吸的高危情景，在咨询者的指导下，学习应对高危情境的各种技巧，学习建立替代毒品的全新生活方式，达到预防复吸、保持长期操守。预防复吸治疗的主要原则如下。

1. 咨询者的角色定位

最好由专业的心理咨询师及社会工作者担任咨询者的角色。要给予药物依赖者更多的情感关心和反馈，鼓励其讲述戒毒过程中的成功和失败，缩小与患者的心理距离，建立良好的治疗关系，才能打破"坚壳"，使他们袒露心扉。

2. 态度灵活

在治疗过程中经常要设定一些改变的目标。采取灵活的态度，尽量反映患者的需要，一般来说，咨询者将自己认为最佳的几种方案提出来，供患者自己选择与决定。如果患者不准备改变，应协商制定患者可接受的治疗目标。

3. 共情

咨询者必须有良好的共情和倾听技巧，他们必须尽力对患者的实际情况和内在的困难加以理解，这样有助于建立良好的关系。

4. 积极关注

在治疗过程中药物依赖者会表达出大量负性

的信息,但是作为咨询者,要努力使自己关注患者积极的方面,即使是很小的优点也要恰当地反复强调,给予尽可能多的积极的言语或身体语言的鼓励。要尽可能发掘患者内在积极的方面,可以让患者讨论,发表自己的看法,发掘那些对治疗有帮助的内容,这样做更具有说服力,患者也更容易做到。

5. 强调练习与实践

学习如何应对高危环境的技巧是预防复发的一个重要目标,这些技巧需要反复实践才能掌握。

6. 掌握节奏

许多技能训练的概念对患者来说也许是很复杂的,特别对那些有认知缺陷或应付技能很差的患者,因此要确保他们理解并能够运用到他们的实际生活中去。不要将训练变成单向的说教,而应该是双向的沟通。在对每一概念的内容演示完成以后,训练者应该停下来,让患者举一个例子来说明他对所演示概念的理解。

(三) 基本技术与内容

1. 基本技术

在整个治疗过程中,都需要运用一些咨询的基本技巧如倾听、共情、解释、鼓励、总结等。预防复吸的早期可主要采用动机强化治疗的基本技术,与药物依赖者建立良好的治疗关系,增强治疗动机,后期主要以各种技能训练为主,治疗过程中采用了大量的技术与策略,如不良认知的识别、荒谬信念的纠正、自我监督、指定作业的评分、自信心的训练、放松训练以及一些社会化的问题(如寻找工作、保持工作技能、休闲时间的利用和理财技能等),这些技术与策略不是一成不变的,而是根据患者自身实际情况灵活应用,强调反复练习与实际运用。

2. 主要内容

治疗初期主要以建立良好的治疗关系,增强患者的治疗动机为主,后期主要是训练患者学会识别复吸危险情景及学会如何应对这些复吸危险情景的方法,同时鼓励强化患者的积极改变与努力,帮助患者预防复吸,建立健康生活方式,保持长期戒断。

(1) 建立良好治疗关系,增强治疗动机:在治疗最初阶段,主要目的是与药物依赖者建立良好的治疗关系,采用动机强化访谈技巧增强治疗动机和坚持的承诺,减少对改变行为的阻抗和矛盾,给予患者足够的关于危险和后果的信息,然后让患者了解预防复吸的主要程序与内容,期望其在治疗中的任务与角色,并签订治疗协议,进入下一步治疗。

(2) 识别和监测高危情境:根据列出的高危情境列表来确定哪些是自己的高危情境,并对该情境下的危险性进行评分;每天自我监控,明确潜在的威胁(如不良情绪、朋友的危险邀请等);病人根据录音或录像中的高危场景,描述自己认知和行为上的反应,评估自己有多大的信心拒绝诱惑(自我效能评分),并对在高危情境下的应付技巧进行自我评判。

(3) 应对高危情境:针对各种特定的高危情境,运用认知和行为的方法,塑造恰当的应对行为。常用的方法包括控制刺激因素,减少暴露在高危情境下的机会;回避与不良行为有关的场景;通过角色扮演练习拒绝朋友的引诱;停止复吸幻想,识别渴求感伴随的复吸幻想,大声或在心里说"停!",打断幻想;携带"渴求锦囊",在产生渴求感时帮助进行自我控制。

(4) 应对渴求:通过与药物依赖者讨论渴求,指导患者学习应对渴求的心理技能,帮助患者理解和认识条件性渴求感,识别自己的渴求条件性环境,避免暴露到这些环境中,有效地应付这些渴求。

(5) 认知重构、战胜偶吸:失足与偶吸(lapse)是药物依赖康复过程中一种常见的现象,康复者对失足与偶吸需要有正确态度与看法,需要探索患者是否对偶吸存在不正确的归因方式,避免发生破堤效应而导致全面复吸。治疗上通常采用认知重构技术来对付失足后的归因和情感反应,将对偶吸内在、稳定和普遍的归因方式重构为外在、暂时和特殊的归因方式。认知重构的内容包括:将偶吸反复归因为外在的、特殊的和可控制的因素(要将可控制因素具体化,如可以通过主动回避来控制);偶吸可以转化为不吸而不是复吸,从偶吸中学习如何继续保持;只要病人偶吸后不复吸,就能保持操守;不管偶吸发生与否,预防复吸的目标是唯一的,即预防下一次偶吸或复吸。

(6) 学习各种心理技能:药物依赖者因为缺乏

一些心理技能,使复吸的可能性增加,咨询者可指导药物依赖者学习这些心理技能与方法,包括解决问题技能、情绪调节技术、应对应激策略、人际交往与沟通技巧等,以降低复吸、促进康复。

(7) 提高自我效能:在治疗过程中要积极支持强化药物依赖者的积极改变,肯定患者的努力与成绩,增强患者的自信心与自我效能,采取积极的行动保持戒断状态。

(8) 发展替代成瘾行为,建立健康生活方式:健康的生活方式对患者保持长久的操守非常重要,一些替代活动如冥想、放松或跑步,有助于改变不良的生活方式。这些替代活动如果变成了他们"想要"的,就会成为一种健康的"成瘾行为"。健康的成瘾行为必须具备五个条件:能够独自操作;容易操作;对个人有短期和长期的益处;可以稳定参与,一段时间后能够有进步感;操作时不会有自责感。

(9) 建立社会支持系统:很多患者坚持认为他们完全能够自己控制康复过程,这是错误的想法。患者必须去努力学会建立外在的社会支持系统。支持系统由与病人有亲密关系的人组成的一个小组,包括父母、配偶、朋友、同事和医生等,成员通过支持、提醒和礼貌地对质,一起来帮助病人维持操守状态。

四、行为强化治疗

行为强化治疗是根据斯金纳的"强化列联"原理设计的行为治疗方法。列联管理(contingency management,CM)是用于治疗药物依赖的一种最常用的行为强化治疗方法,该方法已经形成一套完整的理论体系及操作技术,在国际上很多物质滥用治疗机构得到推广使用,故本节以列联管理为例来介绍行为强化治疗。

(一) 列联管理的理论基础

药物依赖行为强化治疗认为药物滥用是环境因素与生物学因素共同作用的结果,正性强化因素可以影响物质滥用者的行为选择,从而增强物质滥用者的内在治疗动机,即戒断药物滥用的真正动力和关键因素。

(二) 治疗目标

列联管理的目标是运用操作性条件反射与学习理论来治疗药物依赖问题,即运用奖励(正性强化)和惩罚(负性强化)相结合的方法,在指导性的治疗环境中,系统地管理药物依赖者某种目标行为(如不使用成瘾药物、定期来参加治疗等有利于长期康复的行为),从而使药物依赖者长期保持目标行为,改变原有不良行为(如药物使用)而促进患者长期康复。

(三) 基本原则

列联管理的两个基本要素是目标行为与强化物的设定,一般需遵循以下几个基本原则。

1) 目标行为必须明确,具有可测量性:治疗师需要详细了解滥用者的药物使用情况,由此制定需要干预的目标行为。

2) 及时呈现强化物:但患者达到目标行为后应立即呈现强化物,只有及时呈现强化物,才能使其发挥最大强化作用。此外必须针对个体选择适宜的强化物。

3) "责任代价"原则:若患者未达到目标行为,需付出一定的代价与责任,如果发现患者尿液检测结果阳性或正在使用毒品,应取消其应得的正性激励。

4) 激发内在改变动机,重建行为模式:在整个干预过程中需要运用动机强化访谈技术或认知行为治疗等技术进一步激发滥用者的内在治疗动机或学习保持长期戒断的技能。当期望的目标行为规律出现后,逐渐减少强化的频率,使患者逐渐学会并固化其新习得的行为。

(四) 列联管理的常用方法

行为强化治疗具有许多治疗方法与形式,目前较为成熟的列联管理操作方式主要有代金券法和金鱼缸抽签法。

1. 代金券法

代金券法是列联管理的一种经典形式,物质滥用者如果达到预先设定的治疗目标将获得代金券,在治疗社区中兑换相应价值的物品或服务。代金券的额度随着达到目标行为的次数增加而逐渐累加,如果未达到目标行为则取消代金券。

2. 金鱼缸抽签法

代金券法虽然被广泛使用在药物滥用治疗机

构,但是由于其治疗成本很高,有研究者改进了代金券法,设计开发出金鱼缸抽签法。金鱼缸抽签法规定药物滥用者如果达到目标行为(如:尿检结果阴性)即可得到抽奖的机会:患者可以在一个容器中抽取球或卡片,每个球或卡片上标注了不同程度的奖励,如在治疗中心换取物品或服务。随着药物滥用者连续达到目标行为的次数越多,其抽奖机会累计增加。同样当违反目标行为时将取消其奖励机会,再重新开始进入强化程序。研究发现金鱼缸抽签法不仅能够激励患者内在治疗动机,其另一优势在于精神鼓励作为兑奖物降低了治疗成本,增加了治疗的可操作性。

(五)操作步骤

列联管理的操作步骤相对比较简单,根据患者的具体情况疗程可为 3~6 个月,一般每周治疗 1 次。无论是采用代金券法还是金鱼缸抽签法,具体操作过程都包括以下方面内容:运用基本咨询技巧与患者建立良好的咨询关系,取得患者的配合与信任;向患者解释治疗的过程,即目标行为的评估方法与标准,强化物的内容与强化方式,患者需要做到哪些行为获得强化物,强化治疗的时间等;与患者签订强化治疗协议;每次治疗需要评估患者是否达到目标行为,并按照评估结果与治疗协议来呈现强化物;治疗期间强调运用其他心理行为干预技巧来增强患者治疗动机,内化患者目标行为,并可与患者讨论为了成功达到目标行为的技巧;在治疗疗程结束时向病人强调获得阳性强化物并不是治疗的目标,强化物只是帮助其康复的一个工具,强调患者通过内在的努力长期保持目标行为,保持长期戒断与全面康复。

需要强调的是,行为强化治疗主要针对患者的某种目标行为(多侧重于药物滥用行为本身),而对导致复吸的不良认知、情绪及其他不良行为未进行有针对性的干预,行为强化治疗多是结合其他药物治疗或心理行为治疗而开展,以增加治疗效果。

五、家庭治疗

药物依赖者对家庭成员是一强大的精神应激,可导致一系列的家庭问题,如家庭关系混乱或解体,打乱家庭成员的生活常规,家庭成员间的交流困难、关系疏远,夫妻关系紧张,家庭成员不知如何

面对药物依赖者等,对药物依赖的家庭治疗正是在这种认识基础上发展起来的。家庭治疗可改善药物依赖者家庭的功能,有助于药物依赖者操守的维持。家庭治疗用于药物依赖领域始于 20 世纪 70 年代中期,当时有 74% 的治疗项目认为家庭治疗对药物依赖者的康复"非常重要",69% 的治疗项目为药物依赖者及其家庭提供家庭治疗。家庭治疗的各种理论取向包括结构的、心理动力的、系统的、行为的等途径。

家庭治疗在患者治疗一段时间后开始进行,它涉及对核心家庭成员、依赖者的配偶(婚姻治疗)、同胞兄妹、所有家庭成员或主要社会支持人员。治疗者指导他们如何面对依赖者以帮助他们康复,包括鼓励家庭支持成瘾者操守,向家人提供依赖者与有关药物的态度,要求家人督促依赖者参加治疗或自助集体,支持依赖者适应社会和工作,指导他们如何保持婚姻关系和相互交流,如何解决分歧,改善人际关系,如何与药物滥用的同伴接触等。对照研究显示,家庭行为治疗对美沙酮维持治疗者、酒依赖者有效,尤其适合于青少年。McCrady B 等研究,接受婚姻治疗的酒依赖者,在治疗后一年随访发现,参加婚姻治疗组比对照组在各方面有更好的预后。系统的家庭干预技术在增强治疗依从性方面是十分有效的,婚姻或家庭治疗对于解决家庭分歧、交换有关治疗信息、改善家庭成员间的关系、减少复发危险等有积极的作用。家庭治疗可监督和促进药物依赖者执行与治疗者签订的条件,保持操守。但 Kang 等发现每周一次的治疗对可卡因依赖者疗效不明显,说明治疗的强度和时间影响其疗效。

六、生活技能训练

生活技能(life skills)是指一个人有效地应对日常生活中的需求和挑战的能力,也可称为心理社会能力,是一个人保持良好的精神状态,并在其所处的文化环境中及在与他人的交往中所表现出来的适当的和健康的行为。生活技能训练的主要对象是青少年,涉及学校教育、职业培训、行为矫正、物质滥用以及艾滋病(AIDS)的预防、精神病人的康复等领域。它以提高人们应对人际间和社会刺激的能力,促进人们的身心健康以及预防行为问题等为

目的。它不同于针对某些疾病或行为问题的各种流派的心理治疗，而是以被训练者的需要为中心，强调每个训练对象的参与性，通过一定的方法和程序，使训练对象自己真正拥有他们所需要的各种生活技能。生活技能训练的基本内容包括做出决定和解决问题等问题处理方面的技能，创造性思维和批判性思维等思维方面的能力，有效交流、建立及保持良好人际关系、抵制不良同伴的压力等人际交往方面的技巧，自我认识、培养自信自尊、树立正确的价值观和人生观等自我定向方面的技能，以及控制情绪及行为方面的技能（如情绪调节、愤怒与冲动的控制、应付外在压力等）。近年来，生活技能训练在西方发达国家发展很快，许多实践经验证明，它在预防物质滥用和青少年怀孕、开发智力、提高自信自尊、预防艾滋病、果断处理来自同伴压力的物质滥用等许多方面卓有成效。我国香港特区预防青少年药物滥用的生活技能教育包含以下内容：认识毒品，识别吸毒者，如何欣赏自己，善用闲暇时间，应付不良情绪和压力，拒绝诱惑，只说"不"，找出对你最重要的东西，如何交朋友等。实践证明，生活技能训练是一种行之有效、投入较少的方法，有着广阔的发展前景。

（赵 敏 郝 伟）

第十二节 社会干预

一、概 述

社会学家认为，药物滥用是一种习得性的社会行为，药物滥用者大都是由于各种社会的或个人的问题与成瘾药物发生联系并产生依赖。在没有外界因素和个人问题干扰的情境下，纯粹由于生理本能而喜好成瘾药物的人着实不多。药物依赖可影响患者的职业社会功能，难以适应主流社会生活，患者治疗后回归社会，许多家庭社会因素可导致复吸，如社会歧视、无正当职业等，社会干预的主要目的是利用各种社会资源提供支持性社会环境，帮助患者适应社会，回归社会，社会干预在药物依赖治疗中起着非常重要的作用，社会干预主要方法是提供社会支持。

大量研究表明，社会支持有利于患者的康复。

国内外研究证实，社会支持作为弱势群体的一种社会资源，在其生理、心理健康和缓解应激及创伤事件带来的心理痛苦中扮演了十分重要的角色。现代社会学提出的社会支持的概念为：社会支持是指为各种社会形态的对社会弱势群体即社会生活有困难者提供的无偿救助和服务。社会支持是由社区、社会网络、亲密伴侣所提供的可感知的实际的工具性支持或表达性支持。工具性支持指运用人际关系作为手段以达到某种目标，如找工作、借钱等；表达性支持本身既是手段也是目的，涉及分享、情绪发泄或对问题的了解、肯定自己和他人的尊严与价值等。可以把社会支持定义理解为：社会支持是指当个体处于非正常社会状态时，个体所能感受到的来自国家、组织、群体或个人提供的物质和精神上的帮助，旨在改善个体在与社会环境互动中出现的困难局面，使个体脱离困境并恢复其社会功能。

（一）社会干预的作用

药物依赖者要成功戒除成瘾药物，离不开与其互动的社会系统的支持，如学校、家庭、邻里、工作单位、社区，甚至是国家政策、社会制度等。

首先，不同形式的社会支持能够给患者提供多样化的帮助或服务。社会支持可以通过正式的或非正式的途径给患者提供帮助，帮助他们与成瘾药物绝缘，防止复吸，使他们回归正常社会，并适应正常社会的生活。这些途径包括家庭、同伴、社区等。

其次，整合各个部门、各种专业人士的社会资源，为患者提供来自多方面多种形式的有效帮助，避免一些部门在康复过程中发生矛盾和冲突。同时，社会支持为患者提供阶段性的、专业化的评估，避免资源的重复利用造成资源浪费和对患者的不利影响。

最后，社会支持的持续影响，在给患者提供帮助的同时，创造了友爱、互助的家庭氛围和社会环境，有利于预防和控制吸毒等越轨行为，营造和谐的社会环境。

（二）社会干预的主要目标

社会干预的最终目标是帮助药物依赖者恢复和发展社会功能，为戒除成瘾药物，回归正常社会创造有利条件。要完成这一最终目标，必须完成以几个目标。

1. 摆脱药物滥用亚文化,重建健康人际关系网络

药物依赖者治疗后回归社会,如果再回到既往药物滥用的亚文化及社交网络中,很容易在这种亚文化及社交网络的影响下再次复吸,同时由于社会的歧视与排除,患者很难回归社会。因此,需要提供一个比原先更为强大的社会支持网络,帮助患者远离既往药物滥用的亚文化及社交网络。

2. 提供各种社会资源,解决患者碰到的问题和危机

患者回归社会后会碰到比正常人更多的压力与问题,如不进行干预,很难成功戒断成瘾药物,应利用各种社会资源帮助患者解决其生活中遇到的各种问题与危机,使患者能正常生活。

3. 学习各种人际社会技能

社会干预提供了患者与他人的交往互动机会,可为患者提供了自我反馈与学习的机会,使其处于"个人-群体-社区"的环境中,有利于他们理解和学习自身角色,并按照自身角色的要求规范自己的行为,从而获得与社会的崭新融合。

4. 重塑其人格

药物依赖者往往存在人格缺陷,影响其社会适应及与他人交往的能力,为患者提供社会支持,有利于减缓他们的生活压力、促进身心健康及重塑个人幸福感。

(二) 社会干预的主要形式

社会支持通过不同形式帮助药物依赖者了解药物滥用行为的危害及康复的手段,如何适应社会的相关信息,必要时获得物质和精神支持,使患者感到他们受到关爱和支持。社会支持的主体主要有:正式组织、自助群体、互助群体、自然帮助者等。针对药物依赖者的主要社会干预模式有治疗社区、中途宿舍、社区康复、自助康复等形式。本节下面将作具体介绍。

二、治疗社区

治疗社区(therapeutic community,TC)为一种居住性治疗环境,药物依赖者在这种特定的居住环境中,通过治疗程序来矫正自己的人格问题,改善人际关系,树立对自己行为负责任的观念,居住者在TC 中住半年到 2 年的时间,接受各种辅导(如心理辅导、职业辅导、教育辅导和职业辅导等),学习各种知识,接受技能训练,即在 TC 中实现重新社会化。TC 源于精神病院,将精神病学、行为科学、社会学和心理学等科学的知识统一起来,充分调动精神病患者、家属和医护人员的潜能,帮助患者达到身心康复的目的。后来 TC 逐渐被引于不同的环境中加以运用,例如监狱、日间看护中心、药物依赖康复中心等。

(一) 治疗社区的历史与现状

1958 年,查理士·狄得里克(Charles Diderich)在美国创建了第一个以药物依赖者为治疗对象的治疗集体——锡南浓村(Synanon),随着锡南浓村的成功,60 年代在美国各地建立起多种 TC,如日顶村(Daytop Village)、凤凰村(Phoeix House)、奥得赛村(Odyssey House)等。目前帮助吸毒者的治疗集体遍及全世界 50 多个国家和地区。我国治疗社区主要分为自愿戒毒机构办的治疗社区和司法及公安系统的戒毒康复场所,前者如云南的戴托普药物依赖治疗康复中心,后者如湖南省新开铺劳教所的劳教治疗社区、北京的向日葵治疗社区等,近年来司法与公安系统开办戒毒康复场所,比较具有代表性的有三亚戒毒康复农场、云南开远雨露社区、广东三水康福苑等,也具有类似治疗社区的作用。

(二) TC 治疗康复的原理

虽然全球各地的治疗社区的名称各异,但其思想及方法却一脉相承。康复者通过集体的力量、同伴间的角色模范、工作人员的表率及监督作用,进行自助和互助,修通自己的人格问题,改善人际关系,树立对自己行为负责的观念,建立全新的生活观念和生活方式摆脱依赖成瘾药物的生活。

TC 认为人是环境的产物,人是可以改变的。药物滥用者多数有不良的家庭社会生活环境,接受的是一些不良的、负性的影响和教育,使他们的思维和行为模式与社会主流格格不入;他们无法面对现实、无法处理应激,因此以成瘾药物来填补内心的

空虚,逃避现实和责任;他们以自我为中心,只求自我满足而毫不顾及他人。TC 就是为他们创立一个新的家庭环境,在这个充满爱的大家庭中,成员间互相关心、互相帮助,大家同舟共济,通过治疗程序以及艰苦的自我发掘,患者逐步学会了处理相互间的情感危机,学会了解决自己的问题,产生了责任感,改掉以前的不良习气,摆脱依赖的毒品,逐步发展成一个负责的人。TC 之所以能使居住成员不断成熟起来,总结起来,主要通过以下机制:自助与互助;工作既是教育又是治疗;同伴间互为角色模范;工作人员的表率及监督作用。

(三) TC 的组织管理

TC 由若干同伴小组及工作人员组成。TC 的管理模式主要是居住成员自己管理自己,目标是帮助个人通过集体生活而自我成长起来,改变以往的生活模式。治疗集体以家庭的形式进行集体生活,各成员在内均扮演不同重要的角色,参与集体的管理工作,每个成员尽自己的力量,让集体运行起来,成员的成长与变化的动力来自同辈间的压力,通过各种小组活动,伙伴们批评某人的不良行为,从而指出努力改变的方向。

(四) TC 的具体实施方法

TC 的治疗康复程序一般分三个时期:脱瘾期、康复期和重返社会期。重点放在康复期,为了帮助居住者改变旧的行为模式和负性观念,需要一套具体的行为矫正的实施方法,各种活动穿插进行,整日安排得非常紧张,使他们无暇顾及毒品。具体内容包括接谈、早会、讨论会、对质小组、各种教育辅导小组、各种体育娱乐活动小组、感受分享小组、家庭小组、心理治疗、讲课、研讨会、质活动、检讨小组、严厉批评、保证、惩罚或学习体验、工作会议、社区服务、入组及出组等。

三、社 区 康 复

戒毒社区康复与残疾人社区康复、精神病人社区康复、脑卒中等疾病社区康复一样,是社区经济发展乃至战略性发展规划的重要组成部分。社区康复即帮助患者恢复社会功能,重新适应正常社会生活,又可理解为社会康复,国际上社会康复非常

重视,药物依赖者经过治疗后回到社区后,会有相应的服务机构及专业人员跟进服务。2008 年《中华人民共和国禁毒法》正式实施,规定对于被解除强制隔离戒毒的人员,强制隔离戒毒的决定机关可以责令其接受不超过三年的社区康复。社区康复是我国法律规定的戒毒后续跟进服务措施,采用带有强制性的责令手段进行后续跟进服务,使戒毒人员身体、精神、心理以及社会功能得到康复,预防复发,从而回归社会。

(一) 社区康复的重要性

完整的药物依赖的治疗包括脱毒、康复和回归社会三个完整的阶段。脱毒只是药物依赖治疗的前提与第一步,康复包括生理、心理和社会康复,生理康复就是使脱瘾后恢复身体的功能;心理康复就是使戒毒人员的心理状态趋向积极乐观向上,具备抵抗毒品诱惑,处理高危情境,控制情绪的心理能力。而社会康复即是使戒毒者的社会功能得到恢复,包括恰如其分的扮演各种社会角色,有充分的社交技巧去适应不同的社会环境等。社会康复是回归社会的前提。经过强制隔离戒毒的人员,在强制隔离戒毒所经过了脱毒治疗、身体、心理康复治疗,但是,被解除强制隔离戒毒后回归到社会,戒毒人员社会功能的恢复,还需要经过长时间的社会支持与干预。

(二) 社区康复的内容

社区康复的主要内容是由社会工作专业人员为药物依赖者提供后续服务及其他方面的支持,预防复吸,药物依赖者经过治疗后进入社会,为了融入社会需要不同层次的后续跟进服务,国际上主要采用个案管理与小组工作模式帮忙药物依赖者恢复社会功能,重新融入社会。我国禁毒法规定负责社区康复的工作机构要为社区康复人员提供心理辅导、医疗援助、职业技能培训和就学就业指导及安置等帮助,同时还需要通过采取高危情境训练、社交技能训练和其他包括药物和物理治疗在内的辅助手段,提高社区康复人员抵御毒品的能力,防止复吸。

(三) 我国社区康复的发展方向

我国社区康复体系中,除了管区民警具备禁毒

专业知识,且大部分也仅限于治安思路的禁毒,对于科学戒毒知识仍然匮乏,其他的如戒毒人员家长、工作单位、居委会、关工委等人员基本不具备系统的禁毒、戒毒科学知识,也没有人提供此类专业的培训。社区康复工作的实施,必然推进帮教体系队伍的专业化发展,纵观世界社会工作的发展史,其实也是经历了由志愿性、行业性到专业性三个发展过程。

中南大学湘雅二院精神卫生研究所与上海市精神卫生中心、云南省药物依赖性研究所合作,在政府禁毒管理部门的支持下,实施了国家"十一五"支撑计划项目,综合应用社会心理干预方法建立戒毒后预防复吸模式研究。通过运作性研究和参与性干预方法的策略,有效整合戒毒资源和社区资源,探索自愿、强制戒毒机构与社区间"无缝连接"以及戒毒者治疗、康复、回归社会为一体的"无缝连接"运作机制,形成具有中国文化适宜性的、以社区为基础的集生物、社会、心理干预为一体的综合戒毒康复模式。经过两年的随访,戒毒在尿检阴性率、就业、精神健康,以及减少违法犯罪方面都有了非常有意义的改变。

社会工作介入社区康复工作也在其他地区逐步开展,上海市自强社会服务总社在创新社会工作方式,推进禁毒服务帮教方面在全国率先进行了尝试取得了初步成效,在落实社会帮教工作上取得了宝贵的经验。广东的深圳、珠海、东莞,在社区康复工作中专门聘请了香港资深社工进行督导;浙江、甘肃、江苏则在原有落实戒毒社会帮教工作的基础上,更进一步引进专业社工开展社区康复工作。全国都在不断地探索,使社区康复工作不断走向职业化、专业化道路。

四、自助与互助康复

自助与互助康复主要指利用药物依赖康复者自身的资源,互助自助,包括同伴教育小组、各种自助与互助组织,由药物依赖康复者提供服务与帮助,提供社会支持,帮助患者康复,回归社会。

(一) 自助集体

如 NA(匿名吸毒者协会)、CA(匿名可卡因协会)等,这些自助组织一般都是类似于 AA(匿名者

戒酒协会)的自助集体,为康复期的药物滥用者提供集会的场所和重要支持,通过集体的力量帮助患者从依赖的药物中摆脱出来。如 NA,为那些前吸毒者和希望戒毒的人员提供集会场所,在同伴的帮助下,他们相互支持和鼓励戒毒,并劝导其他人不要滥用药物。这种自助集体不仅为寻求治疗的人提供了动力,而且为前吸毒者重新整合提供了支持。定期参加自助集体活动,接受同伴的支持,了解药物滥用对自己的危害及戒断后健康生活的益处,反复提醒或鼓励自己,接受避免复发的建议等,有助于保持操守和良好的社会功能。

另外还有一些其他的自助组织,如各种戒酒者协会或戒毒者之家,如美国戒毒者之家、香港戒毒会、香港的明爱乐协会等。这些组织针对所有需要有关帮助的人,争取社会或家庭的支持,开展各种有关活动,借助集体和社会的力量,互相支持和帮助,来达到摆脱毒品的目的。虽然有关自助组织疗效方面的研究很少,但实践表明,这些组织对药物依赖者提供了重要的支持。

(二) 同伴教育

同伴教育是指具有相同或相近年龄、相似生活经历与社会地位,或由于某些原因而具有共同语言的人在一起分享信息、观念或行为技能的教育形式。通过同伴教育,戒毒者从其他的同伴身上更真实具体地感受他们应付压力和问题情境的策略,更能理解自己的戒毒目的和方向。研究证实,在自助和互助组织中,同伴教育在增强信息传递的可信度、提高教育的有效性和促进失范行为的修正等方面是其他传统教育方法所无法比拟的。戒毒同伴自助组织在国内外都有比较成功的例子。例如美国的"凤凰村":1968 年,12 名有过吸毒行为的人自发在纽约城租赁一幢建筑物的顶楼居住下来,居住成员通过互相鼓励与关心,依靠集体的力量来修复他们因长期滥用毒品而变异的人生观和价值观,恢复正常的社会功能。国内也有类似的组织,如上海的戒毒康复者叶雄女士成立的女子戒毒沙龙,开通了"叶子戒毒热线",帮助了许多正在受成瘾药物危害的患者。又如贵州已成功戒毒多年的吴顺国和于红芳开通"(戒毒)爱心屋"咨询热线,通过坦诚交流帮助那些渴望戒毒的人树立信心、战胜毒瘾。此后的一年多时间里,一批自愿戒毒者慕名来到三江

农场,主动同吴顺国于红芳夫妇结伴生活,在那里的同伴支持中获得了新生的动力。

（赵　敏　郝　伟）

第十三节　行　为　成　瘾

成瘾可理解为反复使用精神活性物质(如成瘾药物、酒精等),使用者长期沉醉其中,表现出强迫使用精神活性物质,难以摆脱。使用者为了获得精神活性物质常常几乎不择手段。通常情况下,在使用精神活性物质过程中会出现耐受性,当停止使用后会出现戒断综合征。

1964 年,世界卫生组织(WHO)专家委员会提出用依赖(dependence)取代“成瘾”。此后,不管是ICD 系统,还是 DSM 系统,精神障碍的分类与诊断标准不再使用成瘾这一术语。

ICD-10 中依赖诊断标准里,依赖(成瘾)的核心要素为:

(1)失控:控制使用精神活性物质能力受损,持久强烈使用精神活性物质的欲望;尽管明白有害,但仍然继续使用。

(2)渴求:强烈的欲望或强迫性觅药与用药行为。

(3)耐受性与戒断状态:耐受性指明显增加物质的使用量才能达到中毒量或预期效果,或相同的物质使用量则达不到预期的效果;后者为当物质使用减少或终止时出现的特殊症状群。

如果把以上作为成瘾的核心要素,那么将某些行为障碍(如病理性赌博、购物狂、网络成瘾等),考虑为成瘾性障碍似乎理所应当。

一、行为成瘾的概念、分类及争议

到目前为止,过度的寻求犒赏行为在诊断和治疗上仍没有达成共识,其分类也未能确定。所谓的行为成瘾,是指与化学物质(如成瘾性药物或酒精)无关的一种成瘾形式,有人也称之为非物质相关成瘾,特点为反复出现、具有强迫性质的冲动行为,产生躯体、心理、社会严重不良后果,尽管成瘾者深知行为所产生的不良后果,仍然执意坚持。这些行为包括不可控制的赌博、暴食、性滥交、观看色情作品、玩电子游戏、上网、购物等。有人甚至将工作、运动、慈善活动等也列入此类。

到目前为止,非物质相关成瘾在国际、美国两大精神障碍分类系统未正式列出。但从 1980 年开始,病理性赌博就已列入 DSM-Ⅲ中“冲动控制障碍”的范畴。但把过度赌博归类到冲动控制障碍仍争议不断。

从神经生物学的观点看,行为成瘾和化学物质成瘾有着共同的生物学机制,均涉及与人类动机有关的中脑边缘多巴胺犒赏系统。不管是实施某些成瘾性质的行为(如过度购物/运动,病理性赌博/玩电脑游戏),还是使用某些化学物质(如海洛因、酒精、烟草等),都能产生快感(正性强化作用),都能缓解不良情绪(负性强化作用),同样具有成瘾的可能性。因此,行为成瘾与物质使用相关成瘾的标准应该类似。

最近发布的 DSM-5 初稿提出了一个全新的精神疾病类别,称为“行为成瘾”。在 DSM-V 中该类别将与物质成瘾整合在一起,称之为物质使用与成瘾障碍(substance use and addictive disorders)。在行为成瘾类别中只有一种疾病(赌博),将网络使用障碍(internet use disorder)等作为进一步研究的重要问题。

DSM-5 这一举动立即遭到了一些人反对,DSM-Ⅳ的工作委员会(Task Force)主席 A. Frances 认为,行为成瘾被纳入精神疾病分类系统在实践中、概念上均存在问题。他认为,这种分类会迅速扩大到所有导致麻烦的冲动行为。“愉悦”驱动的行为和成瘾驱动的行为之间失去明确的分界线,将无限扩大行为成瘾的边界,最终无处不在。“行为成瘾”将有可能成为人们遇到麻烦时,对过去不负责任的借口。同时,医学化(medicalization)过程将这些自我放纵行为变成疾病,将极大地加大精神障碍患病人群。

尽管这些批评存在非常合理的一面,但这些行为带来的较为严重的社会、心理或公共卫生问题是客观存在的。

医学化是指将非医疗问题作为医疗问题来定义和对待的过程,在精神医学尤为突出,是社会学家批评当代精神病学的口实之一。但是,如果我们回顾现代精神病学历史,很多精神疾病就是所谓医学化的结果,如儿童多动症、酒精和药物依赖、进食障碍、创伤后应激障碍(PTSD)、病理性赌博、学习障碍等。我们认为,如果一个问题有明确强调的精神病理过程并存在有效的治疗方法,那么将该问题医疗化会是一个很好的选择,因为这无论对个人还是社会都是有利的。

二、病理性赌博

病理性赌博(pathological gambling)是指频繁出现反复发作的赌博行为,赌博在个人生活中占据主导地位,且对其社会、职业、财产,以及家庭价值观念与义务都造成了损害的一种精神障碍。

病理性赌博患者的行为特点常常具有冲动性(如总想着翻本,对赌博念念不忘、无法停止),患者的行为往往是缺乏深思熟虑、易冒险,导致长期的不良后果。在自我控制、工作记忆、规划、认知灵活性和时间管理方面,病理性赌博个体比健康志愿者问题更多。

越来越多的证据表明,赌博障碍的病理生理机制涉及了多个神经递质系统(如多巴胺、5-羟色胺、去甲肾上腺素、阿片系统)。我们知道,多巴胺与学习、动机、奖赏过程有关。影像学研究表明,从腹侧被盖区到伏隔核的中脑边缘多巴胺能通路可能与病理性赌博有关。

赌博障碍与其他精神疾病的共病率较高,与正常人相比,病理性赌博患者酒精滥用的风险高6倍,物质使用障碍的风险高4.4倍,严重抑郁症和心境恶劣率分别高3倍左右,躁狂患病率高8倍。此外,患广泛性焦虑障碍、惊恐障碍、特定恐惧症的风险高3倍以上。病理性赌博的患病率全世界各地变异较大。例如,问题赌博过去12个月患病率范围介于从挪威的0.2%到中国香港的5.3%。在美国,成人病理性赌博的患病率介于0.4%~1.1%,此外其中12%认定为问题赌博。赌博障碍患病率变异性,可能与调查方法不同有关。例如使用不同的筛查技术、时间框架和反应率等,也可能与赌博机会的大小有关。

我国数据较少。根据经济发展水平高低,在山东省济南、潍坊和聊城三地区福利彩票销售点发放问卷调查,共计发放问卷1160份,回收有效问卷1142份,根据《中国精神疾病诊断标准》第三版(CCMD-3)关于病理性赌博的标准诊断,成瘾彩民检出率3.2%。而同一样本,按照南橡树赌博筛查问卷(The South Oaks Gambling Screen,SOGS)标准,病理性赌博检出率4.6%;按照DSM-Ⅳ,病理性赌博检出率5.1%。

关于病理性赌博的治疗无系统性的研究。药物治疗合并心理治疗效果可能更好。药物可选用情绪稳定剂、新型抗抑郁剂、新型抗精神病药物、抗焦虑剂或治疗阿片成瘾的纳曲酮等。要注意合并其他精神疾病的治疗。心理治疗可采取认知行为治疗等。该方案也适用于其他类型的行为成瘾。

三、网络成瘾

网络成瘾(网络问题使用、虚拟成瘾、病理性网络使用、病理性计算机使用和强迫性网络使用)以关于网络使用过度、不能控制的过分关注、渴求或行为特征,并导致功能损害或苦恼。现象学上,网瘾似乎至少有三种亚型:过度游戏、性关注、邮件/信息发送。亚型之间会有重叠,比如在线赌博可能涉及在线游戏,在线游戏会有色情的成分。

(一) 网络成瘾的临床表现

1. 个性改变

(1) 孤僻懒散:自我封闭,不讲卫生,不与同学交往,脱离社会。

(2) 撒谎:初期为掩盖迷恋上网活动而撒谎,后期则公开上网。

(3) 逆反敌对:与家人沟通减少,感情疏离,造成与家人敌对。

(4) 兴趣改变等。

2. 心理问题

诸如强迫、人际关系障碍、焦虑抑郁、敌对、偏执突出、躯体化等,还有记忆、注意和执行功能明显下降等。可为原发,也可能是继发。

3. 躯体损害

(1) 腕管综合征:俗称"键盘手"或"鼠标手",表现腕关节局部肿痛,活动受限。

(2) 疼痛:偏头痛、眼干畏光、腰酸背痛、肩膀痛。

(3) 消瘦:饮食不规律,没有体育活动。

（4）睡眠颠倒，夜里通宵上网，白天睡觉。

（5）其他：肠梗阻、手部冻疮、脊背畸形也偶有报道，甚至诱发癫痫、脑中风、死亡等。

4. 社会危害

（1）学业下滑：逃学、旷课、留级、辍学等。

（2）违法行为：网络犯罪、性引诱、性侵害，金融诈骗等。

（3）开支增加：为上网买点卡等，甚至办会员卡，向家长要钱；或偷卖家中财物换取上网钱款。

5. 共病

网瘾与其他精神障碍有很高的共病性，例如情感障碍、焦虑障碍和注意缺陷与多动障碍（ADHD）、酒精滥用以及人格障碍等。尚不清楚网瘾与这些合并的疾病是否可以解释为享有共同的危险因素，或是两者最有可能互为因果。

如美国青少年中发现网瘾合并轻躁狂、恶劣心境、强迫性人格障碍、边缘人格障碍、回避人格障碍。中国台湾青少年网瘾有突出的 ADHD 症状、抑郁、社交恐怖和敌意，学生中网瘾与酒精有害使用关联。

刘炳伦在网瘾专科门诊研究了 62 例网瘾者，发现 22 例（35.5%）合并抑郁（轻到中度），8 例（12.9%）合并边缘人格障碍，2 例（3.2%）合并精神分裂症。

（二）患病率

各地不一，变异较大，除了与使用的诊断工具不同外，就是使用模糊的术语描述上网程度，比如："边缘状态"、"过度的"、"成瘾的"等。德国 3% 人群被认为有网瘾的危险，意大利青少年问题网络使用患病率 5.4%，英国学生 18.3% 考虑为病理性网络使用者。

中国应用 IAT 量表的一项研究发现，年龄在 13~18 岁的青少年中 10.2% 中度使用网络、0.6% 严重上瘾。网瘾患病率，陕西省 6.4%，湖南省 5.52%，台湾大学新生上网成瘾 17.9%。韩国青少年网瘾最低 1.6%，最高 20.3%。

（三）神经影像学发现

脑影像学研究提示，在线游戏成瘾的游戏欲望/渴求和物质依赖中的渴求可能具有同样的神经

生物学机制。对 10 例在线游戏成瘾者进行磁共振扫描时，发现与对照组相比，成瘾组右侧额叶眶回皮质、右侧伏隔核、双侧的扣带前回和额中回皮质、右背外侧额前区皮质、右尾状核均被激活。这些区域正是脑内犒赏系统涉及部分区域。

（四）网络成瘾的诊断

网络成瘾的诊断存在一些问题。在任何正式的诊断系统（包括 ICD-10 和 DSM-IV）中都没用网络成瘾这一概念，并且网络成瘾没有被广泛接受的诊断标准。最常用的诊断网络成瘾的问卷是 Young 氏网络成瘾量表（IAT）、Chen 氏网络成瘾量表（CIAS）、强迫性网络使用量表（CIUS）、问题性网络使用问卷（PIUQ）这些测量工具基于不同的理论基础，并且构成的基本项目也不同，甚至缺乏预测效度等心理测量学指标。本文作者论证网络成瘾的本质与物质依赖类似，并以物质依赖诊断标准为校标，编制了《网络依赖诊断量表》，17 个条目，最佳划界值 45 分，敏感度 91%，假阳性率 4.1%；在此基础上针对中学生的心理和语言特点，又编制了《中学生上网成瘾诊断量表》，13 个条目，最佳划界值 5 分，敏感度 91.5%，假阳性率 5.7%，均有较好的临床实用价值。

（五）网络成瘾的影响因素

1. 个体心理特征

在同样的环境下，面对网络有的人能够正常的使用，有的人却出现病理性使用。研究发现网瘾者有明显的个性问题，如抑郁、自卑、孤独、社交焦虑、缺乏有效的防御机制、追求即刻满足等，导致回避社会，很容易转向虚拟的网络去实现与人交往的满足。

2. 家庭环境因素

父母对子女过多的惩罚、干涉、拒绝、否认等都不利于子女形成健康的人格，家庭亲密度低、对家庭不满意的个体等，以及遭遇不良生活事件、人际关系冷漠等，都容易把网络当成朋友，在网络空间里寻求情感支持，进而迷恋上网。2012 年有人对 883 例济南某初中一年级学生调查，通过 Logistic 回归分析发现，男性学生和母亲惩罚较严厉是初一学生网络成瘾发生的独立危险因素，而学生能管住自

己、家庭经济情况较差和父亲文化程度较高是网络成瘾发生的独立保护因素。

3. 网络本身的特点

网络是人们获取知识和传播信息的重要渠道，也是人们娱乐消遣、释放压力和躲避矛盾的常用方式。因此也提醒我们，在网瘾的干预过程中要重视父母养育方式的培养和加强网瘾相关知识的宣传。

4. 上网时间

有文献显示，男生、每周上网 20 小时以上和上网第一年最容易成瘾。

（六）网瘾的发生心理学机制

学者们分别从不同的角度对网瘾的行为机制进行了解释。最早是 Young 提出，即吸引网瘾者上网的主要原因是匿名性（86%）、其次为易进入性（63%）、安全性（58%）和便捷性（37%）。有人在此基础上提出了双重 ACE 假说：网络既有侧重于网络社区的易进入性（accessibility）、便捷性（convenience）与易逃性（escape）（客观 ACE），又有侧重于网络社区个体的匿名性（anonymity）、可控制性（contro1）、兴奋性（excitement）（主观 ACE），主客观 ACE 统一才具备个体产生网瘾的可能性及条件。

行为理论认为，物质成瘾的形成涉及社会、心理和生物学因素，比如容易获得物质、同伴影响，个性问题以及脑内的犒赏系统等等。多数精神活性物质令人"兴奋"、"满足"的正性强化作用，与戒断症状的负性强化作用是目前主要的心理学机制，脑内的犒赏系统是物质成瘾的生物学基础。

在脑内"犒赏系统"的神经生物学基础上，快感与耐受性、戒断症状、渴求是物质依赖的主要生理与病理生理改变，也是临床主要表现形式。有对照研究证实网瘾也存在上述表现，在一些条目发生率上，网瘾青少年显著高于正常对照组，如表示快感的条目"我在网下对网络念念不忘，一上网便心旷神怡"，表示耐受性的条目"我比以前要花更多的时间上网才能感到满足"、"人们抱怨我上网太多"、"我上网超过本来应该上的程度"，表示渴求的条目"下网后我老想着网络"、"我常不由自主想起网络"、"我控制不住自己上网的冲动"，表示戒断症状的条目"我只要有一段时间没有上网就不高兴"、

"我只要有一段时间没有上网就心烦意乱"等。

（七）网络成瘾的治疗

仍处于探索阶段。人们分别从心理治疗和药物治疗等角度尝试性地治疗网瘾学生，如焦点解决短期疗法为主的心理社会干预等治疗方法，特别注意对于原发疾病的干预。具体的心理治疗可以参考本章心理治疗与社会干预这两节。

药物治疗缺乏临床研究证据，可以考虑用抗抑郁、抗焦虑药物、情绪稳定剂或抗精神病药治疗。μ 受体阻滞剂纳曲酮在预防复发方面可能有效。

总之，网络改变了成千上万人的生活方式并实现了更新更好的交流方式。在网络带来便利的同时，网络滥用就像酒精及药物成瘾、病理性赌博一样，导致了健康及社会问题。就目前的情况看，我们尚不能确定网络相关问题是否为一个独立的疾病单元，我们甚至没有一个公认的定义、诊断标准，我们需要进行更多更为深入的研究，才能回答上述问题。

四、其他行为成瘾

（一）购物成瘾

购物成瘾又称为强迫性购物、强迫性消费、强迫性花销、强迫性购买或购物狂，购物成瘾仍未列入当前提出的新型行为成瘾中，也未成为精神障碍分类系统中的一种疾病。

O'Guinn 及 Faber 将强迫性购物症定义为：一种"慢性的、难以阻止的、反复性购买行为，表现为对负性事件或负性情感的反应，并最终会导致不良后果"。他们提出了以购物者强迫性经历为特点的"四步循环"，包括：

（1）存在焦虑感以及自尊心减低的性格，并且在渴望购物前焦虑感增加及自尊减降低；

（2）强迫性购物发作时，通常伴有"欣快"感或"沉醉"感；

（3）购物发作后会出现内疚和悔恨；

（4）新的购物冲动发作时，会在某种程度上加剧自尊减低、焦虑和内疚感。

O'Guinn 和 Fabe 编制强迫性购物的临床筛选（CBS），用来调查强迫性购物者发生率。估计 1.4% 到 16% 的美国成人达到了强迫性购物的诊断标准，女性数量明显多于男性，比例约为 9∶1。

达到强迫性购物障碍标准的个体中,估计 25% ~ 50%达到强迫性购物障碍标准的个体患有抑郁症;21% ~ 30%患有焦虑障碍;4% ~ 35%患有强迫症,并且 10% ~ 45%患有物质滥用。

(二) 饮食成瘾

对于饮食成瘾是否应列入未来精神障碍分类,专家们未得出统一意见。然而,暴食障碍(binge eating)却被提出作为 DSM-5 进食障碍分类中新的独立的疾病。

暴食障碍与贪食症的主要区别是后者经常采取不适当的代偿行为以防止体重增加。例如,自我诱导呕吐;滥用泻药、利尿剂或其他药物;禁食或过度运动。

五、小　结

尽管争议不断,但行为成瘾无疑是一类社会、心理以及公共卫生问题,严重影响了成瘾者的心身健康。从临床表现及生物学角度看,行为成瘾与传统的药物依赖有着共同的特征,理应合并成为一种疾病类别,行为成瘾在分类系统中应该包括病理性赌博和网络成瘾。而其他的行为成瘾,如饮食、购物、性成瘾,则应该放入"临床关注焦点的其他情况"中。由于我们对行为成瘾的认识仍处于初级阶段,所以我们需要从社会、心理、生物学角度进一步研究该类行为问题的性质、发病机制、生物学标志,以及与其他疾病的关系等,从而确定其在分类学的位置以及制定其诊断标准。

（刘炳伦　郝　伟）

主要参考文献

郝伟. 2013. 精神病学. 北京:人民卫生出版社.

刘炳伦,郝伟,杨德森等. 2006. 网络成瘾诊断量表初步编制. 中国临床心理学杂志,3;227~229,232.

赵敏,郝伟. 苯丙胺类兴奋剂所致精神障碍的临床诊治问题. 上海精神医学. 2011,23(6);324~328.

Chu PS, Ma W K, Wong SC, et al. 2008. The destruction of the lower urinary tract by ketamine abuse:a new syndrome. BJUI nt,102(11):1616~1622.

Conrad KL, Tseng KY, Uejima JL, et al. 2008. Formation of accumbens GluR2-lacking AMPA receptors mediates incubation of cocaine craving. Nature,454(7200):118~121.

Gelder M. G, Juan J, López-Ibor J, et al. 2000. New Oxford Textbook of Psychiatry. Oxford:Oxford University Press.

Holden C. 2001. "Behavioral" Addictions:Do they exist? Science,294:980~982.

Kelley AE. 2004. Memory and addiction:shared neural circuitry and molecular mechanisms. Neuron,44(1):161~179.

Kessler RC, Hwang I, LaBrie R et al. 2008. DSM-IV Pathological gambling in the National Comorbidity Survey Replication. Psychol Med,38:1351~1360.

Koob GF, Le Moal M. 2008. Neurobiological mechanisms for opponent motivational processes in addiction. Philos Trans R Soc B, 363(1057):3113~3123.

Leshner, AI. 1997. Addiction is a brain disease, and it matters. Science,278(5335):45~47.

Liao Y, Tang J, Corlett PR, et al. 2011. Reduced dorsal prefrontal gray matter after chronic ketamine use. Biol Psychiatry, Jan 1;69(1):42~48.

Lowinson YH, Ruiz P, Millman RB, et al. 2005. Substance abuse, a comprehensive textbook. 4th Edition. Philadelphia, Lippincott Williams & Wilkins.

Meyer JS, Linda F, Quenzer LF. 2005. Psychopharmacology:Drugs, the Brain, and Behavior. Massachusetts: Sinauer Associates, Inc.,

24. Montague PR, Hyman SE, Cohen JD. 2004. Computational roles for dopamine in behavioural control. Nature,431(7010):760~767.

Petry NM. 2006. Should the scope of addictive behaviors be broadened to include pathological gambling? Addiction,101(Suppl 1):152~160.

Wang YC, Chen SK, Lin CM. 2010. Breaking the drug addiction cycle is not easy in ketamine abusers. Int J Urol,May;17(5):496.

WHO. 2004. Neuroscience of Psychoactive Substance Use and Dependence, WHO, Geneva.

第十七章 脑器质性精神障碍

导语 脑器质性精神障碍是指由脑部已发现的明显的病理形态和病理生理改变如感染、外伤、变性等引起的精神障碍。尽管脑器质性精神障碍的病因各不相同,但大多数患者具有共同的临床特征,较为常见症状的包括急性脑综合征(意识障碍)和慢性脑综合征(痴呆、遗忘和人格改变等),且神经系统检查及实验室检查都有阳性发现,这些临床特征往往随病程进展的速度、病变部位和程度而变化。由于在治疗和处理原则上有所不同,所以掌握和熟悉脑器质性精神障碍的临床表现和变化规律,快速而准确地诊断脑器质性精神障碍是十分必要的,能够对患者及时进行相应的病因治疗。由于脑器质性疾病患者的脑储备力普遍降低,药物在体内的吸收、分布、代谢和排泄都会有所改变,因此使用抗精神病药物更为谨慎。值得重视的是,脑器质性精神障碍患者尤其是急性患者,较多属于重症,必须进行抢救与紧急处置,若误诊为"功能性"疾病而延误处理将造成无可挽回的后果,这对精神科临床医师来说,其特殊重要性是不言而喻的。

需注意的是,功能性和器质性的区分是相对的和有条件的。因为理论上任何功能改变都有其物质基础,而任何精神障碍也应有其相对应的中枢神经系统病理生理变化。随着科技水平的发展,各种检测手段的日益进步,所谓的功能性精神障碍迟早会发现其器质性基础,如精神分裂症及心境障碍等的遗传学、生物化学等方面发现了病理变化。在现阶段的临床实践中,沿用器质性精神障碍这一概念并采用等级诊断原则,对临床工作还是有一定的实际意义的。

第一节 概　　述

脑器质性精神障碍(brain organic mental disorders)是指原发于中枢神经系统疾病所导致的精神障碍。精神障碍可能是脑器质性疾病的症状表现,也可能是其损害结局。脑器质性精神障碍在临床上相当常见,但其确切的发病率和患病率很难获得。随着世界人口老龄化、临床诊断技术的发展、会诊联络精神病学的普及,其重要性也日渐凸显。值得重视的是,脑器质性精神障碍患者尤其是急性患者,较多属于重症,需要紧急处置,若误诊为"功能性"疾病而延误处理将造成无可挽回的后果。

在精神病学中,"器质性"是相对"功能性"而言的。功能性精神病是指按当前的科学技术水平未能发现这些疾病有明显的病理形态学改变或肯定的生理生化改变的精神疾病;而器质性精神病主要是指颅内肿瘤、颅脑损伤、出血、变性、中毒和颅内感染等引起的精神障碍,因为这些都有明确的病理改变,故又称为器质性精神障碍。但功能性和器质性的区分是相对的和有条件的,因为理论上任何功能改变都有其物质基础,而任何精神障碍也应有其相对应的中枢神经系统病理生理变化。随着科学技术的进步,所谓的功能性精神障碍迟早会发现其器质性基础。所以,最后"器质性"和"功能性"精神病的区分,也必将趋于消失。目前,国际两大分类系统中,ICD-10仍沿用"器质性(包括症状性)精神障碍",但DSM-Ⅳ则换用了新的类目"谵妄、痴呆、遗忘及其他认知障碍"。

一、定义与分类

器质性精神障碍有明确的生物学病因,是指由于脑部疾病或躯体疾病所致脑部器质性损害而引起认知、行为、情感、意识、智能及人格等方面障碍的精神疾病。由脑部疾病所致的精神障碍称为脑器质性精神障碍,包括脑变性疾病、脑血管病、颅内感染,脑外伤、脑肿瘤、癫痫等所致精神障碍。继发于躯体疾病的脑功能紊乱所致的精神障碍,是原发躯体疾病症状的组成部分,与感染、中毒性精神障碍统称为症状性精神障碍。

根据起病形式,脑器质性精神障碍分为急性脑综合征和慢性脑综合征。急性脑综合征多见于原发病的急性期或慢性疾病的恶化期,由脑部弥漫性、暂时的病变所致引起,急性起病、病期短、症状鲜明、广泛性的认知障碍,尤以意识障碍为主要特征的综合征,最常见的是时间、地点和人物的定向障碍,最典型的表现为谵妄。谵妄不管由哪一种原因引起,其本质都是脑代谢改变,因此一般是可逆性的病理改变,多数病人在4周或更短的时间内恢复。慢性脑综合征多由慢性脑病、急性脑综合征迁延所致引起的大脑病变,起病隐匿、发展缓慢、转归不可逆。一般而言,临床上最早出现的是遗忘综合征,随后出现痴呆综合征,人格改变也同时出现。必须记住,有些急性器质性综合征可能随着时间的推移而发展成慢性脑综合征,有些慢性脑综合征在疾病过程中可出现急性谵妄等反应。

按病变范围,脑器质性精神障碍分为弥漫性精神综合征及局限性精神综合征。前者如谵妄或痴呆等,后者如额叶综合征或脑干综合征。值得注意的是临床上不大可能发现"均匀分布的"弥漫性脑病变,通常经过仔细观察才能在一定程度上识别出侧重于某一局部;同样"精确的"局限性脑病变也甚为罕见,往往只反映出侧重于某局部病理改变的表现。

根据疾病预后,可分为可逆性和不可逆性脑器质性精神障碍。一般来说,急性脑综合征是可逆的,慢性脑综合征是不可逆的。但有些急性脑综合征可进展为不可逆性结果,慢性脑综合征也可能具有有限的可逆性,说明是否可逆仅具有相对的意义。

二、临床特点与影响因素

(一) 临床特点

掌握脑器质性精神障碍的临床特征需要相应的临床专科知识。由于病因或基础疾病不同,每种脑器质性精神障碍都有自己的特征。例如,颅内肿瘤的特征是占位性病变所致的颅内压升高、肿瘤破坏或刺激脑组织而产生神经缺失或刺激症状;脑变性疾病的特征是神经组织进行性的变性改变,以及由此引起的认知功能损害。

1. 常见精神综合征

Lauter(1988)首先将脑器质性精神障碍分为一级综合征和二级综合征。器质性智能损害、器质性遗忘、器质性意识障碍属于一级综合征,一级综合征通常可以明确地和功能性精神病相鉴别;器质性人格改变、习惯与冲动控制改变、性心理改变,器质性精神病性症状,器质性情感障碍,器质性癔症样综合征,器质性神经症样综合征属于二级综合征,只轻微显示或者不出现意识障碍或认知功能下降。

脑器质性精神障碍病人的幻觉、妄想比较单一、固着、刻板,缺乏内容的丰富性、生动性。但伴有器质性精神运动性兴奋的情况比较多,所以要注意其冲动伤人及自伤行为的发生。另外,器质性妄想状态的病人一般起病年龄较大、无精神疾病阳性家族史,有神经系统阳性体征和CT的异常改变。认知功能损害明显而且迅速,记忆和社会功能的损害比功能性精神障碍患者发展更快。

2. 局灶性脑综合征

某些局灶性脑病变,可出现一些特征性精神症状,对于定位诊断有参考价值。

额叶:前额叶创伤可出现人格改变(行为放纵和笨拙、易激惹、欣快),也可同时出现无欲-运动不能-意志缺乏综合征,表现为相反的情感(情感淡漠)和意志活动(不负责任,对周围漠不关心)特征,不要误诊为抑郁症和躁狂症。双侧性损伤常可影响记忆力;前运动区(左侧)受累将出现右手运动不能和表达性失语(Broca 失语)。额叶肿瘤迅速生长可出现木僵。

顶叶:非优势侧病变可引起视觉空间定向困

难。优势侧病变则可伴有言语障碍、失用、左右定向障碍,不能辨认手指及不能绘画等。有时会导致误诊为痴呆或癔症。

颞叶:钩回发作时可出现视幻觉和嗅幻觉(但听幻觉少见),感知综合障碍,似曾相识感,以及伴有精神自动症等发作。发作间歇期出现人格改变,可有情绪不稳及攻击性行为,还可出现精神分裂症样精神障碍。优势侧可影响言语功能,双侧病变可产生遗忘综合征。

枕叶:可引起复杂的视觉功能障碍,还可出现原始性幻视。

胼胝体:前部以情感障碍为主,后部则以智能缺损更为突出。易引起人格改变,累及间脑部位可见嗜睡、昏睡和运动不能。

间脑:可引起嗜睡和食欲增加,记忆障碍,痴呆和人格改变,如主动性差、行为幼稚、愚蠢性诙谐等。间脑部位病变可引起阵发性或周期性情绪和行为改变,情绪时而抑郁时而高涨,行为兴奋和发呆交替发作,每一时相持续 1~2 周,有时易误诊为双相障碍。

(二) 影响因素

不同类型的脑器质性精神障碍,其发生程度取决于脑病变进展速度、脑损害的广泛性和严重性、脑损害的部位、个体素质倾向和年龄因素。

1. 病变进展速度

一般而言脑部病变进展速度越快,则越易导致意识障碍,急性、广泛损害最典型表现为谵妄;缓慢渐进发展的脑肿瘤、脑萎缩、代谢障碍及慢性中毒引起的脑病,常不引起意识障碍,而易导致记忆障碍、人格改变、痴呆综合征,称为器质性精神综合征,慢性、广泛损害易出现痴呆。

2. 脑损害的广泛性和严重性

明显的精神症状常见于损及大脑两侧半球的病变,一侧半球的严重破坏并不一定会产生明显的精神障碍,但当两侧半球均有组织破坏,即使其损害程度很轻,也会导致精神症状。

3. 损害部位

现代脑功能定位理论认为,功能越简单则定位比较明确,如初级感觉与运动功能定位就比较局限;而功能越高级,涉及的神经机制就越复杂,部位越广泛,定位就越不明确。故脑器质性病变引起的精神障碍主要由脑皮质弥漫性改变所致。脑损害在非弥漫性脑病变的患者中最易出现精神症状的部位是损及间脑-皮质联合机制,边缘系统和颞叶等部位的病变,这些部位的损害可引起情绪和认知功能障碍。前额叶病变或颞叶病变常引起人格改变;边缘系统病变常引起情绪异常;海马、乳状体或丘脑背内侧核病变常引起记忆障碍;胼胝体与第三脑室附近的病变,常较早产生精神症状。

4. 个体素质倾向

脑器质性精神障碍患者的原发疾病本身使机体的心理防御功能减弱,使部分患者易出现与其人格倾向相似的精神症状,如病前焦虑、抑郁人格,易出现焦虑和抑郁症状;偏执人格易出现妄想。病前的躯体健康状况也是影响脑器质性精神障碍症状演变的重要因素:病前躯体状况较差者,加上新的病变,易出现谵妄等器质性综合征。

5. 其他因素

精神刺激或环境因素对大脑疾病的精神症状类型特点与其严重程度也有一定的影响,不能轻率下心因性反应的诊断,而必须做仔细的体格与神经系统的检查。儿童大脑髓鞘发育不完全,病理影响易泛化,遇有感染发热时容易发生惊厥或谵妄。此外,儿童脑器质性损害代偿能力较成人强,可表现延迟效应,早期脑器质性损害可能无明显精神异常,到了发育某一阶段,出现精神病性症状;40~60岁的脑器质性精神障碍患者常见人格改变和遗忘综合征;60岁以上老人大脑已有缓慢发展的退化改变,易出现痴呆或谵妄。

三、诊断与鉴别诊断

脑器质性精神障碍的诊断采用症状、体征、实验室检查相结合的方法。

一般来说,精神症状的特异性以器质性综合征最高(如意识障碍、痴呆、遗忘等),只见于器质性精神障碍;精神病性综合征次之(如幻觉、妄想),可见于器质性精神障碍与非器质性精神障碍;神经症综合征特异性最差(如焦虑、头痛、失眠、疲劳等),可见于任一精神疾病中。所以,临床上一旦发现患者有意识障碍、痴呆、遗忘、人格改变等,就要考虑器质性精神障碍的可能性而作进一步检查。

如果实验室检查能发现脑器质性病因,以及这些病因与精神症状之间存在着互为消长的关系,诊断并不困难。然而,不少侵犯脑的疾病早期仅表现为精神病性症状(如幻觉、妄想)或神经症性症状,而无神经系统体征或意识、智能等方面的改变,或精神症状早于神经系统体征出现;有的脑器质性疾病在疾病过程的某一阶段也可出现明显的神经症性症状和精神症状,容易造成诊断上的混淆,故在诊疗过程中必须做到详细询问病史和全面的体检与神经系统检查,以减少或避免漏诊或误诊。

(一)诊断原则和方法

详细收集病史、精神检查、体格检查、实验室检查、特殊检查。诊断原则应先根据病史和精神检查作出精神病综合征诊断;再根据病史、体格(包括神经系统)检查和实验室检查作出病因或基础疾病的诊断。

1. 病史采集

(1)怀疑脑器质性精神障碍时,病史应尽可能要求患者本人提供,并向其他知情人证实。但脑器质性精神障碍的患者常有不同的记忆和智能缺陷或意识障碍,对自己的病情难以准确描述,因而一般需要家属提供,并由其他知情人补充完善。

(2)要明确病人及其家人所用词汇的含义。如对头晕、昏倒、神志不清、痴痴呆呆、抽搐等,病人和医生可能有不同的理解,听取病史的过程中,应予以澄清。

(3)首先要明确病人的主诉,即主要症状及其出现的时间,然后再嘱其叙述现病史。询问病史时应避免暗示性提示。

(4)现病史应具有明确的时间概念。要按症状出现的顺序反映主要症状的出现、发展、演变方式(如起病是突然还是隐袭、是由轻到重还是相反、是时轻时重还是时好时坏等)。了解病情变化对诊断有提示意义:例如脑变性病和脑肿瘤常呈进行性病程,脑血管病可表现为阶段性波动,骤然发作又突然中止的发作形式常提示癫痫的可能,精神症状

的昼轻夜重变化,常为意识清晰水平轻度下降的指征。要辨别前驱症状、伴随症状、病程长短、病情高峰时间等。

(5)病史应反映出影响主要症状的因素。如诱发因素、加重因素、减轻因素等。

(6)病史应有空间概念。如疼痛的具体部位、范围,导致眩晕的体位等。

(7)尤其注意询问神经系统症状与精神症状之间的相互消长关系。如谁首先出现谁后续出现,两者相隔时间有多长,神经症状变化时精神症状有什么改变等。

(8)了解症状的性质对诊断很有帮助。如规律的跳动性疼痛提示血管因素,而闪电样不规律出现的剧烈而短促的疼痛则为神经痛的特点。

(9)重视现病史及既往病史中的线索,注意有无脑器质性精神障碍的可能:如病人有多年高血压或动脉硬化病史,应首先考虑脑血管疾病所致精神障碍;有感冒、发热、腹泻等感染史,或有抽搐、昏迷或意识障碍史的,应排除颅内感染所致精神障碍;有头颅外伤史的,应排除外伤性精神障碍;有严重的头痛、呕吐、视物模糊等颅内高压症病史的,应考虑脑肿瘤等所致精神障碍;有癫痫发作史,应考虑癫痫或其他脑病引起的精神障碍;有"冶游史"的,应做梅毒血清抗体检查,以排除麻痹性痴呆。

(10)现病史应简要概括病人来院前本病经历的诊疗情况(但不能将此内容作为病史的主体)。

(11)个人史应注意个人烟酒嗜好或特殊饮食嗜好、有无药物滥用、成瘾史及毒物接触史,怀疑癫痫、神经精神发育障碍时还要了解出生史(是否足月、顺产还是难产、有无窒息史及围生期异常)。

(12)家族史查询:主要了解直系或旁系亲属中有无与病人同样或属同一系统的疾病。家族成员的疾病史对诊断有重要的提示意义。例如肝豆状核变性是隐性遗传,在父母中可不患此病,但在同胞兄弟姐妹中患同类病者却不少;Huntington舞蹈病属显性遗传,在父祖辈内必有同病史;Alzheimer病有显著性的家族趋向。

(13)采集急诊病人的病史,应抓住重点,把握急缓,不能长时间拘泥于细节,必要时,应针对病人出现的紧急情况先采取急救措施,再详问病史。

2. 神经系统检查

(1)神经系统检查前必须问清病史,得到初步

印象,以避免检查盲目无序。但在询问病史的同时,就应观察病人的情况,如意识、姿势、表情、步态、动作等。

(2)神经系统检查包括意识、感觉、运动、反射、脑神经及脑膜刺激征等方面的检查,检查时既要重点突出,又要保证不遗漏必要的项目。

(3)对急诊病人,要迅速观察病人的意识状态,查清有无瞳孔不等大、频繁呕吐、频繁抽搐、躁动不安、呼吸困难及紫绀等,以便及时抢救。待病情稳定后再进行有针对性的重点检查。

(4)感觉功能检查时要避免暗示性提问;运动功能检查时要注意病人有无肢体疼痛或关节疾患所致的运动受限;反射功能检查时应嘱病人放松全身并避免紧张(如病人肌肉紧张,可与其交谈或令其非检查部位用力,以分散其注意);疑有脑疝者,脑膜刺激征检查时要特别小心,以免加重病情。

(5)怀疑精神障碍具有脑器质性基础时,神经系统检查应特别仔细地反复进行,并将变化情况进行动态比较。

(6)精神症状可能影响神经系统检查过程及检查结果,所以检查前应多做解释说明,尽可能设法取得患者的理解与配合,必要时也可以根据具体情况预先使用某些镇静类药物。当患者不能耐受长时间检查时,也可根据轻重缓急情况分段检查。

3. 精神检查

(1)脑器质性精神障碍应特别注意其认知功能检查:包括对时间、地点和人物的定向,脑器质性精神病首先受损的一般是对时间及地点的定向,特别是对时间的精确估计要求较高的意识清晰水平。记忆障碍是脑器质性精神障碍的常见症状,要检查其长期记忆、短期记忆和瞬时记忆。在痴呆早期是瞬时记忆和短期记忆的减退,最后长期记忆也减退。对患者要检查其一般常识、理解力、判断力、计算力等,大脑病变、特别是弥漫性损害时,多伴有智能障碍。

(2)知觉、思维、情感和行为障碍的检查:要特别注意那些常见于脑器质性精神障碍的精神症状。例如,视物显大、显小症,持续性言语,情感欣快、强制性哭笑,行为不检点和病态的收藏行为等。对木僵、嗜睡的病人,要观察其眼睛是睁着的还是闭着的?如果是睁开的,那么双目在凝视还是可随物体

的移动而变动?如果是闭着的,能否在刺激下睁开?明确症状的本质。

4. 辅助检查

神经系统疾病辅助诊断技术包括影像学检查、脑生物电检测、脑脊液检查及神经心理学检查等方法,临床上应根据病情需要进行合理选用(表 17-1)。对辅助检查结果,临床医生应结合临床实际进行综合分析。

表 17-1 神经影像技术方法的选择

	颅骨平片	CT	脑血管造影	MRI	超声	SPECT
颅骨疾病	●	○	○	—	—	○
颅脑外伤	○	●	○	○	○	—
脑血管病	—	○	●	○	○	○
颅内感染	○	●	○	●	○	○
变性脑病	—	○	○	●	○	○
先天畸形	○	○	○	●	○	○
功能疾病	○	○	—	○	—	●

(1)神经系统影像学检查包括头颅平片、脑血管造影、电子计算机断层摄影(CT)、磁共振成像(MRI)、单光子发射型计算机断层成像(SPECT)、正电子发射型计算机断层成像(PECT)等,可以提供神经系统形态和(或)功能(如局部脑血流量、耗氧量、葡萄糖消耗量等)方面的信息,对颅脑外伤、脑肿瘤等占位性病变、脑血管疾病、脑萎缩等的诊断具有重要价值。

(2)脑生物电检测包括脑电图(EEG)、脑电地形图(BEAM)、脑诱发电位(BEP)、脑磁图(MEG)、肌电图等,可以提供神经肌肉组织电磁活动等方面的信息。脑电图检查可以为癫痫的诊断提供重要信息。

(3)经颅多普勒超声(TCD)检查能无创性地穿透颅骨,直接获得颅内动脉,包括颅底 Willis 环的血流动态信息,对诊断脑血管病、研究脑循环具有独特的应用价值。

(4)脑脊液常规检查、生化检查及特殊检查通过测定脑脊液压力与组成成分的变化,能为诊断中枢神经系统感染等提供重要的依据。

(5)神经心理测验:凡怀疑为脑器质性精神障碍者,为确立诊断,还应选择性进行记忆力、智能测

查及人格方面的测定、常用的测量方法有韦氏记忆量表(WMS)、韦氏智力量表(WISC)、瑞文推理测验、HR神经心理成套测验、明尼苏达多相人格测验(MMPI),简单而有效的筛选测验为精神状况简易筛选表(MMSE),以便为诊断提供更多的依据。

(二) 诊断标准

脑器质性精神障碍由脑部疾病导致的精神障碍,包括脑变性疾病、脑血管病、颅内感染、脑外伤、脑瘤等所致精神障碍。

1) 有神经系统及实验室检查证据;

2) 有脑病、脑损伤,并至少有下列1项:智能损害综合征;遗忘综合征;人格改变;意识障碍;精神病性症状(如幻觉、妄想、紧张综合征等);情感障碍综合征(如躁狂综合征、抑郁综合征等);解离(转换)综合征;神经症样综合征(如焦虑综合征、情感脆弱综合征等)。

3) 日常生活或社会功能受损。

4) 精神障碍的发生、发展,以及病程与原发脑器质性疾病相关。

5) 缺乏精神障碍由其他原因(如精神活性物质)引起的足够证据。

(三) 鉴别诊断

脑器质性精神障碍鉴别诊断的一般原则和步骤是:①先区分是"功能性"还是"器质性";②如属"器质性",再区分是"急性器质性反应"还是"慢性器质性反应";③再进一步确立是"弥漫性"脑器质性损害还是"局限性"脑器质性损害。据此选择必要的辅助检查,最后明确诊断。

1. 区别"功能性"与"器质性"

一般情况下,如果认知功能损害或意识障碍明显,或明显的神经系统体征或症状时,且精神症状和原发器质性病变在时间上、病情严重程度上和变化规律上密切相关,即精神症状的发生是该器质性疾病的必然结果,易作出"器质性"疾病诊断。但许多情况下,器质性症状不典型,而表现为或伴有"功能性"精神病症状时,易造成诊断困难。

谵妄与精神病性障碍:谵妄往往发病急骤和表现意识障碍,幻觉常常支离破碎并多为幻视;典型精神病性障碍通常没有意识、定向障碍和错觉,大多表现思维形式障碍。

脑器质性疾病与神经症:对中年以后首次出现神经症症状者,应注意探查有无脑器质性原因;脑器质性患者通常对疾病的诉述较少,而检查所获往往较主诉为多。与此相反,神经症患者诉述繁多,四处求医,检查所获则较少;再者,脑器质性病人的症状一般不像神经症那样丰富而多变。

脑器质性疾病与精神分裂症:脑器质性精神病幻视较幻听多见,妄想内容单调而又易变,情绪不稳定或情感肤浅,行为幼稚,大多缺乏精神分裂症的特征性症状。

器质性木僵与功能性木僵:功能性木僵患者意识是清晰的,病情缓解后常能回忆当时的经历;大多数器质性木僵患者伴有广泛的神经系统体征或相应躯体疾病的证据。用阿密妥钠作麻醉分析时,功能性木僵患者能解除抑制进行交谈,有助于确认。

2. 区别急性器质性脑病与慢性器质性脑病

急性器质性脑病常继发于各种急性感染、中毒和躯体疾病,起病急骤,病程短暂,大多是可逆的。慢性器质性脑病的致病原因多数在脑内,是由于脑部有实质性病理变化所致,大多不可逆;急性器质性脑病的最大特点是有不同程度的意识障碍,病情波动大,症状昼轻夜重;更多见知觉损害,特别是错视和幻视及丰富的幻觉;思维杂乱无章、行为紊乱。这些与慢性器质性脑病患者的思维空虚贫乏,行为迟缓形成鲜明的对比。

3. 区别弥漫性与局限性脑损害

有肯定的原发基础疾病的病史、症状、体征和实验室及辅助检查的阳性结果,目的是为了寻找病因和有的放矢地治疗。

四、治疗原则

脑器质性精神障碍是一类能找到病因的精神病,找到病因并针对病因进行治疗,可使患者获得完全康复和有效的预防。因而,脑器质性精神障碍以治疗原发的神经系统疾病为主。同时,由于突出的精神症状,对症治疗和支持治疗也是在治疗中的两个重要环节。

（一）病因治疗

针对不同的病因采取相应的治疗措施，是其最根本性的治疗措施。去除病因或有效地治疗原发的神经系统疾病有可能使脑器质性精神障碍减轻或恢复，如用抗生素控制感染，手术或伽玛刀切除脑肿瘤都是针对病因的治疗。精神科医师在精神疾病的诊断上易犯的一个错误是对脑器质性疾病重视不足，故在临床上要特别注意：

1）对任何以精神症状为主要临床表现的患者，诊断上均应首先排除脑器质性疾病。

2）对疑似脑器质性疾病的患者，应密切观察病情，及时安排相关辅助检查，尽快明确诊断，以免贻误病情。

3）脑部原发疾病急性期，或病情危重，或处于症状恶化阶段者，应以脑部原发疾病的治疗为主。

（二）对症治疗

对有意识障碍患者必须尽快采取有效的抢救措施，在病因尚未认清之时，首先要有效地维持呼吸与循环两项基本生命功能。对有可能威胁患者生命的并发症如缺氧、休克、高热、颅内高压、癫痫发作等应及时处理，使患者度过危险期。

1. 有效地控制精神症状

一般而言，精神药物的治疗目标有三个：①尽可能避免同时并发剧烈的急性谵妄或错乱而引起全身衰竭。②尽量减轻持续性或发作性激动不安和本能亢进。③努力改善适应能力和生活自理能力。

（1）用药时注意脑器质性精神障碍的特点：脑器质性精神障碍患者年龄相对偏高，加之合并其他躯体疾病者居多，影响药物在体内的吸收、分布、代谢和排泄而对药物的敏感性高，耐受性低；老年人因代谢和排泄能力的衰退，加之许多抗精神病药物都有相当高的脂溶性，多数老年人脂肪组织占体重的比例偏高，很容易发生药物蓄积，有时即使应用小剂量的抗精神病药物便可产生严重的药物不良反应或全身并发症，可危及生命，因而对脑器质性精神病患者应用抗精神病药物时需比一般病人更为谨慎小心。此外，脑器质性精神病人在药物治疗过程中较易出现神经系统不良反应，如药源性癫痫、迟发性运动障碍等，故不宜久

服抗精神病药物，一旦发生，应及时停药。故在治疗上应以小剂量为宜、缓慢加量、短期治疗：用量应从一般剂量的 1/3～1/2 开始，缓慢递增等症状消失 3 个月时，即宜减量或试停药，如病情反复，可再使用原药。

（2）用药时必须注意药物的不良反应和原发病的禁忌证：经典抗精神病药物对路易小体痴呆易引起帕金森综合征，应尽量避免。喹硫平无抗胆碱作用，是所有非经典抗精神病药物中锥体外系不良反应发生率最低的药物，对认知功能损害可能少，提示该药比较适合治疗路易小体等器质性痴呆、肝豆状核变性和帕金森病伴发精神症状或锥体外系反应敏感者。吩噻嗪类药物可降低惊厥阈值，可诱发癫痫，而氟哌啶醇很少诱发癫痫。低效价抗精神病药物（如氯氮平）特别易致谵妄，容易引起意识障碍，尽量减少应用，特别是与抗胆碱能作用强的药物联合应用时更易导致药源性意识障碍。此外氯氮平可能引起脑电图改变或痉挛发作，慎用于癫痫性精神障碍。具有较强镇静作用的药物可能加重认知功能损害，又特别容易引起跌倒和外伤，还可导致呼吸抑制故宜慎用于脑器质性精神障碍。

三环类抗抑郁药有较强的抗胆碱能不良反应，对脑器质性精神障碍（特别是老年患者）易诱发意识障碍（特别是谵妄），加重习惯性便秘甚至麻痹性肠梗阻及过度镇静，增加跌倒危险。此外，三环类抗抑郁药的抗胆碱能作用可加剧亨廷顿病的舞蹈症状，还可降低癫痫的抽搐阈值。近来有人提出 SSRI 类抗抑郁药是治疗脑器质性抑郁的首选药物。

苯二氮䓬类要充分考虑不良反应对患者的影响：该药易因过度镇静致跌倒，有可能诱发谵妄，长期应用加重认知损害。确定需要选用则选镇静作用较轻、中枢松弛作用较弱、半衰期较短的药物，且剂量尽可能小。有呼吸暂停综合征者原则上不使用苯二氮䓬类。

（3）根据药物作用谱治疗"靶症状"：兴奋躁动、幻觉妄想、紊乱不安的谵妄、错乱、朦胧患者往往可出现自伤、伤人行为。此种情况易引起躯体功能失代偿及严重衰竭，宜早期使用精神药物，可选择氟哌啶醇，因为它的抗胆碱能作用及 a-肾上腺能阻滞作用较弱，对心血管系统影响较少（如几乎不

引起直立性低血压），也不致因中枢抗胆碱能作用而加重谵妄。但以低剂量较适宜，因谵妄患者对帕金森综合征很敏感。近年问世的新型抗精神病药可能对谵妄的治疗比较安全，如阿立哌唑、奥氮平、利培酮、喹硫平等，但其临床经验在积累之中，宜试用较低剂量。

伴发抑郁症状者：首选 SSRI 抗抑郁药，因其耐受性较好，文拉法辛慎用于高血压患者；米氮平适用于伴睡眠障碍患者。

伴发焦虑症状者：常用的药物有咪哒唑仑、地西泮、阿普唑仑、氯硝西泮。

伴发情绪及控制冲动行为：人格改变时可用卡马西平、碳酸锂，有助于稳定情绪及控制冲动行为。对痴呆的激越攻击，首选卡马西平，不推荐丙戊酸钠，碳酸锂效果差。

（4）注意药物之间的相互作用：脑器质性精神障碍的药物治疗，有针对原发疾病的治疗，也有针对其伴发症状的治疗，要注意药物之间的相互药代动力学的影响。如抗癫痫药能增加抗精神药物的代谢，从而可降低其疗效；相反，抗癫痫药物减量或停药能够造成抗精神病药物浓度的反跳性升高。

（三）支持治疗

给予足量的营养和维生素，以及补充适量的液体，维持水电解质和酸碱平衡，为机体康复提供稳定的内环境。

（四）护理

良好的护理可防止压疮和其他并发症或意外事故发生。应该纠正以往对痴呆患者所持的无所作为的消极态度，对家属在护理和生活安排中给予指导，以减少病人对已丧失功能的依赖，适当利用其尚保存完好的功能来得到补偿。

第二节　器质性精神障碍的常见精神综合征

器质性精神障碍常因脑功能一过性或不可逆性障碍，而表现出多种精神病理症状，较为常见的包括急性脑综合征（意识障碍）和慢性脑综合征（痴呆、遗忘和人格改变等）。

一、谵妄综合征

谵妄是临床各科患者的常见症状，以意识障碍和认知功能障碍为主要特征，临床表现包括意识清晰度下降、过度警醒、定向和记忆障碍、思维紊乱、视幻觉等多种相互交织的精神症状，故称谵妄综合征。谵妄综合征往往在傍晚日落时分及夜间刺激减少时出现或加重，因而也称日落综合征。谵妄综合征的实质是一种脑病，起病急，病程短，变化快，常被称为急性脑综合征（acute brain syndrome）、急性意识模糊状态等。

（一）流行病学

谵妄作为躯体疾病患者中常见的精神症状，多见于老年（大于 65 岁）病房、重症监护病房（ICU）的住院病人和术后患者。据统计，住院病人谵妄发生率一般为 10%～30%，在老年病房和全麻外科手术后病人可达 50%，重症监护病房更可高达 80%。谵妄不仅会导致患者住院时间延长，而且会增加死亡率、病死率和医疗资源的消耗，因而应积极妥善处置。

（二）病因及病理生理机制

1. 致病因素

多种躯体疾患或原发于脑器质性疾患在病情严重阶段均可出现谵妄，成为谵妄的生物学病因或致病因素，构成谵妄发生的基础和前提。其中，常见的致病因素包括：①感染：躯体或大脑炎性疾患等；②代谢及内分泌紊乱：甲亢、肾上腺皮质功能亢进等；③电解质紊乱：脱水等；④颅内损伤：脑挫伤、脑出血、颅内压力改变等；⑤手术后的状态：常见于麻醉后（镇静止痛药用于诱导麻醉时使谵妄的危险增加 3 倍）；⑥药物：阿托品、精神药物、洋地黄类及多种药物治疗时。

2. 诱发因素

在致病因素的基础上，特殊环境或心理状况可以作为诱发因素，促使谵妄的发生。这些因素包括：①躯体因素：疲劳、紧张及疼痛等；②心理社会应激，如亲人丧亡、或迁移到陌生的环境等；③环境因素:嘈杂的环境、过强的灯光、过多的诊疗或护理操作导致睡眠剥夺、昼夜节律丧失等。

3. 易感因素

谵妄常在一定的易患人群中发生,易感素质包括:高龄(超过 65 岁)、儿童、有脑损伤史者、酒精或药物依赖者等。有研究表明,痴呆、载脂蛋白 E4 显型、吸烟等也会增加谵妄发生的危险性。

4. 病理生理机制

谵妄的确切发生机制目前尚不十分清楚。大多数人认为,谵妄的发生与调整认知、行为和情绪的神经介质失衡有关。胆碱能学说认为,谵妄与脑内胆碱能系统功能急性不足有关,其证据包括:血浆抗胆碱药物浓度与谵妄密切相关;谵妄患者的脑脊液中有内啡肽、乙酰胆碱等神经递质异常;老年人脑内乙酰胆碱的水平全面减少,导致多巴胺水平相对增加,从而可能诱发谵妄。有学者则提出,谵妄患者中枢去甲肾上腺素能活动增加,是中枢去甲肾上腺素与乙酰胆碱的平衡失调而导致了谵妄。有研究发现,抑制性神经介质氨酪酸的活性增加也可能与谵妄发生有关,如在肝性脑病中,作为氨酪酸前体的谷氨酸和谷氨酰胺水平增高,可引起安静型谵妄。也有人认为,谵妄患者存在神经、细胞代谢及细胞膜稳定性的障碍,某些毒素如尿素、乙醇等可损害脑细胞的代谢功能,使细胞相互交换信息的能力下降,并导致谵妄。另外,谵妄患者存在普遍的脑氧化代谢降低,并导致认知障碍和脑电波慢活动,而脑氧化代谢的降低,同时也可导致乙酰胆碱合成的减少。此外,神经组织形态学的改变,如脑组织的非特异性改变如充血、水肿等,也可导致谵妄。

(三) 临床表现

谵妄通常急性起病,症状变化快,病期短暂,常为数小时至数天,典型者多为 10~12 天,有时也可达 30 天以上。谵妄是一种临床急重症,死亡率高达 20%,需要紧急处置。

有些患者在发病前可有前驱期表现,常在谵妄发作前的 24~72 小时出现,具体表现可为:警觉性增强,如焦虑、坐立不安、激越行为和易激惹;注意涣散,注意力不集中,或缺失正常感觉,活动也开始

减少;睡眠障碍,如失眠、睡眠的昼夜节律紊乱等。此时应注意监测患者的精神状态,警惕是否会发展为谵妄。

典型的谵妄主要表现为以意识障碍和认知障碍为特征的临床综合征,并伴有多种其他神经精神症状。常见的有以下 7 种。

1. 意识障碍及认知障碍

谵妄患者的意识障碍主要表现为意识清晰度下降或注意范围狭窄。患者常显得神志恍惚,时间、地点、人物定向障碍,注意力不能集中,对周围环境与事物感知的清晰度降低。同时,也会出现记忆障碍,其中以即刻记忆和近记忆障碍最明显,患者尤对新近事件难以识记。这些症状常呈现昼轻夜重的节律变化,患者表现白天可做正常交谈,晚上却出现意识混浊;在患者意识恢复清醒后,常对发病中的表现完全遗忘或仅能部分回忆。

2. 感知觉障碍

更为常见。多为感觉过敏、错觉和幻觉,患者对声光刺激特别敏感;错觉和幻觉则以视错觉和视幻觉较常见,内容常带恐怖性质。

3. 片段妄想

多在感知觉障碍如错觉和幻觉的基础上继发片段、零乱、多变、非系统的关系或被害妄想等,并影响其情绪及行为表现。

4. 不协调性精神运动兴奋或冲动行为

可表现为过分的躁动,如无故大声喊叫一些无现实意义的内容、不听劝阻四处无目的走动等;有时尚会表现为不停自语,似在与人对话;严重时还会在照料者对其进行护理或帮助时,突然出现攻击行为。

5. 情绪波动

情绪变化较快,使人难以捉摸,难以预测,可出现抑郁、焦虑、易激惹、恐惧、愤怒、欣快、淡漠、困惑等多种情绪的快速转换。

6. 睡眠节律紊乱

睡眠-觉醒周期不规律,可表现为白天嗜睡而晚

上活跃,且较难矫正,部分患者意识恢复清醒后仍持续此种表现。

7. 自主神经功能障碍

可出现呼吸困难、头痛、头晕、出汗、全身发抖或全身瘫软等自主神经功能失调的表现。

(四)诊断

在临床上,可根据患者典型的临床表现做出谵妄的诊断,包括急性起病、意识障碍、定向障碍,伴波动性认知功能损害等。通过病史询问、病情观察等可以方便地获取这些信息。

另外,尚需通过体格检查、实验室检查或其他辅助检查(如 X 线、头颅影像学检查)等来明确谵妄的病因及诱发因素,如躯体疾病、电解质紊乱、感染、酒精或其他物质依赖等。依据检查中所发现的器质性疾病的证据可与抑郁症等精神疾病相鉴别。

(五)治疗和干预措施

谵妄的治疗需要综合性的治疗和干预措施,包括病因和诱因的治疗、支持治疗和对症处理、积极随访等。

1. 治疗病因及去除诱因

积极治疗原发躯体或脑部器质性疾病;去除诱因和加重因素,如制订非药物性睡眠计划、早期康复训练、应用防护眼镜、放大镜以及助听器、控制使用止痛剂及镇静催眠药物、减少不必要的噪音和刺激等。这些措施均可缩短谵妄持续时间和使其严重程度减轻。

2. 支持治疗

维持水电解质平衡、适当补充营养等,护理上可根据病情不同阶段给予加强正确定向、避免病人疲劳、避免感觉剥夺或感觉超负荷(如提供安静的环境与柔和灯光可减少因光线不足产生的错觉,并可避免因光线过强而影响睡眠)、激活认知、适当的加强运动和调整昼夜节律等。

3. 药物对症治疗

通常针对谵妄患者的精神症状,如不协调性精神运动兴奋或冲动行为、感知觉障碍、妄想、失眠等。由于谵妄患者脑内多巴胺能活动增强、乙酰胆碱能活动降低,而抗精神病药能阻断多巴胺 D_2 受体,后者又与增加乙酰胆碱释放相关联,这成为抗精神病药用于治疗急性谵妄的药理学基础。氟哌啶醇较少引起嗜睡和低血压等,可列为首选。此外,新型抗精神病药如奥氮平、利培酮、喹硫平、阿立哌唑及齐拉西酮等也可用于谵妄的治疗。研究显示,氟哌啶醇和新型抗精神病药治疗谵妄的效果相当,7 天缓解率可达到 70%。但因多数抗精神病药都有延长 QT 间期的危险性,可能会引发尖端扭转性室速,以致猝死,加之躯体疾病患者可有电解质失衡、感染、缺氧或正服其他心脏毒性药物,使用抗精神病药,可能使心律失常危险性增加,故使用药物治疗时需考虑这些因素。同时,应尽量小剂量、短程治疗。有睡眠障碍者可给予适量苯二氮䓬类药以改善睡眠,但使用过程中应避免药物加深意识障碍,加重谵妄。

4. 积极随访

在治疗谵妄过程中,必须重视积极随访,措施包括:注意观察患者的临床表现,经常查房,动态观察及评估其精神状态变化,随时进行处理;还应每天评估药物治疗效果,随时监控药物副反应,避免加重谵妄。

二、痴呆综合征

与谵妄相比,痴呆起病缓慢,病程较长,故又称为慢性脑综合征(chronic brain syndrome)。

痴呆作为一种精神症状,不同于智力发育障碍,是一组后天获得性的智能障碍,即个体在智能发育成熟后因各种躯体或脑器质性因素导致的智能减退,患者在意识清晰状态下,出现定向力、记忆力、抽象思维能力、计算力、言语理解和表达能力、视空间技能、运用知识和技能的能力等认知功能的明显障碍。同时作为一组综合征,患者至少存在上述两种以上的功能障碍,伴有不同程度的人格改变、行为障碍或精神病性症状等,日常生活、职业和社交功能遭受严重影响。

(一)病因

痴呆可以在很多疾病中出现,尤其是中枢神经系统疾病。痴呆既可以是这些疾病的前期改变和主要临床表现,也可以是这些疾病的严重结局。

1. 中枢神经系统疾病

阿尔茨海默病、亨廷顿病、克-雅病、帕金森病、路易体痴呆等原发性变性疾病;脑血管性疾病(血管性痴呆);脑肿瘤、慢性硬膜下血肿、慢性脑脓肿等颅内占位性病变;脑炎、脑膜脑炎、神经梅毒等颅内感染性疾病;脑外伤;正常压力脑积水等。

2. 躯体疾病

甲状腺功能低下、肝豆状核变性等代谢障碍和内分泌障碍;重要器官如肝、肾、肺功能衰竭;慢性电解质紊乱;血卟啉病;Wernicke-Korsakov 综合征(维生素 B_1 缺乏)、烟酸、叶酸、维生素 B_{12} 缺乏等营养障碍和维生素缺乏症等。

3. 中毒

酒精、重金属、一氧化碳、有机溶剂、有机磷、药物等。

(二) 临床表现

痴呆起病多缓慢而隐匿,并呈渐进性发展病程,临床表现可因患者病前个性、社会适应能力状况有所区别。原本社会适应能力良好的患者即便出现严重的智能损害,仍可具有相当的社会适应能力,而不为人所察觉;更可因痴呆的病因不同,表现为不同的临床特征,如阿尔茨海默病性痴呆可因早期出现人格改变而被人注意,而血管性痴呆则可因人格相对保持完好而病情不明显。

1. 记忆损害

记忆损害是痴呆患者的常见症状。突出特点是近记忆减退,即学习和保持新信息的能力明显减退,生活中常丢三落四;而远记忆在痴呆早期可保持较好,但也可因病情的进展渐出现远期记忆的丧失,不认得亲人等。起初患者常有掩饰记忆障碍的行为,有时则表现为虚构。情景(episodic)记忆损害表现为对近日事件的遗忘,而程序记忆(如骑自行车)相对保持。

2. 思维障碍及其他认知功能障碍

患者思维渐变得迟缓、内容也日益贫乏,与人交往时答话内容逐渐简单、刻板且缺乏灵活性,后期思维变得零乱、片断而不连贯。有些患者出现类运动性失语症状,出现用词困难、语法错误或命名性失语等,重症患者可完全缄默。另外,患者对一般事物的理解力和判断力越来越差,注意力也日渐受损,并随病情进展出现时间定向障碍,继而地点和人物定向障碍也会出现。

3. 行为障碍和人格改变

痴呆患者行为可变得僵化、刻板,适应环境能力变差,或出现无目的行为;一些患者表现为活动过多而无序,注意力易分散,行为幼稚,失去同情心,冲动等脱抑制行为。人格改变可表现为情感淡漠、行为懒散、主动性差、兴趣减少和社会性退缩等抑制性表现。

4. 其他精神症状

大多数痴呆病人可出现情绪障碍,包括焦虑、抑郁、易激惹和情绪不稳等。病程早期,由于自知力相对完整,可引起相当大的心理痛苦,出现反应性抑郁;当所要求的作业超过其有限的代偿能力时,患者可表现出痛哭、暴怒、激愤等异乎寻常的情绪爆发,即所谓的"灾难性反应"。但随着痴呆发展,患者对外界事件的反应也渐显平淡。患者可在记忆等认知功能障碍的基础上出现被盗妄想,有些患者还会出现片段幻觉,甚至出现坐立不安、漫游、尖叫和不恰当的攻击性行为。

5. 社会功能损害

随着病情的恶化,患者的工作、社会交往和日常生活能力逐渐受损,无法完成以前熟悉和胜任的工作,与人交往能力日趋受限,严重痴呆者甚至连简单的日常生活,如穿衣、洗漱、进食以及大小便都无法自理,需专人看护。

痴呆的临床表现可因受损脑区不同而有所差别。皮质型痴呆是广泛大脑皮质受损所致,常表现为全面性的认知功能障碍、情感和人格障碍等,并出现失语、失用等神经系统体征,如阿尔茨海默病。皮质下型痴呆系深部灰质和白质结构受损所致,临床上可出现运动迟缓、抽象思维减退、表情淡漠等,但患者的计算或学习损害相对不明显,并且不出现失语、失用和失认等,如亨廷顿病痴呆等。但也有部分疾病可同时出现该两种类型的痴呆,如帕金森病。

(三) 诊断

做出痴呆的诊断并不难,在我国 CCMD-3 诊断标准中列出了详尽的诊断标准。

1. 症状标准

(1) 记忆减退,最明显的是学习新事物的能力受损;

(2) 以思维和信息处理过程减退为特征的智能损害,如抽象概括能力减退,难以解释成语、谚语,掌握词汇量减少,不能理解抽象意义的词汇,难以概括同类事物的共同特征或判断力减退;

(3) 情感障碍,如抑郁、淡漠或敌意增加等;

(4) 意志减退,如懒散、主动性降低;

(5) 其他高级皮质功能受损,如失语、失认、失用或人格改变等;

(6) 无意识障碍;

(7) 实验室检查:如 CT、MRI 检查对诊断有帮助,神经病理学检查有助于确诊。

2. 严重标准

日常生活或社会功能受损。

3. 病程标准

符合症状标准和严重标准至少已 6 个月。

4. 排除标准

排除假性痴呆(如抑郁性痴呆)、精神发育迟滞、归因于社会环境极度贫乏和教育受限的认知功能低下,或药源性智能损害。

5. 说明

(1) 智能损害的总体严重性应以记忆或智能损害程度予以考虑,按“就重原则”其中哪项重,就以哪项表示。

(2) 智能损害过程可叠加出现谵妄发作。如果伴发意识障碍(如谵妄)时,应推迟智能损害的诊断,因意识障碍本身完全可引起思维、记忆及其他高级功能的损害。必要时可作出意识障碍叠加于智能损害的双重诊断。

为明确痴呆的诊断,并确定痴呆的病因,常需要进行以下步骤。

1. 了解病史

内容包括起病年龄、病程特点、是否存在脑外伤、卒中等脑器质性疾病或其他严重躯体疾病史,是否有阳性家族史,是否有酒精及药物滥用等;对于痴呆的表现则需要从患者认知功能障碍表现、对社会功能的影响等多方面进行了解。

2. 精神检查

需要重点了解其意识状况、各种认知功能是否存在障碍及其严重程度,可以通过简易智能状态检查进行初步判断,也可通过标准化程度更高的成套智力及记忆测验进行评估。

3. 躯体检查

体格检查非常重要,部分患者往往已经出现神经系统定位体征,可借以协助诊断。

4. 实验室和其他辅助检查

对怀疑痴呆的患者,可根据需要检查血清钙、磷,血糖,肾、肝和甲状腺功能,血维生素 B_{12} 和叶酸,梅毒血清的筛查,以及神经系统影像检查。

在鉴别诊断方面,需要与老年人的正常老化严格区分,同时也要排除抑郁症等所导致的假性痴呆表现。正常老年人也会出现记忆较前有所退化,但与老化过程保持一致,与同龄老年人并无明显不同。抑郁症患者在思维迟缓、话少、活动减少时可出现假性痴呆,但通过病史询问、精神检查等不难发现抑郁发作的特征性临床表现,可借此进行鉴别。需要注意的是,目前神经内外科对于早期那些存在轻度、局限性认知损害而未能满足痴呆诊断标准的患者正引起越来越多的研究兴趣,一般称之为“轻微认知损害(mild cognitive impairment)”,这也是研究的热点问题之一。

(四) 治疗

1. 病因治疗

如有可能,首先应及早寻找病因,并针对病因进行治疗。

2. 社会性干预和康复措施

利用患者及其家庭所具有的社会资源,改善患者的日常功能,提高患者的生活质量,减少对家庭和社会的负担,是针对痴呆患者的基本治疗原则。首先应评估患者目前症状的性质及其严重程度(含有无精神症状、行为问题等),患者的家庭与社区资源等。治疗计划包括:为患者及其照料人提供一些实际的帮助,如减缓患者的躯体痛苦和疾患,保证充足的营养,提供安全、舒适的生活环境,协助日常生活等;依据患者所具有的学习能力,对患者进行适当的训练,如保持适当的运动、促进认知功能改善或培养生活自理能力等;教育家庭成员,向他们提供切实可行的帮助。

3. 其他对症治疗

(1)改善认知功能:尽管对于痴呆目前尚缺乏特异性治疗药物,但临床研究表明乙酰胆碱酯酶抑制剂可改善阿尔茨海默病患者的记忆功能。

(2)改善精神症状:针对患者的幻觉、妄想或冲动攻击行为等,可使用抗精神病药治疗,但应从低剂量开始,缓慢加量;症状改善后需逐渐减量或停止用药,以防出现严重的锥体外系不良反应或认知功能进一步损害。存在抑郁症状时可适当应用抗抑郁药,考虑选择性 5-羟色胺再摄取抑制剂,如氟西汀等;对于明显易激惹者,也可选用心境稳定剂,如卡马西平等。虽然苯二氮䓬类也能够控制痴呆者的焦虑和激越等症状,但容易出现跌倒、导致意识清晰度下降等药物不良反应,应谨慎选择。

(3)心理和行为治疗:依据患者当前所保持的社交和接受能力选择相应的心理治疗方式,一般行为干预更具有可行性,可包括正性强化、行为塑造、脱敏、激励以及其他改善记忆障碍的锻炼措施。

三、遗忘综合征

遗忘综合征(amnestic syndrome)是指缺乏意识障碍或全面性智能损害基础的选择性或局灶性认知功能障碍,主要临床特征是近事记忆障碍,并与颅脑局部病理性改变相关联。俄罗斯神经精神病学家 Korsakov 曾描述它是一组以严重的记忆损害伴有虚构和易激惹等为特点的临床综合征,故又称柯萨可夫综合征(Korsakov's syndrome)。

遗忘综合征的核心症状是严重的记忆障碍,特别是近记忆障碍,患者记不住新近发生的事情,学习新知识的能力也明显损害,但患者的注意力或瞬间记忆可保持正常。同时,远记忆中的情景性记忆也可出现障碍。虚构也是该综合征的特征性症状,患者常用以填补遗忘所造成的记忆空白。需要注意的是,患者的其他认知功能相对保持完好。

遗忘综合征常源于丘脑中央内侧核、近中线结构或双侧海马等局部脑区损害,最常见的病因为长期酒精滥用所导致的硫胺(维生素 B_1)缺乏,而妊娠剧吐、血液透析、胰腺炎、恶性肿瘤化疗后、腹部手术后长时间静脉高营养、肥胖症外科治疗后、神经性厌食症等也可引起硫胺的摄入减少或吸收障碍,导致遗忘综合征出现。其他病因,如心脏停搏所致的缺氧、一氧化碳中毒、血管性疾病、脑炎、第三脑室肿瘤等也可导致遗忘。

由于遗忘综合征最常见于硫胺缺乏,下面将对硫胺缺乏所引致的 Wernicke 脑病和患病的病理生理机制进行简单介绍。它是一种急性、潜在致死性的中枢神经系统代谢性疾病。由于硫胺在体内不能合成,且储存较少,摄入过少或吸收障碍均能导致硫胺缺乏。硫胺缺乏时,三羧酸循环不能正常进行,不能依靠葡萄糖氧化产生的 ATP 作为能源,从而出现代谢障碍,并导致脑组织乳酸堆积和酸中毒,干扰神经递质的合成、释放和再摄取,继而导致中枢神经系统功能障碍。临床上,患者表现为注意力、记忆力、定向力等认知功能障碍,严重时出现痴呆。同时,可伴有淡漠、嗜睡等精神异常。此外,部分患者可出现眼外肌瘫痪及共济失调等神经系统体征。头部 MRI 检查对本病具有重要诊断意义。Wernicke 脑病早期,MRI 显示在第 3 脑室、第 4 脑室和中脑导水管周围、穹窿柱、视交叉及小脑上蚓部出现对称性长 T1 长 T2 信号,此发现对该疾病具有重要的诊断意义;晚期脑 MRI 可显示乳头、中脑被盖的萎缩和第 3 脑室扩大,T2 冠状成像见第 3 脑室周围高信号区对称性分布,呈"双翼状"。有报道 Wernicke 脑病 MRI 阳性率为 50%。此外,硫胺试验性治疗也可有助于临床诊断。

当怀疑患者存在遗忘综合征时,最重要的是应明确病因。此外,应进行详尽的记忆测验和智力测验,明确认知功损害的性质、范围与程度等。辅助检查手段包括红细胞酮基转移酶活性检查、颅脑MRI 检查等。

确诊后的处理主要是对因治疗如戒酒、及早足量补充维生素 B$_1$ 等。

遗忘综合征预后不良。有调查显示，诊断一旦明确，仅 1/4 患者完全恢复，而一半患者几乎不会出现任何改善。其中，由脑炎或其他累及双侧海马或双侧脑实质所致的遗忘综合征恢复正常的机会十分渺茫。

四、其他器质综合征

除谵妄、痴呆、遗忘外，脑器质性精神障碍也可表现为人格改变、幻觉妄想、心境障碍、焦虑情绪、行为问题和睡眠障碍等，但临床上常具有一些器质性损害的特点，可借此与功能性精神障碍相鉴别。

（一）器质性人格改变

器质性人格改变常表现为：情感脆弱，对周围人，包括家人漠不关心，对自身状况无动于衷的情感平淡，无明显内心体验的愉悦、欣快情绪，愚蠢、顽皮，谈话像小孩、言语欠考虑等幼稚情感；意志行为偏离时，可表现为没有主动性，没有自发的积极性，生活懒散，无追求等意志减退或缺乏，无羞耻感，过分的冲动行为等；人际关系偏离，可表现为孤独、被动、退缩，与家庭和社会疏远，不与人主动交往，缺乏亲密的人际关系等；认知偏离时，会出现黏滞等。人格改变的评估，应结合并充分考虑患者病前人格以及病后各种心理社会因素的影响。

（二）器质性精神病性症状

器质性精神病性症状包括幻觉、妄想、紧张综合征等，但部分患者可能仅出现明显的行为障碍。与精神分裂症、偏执性精神障碍等相比，患者常有理解力、记忆力减退等认知功能障碍的表现，少有固定、系统的幻觉妄想，妄想内容常随时间、对象、地点的改变而改变，甚至消失。多数患者的精神病性症状表现为行为紊乱，但在行为紊乱的过程中隐约可见其有片断、凌乱的幻觉和妄想观念等。同时，精神病性症状表现与患者认知功能损伤程度有很大关系，认知功能（主要是智力）损伤越严重者，幻觉妄想的内容越模糊、越不明确，这与精神发育

迟滞患者的幻觉妄想症状有类似之处。

（三）器质性情感障碍

单纯从临床症状表现上看，器质性情感障碍与情感性障碍的抑郁发作和躁狂发作并无十分明显的区别。但仔细分析各自的临床特征，还是可以见到一些差异。如器质性情感障碍常常有认知功能缺损的表现，即使没有明显的记忆、智力测验数值上的显著差异，也可能有欣快、幼稚等反映认知功能损害的证据。又如，欣快的临床表现与躁狂尽管有类似之处，但欣快患者的智能缺损较为突出，患者虽然也很高兴，但其内容往往单调刻板、自得其乐，与环境明显不协调，给人以痴傻、愚蠢的感觉，难以引起共鸣，而患者本人对此缺乏自知之明。

（四）器质性癔症样综合征

器质性癔症发作可有功能性癔症发作的各种表现，不同之处首先在于伴有脑部器质性病理改变；其次，一般癔症发作多在应激性心理事件后起病，而器质性精神障碍则多由疲劳、声光刺激等生物因素诱发。此外，患者既往有无癔症样人格基础或癔症发作史等也有助于区分两者，但也应注意两者合并存在的可能性。与一般癔症相同，器质性癔症也需与脑器质性因素导致的继发性癫痫进行鉴别，这时，起病诱因、发作时的具体表现和脑电图特征等，均有助于鉴别。

（五）器质性神经症样综合征

器质性神经症样综合征可表现为器质性焦虑症、器质性情绪不稳（脆弱）等，在进行诊断时，除需要符合神经症的症状标准外，还须注意器质性特点，如其神经症样症状常随天气变化、劳累等因素影响，并表现为对声光敏感、对酒精耐受性降低等，加之所存在的器质性基础，不难与功能性神经症进行鉴别。

第三节 癫痫性精神障碍

癫痫（epilepsy）是一组由多种病因引起的慢性复发性脑部疾患，以脑部神经元过度放电所致的突然、反复和短暂的中枢神经系统功能失常为特征。

癫痫患者出现精神障碍时统称为癫痫性精神障碍，原发性及症状性癫痫均可发生精神障碍。由于累及的部位及病理生理改变的不同，症状表现各异。

一、简 要 历 史

古代中国对癫痫就有所认识，所谓"癫"即癫狂，表示发作时的意识障碍；"痫"即抽搐，表示发作时的痉挛状态。19 世纪，Esquirol、Morel、Farlet 等强调，在癫痫和精神病之间有着特殊的关系，提出了有些癫痫患者的精神症状是"癫痫的等位发作（valent of epileptic activity）"的说法。1930 年，L. A. Damon 在 *The Am. J. Nursing* 著文讨论 "The Epileptic Psychosis"。20 世纪 50 年代，不少学者如 Hill、Pond 认识到有些癫痫病人在病程中会出现一种持久的精神病态，但与精神分裂症又有所不同。在这种认识基础上，1963 年，Slater 提出了给予这种精神病命名为"分裂症样精神病（Schizophrenia-like psychosis）"的概念，我国赵耕源教授 1963 年初也在《中华神经精神科杂志》发表"癫痫性精神病（附 46 例报告）"一文。癫痫和精神病之间的关系也即癫痫性精神障碍，日益得到医学界、特别是神经科和精神科学者的重视。

二、流 行 病 学

癫痫是神经内科最常见的疾病之一，其死亡危险性为一般人群的 2~3 倍。据 WHO（2005）估计，全球大约有 5000 万癫痫患者。国内流行病学资料显示，我国癫痫终生患病率为 4‰~7‰。近年来，国内外学者更重视活动性癫痫的患病率，即在最近某段时间（1 年或 2 年）内仍有发作的癫痫病例数与同期平均人口之比。我国活动性癫痫患病率为 4.6‰，年发病率在 30/10 万左右。据此估算，我国约有 600 万左右的活动性癫痫患者，同时每年有 40 万左右新发癫痫患者。

对有精神症状的癫痫患者尚缺乏大样本的流行病学研究。Esqnird 最早描述了 385 例癫痫患者中，可见到疑病、癔症、躁狂状态、痴呆及其他各种离奇的精神症状。关于癫痫性精神障碍发生率，Pond 和 Bindwell（1959）调查发现，30% 癫痫患者有精神病问题，7% 曾住在精神病院；颞叶癫痫有严重

人格改变者较多，精神病发病率和住院率也较高。1966 年 Gand-mundesson 对冰岛一组病人调查发现癫痫伴有精神障碍者达 8%，国内 1979 年许贤豪报道为 30.2%，国外 1980 年 Lombroso 报道为 68%。Lernpert 等（1990）研究表明，高达 66% 的癫痫患者有精神异常，其中最多的是抑郁症状。国内长沙及成都报道，癫痫伴发持久性精神障碍者约占全部病例的 12.3%~12.6%。赵耕源（1963）报道在精神病院住院病人中，癫痫有明显精神异常者占 25.27%。Dhiman（1995）报道，在精神病院住院病人中，癫痫伴有明显精神异常者占有 25.27%，伴有持续性精神障碍者占癫痫患者的 12.6%。

情感和焦虑障碍在成人癫痫性精神障碍患者中十分常见，而在儿童癫痫患者中以注意缺陷障碍为多见（25%~30%）。Mendez 等发现，55% 的癫痫患者有抑郁症状，其中的 30% 存在自杀想法，癫痫患者的自杀率（约 11.5%）约为正常者（1.5%）的 10 倍。2008 年，加拿大进行的一项流行病学研究发现，在 36 456 例人群中检出了 254 名癫痫患者，其中伴情感障碍占 24.4%，心境恶劣占 9.8%，重型抑郁占 17.4%，焦虑障碍 22.8%，恐惧症占 6.6%。

三、发 生 机 制

癫痫及癫痫性精神障碍的病理生理学机制十分复杂且不明确，目前存在多种假说。长期抗癫痫药物治疗也可以引发精神障碍，一些与癫痫相关的心理社会因素也对癫痫性精神障碍的发病具有一定影响。

病理生理学机制研究

关于癫痫性精神障碍的病理生理机制不明，因果假说认为，精神障碍是由于反复癫痫发作而直接或间接引起的各种生理或病理异常。此外，也有学者认为，癫痫和精神障碍两种情形，存在类似的神经生化或生理功能失调基础。

近年的研究大多支持因果学说。研究发现，癫痫的病程越长，发作越频繁，发作的间歇越短，脑缺氧的几率越大，造成脑器质性损害越严重，出现精神障碍的比例也越大。所有发作类型中强直-阵挛发作者精神障碍发生率高于其他类型。由于反复的癫痫发作逐渐导致脑缺氧引起的脑器质性改变，

特别会引起额叶、颞叶功能失调,易出现精神症状。Cauhfor 指出,癫痫的分裂样症状不仅与颞叶有关,而且与基底节和前额叶有关;其中与左颞叶关系较密切。Symonds 认为,癫痫和精神病两者均由颞叶功能失调所致;癫痫发作为早期和间歇期的表现,而精神障碍则为后期症状。当颞叶边缘系统中电活动紊乱达到顶点时则可能出现抽搐发作,而间歇期电活动背景性障碍可持续存在,并对精神功能产生明显的影响,严重者出现精神障碍。反复癫痫发作可引起脑部兴奋性过高而出现情感变化,并通过影响边缘系统引起结构及微结构变化,引起焦虑、抑郁等症状。

至于癫痫和精神病是否存在相似的神经病理或生理功能失调,有人提出以下四种可能性。

其一,神经发育异常导致皮质发育不全是共同因素,即皮质发育不良假说。神经病理学研究发现,约 2/3 的颞叶癫痫患者出现海马细胞凋亡,伴随神经胶质瘤、错构瘤等异常性组织损害,提示患者可能存在神经胚胎发育缺陷。颞叶中部硬化者常有灰质异位、海马区神经元部分减少及突触再生。而儿童期病毒感染、发热或轻度缺氧等隐匿性损害可引起易受损害部位的脑区突触重组而加重损害。现已证实,精神分裂症也与皮质发育不良有关。近年研究表明,精神分裂症患者的大脑存在微结构的改变、突触重组及锥体细胞层增生,这些改变由遗传或产前、围生期或早期发育受损所致。Kendrick 采用深部电极发现精神分裂症患者颞叶内侧癫痫样活动增加,而癫痫患者颞叶内侧也存在结构异常。PET、SPECT 扫描发现抑郁症患者前额叶异常,同时发现癫痫患者前额叶异常与情感改变有关。如果同样的发育异常可同时引发罹患癫痫和精神障碍的可能性,那么一些癫痫患者伴发精神障碍就自然会出现。癫痫与精神病发病年龄不同,可能是由于神经发育的不同阶段引起不同功能异常的结果。另外,癫痫样电活动可加重潜在的发育不良,诱发精神病。

其二,弥漫性脑损害引起癫痫和精神病,即弥漫性脑损害假说。精神分裂症的大脑异常是广泛的。Stevens 和 Bruton 研究揭示癫痫性精神病病理改变广泛且与精神分裂症无差异,提示精神分裂样精神病与大脑变性或再生变化有关,而与典型癫痫病理学无直接联系。

其三,癫痫和精神病患者存在相似的神经递质失调,即神经递质失调假说。5-HT 和 NE 已被证实参与了情感障碍的病理生理机制,而在癫痫患者有同样的发现。在癫痫的动物学模型中,研究发现了突触前后的 5-HT 减少,且减少越严重,癫痫发作的严重程度越重;在同样的动物模型中,5-HT 再摄取抑制剂可使突触间隙的 5-HT 增加,并缓解癫痫发作。而一些抗癫痫药物也具有情绪稳定剂的作用,如丙戊酸钠、拉莫三嗪、卡马西平可使单胺递质浓度增加。采用 PET 技术扫描同时发现颞叶癫痫和重度抑郁患者颞叶内侧及脊核 5-HT1A 受体的结合率降低。研究表明,利舍平可耗竭 5-HT,增加癫痫发作频率并降低其惊厥阈值,丙咪嗪作为 5-HT、NE 再摄取抑制剂可减少失神及痉挛发作。

其四为复合模式。该学说认为,发生慢性精神分裂样精神病的癫痫病人有脑损害,这些损害可能源自皮质发育不良,或继发于外伤、缺氧、感染等。这种损害一般比较广泛,多累及边缘系统,表现为传入及传出投射区域连接异常,这种异常可引起边缘皮质发作性发放,使早年发生癫痫发作。Parnas 等认为,癫痫的精神病综合征在病因学上近似动物实验的点燃效应。在癫痫模型的动物实验中观察到当阈下电刺激间隔重复刺激脑的某部时可导致后放的持续时间延长,使原来的局灶性发作发展为全身化,这现象被称为点燃效应。反复的癫痫发作可以加重这种点燃效应,引起部分脑区轴索变性或突触重组,累积至一定程度可致大脑结构功能分裂,引起精神分裂样精神病。

四、分类与临床表现

不论是 WHO 的 ICD、美国的 DSM、还是我国的 CCMD 分类系统,癫痫性精神障碍都是器质性精神障碍中一个确定的类别。但癫痫与精神障碍的关系复杂,关于癫痫性精神障碍的分类尚不一致。有人从临床实用角度出发,分为发作性和持续性两大类:发作性精神障碍可表现为一定时间内的感觉、知觉、记忆、思维等障碍,心境恶劣,精神运动性发作,或短暂精神分裂症样发作;持续性精神障碍则表现为慢性精神分裂症样障碍、人格改变及智能障碍。也有人根据发作时的意识状态分意识不清的精神障碍与意识清晰时的精神障碍。经典的精神病学参考书 *Comprehensive Textbook of Psychiatry* 根据精神障碍与癫痫发作有无直接关系进行分类，并得到了广泛应用。本节将按此分类来描述临床表现。

（一）发作时精神障碍

发作时精神障碍多与非抽搐性癫痫持续状态特别是与复杂部分（精神运动性）发作持续状态有关，病人出现知觉、行为、认知及情感症状，在发作期意识有改变。失神发作持续状态可导致意识障碍，表面上看像行为紊乱的精神病，但缺乏幻觉、妄想症状。单纯部分发作持续状态可产生情感的、自主神经的及精神病性症状，如意识清晰状态下的幻觉及思维障碍，自知力通常存在。按其症状性质，发作时精神障碍通常分为精神运动性发作、发作性情感障碍及短暂的精神分裂症样发作等。

发作时精神障碍具有发作性、突然性及反复发作的特点，可有感觉、记忆、思维、情感、行为和自主神经功能等方面的障碍。

1. 感知障碍

患者可有幻觉和错觉。嗅幻觉者常闻及难以形容的不愉快的臭味，味幻觉者尝食物为苦味，视幻觉者眼前有自简单的闪光至复杂的录像，听幻觉者可听到噪声、语声或音乐声。

2. 记忆障碍

常见为似曾相识感、陌生感或环境失真感等。

3. 思维障碍

可有思维中断、强制性思维、强迫性回忆等。

4. 情感障碍

指发作性恐惧、愤怒、抑郁或幸福感。恐惧发作是其中较常见的一型，程度可轻可重，内容不一，可有濒死感。发作常与错觉、幻觉同时存在，持续时间短暂。抑郁发作亦较常见，这种抑郁症状与一般抑郁状态相似，表现焦虑、抑郁、自卑，但不伴有运动迟缓现象。

5. 自主神经功能障碍

指单独出现的自主神经发作，如头痛、流涎、恶心、呕吐、腹痛、腹部不适、排气、胸闷、呼吸困难、心悸、面色苍白或潮红等症状。这种以单独出现的自主神经发作很少，多与其他发作合并出现，并常在自动症之前出现。

6. 自动症

一般表现为意识模糊的情况下做出一些不明确的运动或行为，令人难以理解，且与当时的处境不相适应。患者可以出现不自主的协调动作，如无目的咀嚼、解系纽扣或机械地继续其发作前正在进行的活动，如行走、骑车等。一般发作历时数秒钟，每次症状相同。少数患者发生较为持久复杂的精神运动性障碍，如外出游荡，不知回家，历时数天，事后完全不能回忆。自动症还有以下特殊表现形式：

神游症：比自动症的一般表现形式少见，与其区别在于神游症意识障碍程度轻，异常行为更复杂和持续时间更长。患者外观可似正常，对周围环境有一定感知能力及相应的反应。如可突然离开所处的环境，步行或乘车到处漫游，但其行为常失序与失策，不注意个人财物，表现呆滞和心不在焉，持续数小时至数日后意识清醒，对发作过程不能回忆。

睡行症或梦游症：是夜间发作的自动症，病人从睡眠中突然起床活动，甚至离开住处漫游，但呼之不应，不能唤醒。发作通常可持续数分钟，偶可数十分钟，然后自行入睡，醒后完全不能回忆。

蒙眬状态：是最常见的发作性精神障碍之一，发作突然，有不同程度的意识障碍，其特征是意识清晰度降低，意识范围缩小，对周围环境定向力缩小，认识能力减低，并有注意力及记忆的损害，接触差，有明显的精神运动性迟滞，动作缓慢，表情呆滞，理解力及反应迟钝，并伴有持续言语及重复言语。常有丰富而生动的幻觉，主要为幻视。可有情感爆发，最典型的是惊恐发作或爆发性冲动。蒙眬状态持续时间不定，数小时至数日，有的达数周后突然意识清醒，对发作过程可有部分或完全遗忘。

癫痫性谵妄状态：是指在癫痫的急性或慢性精神障碍中伴发的谵妄状态。表现为较深的意识障碍，有明显定向力丧失，伴有生动鲜明的幻觉，如看到凶恶的"鬼怪"向自己扑来，可与鬼怪搏斗或夺门而逃，恢复后不能回忆。

7. 非抽搐的癫痫持续状态

指特定的癫痫发作持续状态,常见的有失神发作持续状态、单纯部分性感觉性发作、复杂部分性发作等,这种精神状态或行为的异常至少持续30分钟,或在短时间内频繁发作,伴有EEG出现连续性或几乎连续性的局灶性或广泛性癫痫样放电。非抽搐性癫痫持续状态的临床表现变化无常,以各种各样的智能缺损和精神错乱为特点,被描述为朦胧状态、精神错乱、行为狂乱、木僵、嗜睡、谵妄和精神病,而最经常的表现则为精神错乱及意识障碍。某些研究已注意到,以各种形式表现的、短暂的精神分裂样发作,本身就是非抽搐性癫痫持续状态。短暂性精神分裂样发作(transient schizophrenic episodes)临床症状以紧张不安、不合作、精神运动兴奋、幻觉、妄想常见。自动症发作持续状态(status epilepticus of automatism)临床表现为有较深的意识障碍,有明显的定向力丧失,注意力涣散,对周围事物理解困难等,伴有生动、鲜明、恐怖的错觉及幻觉,如看到凶恶的鬼怪向自己冲来,或听到枪炮声,将周围人当做敌人与之搏斗或夺窗而逃。

(二) 发作前后精神障碍

1. 发作前精神障碍

主要是指癫痫发作的先兆和前驱症状。先兆是指癫痫在强直-阵挛发作前数秒或数分钟出现,先兆对判定致痫灶的定位诊断有重要价值,如颞叶癫痫有5%患者出现幻嗅先兆;前驱症状可出现在发作前数小时至数天,由于发作前多次出现,使病人感到发作即将到来,其主要表现为情感和认知改变,如易激惹、紧张、烦躁不安、极度抑郁、激越、淡漠、思维紊乱、言语不连贯或一段时间的愚笨等,这些症状的出现往往随着一次痉挛发作而终止。先兆和前驱症状的发生机制尚不明确。

2. 发作后精神障碍

癫痫发作后常呈意识模糊、定向障碍、反应迟钝;精神症状多种多样,常表现为不同形式妄想,也有生动幻觉及各种自动症;情感症状(躁狂或抑郁)亦较突出,如出现情感爆发,表现出惊恐、易怒以及躁动、狂暴行为,一般持续数分钟到数小时不等。据Kanner等报道,发作后精神障碍多在24~144小时消失。

3. 替代性精神障碍

Landolt(1958)观察了107例伴蒙眬状态和精神病发作的癫痫患者,其中47例出现精神病性症状时脑电图原有的痫样放电明显减少,精神症状加重时脑电图则完全正常,而精神症状缓解后异常脑电活动又再现。这种被称为"强制性正常化"的脑电生理改变,也即精神症状与异常脑电发作的频率呈相反的关系,Tellenbach建议将这种现象取名为"替代性精神障碍"。目前,国内研究发现出现精神症状时,脑电图异常率高达72.1%~94.7%,未证实有明显强制正常化现象。

(三) 发作间歇期精神障碍

指发生在癫痫患者的一种不伴有意识障碍、持续较久,可达数月、数年甚至长期存在的精神障碍,即狭义的癫痫性精神病。包括慢性精神分裂症样精神病、癫痫性人格改变等。

1. 慢性癫痫性分裂样精神病

部分癫痫患者经反复多年发作后,在意识清晰情况下出现联想障碍、强制性思维、被害妄想和幻听等类似偏执型精神分裂症的症状,称为慢性癫痫性分裂样精神病。此时,患者的癫痫发作已减少或停止,精神症状可持续数月或数年之久。慢性癫痫性分裂样精神病的临床表现类似于慢性偏执型精神分裂症。少数为急性或亚急性起病,起病前可有一系列急性意识模糊状态发作。此后,癫痫发作次数可逐渐减小。很多患者以妄想为首发精神症状。国外报道宗教性质的妄想、物理影响妄想和被动体验非常多见。幻觉以幻听为主,也可有视、嗅、味等幻觉。约半数病人有思维散漫、思维中断、语词新作、强制性思维等。情感障碍可有淡漠、激惹、恐惧、抑郁、欣快、不协调等。几乎精神分裂症的所有典型症状都可出现。间歇期分裂样症状群多见于颞叶癫痫。Slater认为慢性癫痫性分裂样精神病的长期预后要比精神分裂症好。他经过随诊患者后发现,尽管是慢性的,但精神症状有逐渐消失的趋势且很少出现人格障碍。有人认为,慢性癫痫性分裂样精神病可能与长期服用抗癫痫药物所致叶酸代谢障碍有关。

2. 癫痫性人格改变

癫痫特别是颞叶癫痫患者易出现人格改变。Gibbs 发现，颞叶癫痫病人中约 50% 可出现严重的人格改变，左颞叶较右颞叶更易出现人格障碍。人格改变常给人际交往和就业带来困难，也易于发生司法问题。人格改变的特征性临床表现包括智能及情感两部分，而思维和情绪改变以黏滞和不稳定最为突出。一般认为，有癫痫性智力衰退者都有不同程度的人格改变，其中情感反应较为明显。患者一方面表现为固执、自私、易激怒、自我中心、纠缠不休，另一方面表现为情感肤浅、阿谀奉承、过分谦恭。有的可出现多种人格障碍及反社会行为。癫痫性人格改变常可出现情感爆发，患者表现兴奋、冲动好斗、自伤伤人，而不能自制。

（四）可能与发作有关的行为障碍

1. 解离障碍（dissociation）

一部分癫痫患者，特别是颞叶癫痫患者，容易出现解离障碍，表现为人格解体及非真实感，解离障碍多发生于发作前后，部分患者存有阶段性的失忆与时间感丧失，常常是发作的表现。

2. 心境障碍

癫痫病人伴发抑郁和焦虑较常见，患者可同时伴有抑郁、高度焦虑及敌意，也可有神经质及人格解体感。Mendez 等研究发现，约 50% 癫痫病人称有绝望感，30% 有自杀企图。轻微的抑郁症状可有患者主观上的乏力、不悦以及悲伤感等。癫痫的病程与抑郁的严重程度有关。癫痫伴发躁狂少见。少数患者的情绪可表现为欣快、洋洋得意，但缺乏躁狂症的喜悦感和感染力，亦无联想增快、思维奔逸等症状。一部分病人表现为周期性病理性心境恶劣（dysphoria），为周期性的情绪改变，如急躁、苦闷、紧张不安、敌意、易激惹或出现攻击行为，通常在意识清晰时发生，持续数小时或数日。由于病人意识清楚，故能觉察到自己的情绪改变。有时病人为了摆脱其精神上的痛苦而发作性持续性饮酒，即所谓"间发性酒狂（dipsomania）"。也有患者因情绪

障碍无目的地到处流浪，称为"漫游癖"。

3. 暴力冲动

癫痫灶波及边缘系统易于出现攻击行为。攻击行为与癫痫之间的密切关系历来备受重视，近代研究表明癫痫患者由于发作而出现直接暴力者极为罕见。癫痫伴发攻击行为多属于发作后意识混浊状态时出现的自动症的部分症状，是一些无目的撕、砍、咬等行为，发生突然，毫无计划性，持续时间平均约 29 秒，多在复杂部分性癫痫发作中出现。而一些有计划的行为如犯罪性的谋杀以及持续时间较长的行为如胡乱性的屠杀等几乎不可能在癫痫患者中出现。

4. 性功能障碍

癫痫患者中出现性功能障碍较多见，常见于颞叶癫痫病人。男性癫痫病人的性欲及性交能力减低是性功能障碍最常见的症状。有些学者认为引起性功能障碍的原因是由于抗癫痫药物引起血清游离睾丸素浓度减低所致，也有的认为高泌乳素血症可以影响性交能力。对女性癫痫病人的性功能障碍的研究很少，但 Herzog 发现右侧颞叶癫痫的异常放电特别容易引起性冷淡。也有人认为许多癫痫病人的性心理不成熟，依赖性强，缺乏性交的技能和社会适应能力不良是引起性功能障碍的原因。也有部分患者表现出性欲增强的体验，如 Hoenig 和 Erickson 均报道少数女性癫痫患者，以性欲高潮为发作先兆。此外在颞叶癫痫自动症发作中，可出现各种性变态如露阴癖、易性癖等。

5. 自杀

据国外文献报道，癫痫患者的自杀率比普通人群高 5 倍，伴有精神障碍的癫痫者自杀率更高，有自杀企图者则更为普遍。Barraclough 认为，自杀者以颞叶癫痫居多，其方法常采用服用大量抗痉药或自伤行为，最常见的是服用过量苯巴比妥。Hawton 等报道，男性癫痫患者自杀率较女性高 2 倍，具体机制不明。

6. 智能障碍及痴呆

一般认为，癫痫发病年龄越早，发作次数越频繁，智能障碍和人格改变就越明显；部分学者

认为,智能障碍与癫痫病人长期服用抗癫痫药导致叶酸缺乏有关;还有人认为,遗传和心理社会因素也有一定影响。继发性癫痫、颞叶癫痫及伴有弥漫性脑损害的病人易于发生智能障碍,其中强直-阵挛发作者智能损害最为严重。过去曾认为,癫痫病人不可避免地会导致智能低下,但据近代许多学者的临床观察表明,仅有少数癫痫病人出现智力低下。Lennox报道,1905例癫痫病人中,智力有轻度低下者占22%,中度低下者占12%,严重低下者仅占2%。因此,约有2/3的癫痫病人智力正常,1/7的病人智力明显低下。有些病人智能损害较轻,且发作控制后可逐渐恢复正常。严重者多系进行性衰退,可发展成为痴呆,这种痴呆亦称癫痫性痴呆,临床表现主要是慢性脑综合征:首先是近记忆力减退,继而累及远记忆、理解、计算、分析及判断等能力。同时,在思维、情感、行为等方面具有癫痫病人共有的黏滞性和刻板性特点,如做事过分细致,一丝不苟,在生活工作上呈固有模式,一成不变,因而难以适应新环境。

五、诊断及鉴别诊断

(一) 诊断原则

在诊断癫痫性精神障碍前,应明确是否癫痫、原发抑或继发以及属于何种类型的诊断,有关内容请参考神经内科学相关章节。本病诊断主要依据有:既往癫痫发作史,精神症状呈发作性,每次发作的表现基本相同,发作时伴有不同程度的意识障碍等。脑电图检查对癫痫的诊断有重要价值,90%的癫痫患者有脑电图的异常。对病程长而症状不典型者需要多次重复作脑电图检查,必要时尚可给予抗癫痫药物作诊断性治疗,若精神症状及脑电图在用药后均有改善,则可作为诊断的重要依据。

若病程为持久性,在患者曾有过癫痫发作史的前提下,当其出现持久的精神分裂症样表现、情感障碍、人格改变或智能障碍时,诊断上应考虑是否为癫痫性精神障碍,而不应首先考虑其他精神疾病的诊断。

若病程为发作性,诊断上应掌握以下原则。

1) 精神症状突然发生,骤然结束,持续短暂,发作间歇期精神状态正常或仅残留人格、智能改变。

2) 精神症状可出现在痉挛发作或小发作之前或之后,成为发作的一个组成部分;也可单独发作,好像是代替了一次痉挛发作。

3) 同一患者每次发作的精神症状类型常重复、固定,呈复写式。发作时可伴有不同程度意识障碍,发作后有遗忘现象。

4) 脑电图阳性发现有助于诊断的确定,尤其24小时连续脑电图。

5) 鉴别困难的病例可试用抗癫痫治疗。

(二) 辅助检查

常规检查包括血细胞计数、血糖、血钙、肝、肾功能以及脑脊液常规、生化测定等。脑电图检查对癫痫的诊断价值很大,不但能帮助确定癫痫的诊断,而且还可了解其发作类型,并对药物选择有所帮助。对病因不明的患者应选择性地进行CT、MRI、PET、SPECT、脑血管造影检查,以及电生理学、免疫学、生物化学、遗传学等方面的检查。

(三) 鉴别诊断

1. 癔症

癔症病人可有痉挛发作及精神性发作,但与癫痫发作不同。癔症痉挛发作与癫痫全身性强直阵挛发作鉴别见表17-2,但这些差异是相对而不是绝对的。因此,临床上不能单凭某一点来作出诊断。应当注意,有些癫痫病人在精神因素的作用下也可出现癔症发作,24小时脑电图检查对此有重要的诊断和鉴别诊断价值。

2. 睡行症

为睡眠障碍的一种形式,常见于儿童,表现为从睡眠中突然起床活动,可含糊回答,之后继续入睡,事后不能回忆。癫痫也常见于儿童,但二者之间的区别在于睡行症儿童可以被唤醒,而癫痫存有意识障碍因而不能被唤醒,且动作多,易出现暴力冲动行为。

表 17-2 癔症性痉挛发作与癫痫全身性强直阵挛发作鉴别

项目	癔症	癫痫
性别年龄	青年女性多见	各年龄均可见
发作前精神刺激	多见	少见
发作场合	有选择性,有人在场时	任何情况下,白天或晚上
发作时表现	多样化、戏剧性	刻板、固定
意识丧失	无	有
发作伴随症状	两眼紧闭,眼球乱动	两眼上翻或斜向一侧
	瞳孔正常,对光反射存在	瞳孔散大,对光反射消失
	角膜反射存在	角膜反射消失
	面色苍白或发红	面色青紫
	无摔伤、舌咬伤及尿失禁	有摔伤、舌咬伤及尿失禁
	发作后无行为异常	发作后可有行为异常
持续时间	长,可达数小时	短,约 1~2 分钟
终止方式	安慰及暗示治疗后	自行停止
EEG	大多正常	常有癫痫样放电

3. 情感性精神病

癫痫性病理性情绪恶劣时不具有典型抑郁症的"三低"症状。虽然情绪略低,主要表现苦闷、紧张及不满,而并无真正的情绪低落、自责自罪、思维迟缓及活动减少。癫痫时欣快状态常有紧张、恶作剧色彩,而无愉快感、思维联想加快、表情生动及动作上的灵活性等。此外,发作突然,持续短暂等特点也可与情感性精神病鉴别。

4. 精神分裂症

癫痫性木僵状态的临床表现有时与精神分裂症紧张型十分相似,但前者发作时间相对短暂,发作时有意识障碍及发作后有遗忘等特点与后者不同。慢性精神分裂症样状态的临床表现与偏执型精神分裂症类似,但无内向性表现,无精神活动之间的不协调及与周围环境不配合等特点;而且,癫痫性精神分裂症样精神病具有情感反应相对较好,病前分裂样人格特征不突出,自知力恢复较快等特点。此外,癫痫发作史、性格改变及 EEG 异常亦有助于鉴别。需注意的是,癫痫同时出现精神分裂症症状,究竟是两种独立的疾病还是由癫痫引起,常是诊断中的困难问题,难以确诊的病例并不少见。

5. 感染性和中毒性精神病

癫痫性谵妄需与感染或中毒时谵妄状态相区别。前者为发作性,持续时间较短,发作前无感染、中毒史。既往癫痫发作史,详细体检,EEG 检查均有助于鉴别诊断。

六、治 疗

由于癫痫性精神障碍的病人大多伴有全身强直阵挛发作、失神发作,因此在治疗时如果病人的癫痫发作未能控制,应首先调整抗癫痫药物的种类和剂量,有效地控制其发作,从而使其精神障碍也可相应地减轻或缓解。在精神科药物的选择上也需谨慎。

关于癫痫性精神障碍的治疗,Kanner 等(2008)给出了 4 点建议。

1)评估精神症状与癫痫发作之间的关系,判断是发作时、发作前后、还是发作间歇期精神障碍。

2)选择合适的抗癫痫药物并评估其抗精神病的作用。

3)参考精神病学的诊断系统并选择治疗,并评估自杀风险。

4)在选择抗精神病药物的同时需考虑其引起癫痫发作的阈值及与抗癫痫药的相互作用。需注意:①从低剂量开始;②确定最低有效剂量及耐受性良好的剂量;③避免多种药物同时使用;④如果观察临床症状恶化和(或)EEG 继续恶化,可重新选择抗精神病药物和抗癫痫药物。

(一)关于抗癫痫药物的选择

已发现卡马西平、丙戊酸、拉莫三嗪、加巴喷丁和普瑞巴林等具有抗精神症状作用。事实上,卡马西平、丙戊酸和拉莫三嗪有情绪稳定的特性,而卡马西平、丙戊酸具有抗躁狂作用,拉莫三嗪有抗抑郁作用。高达 70% 的恶劣心境患者使用奥卡西平后情绪改善。加巴喷丁和普瑞巴林已发现有抗焦虑作用。加巴喷丁可用于治疗社交恐惧症,普瑞巴林用于治疗广泛性焦虑症。Ketter 等建议,将抗癫痫药物分为:①GABA 能组:主要有镇静和抗焦虑作用,包括苯巴比妥、苯二氮䓬类、丙戊酸、加巴喷丁、噻加宾和氨己烯酸。②抗谷氨酰胺能组:主要有激动或抗抑郁作用,包括拉莫三嗪和卡马西平。托吡酯则兼有这两组药物的作用。具有焦虑症状和躁狂样的患者应选用第一组药物,使用第二组药物将可能使病情恶化。反之,抑郁症患者应采用第二组药物。使用第一组的 GABA 能药物也可能使症状恶化。

(二)关于精神科药物的选择

如前所述,精神药物的选择同时需考虑其引起癫痫发作的阈值及与抗癫痫药的相互作用,许多精神药物都曾被认为可引起癫痫发作。但事实上,这是一种误解,可能没有考虑到药物剂量和滴定速度的影响(表 17-3)。

表 17-3　精神科药物对癫痫发作临界阈值的影响

药物名称	对癫痫发作临界阈值的影响
阿莫沙平	降低阈值(尤其是在高剂量时)
安非他酮	降低阈值(尤其是在高剂量时)
西酞普兰	升高阈值
氯米帕明	降低阈值(尤其是在高剂量时)
氯丙嗪	降低阈值(尤其是在高剂量时)
氯氮平	降低阈值(尤其是在高剂量时)
氟西汀	升高阈值
氟哌啶醇	影响极小
米帕明	在治疗剂量安全,高剂量时风险增加
马普替林	减少阈值(尤其是在高剂量时)
米氮平	升高阈值
帕罗西汀	升高阈值
利培酮	影响极小
舍曲林	在高剂量时对阈值有少量影响
文拉法辛	过量时可能降低阈值

注:由 Marcangelo 等编订。

在选用精神科药物时,应避免使用较高的剂量,避免在癫痫患者中使用抗精神病药物包括:氯米帕明、阿莫沙平、马普替林、安非他酮以及非典型抗精神病药物氯氮平。SSRI 类药物是治疗抑郁和焦虑并存的第一线药物,在治疗剂量使用时,其引起癫痫发作的风险低于一般人口癫痫的发病率(0.086%)。如果采用治疗剂量的 SSRI 药物而抑郁和焦虑症状缓解不完全,则可考虑使用 5-羟色胺及去甲肾上腺素再摄取抑制剂,如文拉法新和度洛西丁。虽然三环抗抑郁药如阿米替林和米帕明在适当的剂量下是安全和有效的,但由于其抗胆碱作用和心脏毒性而被作为三线药物使用。

抗癫痫药物卡马西平、苯巴比妥、苯妥英钠和扑米酮在使用剂量大于 400mg/d 的剂量时可作为酶诱导剂产生药代动力学相互作用,在 CYP-450 同工酶的诱导下可能引起三环类抗抑郁药和 SSRI 类药物血药浓度下降。另一方面,一些 SSRIs 类药物,如氟伏沙明、氟西汀和帕罗西汀可以抑制卡马西平、苯巴比妥及苯妥英钠的代谢,因此合并使用时药物剂量需要进行调整,以避免毒性。在这个意义上说,抗抑郁药西酞普兰、依地普仑和舍曲林由于不影响抗癫痫药物的代谢可能是不错的选择。

(三)精神运动性发作的治疗

可首选卡马西平控制发作。卡马西平对点燃效应引起的边缘系统电活动有选择性抑制作用,能有效控制发作。对癫痫发作和精神症状特别是情感症状均有较好疗效。常用的药物还有苯妥英钠,苯巴比妥,扑米酮等。对精神运动发作及急性短暂性精神分裂症样精神病患者还可选用匹莫齐特,氟哌啶醇等,精神症状缓解后,可渐停抗精神病药物,但抗癫痫药应继续使用。

(四)癫痫朦胧状态的治疗

如只增加抗癫痫药物的剂量,反而使精神障碍加剧。合并出现兴奋、冲动,可用地西泮及氟哌啶醇针剂。氯丙嗪可诱发大脑癫痫发作性发放,甚至引起癫痫发作,应慎用。持续较长的朦胧状态可选电抽搐治疗。对复杂部分性发作,特别是颞叶癫痫伴精神病性症状时,可用电抽搐治疗,人工诱发的大发作可使精神症状解除。

(五)发作间期精神障碍的治疗

包含抗癫痫药物和调节精神障碍的药物。调节精神药物应选用不诱发癫痫发作的抗精神病药物,如氟哌啶醇、氟奋乃静、哌咪嗪等来控制精神症状,也可用长效制剂如氟哌啶醇葵酸酯。对偏执状态及精神分裂症样精神病的治疗,不但需要抗精神病治疗,还要积极控制癫痫发作频度。对癫痫发作已终止或发作频度减少的精神障碍病人,应用抗癫痫药物治疗时,应合并使用抗精神病药物,但要注意某些抗精神病药物如吩噻嗪类药物可降低惊厥阈诱发癫痫发作的情况。由于发作间期精神障碍病人的预后与其癫痫发作的频度有关,如发作频度增加或未能有效控制,则可影响精神障碍的预后。长效剂如癸氟奋乃静(氟奋乃静癸酸酯)或癸氟哌噻吨(三氟噻嗪癸酸酯)可作为维持疗法的药物。这种长效剂不会影响抗癫痫药控制癫痫发作的作用。

(六)抑郁、焦虑发作的治疗

抗抑郁药物以 5-羟色胺再摄取抑制剂(SSRIs)、吗氯贝胺、瑞波西汀诱发癫痫作用较小,而马普替林、异戊塞平影响较大。对伴有抑郁症状的患者应选用如文拉法辛、舍曲林等不易诱发癫痫的抗抑郁药物。或诱发癫痫作用最小的抗抑郁药物,如米安色林(Mianserin)。三环类抗抑郁药物也可应用,对于焦虑者可在抗癫痫药物的基础上加用相应的抗焦虑药物,如苯二氮䓬类等。如应用容易引起癫痫发作的药物,必须同时合并用抗癫痫药物治疗有效地控制发作。在治疗过程中应密切观察药物的副作用,并嘱咐病人不要擅自减药或停药。如需更换药物,必须在医师的指导下,将新药加至有效剂量,再将原药逐渐撤除。在治疗过程中,最好能定期测定药物血中浓度。

(七)智能障碍和人格改变的治疗

此类患者需加强教育、训练和管理,可采取康复治疗措施,也可选用谷氨酸、γ-氨酪酸(γ-氨基丁酸)等药物。抗痫灵治疗精神运动性发作、癫痫性人格改变和智能障碍有效,舒噻美(硫噻嗪)对稳定人格障碍及情绪有一定效果。

(八)心理治疗

克服消极自卑心理、鼓励其参加工作、学习,保持有益的社会交往。常用治疗方法包括支持性心理治疗、认知疗法、行为矫正治疗等。

(九)外科手术治疗

部分癫痫性精神障碍的精神症状是由于反复癫痫发作所致,所以去除癫痫灶不仅可以减少癫痫发作,也在一定程度上可控制精神症状,手术是治疗难治性癫痫所致精神障碍的主要手段。

七、预 后

国内外资料均显示大多数癫痫的预后是好的。一组癫痫患者经 20 年的长期随访,有 70%~80% 的发作可在最初的 5 年内缓解,其中 50% 可完全停药。历史上有些杰出的作家、学者,虽患癫痫多年,但仍然始终保持优异的工作能力。经过抗癫痫药物治疗后,大部分病人(75%~80%)均能达到治愈或缓解的目的。20%~25% 的患者癫痫发作比较顽固,虽经长期服用各种抗癫痫药物仍不能缓解。癫痫性精神障碍病人的预后与其癫痫发作的频度有关,如发作频度增加或未能有效控制,则可影响其精神障碍的好转。

第四节 中枢神经系统感染所致精神障碍

一、概 述

中枢神经系统感染是指脑实质和脊髓及其被膜和血管受到细菌、病毒、寄生虫、立克次体、螺旋体及真菌等病原体的损害而出现的炎症性疾病,而中枢神经系统感染所致精神障碍则是指由中枢神经系统感染所致的脑功能障碍引起精神障碍的总称。

中枢神经系统感染所致精神障碍是介于神经科和精神科的跨学科疾病,由于病原体侵犯中枢神经系统的部位不同,且各部位神经功能迥异,故构成了不同的神经精神症状和体征。同时,各病原体的性质不同以及病变严重程度不一,因而决定了疾病的起病形式、病程经过、症状表现以及预后转归的差异,临床表现错综复杂。根据受侵犯的部位大致可分为三大类:①主要侵犯脑实质者,称为脑炎;②主要侵犯脑膜者,称为脑膜炎;③脑实质和脑膜两者均明显受到侵犯,称为脑膜脑炎。实际上损害局限的情况很少。

无论在神经科还是精神科,以精神症状为首发症状的患者在临床医疗工作中容易被误诊,误诊的可能原因有:疾病早期意识障碍较轻;神经系统的症状和体征不明显;患者精神症状较明显掩盖了其他症状;患者不合作而忽略了必要的神经系统检查;对病史的了解不够详细;医生的认识不足等。

以下将临床上较易引起或伴发精神症状的病毒性脑炎、结核性脑膜炎以及麻痹性痴呆作为脑炎、脑膜炎、脑膜脑炎的代表分别进行介绍。

二、病毒性脑炎所致精神障碍

脑炎是指由病原体所致的脑实质性炎症,或可因全身化脓性感染(如败血症的并发症)、细菌性脑膜炎、脑脓肿等炎症扩散所致。其中,精神症状明显者多见于病毒性脑炎。病毒的种类和株型不同,在脑内可引起各种不同的组织反应,大多引起弥漫性病变,但也有的严重损害部位病变较为局限。按流行方式分为流行性和散发性,按起病缓急和潜伏期、病理改变又可分为急性病毒性脑炎。例如,流行性乙型脑炎、流行性甲型脑炎、科萨奇病毒脑炎、埃可病毒脑炎、单纯疱疹病毒脑炎、带状疱疹病毒脑炎、腮腺炎病毒脑炎、狂犬病毒脑炎等;亚急性、慢病毒脑炎,如亚急性硬化性全脑炎、进行性多灶性白质脑病、进行性风疹全脑炎,以及罕见的 Creutzfeldt-Jakob 病、Kuru 病等。

(一)病因与发病机制

多数学者认为病毒性脑炎是病毒直接感染所致,但病毒侵入机体后是否发病还与机体的免疫功能状态有关,因而,引起发病的机制应包括病毒感染直接导致的炎性反应和诱发的机体免疫反应(也可因病毒作用于敏感个体引起免疫障碍),导致水肿、坏死、免疫性脱髓鞘变化等。病毒侵入脑组织的途径包括:①入侵的病毒在被感染部位局部繁殖,后经血流传播至中枢神经系统;②病毒侵入机体后,沿神经轴突直接进入脑内,不同种类的病毒可选择特定的区域,如单纯疱疹病毒易侵犯额叶和颞叶等。

病毒性脑炎的病理改变特点是广泛性的脑部病变。肉眼检查可见脑组织水肿、脑回增宽、脑沟变窄,局限性病变部位有脑白质水肿,严重时有坏死、点状出血等。显微镜检查可见神经细胞水肿、变性、坏死以及弥漫性胶质细胞增生、脱髓鞘、神经细胞和胶质细胞中出现包涵体等。

(二)临床表现

具体临床症状取决于病毒性质和病变的部位、范围、严重程度等。一般具有弥漫性脑损害的症状和体征,也有些可有局灶性病变的表现。大多数病例起病急剧,常在两周内症状达到高峰,有发热、头痛、无力、呕吐、意识障碍、颈强直、视乳头水肿等,而亚急性、慢性病例则起病隐袭,呈进行性发展,智力障碍、人格改变更为明显。

1. 前驱症状

发病前可有上呼吸道感染或消化道感染症状,头痛、发热、恶心、呕吐、腹泻等,但并非必须具备,部分病例为本人及家属均未在意导致病史无法反映。

2. 精神障碍

可出现在各个时期,有报道出现率可达80%以上,甚至构成某些病例的主要临床相。

(1)意识障碍:是最为常见的症状,有报道可多达90%。有的病例以此为首发症状,但也可出现在其他精神症状之后,甚至部分病例从始至终意识都是清晰的。意识障碍主要为嗜睡、蒙眬状态、意识混浊、谵妄等,此时的定向力不完整,早期多呈波动性,时轻时重,随着病情加重可呈持续性,并渐严重至昏迷。

(2)精神分裂样症状:幻觉、感知综合障碍、妄想、紧张综合征等,缺乏特异性。有些为幻觉妄想状态,幻觉以幻听为主,妄想可不固定、多变,但也有个别病例的症状内容固定、持久,类似于精神分裂症偏执型;有些为自言自语、联想障碍、情绪不稳、冲动伤人毁物等精神运动性兴奋状态,类似于精神分裂症青春型;有些则为少语少动、反应迟钝、情感淡漠等精神运行性迟滞状态,可有重复和刻板言语、违拗行为等,甚至呈亚木僵或木僵状态,类似精神分裂症紧张型。上述状态可依次、交替、混合出现,不一而足。

(3)情感症状、神经症样症状:有言语运动兴奋表现,有的出现抑郁状态,还有部分病例有脑衰弱综合征。

(4)智力障碍:注意力缺陷、记忆障碍、其他认知功能缺陷甚至严重的痴呆状态。部分病例记忆障碍显著,出现错构、虚构,且迁延较久,其中以近记忆和机械记忆受累尤甚。有学者认为与智能障碍不平行的记忆障碍是单纯疱疹病毒脑炎的特征性症状之一。

3. 躯体及神经系统症状、体征

可与前驱症状同时发生、紧接出现或间隔数天才显现。

（1）脑神经损害：可见有中枢性面瘫、视乳头水肿以及相应的脑神经受损症状。

（2）癫痫发作：在较多病例中可以出现，但各家报道差异较大（18%～62%），其中最常见的是全身强直阵挛性发作，其次为部分性发作，有些病例可为多种类型的混合发作，相关报道发生率为27%～86%。

（3）运动功能障碍：肌张力障碍也多达 40%～70%，多为椎体外系的表现，肌张力增高有不固定、易变的特点，时有时无、时在上肢时在下肢。腱反射相应亢进，少数为减弱。病理反射阳性率可超过半数，最多报道可达 80%，多为双侧，部分病例还可有掌颌反射、吸吮反射阳性。疾病发展过程中，还常有震颤、手足徐动、摸空症等不随意运动。甚至可出现瘫痪，其中以偏瘫最为多见。

（4）脑膜刺激征：累及脑膜或对脑膜产生刺激者可有脑膜刺激征，有 1/3～2/3 的病例出现，但大多数较轻（针对脑膜炎而言），表现颈部稍有抵抗、Kernig 征阳性等。

（5）自主神经功能障碍：本病的特征性表现之一就是出汗增多，即使是环境温度低、甚至于寒冬中也可汗如雨下，多汗的报道数据不一，大多为20%左右，但最多高达 86%。多汗的表现提示有下丘脑受损，且病情较为严重，需引起高度关注。其他还有唾液分泌增多、颜面潮红、面部油脂分泌增多等。大小便失禁的报道亦较为突出，其中作为早期症状之一的尿失禁更为常见，报道可达 30%～89%，部分病例是意识障碍时出现，但有些病例却是意识清晰时依然出现大小便失禁的情况，由此推断该病例中的病变可能累及或影响到了旁中央小叶，属于排尿功能障碍。少数病例中也有尿潴留的报道。

（6）全脑损害症状：儿童病例较为明显，可有以上所述的症状、体征，其中尤以意识障碍、抽搐、病理反射阳性、脑膜刺激征等更为突出。

（三）诊断与鉴别诊断

1. 诊断

主要是根据流行病学特点、临床症状和体征、脑脊液及脑电图等变化，以及病毒分离、血清学检查和免疫学检查等，但均未能有特异性标准，甚至有的还要根据脑部病理学改变以及动物接种方能确诊。精神障碍为主的散发性脑炎的神经系统体征大多在精神症状之后出现，而且不恒定、多变化，甚至某些病例中始终不见有意识障碍及神经体统的阳性体征，故需要提高、加强对器质性精神症状的认识和重视，如早期不能确诊，应尽量完善相关检查、密切观察随诊。可注意收集以下几个方面的信息。

（1）病史：急性或亚急性起病，有无感染症状或病前有无感染史；

（2）症状：是否有不同程度的意识障碍，并随疾病的进展逐渐加重；

（3）体征：是否神经系统的阳性体征，如肌张力增高、出汗增多、小便失禁等；

（4）全面的实验室检查尤为重要，如血液常规检查、常规脑脊液检查、动态脑脊液细胞学检查、血液及脑脊液的免疫学检查、脑电图、脑电地形图、CT、MRI 等，特别是有条件的可早期进行病毒分离。这些实验室检查虽多数缺乏特异性指标，但对临床诊断仍有指导意义，其中的阳性发现可包括：血液中的白细胞正常或轻度增高，脑脊液中白细胞及蛋白增多或正常；血沉正常或轻度加快；以免疫活性细胞为主的细胞反应，急性期以淋巴细胞反应、转化型淋巴细胞反应、单核样细胞反应为主，细胞学异常可超过 90%，恢复期以单核细胞反应为主；脑脊液及血中的 IgM、IgG 抗体阳性，但检出率根据病毒种类不同而相差明显；脑电图异常可达 85% 以上，主要为弥漫性高波幅慢波，部分可在此基础上有局限性改变加重，也有时出现棘波、尖波或棘-慢综合波以及周期性复合波等，随疾病进展变化，也有的恢复会稍慢于临床，没有特异性，不能就此确定脑炎的诊断，但疾病早期出现脑电图中弥漫性异常亦可提示脑部的弥漫性损害，可作为重要的鉴别诊断依据之一；头部 CT 检查在脱髓鞘脑炎上有一定价值，可见低密度区，有报道表示 MRI 因其分辨率更高，较 CT 更能准确显示感染病变的性质、部位及形态，在早期发现感染的异常信号。

2. 鉴别诊断

首先须与各种功能性精神障碍鉴别，有报道误诊案例近 1/4。

（1）精神运动性兴奋,易误诊为精神分裂症青春型、躁狂症或应激相关障碍等;

（2）精神运动性抑制,易误诊为精神分裂症紧张型、抑郁症或应激相关障碍等;

（3）幻觉妄想状态,易误诊为精神分裂症偏执型等;

（4）情感症状及神经症样症状,易误诊为情感障碍、癔症、神经症等;

（5）意识障碍:需与急性感染中毒性脑病、脑膜炎、颅内占位性病变等鉴别。

（四）病程及预后

一般预后较好,据相关不同报道死亡率平均为 10% 左右,多数呈急性起病,症状严重甚至呈深昏迷状态,急性期后能迅速恢复,仅有轻微的神经系统体征,但也有些可持续数月的紊乱行为,甚至遗留有严重的智能损害、人格改变等。不同疾病之间的差异很大,与病毒性质、病变部位、侵犯范围、严重程度等因素有关,如狂犬病毒脑炎病死率几乎为 100%,而科萨奇病毒脑炎、埃可病毒脑炎通常预后良好。有的病例经过治疗出现戏剧性恢复,或稳定痊愈后再度复发,复发率约为 10%,复发与首发间隔时间数周至数月不等,临床表现与前基本一致,可能是恢复期病毒潜伏于脑内,当机体抵抗力下降则再度活跃,有些病例出现新的病灶,提示有多发性硬化的可能。有报道早期发现、及时治疗可明显改善预后。

（五）治疗

对于本组疾病应以病因治疗为主,但目前仍缺乏特殊有效的抗病毒药物,故需同时积极采取减轻组织病理反应、恢复受损部位功能等对症支持治疗,配合细心周密的护理。

1. 抗病毒药物治疗

因为病毒在细胞内繁殖的末期才会出现典型症状,所以需在感染病症出现的早期应用该类药物才较为有效。

（1）碘苷:用于单纯疱疹病毒感染有一定疗效。

（2）阿糖胞苷:用于水痘带状疱疹病毒、单纯疱疹病毒及巨细胞病毒感染。

（3）阿糖腺苷:用于单纯疱疹病毒感染最为有效。

（4）阿糖腺嘌呤:主要用于疱疹性脑炎。

（5）阿昔洛韦:可能是治疗单纯疱疹病毒脑炎方面最有效的药物,有瑞典的报道称用阿昔洛韦治疗单纯疱疹病毒脑炎 6 个月内的病死率仅 19%,但单纯疱疹病毒可对阿昔洛韦产生耐药性。

（6）利巴韦林:广谱的抗病毒药物。

上述药物均可引起胃肠道反应、抑制骨髓造血功能、脱发、肝功能损害等毒副作用,有些可造成持久、严重的后果,应加以重视。

理想的治疗药物应该是能选择性抑制病毒而又不影响细胞的核酸或蛋白质的代谢,已有报道的是盐酸胞胍、羟苄苯肼咪唑,还有报道核酸酶亦可获得良好疗效。

2. 免疫治疗

由于病毒感染所致的组织损害有部分是免疫反应的结果,因此发展了相应的治疗。

（1）干扰素:抑制病毒血症并防止病毒侵入脑部,可在病毒感染后潜伏期使用。

（2）转移因子:逆转细胞的免疫缺陷,适用于免疫缺陷患者。

（3）肾上腺皮质激素:免疫抑制,破坏、减少淋巴细胞、抗 B 和 T 细胞,抑制炎症反应、抗体的形成,也能改变神经胶质、胶质瘢痕,使脑组织再生,但应适当掌握时机和用量。

3. 中医中药治疗

病毒性脑炎属中医“暑温”、“伏暑”的范畴。

（1）急性期:涤痰汤加减,或在涤痰汤、白虎汤、犀角地黄汤的基础上加重犀角、生石膏用量,加用板蓝根（大青叶）。高热、惊厥、昏迷等患者可配用安宫牛黄丸或紫雪。

（2）恢复期:补气、补血、养阴。切忌过于温补腻滞之方。亦可用生脉散加减。

4. 促脑代谢剂等支持治疗

谷氨酸、乙酰谷氨酰胺、ATP、辅酶 A、烟草酸、维生素 C、B 族维生素、吡拉西坦等。高热量高蛋白高维生素饮食,宜少量多次。

5. 对症治疗

降温、脱水、防止合并感染、保持呼吸道通畅等。器质性疾病患者对药物较敏感,因而有精神症状者使用抗精神病药物时需小剂量、缓慢加药。有报道早期高压氧治疗有助于减轻症状、改善脑电图。慢性期及后遗症期应进行特殊教育、劳动训练、功能锻炼等康复治疗。

(六) 特殊类型的病毒性脑炎

1. 单纯疱疹病毒性脑炎

又称"急性坏死性脑炎"、"急性包涵体脑炎",是最常见的一种散发性急性致死性脑炎,多见于成人,有报道称占病毒性脑炎的 10%,在坏死性脑炎中占 20%~75%,是重症脑炎的主要原因之一,也是报道中散发性脑炎致死的主要疾病,自然病死率可达 70%,报道中的病死率也多在 30% 以上,幸存者有半数可痊愈,后遗症则以智能障碍、记忆障碍、人格改变等为主。单纯疱疹病毒在人群中感染率很高,国内外报道均在 80% 以上,凡能引起人体抵抗力降低的非特异性刺激均可使脑内隐匿的病毒激活而发病。病毒通过嗅神经、三叉神经或经血行传入颅内后选择性侵犯额叶、颞叶等部位,病变脑组织可出现水肿、坏死、软化等改变,引起一系列临床表现,如额叶损害可引起情感障碍、智能损害、人格改变等;颞叶损害可引起精神症状、癫痫等;边缘系统受损表现为情绪不稳、智能障碍等;弥漫性脑损害时,更易引起精神病样症状。1/3~1/2 病例以精神障碍为首发或唯一症状,早期易误诊为其他精神疾病。有报道称额颞叶单侧或对称性病灶,至豆状核外侧突然转为正常,是该病特有的征象,提示该部位损害可能为精神障碍的器质性基础。脑脊液中细胞、蛋白增多明显,有的可见红细胞。脑电图多为广泛性异常。头部 CT 亦多见异常,主要为额颞叶低密度影,少数低密度区内有点片状高密度影,这是脑实质坏死出血的表现。

2. 流行性甲型脑炎

又称"昏睡性脑炎",由维也纳的精神科医生 Von Economo 首先报道 1917 年的小规模爆发,故也称为"Von Economo 脑炎"。20 世纪 20 年代本病在世界许多国家发生过首次流行,但到了 30 年代几乎消失,偶有散发病例报道。虽然怀疑本病由病毒感染所致,但病原体从未被证实,但流行病学迹象提示可能是一种独立的病毒所致,但也有人认为可能是不同病原微生物引起的共同病理反应。嗜睡、运动过多与本病有相当的联系,帕金森综合征、人格改变中的反社会行为是本病后遗残留并发症的表现。

三、结核性脑膜炎所致精神障碍

脑膜由硬脑膜、蛛网膜和软脑膜三者组成,脑膜炎通常指软脑膜弥漫性炎症,其中结核性脑膜炎早期可出现精神障碍。结核性脑膜炎是由结核菌侵入(主要通过血行脑脊液)脑膜所致的脑膜炎,大脑损害部位广泛,脑膜呈弥漫性充血、增厚、有结核结节,脑回变平,尤其是脑底部病变更为明显,由于小脑外侧裂形成广泛性粘连,多数脑神经被包裹压迫,从而引起脑神经损害;基底池、第四脑室正中孔和外侧孔被粘连堵塞,引起脑室扩张和脑室内积水,导致颅内压增高、脑皮质萎缩。多见于儿童,有报道称结核病中并发本病的达 8%,经济欠发达地区多见。

(一) 临床表现

通常起病较为缓慢、隐袭,病症复杂多样,且无特异性,虽常伴有精神症状,但纯以精神障碍为首发症状的却较少见,表现有发热、头痛、呕吐、意识障碍、脑膜刺激征和脑神经损害等症状。总病程约 1 月左右。

初期:2~3 周或更长。不规则低热、盗汗、乏力、食欲减退。精神症状有淡漠或易激惹等脑衰弱综合征表现:过去安静的儿童变得烦躁易哭、无端喊叫,过去活泼的孩子却精神呆滞、不喜游戏;成人则萎靡不振、脾气急躁、易怒、睡眠不安,对声、光敏感。恢复期也常有类似状态。

中期:通常为 1~2 周。头痛、发热明显,意识障碍逐渐加重,思睡、定向力障碍,甚至有谵妄,出现恐怖生动的幻觉。除明显的脑膜刺激征外,还有上眼睑下垂、瞳孔改变等脑神经损害表现,严重时发生偏瘫。20% 的病例在视网膜可见有脉络膜结核灶(圆形或椭圆形黄色斑块)。

晚期:持续 1 周。昏迷,如不经治疗则脑内积水逐渐加重,可死于去大脑强直或并发肺部感染等。

如今的抗结核治疗明显改变了本病的结局,症状也发生变化。有趣的是,曾有外国学者(William,1954)观察到有患者在意识障碍之后可转入长达数周的健忘期,表现为记忆障碍程度与认知缺损程度明显不相称,近记忆可逐渐或突然戏剧性恢复,但对病中意识障碍期间的界限性遗忘仍持续存在。近年来缺乏相关报道。

(二) 诊断与鉴别诊断

在有颅外结核及脑膜刺激症状时及时进行脑脊液检查,最可靠的诊断是在脑脊液中发现结核菌的存在,脑脊液压力增高,蛋白含量增加,糖和氯化物含量降低。头部 CT 可能显示脑积水及颅前窝有局灶性梗死和渗出。

注意与其他脑膜炎、脑炎相鉴别。病程中出现脑衰弱综合征时应与上呼吸道感染、肺炎等相鉴别。

(三) 治疗与预后

主要是抗结核治疗。原则是早期、适量、联合、全程、规律用药。在抗结核药物的基础上适当的肾上腺皮质激素能减轻炎症反应和渗出、缓解脑水肿、防止粘连,从而降低病死率、减少后遗症。兴奋、躁动、不安时可临时肌注氟哌啶醇。加强营养、注意休息也是必要的。

有报道显示尽管急性期神经系统严重受损,但严重的后遗症很少,只有治疗过晚或治疗不规则者可出现后遗症,神经系统方面有斜视、面神经麻痹、轻度肢体瘫痪等,精神症状方面有兴奋、话多、思维迟钝、记忆力下降等。

四、麻痹性痴呆

梅毒螺旋体很早就可侵入人体的神经系统,在一期、二期梅毒中通常没有症状,称之为隐性无症状性神经梅毒,常在感染后数年、十余年的潜伏期后才出现神经梅毒症状,通常把神经梅毒作为晚期梅毒的一个重要组成部分。神经梅毒大致可分为脑膜血管型和脑实质型,后者包括麻痹性痴呆和脊髓痨,而脊髓痨多就诊于神经科,故本节不予叙述。

麻痹性痴呆是神经梅毒中最常见的一类慢性脑膜脑炎,也是神经梅毒中最严重的一种类型,占神经梅毒的 10%～12%,是一种可治的痴呆,但因其可逐渐发生躯体功能减退和日益加重的智能损害、人格衰退,最终导致痴呆和肢体麻痹,故称为"麻痹性痴呆",又称"进行性麻痹"。新中国成立前后,国内精神病院中麻痹性痴呆患者在广州、成都、沈阳等地占住院人数的 10%,中华人民共和国成立后本病逐渐消失,但近几年来随梅毒的再起和病例数的增加,麻痹性痴呆又在精神科室出现且误诊率较高,近来报道的例数呈增多趋势。其临床特点多以精神症状首发且精神症状不典型而易被误诊精神分裂症和躁狂症等,误诊率较高,早期鉴别诊断十分重要。而 70% 的患者否认有冶游史,这可能受中国传统文化的影响,不愿面对自己有过冶游史,这也是造成误诊的一个重要因素。有研究认为本病起病极为缓慢,多不易被人注意,据报道潜伏期为 8～20 年,平均 13.1～14.1 年。

(一) 病因与发病机制

麻痹性痴呆又称梅毒性脑膜脑炎,1798 年 Haslam 首先报道了本病。在痴呆患者脑中检出梅毒螺旋体是精神医学历史上的一个里程碑,本病是由梅毒螺旋体侵犯大脑实质而引起的。另外,机体的反应性和功能状态与本病的发生也有相关性。头颅外伤、过度疲劳、酗酒、其他传染病、精神创伤等不良因素也可削弱机体的防御能力成为发病的诱因。还有人认为本病是一种特殊的亲神经系统的梅毒螺旋体所引起。另有些学者则认为是一种"变态反应"或"过敏性"疾患,但目前都缺乏足够的依据难以定论。其病理变化涉及的范围非常广泛,性质也较复杂。梅毒感染引起的大脑炎性反应,即所谓慢性软脑膜炎。肉眼观察见软脑膜变得混浊增厚,额叶最为严重,整个大脑皮质显著萎缩,脑室多扩大,脑室的室管膜变厚,尤其在第四脑室底部有细小沙粒样隆起,叫颗粒性室管膜炎,在本病的病理变化中具有特征性意义。由于梅毒螺旋体在脑内侵犯不同的部位,造成不同受侵部位的病理变化,进而临床产生不同的神经精神体征。

(二) 临床表现

根据本病的病理变化同时具有炎性和退行性

改变的特征、病变损害的范围以及进行性病程,其临床表现是复杂而多样的。

1. 精神症状

一般划分为3个阶段。

(1) 早期阶段:本病常隐性起病,发展缓慢。开始常表现出较为轻微的类似神经衰弱的症状,即使是病人最亲近的人,也往往不易察觉。如头痛、头晕、睡眠障碍,易兴奋、易激惹或发怒,注意力不集中、记忆减退、易疲劳,此期又称为麻痹前类神经衰弱期,通常持续数周至数月。此期还可伴发出现智能方面的改变,如工作学习能力的逐渐下降、思维活动迟缓、思考问题非常费力、言语零乱、理解分析和判断能力也都下降,且伴记忆力的减退,尤以近记忆力减退更为明显。情感方面,表现苦闷、不满或低沉、抑郁。本能活动和人格方面亦见改变,如低级意向有所增强,有时表现对异性不礼貌的行为。个性方面,病人的脾气和兴趣与过去不同,但一般尚不明显。此外,躯体方面也有异常:如瞳孔的变化,血液及脑脊液的康-瓦反应阳性。

(2) 发展阶段:此时精神障碍日益明显。其中最引人注意的是个性及智能方面的改变。表现对业务疏忽、敷衍搪塞、情绪暴躁、缺乏责任感又无信用。行为方面,一反过去常态,表现轻率、道德伦理观念消失、放荡不羁、酗酒、戏谑、举止粗鲁,甚至不顾羞耻,有的变得极端自私,对人非常吝啬,或挥霍无度、只图个人享受、对亲人疾苦漠不关心。病人的生活方式、行为举止及兴趣习惯,与过去截然不同,也与病人的身份不相称,甚至可做出一些偷窃或违反社会道德和伦理的行动,但有明显的愚蠢性。此外,病人对个人卫生也漫不经心,不修边幅、衣冠不整,与过去判若两人。在这个时期,智能障碍也越来越重,记忆力显著减退,从近记忆力逐渐到远记忆力,对最简单的计算都不能。此外在抽象、概括、理解、推理及判断能力明显受损。此时思维障碍可出现内容荒诞愚蠢的夸大妄想、疑病妄想、被害妄想、嫉妒妄想。以夸大妄想最为多见,病人自称是全世界最富有的人,是整个星球的统帅等。有时则表现自责自罪、疑病或迫害妄想。在性功能衰退的背景上也可以出现嫉妒妄想。病人的妄想内容虽不同,但可有一共同特征,即妄想往往反映出痴呆的本质与病前的性格特征,其内容既荒谬怪诞,而又愚蠢、矛盾可笑,如病人自夸是百万富翁,却经常捡别人的烟头吸。随着疾病的进展和痴呆的加重,妄想内容也逐渐变得更加支离破碎或不规整。病人有情感障碍,表现为情绪不稳定、极易激惹、无原因的抑郁或勃然大怒,或愚蠢欢乐;有时则情感脆弱,可因一些微不足道的小事而引起强烈的情绪反应,或者强制性哭笑无常。

(3) 晚期阶段:主要表现为严重的痴呆症状,此时痴呆日趋加重,即使很简单的问题也不能理解,言语零星片断,含糊不清、不知所云,对家人不能辨认,情感淡漠,而本能活动则相对亢进,甚至出现意向倒错。

2. 躯体包括神经系统症状和体征

多发生于中、晚期,病理变化不仅侵犯大脑实质和脑膜而且还包括脑神经及脊髓等。躯体方面也受到一些直接或间接的侵害。

(1) 感觉异常:在疾病早期由于炎症病变的影响,病人常诉说头痛头晕、感觉过敏或感觉异常等。病变如果累及脊髓,可出现下肢射箭样的刺痛。

(2) 瞳孔变化:是一个常见的早期症状,瞳孔缩小且两侧大小不等,边缘不整,约60%的病例可见瞳孔对光反射完全消失或迟钝,而调节或聚合反应依然保存,称为阿-罗瞳孔,是本病重要特征。视力减退,上眼睑下垂,眼裂变宽,因眼肌不全麻痹而使面部呈特殊面容。其中20%~30%的病例可出现原发性视神经萎缩,视力显著减退。其他脑神经也可表现有不同程度的麻痹,尤其在卒中发作后更为明显。50%患者有言语及书写障碍,这是另一个重要的特征。病人构音困难、吐字不清、语调缓慢、内容单调,常伴有口吃;在书写中常有字体不整、写错字、字句与笔画遗漏等。

(3) 震颤:是另一个常见症状,表现为一种细微的纤维性颤动,可累及眼睑口唇的周围、舌部及手指,有时颤动相当粗大,以致字体写得大小粗细不一、笔迹和轮廓模糊不清,常写出特殊"字体"。此外可有步态不稳及共济失调等现象。腱反射异常,一般以膝反射亢进为主。在卒中发作后可有病理反射,如合并有脊髓痨时,则腱反射减退或消失。膀胱及直肠括约肌的功能发生障碍,以致常有大小便潴留或失禁。躯体消瘦虚弱及衰竭现象日益加重。由于长期卧床骨质变为疏松,故易发生骨折同时又可形成肢体挛缩。卒中或痉挛性抽搐经常发作,使麻痹性痴呆更趋严重。病程长短不一,短者3~6个月,长者10余年,如不积极治疗,常于2~3年内死于并发感染、全身麻痹或癫痫持续状态。

(三)诊断与鉴别诊断

1. 诊断

麻痹性痴呆诊断目前尚无金标准,主要依据病史、体征、血清学及脑脊液和流行病学综合考虑。麻痹性痴呆多中年发病,男性多于女性(3:1),起病隐匿,以痴呆为主要表现,脑脊液检查白细胞数常增高,蛋白正常或增高,头颅影像学无特异性改变,病史询问要注意有无治游史。以往都强调脑脊液 VDRL 是神经梅毒的诊断标准,但有时神经梅毒患者脑脊液 VDRL 也可呈阴性反应。在无其他已知原因引起的脑脊液蛋白及细胞数增加,以及无其他已知原因所致符合神经梅毒的临床症状与体征时,患者血清的荧光螺旋体抗体吸收试验(FTA-ABS)、梅毒螺旋体血凝集试验(TPHA)、梅毒螺旋体明胶凝集试验(TPPA)其中一项阳性情况下,也可诊断。

(1)病史:年龄30~50岁或年岁更大的,病人在5~20年前曾有明确或可疑的治游史和梅毒感染史,发现有神经衰弱综合征,精神功能减退记忆及判断力缺损等应考虑到本病的可能性。

(2)精神症状:以显著的个性改变和智能缺陷为主。这对诊断具有重要意义。常常开始潜隐,且发展缓慢,故易被忽视,因此当精神检查时须详细观察。

(3)躯体症状:有明显的眼部变化,言语书写障碍,震颤等特征性面容。

(4)实验室检查:发现血清和脑脊液瓦氏反应和康氏试验阳性(现已少用;常用 FTA-ABS,TPHA,TPPA);血清和脑脊液梅毒螺旋体分离阳性;脑脊液压力多在正常范围,细胞数一般有所增加,蛋白定性一般多为阳性,胶样金试验常呈特殊曲线;辅助检查显示:脑电图呈进行性慢波增加,失去正常α节律,呈广泛异常表现。CT 可见脑萎缩、脑室扩大,侧脑室前角扩大尤为明显等,可有助于诊断。

2. 鉴别诊断

(1)神经衰弱。在早期阶段,麻痹性痴呆常出现神经衰弱综合征,与神经衰弱非常相似。但两者之间却有着本质上的差异,神经衰弱无智能改变。麻痹性痴呆除了神经衰弱症状外,躯体可见异常如瞳孔的变化,血液及脑脊液瓦氏反应和康氏试验阳性。

(2)情感性精神障碍。麻痹性痴呆的夸大型和抑郁型与躁郁症有些类似,但却缺乏躁郁症的基本特征和病程特点,其妄想的性质与内容也有很大的差异。麻痹性痴呆病人无思维情感行为的配合,并有器质性症状;躁郁症病人无个性变化和智能缺损,且神经系统和血、脑脊液的检查也都没有阳性所见。

(3)精神分裂症。尽管麻痹性痴呆可有精神分裂症样表现,但与精神分裂症还是有明显不同。麻痹性痴呆病人有智能改变和确切的实验室证据,后者既没有智能的缺损,也没有神经系统和化验检查的阳性指征。同时两者的妄想性质和内容也迥然不同。

(4)脑血管病所致精神障碍。本病的智能障碍主要表现为局限性痴呆,在很长时间内对疾病和外在环境仍保持批判能力。此外个性保持较为完整,血液和脑脊液也没有麻痹性痴呆的特殊变化。

(5)老年性痴呆。本病虽有个性变化和智能缺损,其表现形式却不同,且血液和脑脊液无特殊改变。病史也可资鉴别。

(四)治疗

1. 青霉素治疗

青霉素是目前最有效的杀螺旋体药物。因使用方便、价格经济、几乎无毒性,故为当代治疗梅毒的首选药(详尽内容可参阅专业资料,如2010年美国疾病控制中心梅毒治疗指南等)。

2. 对症治疗

针对精神症状,如兴奋、激惹、幻觉、妄想者可用抗精神病药物,有抑郁症状可用抗抑郁剂。还应注意营养、防感染,可加用脑蛋白水解物、胞二磷胆碱、双氢麦角碱等促脑代谢剂,或对控制痴呆的发展有一定作用。

3. 发热治疗

虽然 Wagner Jauregg 因采用发热治疗本病取得

疗效在 1927 年获得诺贝尔奖的殊荣,但目前该治疗已失去实际意义。

第五节　脑外伤所致精神障碍

脑外伤目前统称为"创伤性脑损害(traumatic brain injury,TBI)",是重要的致残与致死性疾病。虽然医疗服务的迅速发展已大大降低了颅脑外伤的死亡率,但外伤后精神障碍依然十分普遍。有资料表明,脑损伤后早期的精神障碍的发生率为 40%~80%,后期的精神障碍发生率也达到 48.3%,并随着追踪年限的延长,积累的患病率愈高。一般认为,有无精神障碍直接关系脑外伤的预后,颅脑外伤后早期的精神障碍常提示预后不好。

有关创伤性脑损害的流行病学、临床表现、具体分类方法、诊治及预后等在神经外科学书籍中有详尽的阐述,本节将不做大篇幅的探讨。但在临床工作中,需要重点提出"脑震荡"。一般情况下,其诊断主要靠伤后短暂昏迷史,而影像学并无确切阳性发现,可以认为是头颅遭受暴力作用后所发生的一过性障碍,但也可能在之后的临床中表现出较重的脑实质性改变,故也有人认为脑震荡存在脑实质的损害,只是目前的检查手段尚不能获悉,故此,我们也应对此诊断有保留地接受。另外,还要看到在目前颅脑损伤的分类中,病情比脑震荡更轻一级的诊断尚有头皮裂伤、局部头皮血肿、头皮挫伤、头皮擦伤等,所以并非所有诊断为"颅脑损伤"后的"头外伤"患者,皆有确切的脑实质损伤。

一、发病机制

急性脑损伤性精神障碍的发病机制尚不十分清楚,有人认为,由于脑组织受损致功能缺失引起的精神障碍,其急性期系脑干网状结构受累和大脑皮质的弥漫性抑制所致,一般有两个发病高峰,第一高峰伤后立即发生,第二高峰伤后 3~7 天,时间恰好同伤后脑水肿高峰时间相吻合;因此,有人认为脑损伤后周围组织水肿造成脑室受压,或使周围边缘系统的小血管受压缺血时,会造成边缘系统损伤,从而导致精神障碍。

另外,有人根据严重脑损伤患者急性期多数出现精神障碍,且主要表现为狂躁、多语等兴奋性症状,推测是由于脑损伤后水肿和血肿对脑实质侵害,以压迫为主,并未引起轴突损伤与破坏,在病灶清除,压迫解除的恢复期中,由于重建脑内生理冲动的反馈机理,易引起脑功能短暂的兴奋,抑制失衡,故引起的精神障碍多以狂躁、多语等兴奋症候群为主。

慢性期精神障碍则可能是由于大脑的神经细胞坏死,结缔组织和胶质细胞增生,形成瘢痕、囊肿、粘连、积液或脑细胞萎缩引起,并最终导致大脑功能障碍。尤其在颞叶、额叶、边缘系统、胼胝体等部位发生脑损伤,更易出现精神症状。

也有研究从神经生化学入手,认为胆碱能神经递质系统参与了脑外伤所致精神障碍的发生,证据包括:动物实验显示脑震荡可损及胆碱能神经递质系统,同样的机制可能在人类拳击家痴呆及其他颅脑损伤的发病中起作用;头部受创与以后罹患 Alzheimer 病之间存在确切的关联,其风险与损伤的严重程度相关,因为神经元受到刺激可诱导淀粉样前体蛋白形成,相当多头颅损伤后幸存者可发现弥漫性包含有 βA4 蛋白的斑块沉积,拳击家痴呆患者可发现类似现象,其中的易患因素目前还不清楚,推测载脂蛋白 E(APOE4)可能起一定作用。此外,也有人认为脑损伤患者所受的外伤可波及脑的诸多部位,当涉及对认知和情感活动有调控作用的某些中枢时,可能导致某些中枢神经递质,如 5-羟色胺(5-HT)和去甲肾上腺素(NE)等分泌不足,继而出现抑郁及认知障碍。

另外,在临床工作中也需注意,随着年龄增长,大脑功能性神经元的不断减少以及生活中轻微(常为亚临床)脑损伤的日积月累,使脑的自我修复功能随年龄增长而减弱,因此,年龄超过 45 岁的患者其转归明显比年轻患者差,其住院时间较长,并发症的发生率也高。

二、临床表现

如同一般的脑器质性精神障碍,脑外伤后精神障碍与脑损伤的严重程度及其部位关系密切,该临床特点包括:①脑损伤的严重程度与精神障碍的发生及程度成正相关。②脑外伤后精神障碍常继发于额、颞叶损伤,多与损伤类型关系不大;在联合纤维或投射纤维聚合的部位受损时,如丘脑附近的损伤,常更易产生精神症状。③脑损伤部位不同,其精神障碍的表现亦不同。如躁狂状态者,主要累及右底部、额部及右侧丘脑或尾状核;抑郁患者可能与左侧背外侧额叶和(或)左侧基底节损伤有一定的相关性,其次为右侧半球和顶-枕叶损伤;同时右侧颞叶损伤多伴情感障碍和癫痫发作;多叶或多灶损伤,患者智力下降,记忆障碍明显突出,故多叶联合损伤时更易发生人格改变和智能缺失。④脑损伤部位越广泛其精神障碍程度越严重。

此外,需要注意的是,本节中所阐述的脑外伤所致精神障碍,并不等同于脑外伤后精神障碍的概念,区别在于是否系脑外伤病理改变的直接结果。在很多头外伤病人中,虽无颅脑的器质性损伤,医生也会出具头外伤的诊断,当出现精神障碍时也会出具"头外伤综合征"或"头外伤后精神障碍"的诊断。但这些临床表现相当于精神科中适应障碍或神经症的诊断,此时,头外伤扮演着精神心理应激的角色,而非导致精神障碍的器质性病因。

如前所述,还应特别强调的是,我国的CCMD-3诊断分类中虽然列出了脑震荡所致的各种器质性综合征,包括器质性精神病性症状、智能损害、遗忘综合征等,但并非意味脑震荡会频繁引起这类综合征。在临床实践中,脑震荡所致器质性综合征并不多见,仅有部分神经症样综合征,而智能损害、遗忘综合征及器质性精神病性症状等都是十分少见的,不宜轻易做出这些诊断。只有当脑震荡患者的临床表现完全符合器质性障碍的特征、又排除了其他器质性精神障碍的可能性时,才可做出脑震荡所致器质性精神病性症状等较重的临床综合征诊断,同时还应尽可能找到器质性的有关证据,如复查头颅MRI等。而更多属于脑挫裂伤所引致的各种器质性精神病理综合征。

(一)TBI急性期精神障碍

这类精神障碍虽在我国的精神障碍诊断标准中有单独的诊断单元,但多系TBI急性期的伴发症状,具体如下。

1. 意识障碍

意识障碍的出现与头部外伤严重程度相关,轻微者意识障碍较短暂,可持续数秒至数十分钟不等,严重挫裂伤或脑干损伤、弥漫性轴索损伤患者

昏迷时间可超过数小时至数天。意识障碍的具体表现可随脑外伤严重程度演变为深昏迷、浅昏迷、意识混浊、嗜睡等,也可演变为外伤性谵妄。患者意识障碍时间的长短常与外伤后预后相关,意识丧失的时间过长,完全康复的机会可能降低。

2. 脑外伤后急性障碍

昏迷病人会经过一段意识模糊和智能下降的阶段,才能完全恢复正常,这类情况亦称外伤后精神混乱状态(post-traumatic confusional state),除了智能障碍外,还可表现为易疲劳与精神萎靡,或行为冲动,也可出现谵妄状态,并伴有行为紊乱、焦虑与心境障碍等。

3. 记忆障碍

对脑外伤经历的记忆障碍包括脑外伤后的顺行性遗忘及逆行性遗忘。其中脑外伤后遗忘(PTA)是一种顺行性遗忘,是指患者对脑外伤当时及其后一段时间的经历无法回忆,通常由数分钟至数星期不等。创伤后(顺行性)遗忘首先与其所伴发的神经疾患(如运动障碍和失语等)以及计算和记忆持久缺损密切相关;其次同精神病性功能障碍与普遍智能缺损相关;最后还同头颅损伤后人格改变有关。PTA的长短可作为临床评估脑外伤严重程度的一个指标,即PTA越长,脑损伤便越严重。逆行性遗忘则是指病人无法回忆出损伤与伤前一段时间内的经历,指受伤当时至伤前能够清晰回忆的时段,该遗忘的时间常只有数秒至数分钟,但也有伤势严重的病人,逆行性遗忘可达数天甚至数周或更长。

(二)慢性精神障碍

1. 脑震荡后综合征(post-concussional syndrome)或脑挫裂伤后综合征

这是各种脑外伤后最普遍的慢性后遗症。CCMD-3中列出了"脑震荡后综合征"的症状标准,包括:①头痛、眩晕、内感性不适或疲乏;②情绪改变,如易激惹、抑郁或焦虑;③主诉集中注意困难、思考效率低或记忆损害,但是缺乏客观证据;④失眠;⑤对酒的耐受性降低;⑥过分担心上述症状,一定程度的疑病性超价观念和采取病人角色。从这些症状内容来看,更加类似于"神经衰弱症状群"或神经

症样症状表现。Lishman 认为器质性与非器质性因素均参与了该综合征的发生,尤其是伤后存在索赔或其他心理社会因素,更容易表现出该综合征。

2. 器质性智能损害

脑外伤所致痴呆可以是全面性痴呆,也可因脑外伤部位出现局限性认知损害,其中年长者(超过45 岁)和优势半球受伤者发生智能障碍的机会较大。有些患者在脑外伤恢复过程中的精力差、易疲劳、人格改变或失语等精神神经器质性因素可能会影响对其智能的判断,临床检查中需予以注意。

3. 器质性人格改变

患者的人格改变多伴有智能障碍,一般表现为情绪不稳、焦虑、抑郁、易激惹甚至阵发暴怒,也可变得孤僻、冷漠、自我中心、丧失进取心等。如仅损害额叶,可出现如行为放纵等症状,但智力正常。人格改变也可以是患者对脑外伤及其后果的心理反应的表现。

4. 脑外伤后精神病性症状

部分头部外伤的患者经过一段时间后会出现精神病性症状,如精神分裂样症状与情感症状等。脑外伤可直接导致精神症状,也可对有精神病素质者起到诱因作用。另外,脑外伤及其后遗症对患者社会、心理的影响。也与精神病性症状的发生、发展有关。当然,有些患者的精神病和脑外伤并无直接关系,一般而言,大脑外伤和精神症状出现相隔愈久,两者直接因果关系的几率便愈低。

5. 器质性心境障碍

脑损伤后患者常出现抑郁和焦虑症状。尽管大多可渐获缓解,但仍有 1/4 患者可出现持久的抑郁与焦虑,这一发生率同其他严重躯体疾病所见相似。抗抑郁药物通常有效。躁狂发作也有报告,有时可能有器质性原因。

6. 认知障碍

指 TBI 后记忆力、注意力、执行力、推理及思维能力、语言能力以及视觉空间能力等多种能力的异常,需与精神疾病及痴呆等鉴别。TBI 引起的认知障碍约 80% 为轻度,其中约 70% 可消退,而 7% ~

33%病人遗留上述症状,早期治疗与康复措施可减少后遗症。临床上常用神经心理学测验量表及简明精神状态检查量表评估,但这些方法不能有效地评估康复治疗的效果。目前已开始研究 PET 及fMRI 等功能影像学对 TBI 认知障碍康复治疗的指导作用。DTI 研究发现认知异常 TBI 病人胼胝体膝部、体部及额叶 FA 值降低且 ADC 值异常,示踪图显示胼胝体及穹窿白质结构粗糙,说明白质微结构严重损伤与认知信息处理速度有关;记忆力障碍涉及额叶功能区;额叶外伤后连续表演任务、Wisconsin 卡片分类测试及其他工作与语词记忆测试均表现异常。

三、诊断与鉴别诊断

临床工作中,在依据病史、精神检查、辅助检查等做出"脑外伤所致精神障碍"的诊断时,特别注意的是要明确患者是否存在器质性病理综合征,并需要与脑外伤后可能出现的各种功能性精神障碍(缺乏器质性依据)进行鉴别,后者的临床表现既不符合脑损伤后的器质性改变,也非患者主观因素所致,而是从属于脑外伤后出现的一些功能性精神障碍,可包括精神病性和神经症性改变,此时,进行临床诊断时需要注意以下几个方面:

1) 多数伤者缺乏脑实质损伤的证据(主要包括影像学和神经系统体征的阳性发现),或精神功能严重程度与其脑损伤程度不相称。当然也有相反的情况,即诊断为"轻型颅脑损伤"的患者,在之后的临床中表现出较重的脑实质性改变。

2) 这类患者大多经历了与脑外伤相关事件有关的心理因素(认知、个性、赔偿),这些因素在其疾病的产生和发展中具有决定性作用。神经外科的临床中曾发现,一般情况下,这些损伤在排除了精神、社会等因素,即由其本人负责医疗费用时,经 1周左右的普通治疗和休息即可痊愈或出院疗养。反之,若他人负责医疗费用时,病程要长一些。

3) 这些伤者的症状因为属于脑外伤后改变的范畴,诊断时需要考虑"适应障碍"或"神经症"的可能性,而患者人格特征的影响也应加以注意。

4) 这类症状由于缺乏脑实质损伤基础,且常涉及为获取某种物质或精神利益,因此,必须排除患者的主观因素,也就是要和伪装相鉴别。

四、治　疗

颅脑外伤急性阶段的治疗主要是针对原发病的治疗，即由神经外科进行相应处理。但当出现脑外伤后急性精神障碍或外伤性谵妄时，可依据当时意识障碍程度和对周围及自身危险因素评估的基础上，适当应用抗精神病药物，当意识障碍较明显时应慎用。急性期过后，若仍残留明显的颅内器质性病理改变，仍需应用神经营养剂及血管扩张药物，以促进受损大脑的功能恢复，并在病情允许时尽早行高压氧治疗。

对于慢性期的精神障碍，可根据患者所表现的精神病理综合征，给予对症处理，包括抗抑郁和抗焦虑药物、抗精神病药物、心境稳定剂等。具体用法与剂量与治疗功能性精神障碍的原则相同。

如患者出现持久的智能障碍或记忆减退时，可依据痴呆综合征的处理原则，尽早采取相应的综合干预措施。对人格改变的病人可尝试行为治疗，并帮助病人家属及同事正确认识及接纳病人的行为，尝试让他们参与治疗计划。

第六节　脑血管病所致精神障碍

一、概　述

脑血管病所致精神障碍（mental disorders caused by brain vascular diseases）是在脑血管壁病变基础上，加上血液成分或血流动力学改变，造成脑出血或缺血，导致精神障碍。本病一般进展缓慢，但常因各类卒中发作导致急性加剧，病程波动。也可由于侧支循环代偿良好，症状缓解。多数患者伴有局灶性神经系统症状和体征。虽然早期即出现记忆障碍，但理解力及判断力正常，人格保持良好，有自知力，但最终常发展为痴呆，故又称为血管性痴呆（vascular dementia，VD）。

VD 多发于腔隙性、多发性及单发性大面积脑梗死，脑白质疏松症（血管进行性皮质下脑病、动脉硬化性皮质下白质脑病、Binswanger 脑病）等缺血性脑血管病。另外，脑出血、蛛网膜下出血、脑外伤及硬膜下血肿等病，也可以发生痴呆结局。

导致本病的危险因素尚不清楚，但通常认为与卒中的危险因素类似，如高血压、冠状动脉疾病、房颤、糖尿病、高血脂、吸烟、高龄、既往卒中史等。

二、流　行　病　学

当代广泛的流行病学调查研究表明，脑血管病已是一种主要的致死、致残原因，随着脑血管性的疾病增多，VD 引起了各国医学界的重视。有关本病的发病率各国报道不一。在欧美各国 VD 过去比较少，有报道占老年期痴呆症的 15%～20%。另有报道，阿尔茨海默病（AD）约为 VD 的 2 倍，但日本的报道认为 VD 是 AD 的 3 倍。我国的资料与日本相近，VD 占多数，有报道 VD 占全部痴呆 2/3。

三、病因与发病机制

脑是人体最重要的器官，虽然质量仅占体重的 2%～3%，但正常成人的脑血流量为 800～1000ml/min，占每分钟心搏出量的 20%，葡萄糖和氧耗量占全身供给量的 20%～25%。脑组织中几乎无葡萄糖和氧的储备，当脑血液供应中断导致脑缺氧时，2 分钟内脑电活动停止，5 分钟后脑组织出现不可逆性损伤。

导致脑血管疾病的病因很多，而引起其各种临床表现的根本原因是脑部血液循环障碍。

1. 病因

血管性痴呆的病因涉及两个方面，即脑血管病和危险因素。主要的脑血管病包括与大动脉病变、心源性脑栓塞、小血管病变及血流动力学机制有关的脑梗死、脑出血、脑静脉病变等。梗死、白质病变、不完全的缺血性损伤、局部和远处的缺血性功能改变等均与 VD 有关。血管性痴呆的危险因素包括脑血管病的危险因素（如高血压、高血脂、心脏病、糖尿病、普遍性动脉硬化及吸烟等）、卒中、缺血性白质病变、高龄及受教育程度低等。

2. 发病机制

VD 的发病机制非常复杂，是多种脑血管疾病的结果。痴呆的发生是与血管病变的性质和部位有关。有人认为,多发性小梗死灶对痴呆的发生有重要作用,小梗死灶越多,出现痴呆的机会越多;有人提出痴呆的发生与脑梗死的容积有关,当容积超过50ml时常出现痴呆。

3. 病理与好发部位

(1)病理:近年来神经影像学和尸脑研究发现,VD有多种病理形态学改变:①多发性梗死性痴呆,双侧大脑中动脉、大脑后动脉等供血范围内的皮质和皮质下白质及基底节散在多发梗死灶;②关键部位梗死型痴呆,丘脑、海马、角回及额叶底面、双侧大脑半球或主侧半球等中、小梗死或缺血灶;③小血管梗死型痴呆,宾斯旺格病伴有多腔隙状态以及多发皮质-皮质下小梗死灶,多发小出血灶或梗死瘢痕引起皮质颗粒萎缩症。多发性梗死型痴呆是VD常见类型,肉眼见大脑有局限性或广泛性萎缩,伴脑膜肥厚粘连。显微镜下可见脑组织内有缺血和梗死的双重改变,神经细胞缺失和染色质溶解,白质可见不规则斑块状脱髓鞘改变及胶质增生。腔隙状态,多见于基底节、内囊、丘脑,内有形态不规则的多发性囊腔,在较大梗死灶内可见成群颗粒吞噬细胞的变性坏死及胶质细胞和纤维细胞的浸润。

(2)好发部位:许多CT、MRI、SPECT等研究结果表明,VD的好发部位有额叶内侧面(扣带回)、纹状体前部、内囊前支及丘脑。其次是额叶、颞叶及枕叶白质。梗死最常见的部位是:侧脑室周围白质、尾状核头部、壳核、苍白球、丘脑、胼胝体前后部、脑桥基底部、小脑及内囊前支。多位于大脑前、中动脉的深穿支的供血区。此外,大脑优势半球的脑中动脉和后动脉分界区产生梗死,也可引起痴呆。

四、临床表现

脑血管病所致精神障碍可有记忆、智能障碍和局限性神经症状体征。多数病人的病程呈阶梯性、波动性变化,有的因脑卒中而恶化,仅少数病人病情可缓解。病程短者约2个月,长者20余年,平均5年。半数病人伴有高血压病,有的伴有冠心病、糖尿病、高脂血症等。病人的高血压、颈动脉杂音、伴短暂抑郁心境的情绪不稳、哭泣或爆发性大笑、短暂意识混浊或谵妄发作等症状常因进一步的梗死而加剧。患者人格相对保持完整,但也可出现明显

的人格改变,如淡漠、缺乏自控能力,或原有人格特点更突出,如自我中心、偏执或易激惹。多数病人因反复出现急性脑血管病发作或冠心病发作或继发感染死亡。

1. 早期症状

脑血管病所致精神障碍早期症状主要为脑衰弱综合征,包括易疲劳、注意力不集中、兴趣和工作效率减退、思维迟钝、情绪不稳等。

2. 局限性神经系统症状体征

局限性神经系统症状体征较常见的有假性延髓麻痹、构音困难、吞咽困难、中枢性面瘫、程度不同的偏瘫、失语、失用或失认、癫痫发作、尿失禁等。不同部位的脑出血或脑梗死产生的局限性症状不同,如大脑后动脉供血区发生障碍时,可有同侧偏盲、空间失认及自知力缺乏等。

3. 智能损害(痴呆)

痴呆症状是VD的主要临床表现,早期多仅有轻度记忆智能减退,表现为近事记忆障碍,联想缓慢,反应迟钝,分析综合能力差,难以学习和掌握新的知识和技能,过去已有的知识和技能也逐渐遗忘或应用困难。随着病程进展,智能障碍亦呈进行性发展、加重,以致出现计算力、理解力、分析综合能力和批判力等各种智能的全面减退。与AD相比,早期痴呆症状有很大差异,其症状特征是:①自知力可在相当长时期内保持良好。虽然已发生明显的记忆障碍,但患者知道自己这种情况,为防止忘事常准备好备忘录。可能意识到自己的衰退状态而产生焦虑或抑郁情绪。②基础人格在早期保持完好。有些患者已表达出说话无条理、无主次,明显的啰唆或赘述,记忆力、智力均下降,但日常生活的自理能力、理解力、判断力及待人接物和处理事物的礼仪习惯可较长时间内保持良好状态。③痴呆症状呈阶梯样进展。多数患者的痴呆随着基础脑血管病的反复发生可突然加重,病程以跳跃性加剧和不完全缓解相交替的"阶梯"进程为特点。在痴呆过程中,部分患者也可出现感知觉和思维障碍,如发生各种妄想(关系妄想、被害妄想、疑病妄想等)。有的患者可能由情感脆弱渐渐发展为情感迟钝,情感失控,少数患者可发生情感爆发等。当

发生严重的躯体合并症,或强烈的精神创伤、急剧的环境变化,尤其是当发生急性脑血管病的情况下,痴呆的症状加重,到晚期表现为全面性痴呆。

五、诊断与鉴别诊断

(一)诊断标准

我国 CCMD-3 标准如下。

1. 脑血管病所致精神障碍

符合脑血管病所致精神障碍定义。

[症状标准]

(1)符合器质性精神障碍的诊断标准;

(2)认知缺陷分布不均,某些认知功能受损明显,另一些相对保存,如记忆明显受损,而判断、推理,及信息处理只受轻微损害,自知力可保持较好;

(3)人格相对完整,但有些病人的人格改变明显,如自我中心、偏执、缺乏控制力、淡漠或易激惹;

(4)至少有下列 1 项局灶性脑损伤的证据:脑卒中史、单侧肢体痉挛性瘫痪、伸跖反射阳性或假性延髓麻痹;

(5)病史、检查,或化验有脑血管病证据;

(6)尸检或大脑神经病理学检查有助于确诊。

[严重标准] 日常生活和社会功能明显受损。

[病程标准] 精神障碍的发生、发展,及病程与脑血管疾病相关。

[排除标准] 排除其他原因所致意识障碍、其他原因所致智能损害(如阿尔茨海默病)、情感性精神障碍、精神发育迟滞、硬脑膜下出血。

[说明] 脑血管病所致精神障碍可与阿尔茨海默病痴呆共存,当阿尔茨海默病的临床表现叠加脑血管病发作时,可并列诊断。

2. 急性脑血管病所致精神障碍

通常是在多次卒中后迅速发生的精神障碍,偶可由 1 次大量脑出血所致,此后记忆和思维损害突出。典型病例有短暂脑缺血发作史,并有短暂意识障碍、一过性轻度瘫痪或视觉丧失。多在晚年起病。其诊断依据如下:

[诊断标准]

1)符合脑血管病所致精神障碍的诊断标准;

2)通常在多次脑卒中之后或偶尔在 1 次大量出血后迅速发展为智能损害;

3)通常在 1 个月内发展为痴呆(一般不超过 3 个月)。

3. 多发梗死性痴呆

常在 50~60 岁起病,约半数并发高血压病,以智能阶梯性恶化为主。可在某次短暂脑缺血发作后突然或逐渐起病。智能损害往往由脑血管病导致的脑梗死所致。一般是颈动脉内膜粥样硬化致微栓子脱落,引起脑内动脉小分支梗死。梗死往往较小,一般进展缓慢。常因脑出血、脑梗死或脑血栓形成导致卒中发作,引起病情急性加剧,病程波动,因此病人可有多次短暂的脑缺血卒中史,局限性神经系统症状体征,如一过性轻瘫、失语、视力障碍等。精神症状多种多样,智能损害较长时期为局限性,最终发展为全面痴呆。脑组织常有多个较小的腔隙性梗死灶。

[诊断标准]

1)符合脑血管病所致精神障碍的诊断标准;

2)有脑血管病的证据,如多次缺血性卒中发作、局限性神经系统损害,及脑影像检查,如 CT、MRI 检查有阳性所见;

3)在数次脑实质的小缺血性发作后,逐渐发生智能损害。早期为局限性智能损害,人格相对完整,晚期有人格改变,并发展为全面性痴呆;

4)起病缓慢,病程波动或呈阶梯性,可有临床改善期,通常在 6 个月内发展为痴呆。

[说明] 包括多发腔隙性脑梗死所致痴呆。

4. 皮质下血管病所致精神障碍诊断依据

1)符合脑血管病所致精神障碍诊断标准。

2)大脑皮质功能相对完好,如智能正常或轻度受损。

5. 皮质和皮质下血管病所致精神障碍

根据临床特点和检查证明脑血管病所致精神障碍系皮质和皮质下混合损害所致。

6. 其他或待分类血管病所致精神障碍

(二)鉴别诊断

血管性痴呆需与其他导致痴呆表现的疾病相鉴

别,这些疾病包括 AD、Pick 病、帕金森病、正常压力性脑积水以及由内分泌、代谢障碍引起的痴呆,由缺氧引起的痴呆,由脑部感染引起的痴呆,还有脑瘤、脑发育异常等等。另外,还应与精神分裂症衰退型、老年抑郁症等假性痴呆表现的疾病相鉴别。根据各自的临床表现、症状、体征、辅助检查等可鉴别。以下介绍临床常见的、较难鉴别的几种。

1. 阿尔茨海默病(AD)

早期较易鉴别,而晚期较难鉴别,特别是有少数 AD 与 VD 两者混合状态,根据尸体解剖发现,痴呆病例中有 10%~15% 同时存在脑血管病变和阿尔茨海默病的病变,即混合型痴呆(MD),更难鉴别。阿尔茨海默病常缓慢隐匿起病,女性患病率稍高,病程缓慢进展,早期即有人格改变及自知力缺乏,较少出现神经系统局灶性损害的特征,Hachinski 评分≤4 分,可资鉴别。

2. 抑郁症的假性痴呆

老年期的抑郁状态,常以记忆力和智力水平下降等类似痴呆的临床表现为特征,故称为假性痴呆,而 VD 早期症状中也可出现抑郁心境、情感脆弱及焦虑不安,进行鉴别的目的是防止将假性痴呆误诊为痴呆,而延误了治疗时机,鉴别要点如表 17-4。

表 17-4　VD 与抑郁症假性痴呆的鉴别要点

鉴别项目	VD	抑郁症假性痴呆
TIA、卒中史	多有	无
抑郁症史	多无	多有
发病情况	较慢	发病较快
症状进展	较慢,不易察觉,恶化时才被重视	快,易被察觉
情绪低落	继发于躯体症状之后,程度较轻	明显,为主要临床相
自杀企图或行为	一般无	可有
认知功能及智能检测	比较合作、认真,结果与痴呆的严重程度一致性高,无不平衡现象	不认真配合,强调不会做,结果出现明显的不平衡现象
神经系统局灶性体征	明显	无,除非合并其他疾病
夜间谵妄症状	多见	无
EEG、CT、MRI 等检查	有特异性改变	正常

3. 其他几种常易混淆的疾病

①正常压力性脑积水:由蛛网膜下腔阻塞所致。有三大主症,即记忆力和智力下降,步态不稳及尿失禁。常为亚急性起病,病程进展较快,CT 可见脑室扩大。多在中年发病,部分人在老年期发病。与 VD,特别是 Binswanger 型脑病混合存在的病例,临床上鉴别十分明显。②甲状腺功能减退:属内分泌障碍性疾病,可导致痴呆,其主要表现为主动性缺乏,意志减退及嗜睡。严重时可发生昏迷,多数患者伴有共济失调、眼球震颤、视神经萎缩、面瘫及听力减退等神经系统症状。有关甲状腺功能方面的检查,如 TRH 升高,T3、T4 及 BMR 减低,应用甲状腺素治疗有显著疗效,可资鉴别。

六、治 疗 原 则

1)目前无法根治脑血管病所致精神障碍,但治疗能延缓病情进展,减轻或消除疾病症状和心理社会性不良后果,并减少伴发疾病的患病率及病死率。

2)应加强对脑血管病所致精神障碍的心理社会影响的了解和调整,识别疾病的促发或延续因素,提倡早期发现,早期治疗。

3)根据病情调整综合性治疗护理,正确应用药物治疗、心理治疗、心理社会及康复干预等。制定全面的综合性治疗计划,并根据病情不断调整综合性的治疗护理,正确应用各种药物治疗,如溶栓治疗、抗凝治疗、改善脑代谢等。目的是改善脑血流,预防脑梗死,促进脑代谢,缓解症状,阻止病情恶化。

4)脑血管病所致精神障碍各期治疗原则。

前驱期:①一旦明确了脑血管病所致精神障碍的前驱症状,应立即治疗。但早期高血压虽然血压升高但不稳定,不一定应用降压药。②心理治疗和社会干预应贯穿整个治疗过程。目的在于减少应激性生活事件,使病人消除不必要的顾虑、恐惧及悲观情绪,主动配合治疗。③正确调节饮食和生活节奏,戒烟戒酒,保证睡眠和适当活动。④以适合病人及其家属的方式进行健康教育,并应贯穿整个治疗过程。

急性期:①尽力减轻和缓解急性症状,重建和恢复病人的社会功能。②一般治疗:应注意病人饮食、营养、水电解质平衡;鼓励适当活动,预防感染,尤其预防肺和泌尿系感染。③对符合外科手术指征者应及时进行手术治疗。④药物治疗:应根据卒中的类型采取适当的抗凝、扩血管、止血、脱水降颅压等治疗。治疗必须兼顾其他躯体疾病,如高血压病、高脂血症、糖尿病、青光眼及前列腺肥大等。根据高血压病临床分期必要时予以降压药,不宜使收缩压降得太低。应根据精神症状特点使用精神药物;对焦虑抑郁综合征,可适当合并使用抗抑郁剂与抗焦虑药;对于幻觉妄想症状,可选用抗精神病药。用量要小,增量要慢,症状控制后应尽早逐步减量或停药;对意识障碍可用脑细胞代谢药,如胞二磷胆碱等。

恢复期:①减少应激、改善症状,减少恶化可能性,增强病人适应社区生活的能力。如一组药物已使病情缓解,应续用同量 3~6 个月后,再考虑减量和维持治疗。②过分迫使病人完成高水平(力不能及)的社会功能,可使病情恶化的风险增加。

康复期:①保证病人维持和改善功能水平及生活质量,使症状得到有效治疗,继续监测治疗不良反应。②长期的药物治疗计划应仔细权衡药物不良反应与病情恶化的风险。③对卒中发作后遗的瘫痪、失语等,可作针灸治疗及坚持恢复功能的训练。对智能损害病人或生活不能自理者应加强护理。④以往认为心理治疗对老年人帮助不大或不合适的观点已经过时。现在心理治疗已经成为治疗老年疾病必须考虑的措施。心理治疗所针对的不只是临床症状,而且涉及老年问题。器质性精神障碍越重和越危及到老年人的安全性与独立性,也就会越多地表现寻求依靠与帮助的退行性行为。需要注意的是,在对这些问题的处理中,不应对老年人要求过高,仅仅是丰富、充实的生活也有助于老年人的心理承受能力。在老年人的心理治疗中,应特别注意移情现象,对老人的体贴、尊重是建立良好关系的基础。不仅要使老年人感受到接纳和认同,而且要理解其弱点和奇特之处。对老年病人的心理治疗技术重点为心理支持、援助和交往。

本病的发生有明确的脑血管病基础,预防本病主要预防脑血管病的发生,养成良好的饮食习惯,适当运动,积极预防高血压、糖尿病和高脂血症等。

为每位病人制订适合的个性化治疗方案是非常重要的。

七、脑卒中后抑郁

(一)概述

脑卒中后抑郁(post-stroke depression,PSD)是由脑卒中导致的一种继发性抑郁症,是脑血管病的常见伴随症状。根据《美国精神障碍诊断与统计手册》,将其定义为由脑卒中造成的心境障碍,以情绪低落、兴趣减退、愉快感下降、睡眠障碍、焦虑及躯体症状为主要表现。

Bleuler(1924)提出脑血管病后患者常伴行为和心理功能障碍,但未命名为 PSD,1951 年指出脑血管病后抑郁情绪可持续数月或更久。1977 年,Folstein 等首次报道抑郁是脑卒中后常见的伴随症状,其患病率为 30%~40%,到 20 世纪 80 年代统一正式命名为 PSD,至此 PSD 的概念形成。

PSD 直接影响患者的神经功能康复和生活质量,给患者带来躯体和精神痛苦,不仅增加患者的病死率和自杀率,而且增加了社会及家庭负担。脑血管病患者当中,抑郁障碍的患病率高于普通人群,PSD 的发病率随脑卒中发病率的增高而增高。

(二)病因与发病机制

PSD 是指脑卒中后引发的抑郁,其发病机制尚不清楚,现有以下几种假说:

1)脑卒中后 5-HT、去甲肾上腺素及多巴胺等生化物质功能紊乱和有关传导通路的破坏导致抑郁,即内源性机制学说。

2)脑卒中引起的认知以及躯体功能的损害,导致抑郁的发生,即反应源性机制学说。

3)患者发病前的性格、文化背景及发病后的社会、家庭支持等均与 PSD 的发生有关。

因此,PSD 的发病机制比较复杂,非单一机制所能解释。目前较公认的观点是 PSD 为生物、心理、社会等多因素综合作用的结果。

(三)临床表现

卒中后抑郁障碍在临床上十分常见,但常被忽略。约 75% 的患者因种种原因被漏诊,其重要的原因就是患者的卒中后抑郁障碍症状易被临床医生及家属忽视。在卒中后抑郁障碍患者中,有6%~24%发生在脑卒中急性期;约有半数患者在脑卒中后6个月左右发病,这段时间是合并抑郁的高峰期;脑卒中后2年内为合并抑郁的高危期。

卒中后抑郁障碍的临床表现多样,其中抑郁症状主要以心境低落、思维迟缓、认知功能损害、意志活动减退及躯体症状为主。美国精神障碍诊断统计手册第4版(DSM-Ⅳ)中提供的抑郁诊断可供参考的核心症状:持续的心境低落;对所有或者大多数平时感兴趣的活动失去了兴趣;体重显著减少或增加,食欲显著降低或增加;失眠或者睡眠过多;精神运动亢进或减少;感到疲劳,缺乏精力;感到自己没有价值,或者自罪自贬;注意力和思考能力下降,做决定时犹豫不决;常常想到死,或者常常有自杀的念头但没有具体的计划,或者有自杀的具体计划,甚至有自杀行为在连续2周的时间里,脑卒中病人表现出以上9个症状中多于5个者,可以考虑PSD。

卒中后抑郁障碍常表现出以下特点。

(1)焦虑易激惹:患者中焦虑恐惧比较常见,患者终日担心自己或家人将遭遇不幸,一直坐卧不安,尿频,惶惶不可终日。

(2)躯体症状:自觉头痛、头晕、全身酸痛、乏力、胸闷、气短、恶心、呕吐等,经反复检查均无器质性疾病发现。

(3)认知功能障碍:常伴有明显思维能力下降,注意力、记忆力减退,严重时甚至出现抑郁性假性痴呆。

(四)诊断

目前尚无统一和特异性的PSD诊断标准,其诊断前提是脑卒中后发病,且又符合抑郁症的诊断标准。

(五)治疗原则

PSD的治疗包括药物和非药物治疗。药物治疗包括原发病、并发症和抑郁症的治疗。PSD患者因需同时服用治疗脑卒中、高血压、糖尿病或其他并发症的药物,故在选择药物时,应选择相互作用小、对P450酶影响小的药物,所以新型抗抑郁剂有

一定优势,更适于神经系统疾病所致继发性抑郁的治疗。治疗原则是早期、单一药物、综合、个体化、长期系统用药。

PSD的非药物疗法很多,如家庭支持、针灸、心理治疗、音乐治疗、无抽搐电休克治疗(MECT)、经颅磁刺激(TMS)、高压氧治疗等。

心理治疗和社会支持系统对本病的治疗及预防复发有着非常重要的作用,应尽可能解除和减轻患者过重的心理负担和压力,提高患者应对能力。

(刘铁榜)

主要参考文献

沈渔邨. 2009. 精神病学. 第5版. 北京:人民卫生出版社,381.

杨玲玲,左成业. 1993. 器质性精神病学. 长沙:湖南科学技术出版社,18.

中华医学会精神科分会编. 2001. 中国精神障碍分类与诊断标准CCMD-3. 济南:山东科学技术出版社,45~46.

Berg AT. 2009. Identification of pharmacoresistantepilepsy, Neurol Clin, 27(4):1003~1013.

Campbell N,Boustani MA,Ayub A,et al. 2009. Pharmacological management of delirium in hospitalized adults—a systematic evidence review, J Gen Intern Med,24(7):848~853.

Ekinci O,Titus JB,Rodopman AA,et al. 2009. Depression and anxiety in children and adolescents with epilepsy:prevalence, risk factors, and treatment. Epilepsy Behav,14(1):8~18.

Galvin R,Brathen G,Ivashynka A,et al. 2010. EFNS guidelines for diagnosis,therapy and prevention of Wernicke encephalopathy. Eur J Neurol,17(12):1408~1418.

García-Morales I,de la Peña Mayor P,Kanner AM. 2008. Psychiatric comorbidities in epilepsy:identification and treatment, Neurologist, 14:S15~25.

Jones R,Rickards H,Cavanna AE. 2010. The prevalence of psychiatric disorders inepilepsy:a critical review of the evidence,Funct Neurol,25(4):191~194.

Jorger E,Robinson RG,Moset D,et al. 2004. Major depression following traumatic brain injury. Arch Gen Psychiatry,61(1):42~50.

Kirshner HS. 2007. Delirium:a focused review. Cur Neuro Neurosci Report,7:479~482.

Robinson S,Vollmer C. 2010. Undermedication for pain and precipitation of delirium. Medsaurg Nursing,19(2):79~83.

Seize D P,Gill SS,van Zyl LT. 2007. Antipsychotics in the treatment of delirium:a systematic review,J ClinPsychiatry,68:11~21.

Tabet N,Howard R. 2009. Pharmacological treatment for the prevention of delirium:review of current evidence. Int J GeriatrPsychiatry, 24:1037~1044.

第十八章 儿童精神障碍

导语 长期追踪研究发现大约一半儿童期精神障碍在成年期患相似障碍,儿童多动症及品行障碍持续到成人期,出现婚姻问题、失业、人际关系问题以及物质滥用、违法犯罪、反社会行为;抑郁症常起病于青少年期,可以预测成人期的社会适应不良和自杀风险;孤独症儿童长大后并未消失,常因其怪异行为、自说自话而被诊断为精神分裂症,久治不愈。因此,DSM-5 用"神经发育障碍"取代了 DSM-Ⅳ 的"通常在婴儿、儿童、青少年期首次诊断的障碍"这个类别,将许多疾病的诊断和成人精神障碍一起描述,强调早期发现、早期干预的重要意义。本章介绍了儿童期常见精神障碍,有助于读者了解儿童发育问题、行为问题的临床表现,以及儿童焦虑、抑郁、双相障碍和精神分裂症在诊疗方面的特点和处理原则。希望精神科和其他相关学科工作者共同来诊治儿童期精神障碍,通过医学界、教育界、心理学界、社会福利、司法等社会各界的跨学科、跨领域的通力合作,为儿童营造更美好的未来。

儿童精神医学是一门十分年轻的学科,要是研究发生在儿童和青少年期的各种精神疾病、儿童的心理发展问题等的诊断、治疗和预防的学科。主要在临床条件下,对儿童、青少年个体心理障碍的生物学和社会学(包括家庭、学校、社会等)因素进行综合分析研究后得出正确的诊断和治疗处理意见。因此,它与多门学科紧密相连。

第一节 绪 论

一、儿童精神医学与其他学科的关系

1. 精神病学

在早期的精神病学论著中,很少提及儿童,直到 20 世纪 20 年代以后,才有专家关心儿童期的问题。Desanctis 在他的精神病学中提到有关儿童精神病的病理和诊断。著名精神分析学家 Freud 提出神经症起源于儿童早期的精神创伤。知名精神病专家 Adolf Meyel 提出,成人精神障碍与儿童期的不良环境、自身的不良行为和习惯所致的人格缺陷有关。随着临床研究的深入,成人精神障碍与儿童期

某些异常之间存在连续性。而儿童精神病的许多检查方法、分类诊断标准及治疗方法均源于成人精神病学,目前儿童精神医学已为精神医学的重要分支之一。

2. 心理学

发展心理学主要研究不同年龄段的儿童心理特征,为儿童精神病学提供了正常的心理发展基础,对研究各种发育性障碍十分重要。临床心理学、心理测评学、心理治疗学、教育心理学等为儿童精神医学的诊断、评估及治疗等提供了有力的支持。

3. 神经病学

神经病学是儿童精神医学的重要基础,两者在临床工作中也常常交叉,如精神发育迟滞常由神经系统疾病所致(如缺氧性脑病、脑出血、肝豆状核变性、脑瘫、脑白质营养不良、亚急性脑炎等)。还有抽搐、癫痫、头痛等症状,原因复杂,病人也常在两科之间转来转去,因此,儿童精神科医生,必须有较好的神经病学知识,才能更好地开展临床工作。

4. 儿科、儿童保健科

人的生理与心理常常是互为影响的，年龄愈小两者的关系愈密切，如婴幼儿因突发事件，与亲人分离又得不到较好的照顾时，会出现多种心理障碍，已学会的某些技能会丧失，如会说话的幼儿丧失了语言能力、又变得不能自控大小便、发呆、不与外界交流、拒食等，以及大量躯体化症状，如头痛、腹痛、呕吐、腹泻、生长发育停滞。近数十年来，随着传染病的减少，儿科和儿童保健大夫已较多关心儿童的行为与发育问题，如对多动症、抽动症、精神发育迟滞及孤独症的诊疗。因此，儿童精神科与此两科的相互交叉与互补性也愈强。

5. 教育学

对于许多发育性障碍（如精神发育迟滞、孤独症等），目前主要治疗方法为特殊教育，因此，懂得一些教育规律，特别是特殊教育知识是很有帮助的。

6. 药理学、生物化学、遗传学等基础知识

这方面的基础知识对于如何正确使用药物治疗，如何对生物学病因展开更深入的研究十分有用。

综上所述，要想成为一名好的儿童精神科医生，应有广泛的知识基础，需要博而精的知识。

二、儿童精神医学的历史与国外的现状

在上述各学科发展的基础上，在临床实践中，专家们发现儿童不是一个小型的成人，他们的精神活动和病态表现随年龄的增长而有所不同，有着独特的发展规律。18世纪不少专家通过仔细观察幼儿在家中和学校的表现来研究随着年龄增长其心理发展的变化，根据他们的心理发展变化来考虑早年教育的合适安排。到20世纪初，美国心理学家GS. Hall提出对儿童不同时期的生理、心理发展情况应进行仔细的观察，以了解其不同发展时期的不同特征，对以后儿童心理学和儿童精神病学的发展有重大影响。Binet和Simon采用心理测评的方式，测定不同年龄组正常儿童的智力水平，为评估不同年龄儿童的智力提供了有力工具，也为对发育障碍

儿童的评估与特殊教育提供了有用的帮助。以Freud的精神分析学说为基础的动力学精神病学的风行，对儿童精神病学的发展起了推动的作用，Freud研究行为的动机，对临床精神症状的病理意义进行分析，深挖精神疾病发生的根源，企图揭露被压抑在潜意识中的愿望和冲突，并加以疏导，以求达到治疗目的。在研究疾病根源的过程中，常发现患者在儿童时期有亲子关系矛盾，提示改善家庭环境协调亲子关系，指导父母掌握养育子女的科学方法，促进儿童心理健康，对预防精神病十分重要。而这些内容也是儿童精神医学需要研究的课题。精神生物学派的创始人A. Meyer认为人的精神和躯体是统一的，人的行为、思想等均为人对外界环境变化的反应，遗传因素、人的功能状态、过去的经验和所处的境遇决定反应的形式，并影响人格的形成。所以提倡从小培养坚强的性格，提高承受外界压力的能力，并改善环境，以减少精神疾病的发生。这一学说认为精神病的发生与童年的不良行为与习惯等密切相关。以上种种心理学、精神病学、教育学的研究和发现为儿童精神医学的建立打下了基础。

（1）美国：儿童精神病学的建立始于60年前，1952年美国儿童精神病学会成立，并确立为临床精神病学的一个分支。以后，在医疗、教学、科研方面均有长足发展。建立了专门的儿童精神病医院（科室）和儿童发展与精神发育迟滞中心（CDMRC）为患儿服务，还与青少年犯罪特殊学校建立了联系，协助教育问题儿童。为了专业的发展，系统地培养了大量儿童精神医学专科医生和研究人员。儿童精神病专科医生与儿童人数之比达到1∶4000。因此，有问题的儿童基本上可得到相应的照顾。1935年L. Kanner编写了世界第一本《儿童精神病学》，出版了儿童青少年精神病学、儿童精神发育迟滞、异常儿童心理学、儿童学习困难等多种学术刊物。与儿童精神疾病有关的基础学科、临床学科的研究也一直蓬勃地发展着。

（2）英国：儿童精神医学的发展也已有半个多世纪，其最突出的贡献是Rutter负责的Wight岛研究。Wight岛为英国一座人口流动相对较少的小岛，人口十多万。Rutter团队在此岛上坚持了数十年有关儿童发育与发育障碍，儿童精神疾病和躯体疾病的研究。1964年Rutter等发表了Wight岛9~

11 岁儿童有关疾病的流行学调查报告；1989 年又发表了流行学的再调查。他们的工作方法严谨，内容翔实可靠，至今仍为学习的典范。Wight 岛的研究工作还为英国及世界培养了不少专业的儿童精神病学专家。Rutter 和 Hersov 编著的《现代儿童精神医学》，至今仍为学习儿童精神医学的重要范本，1976 年出版至今已多次再版。英国重视社会因素对儿童精神健康的影响，强调家庭、学校、社会对儿童健康关注的重要性。

（3）在德国、法国、俄罗斯、北欧等欧洲国家和加拿大、日本、韩国等经济较为发达的国家，近半个世纪以来，也先后建立了儿童精神医学专科及对发育迟滞儿童的特殊教育机构，开展医疗、教学和研究工作。

（4）在亚洲、非洲和南美等多数发展中国家，儿童精神医学尚处在逐步发展过程中，专业机构和专业人才均显不够，是世界性的亟需补上的精神卫生服务不足。

随着世界经济的发展，科学的进步，儿童精神病学也在逐步发展，日新月异。随着国际儿童精神病学和相关学科学会的成立，国际间相互交流日渐增多，也促进了本专业的发展与普及。

三、中国儿童精神医学的现状

中国儿童精神医学是一门十分年轻的学科，20 世纪 50 年代初才开始在南京精神病院设立兼职的儿童精神病门诊。20 世纪 70 年代，随着医学模式逐步转向生物-心理-社会模式，儿童精神健康才逐渐引人关注，在南京、长沙、北京、上海、成都等地逐步开展了儿童精神卫生专科门诊。但从事此专业的人员不过寥寥数人，能服务的患者非常有限。20 世纪 80 年代以后，中国的儿童青少年精神卫生事业发展较快，1986 年成立了中国心理卫生协会青少年心理卫生专业委员会，1987 年成立了中国心理卫生协会儿童心理卫生专业委员会，1988 年成立了中华精神病学会儿童精神病学组，这三个全国性的专业学会起到了团结组织专业人员，相互交流经验、推动我国儿童青少年精神（心理）卫生发展的良好作用。21 世纪以来发展更加迅猛，许多大中城市的精神病院开展了面对儿童青少年精神卫生服务，开展了专科门诊，有的医院还建立了儿童精神病的专门病房。许多大中城市的儿科、儿童医院和妇幼保健院的儿童保健科也开办了儿童精神或心理发展门诊，少量医院还开设了儿童心理卫生病房。对弱智、脑瘫及孤独症的培训治疗，在全国大中城市的医院、特殊学校正在逐步开展，许多以孤独症家长为主导的民间培训班，也在许多城市相继成立。对儿童精神障碍的治疗方法，已由单纯的药物治疗转变为药物治疗、心理治疗、特殊培训教育相结合的、因人而异的多种治疗方法选择，治疗对象也由单纯的患儿扩展至家庭。

由于儿童精神医学专业人才的严重不足，20 世纪 80 年代以来，通过多种短训班形式培养了一定数量的专业人才。20 世纪 80 年代湘雅精神科率先开始系统培养儿童精神卫生专业的硕士与博士，继之，在北京、四川、上海等有条件的大学也先后开展本专业硕士与博士的培养工作。对已有一定临床医学基础的硕（博）士生，经过 3~6 年的儿童青少年精神医学专业系统学习训练，毕业后基本上成了我国儿童青少年精神卫生专业的骨干力量，还有少数人到国外进修学习儿童青少年精神医学，回国后也成为本专业的精英。这种方法培养的人才，知识较系统，工作的后劲大，但所需时间长、人数少，很难解决当前我国对儿童青少年精神卫生服务的迫切需要。

另一方面，各个有条件的院校、医院办的不同长短期的进修班、专题培训班（如针对多动症、孤独症的培训班等）及临床进修等，能较快地解决医生的不足。在这方面开展最早的是南京精神病院的为期半年的培训班，以后国内许多大中城市的院校、医院的精神科、儿科及儿童保健科均开展了为期数日至数月的短训班。培训对象为有一定临床经验的成人精神科、儿科或儿童保健大夫，经过培训后改行从事儿童精神医学工作，可在短时间内培训出较大量的专业人才，可解决临床的急需，帮助大量有问题的儿童。它的问题是专业知识不系统、专业水平参差不齐，不定期参加新的学习班、接受再教育为可行的解决方法之一。

在科研方面，一些有条件的院校已结合临床开展了一些遗传、生化等基础研究，如北京大学精神卫生研究所、中南大学精神卫生研究所对儿童多动症的分子遗传和生化研究；四川大学精神卫生研究所对抽动症和情绪障碍的分子遗传和生化研究，中南大学精神卫生研究所、北京大学精神卫生研究所对孤独症的分子遗传和生化研究等,均为儿童精神病的基础研究做出了较好的铺垫。

在临床研究方面,长沙、北京、上海、福州、济南等地进行了多次数千人至数万人的城乡儿童精神障碍流行病学调查、我国儿童精神健康问题检出率高达 7.03%～14.89%,与国外报道近似。行为障碍最为常见,以多动症患病率最高,约为 6%,其次为抽动障碍,对立违抗障碍及品行障碍近年来患病率有上升趋势。发育障碍也较多,以学习困难较常见,但因缺乏标准化的评估方法,对其患病率难以精确估计,精神发育迟滞约 1%,普遍发育障碍在国内所有流行病学调查报告中均未发现,但近十年来临床上求诊者有上升趋势,特别是孤独症患儿的求医者在全国均明显增多。情绪障碍占 1% 左右,近十年来在全国临床门诊均有增加趋势;儿童情绪障碍常以多种症状混合出现,即常常焦虑、抑郁、强迫、恐惧等多种症状,在同一患儿身上可同时存在两种以上的表现。精神分裂症在儿童青少年虽较少见,但与孤独症一样,因其社会功能明显受损,就医的紧迫性较高,故在专科门诊就诊者还是占有一定比例。

1994 年李雪荣主编的《现代儿童精神医学》和 1999 年陶国泰主编的《儿童少年精神医学》,是中国人第一次自己主编的儿童精神医学专著,成为本专业研究生和医生的主要参考书,对本专业水平的提高起到了有力的推动作用。2014 年,在《现代儿童精神医学》的基础上,苏林雁主编出版了《儿童精神医学》,一些有关的专题论著也陆续得以出版。

四、对中国儿童精神医学的展望

(1)希望能建立健全全国儿童青少年的精神卫生服务网络。目前我国儿童保健系统的保健网络比较健全,通过对儿童保健医生的短期专业培训、吸收儿童青少年精神卫生专科医生参加到儿童保健系统工作,可以花较少的财力与人力,在较短的时间里建立起儿童青少年的精神卫生专业服务网络,十多年来,在大多数的大中城市及小部分县城已在此基础上建立儿童青少年的精神卫生服务网络。但在较贫困落后的地区,以及大部分县乡仍

属空白,这部分工作的开展不单是业务问题,更是需要卫生行政部门从上到下的规划与建制,能将儿童青少年的精神卫生服务纳入妇幼保健的范畴,儿童保健工作应包括儿童心理保健。

(2)呼吁卫生行政部门要求全国二级医院建立儿童青少年的精神(心理)卫生专科门诊,全国三级以上医院立建立儿童青少年的精神(心理)卫生专科,并将其列入医院质量检查考核标准。

(3)加强对独生子女身心健康的关注和研究。独生子女政策作为我国的国策,已有 30 多年,对我国人口增长的控制和经济发展等起到了重要作用。较早出生的独生子女已走上工作岗位多年,再过 20 年,我们国家、军队、家庭的方方面面的重任均将落在独生子女们身上。我国是独生子女最多的国家,对独生子女身心健康的关注和研究甚少,数量大、时间长、科学性强的研究更是凤毛麟角。为了国家人口素质更加健康的发展,有必要从流行病学、临床多学科、心理学和遗传学等基础学科开展有关独生子女身心健康的系统的、科学的调查和研究。

(4)发挥条件较好院校的旗舰作用,多培养儿童青少年的精神卫生专业的博士生、硕士生,为全国各医院输送合格的专业骨干人才。

(5)在有条件的院校,大力开展基础研究,如有关病因的分子生物学研究,不断提高专业的整体基础研究水平,加速与国际水平接轨。

(6)创建一本以上的专业杂志,作为指导、培训专业人才及相互交流经验的工具。由知名专家学者定期组织修改、出版专著,作为培训专业人员的指导性教科书。

(7)做好儿童青少年心理卫生的科普工作。①把心理健康、培养良好的心理素质作为优生优育优教的重要内容;②对幼儿、中小学生的家长、老师开展心理健康教育课,在有条件的学校,应定期请儿童青少年的精神卫生专家到学校服务,及时发现问题、解决问题;③加强各种媒体对心理卫生的关注,加强科普宣传,让全社会、家庭、学校都重视儿童青少年的心理健康。

(8)加强国际交流与合作。采用请进来、派出去的办法,加强学习与吸收国外先进的知识与技能,开展临床教学与科研多方位的合作,开阔眼界,让我们了解世界,也让世界更好地了解我们。

第二节　心理发育障碍

心理发育障碍包括全面的心理功能发育障碍和局限范围的心理发育延迟，前者如精神发育迟滞、广泛性发育障碍，后者包括语言发育障碍、学校技能发育障碍、运动技能发育障碍。

一、精神发育迟滞

（一）概述

精神发育迟滞（mental retardation，MR）是指个体在发育阶段（通常指在18岁以前）由于生物、心理、社会的种种不利因素，致使精神发育受阻或不完全，临床上主要表现为显著智力低下及社会适应能力欠缺。

MR是一种十分常见的临床现象，是造成人类残疾的主要原因之一。它不单纯是一个医学问题，还与教育、民政、管理部门有关，他们倾向于使用弱智、智力残疾、智力低下等，事实上都是指同一群体。

1534年，Anthony Fitzherbert提出了精神发育迟滞的早期定义。他认为，MR患者从出生就是一个傻子，不能计数，不知道父母是谁，不清楚自己的年龄。1905年，Alfred Binet与他的学生Theodore Simon在法国提出首个心理测量，其目的在于识别孩子们是否在常规的学习中存在困难，并非测智力。然而，三年后这个测量传到美国，被广泛用作诊断MR的主要工具。1916年，斯坦福大学的心理系主任Lewis Terman将智商（IQ）的概念引入美国，根据智商的分数可以将人群进行分类，90～110属正常智力。从1921年开始，美国的精神发育迟滞协会（AAMR）定期出版手册讨论MR的诊断和分类，其诊断划界值定为低于智商的两个标准差。1959年，该手册的第五版问世，其中阐述了MR不仅智力低下，而且适应行为存在缺陷，这一概念沿用至今。目前，美国的DSM-5已用智力障碍（智力发育障碍）一词替换了精神发育迟滞，但其内容没有发生改变。

（二）流行病学

一般认为，MR的患病率为1%～3%。不同地区的患病率出现差异可能与所使用的诊断标准、调查方法以及研究人群不同有关。

世界卫生组织（WHO）1985年资料报道轻度MR的患病率大约为3%，中重度为3‰～4‰。其实，自1930年以来，此数据没有发生变化。1988年我国8省市0～14岁儿童智力低下流行病学的调查报道其患病率为1.20%，城市0.70%，农村1.41%。湖南省4～16岁儿童精神卫生流行病学调查（1990）结果显示MR的患病率为2.22%。

本症男女患病率存在差异，男性发病比例较高，男女比例约为1.4∶1。这种分布也出现在很多发育性疾病如注意缺陷多动障碍、抽动障碍、孤独症等。性别差异的原因包括染色体易感性、遗传异常、男性胎儿产前及新生儿期损伤易感性增加。研究还发现精神发育迟滞农村患病率明显高于城市，这可能与农村医疗卫生条件较差，造成脑损害的因素较多，以及经济、文化教育水平相对落后等因素有关。本症各年龄组患病率显示，学龄期儿童患病率最高，因为婴幼儿期MR的早期诊断较为困难，只有在入学后，智力活动较其他儿童明显落后才被发现，而部分轻度患者成年后适应社会较好，具备一定劳动能力，在一般人群中难以被识别。

（三）病因

本症的病因十分复杂，涉及范围广泛，随着现代医学的进步与发展，部分病因得以明确，但目前仍有大部分疾病的原因有待研究。精神发育迟滞的常见病因如下。

1. 遗传因素

（1）染色体异常：染色体异常包括染色体数目和结构的改变。染色体数目改变有单体、多倍体等，结构改变如染色体断裂、缺失、重复、倒位和易位。Down综合征是最常见的由染色体异常所引起的疾病之一，也称21三体综合征、先天愚型或伸舌样痴呆，主要由染色体G组第21对三体型所引起。本征另一染色体畸变类型为易位型，如G/D易位和G/G易位等多种核型。

染色体异常又可分为常染色体畸变和性染色体畸变，常染色体畸变如常见的21三体综合征、18三体综合征、5短臂部分缺失症（猫叫综合征）等。性染色体畸变，如先天睾丸发育不全症，称

Klinefelter 综合征,性染色体多了一个 X。若性染色体丢失一个 X,表现为先天性卵巢发育不全,称 Turner 综合征。一般认为性染色体 X 畸变数愈多,智力低下发生率愈高,程度愈重。

遗传学研究还显示:染色体的脆性部位与 X 连锁智力低下存在一定关系,如脆性 X 染色体综合征。金明、胡楠等(1984)曾报告了 70 例精神发育迟滞儿童的染色体检查结果,有 54.3% 的儿童携带脆性部位,以裂隙和椭圆体状改变的形式出现,可分布在各组染色体上。

(2)遗传代谢性异常:人体有 23 对染色体,在染色体上的基因,可因为各种不利因素的影响,致使基因发生突变,造成酶活性不足或缺乏,造成代谢方面的障碍,形成遗传代谢性疾病,一旦影响到中枢神经系统的发育,则可表现智力低下及其他精神方面异常,如苯丙酮尿症、半乳糖血症。此外还有同型胱氨酸尿症、戈谢病、家族性黑矇痴呆等数十种由于基因突变引起的遗传代谢性疾病。

(3)多基因遗传:是两对或多对基因病变以及与环境因素相互作用的结果。许多原因不明的精神发育迟滞可能与多基因遗传有关。

2. 孕产期有害因素

(1)感染:胚胎和胎儿在整个生命发育过程中都有可能受到多种微生物的侵袭,使中枢神经系统受到损害,病毒感染最常见,如风疹病毒、巨细胞病毒、单纯疱疹病毒、弓形虫病等。妊娠前 3 个月孕妇如患风疹,所产婴儿 15%~20% 出现先天畸形,常见的畸形有白内障、耳聋、小头畸形、发育迟缓、智力低下等。又如巨细胞病毒,大多数的感染发生在胎儿晚期,它引起精神发育迟滞的发生率约为 1/3000,常见为小头畸形、脑积水及癫痫发作。另外,弓形虫病是由于孕妇接触感染的猫科动物或吃生的、未烧熟的被感染的食物而引起,可引起流产或胎儿严重畸形,如脑积水、智力障碍。

(2)药物:某些药物可以导致胎儿畸形,其中一部分出现智力障碍。一般认为以妊娠前 3 个月药物的影响最大,4 个月后相对安全,但仍有一定影响。妊娠早期原则上不宜服药。易致畸的药物有水杨酸类、抗癫痫药、抗肿瘤药、抗精神病药等。此外过量服碘化物、性激素均有导致胎儿畸形的可能。

(3)中毒:随着工业的发展,环境污染日益严重。孕妇大量接触铅、汞、有机磷及有毒气体可对胎儿的发育造成严重影响。有严重吸烟习惯的妇女早产发生率是不吸烟母亲的 2 倍,而且生下的婴儿体重较轻。母孕期长期过度饮酒易致胎儿酒精综合征,婴儿往往生长发育差、小头、智力低下。

(4)放射线:受精卵到卵裂期是胚胎对放射线最敏感的时期,放射线可使 DNA 断裂,危害胚胎,影响中枢神经系统的发育。妊娠期尤以前 3 个月直接照射盆腔危害性最大。

(5)母孕期健康状况:妊娠期妇女患高血压、糖尿病、心脏病、肾脏疾病、严重贫血等,都可致胎儿在发育过程中缺血缺氧,影响胎儿脑的发育。孕妇营养不良对不同妊娠阶段的胎儿产生不同影响,妊娠早期影响胎儿的脑细胞数量,在妊娠最后 3 个月,营养不良对脑细胞数量的影响较小,而影响脑细胞的大小。另外,营养状况差的孕母,易导致低体重儿(体重小于 2500g)出生,低体重儿智力发育常常明显落后于正常体重小儿。孕妇为胎儿提供营养,除了蛋白质、脂肪、碳水化合物外、还应包括必需的维生素、微量元素等。

孕妇年龄与 MR 的发生有一定关系,孕妇超过 40 岁易导致染色体畸变。Down 综合征(21 三体综合征)的发生与孕妇的年龄更为密切,其发生率随着产妇年龄的增加而增高,30 岁左右为 1‰,40 左右 10‰,45 岁 20‰。

此外,胎盘功能不足、先兆流产、多胎妊娠等也常导致精神发育迟滞的发生。

不仅孕妇的躯体健康情况影响胎儿的发育,其心理健康状况也有影响。孕妇情绪压抑、焦虑、恐惧、悲哀,皆可引起神经内分泌系统功能失调,影响胎儿的发育。

(6)出生时有害因素:新生儿出生时如早产、产伤、产程过长、窒息、颅内出血等是导致智力障碍的重要原因。早期的研究曾显示约 10% 的精神发育迟滞由产伤所致。

3. 先天性颅脑畸形

各种原因所致的先天性颅脑畸形如原发性小头畸形、先天性脑积水、神经管闭合不全、脑膜膨出等,都可能出现智力发育障碍。

4. 出生后有害因素

（1）生物学因素：新生儿、婴幼儿期严重的颅脑外伤、中枢神经系统感染、核黄疸、中毒、脑缺氧、营养不良等均可能损害中枢神经系统，影响智力发育。据报道 MR 中 5%~10% 与此类因素有关。

（2）社会心理因素：各种原因导致的幼年受文化教育的机会被剥夺，均有可能产生智力低下。这类患儿的智力损害相对较轻，大多生活在边远或少数民族地区，文化落后、交通不便，如果改善其经济文化条件并提供良好的教育，这类儿童的智力水平可有明显改善。

（四）临床表现

1. 主要临床特征

MR 的主要临床特征是智力低下及社会适应能力欠缺，由于个体间差异较大，轻重程度不一，通常根据智力低下的不同程度和社会适应能力的水平又将本症分为轻度、中度、重度及极重度。根据 ICD-10 标准，MR 可分为五级：

边缘智力：IQ 70~85

轻度精神发育迟滞：IQ 50~69

中度精神发育迟滞：IQ 35~49

重度精神发育迟滞：IQ 20~34

极重度精神发育迟滞：IQ <20

（1）轻度：大多数 MR（75%~80%）属于此类型。轻度患者一般语言能力发育较好，有一定的表达能力，能应付日常生活中的交谈，通常难以被觉察。然而，其思维活动水平不高，领悟力低，分析综合能力欠缺，往往在幼儿园后期或入学后，表现出学习困难。虽然具有一定的阅读能力和计算能力，但解算术应用题比较困难，作文感到吃力，经过努力勉强可达到小学毕业水平。成年后日常生活自

理并可学会一技之长。他们大多性情温顺，比较好管理，能参加劳动自食其力，少数缺乏积极性和主动性，需要他人安排和督促。轻度患者有一定社交能力，可以建立友谊，由于对环境变化缺乏应付能力，遭遇特殊事件时常常需要他人的支持。

（2）中度：约占 MR 的 12%。中度患者自幼发育缓慢，言语水平较差，词汇贫乏，不能完整表达意思，阅读及理解能力均有限，学习能力低下，对数的概念模糊，大部分患者甚至不能学会简单的计算和点数，难以达到小学二年级水平。成年后经过训练可学会一些简单的生活和工作技能，从事简单的非技术性工作，往往不能完全独立的生活，需要帮助和辅导。多数中度患者有生物学病因，躯体和神经系统检查常有异常发现。

（3）重度：占 MR 的 7%~8%。重度患者智力极差，多在出生后不久即被发现精神及运动发育明显落后。语言水平低，由于掌握的词汇量少，语言理解与表达能力有限，年长后亦仅能学会说简单语句，有的几乎不会说话。生活自理能力差，不能接受学校教育，有的甚至不会躲避危险。部分患者可出现活动过多、冲动及其他刻板无目的的动作和行为。在长期反复训练下有可能提高生活自理能力，但不能学会简单技能，无社会行为能力。重度患者几乎均由显著的生物学原因所致，躯体检查常有异常发现，可同时有脑瘫、癫痫等神经系统症状。

（4）极重度：占 1%~2%。完全没有语言能力，既不会说话也听不懂别人的话，对周围环境及亲人不能认识，不知躲避危险，仅有原始情绪反应，如以哭闹、尖叫等表示需求或不满情绪，全部生活需人照料，常因生存能力低及严重疾病而早年夭折。极重度精神发育迟滞患者往往具有明显的生物学病因，如严重的染色体畸变，中枢神经系统和躯体其他部位的严重畸形十分常见。汇总如表18-1。

表 18-1 精神发育迟滞的临床特征

	轻度	中度	重度	极重度
IQ	50~69	35~49	20~34	<20
构成比	75%~80%	12%	7%~8%	1%~2%
语言表达	合理	语言受限、词汇贫乏	很少或没有语言	无
数的概念	有	模糊	几乎没有	无
学业水平	六年级	二年级	无	无

续表

	轻度	中度	重度	极重度
生活自理能力	自主、独立	需要帮助	需要照料	依靠照料
工作能力	自食其力	简单工作	监护下简单劳动	无
躯体异常	偶尔发现	经常	非常常见	很普遍

2. 精神发育迟滞与精神科共患病

所有的精神科诊断均可能与 MR 共同发生。MR 患者中发生精神障碍的比率比普通人群更高，有报道称达 50% 甚至以上，较常见的有精神分裂症、双相情感障碍、焦虑障碍、癫痫性精神障碍、多动障碍等。

（1）精神分裂症：MR 常合并精神分裂症，发病年龄平均为 23 岁，其症状与非 MR 患者发生精神分裂症的症状相类似，主要表现为孤僻、刻板、冲动、紧张性行为、情感反应不适切、平淡、思维贫乏、幻觉、逻辑障碍、被害妄想等，以行为、情感障碍为突出表现。智能正常的精神分裂症患者以认知活动障碍为主。共患病的原因可能与遗传因素有关，它预示着邻近基因的缺陷或一种可能的基因缺陷有着多种临床表现。

（2）双相情感障碍：MR 合并双相情感障碍较一般人群高，患病率为 2%~12%，症状往往不典型，躁狂状态时缺乏情感高涨背景下的幽默、引人共鸣的感染力及思维联想加速的表现，而突出表现为活动多、易激惹、好冲动、情感爆发等。MR 合并抑郁更常见，主要表现为活动减少、少语、哭喊、激越、失眠、体重下降等。但是，由于 MR 患者存在不同程度的言语表达障碍，其抑郁容易被忽视。

（3）多动障碍：多动障碍是 MR 的一个突出特点，其共病率达 20% 以上。主要表现为多动、坐不住、冲动、破坏性大，管理困难。中枢兴奋剂对症状明确的轻度 MR 儿童有效，对重度患儿疗效不明显。

（4）孤独症：孤独障碍患儿合并 MR 并不少见，有报告指出，大约 75% 的孤独症患者有智能障碍，其临床所表现的症状与不同的智力水平有关。MR 合并孤独症者表现为更严重的社会交往障碍，获得语言和学业技能更为困难。尽管 MR 患者的智能水平低，但其主动与人交往，对人有情感反应，易于接受训练，预后较同等智力水平的孤独症要好。

（5）癫痫：癫痫是 MR 患者中又一常见的疾病，有研究者报道住院机构中的 MR 患者 20%~25% 合并癫痫，而至少 15% 的癫痫患者中存在 MR。一般认为智力水平越低，癫痫程度越重，控制癫痫发作越困难，合并的行为、人格障碍更突出。

（6）攻击、刻板行为：行为障碍是 MR 患者常伴发的症状，如攻击性行为、破坏性行为、刻板行为、社会退缩等。患者表现为吵闹、大喊大叫、攻击别人或自伤行为，一部分患者还出现反复地转动身体、以头碰撞墙壁、吸咬手指等。

3. 预后

MR 呈慢性持续性，预后因病因、病情严重程度而异。轻中度 MR 患者随年龄增加智商可有改善，但仍低于同龄人的平均水平。另外，早期诊断、早期治疗是影响 MR 预后的重要因素之一，家长的敏感性、责任心尤为重要，家长对患儿的态度以及对患儿能力低下的有效干预可以减轻功能障碍，使患儿在语言、认知、肢体功能等方面获得显著进步。

（五）评估和诊断

本症的诊断有赖于详细的病史、全面的体格检查及必要的辅助检查。首先应收集详细的病史，如家族有无遗传疾病史，父母是否近亲婚配，出生前、围生期及出生后是否存在有害因素的干扰，患儿的生长发育史、养育史、既往疾病史以及家庭文化经济教育状况等。

全面的检查应包括体格检查、神经系统检查及精神状况检查。体格检查应注意患儿的身高、体重、头围、皮肤、毛发及有无头颅、脊柱、颜面五官、肢体、内脏及外生殖器等畸形。神经系统检查应注意有无视、听障碍，有无语言功能障碍、肢体瘫痪、癫痫发作等。精神状况检查重点是观察患者与周围环境的接触情况、语言交流能力，面部表情与情绪反应，行为方式与动作等。此外，还应测量其智商和社会适应行为。

1. 智力测验

这是诊断 MR 的主要依据之一，要求采用标准化的智力测量方法,由经过训练的专门技术人员使用诊断量表进行个别性测验。检查者可根据被评定者的年龄选择不同的测验量表,如婴幼儿期可选用贝利(Baley)婴幼儿发育量表、盖塞尔(Gesell)发育诊断量表,学前期、学龄期则分别使用中国韦氏幼儿智力量表(C-WYCSI)与韦氏儿童智力量表(C-WISC)(龚跃先修订)。必要时还可根据具体情况选择使用其他检查量表,如丹佛发育筛查测验(DDST)、绘人测验、Peabody 图片词汇测验(PPVT)等。

2. 社会适应行为评估

社会适应能力是诊断精神发育迟滞的另一重要依据,它表示个体的独立生活和履行社会职能的能力,评定工具有美国智力缺陷协会(AAMD)编制的适应行为量表、Vineland 适应行为量表;目前我国常用的有儿童适应行为评定量表(姚树桥编制)、婴幼儿至初中生适应行为量表(左启华等修订)。

实验室检查根据需要进行选择,如代谢内分泌检查、脑电图、头部 X 线、CT、MRI、染色体检查等。详细的遗传学检测在临床上并不常用,但对于有发育性疾病、精神发育迟滞家族史的儿童则有必要进行深入的检查。特别当智能缺损伴有多种畸形、躯体疾病、内分泌障碍等往往提示存在染色体异常,这种检查尤其必要。

精神发育迟滞的诊断必须符合以下诊断要点。

1) 智力明显低于同龄人的平均水平,在个别性智力测验时智商(IQ)低于人群均值 2.0 标准差,一般在 70 以下。

2) 存在不同程度的社会适应困难。

3) 起病于 18 岁以前。

以上三个条件,缺一不可,也就是说,只有智力发育不足或智商低而社会适应能力不低者,不能诊断精神发育迟滞;反之,有社会适应能力缺陷而智商不低者也不能诊断。18 岁以后任何原因所致的智力倒退都不能诊断为精神发育迟滞而应称为痴呆。

轻度 MR 的诊断标准:①智商为 50~69;②学习成绩或工作能力差;③能自理生活;④无明显言语障碍,但语言的理解和使用能力有不同程度的延迟。

中度 MR 的诊断标准:①智商为 35~49;②不能

适应普通学校学习,可进行个位数的加减计算;从事简单劳动,但质量低、效率差;③能学会自理简单生活,但需督促与帮助;④可掌握简单生活用语,但词汇贫乏。

重度 MR 的诊断标准:①智商为 20~34;②显著的运动损害或其他相关缺陷,不能学习和劳动;③生活不能自理;④言语功能严重受损,不能进行有效的语言交流。

极重度 MR 的诊断标准:①智商在 20 以下;②社会功能完全丧失,不会逃避危险;③生活完全不能自理,大小便失禁;④言语功能丧失。

(六) 治疗和干预

精神发育迟滞目前尚无有效的治疗手段,关键在于预防和早期干预,预防可以防止疾病的发生,早期识别、早期干预能够改善病情严重程度,减少不良行为,提高患者的生活质量。临床常用的治疗方法有康复训练、心理治疗、药物治疗等。

1. 特殊教育和康复

MR 无特效药物治疗,其缺陷行为几乎伴随一生,特殊教育、培训以及其他康复措施显得尤为重要。特殊教育是 MR 儿童康复的重要手段,无论何种类型、何种程度的患者均可施行,并且早期发现、早期进行适合他们的教育和训练,得到的帮助更大,功能也会得到较大的改善。由于患儿智力水平、社会技能及行为方面的特点和个体间差异,特殊教育必须考虑到个体化,使教育目标、教育手段和方法适合其发育水平,同时又能发挥其潜能。个体化特殊教育和培训是发展其潜能的方法。治疗者需制订详细的培训计划,根据 MR 患儿的能力、功能缺损严重程度等确定训练目标,并按步骤实施。在训练的过程中要记录各种行为、关系的变化,进行阶段性效果评估。同时,特殊教育和训练机构、医疗机构、家庭教育应相互结合,教育和训练患儿时,调整其父母的心态也非常重要,父母的心态常常直接影响对患儿的教育和训练。教育和培训是长期的过程,仅仅依靠特殊学校是不够的,家长必须与学校密切配合,只有这样患儿获得的行为才不易改变,在其他的环境中也得以保存。

特殊培训是特殊教育的一种形式,训练内容涉及劳动技能和社会适应能力两大方面,具体项目包括日常生活技能培训、改善人际交往、学校训练、帮助就业等。对于重度精神发育迟滞患者,可通过长期训练,教会其简单的卫生习惯,提高基本生活能力。而对于轻、中度的 MR 患者还可开展职业培训,如生活自理、家务劳动、公益劳动、生产劳动等方面的训练。职业训练意义重大,可使很多患者成年后和其他同龄人一样,有一技之长,自食其力,基本适应正常的社会生活,做一个独立、有用的人。职业训练通常的内容有:①自我服务劳动:穿衣、梳洗、剪指甲等;②家务劳动:清洁房间、整理衣物、简单采购等;③公益劳动:打扫公共场所卫生、参加绿化活动、帮助孤寡老人等;④生产劳动:简单分类、餐厅服务、修理、缝纫等。

2. 病因治疗

对于一部分病因比较清楚的遗传代谢性疾病,要早期诊断,及时进行饮食治疗,如苯丙酮尿症等,早期治疗可避免发生严重的智力障碍。对先天性克汀病早期给予甲状腺素治疗,亦可改善智力状况。某些先天性颅脑畸形如先天性脑积水等,手术治疗可减轻大脑压迫,有助于智力发育。这些只占 MR 患者的少数,多数不能进行病因治疗。

3. 心理治疗

在治疗计划中心理治疗不可缺少,特别是轻度 MR 患者,支持性心理、行为治疗等往往有效。行为治疗的目的在于通过调整环境、消除不良影响因素、改变不当行为的连续性而重建良好的行为模式,已被广泛应用于 MR 患儿的教育训练之中。当患儿表现出安静、合作等恰当行为时采用正性强化法,予以奖励,奖励物可以是一个纸星星、某些患儿喜爱的活动,或父母赞许的目光;当患儿出现自伤、冲动、不服从等不适宜行为时可采用负性强化法、消退法、隔离法等减少不良行为,如患儿打自己的头,在安全的条件下可不予理睬,不打头时给予玩具或其他奖励。

4. 药物治疗

由于 MR 患者常伴冲动、攻击性行为、活动过度,管理困难,精神药物治疗在行为管理中已不可少。药物治疗应在严密地观察下进行,并需详细了解患者的特殊行为表现、发育状况、神经系统检查及既往治疗史。临床上采用低剂量开始、缓慢加药的治疗方法。药物干预的目标是典型症状,如攻击性强、冲动选用抗精神病药物,常用的有典型抗精神病药奋乃静、氟哌啶醇,也可用非典型抗精神病药物利培酮、奥氮平、喹硫平等;好动、注意力障碍可用治疗 ADHD 的药物;合并癫痫者要采用抗癫痫药物治疗。治疗者应根据患者行为的危险性、长期用药的不良反应等对药物治疗进行综合评价。

二、广泛性发育障碍

广泛性发育障碍(pervasive developmental disorders,PDD)是一组异质性神经精神疾病,主要表现为社会人际交往和沟通模式的异常,个体在社会交往、言语沟通、认知功能、行为方式等方面均具有广泛性发育迟缓和扭曲,多数起病于婴幼儿期,一般在五岁以内就表现为明显异常。PDD 是 1980 年 DSM-Ⅲ 提出的名称,在 1994 年出版的 DSM-Ⅳ 中,它主要包括孤独症、Asperger 综合征、Rett 综合征、童年瓦解性障碍和未特定的 PDD。2014 年出版的 DSM-5 已用"孤独症(自闭症)谱系障碍"取代广泛性发育障碍及各亚分类的名称。

(一)孤独症

孤独症(autism)又名儿童期孤独症(childhood autism)、婴儿孤独症(infantile autism)、孤独样障碍(autistic disorder),在我国香港、台湾等地译作自闭症。孤独症常起病于 3 岁以前,以社会交往障碍、言语损害、刻板固定的行为模式为主要特征,约 70% 的患儿同时伴有精神发育迟滞。

Kanner 于 1943 年首次正式描述了 11 例"婴儿孤独症",他们言语沟通困难、与环境接触不良、行为方式刻板。然而,由于"孤独症"一词与精神分裂症症状之间千丝万缕的联系,导致孤独症与儿童精神分裂症的混淆持续了数十年。1968 年,Rutter 提出了孤独症儿童所表现出的四个基本特征:①缺乏社会兴趣和责任;②人际沟通障碍;③怪异动作和行为;④起病于 30 个月以前。此观点对孤独症的分类产生了重要影响,DSM-Ⅲ 第一次将孤独症归类于广泛性发育障碍,从而与精神分裂症划清界限。

1. 流行病学

孤独症的患病率在儿童中约为(4~5)/万。英国、美国、日本等国家曾进行数万至数十万人的流行学调查,患病率差异很大（0.7~21.1）/万。近十余年的文献报道该病有增多的趋势,目前还难以确定是否发生率真的上升或是人们对疾病的认识、诊断扩大化。我国尚缺乏全国范围的关于孤独症的流行病学调查,不过专家们在临床工作中均发现本症就诊的患儿明显增多。本症主要发生在男性,男女比例约4∶1,女性病情往往更严重。

2. 病因学

孤独症是一种严重的广泛性发育障碍,其病因目前尚未完全明确。

（1）遗传因素:双生子的研究结果显示,单卵双生子患孤独症的同病率为60%~92%,而双卵双生子的同病率为0~10%,单卵双生子的同病率明显高于双卵双生子,有理由认为遗传因素在孤独症的发病过程中起着主要作用。然而,孤独症虽具有很强的遗传倾向,但目前只确定了很少的候选基因,如染色体15q11-13等,其遗传机制尚不明确。湘雅二医院赵靖平等与国家遗传实验室合作进行研究发现 CNTNAP2、NRXN1 基因与孤独症存在关联。

（2）生物学因素:研究证明生物性、化学性因素,如围生期不良因素、中毒性环境等均与孤独症存在关联。孤独症患儿母孕期的病毒感染、先兆流产、早产、难产、窒息、缺氧等发生率明显增高。Johnson 等曾进行了一项关于早产儿的前瞻性研究,其孕期均小于26周,在儿童11岁时进行评估,结果显示其孤独障碍的发生率为8%,而对照组为0。因此,有研究者认为孤独症是在遗传素质和围生期危险因素相结合的基础上发生的,也有学者认为围生期危险因素直接导致了孤独症。

遗传、环境或者是遗传与环境的相互作用导致胎儿大脑发育异常。近年来,有关孤独症脑结构、脑功能的研究日益受到关注。常规的影像学检查CT、MRI 发现孤独症患儿的脑室扩大,小脑、额叶、边缘系统等结构异常,但这些异常没有特异性。随着磁共振成像技术迅速发展,功能性磁共振（fMRI）广泛应用于临床研究,一些研究者发现孤独症患者大脑网络功能连接存在异常,同一脑区的连接增强,不同脑区的连接低下,并且额叶、颞叶的功能连接严重紊乱。这些研究结论与孤独症的因果关系有待进一步证实。

有报道称孤独症患儿的神经生化、免疫学检查有异常发现,如脑脊液中多巴胺水平升高等,其意义尚不清楚,不足以作为诊断依据。

（3）社会心理学因素:有关孤独症的早期研究显示:孤独症患儿的父母受教育程度高、经济条件好,从事教师、科技、行政管理等工作,并且具有孤僻、冷漠、不合群、不善交际、缺乏同情心等个性特征。但目前的系统研究结果已推翻了这一观点。流行学调查结果证明了孤独症与其父母的文化程度、职业、社会经济地位等无关,也与家庭环境不良、教养不当无因果关系。不过,良好的家庭环境有助于孤独症患儿的康复训练,对预后有积极作用。

3. 临床表现

（1）主要症状:孤独症的主要症状为 Kanner 三联征,即社会交往障碍、言语交流困难及刻板重复的行为方式。另外,孤独症患者的感知觉异常、认知缺陷也很常见,约3/4患儿存在智能障碍。

孤独症的核心症状是社会交往障碍。孤独症患儿对周围环境和别人的活动不感兴趣,常独自玩耍,沉迷于自己感兴趣的事物,不懂得如何与人交往,常缺乏眼对眼凝视,没有微笑,冷漠,不能与照料者形成安全的依恋关系。即使自己遇到伤害,也不知寻求安抚。社交兴趣可能随着时间逐渐增加,但缺乏理解、无法洞察他人的感受,使得患者很难建立正常的伙伴关系。

言语交流困难是孤独症的典型表现。大多数孤独症患儿来就诊的主要原因是因为在婴幼儿期叫其名字没有反应,对他人的话不理不睬,但听力却没有缺陷。患者语言发育延迟,说话晚,甚至不会说话,仅以手势或其他形式表达自己的要求。并且,他们常出现模仿语言、重复语言,以至于自言自语,别人无法理解,缺乏实际意义的语言交流,语言运用能力明显损害。

孤独症患儿另一显著特点是行为方面的障碍,行为方式刻板、重复、单调、奇特。拒绝改变,对环境中任何微小的变化表现出焦虑不安。他们往往对某种物品产生特殊的依恋,喜欢圆的、旋转的物体,如可旋转的车轮、锅盖等。仪式动作,经常来回踱步或重复蹦跳,并有自伤、自残行为,多动、冲动,管理困难。

另外,孤独症患儿常出现严重的认知功能缺陷,包括理解能力、概念整合、执行功能的损害。多数患者智力水平较差,极少数可在某些方面表现出超常能力,如音乐、算术、绘画等方面能力突出。感知觉异常也很常见,一些孤独症患者对常人难以忍受的感官刺激不以为然,感觉迟钝,也有一些患者感觉过敏,对某些视、听刺激恐惧不安。

(2)病程与预后:孤独症是一种慢性疾病,自然病程十分严峻,多数患者随着年龄增长其症状逐渐改善,但进步的速度很不规则,难以预测,时快时慢,甚至停滞不前或短暂性恶化。孤独症的社会致残率很高,基本上没有完全自发缓解的可能,其预后与患者的智力水平、语言发育、社交技能,以及是否接受早期干预等密切相关。教育和康复治疗对孤独症的预后起着十分重要的作用,病情较轻的患者经过训练与治疗可接近正常,病情严重、典型的病例经过处理后某些技能可得到一定的发展。至成年期,约10%的孤独症患者能照顾自己,甚至自食其力,但他们常离群索居、为人冷漠,行为刻板,人际关系存在困难。

4. 诊断评估

孤独症的诊断目前主要依靠丰富的临床经验与理论知识,详细可靠的病史和精神状况检查是诊断孤独症的前提条件,重点检查患者的言语、认知、社会交往等方面的技能,除一般精神状况检查外,应测量其智商及社会行为适应能力。神经系统检查应注意头颅及躯体其他各部位有无畸形,排除先天性疾病如先天性耳聋及其他感知觉缺损。临床上常采用孤独症症状检查评定量表进行辅助诊断,如孤独症行为评定量表(autism behavior checklist,ABC)57项,家长用,采用"是"与"否"回答,原作者研究提供筛查界限分53,诊断分为67以上,阳性符合率85%;儿童期孤独症评定量表(childhood autism rating scale,CARS)15项,检查者用,总分≥30分可考虑诊断孤独症。另外,孤独症诊断访谈量表(修订版)(ADI-R)和孤独症诊断观察量表(ADOS-G)是国外目前广泛使用的诊断量表,具有较好的效度与信度,但国内尚未正式引进和修订。

实验室检查如遗传学、免疫学、脑形态学与功能的检查等常根据病情需要进行选择,对于智能缺损和可能患有已知综合征的患者需要进行代谢疾病遗传学检查、染色体分析,而伴有癫痫发作的有必要进行脑电图、神经影像学检查。CT、MRI、fMRI、EEG等不能作为诊断依据,在多数孤独症病例中无实际临床意义,但这些检查方法对病因与发病机制的研究具有重大价值。

国际通用的孤独症诊断标准有《国际疾病分类手册第十版》(ICD-10),我国还可采用《中国精神障碍分类方案与诊断标准》第三版(CCMD-3)。这两大诊断标准具有较好的可比性,使孤独症的诊断基本一致。

关于孤独症的诊断要点如下。

(1)严重的社交障碍,不同程度的社交用语或语言发育障碍,重复刻板单调的动作或行为。

(2)社会交往功能明显受损。

(3)起病于3岁以前,病前无明显正常发育期。

(4)排除其他精神疾病,如感受性语言障碍、精神分裂症、婴儿痴呆等。

5. 治疗

孤独症尚无特效治疗,致残率很高,但综合治疗对多数患者均有所帮助,其中少数可获得明显好转。治疗者可根据患儿的具体情况,有选择性地采用特殊教育培训、行为治疗和药物治疗相结合的综合治疗方案,以减轻症状、增强社会功能。

特殊教育是孤独症的主要治疗方法之一,目的是改善核心症状、促进智力发展、提高日常生活自理能力、学会与人交往的方式和技巧,以减轻残疾程度,培养独立生活的能力,改善生活质量。教育干预应建立在早期诊断、早期干预、长期治疗的基础上,坚持每日干预,对可疑的患儿也及早进行教育治疗。为了提高干预的效果,个体化训练是必须遵从的原则,应根据患儿的症状、智力发展水平、行为特征等在评估的基础上开展有计划的、系统的训练,包括针对孤独症核心症状的干预,也包括促进患儿智力发展、身体发育、生活自理能力和社会适应能力提高等方面的训练。治疗者还应重视孤独症患儿家庭在治疗干预过程中的重要性,帮助家庭评估教育干预的可行性,指导家庭选择科学的训练方法,提高家庭的参与性和作用。

孤独症较常用的干预方法有行为分析疗法(ABA)和结构化教育(TEACCH)。ABA采用行为主义原理,以正性强化、消退法、惩罚等技术为主促进孤独症患儿各项能力的发展,矫正其异常行为。ABA 的核心部分是任务分解技术,有四个步骤:训练者发出指令、患儿的反应、训练者对反应的应答、停顿。现代 ABA 技术在原来的基础上逐渐融合其他技术,更强调情感与人际关系发展,根据不同目标采用不同的步骤和方法。一般包括以下步骤:①任务的分析与分解,对患儿行为和能力进行评估;②分解任务强化训练;③奖励任务的完成,每完成一个分解任务都必须给予强化,强化物主要是食品、玩具、口头或身体姿势的表扬;④提示和渐隐技术,根据患儿的发展情况给予不同程度的提示和帮助,随着所学内容的熟练逐渐减少这种提示和帮助;⑤间歇,在两个分解任务训练之间需要短暂的休息。

TEACCH 是由美国北卡罗来纳大学 Schopler 建立的一套主要针对孤独症患儿的综合教育方法,旨在增进他们对环境、教育和训练内容的理解和服从,改善其在语言、交流、感知觉和运动等方面存在的缺陷,最大限度的回归社会。孤独症患儿虽然存在广泛的发育障碍,但在视觉方面存在一定优势,利用患儿的视觉优势安排教育环境和训练程序,强调训练场地、家具、玩具及有关物品的特殊布置,注重训练程序的安排和视觉提示,充分运用身体姿势、标签、图表等方法增进患儿对训练内容的理解和掌握。TEACCH 项目包括诊断、评价、结构化教育、个体发育计划、社会技巧训练、职业训练、家庭和社区计划、父母的训练与咨询等。个体化原则是结构化教育的最主要特征。该课程可以在机构开展,也能在家庭中进行。

孤独症的康复训练工作在国外较发达国家已有半个世纪的历史,国内在这方面的工作起步较晚,最早于 20 世纪 80 年代南京儿童心理卫生中心在陶国泰教授的指导下开展了对孤独症患儿的门诊和住院治疗,至 90 年代北京杨晓玲教授开展了对孤独症的培训。90 年代中期中南大学湘雅二医院李雪荣教授在长沙开展了孤独症的住院康复治疗,由特教老师和训练师采用一对一的方式进行培训。当前,越来越多的人开始关注孤独症,一些特殊教育机构、社会团体和民间自发的培训机构开展了孤独症的教育和训练,下一步,需要逐渐对这些机构的资质及教师培训进行规范化。国家和政府也越来越重视这方面的工作,对一部分孤独症患儿国家已采取措施赞助其训练与治疗。

药物治疗对孤独症仅仅是辅助治疗手段,它对该症的病程可能无实质性影响,但在某种程度上可以控制某些症状,有利于训练干预的开展,提高干预的效果。常用的药物有抗精神病药、抗抑郁药、中枢神经兴奋剂等,重要的是根据目标症状仔细选择药物,小剂量开始,逐步加量,并与家庭、照料者进行良好沟通,警惕药物可能导致的严重不良反应。研究结果显示药物对多种孤独症相关症状的治疗具有一定价值,如抗精神病药物利培酮可减少自伤、攻击行为,其用法为:利培酮 $0.01 \sim 0.1 \mathrm{mg/(kg \cdot d)}$,每日 $1 \sim 2$ 次口服,缓慢调整剂量,一般 $2 \sim 4 \mathrm{mg/d}$;抗抑郁 SSRI 类药物氟西汀、舍曲林能有效改善强迫动作、重复动作、刻板行为等,也可以选用。

行为治疗以促进孤独症儿童的社会化和语言发育,减少那些病态的行为,如刻板、自伤、侵犯性行为等。用于孤独症的行为治疗的方法有很多种,示范法是常用的治疗方法之一。模仿和强化一样是学习的一种基本形式,人类很多行为是通过模仿建立起来的,经过观察学习,可以让患者增加良好行为,减少不良行为。在示范过程中,可根据患儿注意力程度调整示范行为呈现时间,让他有较多时间观看,产生模仿行为后予以强化。示范与强化相结合,能够促进孤独症儿童语言和行为的发展。如孤独症患儿不会握手,治疗者可采用现场示范、录像示范等方法让患儿充分模仿,经过长期训练,这一行为就会固定下来。

孤独症的治疗是一个漫长的过程,病情改善缓慢,治疗者以及家长的耐心、信心、爱心在治疗过程中十分重要。

(二) Asperger 综合征

Asperger 综合征具有孤独症的典型特征,以社会交往障碍、兴趣狭窄、行为方式重复刻板为主要表现,但言语或认知发育方面没有显著迟滞,是广泛性发育障碍的一个亚型。

1944 年奥地利医生 Asperger 首先描述了一类与孤独症有类似表现的患者,称之为孤独性精神变态综合征。他描述的这些病例都是男孩,全部兴趣和活动具有孤独症的典型特点,社会交往和情感活动异常、表情缺乏、动作笨拙、特殊兴趣,言语和认知发育损害较轻,没有明显的智能缺损。20 世纪 80

年代 Asperger 综合征的诊断才确立,后逐渐被认可,国际疾病分类第 10 版(ICD-10)和美国的精神疾病诊断统计手册第四版(DSM-Ⅳ)相继将其作为一个广泛性发育障碍的亚型纳入诊断系统。目前,仍有人认为本症只是一种轻型的孤独症,不是独立的疾病单元,对于 Asperger 综合征是广泛性发育障碍的一种亚型或是孤独症的一部分还存在争议。

1. 流行病学

本症的患病率为(0.6~10)/万,男性多见,男比女为(3~4) : 1。

2. 病因学

Asperger 综合征的病因未明,一般认为其与孤独症有类似的发病机制。遗传、出生前不良因素、感染、代谢性疾病等均可能与 Asperger 综合征的发生存在关联。

3. 临床表现

Asperger 综合征的主要特征是社交能力损害,患者往往表现为有与人交往的意愿,不回避、不退缩,甚至喜欢与人交往,但由于缺乏社交技巧,行为方式刻板怪异,显得笨拙、愚蠢,不能建立自然、轻松、融洽的人际关系。他们表面上言语表达技能较好,显得喜欢谈话,但谈话内容异常迂腐,常常停留于单调的话题,重复的独白多于有效的社会性交流。有时说话音调转换存在异常。非言语交流也有障碍,面部表情和躯体语言受限。患者的兴趣狭窄,过分热衷某些简单事物,不能与他人分享其感受。

4. 诊断与鉴别诊断

Asperger 综合征的诊断原则同孤独症,Gillberg 等(1989)曾提出最初的六点诊断标准:社会交往严重损害、兴趣局限、行为重复刻板、特殊的言语方式、非言语交流障碍、动作笨拙。

Asperger 综合征需与以下疾病鉴别。

(1)注意缺陷多动障碍:Asperger 综合征患儿常伴随多动、冲动、注意力不集中,而注意缺陷多动障碍患儿也常因多动、冲动表现为适应不良,人际关系不佳,两者在临床上常需要鉴别。其鉴别要点是:Asperger 综合征患儿缺乏社交技巧、行为方式刻板,以孤僻、退缩、焦虑等为主要表现;注意缺陷多动障碍患儿则以冲动、多动、攻击性为主,社交技能无明显缺陷。

(2)精神分裂症:一部分 Asperger 综合征患者表现为自言自语、孤僻、与环境接触差,往往需要与精神分裂症相鉴别,其主要鉴别点是起病年龄、发育史、临床特征、家族史等。精神分裂症起病年龄较晚,多发病于青春前期和青春期;早期发育正常;以特征性感知觉障碍、思维障碍、情感障碍、意志行为障碍为主要表现,如幻觉、妄想等;一般有精神疾病家族史;抗精神病药物治疗有效。

5. 治疗

Asperger 综合征的治疗原则与孤独症一致,其目的是促进社交技能,建立良好的同伴关系。由于 Asperger 综合征患者的言语和认知功能更好,成年后接受教育、参加工作、独立生活的比例更高。

(三)瓦解性精神障碍

瓦解性精神障碍又称婴儿痴呆、Heller 综合征,是一种发生在幼儿期以智力和行为迅速倒退为特点的儿童精神障碍。本症病前有一段确切的正常发育时期,在病后数月内原来已经获得的技能、言语和行为全面迅速倒退,呈严重痴呆状态。

瓦解性精神障碍的病因尚未明确,发生率约为 1/10 万,男性多见。

本症患儿起病前有 2~3 年正常发育期,发病数月内既往所获得的多种功能迅速丧失。最突出的是言语能力迅速倒退,言语表达、理解能力均受到损害,主动性言语减少。行为增多,动作刻板重复,对周围环境丧失兴趣,失去与人交往的要求。生活能力下降,进食、大小便均需帮助。情绪变化无常,烦躁不安、发脾气、冲动。一般躯体及神经系统检查无明显异常发现。

瓦解性精神障碍的诊断原则同孤独症,诊断要点如下。

(1)发病后原来获得的言语、生活和社会技能迅速衰退,甚至丧失。

(2)兴趣消失,活动无目的性,部分患儿出现自残行为。

(3)病前心理发育正常。

(4)排除精神分裂症、孤独症、癔症性失语等。

瓦解性精神障碍缺乏明确有效的治疗措施,教育干预、健康护理、家庭支持等对病情改善有一定帮助,必要时也可采用药物治疗控制某些异常行为。其预后恶劣,少数患者经历持续衰退导致死亡,大部分病情稳定,但遗留严重精神发育迟滞,终生需人照料。

（四）Rett 综合征

Rett 综合征是发生于婴幼儿期的一种渐进性脑病,几乎仅见于女孩,以运动技能及智能进行性衰退为其主要临床特征。本症由奥地利医生 Rett 于1965 年首先报道,20 世纪 80 年代才受到广泛关注并纳入疾病诊断标准。

Rett 综合征患病率约为 0.8/万女性。由于本症病例为女性,因此认为其病因与遗传因素有关,系 X 染色体连锁突变所致。目前有研究报道本症患者在位于 Xq28 的 MECP2 基因存在大量不同程度的突变。

本症患儿早期发育正常,在 7 ～ 24 个月开始出现症状,原来获得的言语能力和运动操作技能减退。病情逐渐加重,手部的协调动作消失,出现特征性的刻板地"洗手"、"搓手"样动作。言语的表达、理解、运用能力均明显受损,表现为严重的智力障碍。还可出现呼吸调节不良,过度换气;共济失调,肌张力障碍;脊柱侧弯,严重运动不能。多数病例伴有癫痫发作。

临床诊断可以借助位于 Xq28 的 MECP2 基因的分子遗传学分析,但并非绝对准确。

本症无特殊治疗方法,主要是护理照料及有针对性的适当的康复训练,如肢体按摩、运动锻炼等。患儿若伴有癫痫发作可用卡马西平治疗。预后不良,患者至成年期多处于残疾状态。

（五）未特定的广泛性发育障碍

具备 PDD 症状但不能满足上述四种情况的诊断标准者可使用此诊断名称。

三、言语和语言发育障碍

言语和语言发育障碍又称交流障碍,患儿在发育早期就有正常语言获得方式的紊乱,表现为发音、语言理解、语言表达能力发育的延迟和异常,并影响学习、工作和社交功能,其智能活动相对正常。这是一组由中枢神经发育延迟引起的疾病,包括表达性语言障碍、感受-表达混合性语言障碍、构音障碍、口吃。

（一）表达性语言障碍

患儿语言表达能力明显低于同龄儿水平,但语言理解能力正常。交谈中不知道怎样说出自己的想法,说话简短、词汇量少,口头语言缺乏灵活性,表达时难于选择合适的单词,或不能用其他合适的单词替代,说出的话常有语义与句法方面的错误。表达性语言障碍患者非言语性交流方式无明显损害,智能活动正常。这类儿童常常因为说的话不被人理解,而变得焦虑不安。

表达性语言障碍的患病率在儿童中为 3% ～5%,男孩是女孩的 3～4 倍。其病因较复杂,遗传因素、孕产期损伤、环境、家庭因素均可能与本病有密切关系。

诊断时需详细了解儿童的言语及语言能力、生长发育史,除了常规的精神状况检查、神经系统检查,尚需进行语言测验、智力测验、听力检查。脑电图、CT、MRI 等根据情况进行选择。

表达性语言障碍的诊断要点如下。

（1）言语表达能力明显低于实际年龄应有的水平,词汇量少,句法错误。

（2）语言理解能力正常。

（3）标准化测验智商正常。

（4）并非由于听力障碍、口腔疾病、神经系统疾病、精神发育迟滞、广泛性发育障碍所致。

治疗的主要方法是言语训练,根据每个儿童的具体情况制定详细的训练计划,并把患儿父母及抚养者包括在训练计划内。训练由简单到复杂,循序渐进。表达性语言障碍的预后较好,约一半患儿青春期语言能力正常。

（二）感受-表达混合性语言障碍

患儿语言理解能力障碍,听不懂也学不会别人的表达,表现为理解和表达的混合障碍。患儿说话延迟,语言能力明显低于一般儿童,1 岁时对熟悉的名字无反应,2 岁时不能执行简单的指令。语义紊乱,不能选择适当的词语表达自己的意思,常将意义与功能较接近的词相互替代,语言表达难以被人听懂。学龄期后出现阅读困难,甚至智力缺陷,但非言语性智力可能正常。患儿可出现退缩、害羞、易激惹、攻击性等行为和情绪问题。感受-表达混合性语言障碍的语言损害更为广泛而严重,预后也较差。

感受-表达混合性语言障碍的患病率报道差异较大,重症者在学龄儿童中约 0.1%。一般认为其病因与遗传和皮质损害有关。

本症的诊断原则同表达性语言障碍,诊断要点如下。

(1)言语理解能力低于实际年龄应有的水平,不能了解别人的语调、手势等意义。

(2)伴有语言表达能力和发音的异常。

(3)非言语性智力测验智商正常。

(4)不是由于听力障碍、口腔疾病、神经系统疾病、精神发育迟滞、广泛性发育障碍所致。

语言训练是感受-表达混合性语言障碍的最主要治疗方法,对于伴有行为、情绪障碍的儿童,可采用支持性心理治疗、行为治疗或小剂量药物加以调节,提高其社会适应能力。

(三) 构音障碍

构音障碍以与发育不相适应的发音损害为特征,患儿说话吐词不清或发音错误,但语言能力正常。轻度发音障碍者表现为发音不准或不清晰,说话能让人听懂;重度发音障碍者因发音错误明显,说的话让人难以听懂。由于说话吐词不清,患儿常有退缩、孤僻、不愿与人交往等情绪与行为的改变。

构音障碍在儿童中非常常见,其患病率在学龄前儿童中约为 20%、学龄期儿童 6%,但随着年龄增长患病率会明显降低。诊断时需排除其他疾病,有必要评估听力、智力及语言能力。

治疗主要是发音训练,及时纠正不正确的发音,并避免与发音不清的人接触,防止环境因素对儿童的不良影响。

四、学校技能发育障碍

学校技能发育障碍指儿童在学龄早期、同等教育条件下,出现学校技能的获得与发展障碍,包括阅读、拼写、计算等学习技能障碍。这类障碍并非由于智力发育迟缓、中枢神经系统疾病、视听觉障碍或缺乏受教育机会而导致,是局限范围的发育延迟,可伴发或继发行为或情绪问题,男孩多见。DSM-5 中用"特定学习障碍"替代了"学校技能发育障碍"。

1. 流行病学

由于学校技能发育障碍不易被家长或学校老师及时发现,确切发病率难以统计,据国外报道阅读障碍患病率为 2%~10%,拼写障碍 2%~8%,计算障碍 1%~6%。国内目前缺乏本症流行病学的调查报道。

2. 病因学

学校技能发育障碍的病因尚未明确,可能与生物学因素和环境因素有关。

(1)遗传因素:研究发现阅读障碍在家庭成员中较多见,其亲属中也常有拼写方面的问题,提示本病具有遗传学基础,已报道 2、3、6、7、15 和 18 号染色体位点与阅读障碍有关,特别是 6 号染色体短臂的一个位点关联性更强,其遗传方式可能是多基因遗传模式。

(2)脑结构与功能障碍:CT 扫描、磁共振成像等研究发现学校技能发育障碍患儿存在脑结构异常,对称性改变。脑电图异常也较常见,如慢波增加、诱发电位潜伏期延长、波幅低等。正电子发射断层扫描(PET)结果显示患儿的左颞叶血流灌流与正常儿童存在差异。近来的功能神经影像学研究则发现患儿大脑的不同区域的整合和功能性连接出现了偏差。

临床上本症患儿常伴有神经系统软体征,视运动协调困难、动作笨拙等,因此,有研究者认为本症是由于某种特殊认知缺陷及脑发育成熟延迟或障碍所致。

(3)围生期及其他生物学因素:母孕期感染、饮酒、吸烟、营养不良、先兆流产、早产、难产、围生期脑损害、新生儿低出生体重、出生后颅脑损伤及各种不利因素均与学校技能发育障碍存在某些关联。

(4)社会心理学因素:家庭社会经济地位低下,父母不和,对子女教育态度不一致,以及孩子在学校不受关注、退缩、自信心不足等也与学校技能发育障碍有关。

3. 临床表现

学校技能发育障碍最显著的特征是学习能力障碍,患儿的智力水平正常或接近正常,学习的机会与同龄儿相等,但存在明显地听、读、说、写、算术等方面的缺陷,且常有视-运动方面不协调,动作笨拙,协调性差,情绪不稳定。大部分学校技能发育障碍的儿童外表上与其他儿童无异,仅在上学后开始阅读、写作、计算时才发现学习技能方面的缺陷。智能测试与学习成就可有分离现象,患儿的学习成绩与其智能水平所能达到的成绩存在差距。本症脑电图异常较常见,如慢波活动、节律异常等。

(1)阅读障碍:在儿童受教育的早期阶段就可表现出来,阅读过程中,患儿对词语省略、颠倒或替代,阅读速度慢且错误多,不能连贯阅读上下文,读完后不能叙述所读内容的含义,常常理解困难。儿童的语言能力落后,学习以语文成绩差为突出,由于不能理解题意,数学应用题常有困难。本病可伴情绪问题,也易合并品行障碍,其他方面的发育可以不受影响。阅读障碍以男孩为多见,神经系统检查可发现软体征。

(2)计算障碍:计算能力显著低于其同龄人,不能掌握加、减、乘、除基本计算技能,不能认识数学符号,不能理解数学术语,数学运算、推理困难。这些问题并非仅仅由于缺乏学习机会,而是儿童最初开始学习算术时就已显现出来。计算障碍对儿童日常生活的影响不突出,但它可能继发情绪障碍。

(3)混合性学习技能障碍:表现为阅读、计算、书面表达等方面技能均明显受损。

与西方的拼音文字不同,我国文字是以方块字为主,因此对于拼写障碍研究不多。

4. 诊断和治疗

学校技能发育障碍的诊断主要依据病史、临床检查、心理测验、教育测验评定的结果,诊断要点如下。

(1)存在某种特定学校技能障碍的证据,如阅读、拼写、计算等技能显著受损,标准化的学习技能测验评分与智力潜能间存在着显著差距。

(2)学校技能发育障碍在学龄早期发生并持续存在,严重影响学习成绩。

(3)不是由于视听缺损、神经系统疾病、精神发育迟滞、情绪障碍或缺乏学习机会等所致。

治疗的主要措施是教育,采用相应的技能训练方法,结合认知和行为矫正等进行有针对性的基本技能训练,使其掌握正确的发音、阅读、书写、计算方法,而且治疗应尽早在儿童产生挫折感之前进行。对于伴有情绪和行为障碍的儿童,可选用相应的药物以促进病情的改善。

第三节 儿童行为障碍

一、多动性障碍

(一)概念

多动性障碍在临床中通常被称为注意缺陷多动障碍(attention deficit hyperactivity disorder, ADHD),是最常见的一种儿童发育性精神疾病,在学龄期儿童的患病率为3%~7%,主要包括三个核心症状:注意缺陷、多动和冲动。美国精神病学协会(American Psychiatry Association,APA)制定的DSM-Ⅳ-TR中将ADHD分为三个亚型:注意缺陷为主型、多动-冲动为主型和混合型。DSM-Ⅳ-TR还提出,ADHD的症状必须在7岁前表现出来,至少持续6个月,并且这些症状必须在课堂、家庭等不同的环境中表现,并造成社会、学业和工作功能的损害。ADHD会对个体的认知和行为功能产生持续性影响,如学习成绩下降、家庭关系恶化、侵犯性行为、早期药物滥用等,并且部分症状会延续患者的一生,因此ADHD已成为严重的公共卫生问题。

虽然注意力不能集中和过多活动是伴随人类诞生就出现的行为特征,但是直到近代人们才认识到这有可能是一种疾病。1775年,德国医生Melchior A. Weikard发表的一本医学教科书中有一章节着重探讨了"注意缺陷"(attention deficit),这被认为是ADHD最早的医学记录。1798年,苏格兰医生Alexander Crichton在他的著作描述了一种精神状态,与现在DSM-Ⅳ诊断标准中关于ADHD注意缺陷为主亚型的症状非常接近。20世纪中叶,随着知识的积累和科技的进步,ADHD的临床定义才逐渐被人们所认识并接受。1968年,美国精神病协会(American Psychiatry Association,APA)出版的DSM-Ⅱ提出了"儿童时期运动过多(hyperkinetic reaction of childhood)"的诊断标准。当时学者们已经认识到有一些孩子虽然有注意缺陷的问题但没有多动的症状,于是在 1980 年,DSM-Ⅲ 重新修订了该诊断标准并提出了"伴有或不伴有多动的注意缺陷障碍(attention-deficit disorder with or without hyperactivity,ADD)"。在 1994 年的 DSM-Ⅳ中,ADHD 及其三个亚型的诊断标准正式被使用,目前使用的 DSM-Ⅳ-TR(APA,2000)只是对 1994 年版本的标准做了少许修改。这一诊断标准具有较好的操作性和科学性,在近 20 年内被世界上绝大多数的医疗和科研工作者认可并使用。需要指出的是,该标准在 DSM-5 中有所修订,如症状出现年龄推迟到 12 岁之前以覆盖更多的青少年和成人 ADHD 患者,取消此前三个亚型(subtype)的表述,代之以四种表观(presentation),即混合表观(combined presentation)、注意缺陷为主型(predominantly inattentive presentation)、注意缺陷限制为主型(restrictive inattention presentation)和多动-冲动为主性表观(predominantly hyperactive/impulsive presentation)。

(二) 病因学

从 20 世纪末到现在,关于 ADHD 病因学的研究几乎呈指数级增长,科学家们采用新兴的分子生物学技术和神经影像学方法,从基因、环境和发育等角度出发,得出了大量卓有远见的见解,但是至今尚未得出确定的结论。这可能因为 ADHD 是一种异质性(heterogeneous)行为障碍,存在多种病因。如上所述,DSM-Ⅳ 将 ADHD 按照多动/冲动和注意缺陷的不同组合分为三个亚型,DSM-5 提议将注意缺陷为主型进一步分为主导性(predominantly)和限制性(restrictive)两种,不同亚型的 ADHD 其病因学也不相同,如有学者认为混合型病例中观察到的注意缺陷只是一种行为表现,而注意分配和注意加工没有直接联系(Barkley,1997)。另一方面,ADHD 的共病几率非常高,他们常伴有其他外化障碍(externalizing disorder),包括对立违抗障碍(oppositional defiant disorder,ODD)和品行障碍(conduct disorder,CD)。因为共患病的存在,使得探寻 ADHD 的特异性病因变得更加困难。此外,随着人们对 ADHD 病因学研究的深入,一些新的观念使得此前观察到的行为学、遗传学和神经生物学结果更为复杂,如以前 ADHD 的诊断需要排除广泛性发育障碍,但是最近的研究发现孤独症谱系障碍(autism spectrum dis-

order,ASD)和 ADHD 共享很多遗传特质(Rommelse 等,2010),这就为 ADHD 病因学的研究提出了新的挑战。综合目前的研究进展,我们将 ADHD 可能的病因归纳如下。

1. 遗传学因素

ADHD 具有很高的遗传度,家族研究显示 ADHD 患者子女中有 30%~35% 符合 ADHD 的诊断标准,提示 ADHD 一级亲属的患病率是正常人群患病率的 6~8 倍。更有说服力的证据来自于双生子的研究,单卵双生子(monozygotic twins,MZ)的患病一致性为 58%~82%,明显高于双卵双生子(dizygotic twins,DZ)的 31%~38%(Hay 等,2007),这就提示 ADHD 具有高度的遗传性但是同时受到了环境的影响。研究还表明,ADHD 的亲属患病风险没有性别差异和民族差异(Faraone 等,2000;Miller 等,2009)。综上所述,ADHD 是一种具有高度遗传性的多基因遗传疾病(Freitag 等,2010),随着分子生物学特别是人类基因组学的发展,科学家们开始了 ADHD 基因型(genotype)的探索,目前认为多巴胺受体 D_4(DRD4)和多巴胺受体 D_5(DRD5)与 ADHD 的关系最为密切(Li 等,2006),很多双胞胎和家系研究验证了 ADHD 高度遗传性的生物学基础(Rommelse 等,2008;Zhou 等,2008;Neale 等,2010)。

2. 神经解剖和神经生物学因素

近年来随着神经影像学的发展,特别是高密度脑电记录(high-density electroencephalography,HD-EEG)和功能磁共振成像(functional magnetic resonance imaging,fMRI)技术的普及,使得人们能够将神经心理学、神经影像学、神经生物化学等方法结合起来,更为深入地了解 ADHD 的本质并将其内在的神经生物学基础联系起来。人们普遍认为多巴胺(dopamine,DA)与 ADHD 内在机制有直接联系。一方面,中枢神经系统(central nervous system,CNS)的多巴胺投射涉及三个重要子系统,即中脑皮质系统、中脑边缘系统和黑质纹状体系统都与 ADHD 的外部症状有密切的联系;另一方面,广泛用于治疗 ADHD 的中枢兴奋剂(如利他林,methylphenidate,MPH)和其他多巴胺激动剂能有效控制 ADHD 的症状,证实了 DA 在 ADHD 病理生理机制中的重要性。

与 ADHD 联系最密切的中脑皮质系统由多巴胺能环路构成,该环路源于中脑腹侧背盖区,向背外侧前额皮质、额叶皮质及前扣带回皮质投射,其中背外侧前额叶皮质与高级认知功能相关。该系统中的环路包括与尾状核头部的连接,尾状核负责长期目标导向行为的计划、组织和监控,而后者就是所谓的"执行功能"。自 1997 年 Barkley 提出执行控制能力缺陷是 ADHD 的核心认知缺陷以来,人们围绕着 ADHD 的执行功能,特别是抑制功能缺陷进行了大量的研究(Pliszka 等,2006;Rubia 等,2010;Bryce 等,2011),这些研究从不同层面验证了前额叶负责的抑制控制(inhibition control)缺陷导致了执行功能(executive function, EF)的广泛受损。从神经解剖学的角度出发,额叶损伤使得动机结构重新承担起对目标-指向行为的控制,动机结构是中脑边缘叶 DA 系统中物种起源上发生较早的结构。从理论上讲,这种转变会使大脑资源集中到即时强化上,而无法实现长期行为的调节。通常情况下,额叶皮质对腹侧纹状体进行持续行控制,而 ADHD 则缺失这种控制导致伏隔核不能控制的 DA 神经元周期性放电使得行为反应增加。从神经影像学的文献我们可以找到额叶皮质与 ADHD 相关联的证据,结构神经影像学研究表明,ADHD 患者的前额叶体积更小,而且其发育轨迹要落后正常儿童 3~4 年(Shaw 等,2007,2009)。

3. 环境因素

与 ADHD 的遗传因素和神经生物学因素相比,胎儿期和围生期的环境影响虽然较小但是十分重要。一些特殊的妊娠情况如母亲有吸烟或物质滥用、流产或早产症状、围生期呼吸道病毒感染、胎儿宫内窘迫、出生低体重、孕期的家庭问题等都会作为附加因素或交互因素影响基因的表达,从而增加 ADHD 的风险,或者这些负性环境本身就可以导致 ADHD 的产生。值得关注的是,孩子出生后如果有轻度言语迟缓、高热惊厥、中度脑损伤、营养问题(包括食品添加剂、人工色素、高糖饮食的摄入)、铅中毒或锌缺乏等情况,那么就更容易出现多动症状或明显的注意问题(Langley 等,2007;Pineda 等,2007)。

家庭环境与 ADHD 的发展和转归密切相关。ADHD 儿童的父母常有感情或婚姻问题,家庭成员间存在矛盾和冲突,父母对孩子的教养方式不一致和不科学都会影响儿童良好行为方式的养成。这些家庭问题可能本来就与父母的人格特质有关,但随着不良环境因素的累积,孩子的异常行为及相关心理问题也增多。另一方面,ADHD 的外部症状也会影响父母的教养方式,如果家长缺乏对 ADHD 的理解,采用惩罚、管制的方法,会严重影响儿童的情绪和行为的发展,导致 ADHD 发生和发展。如果儿童从小缺乏母爱、安全感或家庭关系不稳定,那么他们往往会出现活动过度和注意力不集中。此外,由于我国特殊的文化和社会环境,很多孩子由祖父母或外祖父母抚养,老人们对孩子多采用退让和放纵的养育方式,从而使得儿童从任性、冲动行为中获益。

(三) 诊断和鉴别诊断

1. 诊断

ADHD 的诊断要求临床医生和儿童及其父母的面对面访谈,并通过临床观察、体格检查、量表评估、神经心理学测试等渠道采集足够的信息和证据支持诊断的成立。通常父母会以儿童的学习问题或行为障碍就诊,接诊医生应该详细收集患者的现病史和既往史,特别是最困扰家长的突出问题。当明确患者存在 ADHD 的典型症状时,需要依据 ADHD 的诊断标准(DSM-Ⅳ-TR 或 ICD-10)对症状的出现时间、持续时间、严重程度和功能损害进行结构化的访谈以获取更多的信息(如 K-SADS-PL 结构式访谈等)。由于 ADHD 的共患病率很高,这就要求医生必须对患者是否存在精神发育迟滞、生理疾病(如视觉和听觉障碍)、情绪问题、精神病性症状、家庭问题(如虐待)、言语问题以及学习问题等进行逐一筛查,尤其要确定有无并发对立违抗障碍(ODD)和品行障碍(CD),其中可以参考相关量表评估的结果(如 Achenbach 儿童行为评定量表、Conners 父母或教师问卷等)以做出准确判断。确定 ADHD 诊断后,应进一步对亚型进行区分。值得关注的是,临床资料的采集对象最好为父母,虽然有研究发现父母报告与儿童个人报告及教师报告相比均存在较大的差别,但是作为儿童的直接监护人,由父母提供的病史仍是最可信赖的资料来源,并且更有助于治疗方案的制定和实施。

近年来,神经心理学测试作为一种辅助诊断工具越来越受到临床工作者的重视,采用精巧的实验设计可以有效地观察到 ADHD 儿童具体的认知缺陷,如采用视听整合持续性操作测试可以获得儿童的持续性注意结果。虽然这些神经心理学测试结果的解释要求检查者具有扎实的临床心理学背景和良好的测试环境,但是作为更为客观的检查手段,认知测试将会得到更为广泛的临床应用。

2. 鉴别诊断

很多儿童在他们生长发育的某个阶段可能会表现出 ADHD 的症状,但是我们也要认识到很多其他疾病也可以导致 ADHD 的症状,如注意力不能集中、多动、破坏性行为、学习成绩下降等问题,因此,临床工作者必须从多个角度考虑患者是否真正符合 ADHD 诊断。有一些患者可能还有一些共患病或其他障碍,而有一些患者本身就不是 ADHD,只是有一些类似于 ADHD 症状,这就要求我们对患者的病情进行认真的鉴别。根据美国儿童青少年精神病学会 2007 年的统计资料,ADHD 常见的共患病包括:对立违抗障碍(54%~84%)、吸烟(19%)、语言或学习障碍(25%~35%)、焦虑或抑郁(0~33%)。虽然有研究表明中国的 ADHD 共患病率并没有这么高,但也足以引起我们的重视。以下主要介绍几种常见疾病的鉴别诊断。

(1)精神发育迟滞:精神发育迟滞是一种发育性疾病,主要表现为认知功能受损和多种适应性行为障碍,通常患者的智商低于 70。精神发育迟滞患者也可以出现注意力难以集中、多动等表现,但是其主要集中在认知能力和社会适应能力低下。

(2)抽动症:抽动症指患者出现多发性不自主的肢体抽动或发声,儿童抽动症可以表现为短暂、快速、突然、程度不同的不随意运动,随着病情的发展,抽动症状逐渐多样化,常受到情绪和心理因素等影响,症状呈波动性和进行性发展。临床上 ADHD 和抽动症多同时存在。

(3)儿童精神分裂症:儿童精神分裂症多以个性和情绪反应改变、感知觉障碍、情感与环境不协调等为主要特征,少数患者可有幻听和妄想,隐性起病或渐行加重,主要表现为对人或动物有侵略性、破坏物品、撒谎、偷窃和严重的违反纪律行为。

(4)对立违抗障碍:对立违抗障碍以侵略性和故意打扰或激惹他人为主要特征,可以表现为不合作、对权威人物(家长或老师)的违拗和敌意行为。对立违抗障碍的外化行为障碍主要在家庭中表现,这一点与 ADHD 在不同环境中表现出注意缺陷、多动-冲动等症状有明显差异。

(5)品行障碍:品行障碍是指儿童少年反复持久出现严重违反与其年龄相应的社会规范的行为、并以反复而持久的反社会性、攻击性或对立性品行模式为特征的障碍。品行障碍常合并 ADHD、对立违抗障碍、焦虑或抑郁等其他障碍。

(6)孤独症:儿童孤独症有时也有不能集中注意、多动、冲动等表现,最新的研究证明它与 ADHD 可能存在重叠的遗传学基础。但孤独症患者主要表现为社会交往障碍、交流障碍、兴趣狭窄和刻板重复的行为方式。

(四)治疗

在 ADHD 治疗之前,必须让 ADHD 患者父母充分认识到 ADHD 是一种慢性疾病,治疗方案包括药物治疗和非药物治疗两个方面,在家庭知情和参与的情况下治疗方案才会起到最有效的作用。成功控制 ADHD 症状的必要途径是临床医生对 ADHD 患者和父母进行心理教育,心理教育不同于行为治疗等心理干预,而是帮助家长了解和预测 ADHD 可能会出现的问题,并针对 ADHD 存在的学习问题和行为功能提供建议。治疗者必须经常评估患者症状对药物的反应,从而检查或修改治疗方案。ADHD 多模式治疗研究(multimodal treatment study of ADHD,MTA)表明联合治疗要比单纯使用药物干预(MedMgt)、行为矫正疗法(Beh)、社区看护(CC)疗效更为显著。

1. 药物治疗

(1)中枢兴奋剂:中枢兴奋剂是治疗 ADHD 最古老和最有效的药物,临床有效率在 65%~75%,常用的中枢兴奋剂包括哌甲酯(methylphenidate,MPH)和安非他明(amphetamine)。MPH 是目前世界上最常用于控制 ADHD 症状的药物。

1)短效 MPH(ritalin,利他林):利他林药效仅持续 4 小时,半衰期为 2~2.5 小时,必须每日服用 2~3 次才能控制症状,一般在早上和午饭时,这样可以保证在上学期间足够的血药浓度,为了保证晚上完成作业,有的需要在下午 4 时给药。哌甲酯与食物一起服用不会影响其吸收或药动学,而且能减少食欲下降不良反应的发生。用于 6 岁以上儿童:起始剂量 5mg,每天 1~3 次,然后每周逐渐增加 5~10mg。常用剂量为 0.3~0.7mg/(kg·d),总剂量范围为 0.6~1.0mg/(kg·d),最大剂量不超过每天 60mg。用于青少年:起始剂量开始 5mg,每天 2~3 次,根据临床反应逐渐加量,平均剂量为 20~30mg/d,总剂量范围为 20~60mg/d。

2) 长效 MPH(如 concerta,专注达):哌甲酯渗透泵控释片(OROS,商品名:专注达)是目前临床上应用最为广泛的中枢兴奋剂,包括哌甲酯衣层、半透膜和药物三层。当药粒进入体内环境后,哌甲酯外衣开始崩解起效,同时水分子经半透膜进入药核,推动层逐渐膨胀,体积增大,药核逐渐缓慢、稳定释放。起效时间在服药后 1~2 小时,7~9 个小时达峰,有效浓度持续 10~12 小时。每天早上一次给药,临床疗效能维持大约 12 小时。应整片用水送下,不能咀嚼、掰开或压碎。推荐的起始剂量 18mg,每天早上 1 次,然后每周递增,推荐最大剂量学龄儿童 54mg/d,青少年不超过 72mg/d。多数不良反应是轻微的、短暂的,常发生在用药早期,随应用时间而逐渐适应。轻度不良反应的发生率仅 4%~10%。最常见的是睡眠延迟、食欲减退、体重减轻、抽动、腹痛、头痛及抖动。减低剂量和改变用药时间可以减轻不良反应。严重不良反应如心血管异常少见,减少剂量或停药即消失。严重的运动障碍、强迫思维和精神病性症状非常罕见,停用药物后在 24 小时之内会消失。

在使用 MPH 之前要监测 ADHD 脑电图,因为中枢兴奋剂有可能会加重抽动症状和增加癫痫发作风险。中枢兴奋剂可能会造成发育迟缓,但是最新的一项研究显示 MPH 对成年后身高并没有明显的影响。年龄较小的儿童(体重小于 16kg)建议服用短效 MPH 以控制血药浓度。

3) 其他中枢兴奋剂:除了 MPH 外,其他中枢兴奋药物在临床上并不常用,如苯丙胺(又称安非他明)具有高度脂溶性,能快速分布到机体组织,并穿透血脑屏障,对中枢的兴奋作用较强,6 岁以上儿童起始剂量 5mg,每天 1 次,每 1~2 周增加 5mg。通常最大剂量不超过每天 40mg。最优的个体剂量是每次 0.15~0.5mg/kg,每日 2~3 次。总剂量范围为 0.3~1.5mg/(kg·d),但是由于其对外周神经系统的作用较大,容易造成较多不良反应,因而在临床上极少被使用。

(2) 选择性去甲肾上腺素再摄取抑制剂:盐酸托莫西汀(atomoxetine,商品名:strattera,择思达)是一种去甲肾上腺素再摄取抑制剂,是美国 FDA 批准的第一个用于儿童 ADHD 的非兴奋药物,可用于治疗 6 岁以上儿童、青少年以及成人的注意缺陷多动障碍。美国和加拿大儿童和青少年精神病学会将托莫西汀推荐为治疗 ADHD 一线用药,我国 ADHD 防治指南中将其作为治疗 ADHD 的主要推荐用药。对于体重小于 70kg 的儿童及青少年患者,每日初始总量为 0.5mg/kg,服用至少 3 天后增加至目标剂量,每日总量 1.2mg/kg,可每日早晨单次服用或早晨和傍晚平均分为 2 次服用,每日最大剂量不可超过 1.4mg/kg 或 100mg,应选择其中一个较小的剂量。对于体重大于 70kg 的儿童、青少年及成人患者,每日初始总量可为 40mg,服用至少 3 天后增加至目标剂量,每日总量 80mg,可每日早晨单次服用或早晨和傍晚平均分为 2 次服用。再继续服用 2~4 周,如仍未达到最佳疗效,每日总量最大可增加到 100mg。每日最大剂量不可超过 100mg。该药停药时不必逐渐减量。中、重度肝功能不全者及 CYP2D6 代谢酶缺乏者应酌情减量。

(3) α2 肾上腺素受体激动剂

1) 可乐定:可乐定是一种传统的抗高血压药,通过兴奋脑干突触前膜 α2 肾上腺素受体,引起中枢去甲肾上腺素的释放减少,在前额叶可能影响突触后 α2 肾上腺素受体。可乐定治疗 ADHD 时的适应证为:①作为三线药物治疗那些对兴奋剂和 TCAs 治疗效果欠佳的 ADHD,主要适合于混合型或多动冲动为主型。②作为候选药物治疗具有高觉醒水平、冲动性、过度多动、爆发性攻击和暴怒发作等表现的 ADHD。③作为二线药物治疗合并抽动症状的 ADHD。④治疗 ADHD 儿童的入睡困难或由兴奋剂所引起的失眠。⑤治疗合并冲动性障碍的 ADHD。可乐定治疗 ADHD 的标准日剂量范围是 0.1~0.3mg,儿童每日用药 3~4 次,青少年每日用药 2~3 次。从小剂量开始用药,首先晚上 0.025~0.05mg,以每 4~5 天增加 0.025~0.05mg 的速度逐渐增加日剂量,用药次数逐渐增加到每天 3~4 次,直到出现治疗效果、不良反应或治疗剂量的上限为止。一般 2~5 周达到稳定剂量,1 个月左右出现治疗作用。

2）胍法新:2009 年 9 月,美国 FDA 批准胍法新缓释片(商品名:intuniv)用于治疗 6～17 岁 ADHD 的患儿,成为首个批准用于 ADHD 的 α2-去甲肾上腺素能受体激动剂。胍法新缓释片口服吸收的生物利用度为 80%。一次顿服,一般为早晨,但是不能与高脂肪的食物同服。50% 的药物通过肝脏代谢。主要通过肝微粒体细胞色素酶 P450 3A4 酶(CYP3A4)代谢。胍法新治疗的起始剂量为 1mg/d,每周增加 1mg,日最大剂量为 4mg。维持剂量为 0.05～0.08mg/(kg·d),至 0.12mg/d。常见不良反应为困倦、镇静、腹痛、头晕、低血压或血压下降、口干、易激惹、恶心、食欲下降、便秘。

(4) 其他药物:除了上述药物外,还有一些药物如三环类抗抑郁药(tricyclic antidepressants,TCAs)、安非拉酮(bupropion)等,这些药物可以改善某些 ADHD 症状,或针对 ADHD 的伴随症状如焦虑、抑郁情绪发挥作用,但是由于这些药物的不良反应较为明显或治疗效果有效,目前临床上较少使用。抗抑郁剂在临床上治疗 ADHD 是属于二线治疗药物,可适用于下述情况:①作为治疗 ADHD 的二线药物。当兴奋剂治疗效果不好,或由于各种原因不能选择兴奋剂时,可选用抗抑郁药物治疗,其中首选 TCAs,也可以使用其他抗抑郁药物。②作为治疗共病焦虑、抑郁等情绪障碍的 ADHD 患儿的药物。因为兴奋剂对这类儿童的治疗效果差,而抗抑郁剂正好对 ADHD 症状与情绪障碍症状都有效。③作为治疗合并抽动症状的 ADHD 的药物,更推荐 TCAs,有研究显示 TCAs 对这类患儿的 ADHD 症状有效率达 82%,同时也能控制抽动症状。④用于治疗合并品行障碍或攻击性行为的 ADHD。因为担心这类青少年在使用兴奋剂时有发生药物依赖的可能,所以可用抗抑郁药物代替治疗。

2. 心理治疗

(1) 行为治疗:行为治疗对 ADHD 患儿来说是一种行之有效的干预措施,是其他治疗方法的基础。行为理论认为,适应性行为和非适应性行为都是通过学习获得并通过强化而保持下来的。因此,可以通过学习的强化和消退原理对 ADHD 患儿适应性行为出现时给予奖赏强化,从而增加其出现的频率,对其非适应性行为有意忽略减少强化而使之消退,必要时需要对某些破坏性行为或危险行为进行惩罚以消除。

1）奖赏:奖赏对儿童特别是 ADHD 儿童来说,都有很强的驱动作用。奖赏可分为物质奖励和社会奖励两种。物质奖励主要是指与个体基本生理需求有关的奖励,如糖果、食品、玩具和衣物等;社会奖励包括父母对孩子的赞赏和社会动作,如微笑、拥抱、肯定的语言、儿童喜爱的活动等。除此之外,还可以采用代币法,使用自己制作的替代性纸币,根据孩子的表现酌情给予,当积累到一定数额时,可以由孩子自己兑换成物质奖励或社会奖励,从而起到增强和延迟满足的作用。值得注意的是,年龄小的孩子可以多使用物质奖励,年龄大的孩子应更多使用社会奖励,等孩子具备了一定的行为管理能力后,可多采用代币法进行行为强化。

2）消退:消退是指消除那些对不良行为起到强化作用的因素,如父母或祖父母的溺爱、儿童从不良行为中的获益等。如 ADHD 患儿在课堂上和同桌讲话时老师会点名从而引起同学关注,当儿童出现此类不良行为时可有意忽略,避免与之相关的环境反应(得到比平常更多关注)成为强化因素,从而起到自行消退的效果。

3）惩罚:惩罚并不是体罚或是打骂,这种惩罚只能增加儿童对立情绪的增加,甚至起到强化不良行为的作用。正确的惩罚分为自然结果惩罚和逻辑结果惩罚两种。自然结果惩罚是指让孩子自己承担自己不良行为产生的后果,如作业粗心大意导致被老师批评、招惹其他孩子导致自己没有玩伴;逻辑惩罚是指将惩罚与不良行为建立逻辑关系,如随意丢东西就一周不买新玩具,当年龄增长时,可以结合代币法,取消孩子的奖励物。此外,对孩子采用暂时隔离法也会起到很好的惩罚作用,如孩子说脏话的时候,要求待在某一特定地方(如墙角或卫生间)一段时间,一般以 5~10 分钟为宜。

在进行行为治疗时,需要提醒家长注意以下原则:①及时反馈,父母们要及时对 ADHD 患儿的行为做出反馈,如果反馈与行为之间间隔时间太长,孩子无法建立行为与反馈之间的联系,就无法从行为治疗中获益;②加强奖赏,ADHD 患儿的奖励机制存在问题,因此必须给予他们更明显和更具体的奖赏,才能激励他们更多的良好行为;③先奖后罚,因为 ADHD 患儿的不良行为较多，如果家长反复惩罚的话孩子会产生怨恨和敌意，因此必须确定一个取代不良行为的良好行为，家长应该密切关注孩子的良好行为并及时给予奖励，在此基础上再对不良行为进行惩罚；④贯彻执行，很多父母因为自己孩子频繁出现不良行为而愤怒、沮丧，不能遵照约定实施奖惩或忽略，从而影响行为治疗的疗效，家长们应该学习保持自身情绪稳定，坚持执行既定的行为矫正方案。。

（2）父母培训：多动症孩子的很多问题都是父母自身问题的反映，正如在前面病因学中所述的那样，不和睦的家庭关系也是导致多动症的重要原因，因此重视父母在多动症治疗中的作用，采用训练父母，将有效地改善多动症的预后。在进行治疗前，首先要对每一位家庭成员特别是爸爸妈妈在管理儿童中所承担的责任进行评估，分析家庭中的主要矛盾和情绪冲突，了解父母对待多动症治疗的想法，由此选择针对该家庭适合的行为治疗方案。

由于多动症孩子的父母要承担比正常孩子父母更多的压力，这就要求父母对自己遇到的问题和困难有一个充分的认识。首先，父母应该把自己感到压力的事情罗列下来，然后判断哪些是可以避免的，哪些是可以减轻的，并试图寻找去除这些压力源的方法。其次，针对无法避免的问题和困难，要平静地思考如何接受，并试图改变。第三，当家长无法处理好自身的压力时，可以寻求心理医生解决。在抚养多动症孩子的过程中，父母双方需要共同作出努力，承担相应责任的同时互相鼓励。

二、对立违抗障碍

（一）概念

对立违抗障碍（oppositional defiant disorder，ODD）多见于 10 岁以下儿童，主要表现为明显易怒、易激惹、不服从、对抗、故意挑衅等行为，一般无更严重的违法或冒犯他人权利的社会性紊乱或攻击行为，这种行为特征至少持续 6 个月。这些特征决定了该障碍患儿对其家庭、学校和社会造成的麻烦远较其本人的感受为重。一般 ODD 的起病年龄为 8~15 岁，如果 ODD 在儿童和青少年时期没有得到很好的治疗，那么这些孩子在长大以后会出现更大的问题，有研究发现 ODD 孩子更容易接触烟草、酒精和毒品，以及发生早期性行为。

（二）流行病学

由于评价标准和采样人群的不同，文献报告的 ODD 发病率从 2%~16% 不等，普遍认为男性发病率要高于女性。一项美国的调查显示，ODD 的发病率为 10.2%，其中男性发病率为 11.2%，略微高于女性的 9.2%（Nock 等，2007）。这一数据与此前英国的一项调查结果非常接近，不过在 9.5% 的发病人群中有 2.1% 是"未分类 ODD"（Ford 等，2003）。近些年有学者提出 ODD 的患病率在逐渐增高，这可能随着社会的进步人们越来越了解 ODD，也有可能与国内特殊的家庭环境和文化氛围有关——ODD 的孩子通常受到家庭所有成员的溺爱，经受苦难和挫折的机会较少有关。

（三）病因学

学术界至今对 ODD 的病因尚无统一的结论，有学者认为 ODD 起源于家庭对孩子性格的不兼容，一般认为儿童自身特征、父母的互动和环境因素都对 ODD 的发生有关。其中发育因素包括：①难养型气质（difficult temperament），②在婴儿时难以安抚，③活动过多；④有过多情绪反应的倾向。大多数研究认为家庭因素是 ODD 发生的最重要影响因素，包括：①不良的家庭环境，如果家庭关系不和（尤其是父母冲突、离婚）或者父母有抑郁、ADHD、ODD 或反社会人格障碍等精神疾病，那么孩子更容易患 ODD；②养育方式，ODD 父母常以拒绝-强制的养育方式来规范儿童的行为，他们对孩子严厉干涉、拒绝、否定，甚至粗暴打骂、体罚；③学校因素，老师如果对学生的不良行为长期采用责备、训诫、惩罚，是儿童产生挫折感，使得儿童的目标行为受阻或被迫中断，从而产生对立违抗行为。另外，临床发现 ADHD 儿童约有 65% 合并 ODD，研究者推测两者可能存在某些相同的发病机制，如发育过程中大脑前额叶和边缘结构发育不良、多巴胺功能异常等。

（四）临床表现

ODD 儿童在童年早期就可能特别容易出现腹痛、烦躁不安、脾气大等，父母或其他照料者百般哄劝和安慰，也常常无济于事。和人相处耐心较差，具有较强的侵略性，与同伴关系较差，喜欢公开地违抗成人;进入小学后(6～12岁)在家、学校和社区中行为越来越明显,他们常以这种故意的、被动的、令人厌烦的行为频繁地表达对父母、兄弟姐妹及老师的反抗和挑衅,并时时对他人怀恨在心。开始出现学业困难、冲动破坏性和侵略性行为越来越多样化;其内心里时常感到无助,自尊心受挫,一切难以适应等。进入中学时期(11～13岁)表现明显的学业困难,对上学失去兴趣,同伴关系越来越差,撒谎、偷窃行为越来越多,逃避责任、使用酒精和烟草、发生性行为,出现自卑和抑郁;进入青少年时期(13～18岁)后出现频繁的逃学(甚至退学),参与并忠于不良少年团伙,与同伴和家庭日渐疏远,多有偷窃、酒精和药物滥用、性行为混乱,或伴有低自尊、低自信或抑郁问题(马静,2009)。临床上发现,对立违抗性障碍儿童在某些执行功能方面也存在缺陷。比如说意志力薄弱,行为缺乏目的性、计划性,工作学业没有效率,没有上进心等。

(五) 诊断与鉴别诊断

很多孩子都会有一段时期违抗自己的父母或老师,我们不能随意地给那些脾气"很差"的孩子贴上"ODD"标签。另外,由于男孩子天性好动、顽皮,因此更容易被诊断为ODD。ODD主要表现为抗拒性、具有敌意和违抗的行为模式,如经常发脾气、常与大人争吵、常拒绝服从大人的要求或违反规则、经常故意地烦扰他人、常因自己的错误或所做的坏事责备旁人、常"发火"或易被旁人烦扰、常发怒或怨恨他人、常怀恨在心或存心报复。至少有4条以上行为,并且明显影响了其社会、学业和职业功能,病程持续6个月以上。DSM-5中还根据患儿症状发生场合的多少分为轻度、中度和重度。

值得关注的是,作为儿童时期的三种主要的行为障碍,ADHD、ODD和品行障碍(conduct disorder,CD)具有很高的共患病率,但是单纯的ODD并不表现出完成任务、组织性、计划性、等待方面的困难。一般认为ODD是最轻的一种行为障碍,因为正常儿童有时也可以表现出ODD的具体症状。虽然DSM-Ⅳ和ICD-10在ODD的诊断标准上存在细微的差异,但在CD存在的情况下一般不诊断ODD。有学者认为ODD和CD是两种完全不同的疾病(Rowe等,2005)。

ODD需要与青春期的逆反心理相鉴别,ODD主要起病于10岁以下儿童,隐匿起病,对患者的社会功能影响较大,而青春期逆反心理是指青少年进入青春期后,由于身体发育迅速,激素分泌过多,而引起的一种对立表现,这种对立表现一般仅限于父母,并且频率较低。

(六) 治疗

ODD孩子需要"特殊关注"来帮助他们在成长过程中克服行为障碍,但是不幸的是他们真正得到的"特殊关注"往往是无休止的惩罚、取笑、被学校和家庭以"问题儿童"区别对待。ODD的治疗和管理是困扰一代又一代父母和临床工作者的巨大难题,但是一致认为早期心理-社会干预是防止ODD引起严重问题、减少孩子ODD症状和改善其社会关系和学习成绩的关键步骤,一般有ODD的倾向的孩子在幼儿期就要开始干预。ODD孩子的心理-社会管理方案包括:①确定并治疗ODD的共患病如ADHD和学习困难;②确定并解决每个个案的所有风险因素;③对家庭环境中造成压力或问题的所有因素进行干预。由于ODD患儿家庭对其影响较大,因而改变家庭功能对患儿行为改善非常重要。进行家庭功能训练包括:

1) 从家庭功能的整体上来分析存在的问题,增加成员间的直接交流和相互支持,帮助成员找到新的方法解决他们的人际关系。

2) 对家庭成员就某一个问题或一个观点提出循环式访谈,使每个人从他人的角度看问题,然后从他人的反馈意见得到信息,调整自己的想法和行为。

家庭功能训练需要家庭成员的积极参与和配合。当ODD患儿的父母存在明显责任角色不当时应对父母进行管理训练。首先了解父母对患儿行为问题的看法、曾采取的措施及成效,向他们针对性地介绍儿童少年时期心身发展特点。训练父母在管理患儿时采用亲社会行为方式,改变异常的亲子互动模式,以外显的积极行为示范为患儿提供社会学习榜样,采用阳性强化的措施奖励患儿的亲社会行为,必要时采用一些轻微的惩罚措施消退不良行为。另外可以对患儿本人进行社交技能训练,训练策略包括:提供指令,治疗者示范,患儿练习实践,矫正反馈以及对适当行为的社会性强化等,这种训练也可家人配合参与。虽然没有药物被证实可以治疗ODD,但是在一些行为问题特别严重的个案中,可以使用一些药物辅助心理和行为干预。如果ODD并发ADHD,短期使用哌甲酯、托莫西汀和可乐定等可能会对ODD症状有所改善。由于ODD的共患病情况非常复杂,这就需要医生、家庭、学校和孩子的共同努力来帮助他们重新适应社会。

三、品行障碍

(一) 概念

品行障碍(conduct disorder,CD)是一种常见的儿童青少年行为障碍,CD儿童常表现出多种反社会行为,包括撒谎、对他人或动物进行身体侵犯,破坏财物等。因为CD对个体的社会功能有很大的损害并且容易造成青少年犯罪,因此受到了临床和研究工作者的广泛关注。目前认为,CD是一种发展性疾病,因此我们需要用纵向的角度对患有CD的个体进行综合评估。

(二) 流行病学

CD在18岁以下男孩中发病率为6%~16%,在女孩中为2%~9%,男女比例约为4∶1。一项采用DSM-Ⅳ为诊断依据的调查显示美国的CD发生率9.5%,其中男孩发病率12.0%,女孩发病率7.1%(Nock等,2006)。值得注意的是,CD在儿童时期的发病率为3%~5%,而青少年的发病率至少是儿童的两倍。CD常伴发ADHD和ODD,大多数CD患者在长大以后会出现反社会行为和心境障碍。

(三) 病因学

早期的研究者认为,儿童时期错误的教养方式和青少年时期不良的社会环境被认为是造成CD的主要原因,最近的研究更多地关注基因-环境交互影响在CD发生过程中的作用(Dodge,2009)。一般认为生物学因素(遗传、觉醒水平、额叶发育等)、心理因素(依恋理论、父母教养、同伴关系等)、社会因素(家庭经济困难、离异家庭、社区暴力环境等)共同作用导致了CD的发生。

(四) 临床表现

CD儿童的临床表现可以归纳为4组:①针对人或动物的侵略性行为;②破坏财物;③撒谎或偷窃;④严重的违反纪律。具体表现有:恐吓和威胁同学;低出勤率和长期逃学;停学;情感冷漠;以虚张声势为特征的低自尊;对同伴和老师撒谎;偷窃;经常打架,有时使用武器;破坏财物等。近年来,冷漠无情特征的品行障碍(callous and unemotional traits for conduct disorder,CU)成为CD研究的热点,主要表现为符合CD所有标准的同时,缺乏罪恶感和悔恨;冷漠无情;对自己的表现漠不关心。

(五) 诊断与鉴别诊断

CD的诊断需要仔细询问病史,因为孩子的症状经常会发生变化,有一项调查发现前后两次的诊断符合率为40%,而且随着年龄增长,这种变化更大地影响诊断的一致性(Lahey等,2002),所以我们必须全面评估患者的心理状况。常用的评估工具有Achenbach儿童行为量表(CBCL)、儿童诊断访谈(NIMH diagnostic interview schedule for children-Ⅳ,NIMH DISC-Ⅳ)等。如果要确诊CD,儿童或青少年患者必须在过去12个月出现3项以上的特征症状,其中在过去的6个月中至少有1项症状明显。DSM-Ⅳ和DSM-5中都依据患儿症状首发年龄是否在10岁前将该障碍分为童年期首发和青春期首发,并依据症状行为造成损害的严重程度分为轻度、中度和重度。

(六) 治疗

1. 心理治疗

由于CD的起病与患者的个人因素和社会环境密切相关,因此治疗原则是针对不同患者的个体情况,制定个性化的治疗方案,一般确定有效的治疗方法有:自信心训练(assertiveness training)、父母管理训练方案(parent management training programs)、多系统疗法(multisystemic therapy)、认知行为疗法(cognitive behavioral therapy,CBT)。心理治疗的关键步骤包括:①确定并减少CD患者的负性行为;②增加并强化亲社会和遵从行为;③对破坏性行为采用合适的惩罚措施;④强调CD患者行为的可预测性和父母应对突发事件的即时策略。

2. 药物治疗

非典型抗精神病药物、中枢兴奋剂或托莫西丁、心境稳定剂、SSRIs 等药物只有在上述治疗方案治疗无效并且 CD 伴发其他精神障碍时方可使用,在使用过程中要全面评估用药风险和观察药物反应。

四、抽动障碍

(一) 概念

抽动(tic)一词源于法语 tique(扁虱),形容像被扁虱叮咬时不自主的、快速的、反复的肌肉收缩动作。根据抽动的表现分为运动性抽动(motor tics)和发声性抽动(vocal tics)两种形式,另外又根据复杂的程度分为简单的和复杂的两种类型。

抽动障碍(tic disorder)是一种主要起病于儿童和青少年期,具有明显遗传倾向的神经精神障碍。主要表现为不自主的、快速的、反复的一个部位或多个部位肌肉运动抽动和(或)发声抽动。运动抽动通常以眼部、面部或头颈部肌肉为首发部位,表现为眨眼、皱眉、撅嘴、摆头、点头、转颈等,而后可向颈肩、躯干肢体发展,如耸肩、甩手、踮脚、踢腿或更为复杂的动作。而发声抽动是由于发声器官和膈肌的抽动而发出清嗓声、咳嗽声、鸡鸣声、打嗝声等,复杂时表现为重复言语,秽语等。各种形式的抽动均可短时间受意志控制,入睡时消失,而在情绪紧张、激动或疲劳时加重,有时抽动症状也可自动缓解甚至完全消除。2001 年 Peterson 等的一项长期跟踪研究结果显示 1~10 岁阶段抽动障碍的患病率为 17.7%,而同样的人群到青春期的患病率降为 2%~3%,因此认为大多数儿童期的抽动障碍到青春期可缓解。

(二) 病因学

抽动障碍的病因尚未阐明,一般认为是由于遗传因素和环境因素在发育过程中相互作用的结果。1999 年 Leckman 和 Cohen 提出了 TS 发病机制的作用模型:遗传因素决定了易患性;环境因素影响了潜在的基因型是否表达成临床表型;不同年龄段的发育所受到的影响因素决定了症状的表达;压力因素决定了症状严重程度的波动以及性别的二态性。

1. 遗传因素

各种双生子、寄养子及家系研究显示:短暂性抽动障碍可有家族聚集性;抽动障碍患者的一级亲属中抽动患病率明显高于普通人群;TS 病人中则至少有 60% 有家族史;TS 患儿同卵双生子共患率明显高于异卵双生子;TS 患儿的寄养亲属中 TS 患病率与普通人群接近。TS 多项全基因组扫描研究结果提示某些染色体为易感区域,但尚未能确定真正的致病基因。细胞遗传学研究也观察到 TS 病患有多种染色体异常。这些研究结果说明遗传因素在抽动障碍的发病中起了重要作用,而其遗传模式和致病基因仍有待进一步探究(Deng 等,2012)。

2. 神经生物学因素

多项证据证明,皮质-纹状体-丘脑皮质通路参与了 TS 及其神经精神症状的发生。在该通路上存在多巴胺能、5-羟色胺能、胆碱能、去甲肾上腺素能以及阿片类系统。因而多种神经递质都有可能参与了 TS 病理机制(Wong 等,2011)。

1) 多巴胺假说:有研究结果显示 TS 时大脑纹状体内多巴胺神经递质活动过度或突触后多巴胺受体超敏是其主要的神经生物学异常。采用氟哌啶醇、匹莫齐特(哌迷清)等多巴胺受体拮抗剂可以减轻抽动症状。

2) 5-羟色胺假说:依据是 TS 患者色氨酸羟化酶活性低下,而 5-HT 再摄取抑制剂对 40% 的 TS 有效,临床使用氯丙咪嗪治疗 TS 伴有强迫症状患儿有明显效果,说明 TS 可能与 5-HT 代谢失调有关。

3) 去甲肾上腺素假说:有学者认为本病与中枢去甲肾上腺素能系统功能亢进有关,其依据是应激情况下抽动症状加重,脑脊液中去甲肾上腺素的代谢产物 3-甲氧基-4-羟基苯乙二醇(MHPG)水平增高,降低中枢去甲肾上腺素能活性的药物苯胺咪唑啉(苯氨咪唑啉)对本病有治疗效果。

4) 神经免疫因素:有学者通过对风湿性舞蹈症、TS 和强迫症儿童的临床观察发现,A 组 β 溶血性链球菌感染会激发儿童期发作的抽动症儿童的自动免疫反应,称为链球菌感染相关的儿童自身免疫性神经精神障碍(pediatric autoimmune neuropsychiatric disorders associated with streptococcal infections,PANDAS)(Swedo,1998)。症状越明显,血液中 β 溶血性链球菌感染的抗核抗体水平越高。给以血浆置换或免疫球蛋白静脉注射治疗,疗效显著并持续一年以上(Perlmutter 等,1999)。但国内对一组患儿测定免疫球蛋白、补体和 C 反应蛋白,结果未发现与对照组有显著性差异。认为注射免疫球蛋白治疗抽动症应慎重(刘寰中,郑毅等,2005)。

5)神经系统结构和功能异常:脑容积 MRI 研究表明 TS 病人在儿童期背外侧前额叶增大,而到成年期显著减小(Wittfoth 等,2012);也有研究发现 TS 病人的右额叶脑白质增加;经颅磁刺激研究认为抽动发作是由于运动皮质的抑制功能受损。而对 TS 患者尸体解剖发现,大脑半球内部的基底神经节及其与皮质、丘脑、中脑的联系纤维走向不规则、紊乱。

6)社会心理因素:儿童在家庭学校社会遇到各种心理因素,如家庭教育不良、管教过严,过于挑剔苛刻,学校及家长要求超过了实际水平;以及生活中的重大事件,如父母离异,亲人死亡等都可引起紧张、焦虑情绪从而诱发抽动症状。

7)其他因素:躯体疾病导致局部刺激,如眼结膜炎或倒睫可引起眨眼;某些药物如中枢兴奋剂服用可能产生抽动;母孕期应激事件或孕初期反应过重也可能与出生后抽动发生有关。

(三) 临床表现

抽动障碍根据临床特征和病程特征可分为三种类型:短暂性抽动障碍(transient tic disorder)、慢性运动或发声抽动障碍(chronic motor or vocal tic disorder)及发声和多种运动联合抽动障碍(combined vocal and multiple motor tics,)即 Tourette 综合征或称为抽动-秽语综合征。抽动障碍是一类异常的谱系障碍,三种类型处于其中不同的位置,具有连续性。

1. 短暂性抽动障碍

又称暂时抽动症(tics)或一过性抽动障碍,是最为常见一型,一般认为患病率为 1%~7%。但因症状较轻,常被忽视,实际患病率可能大于统计数据。本型多在 3~8 岁起病,男孩多见,持续 2 周以上,不超过 1 年。多数表现为简单的运动抽动,较为局限。首发部位常为面部某肌群如挤眼、皱眉、撅嘴、龇牙、咬唇等。可渐向颈肩部或上、下肢发展,出现摆头、引颈、耸肩、甩手等。少数表现为简单的发声抽动,如清嗓、咳嗽、吼叫、嗤鼻、或喉部发出"啊""呀""嗯"的声音。以上症状常可此消彼现,持续时间不一。本型大多症状较轻,对患儿日常学习生活和适应环境影响不大,部分患儿对抽动症状无不适感或能合理化接受,一般预后良好,大多数可自行好转。

2. 慢性运动或发声抽动障碍

本型多见于成人,但常起病于儿童少年期,发生率为 1%~2%。表现为简单或复杂的运动抽动或发声抽动,但运动和发声两种症状不同时存在,以运动抽动为多见。抽动症状与短暂性抽动障碍类似。症状往往较固定,持续超过 1 年,有些病人甚至可持续终身。抽动症状也可断续出现但发作的间歇期不超过 2 个月。本型症状轻重不等,对患儿学习、生活影响个体差异较大,且持续时间长,有些症状甚至固化为习惯行为,如青春期后仍持续存在眨眼、清嗓子等。

3. 发声与多种运动联合抽动障碍

即 Tourette 综合征或抽动-秽语综合征(Gilles de la Tourette's syndrome,TS)　在总人口中的患病率为(4~5)/万,儿童青少年患病率为 0.1%~1%,男性多于女性,最高发的年龄为 5~8 岁。特点为运动抽动与发声抽动同时存在,可为简单性或复杂性抽动。TS 起病多数从眼、面肌开始,逐步向肢体近端发展,渐涉及全身多部位肌肉,从简单性抽动发展为复杂性抽动。首发运动抽动和发声抽动可同时出现或先后出现。简单性抽动症状与短暂性抽动障碍类似。复杂性运动抽动表现为奇特的、多样的姿态,如冲动性触摸人或物、刺戳动作、全身耸动,踢腿跺脚等似有目的的系列动作。严重者有自伤行为,如咬唇、戳眼、戳鼻等动作。复杂性发声抽动表现为发出无意义的字句、重复语言、模仿语言、或秽语等,出现秽语者占 TS 患儿的 30%。本型为缓慢病程,症状时好时坏、交替出现,并常伴有强迫、攻击、注意缺陷、多动等行为障碍及情绪障碍,可不同程度的影响患儿的认知功能和社会功能,甚至迁延致残。

(四) 诊断与鉴别诊断

1. 诊断

临床上应详细了解病史,认真进行体格检查和精神检查,仔细观察抽动症状和一般行为表现,弄清症状的主次、范围、规律后才能作出诊断。需注意患儿在诊室中常可短暂控制抽动症状,部分患儿同时伴有其他行为症状,如冲动、多动等,防止漏诊或误诊。

Tourette 综合征(TS)诊断标准(DSM-Ⅳ):

A. 病程中表现为多种运动性抽动和一种或多种发声抽动,虽然不一定同时出现;

B. 抽动每天发生多次(通常阵发),在 1 年以上时间内几乎天天或阵发出现,在此期间没有超过连续 3 个月以上的间歇期;

C. 造成明显痛苦,或严重损害社会、职业、或其他领域的功能;

D. 18 岁前起病;

E. 该障碍并非由于某种物质使用(如中枢兴奋剂)或其他躯体疾病(如小舞蹈病或病毒性脑炎)所致。

慢性运动抽动或发声抽动诊断标准(DSM-Ⅳ):

A. 病程中出现一种或多种运动性抽动或发声性抽动,但两者不并存;

B. 持续 1 年以上,常每日发生或阵发出现,在此期间没有持续 3 个月以上的间歇期;

C. 造成明显痛苦,或严重损害社会、职业或其他重要领域的功能;

D. 18 岁前起病;

E. 该障碍并非由于某种物质使用(如中枢兴奋剂)或其他躯体疾病(如小舞蹈病或病毒性脑炎)所致;

F. 不符合 TS 诊断标准。

短暂性抽动诊断标准(DSM-Ⅳ):

A. 病程中出现一种或多种运动性抽动或发声性抽动,两者都有或仅有一种;

B. 抽动每日发生多次,至少 4 周内几乎每日出现,但未连续超过 12 个月;

C. 造成明显痛苦,或严重损害社会、职业,或其他重要领域的功能;

D. 18 岁前起病;

E. 该障碍并非由于某种物质使用(如中枢兴奋剂)或其他躯体疾病(如小舞蹈病或病毒性脑炎)所致;

F. 不符合 TS 诊断标准。

在 DSM-5 的抽动障碍诊断标准中减少了严重标准,即未要求造成明显痛苦,或严重损害社会、职业或其他重要领域的功能,其他条目无变化。

2. 鉴别诊断

(1)小舞蹈症:该病是由于感染所致,通常发生于 5~15 岁儿童少年,以舞蹈样异常运动为特征,并有肌张力减低等风湿热体征,实验室检查有血沉增快、抗链球菌溶血素 O 及黏蛋白增高。病程自限性,无发声抽动,抗风湿治疗有效。

(2)Huntington 舞蹈症:该病多发生于成年人,偶见儿童,属常染色体显性遗传,以进行性不自主舞蹈样运动和痴呆症状为主,CT 检查可见尾状核萎缩。

(3)肝豆状核变性:该病为铜代谢障碍所致,有肝损害、锥体外系体征及精神障碍。可见角膜 K-F 色素环,血浆铜蓝蛋白减低等特征以资鉴别。

(4)癫痫所致肌阵挛:癫痫的一种发作类型,持续时间短暂,常伴意识丧失,脑电图高度节律异常,抗癫痫药治疗可控制发作。

(5)迟发性运动障碍:主要见于应用抗精神病药物期间突然停药,或药量较大所产生的不自主运动障碍。

(6)急性运动障碍:常为药物(左旋多巴、甲氯普安、中枢兴奋剂及抗精神病药物等)所引起的突然不自主运动、震颤、肌张力障碍、扭转痉挛或舞蹈样动作,一般停药后症状可消失。

(7)癔症性痉挛:患者具有癔症性格,症状有表演性,一般无发声抽动。

(8)儿童精神分裂症性:装相做鬼脸症状类似 Tourette 综合征,但其还具有精神病特征性症状,无发声抽动。

3. 评估与检查

目前临床常用耶鲁综合抽动严重程度量表(Yale global tic severity scale,YGTSS)对抽动障碍的严重程度及疗效进行评定。该量表分别对运动性抽动和发声性抽动进行五个方面的评价,即数量、频度、强度、复杂性、干扰,每项以 0~5 分六级评分。对抽动障碍导致的损害给予独立评估,最后得出总分。<25 分为轻度,25~50 分为重度,>50 分为重度。治疗后减分率>60% 为显效,30%~59% 为好转,<30% 为无效。

目前尚无针对抽动障碍的特异性实验室检查

和其他辅助检查,但可通过与感染,代谢等相关的实验室检查及脑电图,头颅 CT 检查等显示其他病症的阳性结果,以资鉴别诊断。

(五) 治疗

根据疾病性质、共病情况、既往的治疗经过及患儿的养育环境制定个性化治疗方案。症状轻微,对患儿生活无明显影响者无须特殊治疗。治疗过程中需对其症状改善,功能恢复进行跟踪评估并相应调整治疗方案。治疗的总体目标不是为了完全消除症状,而是控制症状,减少功能损害及促进功能恢复。

1. 治疗躯体疾病

因患有眼科、耳鼻咽喉科、呼吸内科或其他躯体疾病所产生的局部刺激而引发抽动的,应及时治疗躯体疾病。

2. 一般支持性心理治疗

帮助患儿、家长和老师正确认识疾病,防止因过度关注,频繁制止及负面评价而引起患儿紧张不安,加重症状;减轻患儿因抽动症状所产生的焦虑和抑郁情绪,树立治疗疾病的信心;寻找并消除人际关系和环境中可能促进症状产生或维持的因素;此外还应合理安排患者日常的作息时间和活动内容,避免高度兴奋、过度疲劳、睡眠不足、看电视、使用电脑时间过长、长时间剧烈运动等。

3. 药物治疗

目前药物治疗均旨在控制症状而非治愈。

(1) 氟哌啶醇:有较强的阻滞多巴胺作用,口服有效率达 60%~90%,常出现嗜睡、乏力、头昏、便秘、心动过速、排尿困难、锥体外系反应等不良反应。治疗的关键在于调节剂量,使之既有效地控制抽动症状又不至于影响学习生活。起始剂量 0.25~2mg/d,分2~3 次服用,每隔 3~4 天增量,治疗剂量为 1.5~12mg/d。出现严重急性反应者可肌注东莨菪碱 0.3mg。

(2) 泰必利:又称为硫必利,有拮抗多巴胺的作用,疗效略逊于氟哌啶醇,但其不良反应较轻,易为患儿接受。常用剂量为 50~100mg,每日口服 2~3 次。常见的不良反应有嗜睡、乏力、头昏等。

(3) 利培酮:其减轻抽动症状的作用可能与阻滞基底节 5-HT D2 受体有关。起始剂量 0.5~1mg/d,晚间一次口服,每 3~5 日增量,治疗剂量为 0.5~6mg/d。不良反应较少,常见头晕、镇静、疲劳,体重增加,少数病人可有泌乳。

(4) 可乐定:又称氯压定,可直接作用于中枢多巴胺神经元及去甲肾上腺素系统,缓解抽动症状,并改善伴发的注意力不集中和多动症状。治疗抽动障碍有效率 22%~70%,有效时间长且较安全。对合并多动症或因使用中枢兴奋剂治疗多动症而诱发抽动症状者可首选此药。常用剂型有口服片剂和透皮缓释贴片两种。口服起始剂量为 0.05/d,隔周加量,治疗剂量为 0.15~0.25mg/d,分 3~4 次服用。贴片每片含药 2mg,贴于耳后或上臂,每周换贴片一次。其不良反应有口干、头昏、嗜睡、一过性低血压,少数病例心电图出现 P-R 期间延长或有可能加重原有的心律失常。在用药的过程中应定期检查血压和心电图。

(5) 胍法辛:又称为氯苯乙胍,与可乐定同属一类。对多动注意力缺陷及抽动症状均有较好的疗效和耐受性,比较适合抽动障碍伴发 ADHD 的治疗,且其镇静,降压作用比可乐定轻。起始剂量为 0.5mg/d,每 3~4 天加量,治疗剂量 0.5~3mg/d,分 2~3 次口服。常见的不良反应有轻度镇静、疲劳、头痛。

(6) 匹莫齐特:又称为哌迷清,能阻滞突触后多巴胺受体的钙离子通道。治疗作用与氟哌啶醇相似。该药半衰期长,每天晨服 1 次,起始剂量 0.5~1mg/d,治疗剂量为 1~6mg/d。锥外系不良反应轻,但对心脏副作用较氟哌啶醇多见,可引起心电图异常如 T 波倒置、U 波出现 Q-T 间期延长心动过速等。在服药的过程中应监测心电图的变化。

(7) 其他:肌苷也是治疗抽动障碍的常用药物,控制抽动症状有效率达 75%。另有报道称氟哌啶醇合并肌酐或合并氯硝西泮治疗抽动障碍效果较单一使用氟哌啶醇为佳并可减少氟哌啶醇不良反应。

4. 针对伴发症状的药物治疗

伴发注意缺陷多动症状:选用可乐定、胍法辛;也可合并使用中枢兴奋剂,但可能会加重抽动症状。

伴发强迫症状:大多数采用氟哌啶醇合并氯米帕明治疗,氯米帕明起始剂量为25mg/d,分2~3次服用,以后每3~6天增加剂量,每公斤体重每次增加1mg,最大剂量150mg/d,疗程在4周以上。服药过程中需定期查血常规及心电图。合并使用5-HT再摄取抑制剂疗效与三环类抗抑郁药类似,不良反应较少。如氟哌啶醇合并氟西汀,儿童一般用药量为10~20mg/d,可出现消化不良、恶心、食欲缺乏、皮疹、轻度躁狂等不良反应。也可以采用氟哌啶醇合并舍曲林治疗,舍曲林治疗口服剂量为25~100mg,可以减轻抽动及强迫行为。

伴情绪症状或自伤行为:可合并使用5-HT再摄取抑制剂如氟西汀、舍曲林等。严重者应及时实施保护性治疗,必要时住院治疗。

5. 中医治疗

中医将抽动障碍归属于"肝风症"、"慢惊风"等范畴。轻症可服用中成药羚羊角胶囊0.3~0.6g,每日1次;重症可用效方:蜈蝎二陈汤,补肾平肝汤,平肝息风汤等。

6. 外科治疗

包括额叶手术、边缘系统手术、丘脑及小脑手术等,其安全性及有效性尚无足够明确证据,不建议使用。临床上需严格掌握手术指征,并对药物治疗及手术治疗效果作充分的评估后征得家属及患者的同意方可进行。

第四节 焦虑和心境障碍

一、儿童青少年焦虑障碍

焦虑障碍(anxiety disorder, AD)是儿童期最常见的心理障碍之一,以过分焦虑、担心、害怕为主要体验,伴有相应的认知、行为改变和躯体症状,包括儿童分离性焦虑障碍、广泛性焦虑障碍、特定恐惧症、社交恐惧症、惊恐障碍,有的文献将选择性缄默症、创伤后应激障碍、强迫症、适应性障碍伴焦虑情绪、躯体化障碍等也包括在内,AD常常与许多精神障碍共病,在躯体疾病中也很常见。

长期追踪研究发现,儿童期AD不仅有持续的趋势,而且有逐渐恶化的倾向。早期有焦虑病史者

在青少年和成年期发生抑郁症的风险增高。一个儿童可能在童年早期患分离性焦虑,学龄期患广泛性焦虑,而在青少年期患抑郁症,因而有人提出焦虑和抑郁可能是一个连续体。儿童青少年AD与学业失败、行为问题、物质滥用等相关,提示早期干预的必要性。

(一) 流行病学

20世纪80年代美国、加拿大、新西兰的几项大规模的、设计良好的流行病学调查表明,儿童青少年AD患病率为10%~20%,在儿童精神障碍中居第二位,仅次于儿童行为障碍。分离性焦虑障碍患病率为0.7%~3.5%;广泛性焦虑障碍(GAD)2.4%~3.7%。特定恐惧症0.9%~9.2%,社交恐惧症0~1.4%,惊恐障碍0.6%。女孩比男孩多见,分离性焦虑年幼儿比年长儿多,其他AD随年龄增长而增高。笔者在长沙市一所小学使用焦虑性情绪障碍筛查表(SCARED)筛查及用CCMD-3诊断标准面谈,发现AD患病率为5.65%,其中分离性焦虑1.33%;恐惧症1.83%;社交恐惧症2.50%;广泛性焦虑1.83%。

(二) 病因学

1. 生物学因素

1) 遗传因素:家系研究证明儿童焦虑有家族聚集性,儿童AD的遗传度为30%~66%。儿童少年AD的分子遗传学研究不多,已发现多巴胺转运体基因、5-羟色胺转运体基因、去甲肾上腺素转运蛋白(SLC6A2)与儿童焦虑有关。

2) 脑磁共振成像研究:儿童少年AD的MRI研究较少。McClure发现GAD青少年对恐惧表情比愉快表情右侧杏仁核激活增强;Monk报道GAD青少年在愤怒表情时右侧杏仁核激活增强,与焦虑严重程度相关;功能连接分析发现,在愤怒表情时,右杏仁核和右腹外侧前额叶皮质出现特有的负性连接,提示儿童青少年AD杏仁核存在功能异常,情绪调节环路功能失调。

2. 社会心理因素

1) 行为抑制气质:行为抑制(behavioral inhibition, BI)指儿童对新奇和(或)不熟悉的情境的过分的害羞、害怕和退缩的行为特征,具有BI气质的儿

童是 AD 的高危人群;研究发现 BI 不仅与儿童 AD 而且与其家族的 AD 有关,BI 可作为焦虑(尤其是社交焦虑障碍)的易感标记或者预测信号。

2) 依恋:依恋理论认为焦虑与儿童早期的依恋模式有关。不安全型依恋儿童缺乏基本心理需要的满足,比安全型依恋儿童有更高的焦虑、抑郁水平。

3) 教养方式:父母的教养方式与儿童的焦虑的关系涉及拒绝和控制两个维度,焦虑儿童的父母常约束儿童的自主性,对儿童的理解、接受比对照组低,而对孩子的指导、强制和否定更多,在遇到需要抉择的问题时,他们主张儿童采取回避的态度。

4) 应激:焦虑、抑郁的发作常与负性生活事件有关,Garber 等研究报告当儿童暴露给应激性生活事件,如拿到差的成绩单、被伙伴拒绝时,负性认知方式使儿童沮丧的时间延长。目前认为儿童本身的认知特征决定了他们对应激的反应过强,应激仅仅是在易感气质基础上起了促发作用。

(三) 临床表现

1. 主要症状

焦虑障碍的主要症状涉及情感、认知、行为和躯体症状等方面。

1) 负性情感:以不愉快的、消极的心境为主要体验,焦虑患儿感到紧张、不安,对一些事物产生过分的、不必要的担心,表现为爱哭、烦躁、易激惹等;恐怖则表现为对某些事物,例如昆虫、小动物、空旷之处、黑暗、登高、流血等过度的、特异的、持续的害怕。

2) 负性认知:儿童对自己的学业、伙伴关系、体育运动、自身或父母健康以及即将面临的事物感到过分的担心,生怕自己做得不好,不能使别人满意;这些儿童有着负性的归因方式:常将适应环境的失败归咎于自己;灾难性思维:从消极方面推测事情的结果。儿童 6~7 岁前不能确切诉说自己的想法,因此负性认知在年幼儿童可能不突出。

3) 行为问题:儿童焦虑、恐怖的情绪主要通过行为来表达,他们爱哭闹,好发脾气、不服从、不易安抚,需要父母一再的保证;对恐怖的对象表现出退缩、回避行为;害怕考试的儿童在考试那天会"生病",对自己学业、伙伴关系的担心或害怕与母亲分离的儿童可能拒绝上学。

4) 躯体症状:患儿常伴各种躯体主诉,涉及各个系统:如心悸、呼吸急促、出汗、尿频尿急、恶心、呕吐、腹痛、肠激惹综合征,头晕、头痛、失眠、肌肉紧张、容易疲劳等,其中头痛和腹痛最常见,是以自主神经的高度警觉状态为基础的。躯体症状常成为就诊的主要原因,分离性焦虑和惊恐障碍躯体主诉比恐惧症多,年长儿比年幼儿童多。

2. 临床类型

1) 分离性焦虑障碍:当患儿与主要依恋人或家庭分离时出现明显的焦虑;5~8 岁儿童常不切实际地担心父母或主要依恋者被伤害,拒绝上学;9~12 岁在分离时表现过分的苦恼;而在青少年,最常见的是躯体主诉和拒绝上学。

2) 广泛性焦虑障碍:患儿过分、广泛地担心自己的社交、学业,需要家人一再安慰和保证。在儿童期常共患分离性焦虑,青少年期共患抑郁症。病程呈慢性,常持续到成年。

3) 拒绝上学:儿童每到要上学时提出各种理由以逃避上学,即便被说服去了上学,也可能在走到学校门口或接近学校时逃走,即使父母给予更多的保证和奖励也不能解决问题。常在上学日的清晨出现躯体不适。有些患儿以躯体症状为首发症状,常辗转于综合医院的各科,误诊率相当高。拒绝上学常是其他焦虑和抑郁障碍的结果。

4) 特定恐惧症:对某些特定物体或情境出现明显的害怕(动物、暴风雨、巨响、黑暗等),面临这些情境时出现害怕、哭闹、发脾气,或退缩、缠住大人,并回避可能遇到这类情境的场合,这种回避行为妨碍了儿童的正常功能。

5) 社交恐惧症:患儿在面对陌生人(包括同龄人)的社交场合存在持久的焦虑,不愿意与小朋友玩耍,很少交朋友,沉默寡言。喜欢依偎在亲人身边;在进入新的社交环境或被人强拉到某种社交场合时,出现显著的痛苦和不适,如哭喊、要求离开。青少年主要是害怕成为注意的焦点,在与人交往时感到局促不安,面红耳赤,不敢和别人对视,并表现出明显的回避行为。

6) 选择性缄默症:在某些特定的场合不能说话(如教室),而在其他地点则能正常说话(如在家中)。有学者认为选择性缄默症应归类为社交恐惧症的一种亚型。

3. 共患病

儿童 AD 常常共患其他精神障碍，大约三分之一的 AD 儿童符合 2 个以上的 AD 诊断标准，例如广泛性焦虑障碍共患社交恐惧症、特定恐惧症等。在社区样本中儿童共病率为 39%，青少年为 14%；而在临床样本高达 50%；与抑郁障碍共病率为 28%~69%；AD 还与外化性障碍共病，如与注意缺陷多动障碍共病率为 20%；AD 在青少年期有发展为酒滥用的风险。

（四）评估和诊断

1. 心理评估

（1）儿童焦虑性情绪障碍筛查表（SCARED）：由 Birmaher（1999）编制，苏林雁（2002）等制定中国城市儿童常模，用于 8~18 岁儿童青少年自评，量表有较好的信度和效度。该量表 41 个条目，按 0~2 三级计分，由五个因子组成，平行于 DSM-Ⅳ 对焦虑性障碍的分类：躯体化/惊恐、广泛性焦虑、分离性焦虑、社交恐怖、学校恐怖。

（2）儿童行为量表（CBCL）：由美国心理学家 Achenbach（1976）编制的父母用量表，经多次修订。苏林雁等（1996）制定了湖南区域性常模，信效度符合测量学要求。CBCL 社会能力包括：活动情况、社交情况、学校情况三个分量表，得分高表示社会功能好；行为问题共 120 项，按 0、1、2 三级评分。4~11 岁男/女分为 9 个因子：退缩、躯体主诉、焦虑/抑郁、社交问题、思维问题、注意问题、违纪行为、攻击性行为、性问题；12~16 岁为 8 个因子（无性问题分量表）。计算社会能力及行为问题总分。父母评焦虑/抑郁因子对年幼儿童焦虑敏感，还可以评估共患病。

（3）长处和困难问卷（SDQ）：由 Goodman（1997）根据 DSM-Ⅳ 和 ICD-10 编制，分为家长、教师、学生自评 3 个版本，杜亚松等制定了父母、教师和学生版上海常模，具有良好的信度和效度。SDQ 共有 25 个条目，每个条目按 0~2 三级评分。包括 5 个因子：情绪症状、品行问题、多动注意缺陷、同伴交往问题和亲社会行为；前 4 个问题组成困难总分，得分高提示情绪、行为问题越多，困难大；亲社会行为因子得分高提示适应社会的正性行为多，长

处多。其情绪症状因子可以用于评估儿童焦虑。

2. 诊断

首先需要详细了解病史，例如是否有应激因素，患儿在日常生活中焦虑引起回避的程度；社会和家庭背景与症状强化的关系；儿童的气质和依恋特征；可能引起焦虑的躯体疾病（低血糖发作、嗜铬细胞瘤、甲亢、心律失常、抽搐发作、偏头痛）和药物；焦虑障碍家族史等。一旦发现儿童的害怕或焦虑超过他的年龄或发育水平，医生应更深入地了解症状。需要注意，年幼儿可能很少描述他们自己"痛苦"，也认识不到他们的害怕是过度的；常用与成人不同的方式表达焦虑，如哭闹、发脾气、激越或各种躯体不适。

3. 鉴别诊断

焦虑症状在精神症状中是梯级最低的，各种疾病都可能出现焦虑症状，必须排除其他精神障碍，包括重性精神病、各种躯体疾病后，方可诊断为焦虑障碍。

由于害怕和焦虑是儿童发育过程中出现的正常现象，正常和异常儿童的界限不是那么清楚，因此需要与正常儿童鉴别。从临床现象来看，主要鉴别要点为：是否"与年龄相适应"，是否造成是社会功能损害，焦虑会导致注意力不集中，学习成绩下降；严重的回避行为使儿童不能上学；恐惧、退缩导致社交技能不足、孤僻、社会隔离等；严重者惶惶不安，进食、睡眠都受影响。

（五）治疗和干预

儿童 AD 治疗的目标并不是要完全消除焦虑的主观症状，而是减少患儿的焦虑及相关症状，使这些症状不再干扰其社交及学业功能、家庭功能及正常发育；并且改善患儿和家庭识别、处理不必要的担心的能力。要建立一种儿童和家庭的治疗联盟，有时还需要学校配合。

首先要给予父母有关症状、临床过程、治疗选择和预后的解释；由于焦虑症患儿的父母往往也具有焦虑素质，所以应当给予家庭关于这些障碍的教育；要向家长保证，适当的干预能够对患儿和家庭产生良好的效果，指导家人忽视患儿各种焦虑所致的躯体不适，不要把焦点集中在无生命危险的药物

不良反应上。

1. 药物治疗

主要用于改善患儿的主观焦虑。

(1) 选择性 5-HT 再摄取抑制剂 (SSRIs)：是治疗儿童焦虑障碍的一线药物。美国 FDA 已经批准舍曲林用于 6 岁以上儿童强迫症，氟伏沙明用于 8 岁以上儿童强迫症。

因为儿童个体剂量的差异很大，与年龄、体重、病情不完全成比例，因此，对每个患儿的用药剂量必须根据病情及体质，从小剂量开始，逐步调节到疗效最好、不良反应最小的剂量。例如：舍曲林儿童起始剂量 12.5~25mg/d，每 7 天增量，起效时间一般 1~2 周，推荐儿童剂量为 1.5~3.0mg/(kg·d)，最大剂量不超过 200mg/d。对于儿童应至少使用一个月的治疗剂量后再考虑这个药物是否无效；儿童应当在症状缓解后持续服用一种 SSRI 药物一年，再逐渐减少剂量，停药时至少用超过 1 周的时间来逐渐减药以避免撤药反应，如头昏、恶心、腹痛和睡眠过度、震颤、出汗和头痛等。当开始使用 SSRIs 或增加 SSRIs 的剂量时，可能发生短暂的焦虑和精神激动，但是一般情况下能逐步耐受，很少引起停药，从低剂量开始可以减少这类不良反应。和其他抗抑郁药一样，SSRIs 能诱发躁狂发作。5-羟色胺综合征十分罕见，常见于联合用药时，其症状包括激越、意识混浊、肌阵挛、反射亢进、震颤、出汗、腹泻和发热等。

(2) 苯二氮䓬类药：躯体症状较重、睡眠障碍明显的患儿，可以在用 SSRI 类药物的同时短期合并苯二氮䓬类药，以尽快缓解病情，等待 SSRI 类药物达到治疗水平。苯二氮䓬类的停药可以伴随焦虑症复发、焦虑症状反弹和撤药综合征，如焦虑、不适、易激惹、头痛、出汗、胃肠道症状、失眠和肌紧张，突然停药可能导致癫痫发作，建议逐渐停药。

(3) 丁螺环酮：丁螺环酮是 5-HT$_{1A}$ 受体激动剂。研究发现丁螺环酮能够减少儿童青少年的焦虑症状。丁螺环酮的不良反应小而温和，包括轻微头痛、胃不适、头昏、镇静、无力。起始剂量为：儿童 2.5mg，每日 2 次；青少年 5mg，每日 2 次。每两周逐渐加量，分 2 或 3 次，直到每日最大剂量儿童每日 20mg，青少年每日 60mg。

(4) β-受体阻断剂：β-受体阻断剂能够阻断焦虑的生理症状。儿童的不良反应包括镇静作用、轻度低血压，心率减慢，支气管收缩、低血糖、头晕、雷诺现象等。应对服用这些药物的所有患儿严密监测脉搏和血压。

2. 心理治疗

(1) 行为治疗：行为治疗对于年幼儿为一种主要的治疗方法，常用于治疗恐惧症、分离性焦虑、强迫症、进食障碍等。常用的方法有强化法、消退法、塑造、连锁、系统脱敏等方法。

(2) 认知行为治疗 (cognitive behavior therapy, CBT)：在焦虑障碍，负性的认知被认为起核心作用，CBT 治疗旨在矫正认知的失调和继发的行为改变，帮助儿童监测其不适当和不合理的信念，协助儿童获得新的体验，发展新的技能。治疗技术包括模仿、角色扮演、暴露、放松训练，以及强化技术，还有意外事故处理、模仿和认知调整技巧等。

(3) 家庭治疗：家庭治疗 (family therapy) 以整个家庭为对象来规划和进行治疗，把焦点放在家庭成员之间的关系上，而不是过分关注个体的内在心理构造和心理状态。结构式家庭治疗中最核心的概念是家庭结构、次系统和边界。

1) 家庭结构：是一组隐形的功能需求或规则，整合家庭成员彼此互动的方式。例如，当父母第一次吵架时，孩子会介入吗？父母会要求他不要管大人的事吗？母亲会把孩子拉进来对抗父亲吗？情况并不确定。但随着家庭互动的多次重复，模式就会固定下来。当再度出现这样的问题时，同样的互动方式将再度出现。从"孩子可能会介入"变成"孩子总是会介入"，以至于最后形成一条规则：孩子是父母之间的调停者。家庭是不会直接把他们的潜在结构暴露给治疗师的，要借助于家庭成员在治疗历程中谁对谁说什么？以何种方式说？结果如何？才可以了解到家庭的结构。一个功能良好的家庭应该具有阶层化的结构。例如，父母必须能驾驭其子女以及次系统之间的分化。

2) 次系统：家庭是由不同的次系统组成。次系统通常是依照性别、时代（父母/孩子）、共同兴趣（智能/社会性）或功能（谁负责做哪些家务）来做区分。每个成员都可能同时属于几个不同的次系统，不同的次系统可能拥有不同的权力、扮演不同的角色、进行不同的互动。例如，当一个 7 岁孩子的要求被家长拒绝后,他可以安静地听父亲给他讲道理,但在母亲面前却大哭大闹。在结构式家庭治疗中,治疗师分别会见不同的次系统是非常重要的。

配偶、父母和同胞次系统是家庭中最显著和重要的次系统。当一个次系统中的成员占据或侵犯另一个不属于他的次系统时,经常会产生麻烦。例如,在家庭中一旦允许小孩评价、研究、干预父母的争吵时,他(她)就会不适当地卷入父母子系统中。确保父母子系统、配偶子系统能适当地隔离儿女子系统是结构派的重心。

3)边界:家庭各成员和各次系统是由边界隔开的。边界掌控着家庭成员彼此间接触的性质和频率。过度僵化的边界在次系统与次系统之间,以及与家庭外的系统之间筑起一道道不能逾越的障碍。过度僵化的边界导致疏离(disengagement),个体或次系统虽然能保持其完整独立,但缺乏照顾、提供协助和彼此情感的交融;过度模糊不清的边界使得其他人可以任意地入侵,就会导致纠结(enmeshment)。家庭成员过度关切和卷入彼此的生活,虽然支持性很高,也需付出很大的代价,牺牲独立性。

一些以家庭为基础的儿童焦虑症治疗研究发现,家庭 CBT 比个体 CBT 更有效。追踪研究发现,认知行为治疗、家庭治疗及必要的药物治疗相结合可以大大改善焦虑障碍的预后。

二、儿童青少年抑郁障碍

儿童青少年抑郁障碍包括重性抑郁障碍(major depressive disorder, MDD)和心境恶劣障碍(dysthymic disorder, DD)。DSM-5 新增加了一个病种:破坏性情绪失调障碍(disruptive mood dysregulation disorder, DMDD)。本文主要介绍 DMDD 和 MDD。

(一)破坏性情绪失调障碍

破坏性情绪失调障碍以持续的易激惹和频繁发作的极端的脾气爆发、行为失控为特征。DMDD 在门诊十分常见,DSM-5 报道 6~12 个月患病率为 2%~5%。DMDD 常起病于 10 岁前,男孩比女孩多见,青春期前儿童患病率高于青少年期。

【临床表现】

1)脾气爆发:常在受到挫折后大发雷霆,可以表现为言语方面,如骂人、恶语伤人,也可以以行为失控为主,如摔桌打椅、毁坏贵重物品、打人。往往在家里最明显,也有的在学校发作,攻击谩骂同学,公开和老师顶撞,发作次数非常频繁,其强度和持续时间与所处的环境和事件明显不相称。

2)不愉快的心境:在不发脾气的时候,这些孩子的心情是不快乐的,常诉说烦恼、自我评价低、爱生气,感觉大家都对他不好,可能突然离开大家独处。病程为持续性,没有完全缓解的时期。可以有自杀意念和行为。

3)社会功能严重受损:由于患儿对挫折耐受性极低,他们不能参加活动,克服困难获得成功的快乐,在学习方面也同样不能获得成功,家庭生活严重紊乱;由于发脾气和激惹,不能交到朋友,也无法维持伙伴关系。

【病因学研究】

1)遗传:家族聚集性研究发现 DMDD 患儿的家系中焦虑、单相抑郁、物质使用更多见。

2)信息加工缺陷:许多研究发现 DMDD 和 PBD 都存在信息加工缺陷,如面部情绪识别缺陷、难以做决定、认知控制缺陷等。新近研究发现 DMDD 也有独特的功能不足。

【诊断和鉴别诊断】

1. DSM-5 诊断标准

1)主要临床表现:严重的反复发作的脾气爆发,可以表现为言语方面(愤怒的言语)和(或)行为方面(对他人或者财物进行攻击),并且其强度和持续时间与所处的环境和事件明显不相称,脾气的爆发与发育水平不相符,平均每周有 3 次或以上。在脾气爆发的间歇期,几乎每天的大多数时间里也会存在持续的易激惹或者生气,并且能够被患儿周围的其他人发现(如父母、老师、同伴)。症状至少在家、学校、和同伴一起等三个情境中的两个中出现。

2)起病和病程:起病年龄 6~18 岁,首次出现症状的年龄早于 10 岁。持续时间为 12 个月或以上,没有过连续 3 个月或者以上的时间症状消失。

2. 共患病和鉴别诊断

DMDD 共患各种儿童精神障碍的概率很高,涉及多种障碍,Leibenluft(2011)报道 SMD(DMDD 的早期命名)样本符合 DSM-Ⅳ 诊断标准的终生患病率为:ODD 84.9%,ADHD 86.3%,焦虑障碍 58.2%,重性抑郁障碍 16.4%。根据 DSM-5 的诊断标准,有些疾病是要排除的,如 PBD、ODD、间歇性爆发障碍;有些是可以同时诊断的,如 ADHD、焦虑、ASD、MDD,但要根据情况区别对待。分述如下。

(1) 需要排除的诊断

1) 儿童双相障碍(PBD):研究发现与 PBD 有以下不同:躁狂发作的躁动不安与儿童平时的基线情绪有明显不同,并伴随认知、行为改变和躯体症状,而 DMDD 以严重易激惹为突出症状,无情绪高涨和夸大;PBD 为发作性病程,间歇期表现正常,而 DMDD 呈持续性病程;家族史方面,PBD 家系中双相障碍患者较多,而 DMDD 家系中很少。

2) 对立违抗障碍(ODD):DMDD 患儿确实有 ODD 症状,而 DMDD 的情绪症状在 ODD 相对少见。鉴别要点在于患儿突出的情绪失控及在暴怒发作的间歇期有持续的恶劣心境。如果同时符合两个诊断标准,应诊断 DMDD。

3) 间歇性暴怒发作:儿童患间歇性暴怒发作可以表现为严重发脾气,很像 DMDD,但间歇性暴怒发作在间歇期没有持续的情绪失调。此外,间歇性暴怒发作仅要求 3 个月病期,DMDD 要求 1 年。根据这些特点可以鉴别。

(2) 可以诊断为共患病:有些疾病可以发生易激惹,可以诊断为共患病,但要根据具体情况判断。

1) ADHD:ADHD 和 DMDD 共病率很高(86.3%),ADHD 行为可能是 DMDD 的早期表现。可以同时诊断。

2) 焦虑障碍(AD):AD 和 DMDD 共病率很高(58.2%),AD 可能是 DMDD 的早期表现。DMDD 儿童也符合 AD 诊断标准时可以接受两个诊断。但儿童的易激惹如果仅仅出现在 AD 发作时,应该诊断 AD 而不诊断 DMDD。

3) 重性抑郁障碍(MDD):16.4% 的重性抑郁障碍有 DMDD 的表现,可以接受两个诊断。然而儿童的易激惹如果仅仅出现在 MDD 发作时或持续性抑郁障碍(心境恶劣)时,应该诊断抑郁障碍而不诊断 DMDD。

4) 孤独谱系障碍(ASD):ASD 儿童易激惹很常见,但要根据患儿的情况考虑,当 ASD 儿童的仪式动作或日常规则被破坏时,会出现频繁地发脾气,应该考虑易激惹是继发于 ASD,此时不诊断 DMDD。

【治疗和干预】

以下治疗建议可供参考。

1) SSRIs 和兴奋剂:因为 SMD 更相似于单相抑郁和焦虑及 ADHD,可以考虑 SSRIs 和兴奋剂治疗。

2) 非典型抗精神病药物:很多直接证据支持用非典型抗精神病药物利培酮。

3) 心境稳定剂:丙戊酸盐治疗有效。

4) 心理治疗:心理治疗在控制 DMDD 起主要作用。可以采用认知行为治疗(用于情绪调节)和父母训练干预(用于管理反复的脾气爆发行为)。

(二) 重性抑郁障碍

与成人期起病的抑郁患者相比,早发抑郁障碍发作次数多,持续时间长,自杀风险高,需要更多住院治疗,有更多的躯体和精神共患病,生活质量更差,社会功能受损也更加明显。

【流行病学】

研究表明学龄前儿童 MDD 的患病率大约为 0.3%,小学阶段为 1%~2%,青春期大约为 5%(Anderson,1987;Bird,1988),青春期前儿童的患病率没有明显的性别差异,青春期女性高于男性(Costello,2006;Wichstrom,2012)。张郭莺等(2006)报告成都 12~14 岁抑郁症患病率为 1.56%,15 岁以上为 2.59%。范娟等报告上海浦东新区 8~12 岁儿童抑郁障碍的患病率为 1.60%,男孩 2.08%,显著高于女孩 1.09%。

【病因学】

1. 生物学因素

1) 遗传因素:家系研究显示,儿童 MDD 先证者的亲属中抑郁障碍的发生率增高(Harrington 等,1993)。双生子研究提示遗传因素对青春期抑郁障碍具有中等程度的影响(Eaves 等,1997),寄养子研究发现寄养子亲生父母患病率为 31%,养父母仅为 12%。

在分子遗传学方面,儿童青少年抑郁症候选基因病例对照研究相对较少,主要集中在 *5-HTTLPR*、*DRD2*、*COMT*、*BDNF*、*TPH* 等基因,结果不一,也很难被后续研究重复。本课题组(2007)研究 12~18

岁 MDD 青少年 117 例,发现雌激素受体 $\alpha Er\alpha$、雌激素受体 $\beta Er\beta Er\alpha$、$Er\beta$ 与功能失调性认知存在关联;2010 年研究 11~18 岁 MDD 187 例,未发现 5-HTTL-PR、MAOA-u VNTR 与抑郁症患病相关联的基因-基因交互作用。

2)神经影像学研究:对青少年 MDD 研究较少,Monk 等对有家族史的抑郁青少年和无家族史的抑郁青少年进行负性情绪面孔刺激的 fMRI 研究,发现前者对恐惧面孔表现出杏仁核和伏隔核的增大的激活反应,对高兴面孔则表现出伏隔核的减小的激活反应。MacMaster 发现双侧海马(尤其是左侧)体积缩小;本课题组采用静息态 fMRI(ALFF)研究 13~17 岁 MDD18 例,发现前额皮质的活性增加,这可能反映了患儿需要更多的认知负荷来执行对皮质下区域的有效控制。

2. 社会心理因素

1)气质:Axelson 和 Birmaher 的研究发现幼时行为抑制气质的儿童在青少年期的更易于发生抑郁。Gladstone 等发现儿童早期的行为抑制气质和其后的抑郁实际上是以社交焦虑为媒介,提出了行为抑制气质-焦虑-抑郁模型。

2)认知因素:儿童的认知与行为方式(例如自责)也会增加抑郁的风险,这些儿童常在一些负性生活事件如父母亡故、同伴排挤、老师批评等作用下形成一种负性自我认知模式:他们消极地看待周围的一切,将自己看成"失败者",应激很容易激活这种认知,导致抑郁发作,而抑郁发作反过来又强化了这一认知,导致恶性循环。

社会认知指个体洞察他人内心世界、预测他人行为、在社会交往过程中对他人的情感表达和社交信息作出适当反应的能力。Erin 等应用标准化面部表情识别测验,发现患有抑郁障碍的青少年将悲伤和恐惧的表情识别为愤怒,且与其交往问题和敌对行为相关,提示这些儿童存在社会认知缺陷。

3)家庭环境因素:家庭环境在抑郁障碍的起病中有着重要作用,父母婚姻不和谐、童年不幸的遭遇、丧失父母或与父母分离、亲子关系不良、家庭中矛盾冲突多、虐待等是常见的危险因素;母亲的抑郁发作与孩子抑郁之间存在密切的联系,这种影响是双向的,父母抑郁可能导致儿童的管理问题、婚姻功能下降和对孩子的敌意,患病孩子可能对父母也是一种应激。

3. 遗传和环境交互作用

荷兰一项对双生子儿童期焦虑、抑郁的追踪研究发现遗传度在 3 岁最高(76%),并且随着儿童的成长而减少,12 岁时为 48%;同时随着年龄的增大,共享家庭环境的影响逐步增大。应激-易感性模型(stress-vulnerability model)认为,遗传、负性认知方式、家庭因素等决定了个体的易感性,抑郁症的发病则是易感性与生活事件交互作用的结果。Capsi 等(2003)报道并非所有个体经历严重应激性生活事件后都会罹患抑郁症。携带 5-HTTLPR S/S、S/L 的个体比 L/L 型个体有更多的抑郁症状、抑郁诊断,自杀风险更高。这些研究为基因可以调节儿童对逆境的敏感性提供了流行病学证据,即个体对环境不利因素的应答可以被他的基因组成所调和。

【临床表现】

(1)起病:儿童少年 MDD 可起病于学龄前期,但多数患儿起病于学龄期和青春期,而且随年龄增长而增多,常在一定的心理社会因素影响下起病。

(2)临床特征:MDD 的核心症状如情绪低落、兴趣下降、精力减退、躯体症状、精神运动迟滞、自责自罪、失眠、早醒或睡眠过多等与成人相似,受发育的影响有些临床表现与成人不同:①儿童难以识别和描述自己的抑郁心境和体验,患儿常主诉烦躁,而很少主诉抑郁;②MDD 患儿躯体化症状较成人多,如头痛、腹痛、肢体疼痛等,年龄越小,躯体主诉越多;③患儿焦虑症状较成人患者多,如:恐惧、分离焦虑等。年幼儿童更易于出现焦虑;④常伴有行为问题:多动、违拗、不听话、易激惹、易受挫、发脾气及冲动、攻击、离家出走、打架、逃学、伙伴关系不良等;⑤幻觉在儿童患者更为常见,因认知发展有限,妄想较成人少见;⑥联想困难、疑病、自杀、疲乏、体重下降、食欲下降较成人少见。

(3)共患病:40%~90% 的 MDD 共患其他精神障碍,至少 20%~50% 有 2 个以上诊断,女性焦虑障碍、进食障碍更多见;男性破坏性行为障碍、品行障碍和物质使用障碍更多见。

1)焦虑障碍:共患病率达 20%~75%,包括广泛焦虑障碍、社交恐怖和特定恐怖障碍、分离焦虑障碍、强迫障碍、惊恐障碍、创伤后应激障碍等,在年幼儿分离性焦虑、恐惧症、躯体化主诉更常见。纵向和流行病学调查(Kovacs,1989)发现通常焦虑先于抑郁出现,有学者认为受发育因素影响,如果应激发生在童年早期,儿童表现为焦虑;青少年期由于认知的发展、性激素的迅速变化及性激素与神经递质的相互作用等因素,而出现抑郁。遗传研究提示焦虑、抑郁有共同的遗传素质(Eley 等,1999),焦虑和抑郁的家系中存在焦虑和抑郁混杂的现象,抑郁共患焦虑是抑郁症的一个亚型。

2)ADHD 和 ODD/CD:共患率为 10%~80%。Chronis-Tuscano 等(2010)的一项前瞻性研究发现,4~6 岁时患有 ADHD 的儿童,18 岁时患 MDD 和心境恶劣的风险是对照组的 4.32 倍,出现自杀企图是对照组的 3.6 倍。25% 的青少年 MDD 共患 CD 和(或)ODD。两者的关系,一种可能是患儿原有 ADHD、CD,这些儿童的行为方式使他们常遭遇更多的负性生活事件,导致他们发生抑郁;另一种可能,CD 是抑郁患儿恶劣情绪的一种表达方式。O'Connor 等(1998)认为抑郁和 CD 的关联 50% 可以用共同的遗传易感性来解释;追踪研究发现两者享有共同的危险因素,如家庭功能障碍(Fergusson 等,1996)。在临床中,抑郁和 CD 共病(特别是攻击行为突出时)很容易忽略抑郁的存在,从而导致误诊。共病可能增加自杀的危险性(Fombonne 等,2001),并影响预后,CD 常在抑郁缓解后持续存在。

3)物质滥用:共患率为 20%~30%,很多青少年抑郁患者通过吸烟、饮酒及使用毒品来缓解持续性的情绪低落。

4)病程:儿童少年 MDD 呈发作性病程,常多次缓解和复发;抑郁发作持续时间平均为 7~9 个月,有 5%~10% 病程持续 2 年以上。儿童少年 MDD 复发风险高,首次发作缓解后 2 年复发率为 40%~60%,5 年复发率为 61%~70%,60%~70% 病情反复,持续到成年。前瞻性研究显示儿童少年抑郁症缓解后,会继续表现出多个领域的心理社会功能的受损,而且成人后各种心理社会问题依然持续存在。

在心境恶劣的儿童青少年中,70% 最终出现 MDD 发作,称双重抑郁。

有 20%~40% 的抑郁症患儿在起病 5 年内发展为双相障碍。具有以下特点的患儿发展为双相障碍的风险更高:起病早,情绪不稳定,存在精神运动性迟滞,存在精神病性症状,抑郁发作时间长,不典型抑郁发作,有双相障碍或伴有精神病性症状的 MDD 家族史,多个家庭成员有心境障碍,存在药物诱发的轻躁狂等。

【评估和诊断】

1. 心理评估

使用自评量表,可以获得较多患儿内心体验,用于辅助诊断。

1)心境和感觉问卷(Costello,1988)主要针对 8~17 岁儿童,包括父母和儿童问卷,分为长版(33 条)和短版(13 条),按照 0~2 三级评分。该量表适用于流行病学和临床研究,在抑郁症患儿中具有足够的诊断效度。曹枫林等对 MFQ 进行信效度检验,提示适用于我国儿童少年。

2)儿童抑郁障碍自评量表(Birleson,1987)适用于 8~13 岁的儿童,量表共有 18 个条目,按照 0~2 三级评分。该量表在焦虑症、创伤后应激障碍、抑郁症等研究中都被广泛使用,具有较高的灵敏度和特异度。苏林雁等(2003)建立中国 8~16 岁常模,但反向记分的条目效度不够理想。

2. 诊断

需要收集和评估多方面的信息和资料,不少父母会忽视自己子女明显的抑郁症状,单独直接问诊和面谈是必不可少的环节,患儿可以告知他们内心体验,而父母则可以提供儿童的外部表现如行为异常等信息,除此之外老师、同伴也可以作为信息的补充。

各种定式或半定式诊断访谈工具如学龄儿童情感障碍和精神分裂症问卷(K-SADS-PL)有助于诊断评定,使用该量表同时访谈父母和儿童,根据该儿童的情况对每一条症状进行评分,根据 DSM-IV 诊断标准做出诊断。

Puig-Antich 提出儿童抑郁症与成人 MDD 属于同一种疾病,可以采用成人抑郁症的诊断标准,但由于儿童抑郁障碍不典型,常误诊或漏诊,需要临床医师仔细甄别。

3. 鉴别诊断

情绪低落可见于儿童时期各类精神疾病,应与下列疾病鉴别。

1)器质性或躯体疾病所致精神障碍:脑肿瘤、癫痫、肝豆状核变性等可出现抑郁症状,通过身体检查和实验室检查可以确诊，随着原发疾病的好转抑郁症状也逐渐缓解，有助于鉴别。

2）儿童精神分裂症：儿童青少年抑郁常伴有精神病性障碍，加之患儿不善于表达，行为退缩，常被误诊为精神分裂症。但儿童精神分裂症个性改变较突出，幻觉、妄想等症状与情感不协调。抑郁症患儿经治疗，幻觉妄想消失后，其抑郁症状凸显出来，结合家族史，可以鉴别。

3）应激障碍及适应障碍：儿童青少年在强烈的精神应激或改变环境后，出现情绪低落、少语、悲伤哭泣、易激惹、愉快感消失、兴趣下降等抑郁的表现。起病与精神应激或环境改变密切相关，持续时间短暂，以往无类似发作史，通过心理治疗一般恢复较快，可资鉴别。

4）精神活性物质所致心境障碍：有些精神活性物质可导致抑郁情绪，患者具有物质的使用史是重要的鉴别点，抑郁情绪出现在物质使用之后。

5）心境恶劣：是以持久的心境低落状态为特征的轻性、慢性心境障碍，无明显的运动性抑制或精神病性症状，学习、生活能力不受明显影响，症状至少持续出现1年。Kovacs（1994）认为心境恶劣不出现或较少出现下列症状：快感缺乏、社交回避、负罪感、病态出神、注意力不集中等，没有食欲的下降，失眠或疲乏极少出现。

【治疗】

需要由医生和父母/监护人共同做出开始药物治疗和（或）心理治疗的决定，同时要征得儿童的同意。

1. 药物治疗

对于儿童青少年抑郁症的治疗，目前仅氟西汀被美国FDA批准用于8岁以上儿童MDD，艾斯西酞普兰用于12～17岁青少年MDD。SSRIs问世后，由于其安全性，在儿童和青少年的使用正在增加。儿童抑郁症SSRIs类的广泛使用是基于6个已发表的结果阳性的研究。其中，氟西汀的有效性证据最充分，有三个临床试验结果支持。舍曲林、帕罗西汀、西酞普兰的证据也较多，文拉法辛、米氮平等在儿童青少年也有不少应用。这些药物用于儿童青少年的有效性和安全性已经有不少文献积累。但是需注意，由于大多数未获得药品管理部门批准用于儿童的适应证，属于超说明书用药（off-label），作

为临床医生，在应用这些药物时，一定要要讲清药物可能获得的益处和可能出现的不良反应，得到青少年和家长的知情同意。

一般而言，几种主要抗抑郁药疗效大体相当，又各具特点，药物选择主要取决于患者躯体状况、疾病类型和药物不良反应。抗抑郁药的选用，要综合考虑下列因素：①既往用药史，如有效仍可用原药，除非有禁忌证；②药物遗传学，患儿近亲中使用某种抗抑郁药有效，该患者也可能有效；③药物的药理学特征，如有的药镇静作用较强如米氮平对明显焦虑激越的患儿可能较好；④可能的药物间相互作用，有无药效学或药代学配伍禁忌；⑤患者躯体状况和耐受性，抑郁亚型如非典型抑郁可选用SSRIs，迟钝性抑郁可选用氟西汀；⑥药物的可获得性及药物的价格和成本问题等。

抗抑郁药物用于儿童少年时，宜从从小剂量开始，根据疗效和不良反应调整剂量，有助于提高耐受性。每日一次，早餐后服用为宜。

1）氟西汀：儿童起始剂量5～10mg/d，起效时间一般需要2～3周，可根据症状增加剂量，国外推荐儿童剂量为0.3～0.9mg/（kg·d）。

2）舍曲林：儿童起始剂量25mg/d，起效时间一般需要1～2周，国外推荐儿童剂量为1.5～3mg/（kg·d）。

3）氟伏沙明：儿童起始剂量25mg/d，国外推荐儿童剂量为1.0～4.5mg/（kg·d）。

4）艾斯西酞普兰：起始剂量为5mg/d，以后根据症状增加剂量，国外推荐青少年剂量为10～20mg/d。

5）西酞普兰：起始剂量为5mg/d，国外推荐儿童剂量为0.3～0.9mg/（kg·d）。

6）帕罗西汀：起始剂量为5mg/d，国外推荐儿童剂量为0.3～0.9mg/（kg·d）。

7）文拉法辛：起始剂量为37.5mg/d，国外推荐儿童剂量为1～3mg/（kg·d）。

8）圣·约翰草提取物（商品名：路优泰）：是一种新的纯植物制剂，在美国和欧洲国家广泛应用于抑郁症的治疗，中国食品药品管理局（CFDA）批准用于12岁以上及成人抑郁症、焦虑症和烦躁不安的治疗。起始剂量为300mg/d，在1～2周内加至目标治疗剂量900mg/d，分2～3次服用。该药有较高的安全性，偶可能引起皮肤对光过敏。

FDA 在所有 SSRIs 类说明书上采用黑框警告,抗抑郁剂可能增加 MDD 青少年的自杀意念和自杀行为的风险。这个警告是基于 24 个安慰剂对照研究,其中 2200 人接受 SSRIs 治疗。尽管没有人自杀成功,但是自杀观念和自杀行为(包括自杀企图)的发生率是 4%,高于安慰剂对照组的 2%。FDA 强调开始使用 SSRIs 的儿童青少年需要严格监测,注意抑郁症状的恶化、出现自杀意念和(或)自杀行为以及其他行为方面的异常变化,如失眠、激越、回避正常社交等。这种监测在服药前四周尤其重要,虽然在之后也有出现这些症状的可能。

2. 心理干预

对于儿童青少年抑郁症,特别是轻、中度抑郁症,首选的治疗并不是药物治疗而是心理治疗。

1)认知行为治疗:强调个体内在对话与自我指导的重要性,其治疗模式是教会患者用正性的自我陈述来取代原来负性的自我陈述。当人们做某项决定、出现一些情绪反应或学习一项新的技能时就会涉及认知,通过这个认知过程来处理一些信息,这个过程对于个体而言是自动的、独特的。个体的认知结构及他的信念支配了个体如何看待世界。

首先,确定问题。治疗者帮助患儿核查、明确问题的方方面面,然后帮助患儿用情境分析来识别问题的诱发事件、典型的问题情境、哪些人在场、刺激源是什么、强化因素有哪些,让患儿记录和回忆所有在问题情境下的想法、感受、焦虑和自我陈述。

其次,重新看待问题情境。治疗者和患者一起明确自我对话和问题的关系,治疗者显示患者的自我对话是如何引起负性反应的,然后治疗者和患者一起重新看待问题情境。

最后,纠正不良认知,产生新的行为。治疗者帮助患者建立新的认知,新的内在对话,可以着重于认知事件如"我再也不能做这件事了"、认知过程如"如果我不能做这件事,我就是个失败者",或者认知结构如"我做不了任何正确的事"。适用于年龄较大的儿童少年,

2)其他:人际心理治疗(IPT)、以家庭为基础的治疗对患儿康复有效。

3. ECT 治疗

当抑郁症青少年患者对常规的治疗方式反应不佳,仍然有自杀观念或行为,社会功能严重受损;或患者有抑郁家族史,并且家族中的患者对任何治疗无效,仅 ECT 治疗有效时,要考虑 ECT 治疗。ECT 治疗青少年 MDD 的缓解和明显改善率为 73%,不良反应主要为记忆减退。

三、儿童青少年双相障碍

近 10 年来儿童青少年双相障碍(bipolar disorder,BD)正引起学界的关注。大约 2/3 的成人双相障碍患者首发于儿童期、青少年期,29% 首发年龄早于 13 岁。受发育性因素影响,儿童 BD 症状不典型、常重叠于其他儿童期心理障碍,易导致漏诊和误诊,致使患儿得不到积极的治疗,治疗也较为棘手。起病年龄小预示首次缓解后复发更早,情感正常的间歇期时间更短,功能受损更严重,心境症状呈慢性化,严重影响儿童的正常发育。

(一)流行病学

最近一项对 12 篇论文的荟萃分析(Van Meter 等,2011)报道儿童 BD 患病率为 1.8%,10 岁前发病者为 0.3%~0.5%,青春期后增加,高峰年龄为 15~19 岁。早发病例男性多见,特别是 13 岁前首发者,青少年则与成人相似,男女比例为 1:1。

(二)病因学

1. 生物学因素

1)遗传因素:双相障碍是一种遗传率很高的疾病,一项 Meta 分析报告患 BD 父母的后代 BD 的患病率为 4%~15%,而健康对照的后代仅为 0~2%。许多研究都证实儿童的一级亲属患 BD 风险和发作年龄早有更强的关联,超过精神分裂症和单相抑郁。

2)分子遗传学研究:儿童青少年 BD 相关基因的研究很少,涉及 BDNF、多巴胺转运蛋白基因(SLC6A3)、神经细胞黏附分子 1(NCAM1)、5-HT-TLPR、5-HT 受体 1B 和 2A、COMT X 连锁的 G 蛋白偶联受体(GPR50)、泌乳素、催产素及其受体(OXTR 和 PRLR)等,但尚无定论。

3)脑磁共振成像研究:对 BD 青少年磁共振研究较为一致地发现杏仁核结构及功能异常,腹外侧

前额叶皮质(VLPFC)活动减弱。躁狂患者在隐性加工中皮质边缘的活性增加,显性加工中皮质边缘的活性减弱,提示在躁狂发作时患者同样有额叶执行功能缺陷。Chepenik(2010)用低频率静息态研究认为 BD 在 VPFC 和杏仁核的连接性上存在异常,推测患者在躁狂相和抑郁相时可能有不同的功能连接。

2. 社会心理因素

1) 认知方式:大多数的研究表明双相抑郁发作时的认知方式和信息加工与单相抑郁一样,是以抑郁的负性自动思维和功能失调性态度为主。而在躁狂或轻躁狂发作时随选择的测验是区分认知的外显或内隐而不同,对于外显测验,躁狂发作呈现正性情绪和认知,而内隐情绪认知测试则发现轻躁狂患者花更长时间命名抑郁相关词的颜色,而不是愉快相关词,提示 BD 躁狂发作时在内隐任务时认知模式仍然是负性的。

2) 父母教养方式和家庭功能:Neeren(2008)回顾调查发现母亲接纳/温暖水平低、心理控制水平高与 BD 相关。Weinstock(2006)研究了 MDD 和 BD-Ⅰ型患者在急性发作期、缓解期的家庭功能,发现 MDD 和 BD 有相似的家庭功能受损。

3) 应激:Alloy(1999)报道双相个体躁狂和轻躁狂发作可能是个体在经历积极事件后诱发,消极事件也可能是躁狂发作的诱因。

(三) 临床表现

1. 主要临床特征

儿童 BD 与成人的基本症状相似,但症状不典型、不稳定,易与其他的更常见的儿童期行为障碍以及正常青少年发育过程中的情绪波动、行为轻率相混淆。

躁狂发作可表现为快乐、幽默、喜笑颜开,急躁、激惹、好斗也很常见。患儿语速加快、夸夸其谈、言语华丽、空泛、不易打断,常诉"思维在飞"。夸大主要表现在对自己学业、能力的过高估计。上课多动、注意力不集中,在书上乱画,在家搬动家具、频繁打电话,挥霍钱财;常有冒险行为;性意向亢进,对女教师、女同学有不礼貌的言行;可频繁手淫;青少年可在症状影响下出现违法行为。

50%患儿伴有精神病性症状,表现为与情绪不协调的幻觉、妄想,明显的思维障碍和情绪不稳定以及怪异行为。

年幼儿童情绪高涨及夸大很难识别,青少年快速波动的病程、混合性症状、临床及亚临床的抑郁、精神病性症状及自杀很常见。

2. 共患病

BD 与其他精神障碍的共患率高达 80%,常见如下。

(1) 焦虑障碍(AD):Perlis 等报道起病于 13 岁前的 BD 共患 AD 的患病率为 69.2%,青少年 53.9%,成人 38.3%。一项为期 18 年的纵向研究发现,患 AD 儿童在成年早期发作 BD 的可能性较对照组增加 5 倍以上。共患 AD 的 BD 起病年龄早,与 AD 共病加大了诊断和治疗的难度,导致更严重的功能损伤,增加自杀和物质滥用的风险。

(2) 注意缺陷多动障碍(ADHD):近年来 BD 和 ADHD 的关系引起关注,Biederman(1996)在对 140 名 ADHD 儿童的 4 年随访研究发现:ADHD 样本中的 22%符合 BD 的诊断标准,ADHD 与 ODD 共病者 30%符合 BD 的诊断标准。汤珺等对 64 名成人 BD 患者回顾性调查儿童期的行为,发现 18.75%符合 ADHD 诊断标准,对照组仅为 3.13%。BD 和 ADHD 家系存在交叉现象。Faraonne(1997)发现在患 BD 的成人的子女中 ADHD 的患病率为 15%,而对照组仅 5%,ADHD 儿童的亲属与对照组的亲属相比患 BD 的危险性增高 2 倍。提示共患 ADHD 可能是 BD 的一个亚型。

(3) 品行障碍:BD 患儿常表现冲动、攻击性行为、偷窃、赌博、离家出走及不适当的性行为,Geller 报道即使使用相对保守的 DSM-Ⅳ 诊断标准,品行障碍在 BD 的发生率在儿童为 22%,青少年 18%。

3. 病程

Skjelstad(2010)综述了 8 篇论文,发现易激惹、攻击行为、睡眠障碍、多动、焦虑、情绪两极波动是常见的 BD 的前驱表现,且预示着 BD 起病年龄早,症状更严重。儿童青少年 BD 常表现为慢性非发作性的、连续的循环、快速循环或混合性发作的病程,类似于成人的严重、难治性 BD。Geller 报道在 26 例患儿中,81%有快速循环病程,有的表现为多次简短的循环,可以每天多次循环发作。如刚才还笑着快乐地玩游戏,突然变得非常悲哀或突然自杀。首次发病多为抑郁发作,Geller 等报道,在 MDD 中有31.7%发展为躁狂或轻躁狂,首发到复发的平均间隔为 26 个月。首次发作后约 80%的人病情恢复,但是在 4 年内,60%的人有一次复发,有的有 2 次复发。

(四)诊断

1. 诊断

儿童 BD 的诊断是困难的,年龄越小,诊断越困难。Birmaher(2009)报道 COBY 研究 338 例 BD 患儿中,双相Ⅰ型(BD-Ⅰ)占 58%,双相Ⅱ型(BD-Ⅱ)占 7%,双相障碍-未特定(BD-NOS)为 35%。在 BD-NOS 中,症状典型,但病期短(达不到诊断标准要求的 7 天)占 86%、无抑郁发作占 11%,症状条目不够3%。儿童期 BD-NOS 以易激惹、情绪不稳、幻觉、对立违抗、ADHD 为特征;随年龄增长,症状愈益接近成人。追踪 4 年后,BD-NOS 中 40%发展为 BD-Ⅰ和 BD-Ⅱ,BD-Ⅱ中 25%发展为 BD-Ⅰ。

2. 鉴别诊断

(1)精神分裂症:儿童 BD 常伴有分裂样症状(幻觉、妄想),追溯家族史有重要鉴别价值,BD 的家族史比分裂症更多见;通过治疗,患儿症状减轻后能报告其心境体验。

(2)ADHD:BD 和 ADHD 儿童都有易激惹、话多、多动、喜欢冒险不顾后果、注意涣散,这些症状符合 DSM-Ⅳ的 ADHD 诊断标准;但 ADHD 患儿没有情绪高涨、睡眠需要减少、思维奔逸、性欲亢进、夸大(虽然有的儿童爱吹牛),病程无明显波动,可资鉴别。

(3)品行障碍:品行障碍可能是 BD 的首发表现,这些症状的出现与患儿自控力降低及夸大妄想有关。了解起病年龄、过去行为表现有助于鉴别。

(4)物质滥用:吸食大麻可引起欣快,需与情绪高涨鉴别;苯丙胺摄入所致的兴奋和撤退引起的低沉混浊可能误诊为快速循环;致幻剂可以与 BD 的知觉障碍混淆,了解物质滥用史可资鉴别。

(5)躯体情况:①神经系统疾病:脑肿瘤、中枢神经系统感染(包括艾滋病)、多发性硬化、颞叶癫痫、Kleine-Levin 综合征;②躯体疾病:甲亢、尿崩症、Wilson 病、血卟啉病;③药物:抗抑郁剂、肾上腺皮质激素均可导致精神运动兴奋。详细的病史、体格检查、实验室检查有助于鉴别。

(五)治疗

对 BD 症状的早期识别,基于循证依据的药物治疗和针对家庭的心理干预,可以起到神经保护作用,改变或阻止由于疾病慢性化导致的认知受损和脑结构损害,使这些儿童有健康发展的机会,避免对儿童及其家庭的不良后果。

1. 药物治疗

一旦确诊为 BD,通常必须使用药物治疗。

(1)心境稳定剂:是治疗 BD 的主要药物,用于躁狂发作及双相障碍的维持治疗。对儿童青少年的心境稳定剂的研究有限,Weller(2004)报道对 BD 青少年的研究比对儿童的研究多,所以对青少年的治疗指导更臻完善。

1)锂盐:锂盐被 FDA 批准用于 12 岁及以上年龄的双相障碍。研究发现锂盐对急性躁狂治疗、BD 伴物质滥用的青少年有效;用于维持治疗效果肯定。儿童对锂盐相对更能耐受,常见不良反应是胃肠不适、体重增加、眩晕、腹泻、震颤、多尿、烦渴遗尿、疲劳、共济失调、白细胞增加和萎靡不振。肾脏、视觉、甲状腺、其他神经系统、皮肤、心血管等的不良反应少见。影响生长发育、糖尿病、脱发也有报道。年龄小的儿童比年龄大的儿童的不良反应更多些。故而对年幼儿童需要更密切地监测副作用。

2)抗惊厥药:

A. 丙戊酸:使用丙戊酸治疗的报告为数不多。对 8~18 岁躁狂的急性期治疗,双丙戊酸盐有效率40%,锂盐 46%,卡马西平 36%,三种心境稳定剂之间没有显著性差异。常见的丙戊酸的不良反应有:过度镇静、恶心、呕吐、食欲或体重增加、震颤;也有肝脏毒性、血氨增高、恶病质、脱发、血清肉碱下降、胰腺炎、高血糖及月经变化的报道。致命的肝脏毒性仅见于使用多种药物的非常小的儿童(特别是 2岁以下)(Bryant 和 Dreifuss,1996)。

B. 卡马西平:卡马西平对 38%的病例显示症状至少改善 50%。常见的不良反应包括:恶心、呕吐、眩晕、过度镇静、皮疹。少见的更严重的不良反应有再生障碍性贫血、粒细胞缺乏、肝脏毒性。由于卡马西平可影响自身代谢及某些其他药物代谢，产生严重的药物相互作用，在儿童少年不常用。

C. 托吡酯（topiramate）：DelBello 等（2005）对有限的资料做了初步的研究，认为托吡酯对双相障碍的青少年可能有效。使用托吡酯后成人和儿童中都出现词语识别困难，因而在推广前还需要进一步的研究。

D. 拉莫三嗪（lamotrigine）：Carandang 等（2003）回顾性研究了 9 例难治性心境障碍青少年，当添加或换用拉莫三嗪，7 例有明显改善，1 例效果极好，1 例出现红色斑疹，停药后数天消失。由于担心出现表皮松解症，拉莫三嗪在青少年精神障碍的应用非常有限。Mesenheimer（2002）报道通过降低起始剂量，缓慢加量，可以使儿童严重皮疹的发生下降到 1%。

快速发作的抑郁伴/不伴精神运动迟缓和（或）有精神病性症状的 MDD 可能有躁狂发作的风险，对这些儿童应该考虑预防性用心境稳定剂，如果单用心境稳定剂效果不佳，需要加用抗抑郁剂。

（2）抗精神病药物：一些非典型抗精神病药物已经用于治疗青少年躁狂发作，利培酮（FDA 批准用于 10~17 岁双相障碍-躁狂发作/混合发作）、阿立哌唑（FDA 批准单一或合并碳酸锂/丙戊酸钠治疗 10~17 岁 BD 患者的躁狂发作及混合发作），奥氮平、喹硫平、齐拉西酮也有应用，具有显著疗效及耐受性。Masi 等（2002）报告氯氮平用于 12~17 岁住院患者治疗抵抗的躁狂或混合发作有效。

（3）多种药物联用：许多 BD 单药治疗的疗效不佳，需要联合用药。锂盐和双丙戊酸盐联合应用、抗精神病药物（利培酮或氟哌啶醇）及锂盐联用，对急性期治疗有效，对有精神病性症状的躁狂发作，辅助使用抗精神病药物应至少 4 周。

2. 心理社会治疗

（1）家庭干预：一个孩子患 BD 会给对家庭带来一系列的问题，由于孩子愤怒攻击、自杀企图及不可预测的行为会使父母感到紧张、困扰、愤怒，需要对家庭予以支持。要向父母告知疾病的性质、对躁狂、抑郁症状的识别、与医师密切联系，提高治疗的依从性。父母应了解 BD 可能带来的教育上的问题，由于疾病或药物的原因，患者可能会出现注意力不集中、认知下降、无精打采、嗜睡、被同伴拒绝、

成绩不佳等；由于共患病还可能出现冲动、注意力不集中、焦虑或强迫等，有针对性地帮助孩子康复。Fristad 等（2002）报告多个家庭团体心理教育小组对 BD 儿童有效。

（2）心理治疗：认知行为治疗对于 BD 恢复期有帮助。

第五节　儿童精神分裂症和器质性精神障碍

一、儿童精神分裂症

儿童精神分裂症（childhood-onset schizophrenia，COS）多起病缓慢，精神症状不典型，认知功能损害严重，临床表现类似于慢性、严重、难治的成人精神分裂症，治疗效果比成人更差，精神残疾和不良结局的发生率更高。起病于 18 岁前的称为早发精神分裂症（early-onset schizophrenia，EOS）；起病于 13 岁前的称为早早发精神分裂症（very-early-onset schizophrenia，VEOS）。

（一）流行病学

大约 4% 精神分裂症起病于 15 岁以前，大约 1% 起病于 10 岁以前，Russell（1989）报道确诊为精神分裂症的患者最小年龄为 4.9 岁。VEOS 患病率为 1.6~1.9/10 万，EOS 为 0.23%。青春期前男孩多于女孩，青少年期则男女的比例相近。

（二）病因学

儿童少年精神分裂症的病因与成人一样，迄今未明，一般认为与以下几种因素有关。

1. 生物学因素

（1）遗传因素：COS 具有家族聚集性，Nicolson（2000）报道 42.6% 的 COS 先证者至少有 1 名亲属患有分裂谱系障碍，25.7% 的一级亲属具有偏执性或分裂样人格障碍；Kallman 等研究 52 对双生子，17 对单卵双生子同患精神分裂症率为 70.6%，35 对双卵双生子同病率为 17.1%。来自出生后各年龄的脑组织基因组分析发现，精神分裂症敏感基因在前额叶皮质发育过程中过度表达。

（2）气质：Bora 等采用气质和性格量表发现患

儿躲避伤害(harm avoidance)得分高,当遇到问题时持悲观态度,害怕、恐惧、回避社交,害羞、被动、易疲劳等,认为这种气质特征是精神分裂症遗传易感性表型之一。

(3)神经发育障碍:COS患儿早期有语言、运动功能发育异常,神经系统软体征;微小躯体发育异常,提示神经发育缺陷。

(4)神经影像学研究:对成人精神分裂症神经影像学研究比较一致的发现是患者进行性的脑灰质密度减少。Rapoport(2011)报道美国NIMH的一项前瞻性脑影像、遗传、治疗研究,对115早早发患者及其同胞从1990年追踪20年,每2年进行一次测量,脑形态学研究发现皮质灰质呈进行性减少,发病早期即有明显而全面的灰质减少,灰质减少在20岁后已不明显,且更局限于前额和上颞叶皮质。认为灰质缺陷可能反映了疾病过程在疾病早期和(或)在患者早年更显著,提示遗传易感性与早期脑发育更强的相互关系。

2. 环境因素

许多学者认为,在遗传素质的基础上,环境风险因子在发病中起到重要作用,影响疾病的发生时间、严重程度及病程和预后。已有研究表明家庭内部情感的过度表达会导致急性症状的发生和增加复发机会。Rapoport(2011)的研究发现青少年期COS灰质减少特征性地呈现从后到前(顶-额-颞)发展模式,提示素质-应激模型,认为后顶叶的大脑区域对环境应激易感,在精神病发作后,缺陷逐渐发展到前额区,导致执行功能和工作记忆缺陷。

2010年美国国立精神卫生研究所(NIMH)主席Insel在 *Nature* 撰文指出:经过一个世纪的研究,精神分裂症仍然是病因未明的。治疗尤其是药物治疗近半个世纪以来已有广泛的应用,然而并没有多少证据表明这些治疗已经明显改善多数精神分裂症患者的结局。当我们把精神分裂症作为晚期出现精神病的神经发育性障碍,并立足于疾病潜在的可预防阶段时,目前这些不能令人满意的结局也许将会改变。自此,神经发育障碍假说引起了广泛的关注。

(三)临床表现

1. 病前特征

许多研究报道COS患儿病前存在较多神经发育问题。

(1)运动协调性差:49%EOS病前已有运动发育迟缓,如走路较晚,运动协调性差,步态、动作、姿势、平衡等整合能力异常,有较多的异常行为,如挤眉弄眼、抖动上肢或动作幅度过大等;水平眼跟踪试验发现患儿眼球运动异常。

(2)言语功能损害:46%EOS病前有语言发育迟缓,说话较晚、言语贫乏、表达受限,与人交流时用词不当,或在交流时不能围绕主题;存在言语流畅性和非言语性推理等认知功能损害。

(3)社交功能障碍:87%有社会化异常,表现为对同龄人无兴趣,不喜欢与人目光交流,孤僻、退缩。Alaghband-Rad等回访了23例起病于12岁以前的精神分裂症患者,将他们儿童期的情况与成年起病的病人比较,发现特殊发育障碍和短暂的孤独症症状尤其是刻板行为更为常见。

(4)认知功能障碍:①注意:主动注意和被动注意均有不同程度的受损,上课注意力不集中,学习成绩欠佳;②执行功能:提前计划能力、对外界环境正确作出反应的能力和解决问题的能力差;③智力损害:大多数COS的智商在中等和中等偏下水平,起病越早智商越低,有研究报道,10%~20%的早发患儿智力界于边缘至低能之间。判断智力的损害究竟是疾病本身的影响或是病前就存在比较困难,因为常缺乏病前的智力测试结果。

(5)行为问题:部分儿童不按规则活动、攻击性强、难于管理。

这些问题,在早期常被诊断为发育性协调障碍、言语发育障碍、ADHD、孤独症、阿斯伯格综合征、边缘智能、分裂性人格等。

2. 起病形式

VEOS特别是5岁前发病者大多数是缓慢起病,逐渐加重,急性起病只占25%,但随年龄增长,急性起病者逐渐增多。

3. 临床表现

由于发育因素,COS与成人有以下不同。

(1)感知觉障碍:各种形式的幻觉在COS均可见到,年龄小者以视幻觉和病理性幻想性幻觉多见。内容大多为恐怖性,如看见怪兽、超人或不完整的人形;幻听可为原始性,如听见噪音、动物叫声或叫他名字,幻听内容多较简单、缺乏变化或不完整。幻触,幻味少见,感知综合障碍亦可见到。

(2) 思维和言语障碍:由于儿童发育不成熟,表达能力差,年幼儿童的思维障碍主要表现为各种形式的言语障碍,如重复言语、刻板言语、模仿言语或言语减少,严重者出现缄默;或自言自语,说一些别人听不懂的话;年幼儿童妄想少见,可出现病理性幻想,患儿整天沉湎于幻想之中,或思考一些古怪的无意义的问题,如"和某超人大战48回合"等。年龄越大,症状越接近成人。

(3) 情感障碍:情感淡漠是突出症状之一,患儿对周围环境中任何事物均不感兴趣,不主动与周围人接触,常独居一处,对亲人冷淡,另一突出症状为紧张性恐惧情绪,这种恐惧是无对象的、莫名其妙的,在睡前尤为明显。

(4) 行为障碍:由于不善于表达,常以各种行为问题为主要表现,如怪异行为、怪异装扮,攻击性行为、刻板动作或重复动作等,或孤僻、退缩、日益脱离社会。

(四) 诊断与鉴别诊断

1. 诊断

目前国内外尚无专用于儿童的单独诊断标准,ICD-10、DSM-Ⅳ将儿童期精神分裂症作为成年期精神分裂症儿童型看待,可用成人精神分裂症标准诊断COS。

2. 鉴别诊断

应与下列疾病鉴别。

(1) 器质性精神病:脑器质性精神障碍如病毒性脑炎,常以精神症状起病,精神运动性兴奋或抑制症状多见,有时伴有不典型的幻觉妄想,易误诊为精神分裂症。各种躯体疾病也可以导致精神病性症状。通过详细的体格和神经系统检查,实验室检查,在精神状况检查时注重定向力、记忆、注意、意识障碍,可资鉴别。

(2) 儿童孤独症:孤独症的交往障碍、语言障碍、刻板行为与儿童精神分裂症的情感淡漠、孤僻退缩、言语减少、缄默状态、行为怪异十分相似,过去曾将孤独症命名为儿童精神分裂症,成人精神科医师鉴别起来有一定困难。鉴别要点:①起病年龄。COS起病多

在童年期以后,很少起病于5~6岁以前;孤独症儿童往往在3岁以前就发现异常;②正常发育阶段。COS起病前常有一个正常发育阶段,能够在幼儿园、学校学习,孤独症一般自幼就有发育异常,即使是折刀型,起病前也没有达到正常发育水平;③症状特征。能够发现幻觉、妄想者比较容易鉴别,行为突然出现明显异常也可以作为鉴别点;④药物治疗效果。抗精神病药物可以改善COS的症状,使幻觉、妄想等症状得到缓解,社会功能得到恢复。而对于孤独症仅能改善攻击、自伤、刻板行为等症状,其核心症状疗效欠佳;⑤家族史。如果有精神分裂症家族史,有助于鉴别。对于早期有孤独症特征者,可以分别诊断。

(3) 阿斯伯格综合征(AS):部分AS儿童在青春期症状恶化,出现明显的冲动、攻击行为、猥亵行为、违纪违规,而就诊于精神科,加上原有的自言自语、莫名大笑、怪异行为,对于不熟悉AS的成人精神科医师,很容易误诊为精神分裂症。鉴别要点是回顾儿童早期发育状况。部分AS患儿会出现幻觉妄想等典型的精神分裂症状,可以分别诊断,并按照精神分裂症处理。

(4) 心境障碍:伴有精神病性症状的躁狂或抑郁状态很容易误诊为精神分裂症,误诊达50%。情感障碍的症状具有发作性,患儿的思维内容与情感一致,与周围环境相对协调,间歇期正常,此类病人常有明显的心境障碍家庭史,可资鉴别。

(5) 精神发育迟滞(MR):部分精神发育迟滞儿童伴有明显行为问题、如攻击、破坏行为,易与COS混淆。这些儿童自幼言语及运动能力较同龄儿童落后,多有先天性发育缺陷或畸形,智力测验智商低于70,可资鉴别。精神发育迟滞患儿由于发育缺陷,发作精神分裂症几率高于一般人群,如果出现明显行为异常和幻觉妄想,应分别诊断。

(五) 治疗

1. 药物治疗

抗精神病药也已经越来越多地被用于治疗儿童、青少年期精神障碍,如儿童精神分裂症、心境障碍和短暂精神障碍等。还可用于治疗抽动障碍、强迫障碍和创伤后应激障碍、冲动攻击行为等。有关儿童少年精神分裂症药物治疗的对照研究极少,目前主要还是参考成人精神分裂症的用药经验,在剂

量上也应更加谨慎。目前只有氟哌啶醇、硫利达嗪、利培酮、帕利哌酮及阿立哌唑被美国 FDA 正式批准用于儿童和青少年精神障碍的治疗。此外，FDA 的专家委员会推荐可以使用喹硫平、奥氮平及齐拉西酮。对抗精神病药物在儿童和青少年精神障碍患者的超适应证(off-label) 使用，首先应该仔细评估该药的安全性和耐受性，充分权衡利弊，以减少和避免对患者造成可能的医源性损害。

美国学龄前儿童精神药理学工作组 (the preschool psychopharmacology working group，PPWG) 于 2007 年发布的治疗指南中提出了一些儿童、青少年精神障碍的诊疗规范，内容如下：①当其他治疗方法可能有效时，避免使用精神药物；②一般而言，在开始精神药物治疗之前，应该给予适当的 1 个疗程的心理治疗，即使开始精神药物治疗之后，心理治疗也应该继续进行；③当精神障碍诊断明确后，并且已给患者造成明显的功能损害，那么就应该考虑使用精神药物治疗；④在开始精神药物治疗之前，应该制定一个系统的治疗方案，以便监测临床症状和功能损害的变化；⑤转诊父母或治疗父母的病理心理问题可以促进对孩子的治疗，也能改善家庭关系；⑥取得父母对药物疗效、安全性的知情同意；⑦鼓励适时停止精神药物治疗，以避免不必要的药物治疗；⑧若仅仅为了处理其他药物所致的不良反应，不推荐使用新的精神药物。

常用药物：

(1) 利培酮：已经被美国 FDA 批准用于治疗 13~17 岁精神分裂症患者、10~17 岁患者双相障碍-躁狂发作/混合发作患者、5~16 岁孤独症患者的易激惹症状等。除了成人常见的不良反应外，在儿童、青少年中还易导致便秘、肝脏毒性(包括脂肪性肝炎、脂肪肝、转氨酶升高)、体位性低血压、血糖升高、2 型糖尿病和心脏功能抑制(QTC>450ms) 等。

(2) 帕利哌酮：美国 FDA 批准用于治疗 12~17 岁精神分裂症患者，起始剂量为，3mg/d，口服，单次给药；最大剂量，体重<51kg 为 6mg/d，体重≥51kg 为 12mg/d。

(3) 奥氮平：美国 FDA 推荐用于治疗 13~17 岁精神分裂症患者、13~17 岁双相障碍患者的躁狂发作及混合发作。儿童剂量 0.1~0.2mg/(kg·d)，起始剂量为 2.5~5mg/d，口服，单次给药；目标剂量 10mg/d。FDA 数据显示，奥氮平对儿童、青少年精神

分裂症患者的有效剂量为 2.5~20mg/d，平均剂量是 11.1mg/d；对儿童、青少年双相障碍(躁狂发作或混合发作) 患者的有效剂量为 2.5~20mg/d，平均剂量是 8.9mg/d。与成人相比，儿童、青少年服用奥氮平后更容易出现镇静、体重增加、高脂血症、垂体泌乳素升高、肝脏转氨酶升高等不良反应；还会导致空腹血糖升高。

(4) 喹硫平：美国 FDA 推荐喹硫平用于治疗 13~17 岁的精神分裂症患者，10~17 岁的双相障碍患者；最佳日治疗剂量为 400~750mg。

(5) 阿立哌唑：美国 FDA 批准用于治疗 13~17 岁精神分裂症的二线用药，6~17 岁孤独障碍的易激惹症状；单一或合并 (碳酸锂/丙戊酸钠) 用药治疗 10~17 岁双相障碍患者的躁狂发作及混合发作，用于 COS 及 BD 起始剂量 2mg/d，推荐剂量 10mg/d，最大剂量 30mg/d；用于孤独障碍起始剂量 2mg/d，推荐剂量 5~10mg/d，最大剂量 15mg/d。

(6) 齐拉西酮：可以用于治疗精神分裂症、双相障碍躁狂发作/混合发作。但目前它对儿童、青少年精神障碍患者的疗效、安全性还缺乏定论，美国 FDA 专家委员会仅推荐它作为二线选择药物治疗 10~17 岁的双相障碍躁狂发作/混合发作。

(7) 氯丙嗪：用于治疗儿童、青少年精神分裂症患者，还能治疗儿童、青少年以好斗和(或)过度兴奋为主要特点的严重行为问题。值得注意的是，当剂量>500mg/d 时，氯丙嗪对严重精神发育迟滞患者的疗效并没有明显提高的证据。推荐剂量：6 个月以下的婴儿不适用；6 个月~12 岁患者口服给药 0.25mg/kg，每次间隔 4~6 小时，逐渐加量；对严重病例，可能需要 200mg/d 或更大剂量。青少年患者的起始剂量 10~25mg 一日 3 次；加量时可以每次 25~50mg，每周 2 次，逐渐加量。不良反应较多且严重，目前临床应用较少

(8) 氟哌啶醇：用于儿童青少年急、慢性精神病性障碍，Tourette 综合征。推荐剂量：3 岁以下儿童不适用；3~12 岁儿童(体重 15~40kg)：起始剂量 0.5mg，每次加量 0.5mg，加药间隔 5~7 天，；对非精神病性行为障碍及 Tourette 综合征患者，治疗剂量一般为 0.05~0.075mg/(kg·d)；对精神病性障碍儿童，治疗剂量上限一般是 0.15mg/(kg·d)，病情严重的儿童可能需要更大的剂量，6~16mg/d。该药容易导致锥体外系不良反应。

(9) 氯氮平：目前只用于治疗病情严重、难治

性的精神分裂症或分裂-情感性精神障碍患者以及防治上述人群的自杀行为。目前缺乏氯氮平对16岁以下患者人群的疗效和安全性数据，FDA也没有批准氯氮平用于该年龄段患者。由于容易导致致死性粒细胞减少症，在开始氯氮平治疗后，必须定期监测血象变化。

2. 心理治疗

对恢复期患儿可以进行行为治疗、认知行为治疗及其他技能训练，促使患儿早日回归社会。

（六）预后

Eggers和Bunk等（1997）随访了44例儿童精神分裂症患者，发现有25%的完全治愈，50%的情况较差，其中慢性起病和起病于12岁前的预后较差。Maziade（1996）也对影响儿童精神分裂症的预后的众多因素作了长达15年的追踪，他认为病前功能水平和急性期阳性、阴性症状的严重程度是判断预后的良好因子，而病前的发育问题和非精神病性的行为困扰与预后无关。一般而言，阳性症状和大部分症状随着病情的推移而逐步消失，但阴性症状的频率不会改变。

二、儿童器质性精神障碍

儿童器质性精神障碍是一种常见的、但相对被忽视的神经精神障碍，包括急性脑病综合征和慢性脑病综合征，是指由于脑部疾病、躯体疾病以及中毒所引起脑结构和（或）代谢改变所致的精神障碍。以急性脑病综合征（谵妄、意识混浊）多见，占所有住院患儿会诊-联络精神科服务的10%；儿科重症病房以精神症状会诊的17%～66%。

（一）临床表现

1. 意识障碍

起病急者表现为谵妄和意识混浊状态，患儿意识清晰度下降、注意力不集中；认知改变，如记忆缺陷、定向不良、言语困难，或感知觉改变（惊恐、错觉）；起病较急，并在一天之中有波动。年幼患儿以意识混浊、嗜睡较多见，年长儿童常见谵妄，出现错觉，幻觉，精神运动性兴奋等。

儿童谵妄的表现与成人相似，但易激惹、情绪不稳、烦躁、睡眠-觉醒紊乱更常见，而妄想、言语紊乱、记忆力下降少见；同时出现发育的退化，以往习得的技能丧失，与父母对视减少、不易安抚及亲子交流方面一些细微的改变。

2. 认知功能障碍

脑器质性损害（脑炎、脑外伤）患儿在疾病的恢复期可表现为智能减退、记忆障碍、注意力不集中等，由于儿童正在发育，大多数在半年内能够恢复。

3. 行为问题

行为问题是常见症状，患儿表现为多动、兴奋、易激惹、任性冲动、攻击，约占14%；行为退缩、少动占22.5%。

（二）诱因

儿童比成人更容易发生意识障碍，如发热和全麻；中毒、代谢、颅脑损伤、缺氧也易发生谵妄。Turkel（2003）报道在一组病儿中，感染占33%，药物19%，严重外伤9.5%，自身免疫性疾病8%，移植后8%，手术后7%，各种肿瘤7%，多器官、呼吸、心脏衰竭7%。Schieveld（2007）报道在儿科重症病房55%是由于神经系统疾病，50%感染，其中尤以呼吸系统感染为多（30%）。

2～5岁儿童麻醉最易引起意识障碍，扁桃体、甲状腺、眼、中耳的急诊手术也容易引起，推测可能与感觉剥夺、与外界沟通隔绝有关。

患儿术前焦虑，情绪易波动、冲动、社交差、适应环境不良的气质特征也易于发生谵妄；原先有认知损害、精神发育迟滞、视听觉缺陷、躯体疾病、照顾不周等也是易感因素。

（三）诊断

儿童出现急性精神障碍，首先要考虑器质性的可能。判断患儿有无意识障碍非常重要，要仔细观察患儿对外界的刺激反应及对人物、地点、时间的定向来判断有无意识障碍，观察表情、言语表达和理解能力，有无烦躁不安，激惹或无目的的活动等；对幼儿要注意观察吸乳或进食情况，与母亲情感交流情况。

详细的躯体和神经系统检查，及相应的实验室检查有助于诊断。脑电图慢波发生率为65%～86%,但无特异性。

Turkel(2003)将成人谵妄量表(delirium rating scale)回顾性用于儿童青少年(年龄10.4±5.0),认为适用于儿童。谵妄量表包括10项,2项判断症状发作的短暂性及与躯体疾病的关系;8项评估主要症状,包括感知觉障碍、幻觉、妄想、精神运动异常、广泛的认知损害(注意和记忆)、睡眠-觉醒紊乱、情绪不稳以及症状易变。按照0～4计分,得分≥13表明有谵妄。

(四)治疗

1. 病因治疗

针对病因予以相应治疗。

2. 心理干预

要保持室内安静、光线充足,如果可能,父母应该留在孩子身边、予以安慰,播放孩子熟悉的音乐、照片、视频,原来喜爱的玩具,以及父母书写的纸条都能起到支持作用。

3. 药物治疗

一般的意识障碍不需要处理。对于兴奋、攻击、明显幻觉、难于护理者,可以短期应用抗精神病药物,常用氟哌啶醇肌注,起始剂量为0.15～0.25mg/次,总量为24小时0.05～0.5mg/kg;非典型抗精神病药物利培酮口服液起始剂量0.1～0.2mg/次,总剂量0.2～2.0mg/24h,但要注意锥体外系不良反应。奥氮平、喹硫平也可以选用,从小剂量开始,逐渐增加,症状控制后及时停药。

(李雪荣 黄春香 罗学荣 苏林雁 杜亚松)

主要参考文献

Biederman J. 2004. Psychopharmacology. In: Wiener JM, Dulcan MK. Textbook of Child and Adolescent Psychiatry. Third ed. Washington DC: The American Psychiatric Publishing Inc., 931~973.

Birmaher B, Axelson D, Goldstein B, et al. 2009. Four-Year Longitudinal Course of Children and Adolescents With Bipolar Spectrum Disorders: The Course and Outcome of Bipolar Youth (COBY) Study. Am J Psychiatry, 166:795~804.

Bora E, Veznedaroglu B. 2007. Temperament and character dimensions of the relatives of schizophrenia patients and controls: The relationship between schizotypal features and personality. European Psychiatry, 22 (1): 27~31.

Daphne JK, Benjamin IG. 2009. Childhood Onset Major Depressive Disorder: Course of Illness and Psychiatric Comorbidity in a Community Sample. The Journal of Pediatrics, 155(1): 118~123.

Deng H, Gao K, Jankovic J. 2012. The genetic of Tourette syndrome. Nature Reviews Neurology, 8(4):203~213.

Hatherill S, Flisher AJ. 2010. Delirium in children and adolescents: A systematic review of the literature. Journal of Psychosomatic Research 68, 337~344.

Insel TR. 2010. Rethinking schizophrenia. Nature, 11; 468 (7321): 187~193.

Li X, He Z, Hu Y, et al. 2010. Association analysis of CNTNAP2 polymorphisms with autism in the Chinese Han population. Psychiatr Genet, 20(3):113~117.

Liu Y, Hu Z, Xun G. 2012. Mutation analysis of the NRXN1 gene in a Chinese autism cohort. J Psychiatr Res, May; 46(5):630~634.

Neale BM, Medland SE, Ripke S, et al. 2010. Meta-analysis of genome-wide association studies of attention-deficit/hyperactivity disorder. J Am Acad Child Adolesc Psychiatry, 49(9), 884~897.

Nock MK, Kazdin AE, Hiripi E, et al. 2006. Prevalence, subtypes, and correlates of DSM-IV conduct disorder in the National Comorbidity Survey Replication. Psychol Med, 36(5), 699~710.

Philip CK, Scott NC, John T, et al. 2010. Clinical characteristics of anxiety disordered youth. J Anxeity Disord, 24(3): 360~365.

Rapoport JL, Gogtay N. 2011. Childhood onset schizophrenia: support for a progressive neurodevelopmental disorder. Int J Dev Neurosci, 29(3): 251~258.

Rubia K, Cubillo A, Smith AB, et al. 2010. Disorder-specific dysfunction in right inferior prefrontal cortex during two inhibition tasks in boys with attention-deficit hyperactivity disorder compared to boys with obsessive-compulsive disorder. Hum Brain Mapp, 31(2), 287~299.

Turkel SB, Braslow KC, Tavare J, et al. 2003. The Delirium Rating Scale in Children and Adolescents. Psychosomatics, 44:126~129.

Wittfoth M, Bornmann S, Peschel T, et al. 2012. Lateral frontal cortex volume reduction in Tourette syndrome revealed by VBM. BMC Neuroscience, 13:17.

第十九章 老年(期)精神障碍

> **导语** 人均寿命的延长,人口老龄化成为当今社会需要积极面对的一个重要问题。据估计,到2050年,我国60岁以上人口将达到4.39亿,约占总人口的1/4。随着老龄人口的急剧增长,与增龄有关的各种老年期疾病患者也会明显增加,这就需要大量的专门人员依据老年人的生理心理特点来处理。本章第一节概要性介绍了与老年精神医学有关的概念,老年精神病学的历史与现状,衰老的躯体和生理特征,衰老的心理变化以及老年人躯体与心理功能的评估;第二节对老年期常见的某些疾病,如谵妄、晚发精神分裂症、老年期抑郁症及老年期神经症性障碍的临床特点和治疗原则进行了总结。希望读者通过阅读本章,能对老年精神医学的概貌有所认识。老年人群中常见的痴呆综合征放在第十七章讨论。

第一节 概 述

老年精神病学是老年医学的重要组成部分,她的出现,是医学科学发展的必然。1973年,英国皇家精神科医师学院率先成立了老年精神疾病学术研究组,并于1988年正式将老年精神病学列为一个专业。其后,世界不少国家争相仿效,使老年精神医学在短短20多年的时间里已取得了长足的进步。目前,在英美等发达国家,医学本科生和研究生均需要接受老年精神病学知识的培训,不少国家将老年精神病学作为精神病学的一个亚专科,并开展了大量针对老年精神障碍患者的基础与临床研究。

一、相关概念

(一) 衰老

衰老(ageing)是生物生命过程中,整个机体形态、结构和功能的逐渐衰退的总现象,是一切生物活动必有的过程。人的衰老(自然)过程可分为发育期(从出生到20岁)、成熟期(20~40岁)、渐衰期(40~60岁)和衰老期(60岁以后)4个阶段。一般

来讲,生长和衰老两项生命活动是同步进行的,青少年期以生长活动为主,但也有衰老活动的进行,如动脉粥样硬化的最初表现在婴幼儿期就可开始。随年龄增长,体内平衡性逐渐破坏,衰老活动也逐步增多,但不同的个体,同一个体的不同器官其发展速率不同。衰老是不可抗拒的自然规律,但在一定条件下,衰老的速度是可以减慢的。通过了解衰老的形成过程、原因及影响因素,掌握其发生发展规律,就有可能采取适当的措施来延缓衰老。

人类的衰老体现在四个方面:①年龄衰老:指的是一个人活的年龄数;②生理衰老:是指随着年龄的增长个体所出现的生理上的变化,如一些器官系统的功能降低、稳定性减退、结构异常等;③心理衰老:是指随着年龄的变老,心理活动、心理感受、应对能力等的下降;④社会衰老:指在生命过程中的角色和关系、支持系统的大小和质量的变化等。

(二) 老年期的界定

单从人的生理指标上很难确定多大年龄即属于老年期。因为个体从出生到自然死亡是一个连续的、动态的过程。且在这一过程中,不同个体的发展速率并不一样,而影响衰老的因素亦很多,故每个人的衰老进度不会完全一致,每个人的立法年龄和生物年龄亦不会完全一致。但为了社会工作、

科学研究以及医疗服务的方便,政策部门只能依据大多数人的情况来进行基本一致的界定。

一般来讲,发达国家、地区多规定 65 岁及以上为老年期,发展中国家、地区多规定 60 岁及以上为老年期。在我国,关于老年分期的规定是:45~59岁为老年前期(或称初老期),60~89 岁为老年期,90 岁以上为长寿期。

提出老年前期,对加强老年卫生保健有重要意义。人到 40 岁以后,机体结构、功能、心理均不断发生变化,脏器萎缩,重量减轻,组织内水分减低、脂肪增多,各器官功能逐渐减退。由于增龄,使大多数人的个体内蕴藏着各种疾病或功能衰退的危机。老年卫生保健工作如能从此期开始,对延缓衰老进程,促进健康长寿会起到积极作用。

(三) 老年学与老年医学

老年学(gerontology)是专门研究有关生物衰老和寿命问题的一门综合性学科,是老年生物学、老年医学、老年社会学和老年心理学等的总称。老年医学(geratology)又叫老年病学,是以人体为主要研究对象来探讨预防和控制与衰老有关疾病的一门学科。其主要内容包括:①在医学科学的基础上研究人类衰老的起因及发展过程;②研究老年性疾病的防治方法;③研究维持正常寿命所需要的卫生条件。按照研究内容、对象和方法,老年医学大致可分为三个部分:①基础医学部分:包括老年组织学、生理学、病理学、生化学等;②临床医学部分:包括老年内、外、妇、精神与心理、护理各科;③预防医学部分:包括对老年人疾病的预防以及卫生保健等。

(四) 老年精神病学

老年精神病学(old age psychiatry)是精神病学的一门分支学科,是研究老年精神障碍患者的病因、发病机制、临床表现、治疗与预防及其相关问题的科学。

老年精神病学是近年来发展迅速的一门学科,它的兴起源于老年精神疾病患者有其独特的需求以及需要专门的知识和技术来处理。要使老年精神疾病患者得到正确的诊断与处理,必须对个体在老年生活过程中正常的老化过程(ageing process)、躯体疾病与社会、心理、宗教文化因素之间复杂的相互关系有很好的理解。

由于绝大多数老年精神疾病患者生活在社区(家庭)中,因此对这些患者提供以社区为基础的评估、治疗及持续性的服务将是老年精神卫生服务的发展方向。精神卫生专业人员应该与其他相关人员(全科医生、初级保健人员、社会服务工作者等)一道给患者、患者的照料者及患者家属提供合理的服务与指导。

老年期最常见的精神障碍包括器质性精神障碍(如各种类型的痴呆、谵妄),情感障碍(如抑郁、焦虑),物质滥用(如酒、镇静催眠药物滥用)及精神分裂症等。老年期精神障碍的复杂性一方面在于精神症状的表现常常受到躯体疾病或脑器质性疾病的干扰或修饰;另外,躯体疾病和“功能性”精神疾病共存的比例较年轻患者明显为高。这就需要临床医生对躯体疾病在精神症状的发生、发展中所起的作用做出正确的判断。

(五) 老年心理学

老年心理学(psychology of aging),又称老人心理学或衰老心理学,是研究个体和群体成年后在增龄老化过程中的心理活动(包括行为)特点及其变化规律的一门科学。它是社会心理学的一个分支,又是心理学和老年学、老年社会学交叉的一门边缘科学。内容涉及老年人的心理特点、心理变化和心理疾病,老年人的心理健康和心理卫生。

老年心理学有三大理论:①撤退理论:认为老年人和他们原来所属的社会关系网络中的其他人之间的交往自然地越来越少,是老年人内化的普遍过程,从社会中撤退被认为是老年人理想的生活方式。②活动理论:与撤退理论完全对立,认为老年人应该发展其他角色活动来代替终止的角色活动,否则心理活动会遭受破坏;活动的老年人比撤退的老年人会生活得更满意,因此积极地参加各种角色活动是老年人理想的生活方式。③人格类型理论:该理论认为上述两种理论都不能很好地解释老年人的心理满足感,人格才是关键因素;老年人有了良好的人格就能有效地处理老年期的心理调节问题;根据人格把老年人分成各种类型,才是老年心理活动研究的最佳途径。

老年心理学研究的主要范围有:①老年心理学的理论和方法,如原则、概念、实验设计和测量等。②老年人心理活动的有关生物学因素,如衰老的神经机制、行为的遗传等。③影响老年人心理活动的社会因素,如家庭、社会、文化等。④老年人的心理活动和行为,如觉醒与睡眠、视觉、听觉、平衡觉、记忆、语言、智力和认知、情感、人格、自我概念、性心理、死亡等。⑤老年人的保健与治疗,如行为矫正、心理障碍消除、意外事故和老年人心理咨询等。

(六) 老年护理学

老年护理学(gerontological nursing)是研究、诊断和处理老年人对自身现存的和潜在健康问题的反应的学科。它是护理学的一个分支,与社会科学、自然科学相互渗透。

老年护理学研究的重点是从老年人生理、心理、社会文化以及发展的角度出发,研究自然、社会、文化教育和生理、心理因素对老年人健康的影响,探讨用护理手段或措施解决老年人的健康问题。

二、老年精神病学的历史与现状概要

尽管人类社会很早就开始关注老年人的疾病与治疗问题,但现代意义上的老年医学到 20 世纪初才正式形成。1881 年,Charcot 关于老年医学(medicine of old age)的讲座引起了同行们的极大兴趣。1909 年,出生于维也纳后移民美国的 Nascher 医生把希腊文的 geras(老年)一词与 iatrikos(治疗)一词合并为 geriatrics(老年病学),并于 1916 年写了第一本老年病学的著作,由此激发了世界各国对衰老的生物学和社会学研究的兴趣。

如果说 Nascher 是老年医学之父,那么英国的 Marjory Warren 则是老年医学之母。1936 年,Warren 系统检查了数百例年老体衰的囚犯病人,根据系统分类对他们提供了不同的服务需求和康复措施,取得了显著成效。其后,她倡导创建老年医学专业,在综合医院建立老年病房。她的做法吸引了世界各地学者前来参观与学习。同时也促使英国卫生部(The Ministry of Health)在 1947 年成立了英国老年协会(The British Geriatrics Society),并在 1948 年成立了第一个老年医学专家顾问委员会。

老年精神病学是在老年医学的发展基础上出现的。在 1940 年代,英国学者 David K. Henderson 和 Aubrey Lewis 对老年人如何过得更好这一问题发生了极大的兴趣,加上当时人口老龄化的出现、精神病院人满为患、社会变化以及人们意识到对老年精神病人知识的缺乏等因素的影响,使他们和其他学者开始去探讨老年人精神卫生的需求,并将注意点从研究精神病人的神经病理学转向以社区为基础的服务与治疗上。此后,老年精神病学服务在英国得到了稳步的发展,开展了以医院为基础的、以社区(家庭)为基础的、根据地域特征为基础的多种老年精神卫生服务模式;学术研究也百花齐放,涉及基础与临床的多个方面。1973 年,英国皇家精神科医师学院(The Royal College of Psychiatrists)成立了一个特殊的研究小组(由对老年精神科感兴趣的医师组成),这一小组在 1978 年作为皇家精神科医师学院的一个部门,至 1988 年正式被官方将老年精神病学认可为一个专业,同年,该小组发表了"关注老年人的精神卫生"的联合公报,并建议在医学本科生和研究生中进行老年精神病学知识培训。

在美国,对老年医学和老年精神病学的关注滞后于英国。正如前面所述,美国医生 Nascher 在 1909 年发明了 geriatrics 一词,不过在那时,临床老年医学并没有在美国繁荣。美国老年协会(The American Geriatrics Society)成立于 1942 年,但其兴旺和发展要归功于英国的国家医疗服务系统(NHS)的影响。在美国,老年医学服务最初限制在家庭护理中,并不认可将其成为一个专业,对他的发展模式也举棋不定。其后,随着美国退役军人管理部门(the Veterans' Administration service)中大量病人的老化,老年服务需求增加,同时,加上有人撰文批评政府不关心老人,这才引起了政府的重视而成立了国立老年研究所(The National Institute on Aging),并根据英国的经验建立了老年病房。目前在美国,老年精神病学也作为了一个专业,医学生们能够学到关于老年服务的基本知识。

在大多数其他国家,老年医学仍有待发展,包括日本。在欧盟中的某些国家老年医学是被官方认可的一种专业,不过,这一专业在不同的国家中的地位和作用有所不同。

我国老年医学和老年精神病学的发展现状较西方发达国家滞后。中华医学会精神病学分会将老年精神病学单分为一个学组也是近年来的事。据调查,我国目前老年精神科专科病床、专科医师及护士明显不足。不同地区老年精神卫生服务的质量和水平参差不起。老年精神科的床位设置与人员配置与老年人口的绝对数不成比例,需求明显大于供给。此外,按照发达国家的服务模式,我们应该将以医院为基础的服务转向到以社区为基础的服务,因此,配套的精神卫生专业人员尚需大量培训。好在政府部门已经重视人口老龄化的问题并已有相关的措施出台。我们相信,在不久的将来,我国的老人都会老有所养,活得更为快乐和更有尊严。

三、衰老(老年人)的躯体和生理特征

有必要对正常衰老和老年疾病作较为明晰的界定。目前学术界普遍认为"正常衰老(老化)"不是一种疾病,而是一个普遍存在的、渐进性的、累积性的和不可逆的生理过程。在人的生长发育、成熟到衰退过程中会表现出一系列生理、心理功能和形态学的退行性变化。进入老年期后,人体会出现许多组织结构与功能的改变,具体表现如下。

1. 皮肤

皮肤皱纹的出现是衰老的重要征象。表皮细胞数减少,整体变薄,表皮内的色素颗粒在暴露部位皮肤的基底层增多(老年斑)。真皮逐渐变薄和萎缩,皮下脂肪减少,结缔组织减少,胶原纤维和弹性纤维呈退化,导致皮肤松弛,弹性降低。秃发与白发,眉毛脱落。汗腺变小,汗液分泌减少,皮脂腺萎缩,皮肤和毛发失去光泽。皮肤感觉变得迟钝,主要表现在浅感觉的减弱。

2. 呼吸系统

老年人肺的特征是重量减轻,肺泡管扩张,肺泡壁变薄,数量减少。肺泡毛细血管床减少和硬化,使肺萎缩变小,弹性减弱,无功能肺泡扩大,造成老年性肺气肿。老年人气管和支气管上皮和黏液腺的退行性变化使纤毛上皮逐渐脱落减少,纤毛运动减弱,使老年人易于感染呼吸道疾病。小气道管腔狭窄,肺组织弹性减弱,导致气流阻力增加。肺的顺应性降低,肺功能生理性下降,也会使老年人患肺部疾病的机会较年轻人多。

3. 心血管系统

老年人心脏重量逐步增加,心肌纤维逐渐发生

脂褐素沉积,心肌细胞发生不同程度的萎缩,心包膜下脂肪沉积增多。心肌 ATP 酶活性下降,钙离子扩散率减少,使心肌收缩的速度与强度降低,导致心脏生理功能下降和不稳定性增加。老年期心血管系统顺应性差,动脉管壁硬化,有功能的毛细血管数减少会导致血流速度减慢,高血压和直立性低血压的发生。

4. 消化系统

老年人胃肠内分泌细胞数目减少,消化酶发生改变,酶浓度和酶合成与释放降低,激素浓度下降,内分泌细胞对消化刺激的敏感性减弱,胃肠激素分布与代谢改变,造成老年人消化功能减退,且常伴有便秘。老年人肝功能减弱,药物代谢速度减慢,易引起药物不良反应及肝损伤,一旦肝细胞受损其修复较年轻人慢。胆道功能减弱,易并发结石、胆囊炎等。

5. 泌尿系统

从 50 岁起,肾单位随增龄而减少,肾小球发生纤维化或玻璃样变。肾间质内结缔组织增加,肾小球数减少,肾小管萎缩;肾皮质变薄,髓质减少;肾血管硬化,输尿管肌层和膀胱肌层变薄,张力减弱,容量减少。通常在 40~60 岁开始出现前列腺退行性变化(良性增生)导致尿路梗阻。

6. 血液及造血系统

增龄会导致红细胞密度增加,柔软性、渗透性、抗机械性与表面电荷密度降低。粒细胞核分叶增多,胞膜的渗透阻力增加,胞质中颗粒减少,中性粒细胞对微生物的吞噬和杀伤力减弱。血小板数目和形态可正常,但功能下降。老年人血浆中水分进行性减少,血容量下降,易引起直立性低血压。成年后骨髓减少,45 岁后减少显著,造血组织逐渐被脂肪和结缔组织所替代。

7. 内分泌系统

老年人垂体总量减少,有弥漫性纤维化表现,腺垂体中嗜碱性和嗜酸性细胞均减少,分泌促性腺激素的细胞萎缩、缺失。甲状腺重量减轻、体积变小,组织学上可见滤泡变小,滤泡间结缔组织增生。肾上腺皮质和髓质的细胞数均减少,重量逐渐减轻,皮质变薄,

出现多灶性增生,甚至有多发的小腺瘤形成。老年人下丘脑-垂体-肾上腺系统功能减退,激素的清除能力明显下降,使其对外界环境的适应能力和应激能力均明显降低。老年人胰岛 A 细胞和 B 细胞比率可增高,胰岛内有淀粉样物质沉积,胰岛可萎缩。

8. 生殖系统

男性睾丸在 30 岁后开始缩小,至 60 岁后缩小明显,到 70 岁时只有青春期的一半。雄性激素分泌在中年以后逐渐减少。附睾随增龄生长速度缓慢,脂褐素沉积,使分泌液减少,延缓精子成熟。输精管管壁增厚,管腔变小,使精子流动速度减慢。60 岁以后精囊腺萎缩,液体分泌减少。老年人阴茎伸展性下降,勃起延迟,硬度降低,出现阳痿。

女性在衰老过程中卵巢重量减轻,体积变小,绝经十年后卵巢皮质中卵泡结构基本消失。随增龄输卵管黏膜萎缩,管腔变窄或闭锁。老年妇女子宫体缩小、重量下降、子宫内膜萎缩、子宫下垂。乳腺萎缩,乳房脂肪减少,使乳房缩小、下垂。此外,老年妇女阴道及外阴也会出现相应的老龄化改变。

9. 免疫系统

随年龄增长,人体免疫功能逐渐下降,对外来微生物侵入的抵抗力减低。老年人胸腺体积缩小,功能降低。脾脏和淋巴结中的生发中心数目减少。老年人 T 细胞数目减少,在抗原刺激下转化为致敏淋巴细胞的能力降低,对外的反应也减弱。老年人外周血中天然抗体的效价降低。

10. 神经系统

神经系统是机体最重要的组成部分之一,发挥调节、稳定内外环境的作用。随着增龄,神经系统同样会发生与年龄相关的老化,包括神经细胞数量减少、树突肌和突触数目降低、神经递质含量下降以及脑重量的减轻等。许多老化性神经系统退变性疾病的基础都是增龄老化,如阿尔茨海默病、帕金森和脑血管病等。这些疾病都是严重危害人类健康的问题。

(1) 大体结构的变化:①脑重量减轻,60 岁后大脑重量平均减轻约 8%。②脑体积缩小。皮质萎缩主要表现为脑沟增宽、加深,脑回变窄,尤以额叶和颞叶明显。白质结构萎缩的主要表现为脑室体积增大、脑室周围白质脱髓鞘变化。另外,蛛网膜下腔、纵裂池、外侧裂池及脑池等结构也相应扩大。③其他:如硬脑膜和软脑膜增厚、纤维化等;不同程度的脑动脉粥样硬化、钙离子沉积。

(2) 内部纤维结构的变化:神经细胞会发生以下变化:①神经细胞数目减少为神经系统老化的典型表现,不同脑区的减少有所不同。②细胞形态和功能变化。③老年脑组织轴突发生退变,数量减少,导致老化相关的突触丧失,而突触减少程度较神经细胞的丧失更重。④老年斑:主要成分是 β 淀粉样蛋白和一些不规则疏松排列的神经细胞、胶质细胞、扁形的突起等结构,位于新皮质、海马等脑组织中。老年斑是老年性痴呆患者脑内标志性的病理改变之一。⑤神经纤维缠结:主要由神经细胞内直径约 10nm 的中间丝构成,导致神经原纤维失去了原有的正常形态,发生肿胀和缠结,呈现典型的衰老改变。⑥脂褐素:是目前唯一公认的老化色素,其积聚也是神经细胞随增龄发生变化的重要普遍特征。⑦胶质细胞:星型胶质的增生是神经系统老化的另一重要特征。

除以上组织学改变外,在老龄脑中还可见到其他一些改变。包括平野小体、马代小体、淀粉样小体和脑血管壁的淀粉样物沉积,以及神经轴索球形体。

在衰老过程中,神经系统的上述变化会导致人类为了适应外界环境,不断进行学习和记忆的神经可塑性能力受损,表现为记忆力减退,尤其是近事遗忘。老年人因大脑乙酰胆碱减少,使突触后膜对钠、钾的通透性减少,可引起记忆力减退。老年人因脑内蓝斑核合成和释放去甲肾上腺素量减少,导致睡眠不佳、情绪抑郁、淡漠。老年人脑内蛋白质的合成降低,蛋白质代谢障碍,脂质合成下降,中性脂肪增多,低密度脂蛋白增高,促使动脉粥样硬化,从而脑血流循环阻力增大,脑血流量减少,速度减慢,能量代谢减少,导致脑软化。

上述这些变化,会使老年人对内、外环境的适应能力降低,认知功能减退,睡眠较差,伴有性格改变。

11. 运动系统、感觉系统和反射系统

(1) 运动系统:随年龄增长,老年人可见全身肌肉萎缩,肌力下降。由于锥体外系的老年性变化,老年人容易出现肌张力增高,精细动作变得笨拙,动作缓慢,有时关节呈轻微半屈曲位。此外,肌

腱、韧带和关节的老年性改变,也会影响老年人的肌力、肌张力和姿势。老年人步态步幅变小、蹒跚,走路时上臂摆动减少。由于老年人的视觉、前庭觉、本体感觉、触觉和听觉常有某些程度障碍,导致老年人在行走时自觉有不稳定感,或步态不稳。老年人常有某种程度颤抖,但明显震颤则不多见。

(2)感觉系统:老年人因皮肤增厚和神经末梢退化,导致痛觉和触觉减退。老年人的振动觉和关节位置觉也会出现减退。

(3)反射系统:随年龄增长,腱反射逐渐减退甚至消失,特别是踝反射。健康老年人 Mayer 征阳性者占 52%,掌颏反射阳性者可达 53%。如老年人中查出 Babinski 征和 Chaddock 征则肯定为锥体束征。

四、衰老(老年人)的心理变化

(一) 感知觉和心理运动反应

1. 感知觉变化

(1)视觉:眼器官在老年阶段会出现明显的退行性变化,表现为"老花眼"、视力减退,暗适应与光适应能力降低,视敏度下降,颜色感觉的感受性减退。深度知觉(即判断空间物体相对位置远近或深浅的能力)在 40~50 岁阶段急剧下降,然后下降速度放缓。在 60 岁以前,大多数老年人视力能保持在 1.0 以上,但在 60 岁以后即迅速减退。

(2)听觉:多数老年人存在不同程度的听觉问题。包括对音调和音响的感受能力减退,言语听觉和言语理解障碍。

(3)触觉、痛觉、温觉、味觉、嗅觉:老年人的触觉、痛觉、温觉敏感性都较青年人低。眼角膜与鼻部的触觉降低很明显,所以一些老年人对流鼻涕的自我感知能力降低,有时需要别人提醒。老年人的定位觉、两点辨别觉均有所下降,而与痛觉相关的感觉过程随年老并无显著变化。老年人温觉减退,对外界温度变化感觉迟钝,故易于出现中暑或受凉。目前认为,人的一生中味觉感受细胞并无明显减少。嗅觉在 60 岁以前变化不大,其后便迅速减退。

2. 心理运动反应

心理运动反应是指外界刺激所引起的,由意识控制的随意肌的反应,通常是以一个或一个以上的手指或肢体的反应速度来表示其反应,它和人的高级神经功能的整合活动密切相关。老年人的心理运动反应日趋变慢,年龄越大,对刺激的分辨难度和反应的选择难度越大。反应时间常被用作年龄的标示,即年龄越大,完成任务所需要的时间越长。

(二) 认知心理

认知心理是人们认识客观世界和反映客观世界的各种心理功能,包括注意、记忆、思维、言语和智力等。

1. 记忆

记忆(memory)是人们对于感知过、体验过或操作过的事物印象,经过加工保存在大脑中,并在需要时提取出来的一种心理过程。它与其他心理过程关系密切,是心理功能的重要组成部分。正常老化会影响记忆,有些疾病也会对记忆产生影响,但两者在性质或程度方面都有不同。

(1)记忆的正常老化:成人记忆随增龄而发生的生理性变化称为记忆的正常老化。老年人记忆的特点可大致归纳为以下四点:①老年人初级记忆较次级记忆为好。初级记忆是对刚看过或听过的、当时还在脑子里留有印象的事物的记忆。次级记忆是指对已经看过或听过了一段时间的事物,经过复述或其他方式的加工编码,由短时储存转为长时储存,需要时加以提取的记忆。次级记忆随年老减退的程度明显大于初级记忆。②老年人再认能力明显比回忆能力好。③老年人意义记忆比机械记忆减退缓慢。不同性质的记忆出现老化的时间不同,表明记忆减退有阶段性和选择性。④老年人对日常生活记忆的保持较实验室记忆好。例如,老年人对熟悉的地点、方位和距离的判断,均与青年人无差异。但在不熟悉的环境中,效率就低于青年人。

(2)记忆的病理性变化:记忆的病理性老化是指伴随疾病引起的记忆老化,属于异常的老化,它往往是某些疾病常见的和较早出现的临床症状。例如,脑肿瘤和脑血管等疾病会引起明显的记忆障碍;高血压、糖尿病等慢性病可以引起认知功能下降和对情节记忆支持条件(演练、语境和线索)的利用能力下降。由于记忆的正常老化和病理老化之间有时难以区分,尤其在疾病早期,这就需要我们通过在日常生活中的仔细观察和临床上的定期检查,才能及早发现、早治疗。另外,焦虑、抑郁、恐惧等情绪都会影响个体对新信息的学习和记忆,但这类记忆障碍是可逆的,当疾病治愈后,有的记忆成绩会得到改善。

(3)老年记忆的可塑性:记忆的正常老化通过适当的干预措施(如记忆训练)可以部分逆转,这表明老年记忆功能具有一定可塑性。

2. 智力

智力是个体有目的地、思维合理和有效地适应环境的总能力(D. Wechsler,1974)。

智力的正常老化:①经典的智力老化模式。研究发现,不同民族的人群均会出现相似的年龄-智力老化模式。吴振云(1985)研究发现,语言量表分在30岁组达到高峰,70岁前都很稳定,70多岁后才开始下降。其中"知识""词汇"和"理解"三项测值分直到80多岁才明显下降;而操作量表分虽然也是30岁组是高峰,但40多岁就逐步下降,60岁后明显下降,且下降速度显著加快。②基本心理能力的老化。研究提示,在50岁后,对5项基本能力(数字、词语流畅、语言意义、归纳推理和空间定向)的测验成绩会有很小的下降,但对生活影响很少,但在60岁后就会有实际意义的下降。③晶态智力和液态智力。此概念由Cattel和Horn(1978,1982)提出。液态智力是指那些与神经系统的结构和功能密切相关的能力,如反应速度和思维灵活性等,即基本信息加工过程的技能。晶态智力反映一个人后天所获得的知识、经验和教育。研究发现,液态智力在变老时显著下降,这可能与神经生理过程的变化以及缺少练习有关。而晶态智力在正常情况下随增龄并不出现减退,有时由于继续学习和积累,其晶态智力随年老甚至还可以提高。④思维。思维是智力的核心内容。大量研究表明,实验室思维研究,如概念形成、逻辑推理作业等,老年人的成绩都比年轻人差得多;在图形、符号、语义三方面的流畅性、变通性和独特性上,老年人均显著差于青年人(但老年人之间有个体差异);老年人的观察力和类比推理能力。⑤专长和智慧。许多60多岁和70多岁的老年人对需要做出复杂决定、抽象推理和记忆许多

知识的工作能继续承担,究其原因,是由于老年人可以用知识经验来补偿某些基本智慧能力(液态智力)的减退,故仍能保持其在某些方面的专长与智慧。

3. 个性

(1)个性:总的来说,随着增龄,人的个性既有其持续稳定的一面又有其变化的一面,而稳定多于变化。造成老年人个性发生变化的因素包括:①生物学衰老使与个性有关的物质基础发生了变化。②个体对"衰老"的主观体验的影响。③社会生活脱离:一方面社会的不断发展客观上造成对老年人的疏远;另一方面由于"退休"等原因,老年人逐渐退出社会生活圈,社会联系减少。④社会文化因素:社会发展太快,有些老年人跟不上社会变化的步伐,会使他们沉浸于对往事的追忆中。此外,"代沟"的出现,空巢家庭,家庭角色的变化以及其他负性事件的出现等。⑤濒临死亡的心理压力:随着增龄,一方面是同龄的亲友不断逝去;另一方面自身生物学的衰老和对衰老的主观体验使得他们会过分关注躯体的变化和疾病的症状,对死亡的可预见性日益增强,由此带来的恐惧和绝望会极大地影响着老年人的心理状态。即便生活事事如意,仍难免产生"夕阳无限好,只是近黄昏"的感叹。

(2)老年人个性特征:Munnichs(1966)对老年人的一般个性特征的描述具有代表性,包括如下特点:①自我中心性;②内向性;③保守性;④猜疑性,敏感多疑,并常往坏的方面去想,嫉妒心强;⑤固执性,思维固执不灵活;⑥适应能力衰退;⑦老是怨天尤人,牢骚满腹;⑧爱管闲事;⑨行为退化,依赖性强,行为幼稚化;⑩有抑郁倾向。

从某种意义上讲,老年人的个性变化有两面性。老年人不赶时髦、成熟稳重、爱深思熟虑、很少感情用事、关心事物的本质等,这对老年人自身和他人都是有益的。但是固执、多疑、保守、行为退化等变化则于人于己均不利。

4. 行为

(1)影响老人行为的因素:除个性变化影响老年人的行为方式外,疾病、社会生活的改变等均对老年人行为方式的变化有重要影响。

1) 疾病:随着年龄增加,老年人除了躯体功能与适应性普遍下降之外,慢性、退行性病变也很常见。因此,老年人常频繁就诊,看病、吃药成为生活中的一部分;同时,疾病也成为老年人难以排解的精神压力,并引发焦虑、抑郁、情绪和疑病倾向。

2) 常见的社会生活改变:①离退休会使老人的社会角色和生活方式发生重大改变。有的老人在离退休后,感到自己已走到了人生的终点,常易产生消极忧伤、孤独寂寞、空虚无聊、无助无望等感觉。②丧偶和再婚:少来夫妻老来伴,配偶一方去世,对另一方的心理打击巨大。常出现持久的悲伤、焦虑、抑郁的情绪和孤独、寂寞感。有研究发现,老年人丧偶后在随后的1~2年内相继去世的概率是未丧偶者的7倍。老年人丧偶后想再婚也常常会遇到来自家庭和社会的重重阻力,常使老年人苦不堪言。③子女去世:晚年丧子是人生一大悲哀,这不仅基于父母和子女之间的感情,还涉及老年人日后的赡养和善后问题。因此,老年丧子会对老年人造成极大的精神打击,产生严重的悲痛忧伤、焦虑抑郁、孤独、绝望、甚至轻生厌世感。④经济困窘:这常会使老年人产生生活无保障感和焦虑不安情绪。靠子女赡养的老年人,则有寄人篱下、看子女脸色行事的委屈之感。⑤家庭内部问题:常见的有代沟问题、婆媳关系不和、财产分配、赡养问题、儿女婚育问题等。所有这些因素,都严重影响老年人的心理与行为。

(2) 老人常见的行为方式分型:老年个体在遗传素质、健康水平、个性、文化背景、生活经历等方面存在较大差别,因此其行为方式也各有不同。大致可分为以下类型。

1) 成熟型:此型老人常有丰富的生活阅历,因而能承认并正视现实,对现实采取积极的应对态度。他们能积极参与工作或有关社会活动,一般能妥善处理社会和家庭的人际关系,他们关心未来,但不为未来可能发生的挫折而烦恼。

2) 逍遥型:这类老人能承认或接受现在的自我,在物质或精神方面都期待并安于他人的援助;对工作不感兴趣、不存奢望;满足于现状,过着闲适自在、自得其乐的生活。

3) 防御型:这类老人通过不停歇的活动来抑制或摆脱由于衰老所带来的不安;通过"目前"全负荷的忙碌来忽略"未来"和"死亡"的议题。

4) 愤慨型:这类老人"不服老",既不愿意承认或接受自己的老化,对于年龄老化,表现出强烈反感;因自己未能达到人生的目标而怨恨、绝望,并把自己的挫折和失败归因于他人;对周围事物(尤其是新生事物)或他人心存偏见,甚至表现出敌意和攻击性行为。

5) 自责型:与愤慨型相反,这类老人是内向化攻击性的,即将攻击的矛头指向自己。他们将自己的不幸归罪于自身,自我责备,因而总是悲观失望;他们对别人不关心,自我孤独;他们将死亡并不看成是一种威胁而是一种"解脱",因此不乏采取"自杀"了却一生。

前三种行为方式与老年期的生物学状态、社会环境、心理状况相适应,只是适应的方式各不相同。而后两种行为方式则是属于对老年期的适应不良,甚至有可能酿成种种不幸。

五、老年人躯体与心理功能的评估

要合理的处理好老年精神疾病患者,全面的评估尤为重要。全面的临床评估主要包括病史材料,躯体、社会功能状况,精神状态以及认知功能状况等方面。通过评估,要能达到以下目的:①建立初步诊断和进行鉴别诊断;②了解与疾病发生、发展及预后可能有关的生物、心理和社会因素;③了解患者的功能水平;④以发展的观点从心理学角度来理解患者。

(一) 躯体及神经系统评估

躯体状况检查类似于成人,除非对某些指标有特别的界定。这里要强调的是,对老年精神科患者神经系统检查应作为最重要的部分之一。由于正常老化也会导致某些感知觉、认知与行为等方面的异常,因此,在对老年人进行神经系统检查时,应结合其神经生理改变的特点,注意纵向比较,谨慎解释检查结果。进行神经系统评估主要有三个目的:①客观地评估体征并且区别出究竟是正常年龄增长所造成还是病理性改变所致;②评估有临床意义的神经系统异常体征,争取做到定位、定性诊断;③评估有潜在行为学意义的异常体征。

神经科异常和精神障碍两者可各自独立,也可在同一时期合并存在并互相影响,故明确其关系对于确定诊断和指导治疗非常重要。通过躯体和神经系统检查与评估,至少要明白以下问题。

1)患者目前的躯体功能与神经系统功能有无异常,如有,是正常老化所致,还是疾病所致。

2)患者的精神异常与躯体疾病或神经系统疾病是因果关系、伴随状况、可能诱因、还是共病状况。

3)患者的精神科问题与患者的躯体及神经系统疾病会有何种交互影响。

4)患者的精神科问题是否由于对患者躯体、神经系统的治疗所导致(如用左旋多巴治疗帕金森病时可能会产生精神症状)。

5)精神障碍的治疗是否产生或加重了患者躯体、神经科异常,如长期使用抗精神病药产生锥体外系症状。

(二)社会功能评估

社会功能评估包括日常生活能力及社会活动功能。大致情况可以通过观察评估,必要时可以借助以下量表进行评定。

1. 日常生活能力量表

日常生活能力量表(activities of daily living, ADL)种类甚多,迄今已有几十种版本。Lawton 等 1969 年制定的 6 项(上厕所、进食、穿衣、梳洗、行走和洗澡)躯体自理量表(physical self-maintenance scale, PSMS)及 8 项(打电话、购物、备餐、做家务、洗衣、使用交通工具、服药和理财)工具性日常生活活动能力量表(instrumental activities of daily living scale, IADL)使用最广。我国较常用的是 ADL 20 项版本,是由美国芝加哥 Elena Yu 和 William Liu 修订、补充而成。

2. 社会活动功能量表

社会活动功能量表(functional activities questionnaire, FAQ):由知情者完成,对患者完成每日日常活动的体力状况、心理状况、社会角色功能的完成情况等进行评估。

(三)精神状态评估

与其他临床精神病学分支学科一样,老年精神

病学临床诊断过程的基本步骤包括:①病史采集;②临床检查;③资料分析、诊断和鉴别诊断。但需顾及服务对象的特殊性。老年患者的特殊性主要体现在:①心理特点的变化;②老年人可能存在一定程度的认知缺陷;③老年患者可能合并躯体状况异常和神经系统异常。临床上,某些老年精神状况评估工具可在一定程度上辅助诊断。

1. 老年精神状态检查量表

老年精神状态检查表(geriatric mental state schedule, GMS):1976 年由英国 Copeland JRM 为首的工作小组编制,专门用来检查老年人群心理状态的半定式会谈检查表。刘津、李淑然等(2001)将 GMS 简版 AGECAT 引入国内,信度和效度研究发现 GMSA-AGECAT 基本符合中国老人文化背景,信度高,对老年精神障碍中最常见的痴呆和抑郁的效度高,可用于病例的诊断及筛查。

2. 老年抑郁量表

老年抑郁量表(geriatric depression scale, GDS)由 Brink TL、Yasavage JA 和 Lum O 等编制,1982 年发表。主要用于老年抑郁症病人的筛查。

3. 认知功能评估

认知功能评估是老年精神科检查的重要内容,有助于临床医生判断患者是否存在认知功能损害、损害的表现形式以及严重程度。

对老年患者的认知评估结果的判断要谨慎。首先要排除是否由于正常老化对认知功能的影响,因为,对大多数人来说,年龄的增长与精神运动减慢、心理适应性减退、完成非词汇测试任务能力减弱等有关。此外,最好能将观察到的神经心理测试结果与个体已知的或估计的病前状态(个体化标准)相比较。这一点上,临床访谈就非常重要。医生需要从知情者处收集完整的社会心理学资料,包括发育、教育、职业、个人史、躯体疾病、社会功能以及行为方面等多方面信息,再结合现症检查来综合分析,方能做出正确的诊断。孤立地解释神经心理测验结果则可能导致误诊。

老年人神经认知领域的评估与检测可以借助一些工具,临床医师可以根据需要选用。常用评估工具见表 19-1。

表 19-1　老年神经认知领域及常用评估工具

认知领域	常用工具
病前智力功能	成人阅读测验
智力	韦氏成人智力测验-Ⅲ;非言语性智力测验-Ⅲ
注意力	数字广度(顺序和倒序);空间广度(顺序和倒序);韦氏记忆量表-Ⅲ的精神控制测验
语言	波士顿命名测验
记忆	韦氏记忆量表-Ⅲ;加利福尼亚言语学习测验-Ⅱ;Rey 听觉言语学习测验;CERAD 词汇测验
执行功能	威斯康星卡片分类测验;连线测验 A 和 B;Stroop 颜色-词汇测验

4. 神经影像学评估

神经影像学技术的应用为无创性研究人脑在生理和病理状态下的形态及代谢状况提供了条件。较早的脑计算机断层扫描(CT)图像就显示,增龄会使个体出现大脑形态的改变,如脑萎缩、脑沟增宽、脑室和蛛网膜下腔扩大等。与 CT 相比,磁共振成像(magnetic resonance imaging,MRI)分辨率更高,能更清晰地显示脑多个层面的变化。与 CT 相似,MRI 显示:老化脑的脑萎缩同样表现为脑沟增宽,脑室扩大;60 岁以上且无神经系统症状的老年人中,有 30% 以上可见脑白质局灶性信号异常,病例对照研究认为,此异常信号灶主要是由于脑室内小血管周围间隙明显扩大所致;老年期抑郁患者 MRI 图像(WMH)主要表现有脑室周围白质高信号损害(PVWMLs)、深部白质(DWM)或者皮质下白质损害(SCWMLs)以及皮质下灰质(SCG)高密度信号。脑白质高信号的病因学意义尚未清楚,但是 PVWMLs 和 SCWMLs 应该有不同的起源,SCWMLs 与血管因素有关,PVWMLs 则与室管膜内层缺失导致局部水肿有关。白质损害对抑郁并非特征性改变,也可见于躁狂、晚发性精神分裂症,并与动脉老化所致的血压增高、灌注减少有关。在重性抑郁患者中,白质损害与抑郁发病年龄较晚和精神运动速度受损有关,并预示了抗抑郁治疗效果不佳。不过,如果高信号表现在全脑范围,则不提示老年抑郁症,而与共患躯体疾病、正常老化及脑血管危险因素有关。有研究发现,与早发抑郁相比,晚发抑郁皮质下白质损害更多见也更严重;与正常对照相比,晚发抑郁皮质下高信号更明显,中央眶回和前

额叶白质两个区域密度增加。上述资料提示晚发抑郁可能存在独立于年龄因素的神经生物学损害,尤其是微血管病变因素,因此,有学者提出晚发抑郁为"血管性抑郁"的假说。

功能磁共振成像(functional magnetic resonance imaging,fMRI)能将脑神经的活动视觉化,把刺激作用的脑反应影像化,对正常人或患者的言语、记忆有结构展示和功能定位的作用。目前,不少研究者采用此法来了解个体在某种认知任务刺激状态下或静息状态的大脑激活模式。

弥散张量成像(diffusion tension imaging,DTI)技术通过测量水分子扩散的程度和方向,提供活体组织结构的大小、形态和空间构形,从而提供病变所致组织损伤的信息。目前 DTI 已被广泛用于正常老龄化、阿尔茨海默病、情感障碍和精神分裂症等神经精神障碍的白质(包括鞘磷脂和轴突)结构完整性的研究。其中,各向异性分数(fractional anisotropy,FA)是显示白质纤维束是否损伤的敏感指标。

磁共振波谱学(magnetic resonance spectroscopy,MRS)技术把 MRI 提供的空间信息和磁共振波谱学提供的波谱信息有机结合起来。MRS 技术可以洞察组织器官的能量代谢状况,对人体的组织代谢、生化环境及化合物进行无创定量分析,是一种很有潜力的活体生化分析方法。它能在分子水平反映生物体内或人体内病变的信息,明显提高 MRI 技术的诊断特异性,增强了对危险性疾病(如老年性痴呆、癫痫、脑瘤、前列腺癌等)的早期诊断和疗效监控能力。

正电子发射断层扫描(positron emission tomography,PET)成像的基本原理是通过静脉注射放射性示踪剂(如放射性核素 18F 标记的脱氧葡萄糖或水),借助于该示踪剂的动态模型(血流和大脑中的脱氧葡萄糖生理学行为的数学常量和等式))以及脑部组织动态影像,获得葡萄糖在大脑中的代谢图,从而了解大脑静息状态和激活状态时局部脑组织的葡萄糖代谢和血流情况。目前以用于轻度认知功能损害(MCI)和阿尔茨海默病(AD)的研究。

第二节　常见的老年(期)精神障碍

一、老年期谵妄

谵妄是老年人常见的认知障碍之一,发生于老

年期的谵妄称为老年期谵妄(senile delirium)。美国资料显示:18 岁及以上普通人群的时点患病率为 0.4%,55 岁及以上普通人群则为 1.1%;综合医院 65 岁以上住院病人的患病率为 30%~40%;社区 65 岁及以上人群中发病率约为 1%~2%,在 85 岁以上的老年人中,据保守估计,其发病率为 1.4%。最近国外两所综合性医院的流行病学研究发现 70 岁及以上的老年人中出现谵妄迹象者分别为 30% 和 50%,该作者认为由于多数老年躯体疾病患者伴发轻度意识模糊时,常不会到医院就诊,所以老年人谵妄的发生率可能会更高(Rahkonen T,2001)。

老年期谵妄发生的危险因素包括:年龄的增加,既往存在脑损伤史(如痴呆、脑血管病、脑外伤、脑肿瘤等),曾有谵妄史,电解质紊乱,服用精神活性药物,视觉与听觉障碍,脱水和营养不良,并存多种疾病等。此外,老年人服用多种药物以及药物之间的相互作用也是诱发谵妄的原因之一。男性较女性更易于罹患谵妄。

老年期谵妄一般起病急,病程可以持续几小时到数月不等。谵妄的出现,常是疾病预后不良的指征。预后和许多因素有关,包括患者的躯体状况,疾病的性质与严重程度,治疗状况,有无并发症等。国外资料显示,在住院期间出现谵妄的老年患者其死亡率高达 20%~70%,出院后 1 个月内的死亡率约为 15%,约 25% 的患者在半年内死亡。从发病诱因来看,由于感染、心血管疾病、癌症、痴呆、发病年龄高等诱发者其死亡率高。谵妄持续时间越长,痴呆的发生率与死亡率就越高。因此,对老年期谵妄病人,更应视为病情危重的征象,需采取有效的综合治疗措施,提高其恢复程度,减少死亡率。有关谵妄的病因学、发病机制、临床特点及治疗原则详见本书第十七章。

二、晚发精神分裂症

(一) 概念的争议

绝大多数精神分裂症患者起病于 15~35 岁,一般认为,40 岁以后首次发病者,就可称之为"晚发精神分裂症(late onset schizophrenia)",60 岁以后起病者被 Roth(1955)称为晚期妄想痴呆(late paraphrenia),或极晚发分裂症样精神病(very late onset schizophrenia-like psychosis)。然而,晚发精神分裂症是否应视为一个独立的疾病单元存在分歧,这种分歧从 Kraepelin 的"妄想痴呆(paraphrenia)"的概念演变中就可以看到。Kraepelin 在 1913 年就提出了"妄想痴呆"这一术语,用以描述与早发性痴呆迥然不同的一组病人,他们的临床表现以幻觉和妄想为主,没有精神活动的衰退或情感反应的紊乱,起病隐匿,妄想多源自一些内在的原因,持久而系统。不过,Mayer(1921)在对 Kraepelin 最初研究的 78 例患者进行了数年的追踪观察后发现,40% 以上的妄想痴呆患者出现了明确的早发性痴呆的征象,36% 的患者仍可维持妄想痴呆的诊断。Bleuler M(1943)提出的晚发精神分裂症是指那些 40 岁以后发病而其他方面与早期发病者没有区别的病人。Roth M(1952)等采用了妄想痴呆和晚期妄想痴呆(60 岁以后起病)的概念,并将妄想痴呆病人分为三类:①由长期存在的人格障碍特点演变为症状;②妄想与病人遭受的特殊应激或环境有关;③"内源性"妄想痴呆。Post F(1966)将 50 岁以后起病的偏执障碍分为如下几个类型:①偏执性幻觉症,除与被害妄想有关的听幻觉以外没有其他的精神病性症状;②精神分裂样综合征,具有一些可以理解的妄想症状;③精神分裂症性综合征,具有首级症状。

从国际的(ICD)和美国的(DSM)精神疾病诊断与分类标准来了解"晚发精神分裂症"或"妄想痴呆"的命名和分类的变迁,有助于认识这类疾病的现在和将来。ICD-10 取消了在 ICD-9 中作为独立疾病单元的晚发妄想痴呆,将相关的内容大多归到精神分裂症单元(F20.0),建议用妄想性障碍(F22.0)取代妄想性痴呆,并提出精神分裂症与妄想性障碍的主要区别在于病人体验到的幻听的性质。ICD-10 关于妄想性障碍是这样陈述的:"该诊断不应该存在清晰而持久的言语性幻听(声音)";但"偶尔的、一过性的幻听,尤其在老年病人中,并不能排除该诊断;妄想性障碍不具有典型的精神分裂症特点,具有这类临床表现的病例只是妄想障碍的一小部分。"

DSM-Ⅰ(1952)中的更年期精神病性反应是指那些更年期出现精神病性症状的病人,有的是抑郁症,有的是偏执狂。DSM-Ⅱ(1968)中引入"更年期状态"(更年期妄想痴呆)的概念来描述更年期发病的妄想状态,并取消了精神分裂症诊断的年龄界限。但在 DSM-Ⅲ(1980)中明确提出,精神分裂症的诊断只能下给那些 45 岁以前发病的病人,并增加了"偏执性障碍"的诊断条目,用指那些具有持久被害妄想而幻觉或其他精神病性症状不明显的患者。对于那些 45 岁以后才出现症状的病人,DSM-Ⅲ-R(1987)推荐使用晚发精神分裂症,这似有一种对 DSM-Ⅲ就精神分裂症发病年龄武断设限不满的味道;建议用"妄想性障碍"取代"偏执性障碍",诊断的时间限制缩短至 1 个月,除被害妄想以外,又纳入了夸大妄想、钟情妄想、躯体妄想、嫉妒妄想和非特异性妄想等类型。DSM-Ⅳ(1993)既没有了精神分裂症发病年龄的限制,也没有了晚发精神分裂症独立的疾病分类,这或多或少反映了美国本学术领域的一种普遍观点,即不管发病年龄如何,精神分裂症病人之间是一个连续体。尽管如此,DSM-Ⅳ提出,晚发精神分裂症对临床和理论都很重要,它或许是、也或许不是一类具有神经病理独特变化的精神分裂症亚型。

总之,ICD-10 和 DSM-Ⅳ没有为晚发精神分裂症和妄想性障碍预留编码空间是否有失公允尚需进一步商榷;儿童青少年期、成年期和老年期起病的精神分裂症是否有不同的发病机制也值得进一步研究。国际晚发精神分裂症共识联盟(1998)认为,源于流行病学、现象学和病理生理学方面的证据支持各种年龄发病的精神分裂症具有同质性;比较而言,60 岁以后发生的分裂样精神病(晚发性妄想痴呆)与精神分裂症是有区别的。共识联盟推荐,40~59 岁发病的病例命名为晚发精神分裂症,60 岁以后发病的病例命名为晚发精神分裂症样精神病。尽管如此,有关晚发型精神分裂症的命名与分类至今没有达成国际间的共识。因此,晚发的具有精神病性症状的患者在分类学和命名学上的何去何从有待进一步研究。

(二) 流行病学

目前尚缺乏关于晚发精神分裂症患病率和发病率方面的较为全面而准确的流行病学资料。Harris MJ(1988)在其综述里总结道:40 岁以后发病的精神分裂症约占这类病人中的 23%,50 岁以后发病者占 13%,60~69 岁发病者大约占 7%,70 岁以后起病者约占 3%。1993 年(Castle DJ)的研究报道,44 岁以后发病的精神分裂症约占这类病人总数的 28%,64 岁以后发病者约占 12%。国内尚无 40 岁

以上人群精神分裂症发病率的权威报道。

流行病学资料显示,男女都可能患晚发精神分裂症,但女性远多于男性,这一点与起病于 15~34 岁的精神分裂症患者有所不同。一种解释是,绝经前雌激素可能有助于延缓精神分裂症易感女性的发病。此外,流调资料还显示,相当比例的晚发精神分裂症患者已婚或曾经结婚;许多晚发精神分裂症病人病前都有过不错的工作经历或是一位不错的家庭主妇。

(三) 病因

晚发精神分裂症的病因目前尚不清楚,与早发精神分裂症患者相比,此类患者尚有以下病因学特点。

1. 遗传

家系研究显示,随着精神分裂症发病年龄的增加,病人一级亲属中精神分裂症患病风险会有所降低。发病年龄在 40 或 45 岁以后的患者其一级亲属中精神分裂症患病率介于 4.4%~19.4% 水平(Pearson 等,1989),50 或 60 岁以后发病者一级亲属的患病率大约在 1.0%~7.3%。

2. 脑影像学研究

已有不少脑影像学资料提示,晚发型具有精神分裂症性症状的患者较早发的精神分裂症患者具有更多的脑结构异常。如脑室扩大、脑白质改变、脑血流灌注异常等。

3. 性别差异

临床观察表明,中年或中年以后发病的精神分裂症或精神分裂症样精神病患者中女性多于男性。相关研究发现:①晚发精神分裂症(40~50 岁以后起病)者中,女性占 66%~87%;随着年龄的增大,女性比例增加,如 60 岁以后发病者中女性的比例达75%~91%。②晚发的女性精神分裂症患者并不具有典型的精神分裂症阳性家族史。③典型的晚发患者,尤其是女性,症状较轻、预后较好、病前社会适应较佳以及脑结构异常发生率较低。Caste 和 Murray(1991)提出,早发的、典型的精神分裂症从本质上讲是一类具有遗传特性的、神经发育性的疾病,而女性晚发者在病因学上更多地与情感性精神

障碍接近,这一点与男性病人有所不同。

4. 感觉缺陷

实验和临床研究均证实,耳聋与偏执症状有关。40%的晚发性妄想痴呆患者存在中重度感觉缺陷。总体而言,发生早、持续时间长、双侧受累和程度较深的感觉缺陷(如耳聋)会加重患者本已存在的社会隔离和敏感多疑倾向。幻听是一类与耳聋紧密相关的心理生理现象,有报道指出,改善患者的听力可以减轻这类精神病性症状。视觉损害在老年偏执障碍患者中较情感障碍患者中更为多见,老年偏执患者中视力和听力同时受损的一致性较老年情感性障碍患者更高。

5. 病前人格和认知方式

晚发精神分裂症或妄想性障碍的发生与某些异常的人格特质有关,最为常见的是分裂样或偏执型人格。有研究报道,45%的晚发精神分裂症或妄想性障碍的患者病前具有偏执型或分裂样人格特质(嫉妒、猜疑、情感淡漠、傲慢、自我中心以及极端的特立独行)。晚发性妄想痴呆独居的可能性较大(40%),较老年情感障碍(12%)和器质性精神障碍(16%)明显要高。偏执障碍患者病前较难与亲朋好友建立和维持良好的人际关系,他们具有害羞、保守、敏感多疑以及表达情绪或同情能力不佳的特点。

晚发精神分裂症的认知偏差与早发患者并无明显差异,它们往往在证据不够充分的前提下急于下结论,容易将负性事件的发生归咎于他人。这些认知方面的缺陷与晚发精神分裂症被害妄想的发生和保持有关。

(四)临床特点

晚发精神分裂症的临床表现,尤其是阳性症状明显者,与早发精神分裂症十分接近。一项关于晚发(45岁以后)与早发(44岁以前)精神分裂症临床特点的比较研究发现,两者间关系妄想、离奇妄想或自知力缺乏等方面的患病率并无不同。但是,伴或不伴幻觉的被害妄想、系统化妄想以及辱骂性或评议性幻听则晚发患者更多见。晚发患者中最常见的症状是妄想,大约2/3的内容是荒诞离奇的,幻觉常见,以听幻觉为主。晚发者较少

出现情感平淡且预后相对较好。晚发患者较少有思维形式障碍,首级症状也少见,而思维插入、思维阻滞和思维被夺则尤为罕见。与早发患者相比,晚发精神分裂症的联想松弛、情感不适切和其他阴性症状要少见得多。与上述发现一致的是,晚发精神分裂症更符合精神分裂症偏执型或未分化型的诊断标准。

有人研究了晚发精神分裂症患者妄想的发生率,结果发现76%的患者存在关系妄想,25%有被控制妄想,12%有夸大妄想,11%有疑病妄想。大约2/3的患者有"侵入性妄想",病人坚信人、动物、物品或放射线穿越屏障如房门、屋顶、墙壁和地面进入房内。

晚发精神分裂症患者常共患情感症状。Post(1966)发现,60%的晚发性妄想痴呆病人存在抑郁症状。

晚发性妄想痴呆是否具有明确的认知功能损害,不同的研究结论不一,差异的原因可能主要由于观察的对象不同所致。Almeida(1995)利用非常全面的神经心理评估对40名晚发性妄想痴呆患者进行了研究,基于研究结果,作者将这些患者分为两组:一组为"功能性"的,该组病人认知功能损害局限于执行功能上,这群患者阳性精神病性症状突出且较严重,而神经病性异常评分较低;第二组为"器质性"的,这组患者具有广泛的认知功能损害,阳性精神病性症状少见,神经病理体征的检出率较高。

Holden(1987)就晚发性妄想痴呆进行了为期10年的随访研究,他将那些在随访前3年就发展为明显痴呆者称为"器质性"晚发性妄想痴呆。与"功能性"晚发性妄想痴呆相比,纳入研究时,这些患者的认知评估成绩较低、女多男少的比率不明显以及首级症状较为少见。"器质性"者没有症状痊愈者,"功能性"者10年生存率明显高于"器质性"者。而"功能性"者的结局就大不相同,10年后,仅8%发展成痴呆,这说明这类病人罹患痴呆的风险并不比一般老年人高,"功能性"晚发性妄想痴呆的认知缺陷具有很好的稳定性,它们不是阿尔茨海默病和其他类型痴呆的早期阶段。

晚发精神分裂症病程多具有慢性化倾向,间或穿插部分缓解或恶化。总体说来,它的预后要好于早年发病者。

(五) 诊断与鉴别诊断

对于晚发型精神分裂症或妄想性障碍,目前没有特殊的诊断标准,因此对此类疾病的诊断与鉴别诊断可参见本书第十五章。

(六) 治疗

1. 药物治疗

目前,尚无针对老年人群抗精神病药物疗效和安全性方面的随机对照试验。总体而言,抗精神病药物可以缓解晚发精神分裂症患者的某些靶症状。Rabins(1984)等发现,晚发精神分裂症病人抗精神药物治疗有效率仅为43%,有的研究这一数字可达54%。一项为期至少3个月的观察发现,64例晚发性妄想痴呆病人中无效率为42.2%、部分有效率为31.3%、完全有效率为26.6%。晚发精神分裂症病人抗精神病药物疗效不佳与病人思维障碍的特点、病前分裂样人格、首级症状、精神分裂症家族史以及男性有关,而幻听、情感症状则预示有较好的疗效。对疗效不佳的门诊患者,长效制剂也可以作为一种选择。

老年人对药物不良反应更为敏感,特别是镇静、抗胆碱毒性作用以及锥体外系症状等。老年人群中,抗精神病药物所致迟发性肌张力障碍的风险非常高,年轻病人中这类不良反应的年累计发生率为4%~5%,而中老年人群的发生率高达25%~30%。此外,抗精神病药物潜在的心血管不良反应甚至毒性反应的发生风险也较年轻人高。因此,药物选择时,在兼顾药物疗效的同时应充分考虑药物的不良反应。一般而言,年龄、性别、共患躯体疾病、共用药物和药物效应的个体差异性是老年人群抗精神病药物遴选的主要参考依据。小剂量开始、缓慢加药、最低有效治疗剂量是抗精神病药在老年人群药物滴定的基本原则。总体看来,老年人抗精神病药物的常用有效剂量较青年人要低。

2. 心理治疗

健康教育、支持性心理治疗以及认知行为治疗是晚发精神分裂症综合治疗中的一个重要组成部分。良好治疗关系的建立尤为重要。尽管治疗师没有必要认同病人的妄想,但需要表达出理解和同情。临床医生也应尽可能地给照料者提供必要的心理援助。

三、老年(期)抑郁症

晚发型情感障碍是否有别于青壮年起病的情感障碍,目前国内外研究报道不统一,尚存诸多争论。由于老年人受躯体经济状况以及社会心理因素的影响,其临床表现与治疗问题均比青壮年患者更加复杂。众所周知,抑郁症是全球主要的致残性疾病之一,它较其他很多疾病更易引起劳动力丧失。而老年抑郁症,它不仅使老人遭受痛苦、自杀率升高,同时还会增加共患其他疾病的几率以及致残率。虽然老年人群中出现抑郁症的可能性稍少于年轻成人,但伴随老年人群比例的增长,老年抑郁症人数也会随之增多,这需要引起精神病学界的注意。

(一) 流行病学

流调资料显示,社区老年人群中抑郁症的总体患病率低于中年人(Blazer DG. 2003)。然而,患有内科疾病以及有残疾的老人则有较高的抑郁症患病率。尤其要指出的是10%~12%的老年住院病人和12%~14%的疗养院老人都达到重性抑郁症的标准,而大多数人会有不太严重的抑郁体验。

国内孟琛等(1997)对北京地区有代表性的60岁以上老年人群的调查结果显示,老年抑郁的患病率为12.89%,男性10.43%,女性16.89%。20世纪80年代初美国对五个居民点的5499位65岁以上的老年人以诊断交谈表进行调查,按照DSM-Ⅲ诊断标准,发现65岁以上老年人中重性抑郁的年患病率约为1%。Copeland等(1999)在欧洲的一项合作调查发现,老年人群中有临床意义的抑郁发作的时点患病率为8.6%~14.1%,而符合重性抑郁诊断标准者为1%~4%。Jacoby R等(2008)综合了一些流行病学数据后认为,社区老年人群有临床意义的抑郁发作的时点患病率为10%~15%,其中约3%的患者符合ICD-10或DSM-Ⅳ关于重性抑郁症的诊断标准。老年期抑郁症患者性别之比,国内外资料较一致,即女性高于男性,约为2∶1。

(二) 临床特点

很多老年人第一次患抑郁症,通常是在内科疾病加重或有神经病变的背景下发生。因此,有人认为晚发型抑郁症(late-onset depression)包括了一部分以抑郁为首发症状的神经疾病患者,只是其神经系统病变症状尚未表现出来而已(Alexopoulos GS 等,1997)。虽然有些研究并不支持这一观点,但绝大多数研究都表明晚发型抑郁症与早发型抑郁症相比,具有更高的内科疾病发病率和死亡率(Jacoby 等,1981),更高致残率(Alexopoulos 等,1996),更多的神经心理学(Alexopoulos 等,1993)和神经影像学方面的异常(Alexopoulos 等,1992)。

调查还发现,因严重抑郁而住院的患者,其入院前的 2~3 年里就经常出现脑血管疾病的表现(Post 等,1985)。卒中后抑郁发作常见(Robinson 等,2003),卒中后幸存者有超过 30% 的患者患抑郁症(Hackett 等,2005)。老年抑郁症患者心脏病(Peterson 等,2002;Rudisch 等,2003)和广义的脑血管疾病常见,或者罹患此类疾病的风险较正常人高 4.5 倍(Whyte 等,2004;Thomas 等,2004)。血管性疾病和抑郁症具有双相预测关系,即患有血管疾病者预示着易于发生抑郁发作,而预先患有抑郁症的患者也容易出现心血管疾病和卒中发作(Thomas 等,2004)。

与较年轻的成年抑郁症患者相比,随着年龄的增加,某些抑郁症状的发作频度和强度也会增加,包括躯体不适主诉,疑病,精神运动障碍,精神病性症状,失眠及忧郁等,而某些症状的发作频度和强度却会降低,包括激越、睡眠增加、对自身或将来的消极观点等(Husain 等,2005)。新近的研究发现,除上述差异外,老年期抑郁症(late life depression),尤其是晚发型或者是伴随一些执行功能障碍或血管型疾病的抑郁症,它们还具有与早期抑郁症(early life depression)不同的一些临床特点。老年期抑郁症常常有执行功能障碍,其神经心理学损害的表现形式类似于中额叶综合征(medial frontal lobe syndromes)(Alexopoulos 等,2002)。抑郁会影响所有年龄段患者的认知功能,但是对执行任务时的反应抑制和持续努力方面,老年抑郁症患者的损害更为常见。一般来说,抑郁症状改善后执行功能障碍也会好转,但老年抑郁症患者在抑郁症状缓解后执行功能损害常持续存在(Aizenstein 等,2005),他们更易于出现对日常活动的兴趣减退,更易于出现严重的精神运动性抑制,且对抗抑郁药反应不佳或疗效不稳定

(不持续)(Alexopoulos 等,2005)。

共患血管性疾病的晚发老年抑郁症患者其临床表现与那些存在执行功能障碍的老年期抑郁症患者类似。与那些早年发病且没有血管性危险因素的老年期抑郁患者相比,晚发且有血管性危险因素的抑郁症患者其额叶功能受损更明显,自知力更缺乏,精神运动性抑制更明显,较少出现激越和内疚感,更多的功能残疾(Alexopoulos,2005)。一项针对血管性和非血管性抑郁的磁共振成像研究发现,血管性抑郁组在年龄与发病年龄更大,兴趣缺乏与功能丧失方面较非血管性抑郁组明显,但精神病性症状较少见。尽管也有一些否定的观点,但多数研究认为血管性抑郁患者对抗抑郁药物的效果较差(Smith 等,2007)。

(三) 病因学研究

新近的研究发现,与早年起病的抑郁症相比,晚发型抑郁的病因学有以下一些特征。

1. 遗传学研究

在家族遗传史方面,晚发型较早发型抑郁症少见(Brodaty 等,2001),"血管性抑郁症"较"非血管性抑郁症"少见(Krishnan 等,2004)。近期,瑞典有一项关于双生子的大型研究表明,双生子中的一个早年患抑郁症,则另一个的抑郁症终生患病率大大提高。相反,如果其中一个是晚发抑郁症,则另一个患血管性疾病的风险提高(Kendler 等,2009)。

由于抑郁症属于多基因遗传,要确定单个基因的致病贡献量很困难。因此,目前一些研究者开始关注与抑郁症特殊行为或生物学功能有关的基因型(内表型),例如,对 5-羟色胺转运体(5-HTT)的遗传学研究。5-HTT 是 5-HT 再摄取抑制剂(SSRIs)功能活动的作用部位。5-HTT 基因启动子区的多态性包括一个 44 号碱基对的插入(L 等位基因)或缺失(S 等位基因)。S 等位基因已经被证明可以减弱基因表达,从而降低 5-HT 的再摄取(Lesch 等,1996)。一些研究表明:S 等位基因能增加抑郁症以及血管性抑郁的患病风险;S 等位基因携带者较 L 等位基因纯合子个体更常见血中胆固醇和甘油三酯增高、心脏病、心肌梗死;在急性心肌梗死后,S 等位基因携带者比 L 等位基因纯合子者更容易出现抑郁症状和负性心脏后果;在老年抑郁

症患者中,S 等位基因携带者较 L 等位基因纯合子携带者有更多的额叶边缘脑区白质微结构异常,且治疗缓解率较低(George 等,2009)。

2. 其他生物学研究结果

神经影像学和组织病理学研究已经发现抑郁症患者存在执行功能障碍、脑结和脑功能异常,尤其是那些影响额叶纹状体回路包括皮质下区域结构完整性的异常。抑郁症患者的执行功能障碍被认为与额叶-纹状体-边缘系统环路异常有关(Alexopoulos 等,1997),而谷氨酸盐、脑啡肽、γ-氨基丁酸(GABA)是这些回路中重要的神经递质,他们和乙酰胆碱以及多巴胺一起参与对机体内环境的调节。由于这些回路可以调节预期的具有引导性的正性情感,如果回路受损,就会对预先刺激失调节,这被认为是抑郁症发生机制的假说之一(Alexopoulos,2005)。

George 等(2009)综述认为:大量的组织病理学和神经影像学认为,脑区的宏观和微观改变与抑郁障碍的发生有关,主要体现在以下几个方面:①对正常老年人脑白质密度的研究表明,与其他脑区相比,白质的密度随着年龄的增长降低,前额叶白质微结构异常与执行功能障碍有关,也使老年人患抑郁症的风险增加。②与健康老年人相比,老年抑郁症患者白质高信号(WMHs;MRI T2 加权相强度增加的区域)和白质微结构异常常见,尤其在额区和颞区更明显。尸检发现,深部 WMHs 的老年抑郁症患者比深部 WMHs 的老年对照组更常出现缺血的特点。③WMHs 与脑血管疾病、心脏病、吸烟、高血压、脑血流量减少、执行功能障碍以及残疾都有关系。④抑郁发作与脑梗死有关,即使在没有明显的脑梗死神经症状表现时也会出现。这类"静止性"脑梗死的发生率是那些出现明显外周神经症状的脑梗死发生率的 5 倍之多,这类"静止性"脑梗死患者较正常对照组不仅存在更多的认知功能障碍,而且更容易出现抑郁发作。

3. 晚发型抑郁的"血管性抑郁"假说

基于这些发现,Alexopoulos 等(1997)提出了"血管性抑郁"的假说,它假定脑血管疾病是晚发性抑郁综合征的素质因素、促发因素和维持因素。血管性疾病可能是通过损害某个特定的脑回路,少数

可能是通过直接的炎症反应而导致抑郁的发生。当血管内皮组织受损,这些炎性细胞因子(proinflammatory cytokines),如白细胞介素 1 和 6(IL-1 和 IL-6)以及组织坏死因子 α(TNF-α)就会释放出来。尸检也发现,细胞间黏附分子-1(ICAM-1)作为缺血诱发炎症的标记,它在抑郁症受试者前额叶皮质背外侧区的含量高于对照组,用炎症细胞因子 α 干扰素(IFN-α)治疗后,抑郁症的发病率高达 30% ~ 50%。抑郁症的发病还与趋化因子、细胞黏附分子、急性期蛋白和致炎细胞因子的含量增加有关(Raison 等,2006;Teper 等,2008)。由于炎性细胞因子和动脉粥样硬化和心血管疾病有关,所以炎症反应有可能同时诱发抑郁症和血管疾病;或者炎症反应导致恶性循环,使抑郁诱发新的炎症反应,从而导致心血管疾病,而心血管疾病又会引起更多的炎症反应并增加抑郁症的发病风险。

除炎症反应外,其他因素也会导致恶性循环,使抑郁症状持续存在并使血管疾病进一步恶化。这些因素包括久坐的生活方式,多食,糖尿病,吸烟,不遵守医疗建议,高血压,高半胱氨酸,神经系统的激活,下丘脑-垂体-肾上腺皮质轴的激活以及其他生理应激反应,心律失常,血液凝固性过高等。因此,患血管疾病容易诱发抑郁症,一旦出现了抑郁症,就可能出现恶性循环,它会同时导致血管疾病和抑郁症状的恶化。

"血管性抑郁症"假说为对老年抑郁症做进一步分类提供了概念上的支持。一些研究者进一步阐述了"血管性抑郁症"的亚型:皮质下缺血性抑郁症(SID)被定义为一种脑 MRI 检查存在皮质下损害的重型抑郁症。与其他很多精神疾病不同的是,SID 包含了可测量的生物学异常指标,而不仅仅是纯粹的临床现象学表现。也有研究者将有执行功能障碍的老年期抑郁症描述为抑郁症执行功能障碍综合征(DED)。虽然许多 DED 患者也符合 SID 或其他"血管性抑郁症"的诊断标准,但 DED 更侧重的是执行功能异常,而不是解剖学上的变化。

(四)老年(期)抑郁症患者的治疗与预防

应该根据抑郁症的类型和患者的特点采取个体化治疗。除了要遵循抑郁症患者基本的治疗原则以外,对于老年抑郁患者来说,药物种类的选择、剂量、加量的速度、药物之间的相互作用等问题一

定更要小心权衡。

此外,由于老年期和晚发抑郁患者常常共患躯体疾病。躯体疾病会增加发生抑郁的风险,而抑郁的发生也会增加罹患内科疾病的概率或延缓内科疾病的康复。躯体疾病与抑郁之间的双向关系常见,要打断这种精神疾病诱发内科问题的潜在的恶性循环,临床医务人员更应同时关注患者的躯体和精神状态,即非精神科的保健医师需要在常规诊疗中增加抑郁症的诊断和治疗知识,而精神科医师应该更大程度地关注患者的躯体情况。增强基层保健医师之间的合作,或将精神卫生与初级保健进行整合,有可能会使卫生保健的整体水平得到提高。

关于抑郁症的具体治疗方法在前述第十四章已作介绍,此处只介绍一些新的发现。

1. 治疗反应的生物学预测

一些研究发现,如果老年期抑郁症患者出现以下情况,提示预后不良:额叶出现 WMHs 预示对药物治疗反应不佳(Simpson 等,1997);严重的皮质下灰质高信号则预示对 ECT 治疗效果不佳(Steffens 等,2001);前边缘系统区域呈现低分数向异性现象,预示着对抗抑郁药的治疗效果差(Alexopoulos 等,2002;2008)。

2. 某些新颖或改良的治疗方法

(1)电痉挛治疗(ECT):ECT 是治疗抑郁症最有效方法。对未治疗的晚发抑郁症的有效率和缓解率分别高达 90% 和 70%,对药物治疗有抵抗的患者有效率和缓解率分别为 70% 和 50%(Gormley,1998)。也有研究报道称,ECT 对晚发抑郁症的疗效和缓解率高于早发抑郁症(O'Connor 等,2001;Tew 等,1999)。

认知损害是 ECT 治疗最被关注的不良反应,包括定向力障碍以及顺行和逆行性遗忘。尽管对绝大多数患者来说,这类不良反应是暂时的,常在 ECT 起效后由于抑郁症状的改善而恢复,但少数患者对 ECT 治疗前几天、几周、几个月甚至前几年的事情都会遗忘,并且治疗后也不能恢复记忆,这确实让人非常苦恼。

一般认为,ECT 治疗效果和认知不良反应大小与治疗参数(如治疗频率、电极放置的位置、刺激的能量、刺激的波形等)的选择有关,但也有一些患者

的认知副作用的大小与这些参数选择无关。

一些较新的研究结果提示高能(电)量(high-dose)、短时间脉冲刺激的单右侧电极(RUL)ECT 治疗可以达到与双侧放置电极一样的疗效,比低剂量的 RUL ECT 有效,且只引起轻微的认知不良反应(Sackeim 等,2000,McCall 等,2000)。Sackeim 等(2008)发现,无论是运用高能量的 RULECT(6 倍发作阈值)还是双侧电极(BL)放置 ECT(2.5 倍发作阈值)进行超短脉冲(持续时间 0.3 ms)治疗,均可达到与传统的短脉冲(1.5 ms)一样的治疗效果。接受超短脉冲的 RULECT 治疗者,症状缓解率最高(73%),且较少出现严重认知不良反应。Sienaert 等(2009)也发现,高能量的 RULECT(6 倍发作阈值)与双侧额部电极超短脉冲(1.5 倍发作阈值)的 ECT 治疗效果相当,但前者所需治疗次数更少(7.76 对 10.08)。

(2)重复经颅磁刺激(repetitive transcranial magnetic stimulation):2008 年 10 月,美国食品与药品管理局(FDA)批准了重复经颅磁刺激(rTMS)可以治疗对抗抑郁药无效的抑郁症。TMS 是通过强大的,快速改变的磁场脉冲在头部表面产生电流;"重复"指的是给予一个以上的脉冲。因为传统线圈的能量会随着离线圈的距离增加而逐渐衰减,所以效果就比 ECT 治疗局限。与 ECT 治疗不同的是,rTMS 是不引起抽搐的刺激,所以大大减少了治疗风险。神经心理学和影像学研究表明,随着 rTMS 脉冲频率的改变,rTMS 能够提高(高频脉冲,>1Hz)或降低(低频脉冲,≤1Hz)脑皮质回路的兴奋性,并能在数小时内恢复正常(George 等,1999)。目前发现抑郁症患者(左侧)前额背外侧皮质活性降低,所以 rTMS 治疗抑郁症,一般选在该处进行刺激(Mayberg 等,2003)。Jorge 等(2008)的一项随机、双盲、安慰剂(假线圈)对照的试验(N = 92)结果表明,rTMS 对药物治疗有抵抗的老年血管性抑郁症有治疗增强作用。

(3)深部脑刺激(deep brain stimulation):深部脑刺激(DBS)是通过精制的深部埋藏电极对大脑进行刺激。通常电极是附属于皮肤下一个类似于起搏器的装置上,这个装置不断地释放重复的、短暂、微小的电压脉冲。

已有一系列的研究发现,DBS 对难治性抑郁有效。如 Mayberg 等(2005)选择胼胝体下扣带回

(sACC)作为刺激部位治疗了6名难治性抑郁症患者,其中4位有显著和持久的缓解,并且有患者称,该刺激一打开,就感受到"痛苦的空虚感"和"无用感"立刻减轻。其后,Lozano等(2008)采用同样的方法对20位难治性抑郁症患者进行治疗后发现有效率和缓解率分别达60%和35%,术后不良反应包括头痛,颅骨切开部位的感染和癫痫发作,但这些副作用都是短暂的。Schlaepfer等(2008)用DBS对3位有极度治疗阻抗的抑郁症患者(1位是66岁女性)的伏隔核进行刺激,结果2名患者的抑郁症状在一周内均得到明显减轻。Goodman等(2009)采用DBS对15名难治性抑郁症患者的腹侧荚膜/腹侧纹状体(VC/VS)刺激,发现53%的患者显效,40%的患者症状缓解。

不过,目前尚不清楚该治疗为何会有如此良效。同样,由于样本量较小,总体结论难以作出,且治疗的一些相关参数(包括对老年抑郁症患者)也有待进一步探索。

(4)心理治疗:据报道,对认知完整的老年抑郁症患者有效的治疗形式包括人际间心理疗法(interpersonal psychotherapy, ITP),问题解决治疗(problem-solving therapy, PST),支持性心理治疗和认知行为治疗(CBT)。

ITP关注的是丧失、悲伤以及角色转换时期的情绪,比较适合老年抑郁人群,因为这些问题在老年抑郁中常见。PST帮助患者有组织的规划和应对问题解决的方法,能够刺激前额叶背外侧皮质的功能活动,这是一些生物学治疗的终极目标。Alexopoulos等(2008)认为,PST对晚发抑郁症以及有执行功能障碍的患者是有效和便利的。

由于抑郁症患者常常会出现许多新的问题,但同时他们又感觉无力去解决这些问题,这对老年抑郁症患者就会造成这样一种结果:他们面对环境无法适应,内心充满了压力,这就像一个触发器,持久地影响着他们的症状。因此,改良的认知行为治疗就要围绕着如何提高患者的适应能力,并减少对逆境的不良感受这两个方面来展开。

对于存在严重的认知缺损或躯体残疾的抑郁症患者,由于上述方法适用性有限,Alexopoulos等(2009)推荐使用"关注生态系统的治疗(ecosystem focused therapy, EFT)"。此法集中关注患者的"生态系统"(患者+环境+家庭成员/照料者),在这种治疗方法里,患者只是治疗对象的一部分。EFT传授给患者技巧使他们尽可能地将自己存留的功能发挥到最大;修饰患者的自然环境;使家庭成员/照料者致力于如何帮助患者发挥出他/她所拥有的技能。EFT利用了问题解决治疗的框架、结构工具和指令,因为这些都能够被患者和照料者所用,以使环境更有助于患者心态的调整。通过促使患者接受新的技能以及改变环境(包括照料者要调整患者的状态)给患者提供机会来适应,增强他们的驾驭感,这样就有可能减轻抑郁症状。

3. 老年抑郁(症)的预防

除了一般的预防措施外,对于老年期和晚发抑郁症的预防主要包括以下几个方面:①养成良好的生活方式,包括饮食、锻炼及自我健康监测,减少肥胖、糖尿病及其他心脑血管疾病的发生(因为血管性疾病是晚发抑郁的重要高危因素);加强相关知识的宣传与健康教育,通过多种媒体传播有关疾病的知识。②对抑郁发作的高危人群进行干预,如那些经过抗抑郁药治疗后处于症状缓解早期阶段的患者,曾经有过多次严重抑郁发作的患者,患有脑血管疾病、内分泌疾病、物质滥用、慢性疼痛等疾病的患者。例如,卒中后抑郁的发病率高,这一现象促使医师去探索卒中后抑郁的预防形式。已有资料表明,与安慰剂相比,在卒中后及时用艾司西酞普兰或使用问题解决的心理治疗方法作为预防性治疗,抑郁症的发病率会明显降低(Robinson等,2008)。芬兰的一项大型研究也显示,对社区内的卒中患者实施常规护理加主动康复训练能明显降低卒中后抑郁发生率。③要对首次发病的抑郁症患者(不论是发作于青少年、成年还是老年期)患者进行系统、规范化的治疗,尽量减少复发和功能损害,防止疾病慢性化。④提高初级保健医师对抑郁发作的识别和处理能力,做到早发现、早治疗或早转诊。有资料显示,限制老年期抑郁症患者的治疗主要是识别不足和治疗措施的获得与供给不够。因为,绝大多数老人首诊于综合医院,多数伴有抑郁症状或抑郁症的老人要么被漏诊,要么得不到恰当的治疗。

(五)老年(期)抑郁症的病程与预后

有关老年抑郁患者的预后研究结果不尽一致。

Post(1962,1972)对需要住院的老年抑郁症患者进行了 6 年随访,发现大约 60% 的患者表现为痊愈或在全面恢复后出现复发,并且他认为三环类抗抑郁药的使用对结局并无大的影响。此后,Cole 和 bellavance(1997b,1999)通过对相关文献综合分析后得出了类似结论,他们认为,不论是社区还是住院的老年抑郁症患者其预后均不佳,仅仅 1/5~1/3 的患者预后良好。Beekman 等(2002)对 277 例年龄大于 55 岁(多数大于 75 岁)的老年抑郁患者进行了 6 年的多维度随访评估,结果发现,约半数患者在其随访期间的大多数时间里体会到抑郁,真正完全缓解者为 23%,12% 的患者缓解后有发作,约 1/3 表现为慢性波动性病程,还有约 1/3 的患者表现为慢性抑郁。Mitchell 和 Subramaniam(2005)分析了 1996~2004 年 7 月的 24 个研究后认为,总体来讲,晚发和早发抑郁的缓解率类似,但晚发抑郁症患者复发的危险性更高,这也提示,对于老年抑郁症患者维持治疗更为重要。

一般来讲,表 19-2 所列因素提示患者预后不良。

表 19-2 提示抑郁症预后不良的相关因素

疾病本身的特征	首次发作缓解缓慢
	首次发作病情严重
	病程大于 2 年
	既往有过 3 次以上发作
	既往有心境恶劣障碍史
	有精神病性症状
	有深部脑白质和基底节灰质广泛病变
	有脑部器质性疾病史(如痴呆)
其他相关因素	存在有不良环境、犯罪、贫穷等有关的慢性应激
	有新患的躯体疾病
	成为犯罪的受害者
	主观感觉社会支持少(客观社会支持并非缺乏)

四、老年期神经症性障碍

老年期神经症性障碍是一类常见的和令人痛苦的疾病,对医疗资源的花费巨大,但也是可以治疗的。不过,相对于老年期的其他精神病性障碍和成年期的神经症来说,此类疾病却一直未引起足够的重视。

(一) 流行病学

老年期神经症性障碍的流行病学调查数据显示,不同人群中其发病率不同。在门诊、住院及外伤患者中,神经症常不会作为一个首要的诊断,但作为共病,他们的发病率较高。

近二十多年来,有关社区人群中老年神经症性障碍的流行病学的研究资料越来越多,这些研究都采用了标准化的方法和研究用诊断标准,从而极大地改进了这些研究结果的可靠性和可比性。其中,1988 年美国的规划区流行病学调查(ECA)最有代表性。ECA 研究发现(Regier 等,1988),65 岁以上人群中主要神经症性障碍的月患病率(one-month prevalence)为:恐惧障碍 4.8%(男 2.9%,女 6.1%);惊恐障碍 0.1%(男 0.0%,女 0.1%);强迫障碍 0.8%(男 0.7%,女 0.9);躯体化障碍 0.1%(男 0.0%,女 0.1%)。广泛性焦虑障碍的半年患病率为 1.9%(Blazer 等,1991)。Eaton 等(1989)报道,65 岁以上人群中几种主要神经症性障碍的年发病率(incidence)为:恐惧障碍 4.29%(男 2.66%,女 5.52%);惊恐障碍 0.04%(男 0.00%,女 0.07%);强迫障碍 0.64%(男 0.12%,女 1.00%)。调查还发现,尽管恐惧障碍和躯体化障碍患病率随年龄增大而降低的现象不太明显,但总体来说,男女老年期多数神经症性障碍的终生患病率随年龄增大而降低。恐惧障碍、惊恐障碍、广泛性焦虑障碍和躯体化障碍的时段患病率(period prevalence)女性高于男性。大多数神经症性障碍发病于 50 岁以前。另一有趣的发现是老年人口的抑郁症和神经症性障碍的终身患病率要低于年轻人,这可能与老年特定的心理状态有关,如老年人的情绪反应低、情绪控制力强或者对应激有心理免疫力。

国内陈学诗等(1987)对北京市西城区 8740 例 60 岁以上人群的调查发现共有老年期神经症 221 例,居老年期精神障碍的首位。60 岁以后首次发病者 91 例,以抑郁性神经症和焦虑性神经症为主,60~65 岁为发病高峰,以后随年龄增加而下降。焦虑性神经症的发病率在 60 岁前后基本相等,神经衰弱在 60 岁以后明显下降。从性别来看,男性发病率比女性低。周天骅等(2000)对上海市某社区 60 岁及以上老年人群的神经症流行病学调查结果显示:老年神经症性障碍总患病率为 6.04%(男 3.72%,女 8.01%)。各亚型患病率分别为:心境恶劣障碍 2.50%(男 1.95%,女 2.97%);焦虑症 1.90%(男 0.65%,女 2.97%);神经衰弱 0.84%(男 0.65%,女

1.01%);躯体化障碍 0.54%(男 0.56%,女 0.71%);恐惧症 0.08%(男 0.06%,女 0.10%)。其中心境恶劣障碍、焦虑症和癔症的患病率女性明显高于男性。各年龄组中以 65~69 岁组患病率最高,为 7.89%。

值得注意的是,老年期的神经症患者中,有相当部分是年轻或中年时期的神经症疾病的延续。因此,在讨论老年期神经症时,应该注意到这一问题,这有利于对病人的治疗。

对老年期神经症的病程和结局所知不多。一项 3 年的随访研究显示,仅 20% 的患者有改善(Larkin 等,1992)。另一项 5 年期随访研究发现,有 33% 的患者其病情没有改善或恶化,而且焦虑障碍发作年龄越晚,预后越差,尤其是男性(Noyes 等,1976)。总体而言,在老年期神经症患者中,因心血管疾病而死亡的比率较高(Coryell,1984)。到 70 岁还存活的焦虑或者抑郁性神经症男女患者,其自杀率比预期的要高(Allgulander 等,1991)。

(二) 病因与发病机制

1. 生物学因素

到目前为止,有关老年期神经症性障碍的生物学研究结论有限,多数资料来自于对年轻成人和老年抑郁障碍患者的研究,显然,以此来推测或解释老年神经症患者的生物学机制是不够的。此外,缺乏代表性的研究样本、缺乏纵向的研究设计以及缺乏对年龄的生物学特征界定等因素,也会影响研究结果的可靠性。

(1) 遗传因素:神经症有遗传易感性,但缺乏疾病的特异性,各种不同神经症性障碍的特殊表现形式更可能是由环境因素决定(Andrews 等,1990;Hettema 等,2001)。不过,也有一些证据提示强迫障碍和惊恐障碍有较强的遗传特异性(Marks,1986;Torgersen,1990)。而某些易于发展为神经症的人格特征如害怕和神经质也受遗传因素的影响(Middeldorp 等,2005)。尽管神经症性障碍其特殊的遗传模式不清,也未能在独立样本中得到重复,但 Hariri 等(2006)认为 5-HT 系统的遗传学变异可能是情绪调节及情感和焦虑障碍易感性的基础,且随着年龄的增长,遗传因素对情感障碍的作用会减少。但是,神经症性障碍是否也是如此仍不清楚。

(2) 大脑结构与功能:有关老年期神经症的大脑结构和功能影像学的研究资料有限。对老年抑郁症患者已有大量的脑磁共振(MRI)研究,大多提示患者存在较多皮质下灰白质病灶,但不清楚神经症患者是否也是这样。其他关于强迫症、创伤后应激障碍(PTSD)、社交恐惧症等的一些功能影像学研究均有一些脑结构与脑功能异常的发现,但很少有针对老年患者的研究。

2. 心理社会因素

大量研究证实心理社会因素对各年龄段的神经症性障碍的发生和病程有着重要的影响,这些因素包括生活事件、早年经历和不良的社会关系等。

(1) 生活事件:负性生活事件是导致易感个体发生神经症的重要因素,不同的负性事件因其对个体的意义不同,所导致的神经症性障碍的类型也不一样。如丧失性事件(丧偶)会诱发抑郁的发作,而威胁性事件(配偶间的冲突或生病)则会导致焦虑的发作。负性事件对心理障碍发生的作用更多的在于事件对个体的意义,而不是事件本身的严重性。对于老年人来说,常见的负性生活事件包括丧偶、退休、罹患躯体疾病、空巢家庭等。

(2) 早年经历:童年期遭受父母丧失、身体和性虐待是成年期抑郁障碍和其他精神障碍的易感因素,但对老年期的影响目前没有特别的研究。成年期和老年期的焦虑障碍、恐惧障碍尤其是广场恐惧障碍与早年父母丧失有关。这些早年的经历会通过影响人格的发展和形成特殊的认知及防御方式来影响老年人对负性事件和经历的反应方式。儿童期遭受躯体和性虐待对个体的生理和心理健康有着终身的影响。

(3) 人际关系:横断面研究显示社会支持水平低下与心理障碍有关,但究竟是精神疾病导致了社会退缩还是社交关系缺乏增加了对精神疾病的易感性,目前仍不清楚。可以肯定的是,不良性格特征会影响个体的人际关系和社会支持系统,会增加个体的应激而促发神经症,而疾病的发生又会进一步损害个体的人际关系。事实上,也有研究发现更少的社会网络和孤独与焦虑障碍的发生有关(Beekman 等,1998)。

3. 躯体疾病

老年期神经症性障碍与躯体疾病患病率和死

亡率增加有关,原因包括以下几方面:①躯体疾病导致神经症性障碍。对老年人来说,躯体疾病是严重的生活事件,会诱发某种程度的焦虑和悲伤,对于易感个体,则会诱发焦虑障碍和抑郁障碍(Pitt,1995)。临床研究发现,老年心肌梗死常会出现轻度、慢性的焦虑症状,其中少数患者会发展为严重和致残性的"心脏神经症",躯体性焦虑症状如心悸是这种神经症的突出表现。老年人对躯体疾病的焦虑会产生严重的行为后果,如对心肌梗死、骨折或择期手术的担忧会诱发广场恐惧。由于躯体健康问题的体验是老年人广场恐惧的诱发因素,因此识别和治疗内外科疾病是预防广场恐惧的有效策略。卒中后焦虑障碍的患病率约为5%~28%,其中广场恐惧最常见,占9%~20%,其次是GAD。卒中后焦虑障碍约25%~50%的患者在1年内缓解,如1年内未缓解则预示预后不良;如合并抑郁,患者不仅对治疗的反应较差,而且死亡率也会增加(Sharpe等,1990;Schultz等,1997)。焦虑和抑郁是预示其后再发心脏事件的独立预测指标(Frasure-Smith等,1995)。焦虑、抑郁和躯体残疾会互为因果,相互加强,甚至形成恶性循环。②躯体疾病与神经症性障碍在症状表现上相互重叠。大多数老年期躯体疾病都可出现明显的神经症性症状;各年龄段的神经症性障碍都有各种各样的躯体症状,如心悸、吞咽困难、恶心、肠蠕动增强或减弱、感觉异常及疼痛等。心理问题躯体化在老年人口中常见。焦虑和抑郁的老年患者常更多地关注不重要的躯体问题,而这成为他们求医的理由。③神经症性障碍导致或加重躯体疾病。神经症性障碍会直接或间接地影响躯体功能而导致或加重躯体疾病,或延缓躯体疾病的康复。在这方面最重要的影响就是自我损害性行为的出现,如通过吸烟和酒精滥用来缓解焦虑,从而又诱发更多的躯体和心理问题。

(三)临床症状

老年期神经症性障碍的常见症状包括心理症状、生理症状和行为障碍三个方面。一般来说,这些症状类似于年轻成年患者的症状,但也有老年人自身的一些特点。

1. 心理症状

(1)焦虑和恐惧:焦虑和恐惧几乎是所有老年期神经症性障碍患者所共有的症状。老年人所担心的问题常见的是躯体疾病、经济状况、犯罪以及家庭问题等,可以伴有自主神经功能紊乱,如心悸、呼吸急促、多汗、震颤等。由于焦虑情绪的存在,从而出现各种躯体症状,甚至达到难以忍受的程度。因此,患者常会不自觉的夸大主观症状,惶惶不可终日,难以安心工作与学习或认为将有大祸临头,或认为疾病难愈,晚上入睡后仍不时惊醒。这种现象在一般的老年人群中的出现率约10%。老年期神经症患者中半数以上会出现焦虑。老年人的害怕和恐惧类似于年轻成年人,如动物、高处、密闭的空间、公共交通工具等。对死亡的焦虑似乎并不常见,可能是老年人更熟悉它。老年人严重的担忧和害怕常被认为是年龄所致,事实上更应考虑躯体疾病和社会支持对老年人的影响。

(2)抑郁:抑郁是焦虑的姊妹症状,在老年期神经症中也相当多见。实际上,不仅老年期神经症病人有抑郁表现,就是一般的老年人也不少见,这与老年人年老体弱、丧偶、孤独、经济不宽裕、子女不在身边有一定的关系,但他们的抑郁程度一般都比较轻。而对于老年期神经症患者来说,这些表现多较严重,发作时可有自卑及自杀企图,易烦恼、焦虑,有时可以像惊恐发作一样。这些人对过去的回忆多数抱有罪恶感或自责感。

(3)强迫症状:老年期强迫症状的特征与年轻成人类似,但强迫症状首次出现在老年期非常罕见。一般来说,老年期强迫症患者多是早年发病且未经系统评估与治疗的患者(Jenike,1989)。某些晚发的患者常与某些促发因素有关,如负性生活事件削弱了老年人对长期存在的亚临床强迫特征的抵抗而出现症状(Colvin等,1997)。老年期出现明显的强迫症状常预示痴呆的发生,尤其是前额叶有异常时(Neary,1990)。脑外伤和脑肿瘤患者可以出现强迫症状,且这类患者其明显的强迫与刻板行为与焦虑情绪关系不大。

2. 躯体症状

老年期焦虑障碍的躯体症状类似于其他年龄患者,这些躯体症状涉及广泛,如自主神经症状、肌肉紧张性疼痛、运动性不安、呼吸困难、过度换气等,但这些症状常被患者和医生错误地归因于躯体疾病而进行大量不必要的检查和治疗。仔细地询问症状出现的背景及伴随的情绪体验,常可以明确躯体症状的起因。通过耐心的解释,多数患者能够接受躯体症状的真正原因。少数拒绝接受解释的患者,则通常符合躯体化障碍的诊断,这类患者常是早年发病,只是由于各种原因而未能接受精神科治疗。在老年期首次接受精神科服务的躯体化障碍患者大多是拥有大量医学检查资料(结果多为阴性)、接受过大量无效治疗或由于治疗导致了并发症的患者。Pribor等(1994)认为,躯体化障碍患者的症状一般不会随年龄的增加而减轻,只是由于年龄的增加,患者会将注意力转移到真正的器质性疾病上。疑病症患者的主诉常集中于一个或两个器官或系统,相信自己可能患有某种严重疾病,他们更关注医学检查而不是治疗,这方面与躯体化障碍不同。老年期首发分离转换症状者罕见,如果老年人出现典型的分离症状,要么是潜在的躯体疾病所致,要么是既往疾病的再发。

老年期惊恐障碍患者常就诊于其他内科而很少到精神科首诊。有研究发现因胸痛就诊于心血管科的65岁以上患者中,其中1/3的患者符合惊恐障碍的诊断(Beitman等,1991)。

睡眠延迟或中断是老年期焦虑障碍患者常见症状,原因多为担心和梦魇,并以此寻求医学帮助。白天困倦是GAD患者的常见表现。恐惧障碍和OCD患者的睡眠紊乱与就寝有关的害怕或仪式化行为有关。睡眠障碍可能导致神经症患者对镇静催眠药物和酒精的滥用与依赖。

3. 行为障碍

焦虑和抑郁的心理和躯体症状对患者的行为有负面影响,其影响之一就是对所怕物体和情境的恐惧性回避。

慢性心理痛苦会导致镇静药物和酒精的使用和滥用。老年酒依赖在多大程度上是由于焦虑抑郁所致尚不清楚,但有研究发现在老年酒滥用者中,1/3的人是在晚年因应激开始的(Rosin和Glatt,1971)。

进食障碍也可能在老年人中再次出现,它是老年人对晚年生活不良的应对策略(Bowler,1995)。

(四)诊断与鉴别诊断

目前尚无针对老年神经症性障碍的诊断标准。

对于老年期神经症性障碍的诊断,可以参考年轻成年人的诊断标准。也可以选用状态特质焦虑问卷(state-trait anxiety inventory, ATAI)以及Pachana等(2006)所制订的老年自评焦虑问卷(self-report geriatric anxiety inventory)来辅助诊断。

老年神经症性障碍尤其需要与以下疾病鉴别:

1. 抑郁障碍

抑郁障碍常与神经症性障碍共存。Lenz等(2001)认为,约85%的老年抑郁障碍患者存在明显的焦虑症状。老年抑郁患者出现焦虑障碍是非抑郁老年对照者的20倍(Kay,1988)。老年恐惧障碍患者较正常老年对照组有更多的抑郁病史(Lindesay,1990)。临床经验提示老年晚发焦虑患者几乎总是伴有某种程度的抑郁。另有研究发现有近70%的老年GAD和少数恐惧障碍或PTSD患者患有重症抑郁,同样20%~30%的老年重症抑郁患者患有GAD。

因此,在临床上,对焦虑、疑病和强迫的患者,时刻要考虑到有无抑郁的可能,反之亦然。因为治疗患者一方面的症状并不一定能缓解其他方面的症状(Blazer等,1989)。如因广场恐惧而继发抑郁的患者,仅仅给予抗抑郁药而不考虑背后的真实原因是不适当的。如果一个患者出现有严重的疑病、快感缺乏、自责、激越或惊恐发作的临床特征,则高度提示共病抑郁。抑郁症共病焦虑对治疗结局有负性影响,会降低对抗抑郁药的反应和治疗依从性。抑郁缓解后持续存在的焦虑是抑郁更快复发的重要原因之一。

2. 痴呆

老年痴呆患者中焦虑症状和焦虑障碍的患病率为3%~38%(Wands等,1990;Forsell和Winblad,1997)。有些痴呆患者早期表现为焦虑和强迫症状,血管性痴呆较阿尔茨海默病更易于出现焦虑症状。晚期痴呆患者由于各方面功能的逐步丧失,不能用语言表达自身感受,激越就成为这类患者表达焦虑最常见的形式,表现为发脾气、情绪不稳、无目的的运动过多或运动性不安。焦虑会使老年人的认知功能损害(尽管焦虑与认知损害之间的确切关系尚不清楚),并可能导致临床医生做出痴呆的诊断。

3. 谵妄

老年期谵妄患者大多表现"平静"。有些患者可能因为幻听、被害妄想的出现而表现为恐惧。老年人很少发生惊恐发作，因此突然的恐惧反应常常是谵妄的信号，尤其是有认知损害和有躯体疾病的患者。仔细的精神状态检查和详细的病史收集能够寻找到谵妄的其他特征，如注意缺陷、意识水平波动、感知障碍等。非常少见的情况是，焦虑本身也能使易感个体诱发谵妄。

4. 躯体疾病

老年期神经症性障碍与躯体疾病之间有重要的联系。某些常见的心血管、呼吸道和内分泌疾病都可出现非典型的焦虑或抑郁症状。全面仔细的躯体检查对排除神经症性障碍的躯体原因十分必要。对于一个有明显的神经症性症状，但没有精神病史和应激事件的老年患者，就应当考虑有无躯体原因。此外，某些药物（如口服降糖药、皮质激素类等）或精神活性物质（如咖啡因、酒等）的使用或撤除，均可能引起焦虑、抑郁、失眠等神经症性症状。老年患者神经症性障碍的常见躯体原因如下（Pitt，1995）。

血管系统：心肌梗死、心律失常、直立性低血压、二尖瓣脱垂等。

呼吸系统：肺炎、肺栓塞、哮喘、左心衰、低氧血症、慢性阻塞性肺疾病、支气管癌。

内分泌和代谢系统：甲状腺功能亢进（减低）、高（低）钙、钾血症、库欣病、类癌综合征、低血糖、胰岛细胞癌、低温。

神经系统：脑外伤、脑肿瘤、颅内感染和出血、痴呆、谵妄、癫痫、偏头痛、脑红斑狼疮、脱髓鞘病、前庭功能障碍等。

与食物和药物相关：咖啡因、维生素缺乏、贫血、拟交感神经药、多巴胺拮抗剂、皮质类激素药、撤药综合征、静坐不能、地高辛中毒、某些精神药物、酒依赖、精神活性物质依赖或滥用。

（五）老年期神经症的治疗

近年来，尽管对于老年期神经症性障碍的重视程度明显增加，但老年期神经症性障碍的识别率和治疗率仍然很低。即使接受治疗的患者仍以药物（如抗焦虑药和催眠药）治疗为主，较少使用心理干预。事实上，心理干预在老年期神经症性障碍的长期治疗中可能有其独特的优势。由于绝大多数老年神经症性障碍患者就诊于社区医院或其他综合医院，因此，增强其他各科医师对此类疾病的识别与治疗能力则显得更为重要。此外，治疗前医患关系的建立非常重要，最好和最简单的方法是：对患者的痛苦体验表现出接纳、理解和同情；承认他们需要帮助；承诺会对他们的问题予以重视和关心。良好的医患关系是治疗开展的第一步。然后，根据患者的特征，可以选择心理治疗或心理治疗合并药物治疗。

1. 心理治疗

认知行为治疗（cognitive behavior therapy，CBT）在年轻成人神经症性障碍中的疗效已得到肯定。在老年神经症性障碍患者中也有不少有效的报道。CBT在老年人中的使用原则与年轻成人相同，但其治疗目标和技术需要适合老年人的身体状况和认知能力，如对有严重身体功能和认知损害的老年人就不适合。

2. 药物治疗

药物治疗是老年期神经症性障碍治疗的重要方法，对年轻成人有效的药物，一般对老年患者同样有效。不过，与年轻人相比，老年患者的药物治疗更应注意以下几点：更低的起始剂量，加量要更缓慢；要特别考虑到老年人共患的躯体疾病；要注意药物之间的相互作用；要注意药物的半衰期和有无药物的活性代谢产物等。

（1）抗抑郁药：即使没有共病抑郁，抗抑郁药对焦虑障碍同样有效。三环抗抑郁药物（TCAS）对焦虑有效，但由于其较多、较重的不良反应，故对老年人群不做首选。选择性5-羟色胺再摄取抑制剂（SSRIs）和其他新型抗抑郁药如文拉法辛、度洛西汀和米氮平等对多数患者不会导致明显的不良反应，可作为老年期神经症性障碍治疗的一线药物。需要注意的是，部分患者在治疗初期会出现药源性焦虑，尤其在起始剂量较大时。

（2）苯二氮䓬类药：近年来，尽管有不少人反对使用苯二氮䓬类药物，但作为起效快、作用谱广的镇静、催眠和抗焦虑药物，临床上仍在老年患者中大量使用。事实上,由于其他抗焦虑抑郁药物大多具有起效较慢的缺点,对部分患者有时不得不使用苯二氮䓬类药物来缓解患者的焦虑失眠等症状,直到抗抑郁药起效后方可缓慢逐步停用此类药物。

长期、大剂量使用苯二氮䓬类药可能会带来一系列问题,如依赖、记忆损害、运动协调性差、呼吸抑制、步态不稳等,敏感的老年患者可能会出现嗜睡、谵妄、抑郁、摔倒、骨折。因此,对于老年患者,可以选用半衰期较短、无活性代谢产物的苯二氮䓬类药(如去甲羟基安定),同时应尽可能短期和使用最低有效剂量治疗。

失眠是老年患者服用此类药物最常见的原因。但老年患者的失眠有相当部分是随年龄增长伴随的睡眠量和睡眠方式的正常改变,因此,有时通过适当的解释和保证就能消除他们的担忧。对于因焦虑、抑郁、疼痛或气喘引起的睡眠问题应针对病因治疗。对于有睡眠呼吸暂停综合征、慢性阻塞性肺部疾病及呼吸功能不全的患者,此类药物要慎用。

(3)丁螺环酮:丁螺环酮在老年人中的药代动力学、安全性和有效性等同于年轻人。优点是无交叉耐受性,镇静作用弱,运动障碍轻,对记忆力影响小,对呼吸无抑制,短期使用无反跳、依赖或滥用。缺点是起效慢。此药也许是严重慢性 GAD 及有药物依赖和滥用危险倾向患者的较好选择。

(4)β 受体阻滞剂:主要用于控制那些由于自主神经功能紊乱所致的躯体不适症状。不过,有哮喘、慢性阻塞性肺部疾病、窦性心动过缓、心功能不全者禁用。此外,此类药物还会引起梦魇和失眠。

(5)抗精神病药:控制老年人严重焦虑,尤其这种焦虑是由谵妄或精神症状引起时,可短期、少量使用抗精神病药。非经典抗精神病药,如奥氮平、喹硫平等由于锥体外系不良反应及抗胆碱能不良反应发生率低,可优先选择,但应注意此类药物所导致的过度镇静、体重增加、糖脂代谢异常等不良反应。

(刘铁桥)

主要参考文献

成蓓,曾尔亢 . 2004. 老年病学 . 北京:科学出版社 .

郝伟 . 2008. 精神病学 . 第 6 版 . 北京:人民卫生出版社 .

刘铁桥 . 2009. 老年精神病学 . 北京:人民卫生出版社 .

沈渔邨 . 2001. 精神病学 . 第 4 版 . 北京:人民卫生出版社 .

于欣 . 2008. 老年精神病学 . 北京:北京大学医学出版社 .

赵瑛,肖世富,夏斌 . 2005. 老年神经精神病学 . 上海:第二军医大学出版社 .

Gelder M,Mayou R,Cowen P. 2004. 牛津精神病学 . 刘协和等译 . 成都:四川大学出版社 .

George S,alexopoulos,Roberte E,et al. 2009. Research advances in geriatric depression. World Psychiatry,8:140~149.

Jacoby R,Oppenheimer C,Dening T,et al. 2008. Oxford Textbook of Old Age Psychiatry. 4th edition. New York:Oxford University Press.

第二十章 公共精神卫生:理论与实践

导语 精神障碍的公共卫生属性早就得到了国内外学术界的广泛认同。在许多发达国家,精神卫生服务是公共卫生服务的一个重要组成部分。在我国,"重性精神疾病管理治疗项目"于 2004 年列入中央转移支付地方公共卫生项目;"重性精神疾病患者管理服务"于 2009 年列入国家基本公共卫生服务项目中。这两项政策发展标志着我国公共精神卫生(public mental health)学科的正式诞生。本章第一节讨论了公共精神卫生的基本概念、精神障碍造成的疾病负担和影响、公共精神卫生服务的内容和提供者;第二、三节简要介绍国外和我国公共精神卫生的发展历史和现状,并以湖南浏阳市为例介绍农村社区精神卫生工作、以浙江杭州市为例介绍城市社区精神卫生工作;第四节提出了精神卫生服务评估的基本框架和主要内容;最后,对我国公共精神卫生今后的发展提出了建议。

第一节 概 述

公共精神卫生一词中的"公共"和"精神卫生"都有丰富的内涵。作为一个专业领域,"精神卫生(mental health)"指的是提高个体和人群精神健康水平的任何行动。与精神病学(psychiatry)、精神医学(psychiatric medicine)、心理医学(psychological medicine)等概念比较,它的范围更为广泛,除了包括精神障碍的诊断、治疗、康复(临床精神病学)和精神障碍的预防(预防精神病学)外,还包括以提高居民心理健康水平为目标的其他活动,如心理健康教育(mental health education)、心理健康促进(mental health promotion)、心理社会支持(psychosocial support)、心理社会技能训练(psychosocial skill training)等。此外,与临床精神病学以个体为主要工作对象不同,精神卫生更多地关注群体(population)。

"公共的(public)"这一限定词是相对"私立的(private)"而言的。在美国等西方国家,医生私人开业是一种普遍的现象,私立的精神卫生机构一般仅限于对精神障碍患者的诊断和治疗,收取的费用也比较高;而公共精神卫生则在相关政策支持下,使用政府经费或其他形式的公共基金,或者设立公共精神卫生机构,为缺乏支付能力的精神障碍患者提供免费的或部分免费的服务,或者为患者从私人精神卫生机构购买服务。

公共精神卫生的发展与西方 20 世纪 60、70 年代的"去机构化(deinstitutionalization)"和社区精神卫生(community mental health)的发展有着密切的联系。一般而言,社区精神卫生属于公共精神卫生的范畴,但"社区"这个词强调的是生活在一定地理范围内的居民集合,但"公共的"则更强调政府在精神卫生服务的组织和提供,以及精神卫生服务费用支付中起的作用。

一、精神障碍的疾病负担

精神障碍是一组范围广泛的疾病。在美国,精神障碍的年患病率为 22%,大约 10% 的儿童受到精神健康问题的影响;在英国,精神障碍的终生患病率为 25%,现患率约为 17%。Phillips 等对我国四个省的抽样调查表明,我国人群主要精神障碍(不包括尼古丁依赖、各种人格障碍等)的终生患病率为 17%,1993 年全国精神病流行病学调查资料表明,我国精神病性障碍的患病率为 13.47‰,据此推算,我国有精神病性障碍患者 1600 万人,超过世界上许多中小国家的总人口。

患病率和死亡率作为传统的指标,在反映疾病,特别是像精神障碍这样的慢性疾病对人群健康的影响方面存在重要的缺陷。死亡率不能反映疾病造成的非致命性结果(如社会功能障碍、暴力行为等),而患病率则不能反映疾病影响的严重程度和持续时间。20 世纪 80 年代,世界卫生组织、世界银行和哈佛大学用"伤残调整生命年(disability-adjusted life year, DALY)"代表疾病负担(burden of disease),并对全球疾病负担(global disease burden)进行了首次估计。在 DALY 的计算过程中,包括了因过早死亡而导致的期望寿命损失和因疾病而导致的生命质量损失,较好地反映某种疾病导致对社会造成的影响和负担(表 20-1)。

全球疾病负担研究表明,2010 年全球与中国精神与行为障碍导致的 DALY 分别占全部疾病的 7.4%和 9.2%。如果以伤残生命年(years live with a disability, YLD)计算,则 2010 年全球精神与行为障碍导致的疾病负担占全部疾病负担的 22.7%,比 1990 年增加 36.5%。全球 YLD 排名前 15 位的疾病中,重性抑郁障碍、焦虑障碍、药物滥用障碍、酒精滥用障碍分别占第 2、7、12 和 15 位;在中国,重性抑郁障碍,酒精使用障碍,精神分裂症,焦虑障碍,双相障碍和心境不良分别占第 2、9、11、12、14 和 15 位(表 20-2)。

表 20-1　2010 年全球与中国伤残调整寿命年(每 10 万人年)

	全球	中国
所有病因	36145(100)	22805.6(100)
传染性疾病、母婴疾病等	12598(34.9)	2843.8(12.5)
非传染性疾病	19502(46.7)	17021.8(74.6)
其中:精神与行为障碍	2688(7.4)	299.6(9.2)
伤害	4044(11.2)	2939.9(12.9)

表 20-2　全球和中国 YLD 前 15 位疾病(2010)

排位	全球	中国
1	下背痛	下背痛
2	重性抑郁障碍	重性抑郁障碍
3	缺铁性贫血	颈痛
4	颈痛	其他骨骼和肌肉疾病
5	慢性阻塞性肺疾病	糖尿病
6	其他骨骼和肌肉疾病	骨关节炎
7	焦虑障碍	跌倒
8	偏头痛	慢性阻塞性肺疾病
9	糖尿病	酒精使用障碍

续表

排位	全球	中国
10	跌倒	其他听觉丧失
11	骨关节炎	精神分裂症
12	药物滥用障碍	焦虑障碍
13	听力丧失	道路伤害
14	哮喘	双相障碍
15	酒精使用障碍	心境不良

关于精神障碍导致的经济负担,我国目前没有可靠的统计资料。英国每年为精神障碍患者支出的卫生服务费用为 10.4 亿英镑,占该国总卫生服务费用的 10.8%;加上社会和其他非正式服务的费用后,这个数字在 2007 年达到 22.5 亿英镑,预计到 2026 年将达到 32.6 亿英镑。在美国,估计为精神障碍患者提供的服务每年花费 1500 亿美元。在我国,假设精神病性障碍患者平均每人每年消耗的基本生活和医疗费用为 2 万元(不包括家庭和社区照顾支出,不包括与精神病性障碍相关的违法犯罪行为等),则我国仅 1600 万精神病性障碍患者每年就会为社会造成 3200 亿元的经济负担。

二、精神障碍的影响

国际上大量的健康统计数据和流行病学研究表明,精神障碍与早死(premature death)、躯体疾病、自杀、离家出走、意外事故等健康问题密切相关,增加暴力和违法犯罪行为发生的可能性,患者受到社会剥夺、社会隔离和社会歧视的影响,得不到基本的教育和就业机会。

精神健康问题严重影响青少年的教育,与自杀、物质滥用、反社会行为、违法犯罪、早孕等行为问题有着密切的联系,而且导致成年期精神障碍患病率增高、找不到工作、挣不到收入、婚姻问题、犯罪等。Kessler 等(2007)估计,在可诊断的各种精神疾病中,大约一半起病于 14 岁以前,60%~70%起病于 20 多岁以前。

精神障碍降低躯体健康水平和期望寿命。有研究表明,在控制混杂因素以后,抑郁症患者的总死亡率比对照组增加 50%,心血管疾病的死亡率增加 67%,癌症的死亡率增加 50%,呼吸系统疾病和代谢性疾病的死亡率分别是对照组的 2 倍和 3 倍;患抑郁症后,冠心病的发病危险增加 1 倍;前瞻性队列研究表明,抑郁症增加晚年癌症、背痛、肠激惹综合征等的发病危险。与普通人群比较,精神分裂症和双向情感障碍患者的寿命平均缩短 25 年;精神分裂症患者的心血管疾病、呼吸系统疾病、传染性疾病的死亡率分别是普通人群的 2 倍、3 倍和 4 倍。

精神障碍是自杀最重要的危险因素之一,欧美国家报道自杀死亡者中,90% 以上有可以诊断的精神障碍,在我国,心理学解剖研究也表明 2/3 左右的自杀死亡者患有各种精神障碍。与普通人群比较,严重精神障碍患者的自杀率增加 12 倍。除躯体疾病和自杀外,意外死亡(如交通事故、溺水、跌落等)等也可能是造成精神障碍患者早死的重要原因,但目前缺乏研究数据的支持。

与普通人群比较,精神障碍患者更易成为暴力行为的受害者。不同精神障碍患者出现暴力行为的人群归因危险度(population-attributable risk)不同,有害饮酒为 46.8%,吸毒为 36.8%,酒依赖为 23.4%,反社会人格障碍为 14.9%,任意情感障碍为 10.3%,曾经住过精神病院的患者为 1.2%,精神病性障碍为 0.7%。可见与普通人的认知不同,精神病性障碍患者出现暴力行为的可能性并不是很高。但是,精神病性障碍患者为主角的多起恶性暴力事件,近年来在我国引起了社会各界的广泛关注。有研究表明,与接受过精神卫生服务的精神病人比较,没有接受过治疗的精神病人出现暴力行为的可能性高 40 倍。针对精神障碍患者进行早期干预,可有效降低患者的凶杀率和自杀率。

三、公共精神卫生服务的主要内容

英国皇家精神病学家协会(The Royal College of Psychiatrists)在题为"没有精神卫生,就没有健康(no health without public mental health)"的官方报告中,提出公共精神卫生的重点是更广泛地预防精神疾病、促进终生精神健康。美国则更多地使用"公共精神病学(public psychiatry)"这一概念,在强调为慢性精神障碍患者进行治疗和康复服务的同时,也包括精神障碍的预防服务和精神健康促进。尽管不同的国家和地区公共精神卫生服务的内容存在一定的差异,但基本上可以概括为精神健康促进、精神障碍预防、精神障碍的治疗和康复等方面。

(一)精神健康促进

精神健康促进(mental health promotion)是从积极健康观的角度,采取各种措施促进全人群精神健康水平的提高。在广义上精神健康促进也包括精神障碍的预防、治疗和康复,但它的重点是提高普通人群的精神健康水平,以使之能够更好地应对环境和职业挑战,提高生活质量和幸福体验。促进精神健康需要范围广泛的社会行动,包括降低社会不平等的程度、创建和谐社会、提高教育水平等都对提高公众精神健康水平具有重要的意义。

就公共精神卫生本身而言,目前开展的精神健康促进项目主要有三大类。第一类提高居民精神卫生素养(mental health literacy)的相关活动,包括正式和非正式的心理健康教育,各种形式的精神卫生宣传活动等,其目的在于使居民具有最基本的精神卫生知识,形成对精神障碍患者、对精神障碍治疗等方面的正确态度以及形成有利于精神健康的个人行为和生活方式。第二类是针对青少年的社会心理技能训练或生活技能训练(life skill training),训练的形式主要是通过学校教育和社会培训,内容主要涉及思维方式、情感表达、人际沟通、应激处理等方面能力和技巧的训练。世界卫生组织认为社会心理技能对于提高心理健康水平、预防精神障碍具有重要的意义,欧美等发达国家一般在中小学学校教育中开设相关课程,并有意识地将社会心理技能训练融入到相关课程中去。在我国,社会心理技能训练的开展常处于起步阶段,仅有少数学者试用于精神分裂症患者、物质依赖患者等人群。第三大类是倡导健康的生活方式,如适当运动、合理饮食、保持社会联系和社会接触,改变不利于健康的行为,如戒烟、酗酒等。

(二)精神障碍的预防

预防精神病学的任务是通过社会和个人行动预防精神疾病及其相关后果的发生。传统上,预防性干预按对象和目的的不同分为三大类。一级预防(primary prevention)的对象是普通人群,目的是预防精神疾病的发生,干预主要是减少和消除带有普遍性的危险因素,与前述的精神健康促进有一定的交叉重叠;二级预防(secondary prevention)的对象主要是可能发展为精神疾病患者的高危人群(如精神分裂症患者的一级亲属、有规律的酒精使用者、被虐待的儿童、受到重大精神创伤打击的个体等），干预主要是采取各种措施预防高危人群发生精神疾病；三级预防（tertiary prevention）的主要对象是各类精神疾病患者，目的主要是预防病程慢性化、预防相关不良后果（如自杀、暴力、走失、意外事故等）的发生、提高患者生活质量，干预措施包括早期发现、早期诊断、系统治疗、康复服务等。近年来，已有越来越多的学者使用普遍性预防（universal prevention）、选择性预防（selected prevention）和针对性预防（indicated prevention）的概念。

早期发现和治疗能够有效地改善精神分裂症谱系障碍的预后。世界上很多国家都开展相关的公共卫生项目，以发现并对第一次发作的精神病性障碍患者进行治疗。研究证明，在第一次发作时，接受药物治疗能够提高阳性症状的缓解率，社会心理干预能够使患者更好地适应疾病、改善社会功能、提高生活质量。但遗憾的是，即使接受了早期系统治疗和后续的康复服务，疾病的复发率仍然很高，而且日常功能仍会受到持续的损害。因此，近年来预防精神病学开始转向精神病性障碍出现之前的预防性治疗。

澳大利亚的 McGorry 和 Yung 在 20 世纪 90 年代中期提出了精神病性障碍前驱期（prodrome）的概念，并将其定义为从精神状况改变、社会功能下降到出现精神病性症状的阶段。尽管并不是每一个精神病性障碍患者在发病前都有一个前驱期，McGorry 和 Yung 认为 80%~90% 的患者在病前数月到数年，都会表现为内驱力、信念、注意、专注、心境、情感和行为的改变。最近十来年间，澳大利亚、北美的一些学者针对精神病性障碍的前驱症状进行了一系列的实验性干预，包括药物治疗和社会心理干预，初步结果证明发病前的干预能够有效地降低这类高危个体发展为精神病性障碍患者的可能性。

通过提高治疗率、加强社区管理和康复服务，预防精神复发、病程慢性化、衰退以及自杀、肇事肇祸、意外伤害等后果的发生，是精神障碍三级预防的重要目标。我国在 2005 年开始，在全国开展的"重性精神病治疗管理"试点项目，其主要目的之一就是通过治疗管理降低精神病人的肇事肇祸率。

（三）精神障碍的治疗

无论在发达国家还是在发展中国家，精神障碍的治疗率都很低。湘雅研究人员对湖南浏阳农村社区样本的调查表明，精神分裂症患者只有约 70% 接受过抗精神病药物治疗，抑郁症患者只有 4% 接受过抗抑郁治疗。费立鹏等在全国四省市的精神病流行病学调查得到了类似的结果。目前尚缺乏精神障碍患者接受系统治疗（systematic treatment）情况的研究，但估计要比前述的"治疗率"低得多。

考虑到大多数精神障碍患者的慢性化病程，需要长期甚至终生接受治疗，提高精神障碍患者的治疗率和系统治疗率成为了公共精神病学最主要的目标之一。世界各国采取的主要措施包括：通过知识普及、消除社会歧视等措施，提高患者的就诊率；通过建设精神卫生服务系统，为患者提供可及的精神卫生服务；通过医疗保险、政府救助、免费发放药物等措施，解决精神障碍患者的治疗费用问题；通过案例管理（case management）、强化案例管理（intensive case management）、主动式社区治疗（assertive community treatment，ACT）等形式的服务，提高患者接受治疗的依从性等。最近十年来，我国各地也在较大规模地为患者提供免费的抗精神病药物。

（四）精神病人的康复

康复（rehabilitation）是指帮助患者恢复到病前的、与环境相适应的生活、职业与社会功能水平。由于精神障碍影响患者的认知、情感和行为，以及社会广泛存在的对精神障碍患者的偏见和歧视，为患者提供康复服务具有非常重要的公共卫生意义。各种形式的康复训练可以在医院内进行，但更多地应该在社区环境下开展。欧美国家 20 世纪 60 年代开展的大规模去机构化和社区精神卫生运动，其重要目的之一就是促进精神障碍患者的社区康复。针对精神障碍患者，目前世界各国开展的康复服务主要包括工娱治疗、各种生活技能训练、职业训练等。

（五）社会救助

因为疾病的影响，精神病患者通常全部或部分地丧失了劳动能力，加上社会歧视的影响，精神障碍常常导致失业和贫困，部分患者甚至会因为种种原因失去住房和家庭,成为无家可归(homeless)的人,其生活条件和生活环境都很差。因此,世界上很多国家都通过法律规定,对精神病人实施社会救助,特别是提供基本住房、食品的补助,以满足他们对基本生活条件和生活环境的需要。此外,还对精神病人进行职业培训,在工作机会上给他们予以照顾。严格地说,对精神病人的社会救助并不属于公共精神病学的范畴,但对失业、贫困、无家可归的精神病人的社会救助,是为他们提供公共精神卫生服务的必要基础;公共精神卫生领域的工作人员,也常常需要与社会救助和保障部门合作。

四、公共精神卫生服务的提供者

从本质上看,任何由政府和社会提供和支付的精神卫生服务,不管其形式如何,不论服务提供的主体是谁,都属于公共精神卫生服务。在这个意义上,可以将世界各国的公共精神卫生服务提供者分为如下五类。

(一) 政府

政府是公共精神卫生服务的最主要提供者。政府在法律规定的框架范围内,以各种法规、条例、规划、政策、行动纲要等形式,指导和规范一个国家、一个地区的公共精神卫生服务;通过财政投入支持精神卫生服务体系的建设和运转,保障公共精神卫生所需要的经费,对精神障碍患者的生活和医疗需要予以救助和补助。许多国家的政府也拥有精神卫生机构,直接对社会提供公共精神卫生服务。

(二) 非政府组织

在许多国家,非政府组织以两种主要的形式参与公共精神卫生服务。第一种形式是对各种民间的公共精神卫生服务、特别是社区精神卫生服务项目给予经费支持;第二种形式是非政府组织直接策划和执行公共精神卫生服务项目,其主要内容是精神健康教育和促进,为精神障碍患者提供心理社会支持(psychosocial support)以及精神障碍患者的社区康复等,一般不涉及精神障碍的临床治疗。非政府组织的经费通常来源于慈善机构和相关政府部门。

(三) 精神卫生服务机构

各种精神卫生服务机构,包括精神病院、精神科门诊、心理咨询机构、精神康复机构等是精神卫生服务的专业机构。由政府、非政府组织主办或投资的精神卫生机构,理所当然地提供公共精神卫生服务。近年来,也有越来越多的国家和地方政府向私立精神卫生机构购买公共精神卫生服务。精神卫生服务机构提供的公共精神卫生服务,在形式上主要是住院和门诊治疗服务,也包括院内康复服务。

(四) 社区

从精神障碍患者社会功能康复需要的角度,很多学者认为公共精神卫生服务的重点应放在社区。作为生活在一定地理范围、拥有共同生活方式和文化信念的居民的集合,社区在为精神障碍患者提供公共精神卫生服务、特别是维持治疗和康复服务方面,具有精神卫生机构所缺乏的基本条件。从根本意义上看,不管精神障碍患者接受什么样的治疗,最终都要生活在社区环境。20 世纪 60 年代欧美国家在大规模减少精神病院的病床、缩短精神病人的住院时间的同时,建立了大量的社区精神卫生中心和社区康复机构,如日间站、夜间站、中途站等,试图为患者出院后,在社区内继续接受治疗、逐渐适应社区环境提供基础和条件。各种各样的病友会、家属会大多也在社区范围内组织和开展活动。社区提供的公共精神卫生服务,通常由国家和地方政府提供经费支持。

(五) 家庭

除了给精神障碍患者提供无法替代的情感支持外,家庭对精神障碍患者的治疗和康复还具有特别重要的意义。慢性精神障碍患者的日常生活能力、职业能力和社会功能都会受到不同程度的损害,家庭能够为患者提供基本的生存环境、满足患者基本的生活需要;由于社会歧视、缺乏自知力和副作用的原因,很多患者不愿意到精神卫生专业机构就诊,不能坚持接受药物治疗,家庭成员能够充当类似"案例管理员"的角色,提高患者的治疗依从率。在缺乏完整的社会保障体系和社区康复条件的情况下,家庭是精神病人赖以生存的唯一基础。

传统上,我国家庭都会承担照顾精神障碍患者的责任。但是,最近几十年间,我国出现的快速的人口学转变(demographic transition)、社会经济转变(socioeconomic transition)和社会文化转变(sociocultural transition),在很大程度上导致了家庭功能的弱化,已有越来越多的精神病人正在失去来自家庭的支持和照护。人口学转变导致家庭规模日渐缩小,社会经济转变导致越来越多的家庭成员远离家庭所在地,家庭成员聚少离多,无法对患有精神障碍的家庭成员提供照护。而社会文化转变的一个重要表现是传统家庭观念的转变,年轻一代对患病家庭成员照护的责任意识有越来越淡薄的趋势。

第二节 公共精神卫生在国外的发展

从20世纪50~60年代开始,发达国家中的精神卫生服务模式发生了重大的转变,以去住院化、社区精神卫生服务、有管理的医疗(managed care)等为核心内容。由于文化、历史、经济、制度等多方面的因素,公共精神卫生服务的内容、提供方式、筹资方式、补偿机制等在不同国家甚至同一国家的不同地区之间的差异很大,涉及许多卫生事业管理学、卫生经济学、卫生法学等方面的内容。

一、医院精神病学

由于国外大多数精神病院是公立、非盈利性医院,因此医院精神病学也归于公共精神卫生的范畴。去住院化是近几十年来国外医院精神病学发展中的一个重要事件。以美国为例,精神科床位由四部分组成:

(1)州立和县立(state and county)精神病院,这部分是公立、非盈利性质的专科精神病院;

(2)私立医院,属于盈利性医院;

(3)综合医院的精神科,这部分床位主要取决于综合性医院的性质;

(4)退伍军人管理局(veteran administration),主要为军人和退伍军人提供精神卫生服务。自1970~1992年,美国提供住院服务的卫生机构数增加了大约1倍,但实际的床位数从1970年的524 878张下降到1992年的241 500张,下降了接近一半,并在此后持续下降。到1998年,美国全国的精神科床位数仅198 200张,到2002年稳定在212 000张。这其中公立医院,包括州立和县立精神病院的床位数下降得尤为明显,每十万人口的床位数从1955年的339张下降到2005年的17张,降幅达到95%。因此,公立医院的精神科床位占总床位数的比例也是逐渐下降的。

在精神科床位数下降的同时,精神病院收治的患者数却是增加的。1992年全美的精神科收治患者总数(年初的住院患者总数加上该年度新入院患者总数)为194万,到1998年上升到210万,其中州立和县立精神病院收治患者总数增加了近一倍,从9.4万增加到18.6万,私立医院从49.5万增加到52.7万,综合性医院从98.8万增加到113.7万。床位数的减少和收治患者数的增加是通过平均住院日的减少实现的。20世纪80年代常见的住院时间是6周,到90年代降低到2周,而目前在综合性医院平均住院日仅4~6天。

去住院化的主要原因有两个:精神病学治疗手段的发展和经济压力。1933年胰岛素休克成为现代治疗精神分裂症的第一个有效手段,1938年发明了电休克治疗,1952年出现了第一个治疗精神分裂症的化学药物氯丙嗪,此后进入了精神药理学的黄金时期,出现了一大批有效的抗精神病药物和抗抑郁药物,能有效缓解患者的阳性精神病性症状和抑郁症状。精神病学治疗手段的发展使得患者脱离长期住院,回归社会具备了可能性。

20世纪50年代是一个对精神障碍的治疗持乐观主义观点的年代。生物精神病学家认为药物治疗有很好的疗效,而心理动力学派的精神科医生则认为心理治疗、社会心理治疗和环境疗法可以帮助绝大多数患者。也是在这段时间,环境疗法(milieu therapy),即治疗社区(therapeutic community)发展起来了。环境疗法认识到治疗环境对患者的影响,并认为应该把治疗环境作为治疗的一个组成部分,用来对患者产生好的影响。药物治疗的发展使得患者的症状得到控制,进而可以参加到治疗性社区中去。开放式病房、部分时间医院(partial hospital)、日间医院(day hospital)也逐渐发展起来,用来帮助患者重返社区。而社区精神卫生服务机构所提供的社会、心理、经济和居住的支持使得患者最终得以重返社区。

随着精神病学治疗手段的不断进步,一系列精神卫生政策和法律也不断出台。基本上,精神卫生工作的重心转向资助和建立社区精神卫生服务中心(community mental health centers, CMHCs),缩减公立精神病院的规模,仅为最严重的患者提供短期的住院服务。在美国,住院费用极为昂贵,部分因为医生的收费很高。而社区精神卫生服务中心可以通过医疗小组的形式提供服务,一个精神科医生加上若干社会工作者、精神科护士、职业治疗师(occupational therapist)、康复咨询师(rehabilitation counselor)等,从而降低了人员费用(后者收入均低于精神科医生)。此外,由于社区精神卫生服务中心提供的不是住院服务,费用本来就低于精神病院。

去住院化的进程是非常迅猛的。在十几年的时间内,政府一方面建立社区精神卫生服务中心,另一方面让90%的患者从医院返回社区。很快人们发现社区精神卫生服务中心确实能够把精神卫生服务扩展到社区,但还没有足够的能力应对这么多严重慢性精神障碍患者,尤其是这些患者中绝大多数已经在精神病院住了非常长的一段时间,缺乏在社区居住和独立生活的能力。因此,去住院化导致许多患者再没有接受任何治疗,成为流浪精神病人。另一些患者则在不同的机构转来转去,如护理之家(nursing homes,美国的一种机构,为老年人、精神障碍患者或残障人士提供居住、专业护理和康复服务)、监狱或其他机构。

到20世纪80年代,美国的医疗费用出现了急剧上涨。因此出现了所谓"有管理的医疗",即运用各种卫生管理学和卫生经济学手段,来控制医疗费用的上涨。雇主、保险公司等过去只负责支付医疗费用,而在有管理的医疗中,他们开始参与决定该给患者提供何种形式的医疗服务、提供多少医疗服务和该由谁来提供医疗服务,而不仅仅是由医生来决定。大势所趋,精神卫生服务提供机构也加入了有管理的医疗。因此,去住院化主要导致公立(州立和县立)医院精神科床位数的减少,这种减少当时由私立医疗机构中精神科床位数的增加抵消了一部分,而在最近20年中,有管理的医疗进一步导致私立医疗机构和综合性医院中精神科床位数的显著下降。在1990年,美国全国拥有5万张综合性医院精神科床位和4.5万张私立医院精神科床位,

而到2002年,这两个数字分别下降到4万和2.5万。有管理的医疗实际上对医院精神病学服务提供形式产生了深远的影响。如前所述,是否住院和住院多长时间等都需要保险公司同意。一项研究分析了1989~1992年间2000余例入院精神障碍患者的管理情况,发现保险公司批准了几乎所有医生提出的住院要求,但其批准的平均住院时间(6.9天)仅为医生申请的平均住院时间(19天)的1/3。因此,有管理的医疗主要通过控制住院天数来控制精神卫生医疗费用的上涨。在这种压力下,住院治疗的目的变成了迅速解决导致住院的危机事件,这在很大程度上影响了美国精神病院的治疗模式。

类似的精神科床位数减少的情况也发生在其他发达国家,如澳大利亚、丹麦、荷兰、西班牙、瑞士等。日本可能是一个例外,其精神科床位数从1960年的1/100 000上升到1995年的2.9/100 000。2000年的一项生态学研究比较了这些国家的精神障碍(包括物质滥用障碍)患者的死亡率,结果发现在所有精神科床位数显著下降的国家中,精神障碍患者的死亡率都有显著的上升,如美国从1979年的5.7/100 000上升到15.5/100 000,澳大利亚则上升了5倍。而日本则出现了一定程度的下降,从1970年的3.4/100 000下降到1994年的2.8/100 000。虽然生态学研究说服力并不强,但去住院化肯定是有负面影响的。另一个可以佐证的例子是精神科急诊数量的增加。美国以精神障碍就诊的急诊数量从1992年的140万上升到2003年的250万,也提示精神科床位数减少带来的不良后果。

在2006年一项对美国州政府精神卫生官员的调查发现,80%的州报告精神科床位的短缺,34个州报告急性床位的不足,16个州报告慢性床位的不足,24个州报告司法床位的不足。麻省的一项研究发现出院6个月后,27%的患者成了流浪精神病人,俄亥俄州的一项类似研究报告的数字是36%。监狱系统成为重要的精神卫生服务提供机构。有研究发现囚犯在监狱内接受的精神卫生服务,甚至比出狱后接受的服务更多。因此,许多精神科医生、政策制定者、非官方组织等开始反思去住院化、有管理的医疗、精神科床位数的减少、平均住院日的降低等系统性因素对精神卫生服务效果的影响。

二、社区精神病学

(一) 社区精神病学与公共卫生

社区精神病学与公共卫生关系密切。公共卫生的核心在于组织社区力量，以预防疾病和促进健康。公共卫生领域包括许多学科，但其科学核心建立在流行病学的基础之上。由于精神障碍和物质滥用的高患病率和对个体、家庭和社区功能的严重影响，精神卫生毫无疑问是公共卫生最关注的问题之一。虽然在传统的医学模式中，精神科医生的核心职责是诊断和治疗精神障碍，但公共精神病学和社区精神病学要求精神卫生专业人员更多地考虑流行病学监测、健康促进、疾病预防和卫生服务可及性。

在过去几十年间，许多国家进行了高质量的精神障碍流行病学调查，既促进了公众和卫生政策制定者对精神障碍问题的认识，也带动了精神病学的发展。由于流行病学调查更加重视信度，即调查结果在时间、空间和人间的稳定程度，从而促进了精神障碍诊断标准的制定和定式/半定式诊断访谈的发展。两个主要的精神障碍诊断系统，世界卫生组织制定的 ICD 和美国精神病学学会制定的 DSM 系统就是在这一过程中发展起来的。流行病学调查不但发现精神障碍的患病率很高，还发现其疾病负担在所有疾病的负担中名列前茅。统一的诊断标准和诊断工具也使得跨文化的比较具有可能性。目前研究的主要缺陷在于对阈下精神障碍(subthreshold psychiatric disorders，具有显著临床意义的症状和功能损害，但不足以满足诊断标准的要求)的研究不足，且很少对已经确定的几个主要危险因素(如家族史、生活事件等)的进行流行病学监测。

动态精神病学(dynamic psychiatry)概念的提出使得人们重视精神卫生健康促进。动态精神病学不再简单地、二元地把人群分为精神健康的和患有精神疾病的，而是把精神健康看做一个连续谱。健康促进的手段和方法不仅可以帮助慢性严重精神障碍患者，也可以用于心理问题较轻的或精神健康的个体。前者的典型例子是疾病管理(illness management)。在疾病管理模式中，医生不仅仅提供传统的诊断和治疗服务，还用各种方法帮助患者更好地与医生合作，降低其精神障碍复发的危险性，更好地应对自己的精神症状。许多健康教育、行为疗法(如阳性强化)、家庭干预等方法也用于慢性严重精神障碍患者的健康促进。而对于心理问题较轻的或精神健康的个体，健康教育、心理技能训练、情绪管理技巧、问题解决等干预方法也已经证实可以促进其精神健康水平。

美国国家科学院医学研究所(Institute of Medicine，IOM)把预防分为三类：普遍性干预(universal interventions)指的是针对普通人群的干预措施，如预防接种、基于媒体的健康教育项目等；选择性干预(selected interventions)指的是针对具有一定危险水平个体的干预，如精神障碍家族史阳性的个体、自杀预防时针对已有酒精滥用问题的个体。其目的是促进健康，预防疾病或后果的发生；针对性干预(indicated interventions)指的是针对已由于疾病造成损害的个体进行尽早的干预，如自杀预防时针对患重性抑郁症且有明显自杀想法的个体、已有明显焦虑抑郁症状的个体。其目的是降低疾病给个人、家庭、社区和医疗系统带来的负担。针对性干预针对的个体数量最小，严重程度最高，而普遍性干预针对的通常是社区中的整个人群。虽然传统上精神科医生主要提供针对性干预，但也有一些公共卫生导向的精神卫生工作者实施了许多普遍性干预或选择性干预，对于更大规模的社区/人群的心理健康做出很大的贡献。

许多研究已经证实精神障碍是可以预防的。认知行为治疗(cognitive behavioral therapy)可以降低强奸受害女性患 PTSD 的发病率。对在初级卫生保健中发现的阈下抑郁症状者进行健康教育和应对技巧训练，其发展为抑郁症的机会较少，如果发展为抑郁症，则在治疗后迅速恢复的可能性较大。儿童和青少年中也有许多成功的预防干预研究。一般认为，综合性的干预措施，即同时涉及儿童、同伴、教师、家长乃至社区的干预措施，比仅仅干预儿童和家长更能有效地预防其未来的酒精滥用和毒品滥用问题。

发达国家很重视精神卫生服务可及性的公平性问题。许多国家的研究发现少数族裔(如有色人种)、年龄(老年人和儿童)、性取向(同性恋)、语言(非当地语言使用者)、国籍或出生地(中美洲、南美洲、非洲或亚洲裔)、受教育程度较低、经济状况较差等是普遍存在的导致精神卫生服务可及性低的影响因素。公共精神病学更加应该注重向具有这些特征的个体提供精神卫生服务。即便在发达国家,严重精神障碍患者接受治疗的比例也是很低的。过去一年接受任何专业治疗的比例大约不到一半,接受足够治疗的比例大约只有15%。因此,严重精神障碍患者的低治疗率,尤其是很低的足够治疗率,是全世界公共精神卫生工作者面临的一个挑战。一般认为在社区精神卫生项目上投入更多的资源,是解决这一问题的可能途径。

(二) 社区康复项目

虽然社区精神卫生服务机构也为心理问题较轻的或没有精神疾病的个体提供服务,但最主要的服务对象仍然是慢性严重精神障碍患者。从20世纪80年代以来,研究已经证实许多心理社会干预方法可以在社区精神卫生服务机构中帮助慢性严重精神障碍患者的康复。这些康复项目不仅仅包括精神药理学治疗,还包括一系列的辅助服务,来帮助患者管理其症状,有效地获得并利用各种资源,以达到在最低限度约束的前提下,获得最大限度的自主独立生活能力的目的。这些康复服务已经超出了传统临床精神病学的范畴,要求精神科医生和康复治疗师以及其他精神卫生专业人员进行密切的合作。精神科医生通常并不会进行健康教育、提供资源、心理治疗等工作,但他们会了解和熟悉这些项目,在团队中起到领导、监督、指导的作用。表20-3简单地总结了一些有循证的证据支持有效性的干预方法。

表 20-3　慢性严重精神障碍康复的干预方法

项目	干预目标
社交技能和独立生活技能训练	针对症状管理和复发预防的健康教育
	促进与家庭、同伴、朋友等的交流
	选择并参与和个人能力、兴趣相符合的社会活动和职业
辩证行为治疗(dia-lectical behavioral therapy, DBT)	最初用来治疗边缘性人格障碍,后来广泛用于治疗有极端情绪和冲动控制困难的多种轴 I 障碍
	训练控制强烈情绪的技巧,忍受极端的情绪痛苦,增强人际交流,发展个人价值感

续表

项目	干预目标
接纳与承诺疗法(ac-ceptance and com-mitment therapy, ACT)	把精神病性症状理解为正常感觉和认知的极端表现形式,帮助患者接纳自己的症状
	教会患者识别和管理(而不是逃避)自己的精神病学症状
预防复发疗法(relapse prevention therapy)	教会患者识别精神障碍复发的征兆
	帮助患者积极、主动、迅速地识别和处理自己的症状
人际关系疗法(inter-personal psycho-therapy, IPT)	教会患者在亲密人际关系中的沟通和交流技巧
	尤其注重解决四类人际关系问题:未解决的由人际关系丧失引起的悲伤、角色冲突、角色转变、人际关系缺陷

(三) 整合的干预模式

慢性严重精神障碍患者的卫生服务中,近年来的一个新的发展趋势是把精神卫生服务和躯体健康服务整合在一起。这样做的原因如下。

(1) 精神疾病是慢性躯体疾病(包括 HIV/AIDS)的危险因素。例如许多研究一致地发现抑郁症是中风、心肌梗死和 2 型糖尿病的独立危险因素,且抑郁严重程度对这些躯体疾病的不良结局有预测作用。

(2) 精神疾病是非意愿性伤害、蓄意自伤乃至自杀的危险因素。

(3) 抗精神病药物的不良反应、不良生活方式、可能的遗传易感性也导致患者出现共患的慢性躯体疾病。上述这些因素共同导致慢性精神障碍患者的预期寿命显著地缩短了,这些患者的过早死亡成为常见现象。

(4) 另一方面,许多慢性疾病能增加患者患精神障碍的可能性,而这些精神障碍又可能影响躯体疾病患者的求医行为、诊断、治疗和结局。因此,通过不同专科医生和全科医生之间的交流甚至共同诊断和治疗患者,可以降低卫生服务提供环节中的重复部分,提供更有连贯性的服务,从而降低精神障碍和躯体疾病共患带来的负担。

另一类模式是所谓的协作照顾模式(collaborative care model)或整合照顾模式(integrated care model)。这类模式多种多样,但其核心都是精神卫生专业人员与初级卫生保健专业人员的密切合作,共同为精神障碍患者提供卫生服务。其中又以针对抑郁症的模式发展最为充分,许多研究都证实了这类模式在抑郁症患者中取得令人满意的效果。常见的抑郁症协作照顾模式通常包括以下几个特点。

(1) 多学科、多专业参与;

(2) 增强患者的主动性;

(3) 定式的患者管理计划(如对抑郁的识别和评估、心理健康教育、治疗指南、结局监测);预约患者定期复查和随访;

(4) 特别注重加强卫生服务提供者之间的交流。

通常有三类人员参加协作照顾模式,初级卫生保健提供者(primary care providers, PCPs)、个案管理者和精神卫生专业人员。

(1) 为了提高 PCPs 对抑郁症患者的服务质量,治疗指南常用于规范 PCPs 的诊疗行为,而研究也发现这样做的协作照顾模式效果较好。由于 PCPs 通常是最初接触患者的人,因此在协作照顾模式中,PCPs 的主要职责是做出最初的诊断,如果患者病情不太复杂,他们还会根据治疗指南进行最初的治疗。此外,他们还要负责整个治疗的延续性。

(2) 个案管理者常由初级卫生保健机构的护士或其他专职人员担任。其主要职责是为患者及其家属提供心理健康教育、监控治疗的进程、评估药物治疗或心理治疗的效果、用各种方法提高患者对治疗的依从性(如打电话提醒患者复诊和随访的时间)、促进精神卫生专业人员和 PCPs 之间的交流。在某些研究中,受过培训的个案管理者还提供简单的人际关系治疗或问题解决疗法。

(3) 精神卫生专业人员的主要职责是为 PCPs 提供精神科会诊服务、监督个案管理者的工作、为严重的或复杂的病例提供专业服务。虽然并不一定为每个抑郁症患者提供服务,但这个模式中精神卫生专业人员的存在是非常必要的,可以增加 PCPs 更加自信地作出抑郁症诊断和治疗决策。研究发现,由个案管理者居中联系患者、PCPs、精神卫生专业人员,是一种有效的抑郁症管理和治疗模式。

第三节　公共精神病学在中国的发展

中国的精神卫生工作从一开始就是公立性质的。从定义上来说,几乎所有的精神病院和综合性医院精神科都属于公立、非盈利性医院。然而,这个"公立"和前述西方发达国家的"公立"是有不同含义的。公立医院的场地、建设、人力资源等在很大程度上是由政府资助的,但在医疗保障体系全面建立以前,与其他医疗卫生服务一样,患者及其家庭仍然必须自己为所需要的精神卫生服务支付所有的费用。虽然仍然存在许多的挑战,中国的公共精神病学在最近十年有了很大的进步。精神卫生资源越来越丰富、民众对精神卫生越来越关注、全国性和地方性的社区精神卫生项目不断开展、许多地区的医疗保障机构倾向于把精神卫生服务作为特殊类别的医疗卫生服务对待、精神卫生服务网络的不断健全、多机构多组织参与精神卫生工作(如农业部、劳动与社会保障部、公安部、教育部、残疾人联合会等)等,都是公共精神病学在中国发展中的亮点。

一、中国的精神卫生资源

据中国卫生统计年鉴的数据,经过数十年的发展,我国目前大约拥有 18 万余张精神科床位,每十万人口的精神科床位数约为 14 张,这个数字低于几乎所有发达国家。由于目前的政策导向是不再建立大型精神病院,可以想象这一数字的未来若干年内不会得到很大的改善。即便在现存的这些医院和床位中,其分布是非常不均衡的,大量的资源集中于发达城市和地区,大约一半的县没有任何机构能提供最基本的精神卫生服务。而就诊人数最多的综合性医院中,许多并未设立精神科或临床心理科等,无法为躯体疾病的患者提供心理卫生服务。

精神科的人力资源也是非常不足的。首先,精神科医生数量非常不足的。我国目前注册精神科医生不足 2 万人,每十万人口仅有精神科医生约 1.5 人。究其原因,可能与精神科医生受到的歧视和低收入有关。由于全社会对精神科患者的歧视,精神病学现代科学历史较短,与主流医学差别较大,都使得普通人群和医学专业人群对精神科从业人员有歧视和偏见。而收入低则与我国医疗制度现状有关。中国的卫生服务收费系统长期按提供服务付费(fee for service),精神科服务中最主要是人力资源成本,但这一成本在我国的服务付费系统中是被严重低估的(这从官方核定的心理治疗收费标准可见一斑)。此外,我国的医生主要从患者获得收入,而精神科患者可能是所有类别患者中社会经济地位最低的人群之一,也导致精神科医生的收入偏低。受歧视且收入低,精神科医生自然成为医学生最不愿意选择的专业之一。由于发展历史较短,某些专科的精神科医生也极为缺乏,或者说精神科医生的进一步分化过程在我国尚不明显。如全国的儿童精神科医生可能不足 200 名,物质滥用的精神科医生、老年精神科医生、公共精神科医生等亚专业尚未分化成型。

此外,在现代精神卫生服务系统中非常重要的一些组成部分,如临床心理学家、精神药理学家、社会工作者、康复治疗师、工作/娱乐/音乐治疗师等在我国几乎没有。临床心理学家的缺乏主要可能因为所需要的起点很高,培训时间很长,培训方式无法通过自学成才,国内也非常缺乏能够提供规范培训和督导的机构。市场需求较小可能是另一方面的原因。中国在现阶段的社会、文化、经济水平下,市场还不能接纳大量的高级专门人才,医疗保障体系也还不太愿意为此支付费用。在北京、上海等发达地区的高受教育程度和高收入人群中,可能存在对心理治疗的需求,但全国性的市场培育将是一个漫长的过程。社区精神病学的其他关键性人员的缺失,使得社区精神病学在中国的发展遇到极大的挑战。精神科医生数量本就不足,照顾住院患者已经疲于奔命,很难期望他们一力承担起社区精神卫生工作的所有重任。

经过二十几年的艰苦努力,上海、浙江、深圳等地相继制定了地方性的法律法规,2012 年 10 月 26 日,全国人大表决通过了精神卫生法,2013 年 5 月 1 日《中华人民共和国精神卫生法》正式实施。这标志着精神卫生工作在我国走上了法制化的轨道。精神卫生法包括总则、心理健康促进与精神障碍预防、精神障碍的诊断与治疗、精神障碍的康复、保障措施、法律责任、附则一共七章,对精神障碍和心理问题的预防、诊断、治疗、住院(自愿与非自愿)、出院、鉴定、康复、反歧视等作出了详细的规定。遗憾的是,到本书成稿之日,精神卫生法仍然未出台细则,还存在操作性不够强的问题。

此外,政府有关部门先后出台了一系列精神卫生政策,如《关于进一步加强精神卫生工作的指导意见》、《中国精神卫生工作规范(2002~2010)/(2012~2015)》等,对精神卫生工作的发展提出了指导性意见,促进了我国精神卫生事业的发展,但仍存在一些缺陷,如缺乏评估、没有就精神卫生工作的筹资方式和补偿机制等做出规定等。

二、公共精神卫生服务

最近 10 年来,我国涌现出一大批全国性的和地方性的公共精神卫生项目。其中规模和影响最大的一个可能是中央转移支付地方重性精神疾病管理治疗项目(也称"686"项目)。该项目自 2004 年启动,投入经费逐年增加,至今仍在全国超过 100 个示范市、州继续。其工作内容主要是登记、评估重性精神疾病患者,随访有危险倾向的患者,免费向有危险倾向的贫困者提供抗精神病药物治疗、免费化验等。

重性精神疾病患者管理已列入 2009 年启动的国家公共卫生均等化服务项目,中央和各级地方政府投入经费,由公共卫生系统提供服务。自此,重性精神障碍患者的管理已成为公共卫生的一部分工作。除了提供免费的药物和提高新型农村合作医疗、城镇居民基本医疗保险的支付比例外,有些地方还对精神病性障碍患者的住院和门诊治疗给予额外的补助。

流浪精神病人的治疗,由公安部门和民政部门联合负责。公安部门有责任将流浪乞讨病人送当地定点医院治疗,民政部门负责甄别病人,指定医院负责治疗病人,民政部门负责解决救助经费,病情稳定或痊愈出院后,由民政部门救助站或其他方式送回所属地。

中国残疾人联合会也实施了贫困精神病患者免费服药医疗救助项目。主要针对贫困患者,提供国产抗精神病药物,计划在"十一五"期间在 835 个县内,连续四年每年为每个县救助 100 名贫困精神病患者。

一些地方政府,如长沙、沈阳、长春等,也提供精神病人免费救助项目。这类项目通常依托当地精神卫生机构和公共卫生机构,免费为精神病人提供常用的抗精神病药物,每人每年 300~400 元。

许多国内、国际基金也资助在中国开展高质量的社区精神卫生研究项目。如科技部科技支撑计划支持的"应用于心理疾患防治的社区心理健康宣教干预示范项目",由上海市精神卫生中心牵头,国内数家单位参与,在全国若干城乡社区实施心理健康宣教,并科学评价其效果;美国国立卫生研究院资助的"Collaborative Care for Depressed Elders in China",由浙江大学主持,在杭州城市社区测试协作模式对老年抑郁症的干预效果;欧盟资助的"促进中国三个地区的社区精神卫生服务项目",由北京大学精神卫生研究所主持,在北京、长春和铜陵三个地区开展社区精神卫生实践。深圳开展的"心理卫生进社区"项目也在全国有一定的影响。这些社区精神卫生工作将对我国大规模开展社区精神卫生工作具有重要的借鉴意义。

我国社区精神卫生工作目前面临的主要挑战有:

(1)人员和成熟模式的缺乏。西方发达国家常见的案例管理模式、主动式社区治疗等,都需要除了精神科医生和护士以外的大量专业人员参与,在我国比较缺乏这类人员的情况下,如何利用现有的精神卫生和公共卫生服务网络,培训现有人员,发展出新的适合我国社会文化背景的服务模式,更好地提供社区精神卫生服务,是急需研究和探讨的一个问题。

(2)缺少对非精神病性障碍的关注。精神病性障碍,尤其是精神分裂症,因其高度致残性、表现的突出性、可能的高社会危害性和慢性迁延病程,而受到广泛关注。但从疾病负担的角度来说,抑郁症等心境障碍导致更严重的 DALY。目前对这些精神障碍的关注仍明显不足。

(3)对新问题的准备不够。随着中国社会的迅速老龄化,老年痴呆等神经精神问题必将越来越重要;随着经济发展和观念变化,酒精和物质滥用问题也会越来越严重;由于独生子女政策,对儿童和青少年心理健康的关注也出现明显的上升。而社区精神卫生服务体系应对这些问题的准备远远不足满足人民群众的要求。

(4)缺乏预防性质的干预。多数项目集中在已患慢性严重精神障碍的患者,较少见针对普通民众的普遍性干预、针对某些危险因素的选择性干预,也少见健康促进项目。

(5)多项目重叠,机构间合作较少。许多来自不同部门的项目都涉及重性精神障碍的管理,项目与项目之间、机构与机构之间的合作较少,容易浪费资源,不能达到效益最大化的目的。

(6)城乡之间的社区精神卫生服务公平性较差。由于历史和现实原因,大多数社区精神卫生项目集中于城市社区,对农村社区的关注较少。这导致新的卫生服务的不公平性产生。

(7)项目较多,高质量研究较少。大多数项目比较缺乏效果评估和卫生经济学分析。大量的人力、物力、财力、时间投入以后,能在多大程度上改善精神障碍患者的状况?成本效益比如何?目前对这些问题缺乏研究,少见严格设计的、符合循证医学标准的 RCT 研究,来检验社区精神卫生服务的实际效果;少见执行科学(implementation science)研究,来探讨社区精神卫生服务模式中,哪些模块起到了最关键性的作用、是核心组成部分,实施当中哪些内部的和外部的因素会影响服务提供的效果;少见卫生服务研究,来探讨如何提高社区精神卫生服务的可及性和公平性。回答这些问题,将大大促进我国社区精神卫生的发展。

三、浏阳社区精神卫生服务的主要特点

浏阳市是归属于长沙市的一个县级市,2010 年人口约 140 万(超过 80% 人口为农村户口),人均 GDP 为 32 800 元,在湖南省处于较高水平。该市具有较为完整的农村三级医疗卫生服务体系,1989 年以 1 个乡镇卫生院为基础,建设了 1 家精神病院,现有精神科床位 100 张,精神科医生 19 名(医师 14 名,助理 5 名),专科护士 20 名。2005 年开始,以"686"项目试点为契机,在当地政府的大力支持和推动下,中南大学和浏阳市卫生局合作,推进了农村社区精神卫生服务,形成了一定的特色。

(一)精神卫生政策的发展

2005 年,湘雅团队获得世界卫生组织西太区办公室资助,发展一个县级精神卫生政策,以推动中国的农村精神卫生服务。项目组决定将浏阳市作为研究现场,得到了该市政府的大力支持。2006 年,湖南省卫生厅决定在浏阳市进行公共卫生综合试点,确定了《浏阳市公共卫生综合试点方案》,明确将精神卫生列入公共卫生试点范畴。在

这两个项目的共同支持下,湘雅团队对浏阳市精神卫生服务现状进行了抽样调查,并在此基础上帮助浏阳市政府制定了《浏阳市精神卫生中长期发展规划》和《浏阳市精神卫生工作实施方案》。这两个文件是湖南省最早的县市级精神卫生政策,为浏阳市社区精神卫生服务的发展打下了政策基础。此后,浏阳市又根据相关工作的情况,对精神卫生工作制定了一系列的政策。概括起来,主要有如下几个方面的核心内容:①将精神卫生工作,特别是重性精神障碍患者的社区治疗和管理列入公共卫生范畴,建立了政府领导的精神卫生协调机构。②建立精神卫生服务体系,明确以浏阳市精神病院为基础,成立浏阳市精神卫生中心,按公共卫生机构管理;乡镇卫生院设置精神卫生专干;重性精神病管理列入乡镇卫生院和村卫生室工作考核内容。③将精神卫生相关职能和项目(如"686"项目、长沙市社会精神病人免费救助项目等)进行整合,由浏阳市精神卫生中心具体组织实施。④新型农村合作医疗向精神卫生倾斜,患者在浏阳市精神卫生中心住院治疗的费用按乡镇卫生院的报销比例执行,并取消起付线;慢性精神疾病可以按特殊病种管理报销门诊治疗费用。⑤部分特困精神疾病患者可享受社会保障救助,包括免费药物救助、三个月的免费住院治疗等。

(二) 精神卫生服务的网络建设

根据《浏阳市精神卫生中长期发展规划》,浏阳市精神卫生服务网络主要由三级组成。第一级以浏阳市精神卫生中心为主体,设置医疗组、技术指导组、信息网络组、健康教育组和督导组。浏阳市政府确定 24 个全额拨款的精神卫生编制,并聘请湘雅医学院和湖南省脑科医院专家参与技术指导和督导。该中心的主要职能包括为精神障碍患者提供社区治疗服务(目前主要针对重性精神障碍患者)、为乡镇卫生院和村卫生室人员提供培训和技术指导、建立精神障碍患者健康管理档案、提供精神障碍相关的健康教育等。

网络第二级为乡镇卫生院,4 万人以上的乡镇卫生院设立全额拨款的"精神卫生防治专干(简称精防专干)"1 名,4 万人以下的乡镇由公共卫生专干兼任"精防专干"。乡镇卫生院的主要职能是协助浏阳市精神卫生中心对辖区内的精神病人进行治疗和管理,筛查和转诊精神障碍患者、负责辖区内精神病人及其家属的精神卫生知识培训。

网络第三级为村卫生室和村民委员会,其工作列入村级公共卫生工作考核范畴,不设专门编制,其主要职责筛查并转诊精神障碍患者、负责对重性精神病人进行全程管理等。

根据上述精神卫生网络的职能要求,浏阳市对相关网络成员进行了社区精神卫生知识和技能的系统培训。湘雅公共卫生与精神卫生领域的专业人员对浏阳市精神卫生中心的医生和护士、乡镇精防专干进行了 12 个单元的社区精神病学系统培训;分乡镇对全部村卫生室医生进行了为期 1 天的精神卫生基础知识培训。

(三) 主要工作内容

到目前为止,浏阳市社区精神卫生服务的重点是重性精神障碍患者的社区治疗和管理,其主要工作包括如下几个方面。

1. 筛查

主要由村卫生室和乡镇卫生院负责。筛查工具主要是卫生部制定的"重性精神疾病管理治疗工作规范"中的"行为异常人员线索调查问题清单",该清单共有 11 个简单条目,经过一定的培训后,由村卫生室医生填写,汇总后上报乡镇卫生院和浏阳市精神卫生中心。根据筛查报告情况,浏阳市精神卫生中心的精神科医生对可疑精神病性障碍患者进行访谈和诊断。此外,乡镇卫生院、浏阳市其他医疗机构在日常工作中发现的可疑精神障碍患者直接向浏阳市精神卫生中心转诊。

2. 健康管理

对经筛查后确诊、自行或经过转诊到浏阳市精神卫生中心确诊的所有重性精神障碍患者,在签署"参加重性精神障碍管理治疗网络知情同意书"后,建立"重性精神障碍患者健康管理档案",动态记录患者的社会人口学资料、病史、病程发展变化情况和治疗情况。截至 2010 年 9 月 30 日,浏阳市精神卫生中心已为 6121 名重性精神障碍患者建立健康管理档案。

3. 社区治疗

对进入重性精神障碍管理治疗网络的患者,每两个月由乡政府和村民委员会组织,浏阳市精神卫生中心医生到各乡镇卫生院所在地进行定点巡诊,在了解其病情变化和接受治疗情况的基础上,免费为患者发放抗精神病药物,对有需要的患者免费做血常规、心电图和肝功能检查,将巡诊情况记录到患者的健康管理档案。同时,对患者和患者家属进行必要的健康教育。

4. 住院治疗

对巡诊发现需要住院治疗的患者,转诊到浏阳市精神卫生中心进行住院治疗,其费用支付有 3 种主要的方式:①免费治疗,对象主要为有肇事肇祸倾向的贫困精神障碍患者,缺乏监护人或虽有监护人但缺乏监护能力的患者和贫困患者,经费来源包括"686"项目,长沙市社会精神病人免费药物救助项目和社会救助。②由新型农村合作医疗报销80%的住院治疗费用;③自费或其他社会保障项目支付治疗费用。出院后,患者回到社区继续接受管理和治疗。

5. 健康教育

以海报、社区讲座、个别咨询、媒体宣传等形式开展健康教育,主要内容包括精神障碍的表现,精神障碍患者的求助、规范治疗和康复,危险性行为(如自杀、肇事肇祸、走失等)的预防等。

四、杭州市城市社区精神卫生工作介绍

杭州市是浙江省的省会城市,2006 年其地方人大通过了《杭州市精神卫生条例》,明确了精神卫生服务体系建设、心理健康促进、精神障碍患者的治疗与权利保护、医疗看护与康复、法律责任等内容,为杭州市的社区精神卫生发展提供了法律的依据。近年来在相关的各级地方政府部门、卫生行政部门、公共卫生系统、精神科临床工作者等的共同努力下,开展了城市社区精神卫生工作,在此对其社区精神工作模式特点做一简单介绍。

(一) 多部门参与

杭州市社区精神卫生工作的组织结构,除了卫生系统以外,纳入了许多与精神卫生工作密切相关的部门,如政府部门、公安部门、民政部门、残联部

门、财政部门、人事部门等。通过文件规定,明确了各个参与部门各自的职责。如卫生部门的职责包括:

(1) 制订本区域重性精神疾病管理治疗的实施计划。

(2) 负责与有关部门协调,促进建立区域内精神疾病社区康复机构和网络。

(3) 设立区(县)级精神卫生防治技术管理和指导机构,承担区域内重性精神疾病管理治疗的管理工作。

(4) 组织社区卫生和乡村卫生等基层医疗卫生机构、街道和乡镇相关部门工作人员,开展重性精神疾病管理治疗的专业培训和管理培训。

(5) 负责区域内重性精神疾病管理治疗的质量控制,开展工作督导、绩效考核、评价。

(6) 维持区域内重性精神疾病管理治疗信息系统的正常运转。

民政部门的职责包括:

(1) 收容和治疗无劳动能力、无生活来源、无赡养和抚养人的精神疾病患者;负责解决本区域"三无"病人的医疗费用。

(2) 协助残联等部门,帮助解决困难精神病人的生活和就业安置问题。

(3) 解决流浪精神病人的医疗费用,并做好病人的救助工作。

(4) 协助残联部门建立社区工疗站。

(二) 形成了三级领导网络

一级领导网络由村、居委会(社区)或千人以上企事业单位(分厂)成立精神卫生防治法工作领导小组,由村长、社区主任或企事业领导兼任组长,人员由妇联或治保干部、乡村或社区医生等组成。二级领导网络由街道、乡、镇或千人以上厂矿企事业单位(总厂)成立精神卫生防治法工作领导小组,有条件的设立同级精神卫生工作办公室,挂靠在社区卫生服务中心内,配备一名专职或兼职精神卫生防治法医生(社区卫生服务中心全科医生),日常工作由精神卫生防治法医生负责。三级领导网络由上一级政府牵头,成立市、区、县(县级市)精神卫生工作领导小组,下设精神卫生工作办公室,配备一名以上专职精神卫生防治法医生,具体负责当地的精神卫生防治法工作。

（三）开展多种形式的社区精神卫生工作

在杭州市精神卫生专科机构和疾病控制与预防系统的支持下，开展患者的识别、诊断、治疗、分级登记和管理、心理健康相关知识的宣传教育、肇事肇祸管理、解锁、对困难患者的救助和免费治疗等一系列社区精神卫生工作。

第四节　精神卫生服务的评估

对精神卫生服务进行系统和科学的评估，是一个国家、一个地区精神卫生服务良性发展的重要基础。世界卫生组织为推动各国对精神卫生系统的评估，于 2003 年发布了用于评估精神卫生系统的专用工具 WHO-AIMS（World Health Organization Assessment Instrument for Mental health Systems），并在以后做了经过多次修订；世界各国，包括我国对精神卫生服务服务需要与需求、精神卫生服务的利用进行了大量的研究。

精神卫生服务评估的内容除了精神障碍的治疗形式和结构外，还包括精神卫生服务的结构、可及性、质量、利用、价格和有效性等。这里根据我国的实际情况，从精神卫生服务的供方（精神卫生系统及其提供的服务）和需方（公众对精神卫生服务的需要、需求和利用）两个方面提出一个基本框架，为我国的精神卫生服务评估和研究提供参考。具体评估指标可在这个框架的基础上，根据实际需要进行设计，此处不予详细讨论。

一、精神卫生系统及其提供的服务

世界卫生组织将精神卫生系统（mental health system）定义为以促进、恢复和维持精神健康为主要目的的所有活动，包括以改善精神健康为目标的所有组织和资源。2005 年版的 WHO-AIMS 将精神卫生系统及其服务分为六个维度进行评估，即政策与立法框架、精神卫生服务、初级卫生保健中的精神卫生、人力资源、公众教育及其与其他系统的联系和监测与研究。根据我国的实际情况，精神卫生系统及其服务的评估应包括如下几个部分。

1. 精神卫生政策与计划

精神卫生政策通过确定精神卫生的蓝图、价值取向、原则和目标，通过建立达到该蓝图的行动模式而提供对精神卫生服务的全面指导。精神卫生计划则明确实现政策目标的详细策略和需要实施的各项活动。过去二十多年间，世界卫生组织一直倡导和鼓励各成员国发展自己的精神卫生政策和计划，并对政策和计划进行监测和评估，并于 2007 年提出了一个监测和评估精神卫生政策与精神卫生计划的指南。完整的精神卫生政策和计划的评估应该包括对政策和计划制定过程、实施过程和结局的评估三个部分。

（1）精神卫生政策和计划制定过程的评估：应在启动制定过程之前就开始进行，并贯穿于整个制定过程中。基本的评估框架应包括如下五个方面。①政治上的正确性。任何一项公共政策都体现一定的价值观，代表着政府的执政理念。在一个国家或社会中，政策的政治正确性在很大程度上决定了该政策是否能够最终发布和执行。作为一个相对抽象的概念，政治正确性的可测量性并不强，但它仍然是可以评估的。例如，制定的或将要制定的精神卫生政策，包括其具体内容和实施计划，是否能够体现了"以人为本"、"建设和谐社会"、"促进精神文明的建设和发展"、"代表最广大人民群众的利益"等党和政府执政的核心理念？是否与相关的法律、法规保持一致？②内容的完整性：一项精神卫生政策及其相应的计划应包括产生背景、目标和目的、针对的重点人群和重点精神卫生问题、组织方式、实施策略和方案、监测和评估指标、反馈和修订机制等方面。③执行的可操作性：可操作性是指执行者能够将政策和计划付诸具体行动的程度。在制定精神卫生政策和计划时，第一应考虑社会经济发展水平、民俗文化观念、精神卫生资源、健康保障体系等宏观环境是否能够支撑政策和计划的有效执行；第二要考虑政策和计划覆盖的区域和部门执行和接受监测、评估的意愿；第三要考虑实施过程中可能存在的问题及解决的机制；第四要明确政策和计划执行的策略、活动内容和形式、监测和评估指标的可测量性等。

（2）精神卫生政策与计划实施过程的评估：与督导过程密切联系在一起，重点是政策和计划在执行过程中存在的问题及其产生的原因，以促进计划的实施或根据情况对计划做出必要的调整。其主要内容包括：①是否按要求完成了相关的投入（如人力资源和经费投入),即投入评估(input evaluation)。②计划中规定的主要行动是否得到了实施,即过程评估(process evaluation)。③是否实现了各种主要行动的预期产出,即产出评估(output evaluation)。④是否实现了政策和计划的目标,即影响评估(impact evaluation)。

(3)结局评估:是否实现了精神卫生政策与计划中所规定的蓝图和目标是结局评估的重点,评估的内容主要是精神卫生结局,如是否提高了目标人群的精神健康水平,是否提高了公众对精神卫生的重视程度,是否提高了精神障碍患者的就诊率和治疗率等。具体指标因政策目标的不同而不同,这里不进行详细讨论。除此之外,结局评估可能还需要包括一些其他的内容(如成本-效益等经济学指标),以帮助政策制定部门总结经验和教训,制定更为合适的精神卫生政策和计划。

2. 精神卫生系统

精神卫生系统是精神卫生服务的提供者或精神卫生服务资源,可从如下五个方面进行评估。

(1)完整性:即各类精神卫生机构及其服务的齐备程度。一个国家或地区的精神卫生系统必须为公众提供不同层次、不同内容的精神卫生服务,所以其精神卫生系统除了精神卫生专业机构外,还应包括其他提供精神卫生服务的机构或资源,如疾病预防与控制机构、综合性医院、初级卫生保健机构、社区、学校、军队、收容所、养老院、监狱等机构的精神卫生服务部门。在服务内容方面,应包括社区精神障碍患者的早期发现;精神障碍患者的诊断、治疗、康复和管理;精神障碍的三级预防,包括与心理障碍密切相关行为问题(如自杀、伤害)的预防;针对不同人群的心理健康教育和心理健康促进等内容。

(2)整合性:即各类精神卫生服务提供者有机地联系在一起的程度,主要是精神卫生专业机构与社区精神卫生服务提供者、非专业精神卫生机构之间分工和合作的程度,包括信息共享、双向转诊、技术指导、合作行动等方面。

(3)可及性:可及性可以定义为目标人群能够利用精神卫生系统提供的精神卫生服务的程度。评估可及性的指标主要有两大类。其一是精神卫生系统的地理可及性(geographic accessibility),可用居民与精神卫生服务机构之间的距离、获得精神卫生服务所需要的时间进行评估。其二是居民能够支付和负担精神卫生服务费用的能力,即精神卫生服务的经济可及性(financial accessibility),可用精神卫生服务费用水平、医疗保险覆盖比例(包括病种覆盖和人群覆盖)、居民自付费用比例、居民精神卫生服务负担比率等进行评估。

(4)公平性:即平等地为所在地区居民提供精神卫生服务的程度。包括的主要内容有:精神卫生服务设施、技术力量分布的公平性;精神卫生服务筹资的公平性;精神卫生服务费用负担的公平性;精神卫生服务过程的公平性等。

(5)可接受性:即相关机构提供的精神卫生服务为公众接受的程度,可用居民对精神卫生服务机构的知晓程度、需要时向精神卫生服务机构求助的意愿和行动等指标进行评估。估计目前公众对精神卫生机构提供专业服务的接受程度远低于其他医疗服务,但这个问题从来没有得到过系统的评估和研究。

3. 精神卫生服务能力和水平

(1)精神卫生服务能力:指能够提供的各类精神卫生服务量,包括精神卫生专业机构的数量和规模,常用指标如床位数、年住院人次/年出院人次等;社区精神卫生设施,包括社区精神卫生服务中心、中途站、日间站、夜间站等;人力资源,包括如精神科医生、护士、临床心理学家、心理咨询师、社会工作者等各类相关人员数量及质量等指标;非专科医务工作者接受精神卫生专业培训的情况;基础条件,包括房屋、必备医疗技术设备等;各类精神卫生设施维持、运转和发展所需要的经费及其来源等。

(2)精神卫生服务水平:即各类相关机构能够提供的精神卫生服务类别,主要包括三个方面。其一是常用精神药物(psychotropic medicines)的可及性,评估的重点应放在非专业精神卫生服务机构,如综合性医院和初级卫生保健机构。其二是心理社会干预(psychosocial intervention),如心理治疗、社会支持、心理咨询、康复指导、心理技能训练、心理健康教育等,可用病人(住院、门诊、社区等)接受这类服务的百分数进行评估。其三是精神科急症处理能力,如精神卫生专业机构、初级卫生保健和综合性医院处理自杀、暴力、严重药物副作用的能力。

由于缺乏对精神障碍的正确认识、对精神障碍患者存在严重的社会歧视、精神卫生服务缺乏可及性等原因，世界各国都有大量精神障碍患者求助于初级卫生保健机构和综合性医院的医生，因此，评估这些医生识别和处理精神障碍的能力具有重要的意义。目前可以使用的评估方法主要有三类，第一类是使用自评问卷，观察评估对象掌握精神卫生知识的程度；第二类是由经过培训的精神科医生使用统一的诊断标准对患者进行再诊断，观察这些医生对精神障碍的识别率；第三类则是使用标准化病人（standardized patient）检验这些医生对精神障碍的识别和处理能力。这些方法各有优缺点，可根据评估的实际需要选用。

4. 精神卫生服务的人力资源

广义的精神卫生服务人力可以大致分为如下三大类。第一类是提供精神卫生服务的专职人员，如精神科医生、护士、社会工作者、临床心理学家、心理治疗师、心理咨询师等；第二类是提供精神卫生服务的非专职人员，如初级卫生保健机构和综合性医院的医生、护士、社会工作者，在非医疗机构工作但涉及精神卫生服务的人员；第三类是为精神卫生服务提供支持的人员，如技术辅助人员、行政管理人员等。

（1）精神卫生服务人力资源的数量及其分布：通常用每千人口、一定地理区域内各类精神卫生服务人员的数量作为指标。

（2）精神卫生服务人力资源的结构：包括人力资源的年龄、性别、教育程度、专业背景等方面的构成。我国缺乏系统和严格的精神科专科医师、护士培训制度，所以对精神卫生服务人力资源的教育程度评估具有非常重要的意义。

（3）毕业后教育：精神卫生服务相关人员需要不断地接受培训才能掌握精神卫生专业的新概念、新理论、新技术和新方法，因此需要对精神卫生服务提供者接受各类毕业后教育的情况进行评估，可用每类人员每年接受正式培训的天数作为评估指标。

（4）非专职人员接受精神卫生服务培训的情况：包括工作在初级卫生保健、综合性医院、监狱、警察局、收容所、养老院、媒体、社区等有可能接触精神障碍患者的工作人员接受精神卫生服务培训的情况。

（5）精神卫生人力资源的补充：每年毕业的精神科医生、护士、临床心理学家、心理治疗师、心理咨询师、社会工作者的数量。

（6）精神卫生人力资源的规划和管理：精神卫生人力资源的规划及规划的依据；精神卫生人力资源的管理、监督、指导和激励措施等。

5. 精神卫生服务的监测与研究

（1）精神卫生服务监测：通过精神卫生机构收集和报送资料，形成精神卫生服务系统信息系统。对精神卫生服务监测的评估指标主要包括：①精神卫生服务信息系统的建设情况及其资料收集、报送和管理制度；②精神卫生服务设施报送资料的完整性和及时性；③将精神卫生服务监测提供的信息应用于发展精神卫生系统、提高精神卫生服务水平的程度。

（2）精神卫生服务研究主要是指在精神卫生服务领域投入的人力和经费，主要包括四个方面：①各级政府的经费投入，包括投入的绝对数（金额和项目数等）和相对数（精神卫生服务研究投入金额占所有卫生服务研究金额的比例，占精神卫生领域研究总经费的比例等）；②专业人员参与精神卫生服务研究的程度，主要是精神科医生、护士、临床心理学家、社会工作者主持或参与精神卫生服务研究的比例；③精神卫生服务论文、著作的出版情况，可用过去五年中论文和著作的数量代表。④精神卫生服务研究的范围，评估相关研究是否涵盖了精神卫生服务的主要内容。

二、精神卫生服务的需要、需求与利用

精神卫生服务需要（need）是指取决于居民实际精神健康状况与理想精神状况之间的差距而提出的对精神卫生服务的客观需要；精神卫生需求（demand）是从经济和价值观出发，在一定时期内、一定价格水平上人们愿意而且有能力消费的精神卫生服务量；精神卫生服务利用（mental health service utilization）则是居民在需要和需求的基础上，对精神卫生服务的实际利用，也可以看做是精神卫生服务的有效需求。三者之间的关系是有需要不一定有需求，有需求不一定利用精神卫生服务，而没有需要也可能寻求精神卫生服务。

1. 精神卫生服务的需要

精神卫生服务的需要是居民精神健康状况的实际反映,可以通过筛查和精神障碍流行病学调查进行评估。评估精神卫生服务需要的指标主要有三大类。

(1)精神障碍频度:主要是患病率(prevalence rate)和发病率(incidence rate)。在有关精神障碍频度的评估中,由于采用的方法不同(特别是筛查和诊断工具不同),不同研究间的结果可能会存在较大的差异。①患病率:患病率是某一特定时间内某病新旧病例占调查总人数的比例,又分为时点患病率和期间患病率两种。由于大多数精神障碍都表现为慢性病程,所以在相关研究中更多地使用期间患病率(如年患病率、终生患病率等)作为评估指标。②发病率:是指一定时段内新发病例人次数占调查总人数的比例,代表某时期人群发生某种疾病危险性的大小。由于很多精神障碍起病潜隐,患者本人及患者家属不一定能准确地报告起病时间,因此在精神卫生服务需要评估中,其实际价值不及患病率。③共病(comorbidity)的发生情况:包括不同精神障碍共同存在的情况和精神障碍与躯体障碍共同存在的情况。前者的例子有精神分裂症患者同时患有精神活性物质所致精神障碍;后者如抑郁症患者同时患有慢性躯体疾病等。由于精神障碍的诊断和分类比较复杂,目前有关共病的定义在学术界还没有完全统一。

(2)精神障碍的严重程度:评估的指标比较多。用于一般慢性疾病严重程度的评估指标大致有两类,一类是用人群中某种功能障碍人数的比例,如卧床率、活动受限率、休工(学)率、失能率、残障率、病死率等;另一类用人群中活动受限的天数来代表,如卧床天数、休工天数、休学天数等。除这些指标外,在精神卫生领域还采用精神障碍对社会功能和生活质量的影响进行评估。近年来,潜在寿命损失年(potential years of life lost,PYLL)、伤残调整寿命年(disability adjusted life year,DALY)、健康寿命年(health life year,HeaLY)、质量调整寿命年(quality adjusted life year,QALY)等评估疾病负担的指标得到了广泛应用,可以较好地衡量精神障碍对生活质量产生的影响,间接地反映精神卫生服务的需要。

(3)人群精神卫生素养:精神卫生素养(mental health literacy)可以定义为帮助认知、处理和预防精神障碍的知识和信念。提高人群的精神卫生素养是精神卫生服务的重要组成部分,而精神卫生素养的高低间接地反映人群对精神卫生服务的需要程度。在人群精神卫生素养评估中,目前存在的主要问题是难以定义普通公众需要掌握的精神卫生知识,因而缺乏可靠的评估工具。一般采用的精神卫生知识和态度自评问卷调查,其效度方面存在比较明显的缺陷。2009年,湘雅团队获得卫生部疾控局精神卫生处支持,设计了"精神卫生与心理保健知识问卷"、"精神卫生素养病例测验"、"精神疾病相关态度问卷"、"中学生心理卫生知识问卷"等系列评估工具,并在武汉、深圳等地进行了现场测试,这些工具现在已被卫生部疾病控制局推荐为研究人群精神卫生素养的基本工具。

2. 精神卫生服务的需求与利用

精神卫生服务利用评估的指标主要有三类。

(1)门诊服务利用:包括对精神卫生专业机构、综合性医院、初级卫生保健、心理咨询机构等提供的门诊精神卫生服务的利用。常用的指标包括:就诊率、两周患者就诊率、两周患者未就诊率等。

(2)住院服务利用:评估社区居民因精神障碍住院的人数、天数等指标了解居民对住院服务的利用。

(3)急诊服务利用:评估居民因精神卫生问题而利用急诊服务的情况。

(4)对心理健康教育、心理技能训练等促进心理健康措施的利用情况,可根据实际情况确定评估指标。

三、精神卫生服务及其影响因素的综合评估

对精神卫生服务的利用是由需求和供给两方面决定的,所以必须进行综合分析才能反映其真实情况。湘雅团队于2008年提出使用求助延误、诊断延误、治疗延误和康复延误作为精神卫生服务利用的综合评估指标。

1. 精神障碍求助的延误

在精神卫生领域,由于人们对精神卫生问题的

认知和归因在很大程度上受到社会文化的影响,所以对其求助行为(help-seeking behavior)及求助途径进行评估研究具有特别重要的意义。评估的主要问题有两个方面,其一是在特定人群所有精神障碍者中,有多大比例曾经寻求帮助？决定精神障碍患者求助或者不求助的主要因素有哪些？其二是在曾经求助的精神障碍患者中,有多大比例求助于超自然力量、民间治疗、初级卫生保健机构或综合性医院以及精神卫生专业机构？影响这些选择的主要因素有哪些？如果患者首诊于初级卫生保健机构或综合性医院,有多大比例的患者被转诊到精神卫生专业机构？哪些因素影响是否转诊和转诊的途径？

及时和正确的求助行为是精神障碍患者获得早期诊断和治疗的决定性因素之一。求助延误(delay of help-seeking)是指患者及其家属确定精神不正常后寻求帮助,特别是寻求专业帮助的时间。可以用某人群精神障碍患者求助于精神卫生专业机构的百分数和求助延误的时间进行评估。决定求助延迟的主要因素包括:①精神障碍的严重程度、病程特点(急性或慢性起病)、症状特点(症状是否容易认知)等;②患者所在社会文化对精神障碍的归因(attribution):对引起精神障碍原因的认识在很大程度上是由患者所在社区的文化决定的,归因不同,求助途径就不一样;③医疗保障、患者及其家庭的经济支付能力;④初级卫生保健机构、综合性医院对精神障碍的识别和处理能力;⑤精神卫生专业机构的可及性;⑥社会对精神障碍患者及家属的歧视程度。

2. 精神障碍诊断的延误

广义的诊断延误(delay of diagnosis)是指患者从产生症状到获得正确诊断之间的延迟,狭义的诊断延误指患者就诊于医疗机构后,获得正确诊断之间的延迟,可用百分数和延误时间描述。影响诊断延误的主要因素有如下几个方面:①精神障碍本身的特点。大多数精神障碍起病较慢,缺乏客观的生物学标志(biological marker)作为诊断依据,因此即使患者在出现精神症状后立即求助于专业机构,也需要一定的时间才能获得正确的诊断。事实上,不论是美国《精神障碍诊断与统计手册第四版》(DSM-Ⅳ)、世界卫生组织《疾病及相关健康问题国际分类第十版 ICD-10》,还是《中国精神疾病分类与诊断标准第三版》(CCMD-3),均对常见精神障碍的诊断确定了病程标准。②精神卫生专业服务的可及性,如精神障碍患者到专业机构求治所需要的时间、支付专业服务费用的能力。③初级卫生保健机构和综合性医院对精神障碍识别的能力,以及将患者转诊于精神卫生专业机构的及时程度。④部分精神障碍患者反复辗转于不同的专业或非专业医疗机构求助,也是导致诊断延误的重要原因。

3. 精神障碍治疗的延误

广义的治疗延误(delay of treatment)是指患者从产生症状到接受治疗的延迟,狭义的治疗延误则是指从获得正确诊断到接受系统治疗的延迟。可用人群中精神障碍患者的治疗率、未治率、延误的时间等指标进行评估。仅仅评估患者是否接受过任何抗精神病治疗是比较容易的,但其意义有限;如果要评估患者是否接受过系统的治疗,则需要对"系统的治疗"做出明确的、可操作、可测量的定义。影响治疗延误的主要因素包括医疗保障、患者及其家庭的经济支付能力、对医嘱的遵守程度、医疗机构特别是精神卫生专业机构的服务态度和服务水平等。

4. 精神障碍康复的延误

精神障碍作为一类慢性疾病,康复是使病人恢复社会功能、重返社区的重要一环。康复延误(delay of rehabilitation)是指患者没有接受康复服务的比例和(或)从合适接受到实际接受康复治疗的时间延误。影响康复延误的主要因素包括医疗机构和社区提供康复服务的能力、康复服务的设施及其可及性等。

第五节　我国公共精神卫生的未来

尽管政府投资一直是我国精神卫生服务体系建设的主要经费来源,但公共精神卫生学科的发展则尚处于起步阶段。进入 21 世纪以后,传统意义上的公共卫生机构才开始将精神卫生纳入到自己的工作范畴。到目前为止,各级疾病预防与控制中心中,绝大多数没有精神卫生服务机构和相关的专业人员,难以承担公共卫生均等化项目要求的"重性精神障碍的治疗管理"任务;大学公共卫生专业不开设精神卫生及其相关课程,精神病与精神卫生专业不开设公共卫生和预防医学课程;全国主要的精神卫生机构为精神病院和综合性医院的精神科,这些机构主要提供精神障碍的门诊和住院治疗服务,社区精神卫生工作没有真正开展起来。展望未来,我国公共精神卫生发展的重点有如下六个方面。

1. 进一步认识精神卫生服务的"公共产品 (public goods)"属性

精神障碍的高患病率、慢性病程、高致残性等特点,决定了其作为公共卫生问题的重要性。在世界上绝大多数国家,精神卫生都是公共卫生的重要组成部分。我国已于 2009 年将"重性精神病的治疗管理"纳入公共卫生服务内容,建议以后逐渐将抑郁症、焦虑症和自杀等其他重大精神卫生问题纳入公共精神卫生服务的范畴。

2. 精神卫生法律、法规和政策的发展

到目前为止,全国已经颁发了 7 部地方性法规,全国性的精神卫生法也于 2012 年出台。近年来,国家和省级层面也发布了一系列的精神卫生规划、规范等政策性文件。建议以后将重点放在如下三个方面:①全国精神卫生法通过后的执法、各项精神卫生政策的落实;②对各项精神卫生政策进行全面、系统的评估;③要重点在县市级水平上推动精神卫生政策的建立。

3. 精神卫生体系的建设

需要解决四个方面的问题。首先,解决我国近一半的县级行政区域没有任何精神卫生机构的问题。这个问题在中西部地区尤为突出。其次,完善精神卫生服务体系的功能建设。除了提供治疗服务外,精神卫生机构应提供精神健康促进、精神障碍预防、精神障碍康复等多方面的服务。再次,建立各种社区精神卫生机构。精神障碍患者不住院、少住院、住院时间缩短是一个全球性的趋势,必须为他们在社区范围内提供合适的精神卫生服务,这一点美国等西方国家已有教训,需要引起高度重视。最后,大量的精神障碍患者,特别是各种抑郁

症、焦虑症患者常常到初级卫生保健机构和综合性医院就诊,因此需要通过继续医学教育,提高初级保健医生、综合性医院的医生识别和转诊精神障碍患者的能力。

4. 提高公共精神卫生的筹资水平

尽管近年来我国加大了对精神卫生的投入,但不论从人均精神卫生费用、还是从精神卫生费用占国民生产总值(GDP)的比例和卫生总费用的比例看,都是非常低的。因此建议参照其他国家的水平和我国的实际情况,明确精神卫生费用占 GDP 和卫生总费用的比例,使得精神卫生筹资水平能够随着社会经济的发展而增加;国家精神卫生服务的投入,要体现社会平等的精神,将重点放在中西部地区、贫困地区和边远地区;拓宽精神卫生投入的来源,鼓励地方政府、民间资本和慈善机构投资精神卫生服务。

5. 公共精神卫生的人才培养

公共精神卫生服务涉及精神卫生体系的建设,社区精神卫生服务的组织、精神障碍患者的识别、诊断、治疗和康复服务,精神卫生知识的普及和精神健康促进等多个方面。因此,建议在有条件的大学设立"公共精神卫生"专业,培养精神卫生与公共卫生相结合的复合型人才,毕业后到疾病预防与控制中心、精神病院和社区卫生中心从事公共精神卫生工作。与此同时,可对精神科医师进行公共卫生专业的培训,如湘雅医学院已在卫生部疾病控制局支持下招收精神科医生或护士攻读公共卫生专业硕士学位,对精神卫生机构的工作人员进行公共卫生专业知识和技能的培训。

6. 推进转化科学(translational science)和执行科学的发展

对于精神障碍的预防、治疗和康复,目前已有科学、有效的手段。然而,如何提高精神障碍患者的治疗率、特别是系统治疗率,则是公共精神卫生的重要任务,也是世界各国面临的难题。因此,需要将精神卫生领域科学研究成果转化为公共精神卫生服务,推动卫生政策的落实和执行,基于我国文化、社区、家庭的特点,创造新的精神卫生服务模式和方法,为社区精神障碍患者提供基本的、可行

的、可接受的治疗和康复服务。

（致谢：本章第三节浏阳市社区精神卫生工作相关资料由浏阳市精神病院宋东明医生提供,杭州市社区精神卫生工作相关资料由杭州市疾病控制与预防中心赵国秋、曹日芳医生提供,特此致谢!）

（肖水源　周　亮）

主要参考文献

宋东明,何继岳,周文俊,等. 2011. 浏阳社区精神卫生服务的初步发展. 中国心理卫生杂志,25(7):517~520.

中华人民共和国精神卫生法. http://www.gov.cn/jrzg/2012-10/26/content_2252122.htm

Goldie I. 2010. Public Mental Health Today. Brighton：Pavilion Brighton Publishing/Mental Health Foundation.

Kessler RC, Wang PS. 2008. The descriptive epidemiology of commonly occurring mental disorders in the United States. Annual Review of Public Health,29：115~129.

Kinfton L, Quinn N. 2013. Public Mental Health. Berkshire：Open University Press.

Ma H. 2012. Integration of hospital and community services-the '686' project-is a crucial component in the reform of China's mental health services. Shanghai Archives of Psychiatry,24(3)：172~174.

Murray CJL, Vos T, Lozano R, et al. 2012. Disability-adjusted life years (DALYs)for 291 diseases and injuries in 21 regions, 1990-2010：a systematic analysis for the Global Burden of Disease Study 2010, Lancet,380：2197~2223.

Phillips MR, Zhang J, Shi Q, et al. 2009. Prevalence,treatment,and associated disability of mental disorders in four provinces in China during 2001-05：an epidemiological survey. Lancet, 373 (9680)：2041~2053.

Vos T, Flaxman AD, Naghavi M, et al. 2012. Years lived with disability (YLDs)for 1160 sequelae of 289 diseases and injuries 1990-2010：a systematic analysis for the Global Burden of Disease Study 2010 Lancet,380：2163~2196.

World Health Organization. 2005. World Health Organization Assessment Instrument for Mental Health Systems(WHO-AIMS). Geneva：World Health Organization, Available at www.who.int/mental_health/evidence/WHO-AIMS/en/index.html

Yang G, Wang Y, Zeng Y, et al. 2013. Rapid health transition in China, 1990-2010：findings from the Global Burden of Disease Study 2010. Lancet,381：1987~2015.

Zhang J, Xiao S, Zhou L. 2010. Mental disorders and suicide among young rural Chinese：a case-control psychological autopsy study. American Journal of Psychiatry,167(7)：773~781.

第二十一章 精神医学与伦理法律问题

> **导语** 精神医学常常涉及伦理法律问题,如精神科临床中的非自愿住院或治疗,医学诊断、抗精神病药物的选择和使用是医学问题,而限制患者自由、违背患者意志强迫患者接受抗精神病药物很显然是伦理法律问题。精神卫生法和刑法相关条款是与精神医学关系最为密切的相关法律,因此精神卫生工作者除了要有熟练的精神医学专业知识外,还应了解相关的伦理法律知识。本章分两节,主要介绍精神科临床实践中常见的伦理法律问题,以及精神疾病司法鉴定的相关内容。

第一节 精神科临床实践中的伦理法律问题

一、医学伦理共同原则

尊重患者的自我决定、善行、不伤害、保密、公平等医学伦理原则,在精神科因患者的特殊性而显得尤为重要。精神障碍涉及更多的隐私保护问题;重性精神障碍患者的权益保护能力可能受损,加上广泛存在的歧视和误解,他们的权益更容易受到漠视和侵犯。所谓"精神病人说话不算话"的说法就是社会对患者权益的态度之一。精神卫生专业的一些医护人员至今还认为,重性精神障碍患者不可能做到"知情同意",因此在诊疗过程中十分轻易且习以为常地忽视患者本人的情感、态度、要求,诊断过程必须从询问家属开始,而且还不让患者在场,即使患者提出异议也不愿改变。诊断和治疗方案也不告诉患者,而是告诉家属,不管这位家属是否是患者至亲,有没有权利获得诊断信息。患者在各方面都似乎处于低人一头的从属地位,这显然不符合"尊重"和"保密"的基本伦理原则。

这些现象有历史和文化背景,但是精神医学界的伦理意识的缺陷也是一个重要原因。多年来,我国精神病学教科书和专业参考书都没有专门的伦理章节。无论医学本科教育和继续教育中都很少强调伦理意识的培养,临床实践中也很少把伦理准则作为工作的指导原则;因此在日常实践中经常出现损害患者权益的行为却不自知,对于患者、家属、社会对于非自愿住院和约束的批评过分敏感和抵抗就是例子。观念是行动的先导。我们应当重视伦理教育,树立伦理观念;在临床实践中自觉地遵循伦理原则,通过改变专业态度和行为来改善社会对精神障碍患者和精神病学学科的看法。

最基本的伦理原则包括尊重患者的自主决定,对患者有利,不伤害患者,为患者保密,公平等。需要提醒的是,这些原则在临床实践中经常面临两难的境地。一位多次自杀未遂的抑郁症患者拒绝住院治疗,但是愿意在家里服药;而病史表明她的治疗依从性不好。尊重她的自我决定就应选择门诊治疗,遵循有利于患者的原则就应建议住院治疗。尊重自决和有利的原则在这里就成为矛盾。最后的决策是多方面因素综合考虑的结果。医生的伦理和法律知识、专业知识、沟通技巧,患者的疾病性质、发展阶段、情绪状态,家属的态度、家庭经济状况等,都是影响决策的因素。医生面临类似的两难处境时,应充分权衡各种因素,不应单方面从临床治疗上考虑。依据不同的出发点有两种矛盾的伦理观点,一是以职责为基础的职责论观点,其以医疗职业操守为基础,强调职责的道德,关注患者的个人权利。另一是以后果为导向的功利主义观点,其以医疗行为后果为基础,强调行为的实际后果的好坏,认为能产生或预见能产生最好后果的行为就是正确的行为。功利论观点的医师认为,让家属给不愿意服药的患者"暗服药"会产生实际上对患者有利的结果,因此是正确的;持职责论观点的医师认为这侵害了患者的知情权,是无论如何也不应当做的。究竟哪种观点和做法是正确的? 只有依据具体问题具体分析的反复权衡过程,却没有截然的对与错的结论。当医生面临此类伦理两难时首先考虑如何权衡,伦理意识就已经开始发挥它的作用,他实际上已经步入正确轨道。相反,如果毫不犹豫地朝着一个方向走,很可能南辕北辙而不自知。

1. 尊重患者的自我决定

自我决定指一个人有权利自愿地、不受外界干扰或免受不需要的干预而做出个人的选择。在临床实践中,自我决定经常表现为知情同意或拒绝。没有理由将精神障碍和丧失自我决定能力之间画等号。即便是严重的精神病患者,也部分存在正常的判断和行动能力。

国外有个案例,一位75岁的女性喉癌患者得知手术能挽救生命但会使她不能咀嚼和吞咽,坚决拒绝手术。家人、朋友和医生都认为她"疯了",于是请求法院强制其接受手术。法官在审理中听取了患者本人、医生,以及家人三方面的意见。医生的精神检查发现她有短期记忆障碍和短暂精神错乱,不能回答医生的一些问题,总是怀疑医生,拒绝服药,因此认为她确实存在精神障碍。家人以及亲戚和朋友反映,她拒绝搬入女儿家居住,不听医嘱擅自出院。她本人陈述说自己清楚地明白手术将切除喉咙的一部分,也明白如果不进行手术就可能在几周内死去,但是她宁愿死也不愿失去"正常的"吃饭能力。法官最终认定D女士有拒绝手术的决定能力。理由是:

1) 她拒绝手术的决定有充足的理由,与她的目标、价值和以前所表示出的愿望是一致的;

2) 她的记忆力问题及精神错乱与她对其治疗决定的性质和意义的理解能力之间并无明显的联系。

还有一个案例。一个68岁男性精神分裂症患者,因右脚患有炭疽感染而生蛆,外科医生认为必须对其进行截肢手术,否则生存的希望很小。患者坚决不同意截肢,并向法院请求判定任何人不经他本人的同意不得对其进行截肢手术。法院经过调查认为:尽管患者的一般能力因其精神障碍而降低,但他真正理解了截肢的治疗方案,他拒绝截肢的决定与所患精神分裂症没有直接的联系,因此判决任何人如果没有患者本人的书面同意,禁止对其进行截肢手术。

这两个尊重精神病患者自我决定的例子,在一些人看起来似乎不符合中国实际。由法院来判断决定能力的过程中,精神科医生以专家的身份提供专业意见,法官还要调查家属及其他人的意见,结合患者本人的陈述来进行综合判断。这个过程在我们看来繁琐且难以操作,但最大限度地体现了对患者的尊重,并且在多方意见的博弈中避免了单方面意见的一意孤行。由精神科医生来断定患者有无决定能力所面临的最大伦理风险,就是对患者的自我决定权的损害,尤其是在我们这个文化传统背景里。目前中国广泛存在对患者自我决定权的漠视和否定,无论患者家属还是医生,都习以为常地认为精神病患者"说话不能算数",因此在决定住院和治疗时很少征求患者的意见,或者不顾患者的意愿而代替患者做决定。对于病情严重的患者,这样做即便不符合职责论的伦理观,但及时治疗患者的病情符合功利主义伦理观。问题是,功利主义伦理观在中国的现实中很容易失去约束,造成非自愿治疗的扩大化和随意性;在伤害患者情感的同时也给精神病学和精神科医生造成不良影响。我们讨论国外由法庭判定患者决定能力的案例,并不说明我们也要这样做,而是要从这些案例中学习和吸取尊重患者自我决定的意识和行动准则,在临床与研究工作中接受尊重患者自决权的伦理约束。国外关于患者知情同意能力的评估工具,也值得我们学习和借鉴。

当然,严重的精神病状态如患者处于幻觉、妄想、自知力缺乏等情况,或者严重的老年痴呆、儿童患者等,有可能不同程度地存在针对自己疾病诊治的知情同意能力的受损或受限,需由监护人或近亲属代为行使决定权。这些情况都是临床医生需要慎重对待的敏感问题,不要想当然地认为自己可以做出正确的判断,更不要认为自己在这方面具有决定权。我们的法律体系到目前为止没有像美国那样由法官来做最终判决,但从发展的眼光看,法律的介入似乎是迟早的事情。

2. 保密

"凡我所见所闻,无论有无业务关系,我认为应守秘密者,我愿保守秘密。"这是希波克拉底关于保密的誓言。尊重患者的隐私是医患信任的核心。没有隐私保护,患者可能不愿意向医生提供全面和真实的信息。同时,为患者保密是我国法律的规定,医生在任何时候都有职责保证患者的信息得到有效保护以免被不适当的公开。除非另有法律规定,医生出具的医学诊断文书只应交由患者本人或其监护人,由他们决定如何利用和处置。医生不应当把诊断证明文书交给其他任何人,或者将有关内容透露给其他任何人,包括单位、学校等。医生还要特别注意避免无意的公开,如当着非监护人伴诊者进行精神检查和讨论病情,当着其他患者的面进行谈话或者教学查房等。

在任何情况下医生都要谨慎地考虑即将公开的信息是否可能揭示患者身份,任何可能导致信息公开的行为都应征得患者的知情同意,并保证信息公开的范围在最低需要的限度。如在公开的教学查房场合与患者交谈时,首先要征求患者的同意,并向患者保证有关的信息只限于本次查房时讨论,或者用于其他有限的场合与专业人士讨论病情,同时保证不暴露能够识别出患者身份的信息。

未经患者同意而公开信息应有足够理由,最好是有法律的支持,并且要把决定告知患者的监护人或近亲属。如患者存在涉及学校老师和同学的被害妄想,并有理由判断他很可能会产生针对妄想对象的暴力行为,医生应告知患者家属以及患者的行动指向的可能受害者,以便及时预防和控制严重后果的发生。同时应注意,向可能的受害者告知的信息仅限于患者可能的行为本身,而不是详细病情和医学诊断,即信息暴露以最低限度为原则。到目前为止,我国还没有法律条款明确支持或者反对医生将危险信息告之可能的被害者,在实际操作中需要根据具体情况反复权衡利弊,同时特别注意与患者家属的沟通。

医生面对司法机关对患者情况进行调查时,要求严格按照法律规定行事。

在国家规定的精神障碍信息上报制度的具体执行过程中,时有患者信息被不当披露的现象,导致患者和家属躲避、拒绝报告信息,反过来严重影响信息上报制度的有效执行。究其原因,与我们在工作中对保密原则的不重视有关。应当也完全有可能设置妥善的操作程序,让患者确信信息保密的安全性。基于对保密原则和患者权益的尊重而制定的措施,会逐渐得到患者的理解和信任。

3. 善行

善行的准则强调从患者最大利益出发行事的义务,有时这个伦理准则被表述为"对患者有利"。一切临床决策,都应当以患者利益最大化作为前提。医生应当结合最有利于患者的医学判断和患者本人的观点来做出善行的决定,在特殊情况下与代表患者做决定的家属共同商议采取善行,也是临床上的通用做法。有时,从医治疾病的角度出发有利于患者的行为和措施,可能不利于患者的心理健康,甚至造成躯体和心理的继发伤害。比如为控制严重自杀行为而采取的电休克治疗,可能造成记忆力的短期损害,以及长期的心理创伤。

4. 不伤害

当面临必须违背患者意愿而采取临床措施以保证患者和他人的安全、及时控制病情时,不伤害的底线是不能逾越的。强制性约束措施如果在执行前没有反复的劝导以尽量避免,就会演变成轻率的简单化的"常规",并可能因为患者曾伤害医务人员,以及患者的强烈反抗等原因,在执行过程中容易出现情绪化的惩罚性操作。如果在约束后没有后续的解释、安慰等支持性心理治疗(当前这样做的确不多),则可能给患者造成持久的心理创伤和对精神病院的恐惧。这种恐惧可能会扩散到社会,加深公众对精神科病房和精神科治疗手段的误解。这正是我们当前面临的伦理学现实。因此,有利和不伤害的伦理准则对于改进我们的临床诊疗常规,以及改善精神科的形象,具有双重的指导意义。

5. 公正

公平地对待每个患者,并在医疗资源的分布与可及性方面达到公平。公平性在日常工作中经常受到挑战,而且常与其他伦理原则相冲突。满足某位患者的特殊要求,给予其不同于其他患者的优厚待遇,符合尊重患者的自主决定和有利于患者的伦理原则,但没有做到公平的利用卫生资源。这些矛盾的解决方式并不是唯一的,应当根据具体情况进行反复权衡后,找到符合实际情况的合理答案。

在临床工作中,重性精神障碍患者、老年患者、儿童患者等,因其知情同意能力的缺陷而使其涉及的伦理问题比其他精神障碍患者更为复杂,因此需要引起特别重视。重性精神障碍患者的知情同意能力常有明显的损害是不争的事实,但一概以其"丧失知情同意能力"为理由对其进行非自愿住院与治疗,则不是科学的态度。精神病学界已经有知情同意能力的评估工具,但很少在临床上得到应用,多数情况下只是局限地用于某些专门研究。究其原因,恐怕首先应当反思的是尊重患者的自我决定这一伦理原则是如何不被尊重的。真正尊重患者的医师即使不会使用有关的评估工具,也会认真听取患者本人的意见,积极和患者沟通诊断和治疗;而认为重性精神障碍患者的诊疗只要家属同意就可以的医生,恐怕想都不会想到对患者的知情同意能力进行评估。尊重伦理又善于沟通的医生,经常成功地劝说具有妄想但又不承认有病、不愿意住院治疗的患者服用抗精神病药,很快就能等到患者的自知力恢复而主动治疗的日子;相反,有些医生只愿意和家属站在一边强迫患者住院接受非自愿治疗,从医生方面讲,根子在于伦理意识而不是临床诊疗技术。

老年患者的精神状态和老龄化本身,共同影响患者的认知功能和执行能力下降,使其决定是否住院与接受治疗的能力、处理个人事物以及立遗嘱的能力,以及决定是否参与临床研究的能力下降。许多家属也认为患者"老糊涂",习惯代替老人做决定而忽视其个人意愿。早期诊断可使患者在头脑相对清楚时能够计划如何优化生活和人际关系,预先立遗嘱指定如何处理身后之事,自主决定是否接受早期治疗、参加研究等。如果患者病情已经相对严重,通过临床经验结合客观化的知情能力评估是必要的,因为病情和知情同意能力并不一定平行。患者没有能力决定是否接受某种医疗,并不意味着他丧失了签署遗嘱的能力,或者自愿参加某项研究的能力。早期或中期老年痴呆患者可以保留一定的决定能力,如果在步骤明确的做决定的程序指导下,完全能够完成知情同意的程序。理解了这一点,在邀请痴呆或者老年重性精神障碍患者参加临

床研究时,就应注意不要忽略患者本人的知情同意,通常的做法是监护人和患者都要签署知情同意书。

儿童患者伦理问题的特殊性主要体现在利益冲突和保密方面。一般来说,儿童的利益应优先于成人利益,但在实际工作中常出现矛盾。比如母亲是发病期的抑郁症患者,本着儿童利益优先的原则转移其监护权,可能导致她的病情加重。此时要与其他家庭成员以及该母亲的主治医生进行讨论,综合权衡后形成符合母亲和儿童双方利益的处理措施。又如"正常化原则"鼓励精神发育迟滞患者在相对正常的环境中接受教育、参与正常的社会生活,但患者在正常环境中比在特殊学校更易受到挫折;因此需要多方面的考虑,以期达到患者利益最大化的目标。

儿童患者的保密不仅涉及家庭成员和医生,还常常涉及教师等其他有关人员。医生在决定披露信息时要考虑到不同披露对象的法律地位和责任(如父母或法定监护人优先于其他亲属),同时十分谨慎地考虑可能的不良后果。对于心理发育成熟度相对较高的少年患者,在披露信息时应尽可能听取本人意见,尤其是在心理治疗领域。离婚父母的监护权在法庭离婚判决时通常有明确规定,直接监护人在获得信息或者代为决定方面具有优先权。

(唐宏宇)

二、住院精神障碍患者的权利与保护

(一)患者的权利

权利(right),一般是指法律赋予人们所应该享有的某种权益,表现在法律范围内有权行使、无权行使或禁止行使的某种行为。患者的权利来源于公民的基本权利,在一般情况下,患者的权利是由其本人行使的,但当出现特殊情况时,如某些不具有相应能力的精神障碍患者,其权利可由其监护人行使。

美国医院协会在1972年发表了患者权利法案,其中规定的患者基本权利,有如下几项:①患者有权得到适当合理的治疗,其人格应受到尊重。②患者有权获知有关自己的诊断、治疗及预后情形,并有权知悉医师的全名。③医师在手术或治疗前必

须向病人说明情况,并取得患者同意,当治疗或护理方案有重大变更时,仍要求向患者说明情况,患者有权知道手术或治疗之人员之姓名。④患者有权利在法律允许的范围内,拒绝接受治疗,同时有权利被告知其拒绝接受治疗的后果。⑤患者有权关注涉及其个人秘密的某些治疗计划,在病例讨论、会诊、检查治疗过程中,均享有保密权利。凡与诊治无关之人员,唯有在取得患者同意后才能参加诊治。⑥患者有权要求将其诊治资料或治疗记录作为保密资料处理。⑦患者有权要求医院在可能范围内对其提出之要求做合理之回应。医院可依患者病情的紧急程度,对患者提供评估、服务及转院。只要医疗上允许,患者在被转送到另一机构前,必须得到有关转送的原因及其可能的其他选择的完整资料。患者将转去的机构必须已先同意接受此位患者的转院。⑧患者有权利知道医院与其他医疗或教育机构的关系,也有权了解诊治人员之职务关系。⑨患者有权拒绝认为对其治疗有影响之人体试验,也有权拒绝参加类似之研究计划;并有权利事先知道其详情。⑩患者有权获得连续性的医疗服务。⑪患者有权检查他的住院费用,并且得到解释。⑫患者有权知道涉及患者行为或权利之各种医院规章制度。

在我国,《宪法》、《民法通则》、《执业医师法》、《医疗机构管理条例》、《医疗事故处理条例》及《消费者权益保护法》等法律法规中对患者权利进行了规定。主要包括以下方面:①患者享有生命权、身体权、健康权等不受侵犯的权利。②患者享有获得公正医疗保健服务的权利。③患者享有得到及时抢救治疗的权利。④患者享有对自己疾病的知情同意权。⑤患者享有了解医疗费用的权利。⑥患者享有隐私权和自己疾病的保密权。⑦患者享有受到尊重的权利。⑧患者享有受到损害的赔偿权利。

(二)精神障碍患者的权利

与其他疾病患者一样,精神障碍患者应享有国家法律所赋予的各种权利。精神障碍患者的权利,既包括了作为公民,法律赋予的公民权利;同时还包括作为精神障碍患者,这个特定角色的特殊权利。

从20世纪40年代末开始,国际社会已经越来越关注精神障碍患者的权利,联合国和国际精神卫生专业组织先后制订和发表了一系列与精神障碍患者权利有关的原则和宣言:《世界人权宣言》(1948)、《赫尔辛基宣言》(1964)、《精神发育迟滞者权利宣言》(1971)、《残疾人权利宣言》(1976)、《夏威夷宣言》(1977)、《保障精神患者权利的声明》(1983)、《精神障碍患者的人权宣言》(1989)、《保护精神障碍患者和促进精神健康》(1991)和《精神卫生保健法十项基本原则》(1996)等。这些文件都对精神障碍患者的权利进行了阐述和规定,对于住院精神障碍患者的权利特别强调了以下几个方面。

首先,任何在精神卫生机构中的患者都有权得到尊重,尤其是在下列方面:①作为法律面前平等的个人;②隐私;③交流的自由,包括与机构中其他人交流的自由;收发不被审查的私人通信的自由;单独会见律师和代理人,以及在任何合理的时间接待其他来访者的自由;使用邮政和电话服务,以及读报、听收音机和看电视的自由;④宗教或信仰自由。

其次,精神障碍患者入院后,应当尽早以其能理解的方式和语言告知其所有权利,告知信息中应当包括对这些权利的解释以及如何行使这些权利。如果患者不能理解这些信息,则应当将患者的权利通知其代理人,必要时也可通知能够最好地代表患者利益并愿意这样做的任何人。

再次,对让精神障碍患者在远离自然环境的精神病院中住院治疗的过分信赖,会导致残疾的加重。过时的精神卫生服务手段会给患者的人权带来威胁。

最后,治疗必须有精神障碍患者本人的参与,而且只有在例外的情况下才能够进行强制性的非自愿治疗。

(三)知情同意

知情同意(informed consent),是指在医务人员为患者提供足够医疗信息的基础上,由患者自主作出医疗决定同意或拒绝。知情同意是医学伦理学一项重要的基本原则,也是人类最重要的基本权利,即个人自决权(self-determination)的重要体现。

1. 知情同意的主要内容

知情同意的主要内容包括:患者有权了解自己

所患疾病的诊断、治疗、预后等具体内容,医务人员有义务做与此疾病有关的解释和说明,这是患者的知情权。患者有权要求检查和治疗,不管是否有益于患者,也有权拒绝,这是患者的同意权。当患者因缺乏医学知识或其他原因拒绝合理的诊疗措施,且这种拒绝将会带来不良后果时,医务人员要耐心劝说,陈述利弊,但不能采取强迫手段。

2. 知情同意的基本要素

知情同意由 3 个基本要素组成,即告知、自愿及能力。告知指在患者做出知情同意之前,医生有义务和责任告知患者的病情、治疗的目的和性质、治疗的利弊及其他治疗方法;患者在未被充分告知的情形下做出的知情同意,在法律上会被视为无效同意。自愿指患者在做出知情同意的过程中不受外界的利诱或胁迫,患者的决定应是自愿自主的。能力指患者作为知情同意权利的法律主体应当具有法律所要求的民事行为能力。

3. 精神障碍患者的知情同意权利

1977 年第六届世界精神病学大会上通过的《夏威夷宣言》中对精神障碍患者知情同意的权利明确规定:患者与精神科医生的治疗关系应建立在彼此同意的基础上,若不能建立这种关系,则应同患者的亲属或为患者所能接受的人联系。精神科医生应把病情的性质、拟作出的诊断、治疗措施,包括可能的变化以及预后告诉患者。告知时应全面考虑,使患者有机会做出适当的选择。不能对患者进行违反其意愿的治疗,除非患者因病重不能表达自己的意愿,或对他人构成严重威胁。在此情况下,可以也应该施以非自愿治疗,但必须考虑患者的切身利益。且在一段适当的时间后,再取得其同意。只要有可能就应取得患者或患者亲属的同意。当非自愿治疗的条件不再存在时,就应释放患者,除非患者自愿继续治疗。

1983 年联合国人权委员会《保障精神患者权利的声明》中,也作了有关知情同意方面的规定,包括:应尽力使精神障碍患者自愿入住精神卫生机构治疗。只有患者可能存在严重自伤,而入院符合患者最大利益或患者存在对他人严重伤害的紧急情况时,才可以将患者非自愿留住精神卫生机构。

4. 我国精神障碍患者知情同意权利的现状

(1)精神障碍患者对就诊和住院的知情率和同意率都较低。李秀玲等通过对精神分裂症患者及其家属的研究发现,家属让患者对住院知情者仅占 39.2%,不让知情者占 60.8%;患者同意入院者占 25.3%,不同意入院者占 74.7%。他们又通过对抑郁症患者的研究发现患者对就诊的知情率为 52.41%,就诊同意率只有 42.17%;患者对住院的知情率为 39.16%,住院同意率只有 31.93%。

(2)精神障碍患者与家属对住院知情同意有显著差异。孙淑敏等研究发现,入院时精神障碍患者对住院治疗知情同意占 9.35%,家属知情同意为 99.47%;入院 8 周时 67.39% 精神障碍患者知情同意,出院时 95.43% 精神障碍患者知情同意,家人则为 100% 知情同意,与家人存在显著性差异。

(3)与精神障碍患者的期望有一定的差距。李卫晖等对精神分裂症患者的研究发现,患者本人中仅 52.7% 知道自己所患的疾病名称;在治疗方面,41.8% 的患者被告诉过"治疗期间应该注意的事情",18.2% 知道"药物的名称",18.2% 知道"治疗所需要的费用",16.4% "什么也没有告诉",5.5% 被告诉过"治疗时间和治疗的风险"。在临床实践中,有的医生担心让患者知道太多信息会让患者感到焦虑,对治疗产生不利的影响。实际上,正是信息的不透明,患者和家属对这种疾病不了解,才会有自己的胡乱猜测,出现情绪的波动。KERRIGAN DD 等关于手术的研究证实:详细讲述手术过程中会出现的不良反应或不良后果,并不会增加患者的焦虑情绪。

5. 精神障碍患者知情同意权利的影响因素

(1)医务人员:医务人员是知情同意权的主动者,医务人员能否告知,怎样告知,是否到位,都是以医方为主的。方红丽等认为医务人员无论从主观还是客观方面都是决定患者知情同意权实现的主动方面。

从主观方面看,任何一部法律法规都不可能对医方的所有行为进行规定,只能对其基本义务给予规范,因此在医学诊疗中,很多时候是靠医生的责任感及道德观念自律。在我国,长期以来对精神障碍患者大多采用封闭式管理,不仅对精神障碍患者的行为加以限制,而且有关治疗的信息也加以限制。其原因有时是缘于治疗的目的,比如暗服药物;有时是认为精神障碍患者缺乏自知力,不可能对自身病情有清晰认知,其知情同意权应予以限制。

从客观方面看,知情同意权的实现也取决于医务人员的专业知识、技术水平和谈话技巧。如果医生不具备丰富的专业知识和经验,就没有能力向患者或其亲属真实、详细地说明病情信息,告知预后情况,也不能提供各种实际上可能给予的医疗方案,并解释清楚各种治疗方案的后果。如果医生不具备谈话技巧,不能使用客观科学、通俗易懂的语言,也不能使患者了解自己的病情,选择合适的医疗方案。

(2)家属:在我国,知情同意权往往强调的是家属的权利。知情同意书经常只由患者家属签名,医务人员介绍病情及治疗方法也多数只向家属交代。徐晔等调查发现有些患者家属不愿意让患者本人知晓自己的病情,有些家属担心患者知道自己的病情后会产生心理压力,还有的家属不愿意接受患者患有精神障碍的现实,种种原因使很多患者家属不同意将真实的情况告诉患者本人。李秀玲等对精神分裂症患者的研究发现,监护人的态度直接影响了患者对住院的知情情况和入院方式,即监护人同意让患者对住院知情,患者才能知情,否则患者就不会知情;监护人同意让患者住院,患者就必须住院,不同意就会被强制住院。

(3)精神障碍患者:在贯彻知情同意权中,患者是否具有知情同意的能力和意愿也起到非常重要的作用。在我国很多精神障碍患者缺乏知情同意的意愿,患者的文化水平及知识结构影响其对医疗信息的接收和理解,不同患者的个性心理差异较大,这也给知情同意带来了一定难度。

6. 精神障碍患者的知情同意能力

对于临床医生而言,最重要的问题是要经常对精神障碍患者的知情同意能力进行评定,因为只有正确评估精神障碍患者的知情同意能力之后,医生才能决定是否接受患者的决定,还是寻求患者监护人的代理同意。目前,在精神科临床中知情同意能力的评定标准包括以下4个方面:①患者能否理解自身的病情及医生所建议的治

疗方案。②能否推断做出选择的利益和风险。③能否正确评价自身的病情及选择的后果。④能否表达自己的选择。

为了客观地评定精神障碍患者的知情同意能力,国外发展了很多量化的知情同意能力评定工具。JEFFREY(1992)等编制了 HCAT(Hopkins Competency Assessment Test),该测试分两部分进行。第一步,由检查者将一份全权委托书的详细说明读给患者听,然后由检查者向患者提六个问题,最后根据回答结果进行评分。该测试虽然检查较方便,但主要检查的是患者对检查者所设定的全权委托书的理解,不一定能真实反映患者对其本身的治疗决定能力。GRISSO 和 APPELBAUM 于 1995 年制定了 MACTC-RI(Mac-Arthur treatment competency research instruments)。该工具共有四部分组成,分别测定患者对治疗内容的理解能力、对治疗的利弊进行判断和推理的能力、做出决定的能力以及患者对自身病情及治疗做出评估的能力。该工具有着较好的信度和效度,但该工具更加适合于研究,检查过程及内容过于格式化且检查时间长,检查的内容与患者自身病情联系不大,评分过程较繁琐,对临床医生的常规检查不是很合适。GRISSO(1997)等对 MACTC-RI 做了一定的删减,推出了 MACCAT-T(MacArthur competency assessment tool-treatment)用于临床常规检查。

(四)保护性约束

保护性约束(protective control)是指在精神科医疗过程中,医护人员针对患者病情的特殊情况,对其紧急实施的一种强制性的最大限度限制其行为活动的医疗保护措施,它是精神科护理这类特殊患者的方法之一,目的是最大限度地减少其他意外因素对患者的伤害。

1. 保护性约束的作用

保护性约束一直是辅助治疗与安全管理的有效措施之一。住院精神障碍患者的不合作行为,冲动暴力、逃跑、自伤、破坏规则及拒药会造成工作人员和住院患者的应激和伤害,而保护性约束可以减少不合作事件的发生,加强住院精神障碍患者的行为控制。很多研究表明,保护性约束不仅可提高住院精神障碍患者的治疗依从性,还可避免住院精神障碍患者伤害他人、物品或自伤、自杀等。

2. 保护性约束的对象

保护性约束的对象主要有:①由精神症状导致的行为障碍者,如运动性兴奋、损物、自伤、自杀、口头威胁、徒手攻击和持物攻击伤人的患者。②抗癫痫类等药物的不良作用导致患者意识混乱,自控能力受到影响的患者。③有意识障碍、躁动、谵妄等症状的患者。

3. 保护性约束的方法

临床上常采用护垫式、锁式等约束带、保护衣、约束背心等将患者的手腕和踝、肩、膝等部位进行约束后固定在病床或椅子上,限制其活动能力和活动范围。老年患者使用的床栏也作为约束保护方法。不同约束用具可以根据患者实际情况单独使用,也可以联合使用。

4. 保护性约束存在的问题

(1) 保护性约束对精神障碍患者的不良影响:保护性约束时用力不当会造成患者骨折,还会发生被保护性约束的患者被其他患者伤害甚至致死的事件。约束时间过长会导致患者出现皮肤组织破损、褥疮、尿路感染、肌肉失用性萎缩、臂丛神经麻痹和损伤。

保护性约束会给患者带来自尊心的伤害,还可能导致患者的情绪抑郁,诱发患者的对立情绪。孙巧云调查了 78 例住院期间女患者对使用约束用具的心理反应,其中紧张、恐惧 70 例;拒绝、反抗 68 例。

(2) 责任问题:保护性约束的使用虽违背了住院精神障碍患者的意愿,但对危害他人安全的患者采取保护性约束,是为了保护公众安全。对自伤、自杀行为采取保护性约束,是为了保护患者自身的生命和安全。如果保护性约束的实施,对住院精神障碍患者造成了损伤,这种责任的承担主体和赔偿的程度方法在目前还存在争议。

(3) 世界卫生组织对于保护性约束的实施提出了如下的建议:①只有当约束和隔离是唯一能防止患者直接或急迫的自伤或伤人行为的方式时,才可允许使用这些手段。②隔离和约束必须限于最短的时间内使用(持续数分钟或数小时)。③一段时间的隔离或约束之后,不应立即再次使用该措施。④必须持续、主动和一对一地与被隔离或约束的患者保持接触,而不是消极地进行监控。⑤禁止将隔离和约束作为惩罚或方便工作人员的手段。⑥使用约束的规定:应由合格的精神卫生从业人员批准;精神卫生机构应具备有足够的设施和条件可以安全地实施该程序;隔离和约束的原因、持续时间,以及为尽快终止该手段而采取的治疗措施均应由批准实施隔离和约束的精神卫生专业人员记录在患者的临床病历中。⑦所有的约束操作均应记录在专门的登记簿中,以供复核机关审查。⑧对患者实施约束时,须立即通知其家属或其私人代表。我国精神卫生法第四十条的规定与上述原则基本吻合,即精神障碍患者在医疗机构内发生或者将要发生伤害自身、危害他人安全、扰乱医疗秩序的行为,医疗机构及其医务人员在没有其他可替代措施的情况下,可以实施约束、隔离等保护性医疗措施。实施保护性医疗措施应当遵循诊断标准和治疗规范,并在实施后告知患者的监护人。禁止利用约束、隔离等保护性医疗措施惩罚精神障碍患者。

(五) 隐私保护

隐私权(privacy)是指自然人享有的私人生活安宁与私人信息秘密依法受到保护,不被他人非法侵扰、知悉、收集、利用和公开的一种人格权,而且权利主体对他人在何种程度上可以介入自己的私生活,对自己是否向他人公开隐私以及公开的范围和程度等具有决定权。隐私包括信息隐私、身体隐私、通信隐私和领地隐私。

1. 患者的隐私权

美国的《隐私权法》和《有关健康保险的转移和责任的法律》、德国的《新数据保护法》、英国的《英国国民健康保险制度计划》和《英国国民健康保险制度计划指南》和日本的《刑法》等都对患者的隐私权做了规定。我国的《中华人民共和国护士管理办法》、《执业医师法》、《传染病防治法》等医疗卫生法律、行政法规、规章对保护患者隐私也做了相关的规定。

2. 精神障碍患者的隐私权

精神障碍患者的隐私权常常会受到侵害,尤其是在精神卫生机构中的住院精神障碍患者。住院精神障碍患者的病房大多是没有私密的空间,存放个人物品的橱柜等设施也很少,精神卫生机构工作人员或其他患者常侵犯住院精神障碍患者的隐私。

3. 世界卫生组织对于精神障碍患者隐私保护的建议

世界卫生组织对于精神障碍患者隐私保护提出了如下的建议:①必须保障精神障碍患者的隐私权受到尊重。②所有与精神障碍患者临床相关的信息都应是保密的,为精神障碍患者提供保健和治疗的机构和服务中的所有人员都有责任保持这些信息的机密性。③专业人员或精神卫生机构故意泄露精神障碍患者的隐私,要对其加以惩罚和制裁。④隐私保护规定必须同样适用于以电子、数字等形式储存的信息,包括国家和地区的数据库,以及包含精神障碍患者个人信息的书籍。

4. 隐私保护的例外

隐私保护不是绝对的,在特定的情况下,特定的部门和人员有权利知道精神障碍患者的隐私。特定情况主要有以下4个方面:①危及生命的情况下为挽救生命而急需该信息时。②很有可能对患者或他人造成严重伤害或损害时。③出于公众安全利益的需要时。④司法部门的要求。

(狄晓康)

三、精神障碍患者的自愿与非自愿住院

(一) 自愿住院

精神障碍患者的住院方式主要包括自愿和非自愿住院。有些国家如法国又把自愿住院分为患者自愿和第三方如家属自愿住院;有些国家如美国除自愿和非自愿住院外,还有非正式住院、紧急住院和观察性非自愿住院或观察性拘押。

自愿住院是当今世界各国多数精神障碍患者的入院方式,也是精神卫生法规范的主要内容之一,即为精神障碍患者提供最少限制的服务。自愿治疗或住院可以充分体现患者的自主决定权。但是,精神科临床工作中,少数患者由于疾病的影响丧失了自主决定能力,拒绝治疗,如不及时采取有效的治疗和干预措施,有可能对患者本人或他人造成伤害。此时,违背患者意志的非自愿住院或治疗亦必不可少。但必须制定严格可操作的非自愿入院程序和标准,并有定期的核查制度,以保障精神障碍患者权利,避免滥用非自愿住院或治疗。

精神卫生法鼓励精神障碍患者自愿住院治疗,精神障碍患者可以像普通内外科患者一样随时申请自愿住院或出院,但精神科临床中真正地没有外界压力的自愿住院并不多见。自愿住院和出院也并非完全由患者自己决定,就是说患者并不能自己决定随时住院和出院,而是由精神科医生根据临床指征决定患者是否需要住院治疗。自愿住院患者如果要出院不但要书面申请,而且还要等待医生的评估后方可获准出院。在美国出院前等待时间多在15天以内。另外,自愿住院的患者如果病情恶化达到非自愿住院的标准还可以转为非自愿住院,反之,非自愿住院的患者如果愿意接受自愿治疗也同样可以转为自愿住院身份。自愿住院的患者治疗前一般由患者本人签署知情同意书;非自愿住院的患者治疗前,如果患者有知情同意能力可以由患者自己签署知情同意书;如果患者虽有知情同意能力但拒绝签署或患者丧失了知情同意能力则由患者监护人、医院负责人或指定人员签署相关文件才可以对患者实施非自愿治疗。

我国精神卫生法实施前,几乎所有精神病医院住院治疗模式均采用非自愿方式。有研究显示(2001)成都地区精神障碍患者非自愿入院的占89.5%。在该模式中,一旦患者被精神科医师诊断为精神分裂症、心境障碍等所谓重性精神障碍,且患者①没有自知力并拒绝门诊治疗;②存在暴力、自杀危险性;③有足够的经济来源;④监护人同意,即可能以非自愿方式住入精神病医院和综合医院精神科封闭病房治疗数天到数月不等。

我国精神卫生法以及所有地方精神卫生条例中,均提出了自愿住院的概念。如中华人民共和国精神卫生法第30条第一款规定精神障碍患者的住院治疗实行自愿原则;上海精神卫生条例第29条明确规定有自知力的患者可以自行决定是否住院治疗;北京精神卫生条例第29条也规定精神障碍患者自愿到医疗机构接受治疗的,由本人或者其监护人、近亲属办理就医手续。自愿住院接受治疗的精神障碍患者,可以自行决定出院;精神科医师认为不宜出院的,应当告知理由,由其监护人或者近

亲属决定是否出院,并由医疗机构在病历中记录。尽管如此,我国精神卫生法实施早期,精神障碍患者真正的自愿住院仍存在诸多障碍。

(二) 非自愿住院的标准

部分重性精神障碍患者拒绝治疗可能会带来潜在的安全风险,而非自愿住院或治疗能使多数此类患者获得缓解并回归社会,因此基于最少自由限制原则精神卫生法,对这部分患者实施非自愿住院或治疗。非自愿住院标准各国大同小异。首先患者必须符合重性精神障碍如精神分裂症的诊断。在美国,法律并没有特别规定非自愿住院的精神科诊断,不过有些法律把一些精神科诊断排除在非自愿住院标准之外,如精神发育迟滞、人格障碍、癫痫和酒精物质滥用等。其次是精神障碍使得患者有伤害他人、伤害自身危险或基本生活不能自理三者之一,即符合了非自愿住院的标准。如加拿大不列颠哥伦比亚省,非自愿住院主要有医生证明、警察介入和法官指令入院三种方式。基于最少自由限制原则,也有些国家立法允许患者在所居住的社区内接受非自愿治疗。因为社区环境较医院更为宽松和自由。社区非自愿治疗通常包括门诊治疗、日间住院治疗、部分住院计划以及基于家庭内的治疗。还有些国家制定社区内非自愿治疗的规定是因为接受非自愿入院和治疗的精神障碍患者出院后停药又复发,导致循环反复的非自愿入院和治疗。其次,许多民众包括精神卫生工作者认为去机构化运动使得大量的精神障碍患者回归社区,对公众安全可能构成威胁。

因此医生判断患者是否有伤害他人或伤害自身危险性是非自愿住院的关键因素。在评估患者是否有危险性前要尽可能获取足够全面的信息,包括人口学资料如年龄、性别、种族、婚姻状况、智力水平、教育和职业情况;既往暴力、自残、自伤和自杀行为史及其频率和严重程度等,且既往危险行为发生得越近越能预测未来危险行为的发生。一般1个月以内已发生的危险行为最能说明患者潜在的危险性;患者当前问题的原因和详细解释,如是否饮酒吸毒、暴力或自杀使用的工具和方法等;既往相关精神科病史,如精神发育迟滞、躁狂、精神病性症状和脑外伤等;目前精神状况检查是否有精神病性症状体征、敌意或激越等。获取上述信息后医生就可以对患者的暴力和自杀风险进行评估,并以此作为患者非自愿住院或治疗的依据。

非自愿住院过程中,精神障碍患者往往要接受非自愿治疗,因此也要对非自愿治疗进行规范,建立非自愿治疗的规范化流程。一旦患者的非自愿治疗得到批准,医院或医生应立即告知患者、患者家属或法定代理人;马上组织具有足够专业技能和知识的精神卫生工作者制定患者的治疗计划;且该治疗计划应征得另一位有资格的精神卫生工作者同意。如可行,尽可能要患者、患者家属参入治疗计划的制定;患者、患者家属有权就非自愿治疗、治疗计划申请独立核查委员会复核或上诉。患者复核申请提交后独立核查委员会应尽快组织对非自愿治疗和治疗计划进行复核。患者或患者家属的上诉获准胜诉就应立即终止患者的非自愿治疗。

我国精神卫生法第30条规定,诊断结论、病情评估表明,就诊者为严重精神障碍患者并有下列情形之一的,应当对其实施住院治疗:①已经发生伤害自身的行为,或者有伤害自身的危险的;②已经发生危害他人安全的行为,或者有危害他人安全的危险的。目前上海、北京等城市的精神卫生机构逐步遵从各自精神卫生条例中的标准和程序办理非自愿住院。如上海精神卫生条例第31条规定:精神障碍患者或者疑似精神障碍患者有伤害自身、危害他人或者危害社会行为的,其监护人、近亲属、所在单位、住所地居民委员会、村民委员会或者事发地公安部门应当将其送至精神卫生医疗机构;其他单位和个人发现的,应当向其住所地居民委员会、村民委员会或者事发地公安部门报告。经两名以上精神科执业医师其中一名具有精神科主治医师以上职称诊断认为必须住院观察的,精神卫生医疗机构应当对精神障碍患者或者疑似精神障碍患者实施紧急住院观察,同时通知其监护人或者近亲属。北京精神卫生条例第30、31条也规定了非自愿住院的程序和标准:经诊断患有重性精神障碍的患者,诊断医师应当提出医学保护性住院的建议。医学保护性住院由重性精神障碍患者的监护人或者近亲属办理住院手续。监护人或者近亲属拒绝重性精神障碍患者接受医学保护性住院治疗的,应当说明理由,并由医疗机构在病历中记录。经二名具有主治医师以上职称的精神科医师诊断,认为重性精神障碍患者可以出院的,由精神科医师出具出院通知书,重性精神障碍患者的监护人或者近亲属办理出院手续。重性精神障碍患者要求出院,但精神科医师认为患者不宜出院的,应当告知理由,由其监护人或者近亲属决定是否出院,并由医疗机构在病历中记录。精神障碍患者有危害或者严重威胁公共安全或者他人人身、财产安全的行为的,公安机关可以将其送至精神卫生医疗机构,并及时通知其监护人或者近亲属;单位和个人发现上述情形的,可以制止并应当及时向公安机关报告。

(三)独立复核机制

复核和自动复核机制是联合国大会 46/119 决议中精神卫生立法的重要原则之一。因此国外几乎所有国家的精神卫生法中都设立了复核机制。如加拿大不列颠哥伦比亚省精神卫生法中规定由卫生局任命核查小组(review panel)各成员,核查组至少要有三位成员,包括精神科执业医师、律师和不懂医学和法律的外行人士。律师通常被指定担任组长,小组人员构成主要是强化核查的独立性。核查小组的主要功能是举行听证会核查非自愿住院或治疗和 16 岁以下精神障碍患者的上诉,如出院、外出探访、转自愿住院身份等。而挪威一般由县行政长官代表卫生部任命完全独立于医院之外的管理委员会。患者和近亲可以就所有患者的强制性治疗或观察决定上诉到管理委员会。管理委员会还对患者的相关福利执行监管。管理委员会的行政决定需在法院当患者和近亲属面做出。如果某患者认为她或他的权利受到损害,可以向县卫生管理委员会投诉。

精神卫生法实施前,我国精神卫生领域没有类似复核机构,患者家属往往是在医生建议的基础上决定患者是否接受或解除非自愿住院和治疗的主要决策者。医患间如存在纠纷如诊断错误、抗精神病药物的毒副作用、约束误伤等,一般会起诉到法院由法官裁决。中国精神卫生法中规定了精神障碍患者可以通过再诊断、医学鉴定来解决患者有关精神科诊断、非自愿处置方面的投诉。如精神卫生法第 32 条规定,患者或者其监护人对需要住院治疗的诊断结论有异议,不同意对患者实施住院治疗的,可以要求再次诊断和鉴定。患者或者其监护人应当自主委托依法取得资质的精神障碍鉴定机构进行鉴定;为强调鉴定的独立性和公正性,精神卫

生法第 32、33 条进一步规定精神障碍鉴定机构受理鉴定委托后,接受委托的鉴定机构应当指定本机构具有该鉴定事项执业资格的两名以上鉴定人共同进行鉴定,并及时出具鉴定报告。鉴定人应当到收治精神障碍患者的医疗机构面见、询问患者,该医疗机构应当予以配合。鉴定人本人或者其近亲属与鉴定事项有利害关系,可能影响其独立、客观、公正进行鉴定的,应当回避。

精神卫生法中以再诊断和医学鉴定来解决非自愿过程中的争端是否可行,目前业内人士也存在争议。精神科专业人士认为,精神障碍的诊断完全属于医学问题,应该由医生负责,再诊断和医学鉴定可以解决医患争端,律师或法官没有必要介入;其次律师或法官介入只会使部分精神障碍患者得不到及时治疗而牺牲广大精神障碍患者的利益,并大大增加医疗成本,浪费国家有限的医疗资源。而法学界的人士则认为,精神障碍诊断是医学问题,但非自愿住院涉及人身自由的限制是一个法律问题;其次精神科诊断是一个主观诊断,任何有经验的医生都不可避免诊断错误,再诊断和医学鉴定只能解决医学问题,且没有法律界人士介入,缺乏独立性和公正性,因此难以解决医患争端,会加剧社会矛盾。因此建议未来的精神卫生法修订中应该成立有法律人士参加的核查小组,对非自愿住院或治疗过程中存在的冲突和投诉进行监督和核查。

(王小平)

四、违法精神障碍患者的处置

有违法行为的精神障碍患者在重性精神障碍患者中占的比例并不高,估计为 2%~5%。但如对这类患者处置不当,会严重危及公众安全,并加重公众对精神障碍患者的歧视和排斥,增加精神障碍患者的病耻感,从而妨碍普通精神障碍患者自愿开放的主流治疗模式。因此各国在此领域都有专门的立法,以优先确保此类患者得到有效处置。

有违法行为的精神障碍患者相当一部分会判定为无责任能力,而无责任能力的精神障碍患者无法理解刑罚的意义,因此无论是从法律上还是从道义上来说,通用的刑罚不适用此类患者,对这类患者实施刑罚也达不到预防犯罪的目的。因此,目前

大部分国家的法律均规定无责任能力的精神障碍患者对其犯罪行为不负刑事责任。我国刑法第18条也对违法精神障碍患者的处置做出了规定：即"精神病人"在不能辨认或者不能控制自己行为的时候造成危害结果，经法定程序鉴定确认的，不负刑事责任，但是应当责令他的家属或者监护人严加看管和医疗；在必要的时候，由政府强制医疗。尚未完全丧失辨认或者控制自己行为能力的"精神病人"犯罪的，应当负刑事责任，但是可以从轻或者减轻处罚。显而易见，此项规定并未明确具体的处置方式和方法，致使各地在实际处置违法精神障碍患者时差异较大，责任不明，问题颇多。例如，有些省份，无责任能力的精神障碍患者可能长期住在安康病院接受监禁治疗，而另一些省份可能没有任何医疗干预，而直接释放给家属处置。

无责任能力的精神障碍患者虽可以不负刑事责任，但各国均制定了严格的处置措施来管理这一特殊人群。西方发达国家例如加拿大司法部和卫生局联合成立了司法精神病学服务委员会（forensic psychiatry service commission）来评估和处置违法精神障碍患者。但在1992年以前的法律并没有明确规定无责任能力精神障碍患者监禁治疗时间，因精神错乱无罪者（insanity acquittee）往往被长期拘禁在司法精神病医院接受无限期强制治疗，使得很多有违法行为的精神障碍患者放弃精神错乱无罪辩护，宁愿选择有罪辩护，到监狱接受有期监禁。1992年R. V. Swain案件后，加拿大对相关法令做了修改，从法律上严格规定了对违法精神障碍患者的评估时间，并且明确了对精神障碍被告的最少自由限制原则。不仅如此，为了制定合适的处置措施，既能保护公众的安全，又能为精神障碍患者提供公正人道的治疗，各省份成立了独立审查委员会（review board）。该机构为准司法机构，隶属当地政府，至少包括3名成员，由法官或有资格成为法官的人如律师担任主席，负责管理，其中必须包括一名精神科医生和一名非精神科和法律专业的外行。在美国，审查委员会由5名兼职成员组成，分别是律师、精神科医生、心理医生、有监狱工作背景的工作人员和一名外行人员。各成员由州长任命，任期4年。审查委员会主要负责监管处理和评估本省或地区违法精神障碍患者——包括无受审能力的精神障碍患者或无刑事责任能力的精神障碍患者（not criminally responsible on account of mental disorder, NCRMD）。

这样无责任能力或无受审能力精神障碍患者处置更加灵活，使得申请精神错乱无罪辩护被告数量明显增加。法院一旦裁决精神障碍被告无责任能力或无受审能力，即会移送司法精神病院接受监禁治疗。对在司法精神病院接受治疗的精神障碍被告，经过治疗评估后，目前在加拿大主要有三种主要的后续处置方式：①继续监禁在司法精神病医院治疗；②有条件出院；③无条件出院。对于在医院监禁治疗的被告将根据其危险性采用分级管理。一旦病情缓解，危险性降低，患者就可以从高安全等级病房转入低安全等级或康复病房，并且随着病情的好转，患者可获准有条件外出或院外短期探访。对于获准有条件出院的患者，由审查委员会负责协调在医院和社区间的转移工作，要求其定期到指定门诊就诊，并且接受复核委员会的监督；如若违规或精神状态恶化就要被送返医院监禁治疗。对于被监禁治疗和有条件出院的患者，复核委员会将每年对其进行复核检查，了解其所具有的危险性有无改变，以考虑是否应该对患者的处置进行调整。当已达到刑期或在定期听证会时，法院或审查委员会认为其不再患有精神障碍和/或对社会无危害时，被告可获准无条件出院。一旦从委员会的管辖范围释放，不管是审判法庭还是委员会均不能继续干涉。如果患者在出院时精神障碍仍很严重并且可能具有危险性，必须提出民事监禁，从而继续在社区监管患者。

为了给出合理的处置措施，法庭或审查委员会需要从多方面考虑，例如，如何保护公众远离危险、被告的精神状态、被告重新回归社会的和其他的需求等。如果因精神错乱而无罪者不再患有精神障碍和（或）不再对公众构成威胁，法官或委员会不能再对其进行监管，应完全释放患者。如果因精神错乱而无罪者仍患精神障碍并且对公众仍构成威胁（必须有确切的证据表明其具有危险性，不接受推测性的危险性），法官必须将患者移交给审查委员会定期审核管理。

另外，违法精神障碍患者的处置首先可能不会直接给予精神科治疗，除非对患者有利并得到患者的同意。当患者被裁定为无受审能力，且尚未给出处置措施时，为了使患者能够接受讯问，检察官可提出申请,给患者提供不超过 60 天的治疗。这种治疗指令需要特定的医学证明,并且必须得到医院的同意而非患者的同意,且不能实施禁止的治疗方法,如精神外科手术或电休克治疗。当法庭或审查委员会裁定被告应被监禁在精神病医院时,并未要求被告一定要接受治疗。这种处置方式的目的只是为了将被告拘禁在可获得医疗和精神科服务的场所。如果被告拒绝接受对其有利的可维持其精神健康的医疗措施,或者其精神状况出现恶化时,应按照省/地区精神卫生法和政策对其实施非自愿治疗。

目前我国部分省份或大城市建有安康医院(司法精神病医院),对这类违法精神障碍患者进行长期甚至是终生的监管治疗。而在广大农村和经济发展落后的地区只有少数违法精神障碍患者接受了短期治疗,多数直接释放回家,致使这类患者重新犯罪和重复鉴定时有发生。很显然,我国现有的针对违法精神障碍患者的处理模式,既不利于保护公众安全和维护社会稳定,也不利于保障这些患者的合法权益,并造成医疗资源的浪费。因此,如何对违法精神障碍患者进行有效处置,预防此类精神障碍患者再犯罪就成了目前迫在眉睫的课题。近期我们应该集中有限资源重点从以下几个方面制定对策。

1. 促进相关立法

各省可以基于刑法制定司法精神病服务条例。精神障碍患者由于精神病理症状的影响,常常会出现一些极端、难以预测的危害社会行为,如伤害、凶杀等严重暴力行为,对家庭、社会治安和稳定带来了极大的负面影响,严重威胁着人民生命和财产安全,影响社会的和谐与稳定。我国《刑法》第十八条规定:对于不负刑事责任,无责任能力的精神障碍者,应当责令他的家属或者监护人严加看管和医疗;在必要的时候,由政府强制医疗。刑事诉讼法(2013)第 284 条规定,如果这类患者有继续危害社会可能的,可以予以强制医疗。第 285、288 条进一步规定精神病人的强制医疗,由人民法院决定。强制医疗机构应当定期对被强制医疗的人进行诊断评估。对于已不具有人身危险性,不需要继续强制医疗的,应当及时提出解除意见,报决定强制医疗的人民法院批准。但强制医疗具体如何操作,如那

些医疗机构可以治疗这类患者,由谁支付费用?回归社会后如何监管?目前仍缺乏细则。因此,有必要由公检法司和卫生部门联合制定我国的"司法精神病服务条例",使有犯罪行为的精神障碍患者的监管规范化和法制化。这不仅关系到多数普通精神障碍患者合法权益的保护,更关系到社会的安全与稳定。

2. 加快建立相关处置机构

违法精神障碍患者由于存在已知的危险性,因此不宜与普通精神障碍患者混同治疗。可以考虑以省为单位由公安、司法和卫生部门联合建立司法精神病院以及相应的司法精神病社区门诊,然后根据患者的治疗情况和危险性等级,使患者有机会在医院和社区之间循环治疗。为避免资源浪费也可考虑在现有精神病医院中建立高安全等级病房,专门负责违法精神障碍患者的评估和处置,尤其是无责任能力精神障碍患者的处置。同时,探索监狱医院建立精神科安全病房负责有责任能力精神障碍患者的评估和处置模式。可以以省为单位,以靠近城市的某一监狱集中管理。短期可以培训监狱医生的精神病学知识,同时聘请卫生部门精神科医生多点执业或会诊解决专业人力资源问题。

3. 促进相关科学研究

要在我国建立经济有效针对违法精神障碍患者的处置模式,必须对精神障碍与犯罪的相关问题进行研究。首先要启动精神障碍患者危害行为的流行病学调查以及相关立法调研。现有条件下各省可以开展流行病学责任区研究(ECA),获取精神障碍患者的危害行为发生率数据;其次要对精神障碍患者的暴力危险性评估及其干预模式展开循证研究。

4. 国家提供免费医疗

精神障碍患者尤其是违法精神障碍患者属弱势贫困人群,多数患者或患者家属无力支付其医疗费用。因此国家财政应根据精神障碍患病率和违法率统一预算,给予此类患者或处置机构持续稳定的财政支持。

(王小平)

五、精神卫生立法

精神卫生是卫生体系中最迫切需要立法的领域,因为精神障碍患者较躯体疾病患者更加脆弱,他们几乎在任何社会都是属于最弱势的一个群体。社会同情、接纳、治疗精神障碍患者的历史,远远短于驱赶、囚禁、迫害他们的历史。19世纪60年代以来,随着精神病学的进步和人们社会价值观念的改变,改善精神障碍患者的社会地位,保障精神障碍患者的人身基本权利,减少对精神障碍患者的限制,使精神障碍患者回归社会,形成了一股巨大的社会潮流,在全世界范围内产生了深刻的影响。这场维护精神障碍患者合法权益的运动,后来得到了世界卫生组织和各国政府的重视与支持,精神卫生立法或与精神卫生有关的立法陆续颁布并实施。中国的精神卫生立法在卫生部的领导和世界卫生组织支持下,自1985年开始起草,期间数易其稿。中华人民共和国第十一届全国人民代表大会常务委员会第二十九次会议于2012年10月26日通过了《中华人民共和国精神卫生法》,并自2013年5月1日起实施。可以说,西方精神卫生立法的指导思想与经验教训对我国精神卫生立法的起草发挥了重要的影响,推动了中国精神卫生立法的工作。

(一) 西方精神卫生立法的历史

英国1601年就颁布《济贫法》(Poor Law, 1601),规定可将疯人收容在济贫院施以救济。1714年颁布《流浪者法》(Vagrancy Act, 1714),规定对狂怒的流浪疯人可以给予收容。1774年颁布《疯人院法》(Madhouses Act, 1774),规范私立疯人院的管理与对疯人的收治。1800年又颁布了《精神错乱刑事法》(Criminal Lunatics Act, 1800),规定对因患精神障碍而被宣布无罪的精神障碍患者应予以羁押。1808年颁布《郡收容院法》(County Asylums Act, 1808),允许各郡以政府资金补助收容院的设立和运营,于是出现了公立收容院。1845年英国又颁布了《精神错乱法》(Lunacy Act, 1845)和新的《郡收容院法》(County Asylums Act, 1845),将公立和私立收容都纳入管理体系,并设立"精神病事务管理委员会(Lunacy Commission),加强对收容院和非自愿住院的管理。这两个法律实际上是英国1845年至

1890年的精神卫生法。为防止不适当的拘禁而强化了收治程序,1890年英国又颁布了新的《精神错乱法》(Lunacy Act, 1890)。它被认为是世界现代精神卫生立法的最早雏形之一,其主要宗旨就是通过立法来保护精神障碍患者这个弱势群体。

1804年《法国民法典》(拿破仑法典)规定了成年精神障碍患者的禁治产制度和家庭对其成员实施非自愿住院的制度。1838年6月30日法国颁布了"关于精神错乱的7443号法律",专门对精神病院收治病人的问题进行了系统规定。因为它产生的时间早,内容比较系统并与当今精神卫生法的理念基本吻合,所以被有些人称为"世界上第一部精神卫生法"。直到1990年,该法律才被新的法律替代。

20世纪早期,在美国发生了对精神障碍患者强制实施绝育手术的运动;在德国发生了对精神障碍患者的绝育和大屠杀暴行;在苏联等国(也包括西方国家)发生了对精神医学和非自愿住院的政治、商业滥用。同期在美国,有关精神障碍患者的强制性住院和治疗等问题,也构成了不断诉讼和立法活动的议题,引起了全社会的广泛关注。其结果是精神障碍患者的"治疗决定权"、"拒绝治疗权",以及"最少限制性选择权"在争论中占了上风。为应对第二次世界大战带来的精神障碍及其康复问题,1946年7月3日美国总统杜鲁门签署《国民精神卫生法》(National Mental Health Act, NMHA)。该法体现了联邦在精神卫生方面的核心政策,就是倡导精神健康,要求积极促进对精神病患者的发病原因和治疗方法的研究,并采取中央向各州拨款的措施,用以发展适合于各种用途的精神卫生诊所,以及培训精神科医生、心理学家、精神科社会工作者和精神科护士。谋求将精神障碍患者的利益放在第一位,摒弃以安全或监护作为强制住院的理由,而以治疗为住院目的。

1991年12月17日联合国大会第46届联大75次全体会议通过《保护精神病患者和改善精神保健的原则》(The Protection of Persons with Mental Illness and the Improvement of Mental Health Care)的第119号决议。该文件规定了当代精神卫生的基本准则:应全面提高本国的精神卫生水平和预防精神障碍的能力;保证每个人在需要时都能得到基本的精神卫生保健服务;在对患者提供精神卫生保健时应将

对病人的约束降至最低,在对患者进行治疗前必须征得患者同意,或者是征得能够从患者利益出发的代理人、监护人的同意等。该决议虽然没有强制约束力,但对各国精神卫生立法具有重要指导意义。随着国际人权运动和国际上一系列宣言的出现,世界各国已经相继对精神卫生立法进行大规模的修订,由以往的社会防卫性的立法模式逐步改变为保护人权的立法模式。在这种立法观念的转变下,以精神病医院为中心的医疗也开始转向以社区为中心的医疗,对精神障碍患者提供的服务和治疗必须以保证他们的尊严和人权为前提。

(二) 中国精神卫生立法的历史

1990年中国台湾地区颁布了《精神卫生法》,后在2000年和2002年小幅修正或增订条文。随着社会需求变迁、病人权益保障及福利意识抬头,民间要求修正精神卫生法的呼声日高。修订对精神卫生法进行了整体性检讨,变化很大。基本取向是加强精神障碍患者权益保护,提升精神障碍患者治疗待遇的人性化、人道化。2007年6月5日,台湾地区"立法院"又三读通过修正草案。这标志着台湾地区精神卫生工作和对精神障碍患者权益的法律保护提升到一个新的水平。新版《精神卫生法》有以下特点:第一,因应世界卫生组织人权宣言,鼓励社区照(顾)护(理)模式发展,而将精神卫生体系由过去高度医疗化、集中化,转为更着重社区化的照护服务,支持病人回归社区正常生活。第二,增订媒体歧视性用语报导之反歧视条款。传播媒体报道与精神障碍有关的新闻时,不得使用歧视性称呼及描述,也不得有跟事实不符或误导阅听者产生歧视的报道,避免加深社会对精神病患的负面刻板印象,否则最高可处50万元新台币罚款,并限期更正,若届期未更正,可按次连续处罚。台湾地区媒体认为,未来媒体报道精神病患新闻时,"不定时炸弹"、"疯汉"、"人魔"等负面歧视字眼都不能出现。第三,最重要的是,将原仅需两位专科医师签名即可强制住院之机制,改为审查会鉴定机制。审查会成员,包括专科医师、护理师、职能治疗师、心理师、社会工作师、病人权益促进团体代表、法律专家及其他相关专业人士。审查会召开审查会议,必须通知审查案件之当事人或利害关系人到场说明,或主动派员访查当事人或利害关系人。另外,紧急安置

不得超过5日,且从安置起的2日内必须完成强制鉴定,若5日内未取得强制住院的许可时,必须停止紧急安置。经过修正的台湾地区精神卫生法,对精神障碍患者的保护已经更为接近国际水平(保护人制度欠妥)。

1983年香港颁布了《精神健康法令》,1997年进行修订,1999年2月1日正式颁布了经过进一步修订完善的香港《精神健康条例》,包括导言、精神上无行为能力的人的财产及事务的处理、病人的收容、羁留和治疗、涉及刑事法律程序的精神紊乱的人的收纳、已判刑的精神紊乱的人的转移和精神上无行为能力的人的还押、一般条文条例五个部分。

第30条规定"自愿入院病人(1)如某人看来需要在精神病院内接受治疗,而该人自己,或(如该人在16岁以下)其父母或其监护人:(a)希望该人接受该项治疗;(b)填具一份申请书;(c)将该份申请书递交院长,则该院院长可收纳该人为自愿入院病人……(3)在16岁以下而成为自愿入院病人的人,一旦年满16岁,即不得留在精神病院内为自愿入院病人超过28天,除非在此28天期内,该人填具并向院长递交一份第(1)款所述的申请书,则属例外。"

条例第32条规定将接受观察病人的羁留期延长的程序:(1)如在精神病院中某名接受观察病人已由2名注册医生分别或共同检查,而该2名注册医生均认为有需要将该名接受观察病人羁留在精神病院内多一段期间,以接受观察、调查和治疗,则他们可以订明表格填具一份证明书,并将该份证明书送交区域法院法官。(2)如区域法院法官接获一份按照第(1)款条文签发的证明书后,认为有需要将名列在该份证明书内的人羁留在精神病院内多一段期间,以接受观察、调查和治疗,则该法官须在该份证明书上加签,并将该份证明书送交羁留该病人的精神病院的院长。(3)任何按照第31条作出的命令,只可按照本条延期不超过21天一次。(4)除第36条另有规定外,任何人除非已成为自愿入院病人,否则不得在按照第31条作出的任何命令所订期限届满后,或按照本条而延长的期限届满后,仍被羁留在精神病院内。

在卫生部的领导和世界卫生组织支持下,中国大陆地区的精神卫生立法自1985年开始起草,前后修改多次。中国属发展中国家,人口众多,国力有

限,精神卫生技术力量薄弱,精神障碍患者的就诊率很低,多数病人处于缺医少药的状态。看病难,买药难,住院更难,这种情况在农村尤为明显。另外,社会对精神障碍患者还缺乏应有的了解和谅解,精神障碍患者在中国尚未得到公平的对待。精神障碍患者得不到应有的同情和帮助,不同程度的歧视、非议、讽刺、排挤、嫌弃、回避、隔离乃至拘禁精神障碍患者的现象,时有发生。精神障碍患者不仅要遭受疾病的折磨,而且还要遭受社会的压力。生活难、社交难、上学难,就业更难,是中国精神障碍患者所普遍面临的处境。即使病情已经缓解,具备了一定的工作能力,却也难以寻求贡献自己力量的机会。所以,为精神障碍患者争取获得治疗的权利和不受社会歧视的权利,是中国的现实情况,也应当成为精神卫生立法的基础。

精神障碍对个人生活和工作,家庭的安宁,社会的稳定都造成了极大的危害。每年因精神障碍导致的劳动力丧失,家庭关系破裂,暴力行为的发生都令我们触目惊心。而与此同时,我国精神卫生立法明显滞后,虽然 1980 年以来一些相关法律法规(刑法,刑事诉讼法,民事诉讼法,残疾人保障法,精神药品管理规定,精神疾病司法鉴定暂行规定等)已有 20 多条涉及精神卫生管理的条款,但全面、专业的精神卫生法迟迟不能出台。很多地方现在仍不能保证精神障碍患者基本的医疗条件,不能提供良好的社保体系,致使精神障碍患者不能得到及时有效的治疗,或弃置社会任其发展,或长期滞留精神病院,造成社会的不安定和生产力的损失。

作为全国的精神卫生立法工作举步维艰之时,一些经济发达地区与城市加快制定并通过了地方性精神卫生条例。截至 2010 年底,正式生效的我国大陆地区地方性精神卫生条例包括:上海市精神卫生条例(2001 年 12 月 28 日)、宁波市精神卫生条例(2005 年 9 月 29 日)、杭州市精神卫生条例(2006 年 8 月 24 日)、北京市精神卫生条例(2006 年 12 月 8 日)、无锡市精神卫生条例(2007 年 6 月 29 日)、武汉市精神卫生条例(2008 年 11 月 20)。六部地方性精神卫生条例彼此之间相差不大,涉及的比较全面的内容有:序言和目的、精神障碍诊断、临床和实验研究、防止歧视、警方职责、法律责任等方面;部分涉及但不充分的有:有关概念的定义、精神卫

生服务、精神障碍患者的权利、家庭成员和其他护理人员的权利、法律能力与监护权、代理人决定治疗的知情同意权、紧急情况、约束和限制、人权保护等方面;基本没有涉及的内容有:自愿入院、自愿治疗、非自愿入院、非自愿治疗、社区中的非自愿治疗、特殊治疗、监督调查机制、犯罪的精神障碍患者的处理、保护弱势群体、保护精神障碍患者的就业、住房权利、社会保障等。

在我国专门的精神卫生法没有出台的情况下,六部地方性精神卫生条例在精神卫生领域起到了非常重要的规范作用,有力地推动了全国精神卫生的立法工作,但也存在许多的问题,主要有以下几个方面。第一,对于非自愿就医(包括非自愿入院和非自愿治疗)的适用条件没有明确。这导致某些机构和患者家属滥用这一权利,致使我国精神障碍患者非自愿就医比例要远高于自愿就医的比例。对非自愿就医没有规定期限,一些患者的人身自由可能被无条件长期限制。公安机关可以单方面做出强制医疗的决定,而且有些精神卫生机构又隶属于公安机关。因此,这种权力很可能被滥用,公民人身自由权有可能受到侵害。对精神外科治疗等特殊治疗措施的批准和执行也缺乏明确规定,特别是没有强调接受这些治疗需要精神障碍患者本人的知情同意,有可能导致包括精神外科治疗在内的特殊治疗被滥用。第二,在监督调查机制方面的规定很少,没有规定监督调查机构的设立、组成、职责,也没有规定监督调查机构的立案途径、工作程序、经费保障。这违背了权力需要限制的基本法律原则,也使精神障碍患者在权益受到侵害时,缺少相应的法律救济途径来维护自身的合法权利。第三,仅对于精神障碍患者的就业权利有原则性的规定,要求保护精神障碍患者在工作场合免遭歧视和剥削,但是没有规定具体的措施。对于精神障碍患者的住房权利和社会保障均没有提及。因此,我国大陆地区地方性精神卫生条例在保护精神障碍患者权益的具体规定上与联合国大会的立法要求存在一定差异。

制定精神卫生法是顺应国际社会发展趋势的需要。目前,绝大多数国家制定了精神卫生法。为了促进我国精神卫生事业的快速发展,规范和保障精神卫生工作,并有针对性地解决目前精神卫生工作中存在的突出问题,确保精神障碍患者不因贫困

得不到救治,确保有肇事肇祸危险的严重精神障碍患者不因疏于管理而伤害自身或者危害他人,确保无需住院治疗的公民不因程序、制度缺失而被强制收治,有必要制定中国精神卫生法。在经历长达26年的讨论之后,2011年6月10日国务院法制办公室公布《精神卫生法(草案)》全文,征求社会各界意见。2011年9月19日,国务院常务会议原则通过《精神卫生法(草案)》,并提请全国人大常委会审议。中华人民共和国第十一届全国人民代表大会常务委员会第二十九次会议于2012年10月26日通过了《中华人民共和国精神卫生法》,并自2013年5月1日起实施。

(三) 中国《精神卫生法》的立法依据与主要内容

1. 立法依据

联合国大会及世界各国精神卫生法的立法宗旨,始终以"保障精神障碍患者权益,促进精神卫生事业发展、规范精神卫生服务"为重点。立法所要保护的首要对象是精神障碍患者,保护的是患者的人权和基本权利,以及在最小约束的环境中获得有效治疗和康复的权利等。对正常人的保护集中体现在精神卫生保健方面。

《精神卫生法》广泛吸收了各方面观点,在总结国内现有地方立法的基础上,借鉴了国际立法的基本原则和理念,突出了对精神障碍患者权益的保障,同时也针对精神障碍的预防、治疗和康复等全过程进行了法律规范,尤其在政府职责、预防和康复等部分体现了中国特色。中国《精神卫生法》的立法宗旨,就是"维护和促进公民精神健康,预防精神障碍发生,促进精神障碍患者康复,规范精神卫生服务,保护精神障碍患者的合法权益"。这部法律首先是为了维护和促进13亿公民的精神健康,通过积极的预防来减少精神障碍的发生,减少心理不健康造成的严重后果;其次是为了促进1亿多精神障碍患者的康复,防止轻病变重,保护患者的合法权益,其中要特别注意妥善治疗和对待1600万重性精神障碍患者,使重病变轻和痊愈,防止病情发展而出现的严重后果;最后是通过规范精神卫生服务,包括制定有效的非自愿住院标准和程序,建立异议处理程序等,防止患者被不必要的住院治疗,防止正常公民被错误收治。制定中国的精神卫

生法,须立足于我国当代国情和法律基础,同时也应对各国精神卫生法发展过程的经验、教训进行必要的学习与借鉴。

中国社会有自己独特的传统文化和结构特征。与西方相比,中国的家庭组织是牢固的,血缘关系是亲密的,家族成员间有互相承担责任的传统。在此基础上,经半个多世纪的社会主义制度又形成了一套特有的社会人际关系和新的价值观念,这就是:个人隶属组织,组织关心个人;个人服从集体,集体服从国家;自由不是无限和绝对的,而是有限和相对的。正是这些社会人际关系和观念,指导并影响着中国人民的现实生活。

另外,对西方精神卫生法中所主张的病人住院自愿和治疗自决权问题,也应持审慎态度。根据《中华人民共和国民法通则》第13条:"不能辨认自己行为的精神障碍患者是无民事行为能力人,由他的法定代理人代理民事活动"的规定,一些重性精神障碍患者无自知力,不承认自己有病,不能辨认自己是否需要治疗和住院,依法应当属于无民事行为能力人,其住院和治疗的决定应由他的法定代理人或监护人代理。坚持这一原则,不仅适用中国的法律规定,也可以避免出现西方所发生的主要弊端,并使病人获得实际的利益。

2. 主要内容

《精神卫生法》在制定思路上主要把握了以下几点:一是坚持预防为主,预防与治疗、康复相结合,减少精神障碍的发生,提高治疗、康复水平。二是切实保障精神障碍患者的合法权益,保证其人格尊严和人身安全不受侵犯,同时严格设置非自愿住院治疗的条件和程序,保证公民的合法权益不因滥用非自愿住院治疗措施而受到侵害。三是服务与管理相结合,通过为患者提供有效的救治救助服务和建立有序管理的制度,努力实现保护个人权利与维护他人安全之间的平衡。四是明确责任、综合施治,建立政府、家庭和社会共同承担、分工合作的精神卫生工作机制。《精神卫生法》突破地方立法和部门立法的局限,填补了26年来我国精神卫生立法的空白,对保障精神障碍患者的合法权益、关注精神障碍的预防和康复等方面都有积极的推动意义。

《精神卫生法》规定,精神卫生工作实行预防为

主的方针,坚持预防、治疗和康复相结合的原则,围绕"送、诊、治"三个环节以及精神障碍的复诊、鉴定和监督、评估等问题作出了规定。《精神卫生法》规定了用人单位、各级各类学校、医疗机构等在开展精神卫生宣传和健康教育等方面的责任,并要求有关行政部门对这些单位的精神障碍预防工作进行监督和指导。县级人民政府根据实际情况统筹规划,建立精神障碍患者康复机构;基层卫生服务机构应当指导在家居住的严重精神障碍患者服药、开展康复训练等;村民委员会和居民委员会、残疾人组织或者机构、用人单位以及监护人应当根据精神障碍患者的需要提供各种帮助等。卫生行政部门应当组织医疗机构为严重精神障碍患者免费提供公共卫生服务。精神障碍患者的医疗费用按照国家有关社会保险的规定由基本医疗保险基金支付;对家庭经济困难的严重精神障碍患者,由所在地县级人民政府对其参加医保给予资助。对属于农村五保供养对象的严重精神障碍患者,以及城市中无劳动能力、无生活来源且无法定赡养、抚养、扶养义务人,或者其法定赡养、抚养、扶养义务人无赡养、抚养、扶养能力的严重精神障碍患者,草案规定,民政部门应当按照规定予以供养、救济;对不符合低保条件或者不属于农村五保供养对象、但确有困难的严重精神障碍患者,民政部门可以采取临时救助等措施,帮助解决其生活困难。

在强调保护精神障碍患者合法权益方面,《精神卫生法》明确规定,精神障碍患者享有的受教育、劳动、医疗、隐私、从国家和社会获得物质帮助等合法权益受法律保护;全社会应当尊重、理解、关爱精神障碍患者,任何组织或者个人不得歧视、侮辱、虐待精神障碍患者,不得非法限制精神障碍患者的人身自由。

《精神卫生法》规定,除个人自行到医疗机构进行精神障碍诊断外,疑似患者的近亲属可以将其送往医疗机构进行诊断;对查找不到近亲属的流浪乞讨疑似精神障碍患者,由当地有关行政部门按照职责分工帮助将其送往医疗机构进行诊断。《精神卫生法》还建立了非自愿入院的异议机制,即患者可以进行复诊和鉴定。严重精神障碍患者,有伤害自身等情形但不同意住院的,可以要求医疗机构复诊;有伤害他人等情形但不愿住院的,可以要求省级行政区内其他有资质的机构进行复诊。如果对复诊结论有异议,患者还可要求有资质的鉴定机构进行鉴定。

《精神卫生法》规定精神障碍的住院治疗实行自愿原则,同时规定诊断结论、病情评估表明就诊者为严重精神障碍患者并有以下两种情形的,应当对其实施住院治疗:一是患者已经发生伤害自身的行为,或者有伤害自身的危险;二是患者已经发生危害他人安全的行为,或者有危害他人安全的危险。同时提出,严重精神障碍患者危害他人安全可强制其住院。

《精神卫生法》对故意将非精神障碍患者作为精神障碍患者送入医疗机构、医疗机构未以精神健康状况为依据将就诊者诊断为精神障碍患者,以及鉴定人员出具虚假鉴定意见等违反本法规定的行为,设定了严格的法律责任。《精神卫生法》提出,违反本法规定,违背本人意志进行确定其是否患有精神障碍的医学检查的;故意将非精神障碍患者作为精神障碍患者送入医疗机构的;违反本法规定,非法限制精神障碍患者离开医疗机构的,有上述情形之一的,依法承担民事责任,构成犯罪的,依法追究其刑事责任。行政机关工作人员除依法承担民事责任、刑事责任外,还应当依法给予处分;行政机关工作人员有前款所列情形之一、属于违法行使职权行为的,其所在行政机关、本人应当依照国家赔偿法的规定承担赔偿责任。《精神卫生法》还提出:精神障碍司法鉴定人故意出具虚假的精神障碍鉴定意见的,由省级人民政府司法行政部门撤销登记;构成犯罪的,依法追究其刑事责任。

3.《中华人民共和国精神卫生法》的争论

2011 年 6 月 10 日,国务院法制办公室公布了《精神卫生法(草案)》并公开向社会各界征求意见。这在全国精神卫生法立法工作持续 26 年以来,尚属首次。来自医学界、法律界、医学伦理学界的多位专家,以不同形式座谈、讨论,并最终以机构或行业协会的名义,递交了自己的立法建议。其中,来自医学界和法学界的建议,颇有针锋相对的辩论意味。

医学界的人士认为:①精神障碍的诊断完全属于医学问题,应该由医生负责,与法律或法官无关;②第三章"精神障碍的诊断与治疗",本意是规范精神障碍的诊疗服务,让真正的病人得到准确的诊断和适宜的治疗,保障精神障碍患者的权益,但这一章的 26 条还要承担起防止公民"被精神病"的任务,超出了立法的本意;③是否住院治疗还是由患者自愿决定;只有当精神障碍患者自己拒绝住院,但同时存在伤害自身行为或者倾向,危害公共安全或者他人的安全的行为或者倾向,或者精神症状明显影响个人生活和社会功能时,才可以由执业医师判断,是否对患者实施非自愿住院治疗;④中国的精神卫生法必须结合中国的国情,直接引进西方的立法制度,只会牺牲广大精神障碍患者的利益,浪费国家的有限医疗资源。

法学界的人士认为:①《精神卫生法》的最严重不足是我们将继续接受精神科医生统治,而不是法治。虽然这份《草案》看上去很美,但其实存在三大制度漏洞,即非自愿诊断和收治的实体标准问题;滥用监护权、近亲属之间侵权问题;患者住院期间没有明确司法救助机会。②精神障碍的诊断不能由医生说了算,应当考虑公众和社会判断标准和意见,并最终由法官来判定,因为精神障碍的诊断没有客观标准,因此应当设置更严格的程序;③精神障碍的诊治既属于医学范畴,也属于司法范畴的问题;④既然《精神卫生法》目前规定非自愿住院的标准,是就诊者为严重精神障碍患者并有下列情形之一的:a. 已经发生伤害自身的行为,或者有伤害自身的危险的;b. 已经发生危害他人安全的行为,或者有危害他人安全的危险的。显然这属于法律标准,那么由医生掌握并判断这个法律标准等于让医生肩负法律判断,这显然不合理。不应在制度上堵塞了医学的司法救助途径,非自愿住院决定权的司法化应在草案中得到体现;⑤在内容表述上,医学专业色彩较浓,还未达到完全的法学用语,为使其更易被立法机构所认同,有关专家提出应请法学专家加入起草小组,多吸收法学专业人士的思想观点。

从以上的争论中可以看出,尽管我国已经颁布《精神卫生法》,但该法仍然存在一些问题需要不断完善。不管如何发展,我们应该相信,中国的精神卫生事业与法制建设一定能与先进的国家比肩看齐。

(赵　虎)

第二节　精神疾病司法鉴定

一、精神障碍与犯罪

(一) 精神障碍与犯罪流行病学研究

精神障碍与犯罪之间的相关性研究大多集中在三个方面:①研究住院精神障碍患者出院后暴力行为的发生率;②研究罪犯人群中精神障碍的患病率;③流行病学责任区研究(epidemiologic catchment area,ECA)。

MacArthur 暴力危险性评估研究发现(1999),精神分裂症患者出院后 10 周内的暴力行为发生率为 8.1%,双相心境障碍为 15.5%,抑郁症为 18.8%,人格障碍为 22.7%,而同期普通人群暴力行为发生率为 4.6%。精神分裂症患者的年暴力发生率为 14.8%,双相心境障碍为 22%,重性抑郁为 28.5%。Seena F 等(2009)一项针对 13 806 例住院 2 次以上的精神分裂症患者进行的 Meta 分析显示:男性患者在出院后 12 年间的暴力犯罪率为 17.1%,女性为 5.6%。另一项针对 1973~2006 年间 8003 例精神分裂症患者的 Meta 分析也显示,患者的暴力犯罪率为 13.2%,而同期 80 025 名普通人的暴力犯罪率仅为 5.3%。

瑞典的一项研究显示,1988~2001 年期间服刑的 2005 名杀人犯中超过 90% 的个体存在符合 DSM-Ⅳ/ICD-10 诊断标准的精神障碍。其中 1/5 的犯人患有精神病性障碍;1/2 的犯人符合物质滥用或人格障碍的诊断标准。在另一项研究中,杀人犯的精神分裂症终生患病率为 5%,明显高于一般人群中精神分裂症的患病率(约为 1%)。

美国国立精神卫生研究所(1984)从美国 5 个流行病学责任区选取了 17 803 个代表性的样本用以研究各种精神障碍的患病率。结果显示重性精神障碍(精神分裂症、重型抑郁、双相心境障碍)患者的攻击性是普通人群的 2~3 倍。重性精神障碍患者暴力行为的终生发生率为 16%,而无精神障碍的普通人群的暴力发生率仅为 7%。

上述研究的结果均显示,重性精神障碍患者的暴力风险性可能要高于普通人群,但仍需排除可能存在的干扰因素。例如,MacArthur 研究显示,不伴有物质滥用的重性精神障碍患者与无物质滥用的普通人群的暴力发生率无差别,而共病物质滥用会使重性精神障碍患者暴力危险性增加两倍。还有研究显示,重性精神障碍患者无家可归、缺少社会支持等因素同样也会增加其暴力行为的发生可能。如果不存在上述的危险因素或仅存在一个危险因素,那么精神病患者的年暴力发生率仅为2%,与普通人群的年暴力发生率非常接近。

(二)暴力攻击行为的危险因素

无论是普通人群还是精神障碍患者,其暴力攻击行为的发生均与多种因素相关,主要包括生物学因素与心理社会因素两大类。

1. 生物学因素

(1)遗传因素:最近20年,遗传学研究显示,暴力攻击等反社会行为存在家族聚集现象,而且符合多基因遗传的特征。成年普通人群攻击行为的遗传度在50%以上,单卵双生子中可达85%。另外还有研究发现单胺氧化酶A基因(*MAOA*)、5-HT转运基因(*5-HTT*)、5-HT$_{1B}$受体基因、色氨酸羟化酶基因(*TpH*)的多态性与攻击或冲动行为相关。例如,Brunner HG等人(1993)对一个荷兰大家系的研究发现,攻击行为与X染色体的p11-p21遗传缺陷有关,进一步分析还发现攻击行为与*MAOA*基因第八外显子某位点的突变有关;Holmes A等人(2002)的研究也发现剔除了*5-HTT*基因的大鼠由于5-HT$_{1A/1B}$功能丧失而攻击性明显降低。

(2)神经生化因素:近20年来,动物学和人体研究均提示暴力攻击行为与中枢5-HT系统功能低下有关。其依据是暴力攻击行为个体脑脊液中5-HT的代谢产物5-羟吲哚醋酸(5-HIAA)水平降低。这可能是导致个体自我控制能力减弱的根本原因。

(3)神经内分泌因素:目前认为雄性激素尤其是睾丸酮与攻击行为的发生有关。主要证据来自于以下研究结果:①暴力攻击行为发生的男女性别比是9:1;②通过手术阉割或化学阉割性犯罪男性可以有效预防这些个体重新犯罪;③具有暴力攻击行为的个体脑脊液中的睾丸酮水平要显著高于普通人群。

(4)脑损害:大脑杏仁核被完全或部分破坏,或者被肿瘤和其他疾病损伤侵害时,容易导致暴力攻击行为。因此杏仁核常被称为攻击中枢。另外

当个体存在以下脑损害时也容易出现攻击行为:①存在多动症病史或智商较低;②存在以慢波改变为主的脑电图异常;③存在额叶和颞叶功能异常等神经心理功能障碍。

(5)年龄:暴力攻击行为与年龄也存在一定的联系。其高发年龄是15~20岁,其发生率几乎是成人的两倍。首次出现暴力攻击行为的年龄越小,持续发生暴力攻击行为的可能性越大。这可能与该年龄段个体的体力和情绪不稳定有关。个体成长至30岁以后暴力攻击行为出现的频率会有所下降,至40岁以后则会明显减少。

2. 心理社会因素

(1)精神应激:多种心理社会因素均与暴力攻击行为相关,例如离婚丧偶、失业、社会变迁、经济危机、地震、政治迫害等心理应激因素均可成为暴力攻击行为的促发因素。有研究显示,低收入、低社会地位、失业或职业不稳定的群体暴力攻击行为的发生率明显增加。

(2)个性因素:暴力攻击行为还与个性特征有关。Shoham等(1989)的研究发现暴力罪犯具有:多疑,固执,缺乏同情心和社会责任感,情绪不稳定,喜欢寻求刺激,缺乏自信与自尊,应付现实与人际交往的能力差等性格特征。但一般认为控制力减弱和过度控制才是暴力攻击行为个体的主要人格特征。

(3)早期经历:个体早年的不良家庭环境也与暴力攻击行为的发生有关。例如,15岁以前父母离异或分居,遭受父母虐待等。一项前瞻性队列研究选择了1190名受虐待/被忽视的儿童作为研究对象,并以同期普通儿童作为对照,一直随访至他们成年为止。结果显示,在控制了两组间父母物质滥用障碍,父母被捕史,儿童期贫穷及种族的干扰后,受虐待/被忽视的女童成年后出现物质滥用/依赖,或因暴力犯罪被捕的几率要显著高于对照组;受虐待/被忽视的儿童(男童和女童)成年后同时出现物质滥用和非暴力犯罪的几率要高于对照组。

(4)药物和酒精滥用:药物和酒精滥用主要通过脱抑制而促发攻击暴力行为,因此与攻击暴力行为关系极为密切。有研究表明物质滥用者出现暴力行为的人群归因危险度高达34%,伴有物质滥用的个体(包括精神障碍患者及普通人群)暴力危险性明显高于不伴物质滥用的个体。另外,物质滥用

患者在物质中毒及出现戒断症状时会变得焦虑、易激惹、控制能力受损、皮质脱抑制、疼痛敏感性降低以及现实检验能力受损，这些不良状态也可能是导致攻击性增加的原因之一。

（三）不同类型精神障碍与犯罪的关系

暴力攻击行为的发生率、严重性、针对性和发生年龄在不同的精神障碍中有所不同。在住院的精神障碍患者中，精神分裂症患者的暴力攻击行为发生率最高。非偏执型精神分裂症患者的暴力攻击行为发生率要高于偏执型精神分裂症患者，但前者并没有明显的针对性，严重程度也较轻。在非住院精神障碍患者中，人格障碍患者，尤其是反社会人格障碍患者的暴力攻击行为发生率最高，且年龄偏小。物质滥用与暴力攻击行为的关系也非常密切，并且常在社区发生暴力攻击行为。脑器质性疾病患者的暴力攻击行为是脑器质性疾病进一步发展的表现之一，其攻击行为的发生并不集中，一般危险性较小，但也有少数患者会出现极端的暴力行为。心境障碍躁狂发作时虽有易激惹、愤怒等情绪问题，但由于患者有较好的辨认能力可以抑制攻击冲动，因此严重的暴力攻击行为并不多见。抑郁发作时，暴力攻击行为的发生率较低，但是一旦发生，则为严重的暴力行为，并且攻击对象多指向家庭成员。

1. 精神分裂症与危害行为

精神分裂症作为一种最常见的重性精神障碍，也是精神疾病司法鉴定工作中最常见的精神障碍。国内的报道显示，精神疾病司法鉴定案例中的31%~50.9%被鉴定人诊断为精神分裂症。

（1）精神分裂症的危害行为特点：精神分裂症患者在感知、思维、情感和意志活动上存在严重的障碍，常在精神症状的影响下与周围环境产生各种冲突，出现各种危害行为。某些特定精神病性症状是暴力发生的重要预测因子，例如 TCO（threat/control/override）症状群，即患者觉得有人要伤害自己、别人能控制自己的思想，或者别人把想法强加到自己脑中。Swanson 等人发现具有 TCO 症状的患者的暴力发生率是无 TCO 症状患者的 2 倍。而且具有TCO 症状的女性精神分裂症患者出现暴力攻击行为的几率要显著高于男性。尽管如此，MacArthur研究却显示，妄想（即使是被害妄想或思维被控制感）与暴力无关，而服药依从性差和自知力缺乏可能是暴力行为的危险因子。

由于受精神症状的影响，精神分裂症患者的危害行为过程也常常有别于普通的犯罪行为，其主要特点如下：①实施危害行为诱因：患者常在无预谋、无准备的情况下实施危害行为。据调查 20.4%~60.2% 的患者在实施危害行为时具有突发性这一特点。②精神病性症状的影响：大多数患者治疗不规范、实施危害行为时处于发病期，常受被害妄想、命令性幻听、嫉妒妄想、思维被控制等症状支配，其中以被害妄想比率最高。③实施危害行为的动机：患者在实施危害行为时，多缺乏现实动机。④患者实施危害行为的工具多为随手可得的菜刀、水果刀、木棍等，很少花时间准备特定的工具。危害行为对象多为亲人或邻居等熟悉的人。对实施危害行为的时间地点无选择性，地点多为家中或家附近的地方，甚至是公共场所。有调查显示出院精神分裂症患者以陌生人为攻击对象的比例（10.7%）要显著低于普通人群（22.2%），暴力受害者中约 87% 为患者的家人或朋友。⑤患者的凶杀行为常手段残忍，持续时间短暂，多使用犯罪工具连续攻击受害人，不分打击部位和轻重，致死率高。⑥患者缺乏自我保护意识和行为，许多精神分裂症患者实施危害行为后滞留在现场附近，不知逃避，多数被现场抓获。多数精神分裂症患者的危害行为具有上述特征，但也有些患者，特别是偏执型精神分裂症患者有时也会实施有预谋、有准备的危害行为。

（2）精神分裂症危害行为类型

1）凶杀、伤害等侵犯他人生命安全的行为：精神分裂症可涉及各种类型的危害行为，但以凶杀案最为多见，占精神分裂症危害行为鉴定案例的 1/3~1/2。凶杀和伤害行为所占的总比例超过了 1/2。

2）强奸、猥亵等性侵犯，盗窃、抢劫、贪污等侵犯他人财产的行为也较为常见，多见于慢性精神分裂症患者。

3）其他犯罪行为：如纵火、投毒等，这些犯罪行为通常都是在精神症状的影响下实施的，在精神疾病司法鉴定中也较常见。

2. 人格障碍与危害行为

各种人格障碍（除精神病态者外）患者出现暴

力行为均与愤怒有关,以下几种环境可以激发愤怒:①怀疑、盲信、病态嫉妒或报复(偏执型人格障碍);②对抗与他人的身体接触(分裂样人格障碍);③不能忍受挫折,未得到预期的对待(表演型人格障碍);④无法缓解紧张不安的情绪,或是害怕失去(边缘型人格障碍);⑤感到被排挤(回避型人格障碍);⑥感到无聊、缺乏同情心、对权力的渴求(反社会型人格障碍);⑦引人注意(表演型人格障碍);⑧认知障碍和奇异经历(分裂型人格障碍)。

在各种精神障碍中出现违法犯罪行为者,以人格障碍最多,尤其是反社会人格障碍。一项针对22 790名罪犯进行的系统综述显示,反社会人格障碍在男性和女性罪犯中的患病率分别为47%、21%。反社会人格障碍者通常在18岁之前即出现各种品行障碍如抽烟、喝酒、逃学、斗殴、虐待动物、过早的性行为等。他们通常无视别人的或公众的利益,只顾满足自己一时的快乐和欲望,且往往不择手段;做事缺乏周密的计划,也从不考虑后果,这常导致其反复失业、待岗、转岗或多次离异,故而他们的工作、经济条件和个人生活极不稳定。他们缺乏责任感、不愿承担任何义务,与人交往中经常使用欺骗、说谎甚至暴力攻击手段,不肯对家庭尽起码的责任,缺乏罪恶感,屡教不改,不能吸取经验教训。由于社会适应能力差,反社会人格障碍者合并酒精或药物滥用比例高达85%,心境障碍、焦虑症、抑郁症检出率也较高。

精神病理(psychopathy)可通过精神病态量表(PCL-SV或PCL-R)来进行评定。精神病态患者以自我为中心、自大、撒谎、喜欢指挥操控他人、缺乏同情心、缺少情感交流、情感肤浅、冲动、行为控制能力差、缺乏长期的现实的计划、无责任心、常伴有多次犯罪记录。反社会人格障碍与精神病态在多个方面类似,但反社会人格障碍更偏向于社会适应不良,而精神病态则偏向于情感匮乏。

反社会人格及精神病态与犯罪密切相关,因为抑制个体出现暴力行为的特征(如同情心、紧密的感情羁绊、害怕受惩罚、罪恶感)恰恰是他们所缺乏的。他们的人格特征也解释了他们倾向于欺骗受害者,使用恐吓和暴力手段获取权利,控制他人。他们的冲动性和行为控制能力缺陷可能导致冲动性攻击行为,而其他特征(如缺乏同情心、情感肤浅)同样可能导致有预谋的攻击行为。

一般来说,人格障碍者暴力行为目的指向明确,因为人际关系差,常为了满足生活需求等低级需求而实施暴力危害行为,暴力攻击对象以邻居居多,实施危害行为后逃跑,有自我保护意识。人格障碍者常多次出现违法犯罪行为。Putkonen等人的研究发现,约80%的累犯者存在人格障碍,尤其以反社会型、偏执型和边缘型人格障碍较为突出。

3. 物质滥用与危害行为

物质滥用(酒精滥用最为常见)与犯罪密切相关。一项在英国的调查显示男性在押犯人中58%存在酒精滥用,女性约36%;男性定罪犯人中酒精滥用占63%,女性约39%。只有不到1/5的男性罪犯和1/3的女性罪犯声称自己从没接触过精神活性物质,50%男性定罪犯人在监狱中使用过精神活性物质。有研究还发现250名物质成瘾者中95%有过犯罪史。另据一项系统综述(34个研究被纳入,共7563名罪犯)显示,18%~30%男性罪犯,10%~24%女性罪犯存在酒精依赖或滥用,10%~48%男性罪犯,30%~60%女性罪犯存在物质滥用或依赖,均高于普通人群。对1966年在芬兰北部出生的婴儿(12 058名)进行的为期26年的随访也发现,男性酒精相关障碍者和男性精神分裂症共病酒精滥用者的犯罪率最高,且超过半数的精神分裂症犯罪人群同时伴有酒精问题。

当物质滥用和精神分裂症共病时,攻击性明显增加。有研究比较了共病患者及单纯精神分裂症患者后发现,共病患者更易出现攻击性(40.7%比9.5%),并且共病患者的既往犯罪史更高(74.1%比34.4%)。另外有研究显示,重性精神障碍患者的暴力犯罪率是6.98%,但如果重性精神障碍患者合并有物质滥用或依赖,其暴力犯罪率可增加到19.72%。同样物质依赖也会增加非重性精神障碍个体的暴力攻击倾向。物质滥用伴有人格障碍或适应障碍者的暴力发生率最高,可达43%。并且物质滥用与人格障碍的共病率非常高,据德国的研究显示,226名物质依赖者中人格障碍的患病率为59.5%,其中60%符合多个人格障碍的诊断标准,最常见的是反社会人格障碍达33.5%。物质滥用与其他精神障碍共病的现象也并非罕见,有研究显示,在350个阿片成瘾者中,55%伴有神经症或心境障碍,这在某种程度上又增加了患者的暴力风险性。

物质依赖者对成瘾物质往往存在强烈的渴求,为了获得成瘾药物或购买成瘾药物所需的金钱,成瘾者会不惜一切手段从事各种违法犯罪活动。如诈骗、盗窃、抢劫、贩毒、赌博、嫖娼和卖淫等,甚至出现故意伤害和凶杀行为,或参与黑社会团伙犯罪等。酒精中毒引起的社会问题主要有:犯罪,交通事故,以及使社会生产蒙受损失。除交通肇事外,酒精中毒个体涉及的犯罪以冲动性暴力犯罪为主,如故意伤害、抢劫、杀人、强奸等暴力犯罪。这可能与酒精对大脑的脱抑制作用有关。在欧美国家,强奸犯罪中13%~50%与饮酒有关,家庭暴力中所占的比例为45%~75%,杀人犯罪中的比例为28%~86%。慢性酒精中毒时,除暴力犯罪外,患者出现诈骗、偷窃、猥亵儿童等犯罪的比例也明显增高。

4. 癫痫性精神障碍与危害行为

癫痫性精神障碍犯罪率是否高于普通人群,研究结果颇不一致。近年来研究者们开始将研究重心转向研究癫痫发作不同时期出现的精神障碍与犯罪的关系。这样也就避免了单纯以"是"或"否"来回答"癫痫性精神障碍犯罪率是否高于普通人群"这一问题。研究结果表明暴力行为最多发生在癫痫发作后的精神障碍期,22.8%的暴力行为发生在这一时期(postictal psychosis,PIP),而4.8%的暴力行为发生在癫痫发作间歇时的精神障碍期(interictal psychosis,IIP),仅有0.7%发生在发作后的意识障碍期。癫痫性精神障碍患者可能出现杀人和伤害行为,且手段极其残忍。另外该类患者还会出现强奸和纵火等暴力行为。但有调查显示,癫痫性精神障碍患者的危害行为类型以偷窃和欺诈等侵犯财产的行为为主,这可能与癫痫导致的人格改变有关。

5. 精神发育迟滞与危害行为

1991年Hayes等的研究显示,在新南威尔士,接近2%的监狱人口智商低于70分,接近10%的监狱人口智商在边界水平(70~80分)。在美国,有报道称2.6%~39.9%的监狱人口存在智力缺陷。另据一项近期的系统综述显示,11 969名犯人中0.5%~1.5%存在智力障碍。还有研究显示,参加司法鉴定的164名精神发育迟滞者中22.1%

伴有反社会人格障碍。在高等级安全病房中智力缺陷者会表现出更高的躯体攻击性和焦虑抑郁水平,并且自尊更低。

山东精神疾病司法鉴定所的调查显示,近20年1683例刑事案例中,诊断为精神发育迟滞者占9.67%,排在第四位。国外报道此类患者最常见的危害行为类型依次为偷窃、性犯罪及纵火。在康复机构中进行的大样本调查显示,智力缺陷者的攻击行为发生率为51.8%,其中财产损害占24.4%,其次为躯体攻击占9.8%。实施性犯罪的智力缺损者性知识并不比无犯罪记录的智力缺损者低,甚至高于无犯罪记录的智力缺损者。但他们同时会伴有高度的歪曲认知,常常否认其行为会对受害者造成负面影响。精神发育迟滞者出现性犯罪的危险因素主要包括高辍学率、既往不恰当的性行为、人际关系差、缺乏改变动机等。

精神发育迟滞者的危害行为特点包括:动机单纯,常出于报复心理,行为幼稚,对结果缺乏预见。危害行为手法笨拙,多选择老幼体弱者为施害对象。

6. 心境障碍与危害行为

心境障碍躁狂发作时发生的危害行为类型以调戏、猥亵行为、扰乱社会治安行为为主,严重的杀人、强奸、抢劫较为少见。抑郁发作时出现的危害行为后果较严重。抑郁发作时犯罪类型以凶杀行为最为多见,包括扩大性自杀(受抑郁情绪的影响,为了把自己和家人从可怕的世界中解脱,便选择杀害家人然后自杀)和间接性自杀(通过杀害他人而被判死刑,从而达到自杀目的),以及受精神病性症状(被害妄想、关系妄想、嫉妒妄想等)影响出现的杀人行为。

心境障碍患者危害行为常常具有一定动机,危害行为前有准备。躁狂发作者易激惹,施害对象常选择陌生人;而抑郁发作患者的行为对象常为熟悉人或亲人,施害地点多选择在自己家中,或被害人家中,且危害行为类型以暴力犯罪为主。抑郁症患者案发后对待事件的态度与一般犯罪嫌疑人不同,抑郁发作患者作案后多投案自首或自杀。他们案发后出现自杀行为的几率较一般犯罪嫌疑人高,这可能与疾病相关的错误认知有关。

精神障碍患者的暴力危险性是否高于普通人

群,目前仍不得而知。各种研究结果也颇不相同。也有不少研究表明精神障碍患者更易成为暴力受害者而不是暴力发起者。物质滥用、既往暴力攻击史等会显著增加精神障碍患者的暴力危险性,故而更应该将关注的重心放在那些增加精神障碍患者暴力风险又可以干预的危险因子,并努力找到更好的解决办法降低精神障碍患者的暴力危险性。不同类型精神障碍,其犯罪类型及表现形式也各不相同,这也要求我们在司法鉴定工作中仔细辨别。

(王小平)

二、精神疾病司法鉴定程序与方法

精神疾病司法鉴定(或称法医精神病学司法鉴定、司法精神病学鉴定)是指在诉讼活动中,鉴定人运用现代精神医学和相关学科专业的基本理论、专门知识、技术方法和职业技能、执业经验,依法对当事人/被鉴定人的精神状态、行为能力(法律能力)以及相关的专门性问题进行检查、鉴别和判断,并提供鉴定意见的活动。从业时,要求严格遵循各种法律、法规,特别是一些司法鉴定的相关规定,如全国人大常委会《关于司法鉴定管理问题的决定》,司法部颁布的《司法鉴定程序通则》、《司法鉴定机构登记管理办法》、《司法鉴定人登记管理办法》、《司法鉴定文书规范》等。结合专业特点和工作实际,精神疾病司法鉴定也逐渐形成一整套较规范的鉴定程序与方法。

(一) 鉴定机构和鉴定人

不同于英美国家的专家证人制度,我国现阶段司法鉴定人均依托鉴定机构执业,鉴定时多采用鉴定人小组形式,由几名鉴定人代表所属鉴定机构共同出具鉴定意见。对开展精神疾病司法鉴定的鉴定机构一般要求:有三名以上法医精神病学司法鉴定人,其中至少一名具有高级专业技术职称(部分省市甚至要求均具备高级职称);按《司法鉴定机构仪器配置标准(2012.3.1)》配备有心理测量工具和脑电图或脑电地形图等仪器设备;遵从法律、法规和规章规定的其他条件。在认证认可工作被引入司法鉴定行业后,可能还会实行更严格的准入制度,如要求通过行业能力验证活动甚至要求获得满

意结果,或通过国家承认的认可与资质认定评审。而对本专业鉴定人,不论其是专职还是兼职,必须取得法医精神学鉴定类的"司法鉴定人执业证",并经司法行政机关审核登记、编入鉴定人名册;在执业期间还应接受司法鉴定人岗位培训、定期或不定期的继续教育培训。为储备后续力量,目前也鼓励那些尚不具备执业资格的人员采取鉴定助理形式部分参与或协助鉴定人工作,但不得代替鉴定人完成鉴定任务,当然更不能作为鉴定人签署鉴定文书。

(二) 委托与受理

精神疾病司法鉴定活动遵循《司法鉴定程序通则》对司法鉴定委托与受理的原则性规定,在实际操作中多接受司法机关的鉴定委托,有时也接受来自其他政府部门、公证机关、社会团体、律师事务所等委托,但基本上不接受个人委托。鉴定委托一般采用书面形式,电话、电传或口头委托最好也能在事后书面确认。司法鉴定机构在收到鉴定委托后,应适时与委托方进行充分的沟通,正确理解委托方的鉴定要求、目的或委托事项,核查送检材料(病史资料、旁证材料、讯问或询问及庭审笔录、既往鉴定的情况等)是否符合鉴定要求,审核自身机构的技术能力、仪器设备等资源是否满足委托方的要求,完成必要的受理前评估(合同评审)。对属于本机构司法鉴定业务范围,委托鉴定事项的用途及鉴定要求合法,提供的鉴定材料真实、完整、充分的鉴定委托,应当予以受理;对提供的鉴定材料不完整、不充分的,司法鉴定机构可以要求委托人补充,在补充齐全后可以受理。对符合受理条件的鉴定委托,应即时作出受理的决定;不能即时决定受理的,应当在7个工作日内作出是否受理的决定,并通知委托人;对通过信函提出鉴定委托的,应当在10个工作日内作出是否受理的决定,并通知委托人;对疑难、复杂或者特殊鉴定事项的委托,可以与委托人协商确定受理的时间;不能受理的,最好能书面说明所不受理的原因。决定受理后,应做好送检资料的接收记录,体现所送资料的类别、性质、类型(原件或复印件)、特殊标记(姓名、编号等)和数量等具体信息,及时与委托方签订委托鉴定协议书/合同;并在协议书/合同中确定鉴定完成期限和鉴定费用,约定鉴定报告发送方式,以及鉴定材料退还、处

置方式,选择满足委托方要求的鉴定项目和方法。遇需外出鉴定或进入相关场地的,可要求委托方提供必要的准备和保障。签订协议书/合同时还应向委托方对有关项目进行说明,协调解决委托方要求和协议书/合同条款之间的差异,以避免引起误解。

在委托与受理过程中,特别强调对委托方所提供资料的完整性和可采用性进行核查。委托方需提供的鉴定材料一般有:案情摘要、询问与讯问笔录或庭审记录,以及其他与案件有关的案卷材料;有关被鉴定人的调查材料与旁证材料,如性格特征、工作表现、特殊嗜好、人际关系、既往病史、医疗记录及其他有关检查检测结果、监管场所证明材料;原鉴定情况与鉴定文书等。送检材料应合法、真实,并尽量全面、充分,当事人向鉴定机构提供鉴定材料的,应取得委托人同意。送检资料不符合鉴定要求的,应按照《司法鉴定程序通则》要求不予受理;鉴定资料不完整或内容存在不一致的,应要求委托方补充相应资料或提供相关证明;送检资料对鉴定意见有重要影响的,必要时应进行验证;当送检资料不完整且委托方无法补充,或无条件对鉴定意见有重要影响的关键资料进行验证,但按照相关法律、法规要求必须进行鉴定的,应在合同和报告中予以注明。需要说明的是,协议/合同履行期间,需修改或变更协议/合同条款的,应重新进行协商与评审,并将确认的修改信息及时通知所有受到协议/合同条款变更影响的部门和人员,以便按照变更后的条款开展工作。

(三) 鉴定的实施与方法

在正式受理后,鉴定机构应及时指派或视委托方要求组织专人进行鉴定。

1. 鉴定组

鉴定小组一般由两名及以上鉴定人组成,其中至少一人应具有本专业高级技术职称。对重大、复杂、疑难案件的鉴定,至少有三名鉴定人,且其中至少一人具有正高级技术职称。

2. 鉴定方式

根据不同情况,法医精神病学鉴定可以选择直接鉴定、文证审查或缺席鉴定三种方式。在被鉴定人已死亡,根据送检材料足以进行鉴定的,

可以选择文证审查方式;当被鉴定人患有严重躯体疾病正在抢救、近期不能恢复,或其不在国内且近期不能回国,而依据送检材料足以进行鉴定的,可以选择缺席鉴定;其他情况下一般均应直接鉴定。

3. 鉴定过程

(1) 阅卷:在鉴定检查前,每个鉴定人都应进行详细阅卷,熟悉送检材料,为下阶段的调查与精神检查拟定针对性提纲。

(2) 调查:发现材料不完整的,鉴定人可要求委托方进行针对性的补充。必要时,鉴定人可在委托方的陪同下亲自进行一些相关的社会调查,可要求被调查人员在调查记录上签名;被调查人员拒绝签名的,鉴定人应当注明。调查时,应向被调查人员说明相关调查的目的与用途,打消其疑虑,取得良好的合作,必要时,征得被调查人同意的情况下可以进行同步录音、录像。

(3) 鉴定检查

1) 对被鉴定人进行精神检查时,应当通知委托方或被鉴定人的近亲属或者监护人到场。鉴定文书中"在场人员"项即指此类人员。但应注意,到场并不意味着其人一定要在鉴定检查室内。

2) 精神检查应该在安静和保证安全的室内进行,尽量避免外界的干扰。室内陈设应简单,无任何可供充当武器的物品。且应随时保持警惕,防范被鉴定人突然冲动伤人、自伤等。

3) 按照《精神障碍者司法鉴定精神检查规范(SF/Z JD0104001-2011)》进行精神检查。由一名鉴定人担任主检人,其他鉴定人协助主检人,必要时可补充检查,并及时记录。必要时,可以对鉴定检查过程进行录音、录像。检查过程中,鉴定人应自我介绍,并告知被鉴定人的权利如拒绝回答问题,以及拒绝回答或不合作对鉴定意见的影响,要同时告知被鉴定人鉴定目的与用途、鉴定意见的后果等。不能因为担心其知道后可能会伪装或夸大症状、或加大不合作程度而放弃告知,以免引起不必要的法律纠纷。当然,委托方有特殊要求的除外。

精神检查的基本方法是观察和交谈。

A. 观察:观察贯穿整个检查过程,内容包括一般健康状况、衣着、仪表、步态、面部表情,与周围的

人有无眼神接触,有无自发言语、言语是否连贯、是否可以理解,有无异常姿势或动作,情感反应如何。缄默或不能进行有效的言语交流者,观察则是唯一可供选择的精神检查手段。

B. 交谈:言语交流是了解被鉴定人感知、思维、注意、记忆、智力及内心情感体验的重要途径。应围绕精神检查的内容逐步深入地展开对话和言语交流。在启动阶段,常以"请谈谈你的一般情况"这种不设定回答范围的开放式提问开始,来了解其个人与家庭的基本情况、情绪状态与反应方式、对言语的理解与合作程度,以便选择进一步的交谈方式。对合作者,在以后的交谈中仍宜多采取开放式提问,让其充分表达自己的内心想法;对话语太多者,应采用半开放式问题,以限定其回答的范围;而对不合作者,则往往需要采用封闭式提问,以启动以后的对话。在深入阶段,则应围绕精神检查的基本内容展开。多采取半开放式的提问引导对方谈出自己的真实感受。应深入询问,不放过任何疑点,反复验证和澄清症状,详细了解事件发生过程,其对行为性质、后果的认识,评估精神症状对事件的关联程度等。在结束阶段,主要是给其最后陈述机会,如问"你还有什么要说吗?"或"你还有什么要求"。对于某些不合作的对象,有可能在最后时刻说出他们想要说的心里话。整个检查过程的时间一般不应短于 30 分钟。

4) 除体格检查外,还应视情况对被鉴定人进行必要的影像学检查或脑电图检查、心理测验、毒物分析等。但这类检查可利用其他机构检查结果,但使用时必须当对此进行必要的审查与分析,判断结果的真实性和可靠性。

5) 讨论:检查完成后,鉴定小组应综合前阶段发现进行讨论,针对委托要求形成鉴定意见。每个鉴定人均应充分发表自己意见并如实记录,有不同鉴定意见的应当注明。

4. 专家会鉴

如遇疑难、复杂的技术问题,或鉴定人对鉴定意见存在重大分歧时,可以聘请外部专家会鉴;对涉及多学科知识和技术手段的鉴定案例,也可以聘请有关专家协助鉴定。但专家意见仅供鉴定人参考,不能直接作为鉴定意见使用,且所外聘的专家不得在鉴定文书上签字。

5. 鉴定标准、技术规范

本专业一般从事精神状态鉴定(包括因果关系评定、医疗纠纷鉴定)、行为/法律能力评定(包括刑事责任能力、民事行为能力、诉讼能力、受审能力、服刑能力、性自我防卫能力、受处罚能力、受劳动教养能力、作证能力等)、涉及精神科的伤残评定及损伤程度评定、劳动能力评定等业务,鉴定所依据的技术标准、技术规范也不少。如《精神疾病司法鉴定暂行规定》(1989)、《人体重伤鉴定标准》(1990年)、《道路交通事故受伤人员伤残评定(GB18667-2002)》、《劳动能力鉴定职工工伤与职业病致残等级(GB/T16180-2006)》、《医疗事故处理条例》(2002)、《人身损害受伤人员误工损失日评定准则(GA/T 521-2004)》、ICD-10、CCMD-3、《精神障碍者刑事责任能力评定指南(SF/Z JD0104002-2011)》、《精神病犯服刑评定指南(SF/Z JD0104003-2011)》,还有部分技术规范正在逐渐制订与推出之中,某些鉴定机构甚至在个别项目上自编出更细致的方法。应注意的是,上述方法的适用范围与合理运用。

6. 鉴定文书

鉴定文书是鉴定过程和鉴定意见的书面表达形式。鉴定文书的制作应当规范,一般应按《司法鉴定文书规范》要求,参照其"司法鉴定文书示范文本"中司法鉴定意见书格式制作[详见"司法部关于印发《司法鉴定文书规范》和《司法鉴定协议书(示范文本)》的通知"]。因故不能作出诊断或者评定的,应在鉴定文书中说明理由。鉴定文书经由具有本专业高级技术职称的司法鉴定人复核,由主管业务的负责人或授权签字人签发后方可正式印发,且在规定或双方约定的鉴定期限内完成并及时发出。

7. 鉴定时限

指自受理委托鉴定之日起至发出鉴定文书之日止的时间。司法鉴定时限一般为 30 个工作日,法医精神病学专业鉴定时限可适当延长,延长时间一般不得超过 30 个工作日。司法鉴定机构与委托人对完成鉴定的时限另有约定的,从其约定。在鉴定过程中补充或者重新提取鉴定材料所需的时间,不计入鉴定时限。

8. 鉴定中止

委托人、被鉴定人、必要的知情人,应当在约定的日期到约定地点参与鉴定,违反约定的,鉴定暂时中止。此外,如在鉴定中发现仍需委托方补充材料的,自提出补充材料的通知发出之日起,至收到补充材料之日为止,鉴定也暂时中止。鉴定中止时间一般不得超过30个工作日。

9. 鉴定终止

遇下列情形,可终止鉴定事宜。需要时应退回有关鉴定材料,并书面通知委托方。司法鉴定机构可根据终止的原因及责任,酌情退还有关鉴定费用。

(1) 委托人要求终止鉴定的;

(2) 委托人提供的鉴定材料不真实或者取得方式不合法的;

(3) 出现不可抗力致使鉴定无法继续进行的;

(4) 委托人不履行司法鉴定协议书规定的义务或者被鉴定人不予配合,致使鉴定无法继续进行的;

(5) 确需补充鉴定材料而无法补充的;

(6) 鉴定人发现自身难以解决的技术问题的;

(7) 委托人拒绝支付鉴定费用的;

(8) 司法鉴定协议书约定的其他终止鉴定的情形。

10. 补充鉴定

当委托方增加新的鉴定要求,或发现所委托的鉴定事项有遗漏的,或委托方在鉴定过程中又提供或者补充了新的鉴定材料时,可以进行补充鉴定。补充鉴定应由原鉴定人作出,且补充鉴定文书是原鉴定文书的组成部分。因司法鉴定机构自身原因所出现的鉴定文书中鉴定事项遗漏并非补充鉴定,应收回原鉴定文书作废后重新制作。

11. 重新鉴定

遇下列情况可启动重新鉴定:

(1) 原司法鉴定人不具有从事原委托事项鉴定执业资格的;

(2) 原司法鉴定机构超出登记的业务范围组织鉴定的;

(3) 原司法鉴定人按规定应当回避没有回避的;

(4) 委托人或其他诉讼当事人对原鉴定意见有异议,并能提出合法依据和合理理由的;

(5) 法律规定或者人民法院认为需要重新鉴定的其他情形,如原鉴定人之间鉴定意见存在重大分歧、存在虚假鉴定情况等。

重新鉴定一般由其他鉴定机构进行,接受重新鉴定的鉴定机构的资质应高于原鉴定机构。经委托人同意,也可以委托原司法鉴定机构,由其指定原司法鉴定人以外的其他符合条件的司法鉴定人进行。

12. 联合鉴定或专家委员会鉴定

对在国内有重大影响、或特别疑难、复杂,或前几次鉴定意见存在重大分歧的案例,根据司法机关的委托或者经其同意,司法鉴定主管部门或司法鉴定行业组织可以组织由多家鉴定机构参加的联合鉴定,但目前仍未见具体办法。此外,我国个别省市尚存在精神疾病司法鉴定专家委员会,不可否定的是,在原历史条件下,该委员会制度为解决当地重大、疑难及有争议案件的鉴定,确实起到过一定作用,但其已与现行司法鉴定制度明显冲突,顺应潮流进行相应变革已在所难免。

13. 保密、回避与出庭

相关内容限于篇幅在此不再赘述。

(蔡伟雄)

三、刑事责任能力的评定

刑事责任能力(criminal responsibility)又简称责任能力,是犯罪构成要件中犯罪主体的必要条件之一。是指一个人辨认和控制自己行为的能力,亦即一个人辨认自己行为的性质、意义和后果并自觉地控制自己行为的能力。具体来说,刑事责任能力是指行为人构成犯罪和承担刑事责任所必需的,行为人具备刑法意义上的辨认和控制自己行为的能力。这有别于负刑事责任,后者是指实施危害行为的行为人所必须承担的法律责任。对于一般公民来说,只要达到一定的年龄、生理和智力发育正常,就具有了相应的辨认和控制自己行为的能力,从而具有刑事责任能力。依照我国现行法律责任能力的核心内容就是辨认能力和控制能力。

（一）辨认能力

辨认能力是指行为人对自己行为在刑法上的意义、性质、作用、后果等分辨认识能力，也可以认为是指行为人对行为的是非、是否触犯刑法、危害社会的分辨识别能力。具体地说，是行为人对危害行为是否意识其行为的动机、要达到的目的、为实施目的而准备或采取的手段、在法律上的意义、是否预见行为的后果、是否理解犯罪性质等。正常人犯罪都有其明确的动机、目的，并能判别其行为的性质是否正当和合法，知道行为对社会、对自身造成的危害结果等，因此理解自己的行为本身是在干什么，也能够理解自己的行为可能造成的结果。处于发病期的精神障碍患者，其辨认能力往往受到不同程度损害，其危害行为往往受精神症状的支配或影响。辨认力损害主要可以从以下几个方面寻找证据：

1. 实施危害行为的动机目的荒谬离奇，脱离现实

如受妄想等精神症状的影响，把亲朋当做仇敌，把亲戚朋友的善意看做阴谋陷害，而对亲戚朋友实施报复杀人或伤害；或接受幻觉支配盲目杀人。或由于思维逻辑障碍如杀人是试试用刀砍头是否会真的引起人死亡，而实施不可思议的凶杀行为。

2. 歪曲危害行为的性质

如抑郁症患者的扩大自杀，将自己最亲近的人如子女或配偶杀害，认为是为了帮助他们解脱痛苦。

3. 对危害行为的后果缺乏认识

杀人抵命是普通人都知道的常识，精神障碍患者常对严重后果抱无所谓态度，若无其事地泰然处之，因此不采取任何自我保护措施。

（二）控制能力

控制能力是指行为人具备选择自己实施或不实施为刑法所禁止、所制裁的行为的能力，即具备决定自己是否以行为触犯刑法的能力，主要受到意志和情感活动的影响。在精神疾病司法鉴定中，对精神障碍患者的控制能力进行判断，往往难以准确把握，可从下列几方面考虑。

1. 社会和生活功能的受损程度

一般认为控制能力损害程度与社会和生活功能的受损程度成正相关。即控制能力严重受损时，常完全不能适应正常的社会生活；轻度损害者对社会生活影响程度相对较轻。

2. 自知力

自知力丧失程度及主观上感到痛苦的程度往往与控制能力损害程度成正相关。

3. 自我保护能力

对危害行为过程的自我保护能力亦常反映个体的自我控制能力水平。如病理性冲动一旦出现就难以自制，因此反映在对作案对象、时间、地点不加选择，缺乏良好自我保护者，其控制能力受损较严重，反之较轻。

4. 既往行为方式

既往反复多次出现攻击暴力等危害行为，能一定程度反映个体的控制能力下降。

（三）辨认能力和控制能力的关系

控制能力的存在以辨认能力的具备为前提，也就是说丧失辨认能力的人，也就没有刑法意义上的控制能力。因此法学标准是根据辨认能力或控制能力的择一说，而不是两者具备。只要确定某人丧失辨认能力，他也就不具备控制能力；只有在辨认能力存在的前提下，才需要确认其控制能力状况。

（四）精神障碍患者责任能力的评定依据

刑事责任能力评定是精神疾病司法鉴定的主要内容之一。在我国，精神障碍患者出现危害行为时，刑事责任能力评定主要依据是我国《刑法》（1997年）第18条规定："精神病人在不能辨认或者不能控制自己行为的时候造成危害结果，经法定程序鉴定确认的，不负刑事责任。尚未完全丧失辨认或者控制自己行为能力的精神病人犯罪的，应当负刑事责任，但是可以从轻或者减轻处罚。间歇性的

精神病人在精神正常的时候犯罪,应负刑事责任。醉酒的人犯罪应当负刑事责任。"根据这个规定,是否为精神病是评定责任能力的医学标准,是否有辨认或控制自己的行为的能力是评定的法学标准。在我国精神疾病司法鉴定实践中,刑事责任能力的评定是按照医学标准与法学标准相结合的原则进行的,两者缺一不可。

1. 医学诊断

由于行为人是否患有精神障碍是正确评定其刑事责任能力根本所在,因此,确立医学诊断,准确把握刑法中"精神病"一词的含义和范围极为重要。《刑法》中"精神病",并无立法解释,可以基于广义去理解的。也就是说,《刑法》第18条中的"精神病"涵盖了精神病学所有精神障碍。但是,在刑法理论界,乃至精神疾病司法鉴定实践中,对《刑法》第18条中"精神病人"的理解往往存在一定的分歧。有些人倾向于把《刑法》第18条中"精神病人"理解为精神科领域所有精神障碍,也有些人倾向于把《刑法》第18条中"精神病人"理解为精神分裂症、心境障碍等重性精神障碍。认为只有重性精神障碍患者的精神功能障碍才会导致其辨认或控制行为的能力损害或完全丧失,而非精神病性精神障碍患者,一般都不会因精神障碍而丧失辨认或控制行为的能力。因此,只有重性精神障碍患者才可能成为《刑法》第18条规定的"精神病人"。由于《刑法》第18条中"精神病人"既包括丧失辨认力或控制力的"精神病人",也包括了"未完全丧失辨认力或控制力的精神病人",因此,还是将《刑法》第18条中的"精神病人"作广义解释为宜,不管是严重的精神障碍患者还是非精神病性的精神障碍患者都属于《刑法》第18条中所说的"精神病人"。这样并不会把具有限定刑事责任能力的精神障碍患者错误地当做完全无刑事责任能力精神障碍患者对待的问题,因为对"精神病人"认定仅仅是解决了被鉴定人刑事责任能力评定的医学标准问题,要认定其是否属于完全无刑事责任能力之人,最终还要依据心理或法学标准来解决。但应除外反复出现危害社会行为的人格障碍患者,尤其是反社会人格障碍患者。

精神疾病司法鉴定时,要判定行为人是否属于《刑法》第18条中的无刑事责任能力或限定刑事责任能力的"精神病人"。首先,应假定被鉴定人的精神是正常的,并具有足够的理由对其危害行为负责任,除非相反的情况得到证明,即有足够的证据证明被鉴定人患有某种精神障碍。其次,要时刻警惕先入为主的临床诊断思维,即先假定就诊的患者存在某一精神科问题或障碍,而寻找相关证据加以证明。这有可能是精神科临床诊断存在过度诊断,而精神疾病司法鉴定诊断存在漏诊的原因之一。最后,精神障碍的种类多种多样,患不同种类的精神障碍患者的刑事责任能力状况也可能存在着一些不同;而且就患同一种类的精神障碍而言,处于不同疾病阶段的病情严重程度不同,患者的刑事责任能力状况也可能有相当的不同。因此精神疾病司法鉴定人除就行为人是否患有精神障碍做出鉴定外,还应对患者危害行为时的病情严重程度作出判断。

2. 责任能力

根据《刑法》第18条相应条款,我国刑事责任能力评定分为无责任能力、限定责任能力和完全责任能力三级。

(1)无责任能力:《刑法》第18条规定:"精神病人在不能辨认或者不能控制自己行为的时候造成危害结果,经法定程序鉴定确认的,不负刑事责任。"其医学标准是"精神病人",法学标准是"不能辨认或者不能控制自己的行为",即完全丧失了辨认或控制力。鉴定实践中,与大多数国家的刑事立法一样,我国也是采用医学标准与法学标准相结合的原则评定"精神病人"的责任能力。如果患者精神障碍的诊断成立,实施了刑法禁止的危害社会行为,其危害行为是基于精神病理症状,或与精神病理症状直接相关,一般可评定为无责任能力。如某精神分裂症患者在命令性幻听的支配下将一陌生人杀害;癫痫患者在意识障碍状态下实施的危害行为,此时患者的危害行为是精神病理症状的直接结果,均应评定为无责任能力。对于此类患者的责任能力评定分歧较少。分歧最多的情况是,处于精神障碍发病期或慢性期的患者实施了危害社会行为,其危害行为又不完全是基于精神病理症状,而是部分出于生理需要,或是存在某些常人能理解的现实矛盾或冲突作为危害行为的诱发因素。如处于发病期的精神分裂症患者流落街头,由于饥饿而抢劫食物,患者也知道自己的行为是违法的,抢劫时能够利用时机、地点。此时的责任能力评定，有些鉴定医生会因为患者处于发病期，而可以评定为无责任能力。而实际上，处于发病期的精神分裂症患者，尽管其符合无责任能力的医学标准，由于其危害行为与其精神病理症状无直接因果关系，患者对危害行为的性质、后果有一定认识，即患者实施危害在行为时存在辨认能力或控制能力，因此不符合无责任能力的法学标准，应评定为有责任能力。但考虑到疾病对患者精神功能整体性的破坏，势必削弱了其辨认能力或控制能力，应可以评定为限定责任能力。

（2）限定责任能力：限定责任能力又称部分责任能力，介于无责任能力和完全责任能力之间。我国新《刑法》第 18 条规定："尚未完全丧失辨认或者控制自己行为能力的精神病人犯罪的，应当负刑事责任，但是可以从轻或减轻处罚"。这就是目前我国限定责任能力评定的理论依据。其医学标准是"精神病人"，法学标准是"未完全丧失辨认或者控制力"。精神疾病司法鉴定实践中，对处于早期或不完全缓解状态的精神分裂症等重性精神障碍患者，轻至中度精神发育迟滞或器质性精神障碍遗留的人格改变等患者，实施危害行为时常评定为限定责任能力。实际上这是把限定责任能力的医学标准与无责任能力的医学标准区别开来，单以医学标准作为责任能力的评定标准。这不符合《刑法》第18 条的立法精神，即医学标准与法学标准相结合的评定原则。《刑法》第 18 条中限定责任能力的医学标准与无责任能力并无不同，仍然是"精神病人"，其区别在于法学标准"未完全丧失辨认或者控制力"，因此把握法学标准是限定责任能力评定的关键。

总之，限定责任能力的评定是精神疾病司法鉴定实践中最为复杂的难点之一。一方面司法部门对于限定责任能力评定结果的要求过高。他们期望鉴定医生给予限定责任能力更准确的量化，如限定责任能力程度，是限定 30%、50%还是 70%；另一方面由于精神障碍本身的复杂性，就目前的认识水平，鉴定医生尚难以作出如此明确的结论。这样势必对法院的办案人员提出了更高的要求。他们不可能单纯依赖鉴定结论就作出量刑决定，而是要根据案件的具体情况全面分析才能作出合理合法的裁决。同样，限定责任能力的评定也对鉴定医生提

出了新的课题，如哪些条目可以用来评定法学标准，是否可编制相关的责任能力量表来评定辨认或控制能力的损害程度。上述问题，除理论探索外，系统的科学研究必不可少。

（3）完全责任能力：《刑法》第 18 条中规定："间歇性的精神病人在精神正常的时候犯罪，应负刑事责任。醉酒的人犯罪应当负刑事责任。"其医学标准是"间歇性的精神病人和醉酒的人"，法学标准是"精神正常"，即具有完整的辨认力或控制力。在我国司法精神病学中，"间歇性的精神病"通常包括了心境障碍、各种原因导致的意识障碍、癔症性精神病、精神分裂症的完全缓解状态等。一般认为此类精神障碍患者在间歇期缓解较为彻底，与正常人无明显差别，属于"精神正常"的自然人，存在完整的辨认能力或控制能力，因此其实施危害社会行为时属于有责任能力主体。"醉酒的人"中的醉酒通常是指普通醉酒，而不包括复杂性醉酒和病理性醉酒，后者属异常醉酒，是"精神病"的范畴。

（五）刑事责任能力评定中存在的问题

1. 责任能力评估前是否要评估被鉴定的受评能力（fitness）

我国精神疾病司法鉴定实践中，责任能力评定前均未作受评能力评估，只有部分进入诉讼过程的精神障碍患者被要求作受审能力评定。而鉴定实践中，对于一些不合作或由于精神症状难以与鉴定医生合作的被鉴定人，鉴定医生仅仅根据案卷资料和既往病史资料或短期观察作出责任能力评定结论是否合理，对被鉴定人是否公平，是否符合法律的基本精神？值得我们思考。尤其是在委托单位提供的材料不全面的情况下，鉴定医生能否对这类缺乏受评能力被鉴定人作出科学的鉴定诊断和责任能力判定，值得怀疑。目前多数发达国家司法精神医学评估中通行的做法是，在评定被鉴定人刑事责任能力前，均需做受评能力的评估，以判断被鉴定人是否能与鉴定医生合作？是否了解鉴定程序？是否理解责任能力评定的性质意义和后果？如果被鉴定人没有受评能力，一般会由法官裁定留司法精神病医院或指定医院治疗至有受评能力后，再作责任能力评估。

2. 责任能力评定应该"二分法"还是"三分法"

依照我国《刑法》第 18 条规定，刑事责任能力

评定是分为完全责任能力、限定责任能力和无责任能力"三分法"。首先"三分法"理论上更为客观科学，使未完全丧失辨认和控制能力的精神障碍患者可以评定为限定责任能力，而减轻处罚；但"三分法"使得鉴定医生所作结论的一致性降低，分歧增加；同时"三分法"对鉴定人素质和司法精神病学鉴定能力提出更高要求，要求鉴定结论更科学、更准确，而目前学科水平和我国鉴定人素质还难以满足这一要求。因此，我国有必要进一步强化司法精神医学亚专科培训和鉴定人准入制度，以提高鉴定人素质；进一步完善和强化精神疾病司法鉴定领域的纠错机制，如公安、检察和法院的技术部门可以联合设立司法鉴定意见审查复核制度，以降低鉴定错误发生的概率，同时减轻鉴定人心理压力。

3. 精神障碍患者发病期的责任能力评定

一些处于发病期的精神障碍患者实施了危害社会行为，其危害行为又不是基于精神病理症状，而是出于现实或生理需要，或是存在某些常人能理解的现实矛盾或冲突作为危害行为的诱发因素。如没有完全缓解的精神分裂症或轻度精神发育迟滞患者的盗窃行为，由于需要钱用而实施盗窃，患者也知道自己的行为是错误的、违法的，盗窃时能够利用时机、地点。此时的责任能力评定，有些鉴定人会因为患者处于发病期，推断其辨认能力或控制能力存在一定损害，而评定为限定责任能力。但也有鉴定人认为，这些患者尽管其符合限定责任能力的医学标准，但由于其危害行为与其精神病理症状无直接因果关系，患者对危害行为的性质、后果有认识，即患者在实施危害行为时存在辨认能力或控制能力，因此不符合限定责任能力的法学标准，应评定完全责任能力。很显然，后者更有说服力，鉴定医生不能因为被鉴定人有病即推断其有辨认能力和控制能力损害，而陷于"有病无罪"论。国内个别鉴定医生甚至将反社会或边缘人格障碍者实施的抢劫或盗窃行为评定为限定责任能力，理由是人格障碍也是精神障碍诊断之一符合限定责任能力的医学标准，且这类患者实施危害行为时冲动，存在控制力减弱符合限定责任能力的法学标准，似乎理由充分，完全符合《刑法》第18条中的有关规定。须知，如果这样评定，监狱中将近一半暴力罪犯都可以获得减轻处

罚，其后果必是天下大乱。因此许多国家的立法明确规定将人格障碍尤其是反社会人格障碍剔除在精神错乱无罪辩护之外。同样我国《刑法》第18条中也明确规定醉酒的人犯罪应当负刑事责任，哪怕醉酒者实施危害行为时存在控制能力减弱，因为《刑法》的主要目的之一是预防犯罪。

4. 责任能力与辨认能力和控制能力的关系

目前世界上影响最大的责任能力评定标准仍然是英国的《McNaghten条例》。该条例评定责任能力时只依据行为人危害行为时的辨认力，即认知能力损害作为精神错乱无罪辩护的标准，而不考虑控制能力。其主要原因是认知能力损害的评估比控制能力的评估易于把握；其次单一标准的评估，比两个标准综合评估以辨认力即认知能力损害为主，结合考虑控制能力的评估的分歧较少，评定者间的一致性较高。其次是欧美国家的庭辩制度相对完善，责任能力最后由法官裁定，减少分歧可以减少大量无效辩护。在我国精神疾病司法鉴定实践中，刑事责任能力的评定是依据《刑法》第18条，遵从医学标准与法学标准相结合的原则。但由于我们的法学标准同时考虑行为人危害行为时的辨认能力和控制能力，无疑增加了主观因素对责任能力评定的影响，尤其是对于控制能力的评定，不同的评定者对同一案例做出不同的判断亦在情理之中，因此明显增加了评定者间的分歧。

另外我国精神疾病司法鉴定中对辨认能力丧失的判定也较为宽松，例如精神分裂症等重性精神障碍患者实施危害行为时存在关系妄想或嫉妒妄想等精神症状，如果这些精神症状与危害行为存在相关性，即可能认为该患者丧失了辨认能力，而判定为无责任能力。但如按《McNaghten条例》规定即可判定为有责任能力，因为《McNaghten条例》对辨认能力丧失的判定极为严格。该条例规定当被告的犯罪行为是由于其妄想所致时，其责任能力决定于妄想是否真正存在，妄想内容是否与犯罪行为一致。如被告相信某人企图杀害他，而将对方杀死，才认为被告丧失了辨认能力，可免于惩罚。如果仅仅是相信某人损害他的名誉或财富，而致对方于死地，认为被告辨认能力没有完全丧失，而不能免于惩罚。因此《McNaghten条例》的相关内容仍值得在我国精神疾病司法鉴定中借鉴。

5. 责任能力评定工具

为了减少责任能力评定过程中的意见分歧,有研究者试图制定责任能力标准化评定工具。如罗杰斯刑事责任能力量表,国内蔡伟雄等的限定责任能力评定量表等。但哪些条目可以用来评定辨认能力,哪些条目可以评定控制能力?责任能力评定量表各条目是否可以简单相加?是否可以根据责任能力评定量表的划界值确定责任能力的等级?也就是说评估工具的信度和效度仍有很大的争议。目前多数欧美国家通行的做法仍是以鉴定医生的经验评估为主,只不过,作出评估结论前,医生会尽可能多地列举支持的理由和证据。基于此,医生有时也会使用某些标准化评估工具,把评估结果作为支持责任能力评定结论证据之一。对于某些复杂或重大案例,法官判决前要与鉴定医生作多次沟通,并要求医生出庭作证,接受质询。

精神疾病司法鉴定实践中,对于鉴定医生来说,不能完全依赖标准化的评定工具,为了减少评定结论的偏差,最好有一个半定式的责任能力评估指南。鉴定医生可以根据指南,按步骤和内容,较全面地收集有关资料,获得与责任能力评估有关的各项信息,在作责任能力结论时尽可能减少鉴定医生的主观影响因素。

6. 责任能力鉴定意见是否需要法官裁决

我国公检法机关对于医生鉴定结论的采信度高达 80% ~ 90%。一旦被鉴定人鉴定为无责任能力,除了极少数有争议或社会影响重大的案件会送检察和法院复核处理外,一般均由公安部门直接采信处理。无责任能力的精神障碍者要么被送精神病专科医院或安康医院治疗,要么直接释放回家。这看起来鉴定医生似乎对被鉴定人的处置有较大的话语权,但实际上对鉴定医生构成了巨大的压力,因为这样势必会要求医生的鉴定结论必须准确科学,而事实上,限于精神科本身发展的水平和局限性,精神障碍的错诊或漏诊难以避免,因此无法保证鉴定意见绝对客观科学。

目前国际通行的做法仍是鉴定医生对被鉴定人评估后,向法官提呈鉴定诊断和责任能力意见报告,报告中会尽可能多的列举支持鉴定意见的理由和证据,使法官采信鉴定人的评估意见。被鉴定人也可以委托律师由不同的鉴定医生作多次鉴定提请法官参考,法官可以要求鉴定医生出庭作证或辩论,最后由法官作责任能力的最终裁决。

(王小平)

四、民事行为能力的鉴定

民事行为能力的鉴定是司法精神病鉴定的一个重要内容,我国目前司法精神病领域中关于民事行为能力鉴定研究较少,许多问题尚待研究。

(一) 精神病患者民事行为能力的分级

对精神病人民事行为能力的划分,不同国家的法律有不同规定,有的国家分为有民事行为能力和无民事行为能力两种情况,俗称二分法;有的国家,包括我国,分为民事行为能力、限制民事行为能力和无民事行为能力三种情况,俗称三分法。毫无疑问,我国的司法精神病鉴定应该依照三分法,《中华人民共和国民法通则》第十三条是指导划分的法律依据。民事行为能力的鉴定分为一般民事能力鉴定和具体民事能力鉴定,对一般民事行为能力鉴定当然需要依照三分法;对具体民事行为能力的鉴定,有的学者认为给予有民事行为能力和无民事行为能力两种鉴定结论,作者同意这个意见,依据是《中华人民共和国民法通则》第十三条第二款:"不能完全辨认自己行为的精神病人是限制民事行为能力人,可以进行与他的精神健康状况相适应的民事活动;其他民事活动由他的法定代理人代理,或者征得他的法定代理人的同意。"这条法律条文直接说明了限制民事行为能力人的法律能力状态,限制民事行为能力是三分法区别于二分法的特殊情况,因此可以这样解读:这个法律条款是一般民事行为能力三分法的核心。然而,这个法律条款说明了限制民事行为能力的精神病人对于具体的民事活动,只可以用二分法评估:要么可以参加,要么由他的法定代理人代理,没有第三选项。

问题是,绝大多数民事行为能力的案例都是针对具体民事行为能力,例如,王建等对 55 例民事行为能力鉴定的研究中发现,要求宣告一般民事行为能力只有 9 例,而要求评价具体民事行为能力则有 46 例;又例如,曹葳等报道了 197 例民事行为能力鉴定,所有都是具体民事行为能力鉴定,曹葳等认为,对具体行为能力的评定应该使用二分法,尽管如此,他们的鉴定结论中限制民事行为能力的鉴定结论有 25 例,占全部鉴定案例的八分之一。对于这个问题的一个例子:离婚能力,李植荣有很好的阐述:"作为诉讼能力的评定直接涉及能否出庭参与诉讼,限制行为能力的评定给法庭的处理带来不便,故我们在 2001 年以后的离婚案鉴定中不再作限制行为能力的评定,对基本上具有行为能力的被鉴定人判定为有行为能力。但考虑到精神疾病具有反复发作的倾向,且离婚判决无疑对精神病患者是一个强烈的刺激,可能会引起病情波动或加重病情,我们对未完全治愈的被鉴定人,在判定有行为能力时,还附带说明这一特点,并建议法庭应让其监护人协助出庭参与诉讼。这样做的目的除了方便法庭裁定外,还考虑到尊重精神障碍患者,尤其是作为被告的精神障碍患者的人权,但又通过监护人协助使他们不至于在诉讼中利益受损。"需要指出的是,民事行为能力鉴定的绝大多数案件是具体民事行为能力鉴定。国内多数学者认为具体民事行为能力评定不宜用限制民事行为能力作为鉴定意见。

(二) 民事行为能力鉴定的难点

民事行为能力的评定至少有如下两个难点,一是被鉴定人对行为后果的预测,二是鉴定涉及民事事件对其他人的影响。

最高人民法院《关于贯彻执行〈中华人民共和国民法通则〉若干问题的意见(试行)规定》:"4. 不能完全辨认自己行为的精神病人进行的民事活动,是否与其精神健康状态相适应,可以从行为与本人生活相关联的程度、本人的精神状态能否理解其行为,并预见相应的行为后果,以及行为标的数额等方面认定。5. 精神病人(包括痴呆症人)如果没有判断能力和自我保护能力,不知其行为后果的,可以认定为不能辨认自己行为的人;对于比较复杂的事物或者比较重大的行为缺乏判断能力和自我保护能力,并且不能预见其行为后果的,可以认定为不能完全辨认自己行为的人。"这两个条文是评价民事行为能力的基本依据,然而,在具体工作中,如何把握这两个条款,确实存在许多问题。例如,有一个有房产的健康老人,在一部分子女的簇拥下来

做精神疾病司法鉴定,老人清楚地说明了自己的房产情况,说明自己立遗嘱的打算,房产不给另一些子女的理由,鉴定结论是老人没有精神异常。不久,这位老人又在另一些子女的簇拥下,再次来做鉴定,在房产没有改变的情况下,老人立遗嘱的打算改变了,说明了另一些子女也可以得到一部分房产的理由,鉴定结论还是没有精神异常。试想,这位老人如果原本有精神障碍,被鉴定为有遗嘱能力,另一些子女没有得到房产,鉴定机构就有可能成为另一些子女的诉讼对象。由此可见,行为能力的有无,很重要的一个评判标准是看行为结果对相关利益人的影响及他们的态度。根据实际工作情况和法理学知识,在法院工作的马强认为,对部分无民事能力人签订的合同应该认可,被认可的重要条件是合同的结果。在鉴定时预测被鉴定人行为的结果,是评定行为能力的重要因素,但是对行为后果的预测常超越了鉴定工作者的能力。

民事行为能力鉴定涉及的案情十分复杂,有许多是家庭内部的纠纷,是非曲直说不清楚。鉴定原因是评定民事行为能力的一个重要因素。为了说明问题,举出两个案例。

例 1　对 A 女士诉讼能力的鉴定。

A 女士是一位独身无业的精神分裂症患者,没有监护人,姐弟五人,行三,有两个姐姐,两个弟弟。由于父母遗留房屋拆迁款分配争议,两个姐姐把两个弟弟告上法院,法院在审核案情时发现 A 女士也是财产的法定受益人,也应该参加诉讼,因此要求对 A 女士进行诉讼能力鉴定。法院称,如果 A 女士没有诉讼能力,法院将不受理这个民事诉讼。在鉴定过程中,A 女士显现出大量的精神病症状,关于 A 女士的诉讼能力评定,鉴定人依据如下三个问答,问:"你有机会合法地得到一些来自你父母的财产,愿意得到吗?"答:"愿意。"问:"得到这些财产的条件是参与一场官司,你同意参与吗?"答:"同意。"问:"得到大笔钱以后你怎么支配?"答:"慢慢花。"尽管 A 女士是严重的精神分裂症患者,鉴定结论是 A 女士具有诉讼能力,因为 A 女士对财产、诉讼以及对财产处置等问题的基本态度符合她的利益,也符合正常人的态度。

例 2　张波等报道:"被鉴定人代某,女,74 岁,要求鉴定其有无遗嘱能力,被鉴定人对自己拥有的财产情况表述清楚,当问其财产如何分配时,被鉴

定人称要将其与配偶共有的财产全部给其孙儿,而此时被鉴定人的配偶已部分丧失劳动和自我照料能力,如果完全按照被鉴定人的遗愿,其配偶的合法权益被剥夺,违反了《中华人民共和国继承法》的有关规定。如果完全按照被鉴定人的意愿订立遗嘱,则该遗嘱就难以在被鉴定人死后发挥效力。但如果据此就判定被鉴定人无遗嘱能力,又与民事行为能力鉴定标准不符,对此,我们认为,在对待这类案例时,应以民事行为能力鉴定标准为准,即被鉴定人是否能了解某种民事行为的性质和后果,并行使权利和承担义务。对于遗嘱内容的合法性,通过对遗嘱订立者的解释,可以使其改变遗嘱内容,而不能判定为无或限定遗嘱能力。对于这一案例,通过对被鉴定人的解释,使其认识到她的财产分配有不符合法律规定的地方,她表示愿意修改她的财产分配方式,最后鉴定结论为该被鉴定人有遗嘱能力。"与代女士相比,A 女士行为能力可能更差,但是,代女士的评定颇费周折,A 女士的评定十分简单。除了案由的不同以外,对案件涉及不同利益的认识,也是决定评定结果的重要因素。

(三) 民事行为能力鉴定的标准

《中华人民共和国民法通则》和最高人民法院《关于贯彻执行〈中华人民共和国民法通则〉若干问题的意见(试行)规定》对民事行为能力评定的规定,是对总体民事行为能力鉴定的依据,但是对于各个具体民事行为能力的鉴定,这些法律规定的依据显得很抽象。关于各个具体民事行为能力的鉴定,张钦廷等提出了一些很有意义的考察内容:

评定遗嘱能力需从以下几方面进行分析:①能够理解自己正在立遗嘱,并了解遗嘱内容的意义和影响;②能够清楚表达立遗嘱这一行为的意义;③知道自己财产的主要情况和基本数额,并知道哪些人对自己财产有要求以及他们与自己的关系;④当排除某一个对其财产有要求的人时,应能提出合理的理由;⑤对亲属或财产有要求者没有任何精神病态的妄想或精神病态的怀疑;⑥意识清楚,并有完好的记忆力;⑦必须不受他人不适当的影响,如过分关心、献媚、欺骗、恫吓或威胁;⑧在订立遗嘱时,必须不受任何药物(包括酒类)的影响,以免遗嘱失真或被曲解。

合同能力主要考察被鉴定人是否具有:①理解交易的本质和结果;②采取与交易相关的合理行为;③了解交易的特性;④理解或同意缔约。

结婚能力主要考察被鉴定人对婚姻的实质性辨认能力,及能否建立并维持正常夫妻家庭生活。可以从下面几方面进行考虑:①是否理解夫妻关系、婚姻契约的本质;②当事人双方是否了解夫妻在家庭中的地位;③当事人是否知道双方都有各用自己姓名的权利;④当事人是否知道双方都有生产、工作、学习和社会活动的自由;⑤当事人是否知道夫妻在婚姻关系存续期间所得的财产,一般归夫妻共同所有;⑥当事人是否理解由于结婚而带来的责任和义务,如抚养教育子女、夫妻相互扶养。

评定离婚能力一般以被鉴定人的具体情况和周围社区的观点作参照,不能用鉴定人的观点作对照。评定时可注意考虑下列内容:①当事人是否清楚离婚的性质和意义;②当事人是否清楚离婚后的生活安排和打算,离婚后出现生活困难如何应付;③当事人是否清楚若要求子女判给自己抚养时如何负担子女的生活费和教育费;④当事人对夫妻共同财产的分配意见及债务的处理意见;⑤当事人对配偶是否有精神病态的怀疑或妄想;⑥当事人在具体表述时是否受精神病态的影响而出现超出常理的观点。

北京司法鉴定业协会通过的《北京市司法精神病学法律能力鉴定指导标准》里的相关标准规定:"民事行为能力是指行为人能够通过自己的行为,取得民事权利和承担民事义务,从而设立、变更或终止法律关系的资格,亦即一个人的行为能否发生民事法律效力的资格。通常分为一般民事行为能力和特定民事行为能力,前者指当事人在取得民事行为能力资格后,直至这种资格消亡和终止的整个过程中,该当事人对自己参加的所有民事活动所实施的行为,具有辨识和意思表达能力;后者指当事人在涉及某一项或某几项民事活动时,对自己相关的辨识和意思表达能力。

评定原则:根据医学要件和法学要件综合评定。医学要件确定被鉴定人是否为精神病人,法学要件判定被鉴定人是否理解其民事行为的实质及能否正确表达其真实意思,即结合认识要件和意志要件。还需依据被鉴定人鉴定当时的精神疾病的性质、疾病所处阶段、疾病的严重程度、疾病对其认知、意志行为可能产生的影响,及该精神障碍在今后相当一段时间可能发展的状况进行综合评定。

广义的民事行为能力分为"完全"、"限制"、"无"三级,对特定的民事事务的行为能力分为"完全"和"无"二级。

完全民事行为能力是指被鉴定人有能力以自己的行为取得和行使法律所允许的任何权利,并能承担和履行法律义务。评定条件:符合下列条件之一的:①不能建立精神障碍诊断;②虽然能够建立精神障碍的诊断,但精神症状对相应民事行为能力无影响,符合以下各条目:a. 完全理解该民事行为代表的意义和性质及对自己带来的后果和影响;b. 理解相应民事行为的法律程序;c. 能够自主行使该民事事务的权利及承担相应的民事义务;d. 具有保护个人利益的能力;e. 能够自主做出主客观相一致的意思表达。

无民事行为能力是指被鉴定人不能以自己的行为取得民事权利和承担民事义务。评定条件:能够建立精神障碍诊断,且受精神症状的影响,丧失了对相应民事事务的民事行为能力,符合以下条目之一的:a. 不能理解民事行为代表的意义和性质及对自己带来的后果和影响;b. 不能理解民事行为的法律程序;c. 不能自主行使民事事务的权利及承担相应的民事义务;d. 丧失了保护个人利益的能力;e. 不能自主做出主客观相一致的意思表达。

限制民事行为能力是指被鉴定人的民事行为能力不完全,受到一定限制,但是可以进行与其精神健康状况相适应的民事活动。评定条件:能够建立精神障碍诊断,但受精神症状的影响,不能完全辨认民事事务中自己的权利和义务,符合以下条目之一的:a. 不能全面理解民事行为代表的意义和性质及对自己带来的后果和影响;b. 不能全面理解民事行为的法律程序;c. 不能全面自主行使民事事务的权利及承担相应的民事义务;d. 不能全面保护个人利益;e. 不能全面自主做出主客观相一致的意思表达。

（罗小年）

五、精神损伤的鉴定

（一）精神损伤的概念

精神损伤(mental damage,mental impairment)在司法精神病学中有广义和狭义之分,前者指个体受到外来物理、化学、生物或心理等因素的伤害后,大脑功能活动发生紊乱,出现认知、情感、意志和行为等方面的功能障碍或缺损。这一概念不仅包括了器质性的伤害因素和损伤结果,也包括了非器质性的伤害因素和损伤结果,器质性损伤结果通常涉及"精神伤残",因此,广义的精神损伤包括了精神伤残。

狭义精神损伤的基本概念与广义精神损伤并无区别,但其所涉及的鉴定对象通常仅指依据人体损伤程度鉴定标准、并涉及刑事诉讼的当事人。这类案件较精神伤残更早问世,大多由纠纷事件的心理因素所引发,因而,多属功能性精神障碍。狭义的精神损伤不包括精神伤残,后者涉及的鉴定对象通常是工伤、职业病、道路交通事故或意外受伤者,鉴定目的是为了落实社会各类保险和理赔法规,而不是追究肇事方的刑事责任。

在精神损伤鉴定实践中,常需要澄清受害人损伤后遗的一系列问题,如损伤是否对受害人的日常生活和社会功能造成影响、影响程度及其影响时间(短暂还是长期,甚至终身)等,常常需要从"致残"或"残疾"的性质和程度来判断,而目前我国的人体损伤程度鉴定标准主要"以致伤因素对人体直接造成的原发性损伤为依据",因此难以对"损伤"与"伤残"两种情况照顾周全(前者为过程,后者为结局),因此,精神损伤案件涉及赔偿的具体问题时,目前多采用精神伤残的标准(如《道路交通事故受伤人员伤残评定》(以下简称《道标》)或《劳动能力鉴定职工工伤与职业病致残等级》(以下简称《工标》)来评定。

狭义的精神损伤在老一辈司法精神病学者的观念中由来已久,因此,本章节主要对狭义精神损伤的有关内容进行概述。

（二）精神损伤的鉴定任务

实施精神损伤鉴定时,通常有以下几个方面的鉴定任务,有的也是精神损伤案件中委托方可能提出委托事项:

1. 明确有无精神损伤

也就是要澄清是真性精神损伤还是伪装的精神损伤? 这是法医精神损伤学中需要解决的首要

问题。由于精神损伤案件往往涉及当事人的切身利益,且部分案件是双方矛盾激化的结果,往往有多种因素参与,因此,对这类案件的鉴定必须考虑双方在纠纷过程中夹杂的多种复杂因素。鉴定人首先应具有识别伪装精神损伤的技术和方法,这也是司法精神病学工作者的基本技能之一(详见本章"诈病"节)。

2. 澄清精神损伤的性质

在排除伪装之后,对已经建立的精神损伤诊断确定是器质性还是功能性?由于精神损伤案例有相当一部分涉及颅脑损伤或头部外伤史,需要明确精神损伤是否由颅脑损伤这一器质性因素所致。而且,颅脑损伤所致的器质性精神障碍的临床表现十分复杂,同一部位的损伤可以表现出不同的临床征象,不同部位的损伤又可导致相同的临床症状,司法精神病学的鉴定人对颅脑损伤的临床表现相对比较生疏,加上神经科学与精神病理现象之间关系的研究资料相当有限,因此,要明确是器质性损伤还是功能性损伤不是一件容易的事情,需要有扎实的临床基本功和丰富的鉴定实践经验。另外,器质性精神损伤的表现类型是多种多样的,还必须明确是哪一类器质性精神损伤?是智力还是记忆缺损?是人格改变还是精神病性障碍?是重性的还是轻性的?精神障碍的临床表现能否用器质性因素来解释?若不能,是否属于功能性精神损伤?是哪一类功能性精神损伤?这些问题都是要在鉴定中必须澄清和解决的。因此,需要鉴定人熟练掌握各类精神损伤的临床特征及诊断依据。

3. 确定精神损伤的关联关系

在精神损伤鉴定中最关键的环节是要明确精神损伤与伤害因素之间的关联关系,即便是器质性精神障碍也需要澄清是由本次伤害因素所引起,还是被鉴定人在本次伤害因素发生前就具有的病变。因此,即使是器质性损伤也不一定存在直接关联关系,可能与本次受伤仅有部分关联关系,或无关联关系。在功能性精神损伤中,从伤害因素发生至鉴定时的各个环节和各种情形都有可能对被鉴定人的临床表现产生影响,甚至家人的呵护、周围人的语言、态度都可能对被鉴定人的精神状态造成一定

影响。因此,鉴定人必须掌握精神损伤关联关系中各种错综复杂的因素。

4. 评定精神损伤的程度

在做出专业评估与诊断之后,需要根据相关的评定标准做出精神损伤等级的判断,如各种程度的《人体损伤程度鉴定标准》、《道标》、《工标》等。不同的标准对精神损伤的判断原则和依据有一定差别,这些标准中的术语与精神病学的专业名词也常常不吻合,加上标准本身有不尽完善之处,尤其对精神损伤的评定条款比较原则性,可操作性不强,也增加了这类鉴定任务的难度。因此,鉴定人必须熟练掌握各种评定标准的内涵,尤其是与精神损伤有关的条款,要深刻领会、灵活运用,才能让使用鉴定结论的执法人员准确理解和采信。

5. 估算被鉴定人的后续治疗费用及护理依赖

对被鉴定人所做出的精神损伤鉴定报告,是被鉴定人的赔偿依据,法庭或有关部门有时要求估算被鉴定人的后续治疗费用,尤其是被鉴定人在伤后出现过精神障碍或接受过精神病专科医院治疗者。若被鉴定人未曾接受过治疗、而又存在有可治性的精神障碍,一般建议被鉴定人先在专科医院治疗,待完成系统治疗后(一次系统治疗一般以三个月为宜),再根据被鉴定人的病情需要、当前正在使用的治疗药物或其他治疗方法和在治疗期间必要专科检查等情况给予后续治疗费用的估算。若被鉴定人因精神障碍有护理依赖,还需根据《工标》的护理依赖评定标准或中华人民共和国公共安全行业标准(GA/T800—2008)中华人民共和国公共安全行业标准(GA/T800—2008)《人身损害护理依赖程度评定》中的"精神障碍者护理依赖程度评定"方法对被鉴定人的护理依赖程度进行分析说明和判断,如全护理、部分护理依赖(大部分时间或小部分时间需要护理)、无护理依赖等。目前,我国对"后续治疗"和"护理依赖"鉴定事宜还没有列入法医精神病鉴定的执业范围,当遇到此类委托要求时,可以"咨询意见书"的形式出具专业评估意见。

(三) 精神损伤的诊断

在精神损伤鉴定中应严格把握所使用的标准,这是作为法庭证据所必需的。现行的专业诊断标

准是《中国精神障碍分类与诊断标准》(第三版)(以下简称 CCMD-3)或《国际疾病和相关健康问题分类第十版(ICD-10):精神与行为障碍分类》。

精神损伤的临床表现可归纳为器质性与功能性两大类,后者更多见,主要原因是当诊断为器质性精神损伤时,当事人的躯体损伤程度常早已达到刑事处罚肇事方的条件,无须精神损伤的鉴定意见。因此,只有当躯体损伤不构成刑事处罚肇事方条件时,才有可能委托精神损伤的鉴定。此种情况意味着被鉴定人的精神障碍很可能是功能性的。因此,此处重点讨论功能性精神损伤问题。

1. 功能性精神损伤(功能性精神障碍)的诊断

CCMD-3 中所列举的多数功能性精神障碍的诊断名称几乎在精神损伤中均可遇见。比较多见的功能性精神损伤诊断类型主要有:

(1) 应激相关障碍:包括急性应激性精神病(反应性精神病)、急性应激反应、创伤后应激障碍、适应障碍。

(2) 癔症:包括癔症性分离障碍、癔症性转换障碍。

(3) 神经症:包括躯体形式障碍、焦虑症、赔偿性神经症等。

(4) 内因性精神病:如精神分裂症、偏执性精神障碍、双相障碍、抑郁症等。

长期从事精神科临床的医生对以上功能性精神障碍的诊断标准都比较熟知,此处不再赘述。

2. 诊断功能性精神损伤需注意的问题

功能性精神损伤通常夹杂赔偿和主观因素,使临床症状更为复杂。

(1) 应激相关障碍:精神损伤案件中诊断最多的类型,约占功能性精神损伤的 33.7%(91/270),近些年来这类诊断有泛化或滥用趋势。原因是多方面的,一是鉴定人对诊断标准把握不严,如"反复发生闯入性的创伤性体验重现和梦境、持续的回避"等症状,均可因当事人对事件处理不满或检查询问方式不当或暗示而显现。长期从事普通精神科临床的医生容易将当事人对纠纷事件的烦恼和困惑当成是应激病态。除适应障碍系持续困难处境引发外,通常需要"剧烈的"、"超强的"精神创伤或生活事件才能做出应激相关障碍的诊断,不宜将相互

打斗的某一方在事后表现的不良情绪随意诊断为应激相关障碍,因为这类应激对双方都同样存在,且大多不具有"异乎寻常的威胁性或灾难性心理创伤"的特征。二是某些专业书对此类诊断标准越来越宽泛,这种宽泛对司法精神病学来说,可能引发较多的问题。三是此类障碍的临床表现常有较多的主观性(除反应性精神病外),缺乏经验的鉴定人常常难以识别。

(2) 癔症:精神损伤中比较多见的诊断类型,约占功能性精神损伤的 21.9%(59/270)。其临床表现不再是应激性事件的常形(所谓"常形"是从症状表现上能看到应激事件的特征),而是内心冲突的变形,即易病个体通过潜意识将情绪症结转化成精神或躯体障碍;从症状表现上不再能看到应激事件的原形。有相当一部分当事人在心理创伤的初期可能确有癔症发作,但之后可能夹杂主观成分,甚至是故意做作,需要鉴别。

(3) 赔偿性神经症:多年来国际、国内对赔偿性神经症一直缺乏统一的概念和诊断标准,CCMD-3 中也未列出该诊断,给精神疾病司法鉴定工作造成一定的困难。但是,在精神损伤鉴定中这类案例比较多见,不可回避。由于赔偿性神经症的患者常常表现出多种难以解释的精神、神经症状,有的类似神经症或癔症样表现,但有时又有主观意识的成分。因此,常与伪装、癔症互为混淆。然而,这三种表现所赋予的法律意义是显著不同的,应当在法医精神鉴定中将它们区分开来。以下是赔偿性神经症(前者)和诈病(后者)的鉴别要点。

1) 起病形式:前者的症状通常在受伤后即出现,且持续存在;后者通常在外伤的原发症状缓解后有一段正常期,症状间断出现。

2) 对鉴定检查的态度:前者通常无视觉回避行为;后者由于伪装心理而常有视觉回避,低头或看别处,不敢与检查人员的目光对视,常故意拖延作答。

3) 临床表现:前者表现为在一定症状的基础上的夸张和做作;后者常主动暴露症状,急于在医生面前表现自己的症状,且症状具有无中生有、瞬间冒出来的特点,没有发展过程。

4) 症状特点:前者的症状较为固定,且比较单一,随诉讼过程而持续存在,少有变化或波动,且无明显场合性;后者的症状不稳定,随环境、对象不同

而发生变化,具有明显的波动性和多样性。

5)暗示对症状的影响:前者虽对暗示治疗的效果不佳,但症状一般不随暗示发生显著变化;后者对暗示治疗无效,可随专业人员检查中的语言暗示而表现出明显变化。

6)症状表现与社会功能障碍之间的相关性:前者因症状而表现为相应社会功能的受损,其程度与其精神障碍严重程度相符;后者的社会功能受损程度则与其所表现出的障碍明显不符,比实际症状重得多。

7)预后:前者的症状与诉讼过程中的矛盾与对立有着平行关系,在获取赔偿后,症状逐渐消失;后者的症状忽隐忽现,在被揭穿后,或因达到目的后很快消失。对于这类涉讼要求赔偿的病例,需要尽早处理,力求一次彻底解决,持久的诉讼过程对受害人症状的消除极为不利。

(4)内源性精神病:在精神损伤鉴定中并不少见,这类疾病的病因虽然还不清楚,但一般认为它们发生、发展的主要原因乃由于患者自身的内在素质。因此,有"内源性精神病"、"内因性精神病"之说。尽管个体内在素质对疾病的发生起主要作用,但心理社会因素(创伤事件的精神应激因素)在这些疾病的发生、发展过程中作为一种诱发因素也是不容忽视的。但应特别注意,在很多情况下,病史所提供的应激事件或其他创伤因素并无内在联系,只是时间上的巧合,甚至在"事件"发生之前即已存在精神障碍。此时,需要对当事人的病情和应激因素做全面的了解和评估,以明确应激因素对当事人病情的影响程度。

虽然精神损伤鉴定中,时常出现功能性精神障碍的诊断,但在我国人体损伤和伤残标准中,没有功能性损伤的评定条款(均只涉及器质性损伤)。因此,诊断为功能性精神障碍时,不宜评定损伤或伤残程度,仅适宜实施关联关系和劳动能力或残疾程度鉴定。

(四)精神损伤的关联(因果)关系

过去将因果关系分为三等:直接因果、间接因果和无因果关系。随着社会的需要和学科的发展,因果关系的等级越分越细,甚至可以用百分度计算伤害因素参与度,但由于精神病学的发展水平有限,大多数精神障碍的病因不明,这种参与度的计算只是相对客观和量化。根据我国法医学发展的要求,并参照世界卫生组织《国际功能、残疾和疾病分类》中有关因果关系的分级方法,将精神障碍与伤害因素(或伤害方影响因素)之间的关联(或因果)关系分为"完全作用(直接关联)"、"轻微作用(轻微关联)"、"次要作用(小部分关联)"、"同等作用(部分关联)"、"主要作用(大部分关联)"、"无作用(无关联)"六个等级。

1. 完全作用(直接关联关系)

完全作用是指被鉴定人的精神障碍由伤害方("伤害方影响因素"更确切)直接造成,且没有证据表明其他影响因素在该精神障碍中的作用。符合以下条件之一者可评定为直接关联关系:

(1)伤害因素在被鉴定人精神障碍的发生、发展和转归中起着决定性作用,精神障碍的症状是由伤害因素直接造成,且缺乏被鉴定人个体内在因素(躯体和心理素质)及患方影响因素的证据。

(2)目前还没有足够的医学证据表明其他影响因素在被鉴定人所患精神障碍中的作用,而伤害因素在该精神障碍中的作用又是非常明确的。

2. 主要作用(大部分关联)

主要作用是指伤害方影响因素在被鉴定人的精神障碍发生发展中的作用比受害方影响因素大。

3. 同等作用(部分关联)

同等作用(部分关联)是指伤害方影响因素在被鉴定人的精神障碍发生、发展中的作用与受害方影响因素相当或等同。

4. 次要作用(小部分关联)

次要作用(小部分关联)是指伤害方影响因素在被鉴定人的精神障碍发生发展中的作用比受害方影响因素小,但比轻微作用大。

5. 轻微作用(轻微关联)

轻微作用(轻微关联)是指伤害方影响因素在被鉴定人的精神障碍发生发展中的作用不大,但没有理由认定伤害因素在该精神障碍的发生发展过程中完全无关。

从主要作用到轻微作用,伤害方影响因素对被鉴定人的精神障碍都有一定影响,但并非直接作用,而是有其他因素的参与,以下情形属于该范畴的关联关系:

(1) 诱发关系:指被鉴定人本身具有一定的发病基础或曾经发生过类似的精神障碍,伤害因素促使尚未发生的精神障碍显现出来,或使得已经缓解了的精神障碍再度发生,即诱发精神障碍的首次发作,或诱发原有精神障碍的复发,但后者的认定更应谨慎。

(2) 增荷关系:指被鉴定人本身存在未完全缓解的精神障碍,在伤害因素的作用下,使原有的精神障碍明显加重,即加重关系。

(3) 转因关系:伤害因素对被鉴定人的精神障碍非直接作用,而是因原发因素继发出另外一个伤害因素,进而导致精神障碍。

(4) 转嫁关系:伤害因素没有直接作用于被伤害的对象,而是伤害因素引起的精神应激因素影响与被伤害者有直接血缘关系或亲密关系的另一个个体(被鉴定人),致使其出现精神障碍。此时精神障碍的个体是伤害因素的间接对象。

(5) 辅因关系:指伤害因素在精神障碍发生发展中的作用并不突出(如应激事件小),但有一定的辅助作用,有理由认为个体的心理功能(如个体心理素质或伤前精神状况)也存在一定缺陷,该关系有时与诱发关系难以区分。

6. 无作用(无关联关系)

无作用(无关联关系)是指伤害因素与被鉴定人的精神障碍之间缺乏关联性依据。符合下列情形之一者评定为无关联关系:

(1) 被鉴定人的精神障碍在伤害因素发生之前即已存在,被鉴定人及其家属明知在伤害因素出现前已存在精神障碍,而故意隐瞒病史;或精神障碍的早期症状不易为人所知,在伤害因素发生后被误以为是伤害因素的结果。

(2) 被鉴定人的精神障碍与伤害因素在发生的时间上只是一种巧合,如被他人打一巴掌后表现出肝豆状核变性等遗传性疾病的病症。

(3) 在一次伤害事件后出现的精神障碍已经缓解,在另一因素的引导下又出现了与前次伤害因素无关的精神障碍。

(五) 精神损伤程度评定

目前我国尚无独立的精神损伤程度评定标准,但在《人体损伤程度鉴定标准》中涉及精神损伤的评定条款。因此,本节就这些条款的评定原则做简要阐述。

1. 定义及基本原则

我国最高人民法院、最高人民检察院、公安部、国家安全部、司法部联合发布《人体损伤程度鉴定标准》(2014 年 1 月 1 日正式实施,以下简称"《损伤标准》")仍将人体损伤分为重伤、轻伤、轻微伤三个程度,这三个程度的定义分别如下:

重伤:指使人肢体残废、毁人容貌、丧失听觉、丧失视觉、丧失其他器官功能或者其他对于人身健康有重大伤害的损伤,包括重伤一级和重伤二级。

轻伤:指使人肢体或者容貌损害,听觉、视觉或者其他器官功能部分障碍或者其他对于人身健康有中度伤害的损伤,包括轻伤一级和轻伤二级。

轻微伤:指各种致伤因素所致的原发性损伤,造成组织器官结构轻微损害或者轻微功能障碍。

从上述三个程度的定义可以看出,人体损伤都是针对器质性损伤的,且该标准在附录6.3中已明确规定:"本标准所称的损伤是指各种致伤因素所引起的人体组织器官结构破坏或者功能障碍。反应性精神病、癔症等,均为内源性疾病,不宜鉴定损伤程度。"这里的反应性精神病、癔症应当理解为"功能性精神障碍(非器质性损伤所致)",提示凡是损伤后出现的功能性精神障碍都不应评损伤程度,而只评定关联关系和(或)劳动能力。

该标准对"伤病关系处理原则"也做了明确规定:"损伤为主要作用的,既往伤/病为次要或者轻微作用的,应依据本标准相应条款进行鉴定";"损伤与既往伤/病共同作用的,即二者作用相当的,应依据本标准相应条款适度降低损伤程度等级,即等级为重伤一级和重伤二级的,可视具体情况鉴定为轻伤一级或者轻伤二级,等级为轻伤一级和轻伤二级的,均鉴定为轻微伤";"既往伤/病为主要作用的,即损伤为次要或者轻微作用的,不宜进行损伤程度鉴定,只说明因果关系。"

2. 精神损伤程度评定

《损伤标准》的"损伤程度分级"只在"重伤一

级"中提到一条与精神损伤有关的条款："5.1.1e)重度智能减退或者器质性精神障碍,生活完全不能自理"。然而,该标准在附录 B(规范性附录)"功能损害判定基准和使用说明"对颅脑损伤中的智能减退分为"极重、重度、中度、轻度、边缘状态"五级:

极重度智能减退:IQ 低于 25;语言功能丧失;生活完全不能自理。

重度智能减退:IQ 为 25～39;语言功能严重受损,不能进行有效的语言交流;生活大部分不能自理。

中度智能减退:IQ 为 40～54;能掌握日常生活用语,但词汇贫乏,对周围环境辨别能力差,只能以简单的方式与人交往;生活部分不能自理,能做简单劳动。

轻度智能减退:IQ 为 55～69;无明显语言障碍,对周围环境有较好的辨别能力,能比较恰当的与人交往;生活能自理,能做一般非技术性工作。

边缘智能状态:IQ 为 70～84;抽象思维能力或者思维广度、深度机敏性显示不良;不能完成高级复杂的脑力劳动。

根据该标准附录 B"功能损害判定基准和使用说明"对颅脑损伤中的智能减退划分五级的内容理解,各种程度的智能减退不可能只有重度智能减退才构成损伤程度,其他智能减退也应该构成相应损伤程度,可以此类推,重度及极重度智能减退均为重伤一级;中度智能减退应构成重伤二级;轻度智能减退应构成轻伤一级,边缘智力状态(轻度认知障碍)应构成轻伤二级;理由是:①器质性智能减退(无论程度轻重)一般都是在脑挫裂伤的基础上发生的,后者通常已构成重伤;②中度或轻度智能减退一般都对伤者的社会功能构成了较大影响,不可能不构成损伤程度和损伤等级;③该标准既然列出不同程度的智能减退,不可能没有相应的损伤程度和等级。

此外,该标准对器质性精神障碍也做了明确规定,指出"器质性精神障碍有明确的颅脑损伤伴不同程度的意识障碍病史,并且精神障碍发生和病程与颅脑损伤相关。症状表现为:意识障碍;遗忘综合征;痴呆;器质性人格改变;精神病性症状;神经症样症状;现实检验能力或者社会功能减退。"器质性精神障碍中虽然没有"器质性情感障碍",但该标准中提及《道路交通事故受伤人员伤残评定》(GB

18667,以下简称《道标》)及《劳动能力鉴定-职工工伤与职业病致残等级》(GB/T 16180,以下简称《工标》)"对于本文件的应用是必不可少的",而《工标》界定的"精神病性症状"包括"突出的妄想、持久或反复出现的幻觉、病理性思维联想障碍、紧张综合征、情感障碍显著,且妨碍社会功能"5 个方面。而"器质性癔症"则应根据该附录 B6.4 的规定:"本标准未作具体规定的损伤,可以遵循损伤程度等级划分原则,比照本标准相近条款进行损伤程度鉴定";又根据本学科一般将癔症归类轻性精神障碍的范畴,因而,"器质性癔症"通常应比照"神经症样症状"进行评定。

有关《损伤标准》"精神损伤程度"上述内容是基于作者对该标准的理解而言,由于这些理解的内容在该标准中均未提及,在正式运用时有可能出现分歧意见、甚至引发纠纷问题;好在精神损伤案件中,凡是事件导致的器质性精神障碍一般都无需通过精神损伤的评定来决定对方的法律责任,因为凡是能导致器质性精神障碍者,通常其颅脑损伤或躯体损伤足以构成严重的躯体损伤,即其颅脑或躯体损伤足以达到重伤标准,无需通过精神损伤来判定其损伤程度,只有在躯体损伤达不到重伤或轻伤时,还需要精神损伤的鉴定来确定对方的责任,此种情况,大多数是功能性精神障碍,或不能用其大脑或躯体损伤来解释的器质性精神障碍,后者大多系被鉴定人本身有器质性疾病的基础,此时,一般需要评定此次事件对被鉴定人精神障碍的参与度。但是,事件引发的器质性精神障碍有时需要评定被鉴定人的损伤残疾程度或劳动能力丧失程度和(或)医疗依赖、护理依赖程度。此时,因无法按照该标准评定,而需按照该标准所指出的"《道路交通事故受伤人员伤残评定和《劳动能力鉴定-职工工伤与职业病致残等级》对于本文件的应用是必不可少的"的理念操作,即这类鉴定一般按照"伤残"标准予以评定。因此,该标准没有对有些精神损伤的内容作出具体规定,对精神损伤的鉴定不会造成太大的问题。但为了将该标准落实到本专业,并方便同行们理解,本专业内部应当有与该标准配套损伤等级规定,因而,对不同程度的精神损伤需做进一步简要阐述。

(1)重伤一级:《损伤标准》虽在"重伤一级5.1.1e 重度智能减退或者器质性精神障碍,生活完全不能自理"，但在智能减退中规定"重度智能减退:IQ 为 25~39;语言功能严重受损，不能进行有效的语言交流;生活大部分不能自理"，因此，可以理解为"极重度和重度器质性智能减退和器质性精神障碍，导致生活完全不能或大部分不能自理者"均应属于重伤一级。除器质性智能损害外的其他器质性精神障碍中，器质性谵妄、器质性精神病性障碍及部分器质性情感障碍综合征等容易出现极重度或重度器质性精神障碍的社会损害程度。

(2) 重伤二级:根据该标准附录 B"功能损害判定基准和使用说明"对颅脑损伤中的智能减退划分五级的内容理解，"中度器质性智能减退和器质性精神障碍，导致生活部分不能自理者和(或)对周围环境辨别能力差，只能以简单的方式与人交往者"应归属于重伤二级。除器质性智能损害外的其他器质性精神障碍中，器质性遗忘、器质性精神病性障碍、部分器质性情感障碍综合征及部分器质性人格改变等容易出现中度器质性精神障碍的社会损害程度。

(3) 轻伤一级:"轻度器质性智能减退和器质性精神障碍，对职业和人际交往等方面的社会功能构成明显影响，或不能从事伤前的技术性工作者"应归属于轻伤一级。除器质性智能损害外的其他器质性精神障碍中，部分器质性遗忘、部分器质性精神病性障碍、部分器质性情感障碍综合征、部分器质性人格改变及器质性癔症与器质性神经症样综合等可能表现出轻度器质性精神障碍的社会损害程度。

(4) 轻伤二级:"轻度认知功能损害(边缘性智能或记忆损害)或轻微器质性精神障碍，对职业和人际交往等方面的社会功能构成一定影响，或抽象思维能力或者思维广度、深度机敏性不良;不能较好地完成伤前从事的高级复杂的脑力劳动和技术性工作者"应属于轻伤二级。除器质性智能损害外的其他器质性精神障碍中，部分器质性情感障碍综合征、部分器质性人格改变及器质性癔症与器质性神经症样综合等可能表现出较轻器质性精神障碍的社会损害程度。

(5) 轻微伤:《人体损伤程度鉴定标准》中关于"轻微伤"定义是:"指各种致伤因素所致的原发性损伤，造成组织器官结构轻微损害或者轻微功能障碍"。若按照这一定义，反应性精神病、创伤后应激

障碍、心因性抑郁、心因性偏执、分离性或转换性障碍、精神创伤后人格改变、精神创伤诱发的精神分裂症、情感性精神障碍等重性精神障碍首次发作等功能性精神障碍均符合"轻微功能障碍"的范畴。然而，目前的精神医学发展水平难以证实这些精神障碍是"各种致伤因素所致的原发性损伤造成"，因为"原发性损伤"一般指器质性损伤，本学科通常难以找到相应的器质性证据。因此，功能性精神损伤不宜做损伤程度评定，可以实施关联关系及劳动能力的评定。

在智力损伤鉴定中，虽规定了 IQ 值，但不能以单纯的智商来评定个体智能损害的状况，这不仅仅是因为智商检测的影响因素太多和通常有主观因素的干扰问题，更重要的是智商不能代表个体的智能水平;智商主要受文化的影响，智能除了智商外，还包含了社会功能的概念，智商高不等于能力强，因此，评定智能是否减退时，不仅需要明确其智商水平，更重要的是要确定个体的社会功能状态(能力水平)，后者可以通过临床评估结合量化评估工具(如成人智残评定量表或儿童社会适应能力评定量表等)予以评定。

(高北陵)

六、其他法律能力的鉴定

在刑事、民事、行政案件处理中，经常会涉及精神障碍患者法律能力(行为能力)的鉴定，除刑事责任能力、民事行为能力之外，较常见的有受审能力、服刑能力、性自我防卫能力、诉讼能力、受处罚能力、受劳动教养能力、作证能力等，现分述如下。

(一) 受审能力

受审能力概念最先出现于英国普通法，"审判那些不知道法庭辩护本质的被告人是不公正的"。明确的法律表述则见于 1788 年英国 Hale 刑事辩护案例:"如果一个人理智健全时犯了重罪，在接受审判前变得疯狂，则在疯狂期间不应接受法律讯问，而应送到监狱直到无能力状况消失;原因在于，他不能理智地对起诉进行辩护"。随后，受审能力逐渐被英美等多国的法律和司法实践所确认(英国多用 fitness to plead，美国称 competence to stand trial,

1993 年后也称 adjudicative competence)。在西方国家,受审能力的提出和评定比精神错乱辩护多,对怀疑有精神异常的犯罪嫌疑人或被告人经常在诉讼开始时即进行受审能力评定而不是责任能力评定,这与我国现行鉴定模式有所不同。

1. 定义

依法律制度的不同,各国对受审能力的定义存在差异。Werner 等认为受审能力是个体理解被控告的性质及其可能带来的后果,以及在辩护时与律师合理配合的能力。Grisso 认为受审能力是个体在审判辩护时能帮助律师,并理解审判性质及其可能带来的后果的能力。我国目前倾向认为,受审能力是指犯罪嫌疑人、被告人在侦察、审查起诉、审判等刑事诉讼活动中对自己面临的诉讼及其可能带来的后果的理解能力、对诉讼程序及自身权利的认识能力以及与辩护人配合进行合理辩护能力的综合。

2. 鉴定的法律依据

在美国,宪法、联邦法律对受审能力进行了较明确的规定,如"无论在被捕后、接受强制审判前或缓刑期满前,被告人律师应该有一个令人信服的理由相信被指控的人由于精神错乱或其他的精神障碍没有受审能力,以致不能理解针对他的诉讼的性质、不能正确的帮助其律师进行辩护。此时,律师应向未作判决的法庭提出进行受审能力司法鉴定的提议";Dusky 标准:"对地方法官来说,仅仅查明被告人'能确定时间、地点和回忆某些事情'是不够的,还必须检查被告人是否有足够的表达能力同他的律师商量,他是否对被控告一事有适当的理解"。但在我国,则只是规定了保护被告人的辩护权(受审能力的核心,且多称为诉讼行为能力)。如刑事诉讼法第 11 条:"……被告人有权获得辩护,人民法院有义务保证被告人获得辩护";《人民检察院刑事诉讼规则》第 241 条"……犯罪嫌疑人患有精神病及其他严重疾病不能接受讯问,丧失诉讼行为能力的,经检察长决定,中止侦察";第 273 条第 1 款"在审查起诉过程中犯罪嫌疑人潜逃或者患有精神病及其他严重疾病不能接受讯问,丧失诉讼行为能力的,人民检察院可以中止审查"。实践中,许多司法机关据此提请受审能力鉴定,要求明确犯罪嫌疑人、被告人能否顺利有效地进行诉讼。

3. 评定标准

受审能力评定主要从医学要件和法学要件两个方面进行。医学要件是评定的前提条件,即是否患有精神障碍、严重程度如何,评定时更注重于其对法学问题的理解。一般来说,受审能力评定应只考虑精神状态对其法律心理能力的影响,而不考虑由于文化水平低下、言语障碍等造成的法律心理能力缺陷,后者是法官考虑的问题。

但在具体判定标准上,业界并未对此达成一致意见。英国法庭决定受审能力的 5 项标准分别是:辩护能力、理解证据的能力、理解法庭程序的能力、命令律师的能力、知道能够改变陪审员的能力。美国的 Dusky 标准则主要包括 3 个亚能力,即与辩护律师协商的能力、在其他方面帮助律师的能力、理性的及事实上理解程序的能力,并据此研制出大量的量化评定工具,如受审能力评估筛查交谈表(screening interview for competency evaluation)、计算机辅助的受审能力测定(the computer-assisted determination of competency to proceed)系统等。李丛培也曾提出受审能力判定的实质性要件有:被告对审判有否正确的理解、能否与辩护人合作、在法庭上能否正确地回答问题、能否解释作案情节及当时的心理状态等。

4. 受审能力的恢复

国外法庭要求对无受审能力者进行治疗和再评定。治疗恢复期限为 3 年或其可能被判处的最长徒刑。有研究发现,绝大多数被告的受审能力经治疗后能得到恢复,恢复的平均时间为 10 个月,其中住院治疗平均时间为 4.5 个月。我国一般以每 6 个月重新评定一次,但未明文规定治疗恢复期限。恢复审理并不一定要求其病情痊愈,即使仍有一些精神症状,只要不影响诉讼活动的进行即可。

(二)服刑能力

服刑能力又称为刑罚适应能力,是指犯罪人了解自己被判处刑罚的原因、性质和后果,并能适应刑罚执行机关对其实施的惩罚和教育改造措施的能力。实践中,遇有言行异常、屡犯监规、又无法说服管理的在押犯人,往往会考虑存在精神障碍而提出进行服刑能力的鉴定。

服刑能力一般采用二级划分,鉴定时按以下标准进行评定。

1. 有服刑能力

目前无精神异常;或虽然目前存在精神异常,但能正确认识自己所承受刑罚的性质、意义和目的,能合理地认识自己的身份和前途,对自己当前应当遵循的行为规范具有相应的适应能力。

2. 无服刑能力

目前有明显的精神异常,且在精神症状的影响下丧失了对自己当前身份和未来前途的合理的认识能力,对自己目前所承受刑罚的性质、意义和目的不能正确认识,或丧失了对自己当前应当遵循的行为规范的适应能力。

(三) 性自我防卫能力

性自我防卫能力也称性自卫能力、性防卫能力,是指女性维护自身性不可侵犯权利的能力。刑事司法中,为保护精神障碍妇女、严厉打击犯罪,必须明确受害妇女的精神状态及智力状况,并进行性自我防卫能力的评定。

目前性自我防卫能力分为三等级,即无性自我防卫能力、性自我防卫能力削弱(或称部分性自我防卫能力)和有(完全)性自我防卫能力。《精神疾病司法鉴定暂行规定》第22条第1款规定:"被鉴定人是女性,对自身所受的侵害或严重后果缺乏实质性理解能力的,为无自我防卫能力"。按照这一规定,评定的医学要件是患有精神障碍,法学要件是对所受性侵害或严重后果的实质性判断和理解能力,即是否认识性侵害行为的是非、性质和后果,了解自己处境,并由此产生主动抵抗外来的性侵害,也就是说,包括对性侵害行为的辨认和自我控制能力。

虽然由于性生理、性心理知识不普及,可能对性知识的了解存在一定的局限性,但精神正常的成年女性,一般具备普通的性知识,知道不能随意与人发生性关系,否则会破坏自己的贞操,有损名声;知道什么情况下发生性关系是正当的、合法的;知道发生性关系后可能会怀孕;发生了不正当的性关系后不会随便向人宣扬;当被强行发生性关系时会采取主动抵抗行为。但是,精神障碍患者(包括弱智)却不是这样,她们或不懂性知识,或不能分辨对方的动机,或不了解性行为的正当与否,不懂得性行为对自己生理、心理上带来的后果,可能会配合完成性行为,甚至主动追逐对方,表面上看来似乎两厢情愿,但深入检查往往发现其缺乏辨认能力或辨认不完整。有的患者虽能回答对方是好人还是坏人,但不懂好坏的实质究竟在何处;有的事后不敢向人吐露仅仅是怕家人打,进一步问其家人为什么要打她时却又不能回答,这只能说明其对某些问题存在表浅的认识,"实质性"的辨认能力可能是不完整或缺乏。

需要注意的是,如果鉴定工作不加限制地对所有受害人都作性自我防卫能力评定,结果可能会适得其反,鉴定结论被误解。遇下列状况时,鉴定中只需提供医学诊断意见,不必进行性自我防卫能力评定。

(1) 女性精神障碍患者或智能障碍者在遭受性侵害时有明显反抗表示的;

(2) 犯罪嫌疑人明知妇女是精神病者或者"痴呆"者而与其发生性行为的,不论被害人有无反抗表示;

(3) 在醉酒或服药后意识障碍状态下被侵害的。

(四) 诉讼(行为)能力

民事诉讼行为能力也称诉讼能力,是指行为人能够亲自进行民事诉讼活动,具有独立行使诉讼权利和履行诉讼义务的能力。根据民事诉讼法,如果没有诉讼能力,便不能亲自实施诉讼行为,只能由法定代理人或法定代理人委托的诉讼代理人代为进行诉讼。当法院怀疑当事人存在精神异常,考虑其是否具有诉讼主体资格时,一般委托鉴定。但在国外,诉讼行为能力的评定一般由法官直接判决。

当事人的诉讼行为能力与民事行为能力联系密切。通常情况下,有民事行为能力的人就有诉讼行为能力,但由于《民事诉讼法》规定,"限制行为能力人可以独立地进行与他们年龄、智力发育程度或者精神健康状况相适应的民事活动,但不能独立地进行诉讼活动","无诉讼行为能力人由他的监护人作为法定代理人代为诉讼",故限制事行为能力人应该认定为无诉讼行为能力。另外,诉讼行为能力评定主要涉及当前的诉讼,其他民事活动不应参照或推定使用。

目前一般将诉讼行为能力分为有与无两个等级。在医学要件成立的前提下，再充分考察其是否理解审判事项和自身所处的地位、能否与诉讼代理人保持联系并商讨法律上的对策、能否理解和行使申请回避权、是否理解和行使处分权、是否理解和行使撤销或者变更诉讼请求的权利、能否理解和行使申请调解的权利、是否经得起可能对自己不利的裁决、是否理解如果败诉可以在上诉期限内行使上诉的权利，综合后进行评价。

（五）作证能力

作证能力又称证人能力，是行为人自己看到、听到，或在他人处知悉案件的真实情况时能提供对案件有关系的证言的能力。我国《刑事诉讼法》第48条规定：“凡是知道案件情况的人，都有作证的义务；生理上、精神上有缺陷或者年幼，不能辨别是非、不能正确表达的人，不能作为证人。”为此，精神障碍患者能否作为证人、其证言是否有效还必须通过鉴定和法庭认定。《精神疾病司法鉴定暂行规定》第21条第3款规定：“控告人、检举人、证人等提供不符合事实的证言，经鉴定患有精神障碍，致使缺乏对客观事实的理解力或判断力的，为无作证能力。”因此，作证能力只存在有/无两级划分，其评定标准也同样有医学要件与法学要件，即要求存在明确精神障碍，且该精神障碍还明显影响其“明辨是非和正确表达”。基于精神障碍种类很多，精神症状对个体认知能力的影响也千差万别，因此，精神障碍患者和智能障碍者并不必然属于无作证能力，其作证能力要根据具体病情及所需要证明的事实而定。对一些简单事实，多数精神障碍患者都具有作证能力。对某些重大事实，如果他们能讲述清楚事实真相，也应该认定为具有作证能力。也就是说，作证能力的评定不像评定民事行为能力或刑事责任能力那样严格，并不一定要求其完全认识其行为的性质、意义及后果。评定时要充分考虑其所反映事实的合理性、前后复述内容的一致性、与调查结果的符合情况、是否受到外界干扰（如胁迫）及既往人格、品质特征（如是否说谎成性）等具体情况。此外，对其与作证事实的利害关系在评定时虽应该考虑，但更多考虑的应是对其证言认定时的内容。

（六）受处罚能力

受处罚能力评定仅限行政处罚案件及治安处罚案件，所涉对象主要是违法案件中将被处行政拘留和治安处罚的违法对象。《中华人民共和国治安管理处罚法》（2006）第十三条规定：“精神病人在不能辨认或者不能控制自己行为的时候违反治安管理的，不予处罚，但是应责令其监护人严加看管和治疗。间歇性精神病人在精神正常的时候违反治安管理的，应当给予处罚。”故受处罚能力是指行为人能正确认识自己行为的性质、意义、作用与后果，并能根据这种认识自觉地选择和控制自己的行为，从而达到对自己所实施的有关法规所禁止的行为承担相应责任的能力。《精神疾病司法鉴定暂行规定》将无受处罚能力的评定标准规定为：“经鉴定患有精神障碍，由于严重的精神活动障碍，致使其无辨认能力或控制能力”。目前鉴定中对受处罚能力的等级还存在不同意见。《行政处罚法》第26条仅规定：“精神病人在不能辨认或者不能控制自己行为时有违法行为的，不予行政处罚，但应当责令其监护人严加看管和治疗。间歇性精神病人在精神正常时有违法行为的，应当给予行政处罚”，缺乏刑法中从轻或减轻处罚的规定，且鉴定对象所涉及违法案件本来就小，部分学者认为可仅分“有/无”两级（两分法）则可；但多数学者认为受处罚能力等级应为“三分法”，实践中国内多数鉴定机构也采用这一分级。

（七）受劳动教养能力

受劳动教养能力是指被决定处以劳动教养的人员接受劳动教养的能力，也称之为服教能力，与服刑能力相对应。《精神疾病司法鉴定暂行规定》同样对其评定标准仅作原则性规定，即“经鉴定患有精神障碍，由于严重的精神活动障碍，致使其无辨认能力或控制能力”。实践中一般将受劳动教养能力分为“有/无”两级，评定时需要考察的内容也与服刑能力基本相似，即“认识自己所承受处罚的性质、意义和目的，自己身份与出路，对自己的当前应当遵循的行为规范具备相应的适应能力”。

（蔡伟雄）

七、诈 病

（一）概述

诈病（malingering）是指为了逃避或摆脱不利于个人的处境和责任、或获得某种个人利益而故意模拟或夸大疾病或损伤程度的行为，即伪装疾病。无论是模拟、还是夸大疾病或损伤程度，只要个体的行为具有主观故意性，都属于"诈病"范畴，但由于"诈病"二字含有贬义，没有人愿意戴上诈病的帽子，且在刑事领域的当事人若被诊断诈病，有罪加一等的可能，而民事领域的当事人若被诊断诈病，还有可能造成一些不必要的纠纷，因此，法医精神病鉴定结论中较少出现"诈病"一词。

近些年来，由于医学技术日新月异，对躯体疾病诊断技术方法和准确率不断提高，因而，伪装躯体疾病的情况越来越少；而对精神障碍的诊断方法仍建立在经验基础上，加上人们对精神障碍有不少误区，因此，伪装精神障碍的情况较多，尤其多见于民事赔偿案件和工伤、职业病、交通事故伤残鉴定案例。

伪装疾病的发生率在不同省市和地区可能存在一定的差异，影响因素主要包括：①赔偿意识越浓，伪装发生率越高。②对法律后果或鉴定意义的认知越足，伪装的发生率越高。③精神损伤程度越轻，对问题的理解越好，伪装也越多。④鉴定人识别伪装的技术水平越差，伪装的发现率越低。

（二）诈病分类

1. 按照伪装的时段分类

（1）事前伪装：即事前诈病（pre-simulation），又叫防备性伪装或预防性伪装。一般只见于刑事案件，且较少见，是在犯罪前预先造成精神障碍假象，或获得精神障碍的诊断证明，为犯罪后免责做准备。

（2）事时伪装：即事时诈病（intra-simulation），是指在犯罪过程中伪造成精神障碍患者所为的作案现场，以转移办案人员破案线索和思路，造成疾病情境的假象，以掩盖犯罪动机。因大多数人都不具有精神医学知识，而且作案时通常是紧急状态，慌忙逃离，因此这类伪装也少见。

（3）事后伪装：又叫事后诈病（post-simulation），在作案后或事件发生之后伪装成精神障碍，其目的是为了逃避罪责或责任，或获取某种利益。事后伪装的情况较常见，各类案件都有可能发生，包括刑事案件及非刑事案例（民事、工伤、职业病、交通事故、劳动争议）等。

2. 按照伪装的程度分类

（1）纯粹诈病：又称完全诈病，是指事实上根本不存在任何症状或疾病，所有的临床症状表现纯属模拟、编造，没有任何疾病的基础。

（2）部分诈病：是指在一定的疾病或症状基础上夸大或模拟。包括以下几种情况。

1）有意识地夸大已有的症状：如脑外伤后的确存在一些轻微的精神损伤症状，但在鉴定时表现出比原有症状严重得多的症状。

2）原有的症状本已基本消失，但仍谎称症状仍然存在：如脑外伤后曾出现一过性精神病症状，经过治疗后症状本已基本缓解，但鉴定时又表现出来。

3）归因转嫁：指将本已存在的疾病症状归因于其实与症状并无关系的原因。如将由婚姻、家庭关系紧张导致的精神症状，或将本身存在的精神发育迟滞或精神障碍归咎于纠纷事件。

3. 按照精神障碍的表现形式分类

根据精神障碍的表现形式可分为两大类。

（1）伪装认知功能损害：伪装智能、记忆缺失或减退、失语、失认、失写、失读等，即"装傻"。

（2）伪装精神症状：

1）伪装精神病性症状：伪装幻觉（幻视、幻听）、妄想（被害妄想多见）、木僵（不语、不动、淡漠、拒食）等。

2）伪装情感障碍症状：伪装兴奋、言语动作增多；或悲观失望，振作不能等；

3）伪装神经症样症状：可表现为肢体麻木或感觉缺失、乏力或瘫痪、头痛头晕、恶心、周身不适等，也可表现为注意力不集中、健忘、紧张焦虑、易发脾气等；

4）伪装行为障碍症状：伪装自言自语、语词杂乱、行为紊乱、冲动、伤人毁物，或不讲卫生（浑身污垢，拣地上的东西吃、吃大小便）、缄默、拒食、冷淡、对外界发生的事情不关心等。伪装这些症状者一般都是为了造成精神病的假象,即"装疯"。

(三) 诈病的临床特点

诈病的临床表现多种多样,且随着文化变迁、人们对精神障碍的认识和了解,伪装的临床表现也将不断变化,但一般具有以下特点。

1. 起病突然,常无前兆症状

伪装者常在出现精神病症状的前一天还能与家人或同事正常交谈,也能正常处理人际关系和应对环境,饮食睡眠好。在没有任何原因诱发的情况下突然表现出明显不正常,且症状丰富,这种发病形式不能用任何精神障碍来解释。

2. 夸张做作,主动暴露精神症状

伪装自语者,常大声说话,唯恐别人听不到;有的内容零乱,似思维破裂或不连贯,但不伴有意识障碍及行为紊乱;少数有精神病学知识者伪装偷笑或无声的自语,但从其神态、口形等表现形式可以判断出故意特点。

伪装幻觉、妄想者,常主动暴露其听到声音,内容常随口编造,很少伴有相应的情绪和行为反应。

伪装行为紊乱者,常表现极端,如不停地挤眉弄眼、做怪动作,双眼无目的扫视,眼神灵活;不伴有紧张或寒冷的全身发抖或四肢抖动;既不伴有紧张性木僵或兴奋、也不愿意用书写方式交流的缄默;在无明显行为紊乱的背景下吃大小便、鼻涕、树叶、香蕉皮等;在无木僵的情况下拒食;行为虽十分紊乱,却不伴有睡眠障碍。

伪装神经症样症状者,常表现为在检查人员面前过分夸大躯体不适,如能自行走来医院,但见到鉴定人员时突然表现出让家属背着或搀扶进检查室;迅速从自然表情转为痛苦表情;一反常态地表现为气喘吁吁,不时呃逆;能自行端碗筷吃饭者,检查时却不能抓拳等。

伪装认知功能缺损,轻者表现为在回答心理测验题时不尽努力,不假思索随意作答;重者表现为故意答错,如回答一只手"有 4 个手指";"忘记"自己的姓名等;更严重者,在回答问题时胡说八道,如"$1+1=11,2+2=22$"、"今天是星期八"等。

3. 回避目光,不敢正视检查人员

在检查交谈时,伪装者大多低头说话,或将脸朝向没有目光巡视或监视器的地方;或将头扭向一侧说话。少数伪装者虽有目光接触,但时间短暂,常迅速移开视线。

4. 症状波动,随环境和对象而改变

检查人员在场时不吃不喝、不语不动,表情呆板,但检查人员离开后却偷着吃喝;能与家人私下交流,并对周围事物变化有相应的表情反应;有部分伪装者,在家人面前也表现出一些不正常,试图弄假成真。还有的伪装者,宁可在精神病院忍受限制自由和精神药物副作用的痛苦,但其临床症状却越治越重,随住院时间延长,还不断模仿出新的症状。

(四) 诈病的诊断

1. 诊断标准

《中国精神障碍分类与诊断标准(第三版)》(CCMD-3)中"诈病"的诊断需要具备以下条件:

(1) 明显的伪装动机和目的;

(2) 症状表现不符合任何一种疾病的临床相,躯体症状或精神症状中的幻觉、妄想及思维障碍等均不符合疾病的症状表现规律;

(3) 躯体或精神状况检查通常回避、不合作、造假行为或敌视态度,回答问题时,反应时间延长,对治疗不合作,暗示治疗无效;

(4) 病程(变化)不定;

(5) 社会功能与躯体功能的严重程度比真实疾病重,主诉比实际检查所见重;

(6) 有伪造病史或疾病证明,或明显夸大自身症状的证据;

(7) 病人一旦承认伪装,随即伪装症状的消失,是建立可靠诊断的必要条件。

2. 诊断诈病的注意事项

(1) 诈病的诊断标准虽为鉴定人提供了诊断思路,但在鉴定实践中,有的条款不一定适合每一个案例。例如,有的伪装者在他们的伪装过程中也在不断地试探医务人员,因为他们一般不懂精神医学知识,此时利用他们的无知,给予一些暗示仍可能会使他们的精神症状有所改变。因此,并非"暗示治疗"绝对"无效"。

(2) 标准中指出"承认伪装是建立诈病诊断的必要条件",也需要具体情况具体分析,有些人即使

是伪装被完全识破,也很少承认自己是伪装,但当指出其有故意行为时,沉默不语,说明其心里是认同"故意"的,但对于未公开承认伪装者,诊断时要避免使用"诈病",可以"无精神病"做出诊断。

（3）鉴定实践发现,有的人虽承认伪装,但精神症状并非"随即消失",主因"面子上"过不去,为了让自己"下台阶",其精神病态的表现会逐渐消失;另有人在伪装前因存在某些人格特质,在长期伪装后,即使被识破,也难以在短时间内从一种角色转换成另一种角色,"精神症状"也不会立即消失得干干净净,但至少比之前有明显不同。

（4）脑外伤后的伪装情形更为复杂,因为他们常有明确的、甚至是重型颅脑损伤,本身可以导致多种少见的临床症状,增加了伪装诊断难度,需要更多的专业知识(神经科学、脑影像学、临床心理学等)帮助判断。

（五）诈病的客观评估

凭经验判断诈病、即便是严格按照诊断标准作出的诊断,仍常被视为"主观性判断"。精神疾病司法鉴定结论一致性较差的原因之一就是因为仅凭借经验作出,缺少客观量化的证据。当今社会,科学日益发达,对鉴定结论提出了更高要求,单纯经验性的鉴定结论常缺乏说服力。因此,越来越多的鉴定人希望掌握一些检测诈病的客观方法。

1. 客观评估的概念

客观评估指在标准情境下,用标准化的工具对伪装行为存在与否进行量化评估的过程。著名心理测量学家 Lord Kelvin 曾指出:"当你能够测量你所说的,或者当你能够用数字来表达你所说的时候,你就真正懂得你所说内容的实质。但是,当你不能够测量你所说的,或者不能够用数字表达你所说的时候,你的学识仍然是浅薄的,也不会是令人满意的,那只是学识的开端,绝对没有把你的思想提高到一个科学的阶段。"因此,在评估诈病的过程中,应尽可能使用一些客观量化的评估工具,以提高鉴定结论的科学性和一致性。

2. 诈病的客观评估方法

可大致分类二类。

（1）心理评估方法:不同的伪装类型,所持有的伪装心理是不同的。因此,研究者根据不同的伪装心理研制出不同的检测工具,主要有以下类型:

1）伪装精神症状评估工具:主要用于评定以精神症状为主要临床表现的伪装情形,目前国内使用的这类评定工具大多为评定量表,主要有:

A. 明尼苏达多相人格测验(MMPI):有 2 个指标可用于检测伪装精神症状:

a. Fake 量表:又称为"稀有回答"量表,由 64 个条目组成,用于检测以不寻常方式回答测试条目的情况。由于 F 分量表有较多条目与第 6(偏执)和第 8 分量表(分裂)重叠,因此可能出现假阳性(即错判伪装)。

b. K-F 指数:又称伪装指数,是将 K 效度量表与 F 效度量表的原始分相减而得。当 K-F 指数大于 10,则提示夸大精神症状;当 K-F 指数小于 0,则提示掩饰精神症状。但 K-F 指数有 16%~25% 的假阳性。

B. 简易精神症状自陈量表(malingering test):由高北陵等编制,共 25 个条目,由精神病患者少见的症状组成。量表包括幻觉、妄想、夸大、神经症 4 个因子。所有条目均以"是"或"否"选择回答,选择"是"记 1 分,选择"否"记 0 分,总分 25 分。

该量表分半信度 0.83~0.84,重测信度 0.88 以上,各因子与全量表呈高度相关($r = 0.79~0.85$),各因子之间为中度相关($r = 0.50~0.65$)。量表总分及各因子分与 MMPI"诈病"量表分均呈显著正相关($P<0.01$)。

该量表划界分为 ≥13 分,即总分大于或等于 13 分,有伪装或夸大精神症状的可能性。对伪装组判断的正确率 79.2%,假阴性率 19.5%;假阳性率 9.7%;总正确率 90.3%。

2）伪装智力记忆低下评估工具:目前我国研制的这类工具主要有:

A. 二项必选数字记忆测验:由高北陵等研制,共 24 个条目,总分 24 分,包括困难和容易条目各 12 个,每个条目由 2 张卡片组成(刺激卡和反应卡)。容易条目重测信度 1.0;总分和困难条目分的相关系数均为 0.622。总分低于和等于 8 分,提示被试有意答错;总分在 9~17 分,提示被试随机作答(可能未尽力)。假阳性率和假阴性率分别为 8% 和 15%,总正确率为 90%。

B. 认知伪装甄别测验:该测验由程灶火等编制,由两个迫选式再认分测验(数字迫选和图符迫选测验)组成,每个分测验含 30 个条目。重测系数 0.571~0.603;全量表信度系数为 0.843~0.936。各认知能力分测验中等相关(0.308~0.608)。两个分测验的划界分约等于 16 分(最低分评判为 19 分),高于划界分为"真实",低于划界分为"伪装",一个分测验得分高于划界分,另一个分测验低于划界分为"可疑"。特异性为 100%;加权敏感性 50%~90%;假阴性 18.3%,假阳性 5%;正确率为 90.6%。

(2)生理检测方法:目前国际国内主要有多导生理记录仪(polygraph)及事件相关电位测谎仪(ERP),都属于测谎设备,主要用于公安刑侦,以了解犯罪嫌疑人是否撒谎,已帮助确定其参与作案的可能性,用于检测诈病的研究较少。

1)多导生理记录仪:是利用人体的心电、肌电、皮温等生物学指标,来观察被测者对案情有关"问题"的反应。由于这些生理学指标紧张、出汗、气温变化、心理素质等因素和心理准备的影响,其假阳性和假阴性均较高,目前已趋于淘汰。

2)事件相关电位仪:其原理是被测者对不同内容刺激的认知加工过程不同,表现在脑电位变化不同,同步记录 ERP,比较不同内容的刺激引出 P3 波幅的高低,可判定是否撒谎。脑电 P3 是出现在刺激后 300~800ms(0.3~0.8s)范围内的正向波,它反映了大脑对刺激信息的认知加工过程。

国内高北陵、李学武等编制二项必选数字记忆测验的 ERPs 范式,对记忆测验中故意答错行为的事件相关脑电位变化进行了研究,以主动答对、故意答错和被动答错三种情况下完成实验任务。结果显示,三种实验条件下的反应时(主动答对 681±21ms、故意答错 741±25ms 和被动答错 946±31ms)存在显著差异($P < 0.01$);ERPs 波形中,N2(160~200ms)和 P2(200~300ms)成分在故意答错及被动答错条件下的波幅高于主动答对,N2 成分的波幅差异显著($P < 0.01$)。表明事件相关电位的某些指标对识别记忆测验中的故意答错行为有参考价值。

(高北陵)

主要参考文献

狄晓康,肖水源.2012. 我国大陆地区六部地方性精神卫生条例内容的评估. 中国心理卫生杂志,26(1):1~5.

胡泽卿.2009. 法医精神病学. 北京:人民卫生出版社.

纪术茂,高北陵,张小宁.2012. 中国精神障碍者刑事责任能力评定与司法审判实务指南. 北京:法律出版社.

刘协和.2004. 牛津精神病学教科书. 成都:四川大学出版社.

全国人民代表大会.2012. 中华人民共和国精神卫生法(中华人民共和国主席令第 62 号).

沈渔邨.2009. 精神病学. 北京:人民卫生出版社.

世界卫生组织.2005. 精神卫生、人权与立法资源手册. 日内瓦:世界卫生组织.

司法部司法鉴定管理局.2007.《司法鉴定程序通则》导读. 北京:法律出版社.

唐玉冰,高北陵,刘小林.2011. 精神损伤伤残因素参与度的意义及研究进展. 法医学杂志,27(4):295~299.

陶国泰,郑毅,宋维村.2008. 儿童少年精神医学. 南京:江苏科学技术出版社,344.

于欣.2008. 老年精神病学. 北京:北京大学医学出版社.

袁尚贤,高北陵.2005. 法医精神损伤学. 武汉:华中科技大学出版社.

张钦廷,黄富银,吕成荣.2004. 服刑能力及其分级探讨. 中国司法鉴定,3:30-31.

张亚林.2007. 高级精神病学. 长沙:中南大学出版社.

郑瞻培.2009. 精神疾病司法鉴定实务. 北京:法律出版社.

Eastman N,Adshead G,Fox S,et al. 2012. Oxford Specialist Handbooks in Psychiatry:Forensic psychiatry,Oxford University Press.

第二十二章　心理治疗

> **导语**　湘雅心理治疗的开展,是与神经精神病学的教学与医疗工作同步的。1934 年开始,凌敏猷医师首先在湘雅医学院讲授神经精神病学,随后黄友岐医师也担任此项教学任务。他们都先后在北京协和医院与美国进修神经病学与精神病学,在心理治疗的理论与教学实践中,都以弗洛伊德学说为指导。直到 20 世纪 50 年代初期,才建立了精神病室与门诊,神经内科则首先在大内科中分出几张神经内科病床,不久即与神经外科合建一个病室,几年后成立了单独的神经内科病室。此后凌敏猷教授专授精神病学,直到 70 年代末,中国医学百科全书精神病学分册中介绍精神分析学派的文稿,仍由凌敏猷教授执笔;黄友岐教授则侧重神经病学的教学与临床,并继续担任精神病室查房与病案讨论。
>
> 　　20 世纪 50 年代初期,又有李心天、龚耀先、罗忠捆、杨德森等参加精神医学与心理治疗工作。他们的学术思想,主要是追随巴甫洛夫学说和行为主义学说,影响至今。

第一节　心理治疗的临床应用与研究

一、心理治疗的临床应用研究

1954 年,杨德森从国外战时神经症专著中引进并总结了一种治疗癔症的方法——诱导疗法;1980 年在美国进修后又引进并首先开展肌电生物反馈治疗神经症。此后,与其研究生团队逐渐开展了一系列行为疗法,以及其他多种心理治疗的引进、实践与研究。

1982 年,张亚林将行为疗法作为研究方向,在国内首次研究使用系统脱敏治疗癔症。其后所著的《行为疗法》较为系统地介绍了行为治疗的相关理论、操作技术和治疗实例。

近 30 年来湘雅同行与研究生们不断地进行研究,发现结合放松训练的生物反馈治疗,不仅可改善部分紧张性头痛和偏头痛的疼痛症状,还可以改善这些患者的某些负性情绪(罗小年,杨德森,1986);生物反馈放松治疗可辅助降低 2 型糖尿病患者的血糖,对血糖波动的控制有较重要的作用

(朱熊兆,戴晓阳,1997)。心身放松疗法可改善高血压患者的焦虑抑郁情绪,并有近期降压作用(杨放如,2000);自我控制训练对注意缺陷多动障碍(ADHD)儿童的冲动行为干预有效,能有效减少儿童的内化性和外化性问题及其焦虑情绪,增强其社会能力(耿耀国,苏林雁,2006)。威廉姆斯生活技能训练能有效改善医学生的应对方式、提高人际交流与沟通技巧(朱峰,罗学荣,2010);能有效减轻 ICU 护士的焦虑、抑郁水平,在一定程度上改善 ICU 护士的心理健康状况(陈琼妮等,2011)。在对青少年罪犯的干预中,发现威廉姆斯生活技能训练能提高男性青少年罪犯的自我效能感,增强自信、增加积极应对方式,降低其焦虑抑郁水平,降低其外显性攻击行为(王红,王小平,2011)。湘雅的这些研究与发展无疑对发展我国的行为疗法有所促进。

李雪荣是国内较早系统接受国外认知治疗培训的学者之一(李雪荣等,1990)。此后认知治疗被广泛应用于临床,相关的研究包括认知疗法能显著改善青少年抑郁症患者的功能失调性认知,特别是对于脆弱性、寻求赞许自主性态度的改善(苏巧荣,苏林雁,2006);能改善慢性乙肝患者和配偶的生活质量,以及协同药物治疗效果(罗兴伟,蔡太生,

2010）；认知重建还可能有效缓解体外循环下心内直视手术患者术后的负性情绪和精神紧张度（张锦黎,李凌江,2006）。

张亚林等（1993）以行为医学和认知学派的理论为基础,融合其他心理学观点和技术为一体,并结合临床经验,自行总结了一套对创伤后应激障碍（PTSD）行之有效的综合危机干预方法。其具体操作为：首先判断应激源的性质,即将应激源粗分为外在性刺激和内在性刺激。如自然灾害属于一种不以人的意志为转移的客观存在,可称之为外在性刺激；而期望值过高所致的心理受挫常与其自身的价值观念、判断能力、应付方式等有较多关系,可视为内在性刺激。然后按照既定的程式进行干预。对于外在性刺激,以控制应激源为目标。如有可能解决的问题,则动员患者自身及其亲属、单位等力量争取解决实际问题,并帮助和建议患者：①收集更多的新信息；②改变行动策略；③提高实际技能；④寻求外来帮助；⑤增强自信心。如果是不可能解决的问题,则建议患者放弃解决问题,并以内在性刺激程式处理。对于内在性刺激,以控制情绪反应为目标,帮助和建议患者：①调整价值观念；②改善应付技巧；③进行放松训练；④建议调节生活；⑤帮助建立社会支持系统等。虽然现今危机干预已形成了一门专业的心理治疗技术,但上述的综合危机干预方法仍不失为一剂改善应付方式、维护心理健康的良方（张亚林,2003）。

1988年西德心理治疗讲习班在昆明举行,引进了家庭心理治疗这一相对较年轻的心理治疗流派。湘雅左成业医师当时应邀担任该讲习班系统式家庭心理治疗组的翻译工作,之后率先在国内发表了有关系统式家庭心理治疗的发展沿革、理论设想以及实用技术的文献（左成业,1989）,为这种有效的心理治疗方法在国内生根开花传播,做了贡献。湘雅校友陈向一医师运用综合的家庭心理治疗辅以药物治疗精神障碍患者,发现患者在精神症状、家庭气氛与功能改善、人际交往与职业功能恢复等方面均取得了良好的效果（陈向一等,1993）。家庭治疗应用于青少年物质滥用的干预中有效（艾小青,2011）。同样,在1991年国际森田疗法学会成立当年,湘雅郝伟医师率先在国内将其应用于难治性神经症的治疗研究（郝伟等,1993）。

应用音乐治疗疾病,早在战国时期的《吕氏春秋》中就有了一些记载。1984年湖南省马王堆疗养院湘雅校友张武医师创建心理音乐治疗室。次年该治疗室与长沙市人民医院医疗器械厂合作,共同研制出一种大型多功能微电脑控制音乐治疗机,并与湖南省音像出版社录制出版了音乐治疗磁带。陈向一医师等在该治疗室的协助下,曾对音乐治疗的作用机制进行了相关研究,如发现音乐治疗能减轻广泛性焦虑症患者的心身症状,在一定选曲范围内的音乐对焦虑症患者与正常人引起的生理变化趋向一致等（陈向一,杨德森,1989）。

1993年,由湘雅校友许又新教授牵头编撰了《心理治疗系列丛书》,包括《心理治疗入门》（许又新,1993）、《行为疗法》（张亚林,1993）、《心理冲突与解脱——现代心理治疗》（左成业、钟友彬、张亚林,1993）。

赵敏、杨德森（1999）在国内劳教系统对海洛因依赖者中开展社区康复训练,并发现社区康复训练和劳动教养对海洛因依赖者的全面康复均有促进作用,在劳教基础上增加康复训练者的预后明显优于单纯劳动教养者,其疗效与康复治疗的强度相关（刘克菊,郝伟,2003,2005）。同时探索出一套适合我国的戒毒康复治疗模式,提示戒毒工作应以后期的心理社会康复、预防复吸为重点。

归因训练最初由美国心理学家Seligman于1970年代后期提出。王纯、张亚林（2003）在心理疾病的归因理论的基础上结合认知行为治疗的方法和理念自行设计了一套适合中国国情的归因训练方法,并结合团体治疗技术,重点发展了模块化团体归因训练干预的程序。其基本理念是以不适应性的归因方式入手,通过一系列认知行为和情绪的技术改变归因,带动情绪和行为的改善,良性重构心理特质,达到治疗心理障碍的目的。研究发现,归因训练对抑郁症、焦虑症、强迫症患者的症状有明显改善,而且对患者的生理、心理和社会功能均有一定的积极意义（王纯,张亚林,2009,2011）。

张亚林、曹玉萍等（2011）结合多年的研究与临床实践,总结出一套防治家庭暴力的有效的"三结合"心理干预模式,即群体的心理教育-家庭的心理咨询-个体的心理治疗三者相结合的心理干预方法。该方法其效果已在防治家庭暴力的大样本研究中得到了检验。应用"三结合"模式对新婚夫妇进行预防性心理干预,通过集体进行婚姻心理健康和家庭暴力知识的教育,并借鉴"预防和促进关系教程"进行家庭或个体为单位的交流技巧的训练、解决夫妻之间矛盾冲突的训练和明确夫妻关系中潜在的问题和期望的训练,取得了良好的效果,有效降低了家庭暴力行为的发生率,更重要的是改变了其对暴力持认可的态度(邹韶红等,2007,2009,2012)。此外,李鹤展、张亚林(2005)以相关研究理论假设为基础,结合我国的实际特色,针对有儿童受虐史的抑郁症患者整合出一套针对性的心理治疗技术,即"3R"心理治疗技术,其核心内容包括增加亲情关爱(relative care),通过重塑患者家人的认识(reconstructed cognition of relative and visitor)以及松弛技术(relaxation technique)。研究已初步证实其有效性,尤其是对合作性强和年龄偏小者有效。

二、心理治疗研究的方法学研究

湘雅学者不仅开展了多种心理治疗技术的临床应用研究,对于心理治疗研究的方法学也有所探讨。关于心理治疗与咨询技术的研究,无论国内国外,做得最多的是量化的效果研究。"效果"被界定为作为治疗过程的结果所发生的变化,即用结果来评价心理治疗的疗效或进行相互比较。效果研究回答了心理治疗是否有效的问题,但心理治疗是通过怎样的方式起效的?哪些环节起了重要作用?来访者改变的路径是什么?究竟怎样的治疗对怎样的来访者能够起到怎样的作用?一个经验证实有效的心理治疗方法,能否被复制?效果研究则不能回答这个问题,而过程研究则可以回答这个问题。因此关注治疗过程(therapy process)逐渐地成为重要的研究手段。目前,美国心理学会临床心理学分会和北美心理治疗研究协会都倡议加强运用"过程研究"。

过程研究方法包括量化的过程研究和质化的过程研究。量化的过程研究,大多遵循实证主义的原则,以自然科学的科学观作为标准,努力量化、客观地评价心理活动及其治疗。但心理活动具有独特性、复杂性,用单纯量化的方法尚无法解释个人经验相关的生活事件意义,因此质化研究的方法越来越受到重视。"质化"是一个对多种方法的广泛性描述,这些方法用于回答在具体情境中理解给定现象的研究问题,它关注的是人们解释自己的经验

以及生活世界的方式,不同于量化研究假设-检验的研究范式,质化研究则是通过现场观察、分析资料来建构理论。质性资料的形式通常是文字而不是数字,其研究方法具有多样性,包括现象学、释义学、人种志研究、现场观察、话语分析、非结构式访谈等多种。其中,认知任务分析(cognitive task analysis,CTA)是质化研究的方法之一,它通过对专家完成心理治疗的认知任务分析,有利于发现治疗师成功实施治疗的经验或理论,从而为治疗师的培训、心理治疗的规范化、操作指南的制定提供科学可行的依据。关键事件技术(critical incident technique,CIT)则是另一种质化研究方法。CIT 是收集人类可观察行为,解决实际问题,创建行为心理模型的一套程序。"事件"指可观察到的、有特殊意义的、定义明确的行为或操作;"关键"指该事件必须是一定情景中可以清楚地观察到,事件导致的后果必须是十分明确、没有争议的。CIT 关注关键事件的具体描述,目的是了解经历关键事件时个体的经验和经验背后的意义;深入探讨事件背后个体经验和体会的变化历程,非常适合心理治疗的过程研究(张迎黎,张亚林等,2010)。

为此,由湘雅张亚林牵头并有清华、北大等 12 所国内知名大学参与运用质化和量化研究相结合的方法对多种心理治疗进行研究的课题已被列入国家"十一五"科技支撑计划项目,并得到了科技部、财政部的大力资助。目前,研究正在进行之中,相关研究结果将对制定我国心理治疗的操作指南或规范提供参考与指导。

三、心理治疗的作用机制研究

心理治疗的有效性已是一个不争的事实。那么,这种有效心理变化的物质基础何在?心理治疗的作用机制何在?一直是业界学者们关注的难解之谜,至今仍知之甚少。王纯等(2008)综述心理治疗的神经生物学影响因素,显示成功的心理治疗可对心理疾病、躯体疾病患者和正常被试的神经递质、神经营养因子、应激激素和免疫因子产生影响,调节他们的神经生化、神经内分泌和神经免疫系统功能,通过促进神经传导、缓解应激反应、调节免疫功能等多种途径改善生理功能,从而达到治疗目的。张亚林等(2000)曾运用中国道家

认治疗法治疗广泛性焦虑患者,治疗前病例组血浆促肾上腺皮质激素(ACTH)高于正常对照组,皮质醇低于对照组,6个月的治疗后,病例组血浆ACTH减低,皮质醇增高,均接近正常对照组水平。提示心理治疗可使患者的临床症状缓解,促使其生化指标恢复正常。我们的另一项研究则未能支持团体归因治疗通过血浆脑源性神经营养因子(BDNF)作用于神经可塑性起效的假设,考虑可能与干预时间较短、所选BDNF种类局限等因素有关(王纯等,2011),故尚不能说明心理治疗能否作用于神经可塑性。

综述抑郁症心理治疗的影像学研究显示,心理治疗可以改善抑郁症患者的脑功能异常。虽然抑郁症患者脑功能改变的脑区和方向各研究结果不尽相同,但都显示出心理治疗后的正常化趋势,提示心理治疗可能作用于皮质-边缘通路上的某些靶点(王纯等,2008)。

心理治疗能否影响神经功能、如何改善生理功能?寻求复杂心理变化背后的物质基础或物质变化规律这一心身之谜,虽路漫漫而其修远兮,我们仍需不懈求索。

四、心理治疗与咨询从业人员的研究

有研究显示,我国76.2%的心理咨询与心理治疗从业人员难以胜任工作(赵静波,季建林,2009)。了解并提高我国心理健康服务工作者的专业素质和专业化水平,是不容回避的重要问题(徐华春,黄希庭,2007)。为了解我国心理干预从业人员的现状,为从业人员的筛选与培训提供理论依据,促进心理治疗与咨询职业化进程,我们对我国心理治疗与咨询从业人员进行了调查研究,如发现心理治疗与咨询从业人员其职业压力感受越高,工作满意度、心身健康水平越低;心身健康水平是职业压力的预测因素。压力源依次是工作负荷过重、人际关系、个人责任、工作琐事、单位组织气氛、上级赏识、工作家庭平衡、管理角色。心理治疗与咨询从业人员工作年数越短,压力感受越强烈;无转行倾向的从业者压力感受低于有转行倾向者(向慧,张亚林等,2007)。采用行为事件访谈法(behavioral event interview,BEI)对国内20名顶尖级心理治疗与咨询专家进行访谈研究,发现我国心理治疗与咨询从业

人员胜任特征模型为:自我认识、自信、共情、知识、概念性思考、语言表达、尊重他人、培养他人、影响力、自控力(向慧,张亚林等,2009)。且发现基于BEI的胜任特征评价方法具有可操作性、可信度高等特点,可作为构建中国文化背景下心理治疗与咨询从业人员胜任特征模型的研究方法。心理治疗师理论取向选择对治疗过程、结果和治疗师的培训有着重要意义(刘晓敏,曹玉萍等,2012)。为了解我国心理咨询与治疗从业人员的构成、专业素质、工作模式、服务对象、常用的干预方法及其效果,我们采用多级分层抽样方法,在全国六大行政区分别分层抽取18个代表性城市的从业人员进行调查。目前已经完成了全部的调研工作,结果尚在统计之中。

第二节　诱导疗法

诱导疗法是被深加工了的一种暗示治疗,一度被当做湘雅心理治疗的常用方法。暗示治疗本是癔症经典的治疗方法,诱导疗法则是在简单的暗示治疗基础上进行改良的,是通过言语、药物以及物理等手段对患者进行暗示,将患者的症状诱发出来后,随即使其终止的一种兼有诊断与治疗价值的方法。

一、操作方法及其原理

治疗通常可分为三个或四个阶段。第一阶段为心理铺垫;第二阶段为症状诱导,即首先予以某种特殊药物,加之言语诱导,诱发出患者的症状;第三阶段为症状终止,即使用某种药物,配合言语暗示,使患者的症状终止。必要时,增加使用第四阶段,即为疗效强化。

1. 第一阶段:心理铺垫

在诱导开始之前,需要给予患者充分的心理铺垫,建立良好的医患关系,这是治疗成功的前提。在仔细询问患者的症状之后,用耐心诚恳的言语和态度,给予患者解释其症状是由于暂时性的神经功能失调引起的,是可以治好的,让患者对医师有足够的信任感,对治疗充满信心与期待。就诊医院和接诊医师在国内或当地的权威性本身就能给予患

者良好的心理铺垫。

2. 第二阶段：症状诱导

最初使用的诱导疗法是以乙醚作为诱导药物。因为乙醚是一种挥发性液体，它有种特殊的刺激性气味，小剂量使用使人产生喉头发热等症状。治疗时，先以乙醚0.5~1ml静脉注射，并配合语言暗示，问其是否感到了喉咙发热，并告之嗅到某种特殊气味后老病便会发作。让其无须顾忌，任其发作，告知发作得越彻底越好，待其发作高峰期过后，进入治疗第三阶段，即症状终止阶段。

但是曾有过手术全麻史的人不宜使用乙醚诱导，因为已有了麻醉经验。另外，孕妇忌用，经期慎用，因个别病例中乙醚曾引起子宫收缩。遇有急性或慢性呼吸系统疾病亦慎用。

那么，一种什么样的药物能让患者产生轻度躯体反应而又相对安全呢？因为通常要使患者产生了某些躯体感觉，视为躯体暗示，同时再辅以言语暗示，患者的症状则容易被诱导出来。在众多的药物当中，葡萄糖酸钙注射液受到青睐并沿用至今。静脉注射葡萄糖酸钙可引起全身发热、心慌、轻度恶心等症状，部分还可出现口中有金属味。所以，改良的诱导疗法，使用的是10%葡萄糖酸钙注射液5~10ml缓慢静脉推注，随后患者出现喉头发热、全身发热，有些患者还可能出现心慌、恶心症状，同时配合言语诱导，使其症状充分发作。

由于快速给予钙离子可引起心律失常甚至心脏骤停，所以，5~10ml葡萄糖酸钙注射液静脉推注时，速度一定要缓慢，至少花费1~2分钟时间，即每分钟不超过5ml。特别是老人和儿童使用则更应特别注意慢推。心功能不全者、在使用强心苷类（洋地黄）期间禁忌使用钙注射剂。

3. 第三阶段：症状终止

最初是使用蒸馏水胸前皮内注射。在患者症状充分发作之后，以适量蒸馏水胸前皮内注射，并配合言语暗示，称病已发作完毕，此针注射后疾病便可除根绝迹了。在此阶段，曾改进使用过维生素B_{12}注射液1ml皮内注射用以终止症状。因为维生素B_{12}注射液为红色液体，给患者以不同寻常的视觉感受，增加其暗示性，亦可使用蒸馏水，或使用生理盐水2ml皮内注射作为终止"特效"药物。但注

射部位选择在胸骨剑突下和肚脐上连线的中点处，是为中医所指的"中脘穴"。操作时告知患者是在某穴位处注射。

为什么要选择穴位注射呢？因为，组织学证实，穴位区域的皮下及深部组织中有多种感受器，如痛、温、触、压觉感受器等，这些感受器可分别接受不同能量形式的刺激。穴位感受装置能将这些刺激通过换能转变为感受器电位（receptor potential）或直接产生传入神经冲动，并产生酸、麻、胀、痛等多种针刺感觉。所以，选择中脘穴，一是易于寻找操作方便；二是穴位处对针刺更为敏感；三是注射部位"能增加治疗的暗示性，使患者对终止效果更为信服。

4. 第四阶段：疗效强化

对于病程较长，或表现为手足抽搐、麻木等癔症患者，在症状终止之后，可予以韩式治疗仪电按摩，或者小脑电刺激仪来强化治疗效果。治疗时患者有麻木感，告知是为疏通经络，强化疗效，让疾病彻底"根治"而不复发。

诱导疗法是对确诊癔症患者的一种有效的治疗方法。诱导发作阳性对于鉴别癫痫发作有独特价值，但诱导发作阴性不能排除癔症的诊断。

某些患者在诱导疗法之后，还需辅以其他心理治疗。例如，如果患者曾遭受过严重的精神创伤，诱导治疗消除了发作症状之后，还需给以社会心理辅导。因为即使通过诱导治疗，癔症症状已经消除，但如果患者对发病的社会心理应激因素未予充分了解认识，症状则有可能卷土重来。同时，疗效的巩固还应取得患者家庭、社会的全面配合，尽可能消除应激因素。然而，过分的关注与迁就也同样可能带来适得其反的效果。

李炳华（1991）曾用诱导疗法治疗观察100例癔症患者，发现诱导疗法的即时疗效达98%。一年内追踪发现，85%未复发，有5%的患者复发，10%的患者失访。邹娟（2011）在某学校群体癔症发作中成功施以诱导治疗，6个月后电话追踪无一例复发。

经验显示，诱导治疗对农村女性、儿童效果相对较好。对于那些急性发作而暗示性又较高的癔症患者，机智的暗示治疗常可收到戏剧性的

效果。

（曹玉萍）

第三节 中国道家认知疗法

1992～1995年，湖南医科大学精神卫生研究所杨德森、社会医科教研室肖水源与社科部胡凯、卢德怀、曹骞老师合作，研究道家与儒家的处世养生原则，定期举行学术座谈会，参加者还有湘雅一院中医与老年医学病室的杨放如医师，湖南师范大学体育系的向亦文老师，李建华老师等，最后由杨德森从老子《道德经》中，摘引出道家处世养生原则8项32个字，经大家反复讨论修改，认定为开展道家认知心理治疗的原则。同时由肖水源、杨德森合作制定一个中国传统价值观量表，划分了儒家、道家，"亦儒亦道"与"非儒非道"4种价值观，在小样本人群中做过预测试，后经中南大学文法学院吕锡琛教授提出许多宝贵修订意见，至今未最后定型。

一、道家认知疗法的哲学
精神及临床意义

道家处世养生原则8项32个字，最初由杨德森从老子道德经中摘出，即"利而不害，为而不争；少私寡欲，知足知止；知和处下，以柔胜刚，清静无为，顺其自然"（曾文星，1996）。后接受湘雅医学院社科部卢德怀老师建议，将"清静无为"更换为"返璞归真"，更加适合古为今用。这个古典整理与医学应用，和古典著作今译一样，是有知识产权的。它既可作为中老年人健康的价值观，培养超脱精神，求得精神上的平安；也可在面临生活事件，遭遇挫折与失败时，作为摆脱精神痛苦的一种心理应对方法。这种应对方法在弗洛伊德的精神分析学派的心理防御机制中，称为detachment，使生活事件中的当事人转换了角色，换一种想法，即假定发生的生活事件与自己无关，自己变成了旁观的第三者，采取"冷眼旁观"态度，解除因挫折、损害引起的负性情绪。林语堂说过："道家学说给中国人心灵一条安全的退路，是用来慰藉中国人受伤心灵的止痛膏"。

以积极、有为、竞争、进取、追求名利权位或希望为社会多做贡献、期望值高的人，是革命家（十分投入）与儒家（投入）的价值取向；以淡泊、无为、逍遥、自在、不争、谦让、不求名利，只求一生平安，期望值低的人，是道家（超脱）与佛家（过分超脱）的价值取向。不同信仰，不同年龄阶层，不同社会生活处境，不同健康状况的人有不同的个人价值取向，确实是很自然的现象，应当被允许自由选择。

对一部分神经症患者和急性与迁延性应激障碍患者，以及某些人格障碍与特殊个性的人，推荐道家处世养生方法，作为其价值取向或心理危机应对方法，使其减少或摆脱精神痛苦，促进心理健康，是应该得到社会与医学界认可的。因为宗教信仰自由是受宪法保障的，何况道家不是道教，此项治疗的施治者与受治者，可以都是无神论者。在中国传统文化中，道家学说的哲学造诣，远在儒家之上，撰写《中国科学史》第10卷的英国学者李约瑟说：中国人的特性很多，最吸引人的地方，都来自道家的传统。中国如果没有道家，就像大树没有根一样。在心理治疗领域，既然颇具唯心主义色彩的精神分析学说和颇具机械唯物主义色彩的行为心理治疗法都可登堂入室，那么，我们应用本国传统文化思想精华作为心理治疗的理论基础就更有意义了。心理治疗的理论基础，似乎不宜独尊马克思主义一家而罢黜百家，儒家、道家、佛家思想，音乐、戏剧、相声、谚语、故事，都应可作为心理治疗的工具或手段。必须指出，中国本土心理治疗方法不是太多，而是太少，业内人士互相支持者少，互相挑剔者多，在这种环境下，恰恰是摇篮里的婴儿最易被扼杀。

二、道家处世养生原则

道家处世养生原则两千余年以来，经久不衰，至今对积极保持心身健康与改善社会人际关系仍有实际意义。

1."利而不害"，"为而不争"

"利而不害"是劝导人们只做利己、利人、利社会（天下）的事，不做害己、害人、害社会的事。求生畏死，趋利避害，首先要求得自我生存权，因此自然人性中必然包含利己成分，只要不损人，又尽量做到同时利己利人,建立"人人为我,我为人人"的互助合作社会,利己便无可非议。一方面不幸灾乐祸,不嫉妒别人的成功;另一方面,不过分要求与责备自己,不跟自己过不去,便能为人大度,处世豁达。

"为而不争"是指办事尽力而为,量力而为,不与人争。在"斗争哲学"盛行年代,在"适者生存,不适者淘汰"的达尔文主义浪潮前,如何给社会上的弱势群体、失败者、受挫折者一个可接受的心灵归宿呢?何况每个人都有气盛与气衰的时候,强者与弱者在同一个人身上,在不同条件下是可以互相转化的。所以要在引入竞争机制的同时,提倡互助合作,在主张刚健有为的同时,提倡谦虚礼让,在"进一步山穷水尽"时,深切理解"退一步天地皆宽"的道理。在名利权位面前,生活待遇面前,不强求,不攀比,不争强好胜,"不敢为天下先","唯不争者天下莫能与之争"。

2. "少私寡欲","知足知止"

私心与欲望皆与生俱来,是自然人性的表现。人类近亲猴群即有食物、栖息领地、权位与配偶的争夺和无限占有欲望。自古即提出人有七情(喜、怒、哀、惧、爱、恶、欲或喜、怒、忧、思、悲、恐、惊,后者为中医学常用)与六欲(无统一的说法,泛指眼、耳、鼻、舌、身、心等感官刺激的追求,或指人对功名、利禄、权势、地位、美色、健寿的追求),人的欲望与需求一方面可以催人奋进,改造物质世界,创造条件满足自己的欲望,从而推动社会的发展与生活质量的不断提高;而另一方面极私多欲又给本人造成很大的精神压力与躯体连累,其精神被奴役,肉体被驱使,终生"当局者迷"而至死不悟,落得个"身与名俱灭"者,根本得不到人性的自由与精神的超脱。

人的生存,物质生活的最低保障是必需的,因而无私无欲是不现实的。追求过分超脱,面壁十年,不食人间的烟火,悟出了万事皆空,物我俱忘,也是进不了极乐天堂的。但另一方面极私多欲为社会所不容,为群体所抵制,也必然到处碰壁,带来无穷无尽的精神痛苦与行为受挫。此时,接受道家少私寡欲的处世养生原则,体会"欲寡精神爽"或"无欲则刚",在"山重水复疑无路"时,能够省察到"柳暗花明又一村"的境界。

"知足者常乐","知止不辱","知止不殆",都是中国传统文化中养生处世原则的精华。换句话说,祸莫大于不知足,辱莫大于不知止。极私多欲,争名夺利,穷奢极侈,穷凶极恶,都是没有好下场的。

3. "知和处下","以柔胜刚"

道家主张"和光同尘","知和曰常",与儒家"以和为贵"是异曲同工的。中国人美谦虚,爱和平,取中庸,讲尊卑,是几千年积淀的为人处世哲学,它虽有种种缺点,但对于保持社会稳定与群体人际关系和谐,自有其价值。道家更教导世人"处下",因为巍峨者易折;主张"守黑",因为皎皎者易污。在中国社会要获得良好的适应,为群体所接纳,就要防止高高在上,盛气凌人;不可自作聪明,自以为是;不可指手画脚,操纵别人。

道家认为海纳百川,水容万物,均以处下和至柔而取胜,人生在世,少不了坎坷经历,要受得起冤枉委屈,经得起失败挫折,刚强者即时玉碎,柔弱者终得瓦全。道家从来没有提倡过卑躬苟活,没有采用过"精神胜利法"(如鲁迅笔下的阿Q),而是主张坚持真理走自己的路,不自怜,不自卑,独自舐干伤口,继续前进,去追求超然物外的逍遥人生。道家处世能以退为进,以守为攻;能知雄守雌,知白守黑,能攻心为上,攻城为下;能后发制人,不战而胜。这就是其学说光辉照人之处。反过来说,通常是强者胜弱,上者压下,刚者克柔,硬者制软,这是众所周知的事实,缺乏哲学头脑的人,思维与见知也就到此止步。唯有懂得物极必反,相反相成道理的人,才能接受道家学说。

4. "返璞归真","顺其自然"

返璞归真就是回归我本来真实的面目,去伪存真。处世为人不做作,不装腔作势,不自作多情;不捕风捉影,不飞短流长,也不在乎别人的注意与议论,不卑不亢,功过自有公平论断。一生做老实人,说老实话,办老实事,坚持实事求是,以诚信为本。

按客观规律办事,按保健原则养生,生老病死,是不可抗拒的自然规律,在灾难、严重伤病与死亡威胁面前,做好最坏的打算,争取最好的结局。当不可抗拒灾祸降临自己头上时,做到不惊慌失措，不怨天尤人，对将来不心存侥幸，对过去不悔恨无穷，不作徒劳挣扎，也不作无谓牺牲，做到心平气和，走完人生最后一段路程。据说百年前法军兵临广州城下时，清朝的广州总督有"不战不和不守，不死不降不走"的六不政策，终被俘囚，死于海外孤岛上，这"六不政策"也不能追究于道家的无为思想。道家思想是一切不妄为，并非一切不作为，故有"无为无不为"与"为所当为"（森田疗法用词）的说法。

三、道家认知疗法的临床操作步骤

1. ABCDE 操作技术

1995 年张亚林仿效 A. Ellis 在合理情绪治疗（RET）中的 ABCDE 步骤提出了中国道家认知疗法"ABCDE 技术"。其中 A 为应激源的探索，使用的是张亚林、杨德森合编的"生活事件量表"；B 是价值观的测查，采用张亚林自编的价值观量表，以及肖水源、杨德森合编的中国传统价值观量表；C 是心理应付方式测查，使用张亚林自编的心理应对方法量表；D 是道家处世养生方法的导入，使用的是杨德森总结的道家处世养生 8 项原则、32 字诀；E 是疗法评估，对比治疗前后各项量表评分的变化以及生化检测指标的变化。

在 1997~2000 年，张亚林教授带领硕士研究生黄薛冰从事道家认知治疗对大学生神经质倾向的影响进行研究，对 32 名艾森克人格问卷神经质分（N 分）较高的大学生进行道家认知治疗干预，以 30 名 N 分正常的大学新生作为对照，干预期 2 个月，随访 1 年，结果发现道家认知疗法提高了被试者心理健康水平，减少了 SCL-90 总分，提高了被试者的应激能力，降低了应激后肌电，脉搏变化和出现皮电幅度的升高，降低了 EPQ 量表中的 N 分值。

2. 甲乙丙丁操作技术

2001 年杨德森指导在读博士研究生周亮、朱金富在神经症门诊、病房与大学学生中开展道家认知治疗，建立了另一套操作程序，简述如下：

甲．松静术

每日要求求治者，放松全身肌肉和少思入静默坐 15 分钟的技术。

乙．柔动术

要求受试者每日配合 32 字处世养生口诀，做 4 套（每套 4 拍）柔动体操，配合调整呼吸，运动全身的各肢体与躯干关节，耗时 15 分钟。部分受试者原来每天自练健美操或其他运动者，可以保持原有节目。

丙．病情分析会

每次集体讨论分析一个自愿受试者的神经症症状、病程、病前个性和作为诱因的生活事件，以及遗传史或其他有关躯体与神经系统病史，其他功能性疾病与心身疾病的病史。明确疾病诊断与治疗方案，帮助患者了解自己的性格弱点，认知方式和心理应对方式的缺陷，指出他们对医生和药物常有迅速起效与彻底治愈的过高要求，对药物不良反应和依赖性常有过度担心，对主观努力和生活实践常不够重视等，每次历时 1~2 小时，整个疗程 2~3 个月，要求每周参加集体讨论。

丁．保健心得志

要求受试者每日自习道家处世养生原则，调整心态，应对日常生活事件，改变价值观和心理应对方法，改变生活方式，改善人际关系，提高社会适应能力，畅谈心得体会，每周在讨论会上座谈，互相启发，坚持实事求是原则，防止鼓动，暗示与夸大效果，或报喜不报忧，参加者多数为初诊患者，也邀请有显效于多年治疗无效的强迫症患者出席。

我们在临床实践中采用的松静术、柔动术、病情分析会、保健心得志 4 项技术就是博采各家之长，从瑜伽、气功、松弛训练、默坐（meditation）、太极拳、森田疗法、国外认知疗法中，对某些环节进行综合、改良、创新而建立的，同时充分注意到过度修炼与过分超脱的消极后果，即由于长期改变意识状态，进入慢性催眠状态，可能出现"走火入魔"，妄见妄闻（特异功能），自伤伤人，弃亲离家的消极后果。因此，本疗法强调以无神论者为主体，全无宗教形式，限制修炼时间，否定特异功能与神秘色彩，立足于心身保健。从转变认知开始，在意识清晰状态下，通过生活实践潜移默化，逐步转变情感与行为。

（杨德森）

主要参考文献

黄薛冰，张亚林，杨德森．2001．中国道家认知疗法对大学生心理健康的预防干预．中国心理卫生杂志，15（4）：243.

黄薛冰.2000."中国道家认知疗法"讨论会纪要.中国心理卫生杂志,14(9):291

杨德森.1996.中国人的心理与中国特色的心理治疗.见:曾文星主编华人的心理与治疗.台北:台湾桂冠图书公司,417~436

杨德森.1999.中国人的传统心理与中国特色的心理治疗.湖南医科大学学报(社科版),(1):2

杨德森.2000.气功能治疗神经症与神经疾病吗?中国神经精神疾病杂志,26(1):52

杨德森.2000.中国文化与民族心理的现状与未来.湖南医科大学学报(社科版),2(3):1

张亚林,杨德森,肖泽萍等.2000.中国道家认知治疗焦虑障碍.中国心理卫生杂志,14(1):62-63

张亚林,杨德森.1998.中国道家认知治疗——ABCED技术简介.中国心理卫生杂志,12(3):188

四、适应证与禁忌证

和其他所有心理治疗方法一样,中国道家认知疗法也有一定的适应证。国内心理学者对中国道家认知疗法疗效的实证研究尚不多。目前文献显示,其适应证主要是焦虑障碍,尤其是广泛性焦虑症,老年抑郁症,某些心身疾病,以及对某些群体的心理健康进行预防性干预。而且年龄偏大、文化程度偏高者总体效果相对较好些。

1. 道家认知疗法治疗焦虑障碍

张亚林、杨德森等(2000,2001)以焦虑障碍患者为对象进行全国范围内的多中心实践研究,将焦虑障碍患者随机分为道家认知疗法组、药物治疗组和道家认知疗法合并药物治疗组并进行前瞻性研究。结果发现,疗效较为持久的是道家认知疗法组,其因素系该疗法改变的是患者早已形成多年的思维模式和认知观念,能够对焦虑障碍起到标本兼治的作用。同时发现,道家认知疗法对广泛性焦虑效果较好,而惊恐障碍、强迫症效果较差;年龄大者效果较好、年纪轻的效果较差些。道家认知疗法亦可改善广泛性焦虑患者情绪的稳定性和A型行为中的时间紧迫感。

2. 道家认知疗法治疗抑郁症

杨加青等(2005)以药物合并道家认知疗法治疗老年抑郁症,结果显示合并道家认知疗法可以明显提高老年抑郁症的疗效和预后。王俊平、许晶(2005)也以道家认知疗法合并抗抑郁剂治疗脑卒中后抑郁,结果显示,合并道家认知疗法不仅使脑卒中后抑郁患者的治疗更加彻底、疗效持久,神经功能的恢复也明显好于单独应用抗抑郁剂组。

3. 道家认知疗法治疗心身疾病

朱金富、杨德森等(2005)对冠心病患者的道家认知治疗随访研究结果显示,道家认知治疗可减少冠心病患者的A型行为,增加临床疗效。进一步研究发现,道家认知治疗使患者血液中纤溶激活系统的活性发生了改变,产生这种变化的机制可能是道家认知治疗通过转变患者的认知,改变了患者既往的生活方式和行为习惯,降低了交感神经的兴奋性,进一步引起血液中儿茶酚胺和血管紧张素(AT)Ⅱ浓度的降低,从而引起纤溶酶原激活物抑制剂1(PAI-1)和组织型纤溶酶原激活物(tPA)的活性发生改变。

王国强、张亚林等(2007)对早期高血压患者使用道家认知疗法合并药物治疗与单用药物治疗进行前瞻性随机对照研究。结果显示,合并治疗患者的情绪症状和躯体化症状均有所改善,并改变其对事物的认知模式,从而减少应激事件或减轻应激反应达到降低和稳定血压的效果。

4. 道家认知疗法对心理健康的预防性干预

黄薛冰、张亚林等(2001)运用中国道家认知疗法对大学生心理健康进行预防性干预。结果显示,道家认知疗法提高了干预组大学生的心理健康水平,可降低其神经质分,改善其情绪的稳定性及其应对方式。从而促进其人格成熟,维护其心理健康。

周敏娟、姚立旗等(2002)以道家认知疗法对老年人进行心理干预,显示道家认知疗法对缓解老人对衰老、疾病、死亡的焦虑以及改善与家人关系具有一定的作用。

道家认知疗法目前暂未发现特别的禁忌证。但由于治疗的关键在于导入道家哲学思想,所以总体说来,年纪越轻、文化程度越低、阅历越少的患者,接受则越困难。

(曹玉萍)

第四节 心理治疗的基本理论与操作方法

兼容并蓄,海纳百川。本节简要介绍一些湘雅常学常用的、国内外经典的心理治疗的基本理论与操作方法。

一、精神分析疗法

精神分析（psychoanalysis）由弗洛伊德（S. Freud）首创，既是一套理论，又是一种治疗方法。精神分析在精神病学领域的影响甚大，尤其对于神经症的分析与治疗。

（一）基本理论

1. 潜意识作用

根据弗洛伊德的观点，人的心理活动领域可分为意识、前意识和潜意识。意识指人在清醒状态时对自己的思维、情感和行为所能觉察的内容。前意识指一些心理内容、思维和情感，在一般情况下不能被觉察到，集中注意或努力回忆时可觉察到。潜意识的心理内容在意识范围之外，努力注意也觉察不到。虽然我们意识不到潜意识的内容，但它却在影响着我们的行为。潜意识是精神能量的来源，是行为动机形成的场所。潜意识通常是潜而不露的，但往往能通过某些特殊的方式表现出来，如做梦，某些神经症的症状也是其改头换面的表现。

2. 能量守恒

来源于物理的能量守恒定律，指能量既不能产生，也不能消灭，但可以相互转换。弗洛伊德认为精神活动同样符合能量守恒的原则。例如儿童期创伤性经历（尤其是性的方面），成人之后似乎是遗忘了，实际上是由于痛苦而被压抑到潜意识领域内，作为一种"能量"被保留下来。如能量积存过多，又没有正常渠道发泄时，就会形成各种神经症症状。

3. 人格结构

按照弗洛伊德的精神结构论，人格可分为原我、自我与超我，这三个结构相互作用，共同管理人的行为。

（1）原我：是人格中最原始的部分，是无意识的、无理性的，只遵循快乐原则。它是由与生俱来的本能冲动组成的。原我不能直接与外部世界接触，唯一的出路是通过自我。

（2）自我：自我是从原我中分化出的一部分，这一部分由于现实的陶冶变得渐识时务，它在人格中代表着理性，受现实原则的支配。它对原我之中的内容有检查权，防止其扰乱意识，它还要在超我的指导下，根据外部条件，去驾驭原我的要求。可以说，自我在同时侍奉三个主人：超我、原我和现实。

（3）超我：超我是从自我中分化出来的，是道德化了的自我，是人格最文明的一部分。它遵循道德和理想的原则，其主要作用是按照社会道德标准监督自我的行动。

原我代表本能欲望，超我代表道德、伦理，自我却要遵循现实原则。健康的人格是这三者之间的动态平衡。

4. 心理防御机制

主要有以下几种。

（1）压抑：压抑是所有防御机制的基础，通过压抑，阻止那些为社会道德所不容的冲动、欲望进入意识领域。

（2）升华：社会、超我所不能容许的欲望（包括性欲与攻击冲动），转化为建设性的活动能量，如把攻击性的欲望转化成竞技场上的拼搏，性欲冲动可升华为诗歌、音乐、艺术创作。

（3）投射：将自己的原我冲动投射到别人身上去。如一个有与人私通欲望的妇女声称"所有男人都是不忠实的"。

（4）代偿：一个人由于存在某种缺陷则特别努力发展其他方面的才能，如一个身材矮小的人（如拿破仑），通过代偿心理机制，可成为一个进取心很强、社会活动能力卓越，十分坚强有力的人物，这种情况又称为"拿破仑情结"。

（5）反向形成：把潜意识中不合理的冲动转化为意识中相反的行为。如一个潜意识中有施虐冲动的人，可表现为一个激烈反对用动物做实验的人。

（6）退行：是自我在矛盾冲突境遇下，退却到心理发育较低的水平（或固着点），如成年人以幼稚的方式提出各种要求。

（7）否认：拒绝承认那些使人感到痛苦的事件，似乎这些事件根本没有发生过。如拒绝承认母亲的亡故，认为"只是刚刚出城几天而已"。

（二）精神分析技术

1. 自由联想

在做自由联想时,病人半卧于躺椅或沙发上,医生坐在病人的背后。病人将进入自己头脑的思维、情绪、记忆毫无顾忌地讲出来,不管多么荒谬、不合逻辑或多么痛苦。在弗洛伊德看来,浮现在脑海中的任何东西都不是无缘无故的,都是有因果关系的。借此可以找到症结所在。

2. 阻抗

阻抗是指病人有意识地回避某些敏感话题,或对治疗者不信任,使其阻抗精神分析治疗。这种阻抗病人无法意识到,也不会承认。治疗者应分析产生阻抗的原因,并消除之。

3. 移情

长时间地接触,病人会把对自己父母、亲人的感情转移到治疗者身上。这种移情有时是正性的、友爱的,有时是负性的、敌对的。移情是阻抗的一种特殊形式。治疗者要揭示移情的意义,使移情成为治疗的推动力。

4. 梦的分析

在弗洛伊德眼里,梦境是通向潜意识的“皇家大道”。梦境以象征的方式表现了潜意识冲动或愿望,也就是说,梦境中所有的物体都具有象征性,成为性器官和性行为的象征。能回忆的梦境称为显梦,而显梦的背后是隐梦。隐梦的思想,梦者是不知道的。要经过治疗者分析和解释才能了解。对梦的分析和解释,就是要把显梦的重重化装层层揭开,寻求其隐义。

5. 解释、修通、领悟

精神分析学家的基本工作是解释。主要是揭示症状背后的无意识动机,消除阻抗和移情的干扰,使病人对其症状的真正含义达到领悟。帮助病人解决冲突的过程称修通。当病人理解了冲突的根源时,则称为领悟。

随着分析的进程,即反复地解释、修通和领悟,使病人学会了面对现实,而不是否认现实,以更成熟、更有效的方式处理这些冲突。成功的精神分析的标志是改变了病人的人格结构,使之能现实地应付各种问题。

精神分析治疗通常是每周 3~6 次,每次 1 小时,持续 1~3 年。

二、行 为 疗 法

行为疗法(behavior therapy)是基于实验心理学的成果,帮助患者消除或建立某些行为,从而达到治疗目的的一门医学技术。

（一）基本理论

1. 经典条件反射(classical conditioning)

俄国的谢切诺夫(1829~1904)是第一位在行为研究中以严谨的实验来取代哲学臆想和偶然观察的学者。他提出“所有动物和人类的行为实质上都是反射的”。巴甫洛夫(1849~1936)在此基础上做了更深入的研究。发现铃声这个无关刺激可以由于食物的强化作用而逐渐成为食物的信号,继而单独的铃声也能引起唾液的分泌。从一个无关刺激转变为具有某种信号属性的过程,就是条件反射形成的过程。条件反射一旦被习得之后,又能作为“无条件反射”引起第二级条件反射。例如,当狗已经形成了听到铃声便分泌唾液的条件反射之后,在响铃的同时又给它看一个彩色三角尺,它又可以习得只见彩色三角尺也分泌唾液的第二级条件反射。巴甫洛夫还研究了条件反射的泛化、辨别和消退作用。他用上述实验结果,来解释行为的建立、改变和消退。

2. 学习理论(learning theory)

代表人物华生(Watson,1878~1958),从老鼠跑迷津的实验中观察到学习的作用。他认为不论如何复杂的人类行为都是学习的结果。复杂的学习行为遵循两条规律。

（1）频因律,即某一行为反应对某一刺激发生的次数越多,那么这一行为反应就越有可能固定保留下来,并在以后遇到相同刺激时发生。

（2）近因律,即某一行为反应对某一刺激发生在时间上越接近,那么这一行为反应就越有可能固定保留下来,并在以后遇到相同刺激时发生。

学习理论强调学习的作用,认为无论任何行为都可以习得,也可以弃掉。

3. 操作性条件反射(operant conditioning)

斯金纳(Skinner,B. F,1904~)进行了著名的操作性条件反射实验。在一个后人以他的姓名命名的斯金纳箱中,安放有一根杠杆装置和一个食物盘。如果按压杠杆,就会有食物落入盘中。把一只饥饿的小白鼠放入箱中,它在寻求食物时可能偶然碰压了杠杆而获得了食物。如果这种偶然重复几次,小白鼠便会主动去按压杠杆。也就是说,它学会了按压杠杆来获取食物的行为。食物是对按压行为的奖励,因此这也称为"奖励性学习"。根据同一原理,斯金纳还设计了"惩罚性学习"的实验。操作性条件反射的实验有力的说明:行为的后果直接影响该行为的增多或减少。后果是奖励性的,该行为发生频度增加,称正性强化;后果是惩罚性的,该行为发生频度减少,称为负性强化。根据这一原理,可使行为朝预期的方向改变,逐渐建立原来没有的行为模式,称为行为塑造(behavior shaping)。

虽然上述各种理论不尽相同,但这些学者都以"刺激-反应"的学习过程作为行为的主要解释。因此,行为疗法总的原理是:所有的行为都遵循学习的规律,变态行为也属于习得性行为,可以习得,也就可以弃掉。

(二) 治疗技术

1. 系统脱敏疗法(systematic desensitization)

治疗程序为:

(1) 评定主观不适单位:主观不适单位通常以五分制、十分制或百分制为度量单位。以五分制为例,0分是心情完全平静,5分则是极度不适。让患者用此标准衡量他在各种情景中的主观感觉,并向医生示意或报告。

(2) 松弛训练:一般要经过6~8次训练才能完成,每次20~30分钟,让病人坐靠在沙发或藤椅上,双臂放于扶手,呈随意舒适的姿势。室内环境优雅、光线柔和。首先让病人体会紧张和松弛的区别。例如握紧拳头,然后松开;咬紧牙关,然后松开。领会紧张与松弛的主观差别之后,开始练习放松前臂(前臂放松最容易掌握,故安排在最先练习),然后依次放松头面部、颈、肩、背、胸、腹及下肢。如能借助于肌电反馈仪,则训练进展更快。

(3) 设计不适层次表:将曾经引起患者主观不适的各种刺激因素搜集并记录下来,让患者根据自己的主观体验评定每一种刺激的严重程度。然后依次排列成表。这个层次表可以由同一刺激因素的不同程度构成,如考试恐惧者的不适层次表设计如表22-1。

表 22-1　考试恐惧者的不适层次表

刺激(想象)	不适层次	刺激(想象)	不适层次
考试前两周	1	考试前一天	4
考试前一周	2	进入考场	5
考试前三天	3		

不适层次表也可以将多种不同的刺激源,按其引起的不适程度依递增次序排列。如社交恐惧症患者的不适层次设计表如表22-2。

表 22-2　社交恐惧症患者的不适层次表

刺激(想象)	不适层次	刺激(想象)	不适层次
母亲	0	上司	3
父亲	1	男朋友	4
同事	2	男朋友之父母	5

不适层次表的资料来源于病史、问卷检查结果及与患者的交谈。一般只列出患者以为最重要、最常见的精神刺激。排次应由患者完成或得到患者认可。不适层次表的制定关系着治疗的成败。关键是:最低层次的精神刺激所引起的不适,应小到足以能被全身松弛所抑制的程度。而且各层次之间的级差要均匀适当。级差过小会拖长疗程、事倍功半。级差过大,欲速则不达,导致治疗失败。

(4) 系统脱敏:仍以社交恐惧症为例。由最低层次开始脱敏。

治疗者指令:请闭眼想象你正面对着你父亲。

(病人闭目想象,当想象中的表象逐渐清晰并如身临其境后,以手势向治疗者示意已进入角色。)

治疗者询问:请告诉我你感受如何?

(病人以一个手指示意不适程度为1,表示有些紧张。)

治疗者指令:抹掉头脑中的想象,放松全身肌肉。

(病人停止想象,放慢呼吸依次放松全身肌肉。几分钟后病人示意不适程度为 0,表示心情恢复平静。)

治疗者指令:再次想象你正面对着你的父亲。

(病人闭目想象……)

经过想象、放松、再想象、再放松……如此重复多次以后,病人在想象中面对父亲的紧张感觉逐渐减轻。直到病人示意在想象中面对父亲已不再紧张时,方算一级脱敏。然后想象与同事会面、与上司会面……逐步升级,如法炮制。最后,在置身于与男朋友的父母相处的想象中仍无紧张的感觉时即算脱敏完毕。在脱敏期间或脱敏之后,将新建立的反应迁移到现实生活中,不断练习,巩固疗效。

脱敏过程需 8~10 次,每日一次或隔日一次,每次 30~40 分钟。

系统脱敏疗法主要用于治疗恐惧症,亦可用于癔症。

2. 冲击疗法(flooding,implosive therapy)

治疗程序:

向患者认真地介绍冲击疗法的原理和过程,如实地告诉患者在治疗中必须付出的痛苦代价。病人和家属同意后在治疗协议上签字。进行必要的体验,排除心血管疾病、癫痫等重大躯体疾病。

下面是治疗花圈恐惧症的一个实例。

治疗室四壁张贴花圈图案,地面、桌椅上均摆满了花圈。将病人带进治疗室后关闭门窗。病人突然置身于遍地花圈之中,紧张焦虑,四肢发抖、汗流浃背,称无法忍受,要求终止治疗。医生无视患者强烈的情绪反应和生理反应,严格执行治疗协议,直至患者精疲力竭,坐卧在花圈之中静息下来为止。

一般需治疗 2~4 次,每日或隔日一次,每次 30~60 分钟。

冲击疗法主要用于恐惧症。优点是方法简单、疗程短、收效快。缺点是它无视患者的心理承受能力,患者痛苦大,实施难。与系统脱敏疗法的比较研究表明,此法不宜滥用和首选。

3. 厌恶疗法(aversion therapy)

当某种不适行为即将出现或正在出现时,当即给予一定的痛苦刺激。如给予轻微电击、针刺或催吐剂,使其产生厌恶的主观体验。经过反复实施,不适行为和厌恶体验就建立了条件联系。以后当患者欲施这一行为时,便立刻产生了厌恶体验。为了避免这种厌恶体验,患者只有中止或放弃原有的不适行为。

如对酒瘾的治疗可使用去水吗啡。去水吗啡是一种有催吐作用的药物,通常在注射后几分钟,便引起强烈的恶心,呕吐体验。治疗时先注射去水吗啡,几分钟后让患者饮酒,几乎在饮酒的同时患者就会恶心呕吐。反复几次之后,患者的饮酒行为与恶心呕吐形成了条件反射,于是,只要饮酒便会恶心呕吐,为了避免恶心难受,只好弃而不饮了。

厌恶疗法应该在严该控制下使用,因为目前尚有两个争议的问题:一是技术问题,二是伦理学问题。

厌恶疗法主要适用于露阴癖、恋物癖、同性恋,对酒瘾、强迫症有一定的效果。

4. 阳性强化法(positive reinforcement)

阳性强化法分四个步骤:

(1)确定改变的是什么行为,并由专人(治疗者或经过训练的护士、家属)随时记录。例如记录一位精神分裂症患者污言秽语的次数。

(2)确定这一行为的直接后果是什么。如这位病人污言秽语时是不是病友围观他?是不是医护人员关注他?而在安静的时候却无人注意他?如果是,那么可能正是关注的结果强化了病人的这一行为。

(3)设计一个新的结果取代原来的结果。例如当病人污言秽语时旁人不予理睬,给予忽视,而在其安静时给予关心、给以强化。

(4)强化实施:治疗执行者应如实记录患者的不适行为和正常行为,并在其出现正常行为时立即给予强化物,而在其他的时候不给。强化物可以是病人喜爱的某种活动、某种享受、抑或仅是赞许的目光。

精神病房中常使用的阳性强化法是代币法或奖券法(token economy)。当病人出现良性行为时奖以代币券或奖券,代币券可以兑换成病人喜爱的东西,如食品糖果、电影票等。

阳性强化法主要用于慢性精神分裂症、儿童孤独症、癔症及神经性厌食症、贪食症。

5. 生物反馈疗法（bio-feedback therapy）

生物反馈疗法是利用现代电子仪器，将人体内部的某些生理功能检录下来并放大，转换成声、光或数字信号，经显示系统反馈给个体，使个体根据反馈信号学习调节控制自己的这些生理功能，达到预防疾病的目的。

传统观念认为骨骼肌能够随意控制，而内脏活动则是不随意控制的，因而支配后者的神经系统被称为自主神经系统。现代研究发现，所谓随意和不随意之间并无截然划分。Mille（1967）使用箭毒剂抑制小鼠随意肌的活动，然后以刺激鼠脑的"快乐中枢"作为奖励，强化小鼠的心跳加快或心跳减慢。结果是，在没有随意肌的参与下，像心跳这种内脏活动也能够通过操作性条件反射的训练得以随意控制。

在精神科的治疗领域中，生物反馈常与松弛技术相结合。常用的生物反馈有：肌电反馈、皮电反馈、皮温反馈、脑电反馈、心率、血压及其他内脏功能反馈等。

三、认 知 疗 法

认知治疗（cognitive therapy）是通过改变病人不良认知，从而矫正不良情绪和行为的一种治疗方法。认知治疗的理论来自于古希腊斯多亚学派（Stoicism）的哲学思想，认为人的行为取决于他对自身和对周围世界的认知。这个哲学思想被当代的心理学家加以发展，并在心理治疗中应用。

（一）Beck 认知疗法

此疗法为 A. Beck 所创。Beck 原是精神分析治疗家，他发现这样一个规律，即病人进行自由联想时，思维往往先于情绪而自动出现，其形式简单，仅表现为一些关键字，像电报一样，Beck 称之为"自动思维"。自动思维来源于个体的价值系统，在与人和外界事物交往时，个体的情绪反应、行为方式都受其价值系统的制约。不同个体反应的差异在于个体自动思维的特异性。由于自动思维是自我内部的对话，所以很难暴露出来。

治疗过程分为三期，早期的主要任务是让患者熟悉认知治疗，找出病人的主要症状，并向患者说明认知和情绪的关系。治疗中期的任务是引出自动思维，在现实生活中加以检验、修正。在治疗后期，进一步挖掘原有的适应不良的认知方式，代之以能适应现实环境的认知方式，并加以强化和实践。

Beck 认知疗法治疗抑郁症需每周 1~2 次，持续 12 周。在取得满意的效果后可再进行每月 1~2 次的维持治疗，持续 6~12 个月。

（二）中国道家认知疗法

在本章第三节已详述。

四、家 庭 治 疗

家庭治疗（family therapy）是一种从家庭视角来审视来访者的心理问题，并经由任何形式的语言、互动等治疗行动而促使家庭有所改变的心理治疗方法。其治疗的主要出发点在于将每个家庭看作一个自然的社会系统，认为此系统内的任何成员所表现的行为均受其他成员的影响，个体行为影响系统，而系统也影响其中的每一个成员。这种密切的连锁反应，可导致许多所谓病态的家庭现象，而某一个体的病态行为，也可能因配合其他成员的心理需求而被维持。基于此，家庭治疗的特点是把焦点放在家庭各成员之间的人际关系上，而不大注重各个成员的内在心理结构。

（一）家庭治疗的基本观念与目标

家庭治疗的基本观念在于，以"家庭"为着眼点辅导；以"群体"眼光分析家庭行为；以"系统"眼光体会家庭现象，即家庭系统本身比家庭成员的个体人格特质更具备影响力；以"家庭发展"观念了解家庭问题，即在家庭各个发展阶段，需面对的心理课题和与此同时遭遇的心理问题有所不同；以"动态"的眼光了解"个人"与"家庭"的病理关系，即个体的症状与家庭的心理问题之间的各种相互关系，家庭可能是个人问题发生的摇篮，个人问题可能是家庭问题的表现，家庭问题也可能是对个人问题的反应等。只有正确了解和认识到"个人心理"与"家庭心理"问题之间有何种关系之后，才可能有效处理个人与家庭的心理问题。

家庭治疗的目标在于协助家庭消除异常或病态情况，以便能执行健康的家庭功能。促进良好的"家庭关系"，免除家庭人际冲突；促进宜有的"家庭沟通"，维持交流需要；帮助顺利渡过"家庭发展"阶段，能按部就班地适应成长；鼓励适当的"家庭团结"，相互提供情感支持；促进树立适当的对外"家庭界线"和对内共同的"家庭认同感"；协助发挥有效的"家庭适应"，能团结一致处理应对所面临的困难；协助树立"家庭规范"，有适当的家庭仪式与规矩，促使家庭共同生活有重心与方向。

（二）家庭治疗的模式

1. 结构性家庭治疗

结构性家庭治疗（structural family therapy）是将重点放在家庭的组织、关系、角色与权力执行等结构的一种家庭干预模式。治疗师可以首先通过观察、询问获得一个家庭结构"图谱"，以理解不同成员在家庭中的作用及成员之间的相互关系。如果家庭成员间的自我界限划分不清，没有各自自主独立的角色，则可用"家庭形象雕塑"的技巧帮助家人了解，并将治疗重心放在建立家庭成员间宜有的界限；如果家庭成员间的角色扮演不妥，则治疗重心在于角色扮演的纠正与改善。成员间的沟通方式、权威的分配与执行、情感的亲近与否，均属于家庭结构上的问题，也是促进家庭功能的要点与重点之处。

2. 分析性家庭治疗

分析性家庭治疗（analytic family therapy）以心理分析的眼光了解家庭各成员的深层心理与行为动机以及亲子关系的发展。家庭成员若采用他们所习惯的方式来处理新发生的问题，而意识不到这些原有的反应方式。治疗师在观察这些失调行为时，则将指导各位家庭成员以局外人的态度来看待在治疗中发生的事情，体会其他成员在实践中可能的感受，逐步理解自身不良行为所造成的后果和对他人的影响，从而开始改变自己的行为并寻找一种更合理的反应方式，与家人建立一种更满意的关系。治疗中，在帮助治疗者较有深度地体会成员的个人心理，了解各自的内在心理如何影响其他成员关系的同时，又不宜因太注重个人的内心状况，而

忽略成员间的互应关系，以及淡视一家群体的行为现象。

3. 行为家庭治疗

行为家庭治疗（behavioral family therapy）的重点放在可观察到的家庭成员间的行为表现，建立具体的行为改善与进度，充分利用学习的原则，给予适当的奖惩，促进家庭行为的改善。行为家庭治疗的要点是让大家有意识地认识到需要更改的行为反应，并决定嘉奖、惩处的条件，定时操作，以促成全家人共同努力更改家庭的适应不良行为。一般而言，行为家庭治疗更适用于有年幼孩子的家庭。

4. 策略性家庭治疗

策略性家庭治疗（strategic family therapy）认为家庭病理有复杂的层次，是家庭系统中各因素相互影响而表现出来的家庭问题。因此，对家庭问题的本质要有系统的、动态性了解，并建立一套有程序的治疗策略，依序按部进行，着手改变认知上的基本问题，以求有层次地改变家庭问题。策略性家庭治疗需了解事情的来龙去脉，推测哪些问题需要先处理，哪些困难需以后再去应对，从而策略性地计划治疗的先后步骤。

总之，不论采取何种模式，家庭治疗师在治疗关系中应该是积极主动的指导性角色。近年来，倾向于根据家庭问题及治疗的需要，采取多种不同的学派与治疗模式，灵活选择，综合运用，称之为综合性家庭治疗（integrative family therapy）。在家庭治疗中，也可根据需要针对一个或几个家庭成员同时进行个体治疗。

（三）家庭治疗的常用方法与技巧

1. 更换座位

即利用家人选择座位的特殊模式与意义，具体指出给家人看，并当场请家人更换座位，象征性地更改人际关系。如让过分亲近儿子的母亲远远与儿子分开坐，让不与儿子亲近的父亲与儿子靠近坐，以具体的座位远近来象征性谈论家庭成员间的情感关系。

2. 比身高

让孩子站在父母亲面前与父母比身高，帮助父

母亲去体会孩子已经是与成人同高,需开始以"成人"对待,从而唤起其领悟。

3. 家庭形象雕塑

为了了解家人的相互关系,以及家人彼此相互的心理感知,治疗者可让家人就位置与距离远近排出他们心目中的家人关系。家庭形象雕塑(family sculpture)是诊断与治疗家庭结构与情感关系的具体措施之一。

4. 循环提问

轮流、反复地请每一位家庭成员表达他对另一成员行为的观察,对另两个家庭成员之间关系的看法,或者问一个人的行为与另外一个人的行为之间的关系。例如,"你妈妈心情不好的时候,你们家里谁会第一个去安慰她?"

5. 差异性提问

涉及压缩症状,扩展无症状的时间、场合或人事的情境性问题,使当事人受到启示,即症状性行为的出现是有条件性的。例如,"孩子在谁面前很少或从来没有像那样暴怒过?","你的孩子在哪些情况下容易烦躁不安,是你一句话的意思重复说几次的时候,还是你放心让他自己做事的时候?"

6. 前馈提问

未来取向的提问,刺激家庭构想对于未来的人、事、行为、关系等的计划,诱导这些计划成为将会"自我应验的预言"。或者反之,让有关人员设想在存在诱发因素的情况下如何使不合意的行为再现,以诱导针对这些因素的回避性、预防性行为。例如,"请你想象一下,如果我们今天的会谈确实有效,你明天会是什么样子? 你完全康复了又会像什么样子呢?"

7. 假设提问

治疗师从多个角度提出关于家庭的疑问、描述和解释。这些假设须在治疗会谈中不断验证、修订,并逐步接近现实。治疗师通过提出看问题的多重角度,让受治者自己认识自己,或者让当事人将病态行为与家庭的人际关系联系起来。例如,"假如从现在开始,妈妈不再打麻将,爸爸生气的机会

是会更多,还是会少些?"

8. 改观重解

或称之为转负为正。就是换个角度对某件事情重新了解与评价。因为任何事情均可以从不同角度去观察和说明,对于家人所埋怨或生气的"负面"事,治疗者可协助家人以"正面"的想法来体会与接受。如进入青春期的孩子最近常与父母顶嘴,可改观解释为子女已经长大,能表达自己的意见,是能独立自主的好现象等。

9. 去诊断

将患者从病态标签的压抑中解放出来,解除病人角色。以语言学叙事动词的角度看,比如将"我是病人"、"他的神经很衰弱"改称为"我表现得像个病人"、"他懒得动脑子",暗示有些心理行为症状并非人格结构中不可动摇的成分,也不是器质性病变的后果,而是患者本身对症状的影响力。

10. 单、双日作业

要求患者在星期一、三、五(单日)和星期二、四、六(双日)作出截然相反的行为。如单日扮孩子或病人,什么都需要帮助和满足;双日扮大人,做作业、买菜、扫地、拖地板,管理自己和家庭;星期天随意。同时,要求其他家庭成员观察患者两种日子里行为各自的好处。令家庭成员对患者的进步与良好表现进行秘密记录,不记坏表现与症状,直至下次会谈时由治疗师当众宣读。这项任务多针对缺陷取向现象,如家庭中有成员出现不合意行为后,其他成员焦虑、沮丧,对病态过度关注,以致不再注意其功能良好的方面。

11. 角色互换练习

让家庭成员定时,或因事而定,交换在家中承担的角色,最好具体至与当前问题有关的情境、事务中。比如,请喜欢挑剔的丈夫亲自下厨房做饭;请拖遝的儿子负责早晨唤醒全家;请事无巨细皆要亲自干预的妻子像丈夫那样,过几天不管闲事、依赖的日子。

12. 水枪射击或弹橡皮筋

以善意、戏谑的方式,直接对不合意行为或关

系进行干预。令家庭成员准备玩具水枪或橡皮筋,当出现不合意行为时便对行为者射击或弹击,即便是对权威的、不苟言笑的父亲或母亲也须执行。比如说:"你对妈妈一句话重复 10 遍感到厌烦,但她有她的道理,而且一种习惯也不可能马上改掉。我们先定一个折中的指标,让她可以重复 5 遍,如果超过这个限额,你就拿水枪射她。反过来,如果你妈妈提醒了 3 遍,你还不做作业,她也要这样惩罚你"。

(四) 家庭治疗的步骤

不论应用何种治疗模式与方法,家庭治疗从开始至结束,应依循以下阶段。

1. 开始阶段

在治疗开始初期,简要介绍家庭治疗的性质与方法,说明相互需遵守的原则,以便接受治疗者了解并使治疗顺利进行。治疗早期,治疗者需用心去让来访家人接纳,并共同寻找问题所在及其改善的方向。

2. 中间阶段

运用各种具体的方法与技巧,协助家人练习改善个人及彼此之间的关系。其间需适当调整家庭"系统"的平衡变化与发展,以免有些成员变好时,另一些成员却变得更差,犹如跷跷板,使得家庭整体不能稳重平衡地进展。

3. 终结阶段

经过治疗,让家人逐渐养成能自查、改进家庭行为的能力与习惯,并维持已修正的行为。治疗者宜逐渐将家庭的领导权交还给家人,恢复家庭的自然秩序,以便在治疗结束后,家人仍能维持良好的功能,并继续发展与成熟。

由于每一个家庭系统本身主要根植于一个社区或社会,存在于特定的历史时间和空间,因此在家庭治疗时,应考虑配合文化所强调的人际关系与价值观念,以及社会所期待的家庭关系来进行。

五、咨客中心治疗

咨客中心治疗(client-centered therapy)是由美国心理学家罗杰斯(Carl R. Rogers,1902~1987)于20 世纪 40 年代在人本主义心理学理论的基础上发展而来。其理念坚持非指导性原则,以"人"为焦点,而不是以"问题"为中心,更重视个人更大的自主性与统整性,提供真诚、共情、无条件积极关注的环境,促进来访者自身潜力的发挥,进而促进心理成长。罗杰斯认为,任何人在正常情况下都有着积极的、奋发向上的、自我肯定的、无限的成长潜力。如果人的自身体验受到闭塞,或者自身体验的一致性丧失,被压抑或发生冲突,使人的成长潜力受到削弱或阻碍,就会表现为心理病态和适应困难。如果创造一个良好的环境使他能够和别人正常交往、沟通,便可以发挥他的潜力,改变其适应不良行为。

(一) 基本理论

1. 实现趋向

罗杰斯假定人天生有一种最基本、统御人生命活动的驱动力量,称之为"实现趋向"。在个体的自我开始形成之后,这一现实趋向主要表现为要求自我实现。

2. 机体智慧与机体估价过程

个体所遭遇的一切,最终要以实现趋向来衡量判断它们对个体的意义。这种判断能力源于机体本身所有的"机体智慧(organismic wisdom)"。机体智慧通过一种"机体估价过程(organismic valuing process)"来评价什么是好(符合实现趋向)、什么是不好(阻碍现实趋向)。机体估价过程实质是一种把经验与自我实现趋向相协调的反馈体系。

3. 现象场

罗杰斯认为,与其说个体生活在一个客观现实环境中,不如说他生活在自己的主观经验世界里,称之为"现象场(phenomenological field)"。一个人在现实世界中如何观察,观察到什么,有什么感受,是因人而异的。因此,每个人的现象场是独一无二的。现象场理论为咨客中心治疗理论的指导原则之一,也就是为什么治疗过程要由当事人为中心的原因。

4. 自我

自我是从现象场中分化出来的,并在现象场

中具有核心意义。自我是自我知觉（或意识）与自我评价的统一体。罗杰斯的自我理论是他关于心理失调理论的基础。认为由于在发展过程中个体或多或少地摄入、内化了外在的价值观，自我中这一部分越来越多地支配着个体对经验的加工与评价。当经验中存在与自我不一致的成分时，个体会预感到自我受到威胁，因而产生焦虑，同时会运用防御过程（歪曲、否认、选择性知觉）来对经验进行加工，使之在意识水平上达到与自我一致。如果防御成功，个体将不会出现明显的适应障碍。如果某经验特别重大或其他原因，使个体无法通过防御机制使之与自我概念相协调，而受到威胁的这个自我概念又在自我中具有重要地位，个体则会出现心理适应障碍。故认为心理适应问题的根源在于个体自我中那些无效的、与其本性相异化的自我概念。

（二）咨客中心治疗的特点

1. 十分注重咨客关系

咨客中心治疗不太注重治疗技巧，只注重治疗环境、氛围以及治疗关系。罗杰斯说："当一个为许多苦难而苦恼着的人来找我时，最有价值的办法是，建立一个使他感到安全、自由的关系，目的在于理解他内在的感情，接受他本来的面目，制造一个自由的气氛，使他的思想、感情和存在沿着他要去的方向发展"。治疗中，治疗师不是以专家身份去理解咨客的情感，也不是以治疗师自己的理论去影响咨客甚至强加给他们，而是在良好的环境里，以平等的态度对待咨客，不给予具体的指导和分析，指引他们抒发自己的情感，让他们自己内心世界发生变化。

2. 非指导性治疗

咨客中心治疗倡导非指导性治疗，不讲究技巧，但也并非完全没有技巧。除了让咨客畅所欲言外，关键还在于帮助咨客宣泄情感。治疗师在会谈中，应不断使用激发咨客的情绪。

3. 打破以前疾病诊断的界限

不进行疾病诊断和鉴别诊断，治疗对象不论是病人还是正常人，通称之为"咨客"。

（三）咨客中心治疗的步骤

1. 咨客前来求助

如果咨客否认自己需要帮助，并非非常希望有某种改变，咨询或治疗是很难成功的。

2. 治疗师向咨客说明咨询或治疗情况

治疗师需向咨客说明，治疗师的基本作用在于创造一种有利于咨客自我成长的气氛，提供一个场所或一种气氛，与咨客商讨解决问题的方法，帮助咨客自己找到问题的某种答案或自己解决问题。

3. 鼓励咨客情感的自由表现

治疗师须以友好、诚恳、接受咨客的态度，鼓励咨客对自己情感体验作自由表达。须有掌握会谈技巧的经验，有效地促使咨客表达。

4. 治疗师要能接受、认识、澄清咨客的消极情感

这一步可能较困难，也较微妙。不论咨客所述内容如何荒诞无稽或滑稽可笑，治疗师都应以接受的态度加以处理，并深入咨客的内心，注意发现咨客隐含的情感，进而对此作出相应的反应。有时治疗师也需对这些情感加以澄清，而不是解释，目的是使咨客自己对此有更清楚的认识。

5. 咨客成长的萌动

当咨客充分表达出其消极情感后，模糊的、试探性的、积极的情感，会不断萌生出来，成长由此开始。

6. 治疗师对咨客的积极感情应加以接受和认识

对咨客所表达的积极情感，如同对其消极情感一样，治疗师应予以接受，但不加以赞许或道德的评价，而是促使咨客自然领悟与自我了解。

7. 咨客开始接受真实的自我

在治疗中，因咨客处于良好的、能被人理解与接受的氛围之中，以一种完全不同的心境，能够有机会重新考察自己，领悟自身情况，进而接受真我。咨客对自我的理解和接受，为其进一步在新的水平上达到心理调和奠定了基础。

8. 帮助咨客澄清可能的决定及应采取的行动

在领悟过程中,必然涉及新的决定及要采取的行动。治疗师需协助咨客澄清其可能作出的选择。如果此时咨客出现恐惧与缺乏勇气,以及不敢作出决定,治疗师不应勉强咨客或给予某些劝告。

9. 疗效的产生

领悟导致了某种积极的、尝试性的行动,此时则产生了疗效。由于是咨客自己领悟到的,有了新认识,并付诸行动,因此这种效果即使只是瞬间存在,仍然很有意义。

10. 进一步扩大疗效

当咨客已能有所领悟,并开始进行一些积极的尝试时,治疗工作则转向帮助咨客发展其领悟,以求达到较深层次,并注意扩展其领悟的范围。如果咨客对自己能达到一种更完全、更正确的自我了解,则会具有更大勇气去面对自己的经验、体验并考察自己的行动。

11. 咨客的全面成长

当咨客不再惧怕选择,处于积极行动与成长的过程之中,并有较大的信心进行自我指导时,治疗师与咨客的关系则达到了顶点。咨客常常会主动提问与治疗师共同商讨。

12. 治疗结束

咨客感到无须再寻求治疗师的协助时,治疗关系就此终止。通常咨客会对占用了治疗师许多时间而表示歉意。治疗师应采用与前面步骤中相似的方法,来澄清这种感情,接受和认识治疗关系即将结束的事实。

罗杰斯强调,这些步骤并非截然分开,而是有机结合在一起。咨客中心治疗主要适用于非精神疾病或心理疾病患者的心理问题,在个人心理成长方面具有明显优势。

六、危机干预

从心理学角度看,危机干预(crisis intervention)是一种通过调动处于危机之中的个体自身潜能来重新建立或恢复危机爆发前的心理平衡状态的心理咨询和治疗的方法。

(一)基本理论

1. 危机的定义

危机有两种含义:一是指突发事件,包括天灾和人祸,如地震、水灾、空难、疾病爆发、恐怖袭击、战争、不被预期的意外事件、死亡等,也称危机事件;二是指当人处在紧急状态时原有的心理平衡状态被打破,正常的生活受到干扰,内心的紧张不断积蓄,继而出现无所适从,导致情感、认知、行为功能的失调,而进入的一种失衡状态,也称心理危机。心理危机不是一种疾病,而是一种情感危机的反应。

2. 常见的危机反应

当人遭遇危机事件,心理平衡状态被打乱,会出现一系列身心反应。常见的危机反应表现在生理、认知、情绪和行为方面。

(1)认知方面:问题解决能力与应对机制暂时受到打击,如否认、健忘、注意力不集中、危机情景出现、强迫性思考、失去信心、内疚自责、丧失安全感等。

(2)情绪方面:在暂时性的震惊之后,出现混乱、害怕、恐惧、沮丧、麻木、怀疑、悲伤、绝望、无助、羞愧、易怒、平静不下来等。

(3)生理方面:心跳与呼吸频率改变,过度出汗,胃痛、头痛、肌肉酸痛、恶心、腹泻、血压升高、疲惫不堪、昏昏沉沉等。

(4)行为方面:攻击、社交性退缩、逃避、食欲下降、哭泣、酒精和药物使用量增加、坐立不安、睡眠不安稳、过度警戒等。

3. 危机干预及其目标

危机干预指在混乱不安时期,积极主动地影响当事人心理社会运作的历程,以减缓具有破坏性的危机事件所带来的即刻冲击,并协助受到危机直接影响的人激活其心理能力及社会资源,以便能适当地应对危机事件所造成的结果。

危机的成功解决表现为,个体可从危机中得到对现状的把握,对经历的危机事件重新认识,以及学到对未来可能遇到的危机有更好的应付策略与手段。图 22-1 是危机事件发生后,可能给当事人带来的不同后果。及时的危机干预有助于当事人尽快恢复平衡,并从危机事件中得到好的、新的成长。

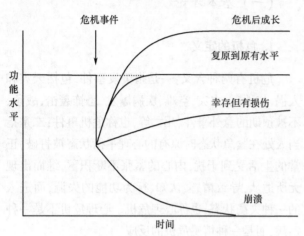

图 22-1　危机事件发生后给当事人带来的可能后果

4. 危机干预的基本原则

危机干预是短期的、问题取向的,其目标是尽可能快速且直接地让个案的危机状况产生改变,避免个案自伤或伤及他人,同时协助个案恢复心理平衡。

（1）保障安全:危机干预的首要目标是保证被干预者的安全。

（2）聚焦问题:干预聚焦于个案的情绪冲突和情绪调节问题。个案的人格问题和其他深层问题不是干预的主要目标。

（3）激活资源:危机干预的主要途径是发掘和激活个案的内在资源,以应对生命中突如其来的危机和困境。

（4）团队合作:危机干预要注意避免单枪匹马,要有一个危机干预的团队一起工作,由精神科医生、心理治疗师、心理咨询师、社会工作者等相关人员组成,共同协作,解决问题,并提供及时的支持。

（二）危机干预的六个步骤

1. 第一步:明确核心问题

必须非常迅速地确定引发应激障碍的核心问题是什么。分析必须完全从患者的角度出发。危机干预者不应该在问题不明确的情况下就开始实施干预。在危急的状态中,干预者应沉下心来倾听、共情、真诚、接纳及尊重的态度来把握个案的危机核心问题,并建立良好的治疗关系,为下一步干预确定方向和打下结实的基础。如果医生所认识的危机境遇并非患者所认同的,即使医生的认识并不错误,其干预都是很难得到预期效果的。

2. 第二步:保证患者安全

在危机干预过程中,危机干预工作者将保证个案安全作为首要目标。所以首先应帮助患者尽快脱离灾难现场或创伤情景,尽快脱离危险。保障安全就是对自己和对他人的生理和心理危险性降低到最低。需要评估对求助者躯体和心理安全的致死性、危险程度、失去能动性的情况或严重性。在整个检查评估、倾听和制订行动策略的过程中,安全问题都必须予以足够的关注。例如,对有自杀倾向的个案,使其远离可能造成伤害的物品、器械、地点,必要时实施监护或者在法律许可的情况下送医院治疗等。如果必要的话,保证求助者知道代替冲动和自我毁灭行动的解决方法。

为了逻辑顺序和描述的方便,这里把保证患者的安全放在第二步。但实际上在整个危机干预的过程中,患者的安全问题都应该得到自始至终的重视。

3. 第三步:提供情感支持

给患者以尽可能全面的、充分的理解和支持。不论患者遭遇的经历是天灾人祸还是自己的过失所致,也不论患者当前的感受是可以理解还是不合常情,一律不予评价。应该提供机会,通过沟通与交流,让患者表达和宣泄自己的情感,给患者以同情、支持和鼓励。使患者明确感觉到"有人在关心我"。

4. 第四步:开发应对资源

该步侧重于帮助患者发现被其忽略的其他适当的解决问题的方法或途径。多数危机情况下,人在危机中的基本思维障碍是一种病理性的思维狭窄,很难判断什么是最佳选择,这使得患者只能看到两种选择:要么是一些痛苦的不尽如人意的事情,要么就是陷入崩溃,觉得没有选择、无路可走,结局悲惨甚至终止生命。可建议患者从不同的途径思考变通方式,如对外可开发环境资源,引导患者从身边的亲朋好友中去寻找支持和帮助;对内可开启心理资源,试探新的、积极的、建设性的思维方式,以改变对应激源的看法,从而减轻应激反应的严重程度。

自杀是一种最后的选择,如果患者能发现其他选择是不会选择自杀的。关键是要抓住患者生命的缰绳,赢得时间,实际上导致即使自杀的情绪往往是波动的,随着时间的推移,最终会降低他们自杀的渴望。

要帮助患者"扩展"他们人生选择的视野。他们需要去除精神上的障眼物,看到自杀或崩溃并不是唯一的选择。拿出纸笔就生活中某一特定的困难用"头脑风暴法"找出可供选择的行为方法。鼓励个案也来完成清单。所有的选择都被列出之后,患者按照好坏的顺序给这些选择排出等级。大多数情况下,患者会发现有很多其他的选择,而自杀是最糟糕的一种。

5. 第五步:制订康复计划

根据患者的具体情况制定帮助患者康复的节目表和时间表。虽然大多数应激障碍患者都不会反对医生替他们制订计划,但这样很可能是越俎代庖。所以,计划的制订应该让患者充分地参与,使他们感到自己的权利、自尊没有被剥夺;使他们感觉到这是他自己制定的计划。他们感觉到既然是自己制定的计划,自然就能够付诸实施。

6. 第六步:得到患者承诺

一定要得到患者的明确承诺,比如让患者亲口陈述:"我保证按照××计划实施"。在继续关心支持患者的同时,要用理解、同情和建设性的方式去询问、检查和核实患者实施计划的情况。并给予中肯、恰当的强化、支持和鼓励。

在这一步中,危机干预工作者要明确,在实施计划时是否达成同意合作的协议。例如,和有自杀倾向的患者达成安全性协议等。在结束危机干预前,工作者应该从个案那里得到诚实、直接和适当的承诺。

以上危机干预只是"急诊"的抢救过程,后续还应包括心理治疗和必要的药物治疗。各种形式的心理治疗都曾用来治疗过应激障碍,患者都能不同程度地从中获益。但无论是哪种心理治疗,都必须注重三个方面:改善患者对应激事件的认识和态度;提高患者的应对能力;消除患者的症状。

七、催眠治疗

催眠治疗(hypnotherapy)是用催眠的方法使求治者的意识范围变得极度狭窄,借助暗示性语言,以消除病理心理和躯体障碍的一种心理治疗方法。通过催眠方法,将人诱导进入一种特殊的意识状态,将医生的言语或动作整合入患者的思维和情感,从而产生治疗效果。

18世纪德国医师Mesmer最早用"动物通磁"理论来解释催眠(hypnosis)机制,并将其用于医学领域。19世纪中叶,英国医生Brad认为催眠是一种心理现象,而非动物的磁性所致。后来,催眠现象引起广泛的争议,有人认为催眠现象主要由暗示引起。19世纪末,Freud应用催眠疗法治疗癔症,但由于发现仅少数患者能进入深度催眠状态而放弃了对催眠术的研究。后来因麻醉药物的发展使得催眠镇痛成为多余,人们对催眠的兴趣逐渐减少,直到心理治疗方兴未艾的今天,催眠治疗又作为一种治疗方法重新受到关注。

(一)催眠现象的生理机制与研究

巴甫洛夫认为,催眠的有效作用在于运用良性词语改善机体内环境。催眠只是部分睡眠,在催眠状态下,大脑皮质处于抑制状态,但抑制过程只扩散到皮质个别的独立区域。当言语刺激作用于被催眠个体时,原先的刺激被新刺激所抑制,可表现为过去经验被抑制,只有当时刺激所产生的兴奋灶在活动。巴甫洛夫还认为,暗示是一种最简单、最典型的条件反射。当个体在催眠状态下接受暗示后,处于一种对指令与吩咐不加分析与批判、无条件执行与信任状态,从而调动个体内部的积极性,促进机体的代偿功能,达到治疗的目的。

目前对催眠的研究不多。催眠的神经生理研究发现,在催眠状态下进行脑外科手术,当医师偶然触及患者脑部的海马区域时,患者会突然觉醒。于是有人提出催眠是通过边缘系统及网状结构的功能变化影响大脑皮层的。还有研究者从催眠状态下的脑电图中发现一种"电阻塞"现象。尽管如此,对催眠现象的本质认识至今尚无突破性的进展。

(二) 催眠的方法

并非所有人都能被催眠,催眠的效果主要取决于求治者的暗示性,只有暗示性高的人才表现出催眠效果,这也是决定催眠治疗疗效的关键。所以实施催眠的一个重要步骤就是测量被试的暗示性。测试暗示性的方法很多,现介绍4种。

1. 测嗅觉

用事先备好的3个装有清水的试管,请求治者分辨哪个装的是清水,哪个装的是淡醋,哪个装的是稀酒精。分辨不出得0分,辨别出后两种中的一种得1分,辨别出后两种的得2分。

2. 测平衡功能

让求治者面墙而立,双目轻闭,平静呼吸两分钟后,治疗师用低沉语调缓慢地说:"你是否开始感到有些前后(或左右)摇晃,你要集中注意力,尽力体验我说的感觉,是否有些前后(或左右)摇晃。"停顿30s,重复问3次后,要求求治者回答或观察求治者,如未感到摇晃者得0分,轻微摇晃者得1分,明显摇晃者得2分。

3. 测记忆力

让求治者看一幅彩色画,画面上是一间房间内有一扇窗户,蓝色的窗帘和两把椅子。30s后拿走彩色画。问:"房间里有3把还是4把椅子?"、"窗帘是什么颜色,浅绿色还是淡紫色?"、"房间有2扇还是3扇窗户?",若回答与问话一致,则具暗示性,每一问得1分;若回答与画面一致则得0分。此项测试的得分为0~3分。

4. 测视觉分辨力

在白纸上画两个直径均为4cm、间距为8cm的大圆圈,圆圈中分别写12与14两个数字。让求治者回答哪个圆圈大。若回答一样大得0分,若回答其中之一大者得1分。通过四项测查,求治者可得0~8分,分数愈高表示求治者暗示性愈强,被催眠的可能性就愈大。

在催眠治疗前,用通俗易懂的言语将催眠的目的与步骤向被试讲清楚,取得被试的合作。一般治疗师使用的催眠方法主要有以下几种。

1. 凝视法

凝视法是一种主要作用于视觉器官的催眠法。要求被试全神贯注凝视20cm远的光源,治疗师以安详、不可抗拒的语调进行言语暗示:"看着光点……你已经十分疲倦了,双眼睁不开了,你想睡了……"若受试者仍未合眼,或时睁时闭,可将光源体逐渐向受试者眼前移动,然后告诉他,"你闭上眼吧,你已经睡了。"

2. 节拍读数法

节拍读数法是一种主要作用于听觉器官的催眠法。在治疗室内安装一个节拍器,让受试者闭上眼睛,用心聆听节拍器发出的单调而又柔和的声响。治疗师以类似上述指导语用权威的语调进行言语暗示。

3. 按摩法

按摩法是一种主要作用于皮肤感觉的催眠法。在温度适宜的环境里,让受试者肌肤裸露,治疗师当着受试者的面洗手并烘干,然后隔着被试皮肤3cm的距离对受试者全身"按摩",在其进行时,让被试有微弱的温热感,再配合言语暗示催眠。

4. 快速催眠法

权威的治疗师可以对暗示性很高的受试者施用快速催眠法。如前所述,治疗师可通过言语诱导受试者身体后倒来测验他的暗示性如何,如果受试者身体迅速后倒,治疗师即可以坚定的语调发出指令:"入睡吧!"受试者便可倒在治疗师怀中进入睡眠状态。

5. 催眠状态的中止

通常使用言语暗示的方法中止受试者的催眠状态。如可以告诉受试者:"你已经经历了一次成功的催眠,你醒后会精力充沛,心情愉快,你现在快要醒了,待我数到十时你就会完全醒过来。"解除催眠不宜过于急促,最好让其慢慢醒来。

（三）催眠的表现

被试者在催眠状态中会出现各种躯体和精神方面的变化。不同被试者之间，既可有表现形式的不同，亦可有催眠深浅程度的差异。通常有如下表现形式。

1. 催眠性感应

被试者一旦进入催眠状态之后，与治疗师保持着密切的感应关系。此时他不再具备判断能力，只是顺从地执行催眠者的一切指令。治疗师正好利用这种独特的感应关系对被试者施加影响，进行治疗。

2. 催眠性睡眠

催眠性睡眠类似正常睡眠，但不是正常睡眠。虽然在催眠性睡眠中也可以全身松弛、双眼闭合，甚至还有鼾声，但他却保持着与治疗师的感应关系，他能感受到治疗师的一言一行。不过催眠性睡眠可以移行到正常睡眠。

3. 催眠性躯体变化

催眠状态中可出现肌肉颤抖，甚至痉挛发作。僵硬的肌肉可支持被试者长时间维持一个不舒适的姿势，如蜡样屈曲或空气枕头。皮肤可出现红斑、疱疹甚至水泡，躯体的麻木和痛觉缺失是常见的现象。

4. 催眠性幻觉

催眠状态下可出现各种幻觉，包括幻听、幻视、幻嗅、幻味、幻触等。幻觉可以是自然涌现的，亦可以在催眠师的诱导下出现。催眠状态下还可以产生负性幻觉，即对客观存在的形象与声响，视而不见，听而不闻。

5. 催眠性记忆改变

在清醒状态下已经遗忘的事件，可以在催眠状态中重新唤起，据说这是心理压抑被解除的结果。另一方面，被试者又可根据治疗师的指令，遗忘某些事件或亲身经历，治疗师可利用这点促使被试者遗忘其重大的生活事件或内心冲突，亦可令其忘掉催眠过程本身。

6. 后催眠暗示

催眠师指示处于催眠状态中的被试者，醒后某日某时去做某事。即便被试者已解除催眠状态，但届时仍去执行指令。他不知道指令是来源于催眠师，他也不明白他为什么要那样去做。

催眠的不同深度如下。

1. 轻度催眠状态

被试肌肉松弛，眼睑发僵，思维活动减少，不能也不想睁眼，感觉全身沉重和舒适，事后诉说未睡着，周围一切都知道。

2. 中度催眠状态

被试睡眠加深，皮肤感觉迟钝，痛觉值提高，顺从，事后只记得催眠初期催眠师的言行，其后的事情遗忘。

3. 深度催眠状态

被试感觉明显减退，对针刺不产生反应，事后不能记忆催眠中的言行，完全按照催眠师的指示回答和行动，又称梦行。

据调查，人群中能进入催眠状态的占 70%～90%，仅有 25% 的人能达到深度睡眠。一般来说，浅度催眠状态时进行心理治疗效果最好。这时，可根据求治者的症状，其回忆已遗忘的经历，宣泄其创伤体验；可以询问其病史、生活和工作的挫折等，为治疗收集资料，可以暗示其做一些动作或讲话，如通过讲话来纠正缄默症；也可以告诉求治者某些症状很快就会消失等。例如，一位长期失眠的神经衰弱求治者，在催眠状态下对其进行暗示："你很容易接受催眠，说明你大脑功能良好！催眠已使你轻松、愉快，焦虑紧张状态已经消失，失眠已经治好，你不会再失眠了！以后你每晚9时一定会很快睡熟……直至次晨6时方醒，醒后你会感到精力充沛……你的病已痊愈了。"治疗结束后，可以及时唤醒求治者，或让其睡觉后逐渐醒来。一般用这样的指导语："好了，治疗结束了，你可以舒舒服服地睡一觉，睡醒后你一定会精神饱满，头脑清醒。"

（四）催眠治疗的临床应用

催眠治疗的临床实践很多，主要用于以下

情况。

1. 神经症

包括神经衰弱、焦虑性神经症、癔症、强迫性神经症、恐惧性神经症等。可消除癔症性失明、失聪、失音及感觉缺失，消除癔症性瘫痪、呃逆，对癔症性遗忘有特殊功效，尤其是在急剧创伤性体验中产生的癔症性遗忘。

2. 心身疾病

催眠治疗不但能消除致病的心理因素，还能使机体病损康复。

3. 性功能障碍

包括男、女性功能障碍，如阳痿、早泄、射精困难、女子性乐缺乏、阴道痉挛等。

4. 儿童行为障碍

包括咬指甲、拔头发、遗尿、口吃等儿童不良行为，儿童退缩行为，儿童多动症，儿童品德问题。

5. 促使松弛

为接受行为治疗准备条件。

6. 失眠

精神紧张引起的失眠可以试用。

催眠治疗的疗程一般为1~5次，间日或三日一次，三次后每周一次，最多不超过10次，每次半小时左右，治疗后还应辅以个别心理治疗，以消除病因。

关于催眠的许多理论问题尚不清楚，因而不可滥用。特别是精神病人、具有明显癔症性格者、癔症性精神障碍（阶段性遗忘除外）患者均不宜接受催眠治疗。

八、森田治疗

森田治疗（Marita therapy）是日本精神科医生森田正马（1874~1938）创立的一种心理治疗，经森田的门徒和日本精神科医生几代传承，其基本理论和治疗方法不仅在日本医学心理学界独树一帜，且影响波及欧美，成为有世界影响的一个治疗体系。森田疗法的一些基本理念，尤其是"顺其自然"的治疗原则，表现出浓厚的东方文化色彩。森田先生深谙汉学，对老庄孔孟、佛家禅学造诣不凡，而且他的理论是以自己对神经症的亲身体验（森田正马曾长期为神经症所困），以及对神经症患者的临床观察和治疗为基础，进行创造性概括提炼而成。

（一）森田的神经质理论

森田疗法的主要适应证是所谓"神经质"。神经质是森田自己对一类心理障碍的命名，大致相当于当今精神疾病分类中的神经症，但包含的范围要小一些。森田把神经质分为普通神经质、发作性神经质和强迫观念症三种类型。森田关于神经质总的看法是：它是在一定素质倾向的基础上，通过一些特有的心理活动方式而发展出来的。

1. 疑病素质——神经质的素质基础

森田认为，发生神经质的人都有素质基础，他称这种素质为疑病素质。有疑病素质者，精神活动趋于内向。他们习惯于内省，对自己躯体方面和精神方面的活动容易注意，常留心是否正常，对身体和心理两方面的不适极为敏感，极为关注，形成疑病。此外，神经质患者大多数进取心强，认真细致，凡事务求完善，未达到心目中的理想状态，便难以安心。

2. 精神交互作用

人偶尔会出现一些不适的感觉，例如睡眠过度感到头昏脑涨，饱食之后胃部不舒服，初次在众人面前讲话感到紧张局促等。此时，如果人把注意力指向和集中在这种感受上，就会使这种感受变得明显起来，越发清晰地感到头昏沉沉，胃胀得难受，紧张得脸热心跳、手足无措。过敏的感觉又会使注意进一步被吸引、被固定在体验这种感觉的活动上。这样一来，感觉和注意就出现一种交互作用，一种彼此促进的局面，致使该感觉越来越放大，人再也无心注意别的事情。森田称这一现象为"精神交互作用"。

3. 注意与痛苦感受的固着

精神交互作用是神经质产生的基本机制。在精神交互作用中，注意起着关键作用。患者在经历了第一次症状发作以后,往往就会对这种"不正常"的"毛病"特别敏感,注意便经常指向搜寻这"毛病"的蛛丝马迹,极易把自己的感受或活动与此联系起来,时刻担心毛病的再次出现。这样,病人实际上总是带着一种"预期恐惧"在生活。病人的整个精神活动越发局限在自己的"毛病"上,使症状固着下来。

(二) 神经质的治疗原理和原则

森田疗法把治疗的着力点放在情绪和行动的改变上,而不是放在认知改变上。这和森田对知、情、意、行之间关系的独特看法有关。

森田学说认为,情绪在很大程度上独立于认知。举例来说,见到毛毛虫时,人会感到不快、厌恶、可怕,这是真切的情绪体验,尽管我们知道它并不会伤害我们。可见,仅仅有了认知,并不一定对改变情绪有多大作用。所以,对恐惧症患者说"毛毛虫无害于你,所以没有必要害怕",即使说上一千遍,恐怕一点作用也不会有。森田认为一个人的意志也往往不能直接控制情绪。例如,一个人下了大力气要使自己发怒,也怒不起来;但凭空挨了别人一记耳光就立刻发怒了。所以,对"神经质"患者说,"要控制自己的坏情绪"这等于白说。

但认知和意志却能够有效影响、支配人的行为。我们能够较为轻易地命令自己活动或休息、做事或读书……利用意志控制行动这一点,可以诱使患者透过行动来促使某些改变的发生。

森田学说强调,行动方式不仅表现出一个人的性格,更重要的是,行动也能够改造人的性格。如果通过实际行动体验到自信,即使本人并未觉察到这种自信,也会使其性格更加坚强。

什么是森田学说所要求的行动呢?就是森田疗法的治疗原则——"顺其自然"。森田学说对神经质患者心理活动特点的看法,可以以一句话来概括,即"不自然"。例如,他们不理解人的情感不论积极还是消极,本质上都是人的天性与外界相接而产生的一种自然反应;遭遇挫折会抑郁、愤怒,丧失亲人会悲伤,中彩了兴高采烈。他们徒劳地希望自己没有恐惧、没有悲观,以致为此产生强迫症状,然后又幻想以意志努力来制服强迫,凡此种种,都是不自然地逆人性而动。要克服这些毛病,唯一的出路就是服从客观的法则,一切顺其自然。

而要做到顺其自然,途径是通过行动。森田疗法所要求的行动,是在这样一种态度指导下的行动:任其痛苦,忍受不安,为所当为。意思是,正视消极情感,接受各种症状的出现,感到恐惧便任其恐惧,感到强迫便任其强迫,感到不安便任其不安;不试图否认、回避、消除或反抗,踏踏实实,自然而然地用心去做应该做的事。

(三) 治疗过程

森田疗法有两种形式,门诊治疗和住院治疗。对症状较轻的病人,可以让当事人阅读森田疗法的自助读物,在家坚持记日记。同时定期通过门诊接受医生的指导,对症状较重的病人,则要求住院治疗。

住院森田疗法分为四期。

第一期:绝对卧床期

这一期一般为 4 天～1 周。在此期间,禁止患者会客、读书、谈话、抽烟等活动,什么安慰也不作,除吃饭和大小便外,保持绝对卧床。一般情况是,当事人刚入院后,情绪上可出现暂时的安定,但随着终日卧床,各种想法会如潮而至,有时出现极端苦恼,难以忍受。而后,患者会出现一种无聊的感觉,总想立刻起床去做点什么,出现这种无聊感之后,可以进入第二期。

第二期:轻微工作期

这一期一般为 3 天～1 周。此期间仍不允许当事人过多地与别人交谈,禁止外出、看书等,夜里卧床规定为七八个小时,白天可到室外,做些轻微的劳动。当事人开始在晚上记日记。从第三天开始,逐渐放宽工作量的限制,让当事人做各种体力活。在第二期的开头,当事人会体验到一种从无聊中解脱的愉快感,但几天后,情况会有变化,甚至想停止治疗。

第三期:普通工作期

时间也为 3 天～1 周。让患者努力去工作,以体验全心投入工作以及完成工作后的喜悦,培养忍耐力、信心和勇气。此一期的工作可稍重一些,可做农活、炊事、木工活等,另外,也做运动、集体游戏、绘画、欣赏音乐等活动。读书以历史、传记和科普类读物为限,不读哲学、文学等思想类书籍。

第四期:生活训练期

为时 1～2 周,此期间为出院的准备期。这期间可做更重的工作,读书量亦可加大,必要时可允许患者外出,进行复杂的实际生活。

九、归因治疗

归因治疗(attribution therapy),也称归因训练(attribution retraining,reattribution training),泛指各种通过引导和改变来访者对其问题或症状的解释来改善不良的情绪和行为的心理治疗方法。

(一)基本原理

归因治疗是在归因理论的基础上建立的认知行为治疗方法。认知行为疗法的基本观点认为,认知过程是行为和情感的中介,适应不良的行为或情感与不适当的认知有关,治疗着手于认知的改变,情绪和行为亦随之改变。归因治疗是在归因理论的基础上建立和发展起来的一种认知行为治疗方法,归因治疗师以归因方式作为治疗的切入点,通过一系列认知、行为、情绪技术及自尊改变技术,和来访者一起对其问题、归因、基本信念、自尊等进行讨论和改变,由此带动情绪和行为问题的改善,达到治疗的目的。

归因治疗的基本原理就是从不适应性归因方式这个认知的层面入手,通过一系列认知行为的方法建立积极的归因方式,促进情绪和行为的改变,打破抑郁的恶性循环,并通过改进对良性事件的适应性归因,引导患者走向良性循环。

同时,归因治疗作为一种完整的认知行为治疗,不仅限于归因模式的改变,还包括来访者苦恼的呈现和共情、问题的澄清和支持、家庭背景、成长经历、基本信念与现实问题关系的分析和解释,不适应行为的消除和适应性行为的塑造,自尊和人格的重塑,来访者自身资源的发现与挖掘,以及所有来访者需要探讨和改变的问题。

归因治疗具有两种模式,一种是将引导和改变归因作为心理治疗的工具来对待,这种模式中归因并不是治疗理论的核心内容和病原学基础,只是达到其治疗目标的工具;另一种模式是将改变归因作为心理治疗的目标来对待,这种模式中不适当的归因本身被视为心理疾患的病原学基础,改变归因既是治疗的手段,又是治疗的目标。

广义的归因治疗可泛指一切通过对生活事件或心理问题的成因进行解释和建构来达到治疗目的的心理治疗过程和手段。有研究表明,来访者带着困惑来到咨询室之前,一般均已对自己遇到的事件或问题有过思考和解释,但他的解释并不能给自己带来安慰和释怀,心理咨询过程中通过一系列咨询技术,与来访者一起建构出一套新的解释,这种解释更有利于来访者的情绪、行为改善和心理康复。

归因治疗中的这种解释,即对生活事件或心理问题成因的建构应该尊重事实并高于事实。尊重事实是指这种解释要客观、现实,能够被来访者所接受,并经受得住现实情况的检验,不能为了让来访者安心而歪曲事实真相。高于事实是指这种解释要以对情绪和行为的积极促进为目的,而不是和来访者一起刨根问底,一味追求事实真相。现代归因理论认为,生活事件或心理问题成因的解释没有绝对的准确客观,都是人们通过语言进行的一种建构,只要在尊重事实方向的基础上,尽可能使其具有积极的心理意义,以帮助来访者更积极地看待问题,从困惑中走出,促进情绪和行为的改善。

自尊的讨论和促进是归因治疗的常见环节。根据无望感/自尊理论,自尊可作为归因方式影响情绪的中介因素,高自尊可成为不适应性归因方式导致抑郁发生的一个缓冲。因此,对自尊的讨论和促进能和归因方式协同作用,改善情绪和行为,同时也促进归因的改变,和对自己、生活和未来的积极态度。

(二)治疗方法

治疗初始阶段,主要内容包括:①对来访者的情况进行初步了解和评估;②建立治疗关系;③与来访者协商出治疗目标和基本设置;④给予来访者一定的情感支持和专业解释。

治疗的主体阶段,一般需要 8~10 次。所涉及的内容主要包括:归因问题的识别、归因问题的来源分析与基本信念的讨论、不适应性归因方式的改变、适应性归因方式的巩固、自尊和人格的探讨等,如果有具体行为问题还可以同时进行行为训练。上述内容一般依次进行,但也可根据来访者的具体情况进行调整,尤其是自尊和人格的探讨、行为训练这两项内容,可以根据具体情况出现在治疗阶段的任何时候。在治疗阶段中,如果来访者出现明显的情绪波动或过激行为,都需要针对当时的情况进行特殊处理和支持,帮助来访者稳定情绪和行为之后,才能按计划进行进一步的治疗。

1. 归因问题的识别

在治疗阶段的初期,治疗师首先要启发来访者对身体症状进行心理归因,启发来访者领悟症状背后的心理意义及认知因素在其中的作用,通过一系列的识别归因的技术(见基本技术),帮助来访者认识到归因方式在其问题中的作用,了解归因对情绪和行为的影响,并从一开始就通过家庭作业(家庭作业的运用一般贯穿整个治疗阶段)方式,让其在现实生活中记录和检验自己的归因方式。

2. 归因问题的来源分析与基本信念的讨论

归因治疗虽然强调此时此地,但也注重对来访者成长经历及成长过程中的重要事件的分析,以探讨归因问题背后的基本信念,及早期经验与基本信念形成的关系,帮助来访者认识到不适应性归因方式的形成过程。这一部分内容经常也会促进自尊和人格方面的探讨,治疗方向可能会根据来访者的倾向,沿着归因方式的改变或者自尊、人格讨论的某一个方向进行,然后再进行到另一个,有时也可能同时进行。

3. 不适应性归因方式的改变

在识别来访者的不适应性归因方式的基础上,摆在来访者面前的问题首先是要不要改变,治疗师可以通过成本-效益分析等技术激发来访者改变的动机,但最终是否改变的选择仍是来访者自己做出。一旦治疗师和来访者达成改变的协议,治疗师通过一系列归因重建技术(见基本技术)促进适应性归因方式的建立。

这个阶段是治疗的关键阶段,而这个阶段的治疗往往不是一帆风顺的。归因方式是来访者在长期的生活经历中逐渐形成和稳定的类特质,改变起来一定会遇到各种各样的困难,改变的进程很可能会反复多次。治疗师首先要对这个现象有充分的认识和耐心,并把这种认识和耐心传递给来访者,在来访者遇到反复和情绪波动时能够给予理解、鼓励和积极关注,对来访者的改变保持信心。同时要和来访者一起对遇到的困难进行分析,及时改变策略,不断调整具体的归因改变方法,提高治疗效率。由于影响每个来访者改变的因素不同,解决的难度不同,这个阶段需要的会谈次数因人而异,差别很大。

4. 适应性归因方式的巩固

在这个阶段中,不适应性归因方式逐渐减少,适应性归因方式逐渐增多,治疗师进一步通过归因巩固技术和家庭作业帮助来访者巩固适应性的归因方式。从整体上看,治疗已经取得一定进步,但经常会出现一个平台期,即改变稳定在一定的程度上很难再进展。此时,治疗师除了继续保持理解、耐心、信心、鼓励、积极关注和调整策略外,在治疗室外继续通过家庭作业巩固归因,并在治疗室内转向自尊、人格等方面的探讨,淡化对平台期的关注。

5. 自尊和人格的探讨

归因治疗中对归因方式及基本信念的讨论,很容易涉及对自尊、自我概念、自信等主题的讨论,治疗师可以通过自尊训练技术(见基本技术),也可通过分享适应性归因方式带来的情绪和行为的改变,强调对最近生活经历中成功事件的归因和感受,讨论由此带来的自尊的变化,给予强化和积极关注,提高自尊。同时,归因治疗的改变也可引申至正性结果的赢得和适应性人格的讨论。虽然归因治疗并不强调人格改善,但适当的讨论和力所能及的修饰,对来访者未来赢得更多的正性事件、促进适应性归因的巩固也有一定帮助。因此,归因治疗中对自尊和人格的探讨,也是促进适应性归因、改善情绪和行为问题的方法之一。

6. 行为训练

归因治疗作为认知行为治疗大家族的成员之一,对来访者需要改变的具体的行为问题,可以设计行为训练进行改变(见基本技术)。在治疗阶段里,行为训练可与以上5项内容同时进行,治疗早期进行分析和训练计划的制订,之后主要通过家庭作业的形式进行训练,充分利用治疗室外的时间,治疗室内每次会谈时进行简单的反馈和讨论。

治疗结束阶段,主要内容包括:①对治疗过程和收获进行总结,强化积极的改变;②未来计划讨论,进一步帮助来访者把治疗收获带到生活中去,鼓励继续改变;③讨论离别,咨询关系的结束;④其他未尽问题的讨论,帮助来访者淡化对残留症状和问题的关注,通过积极归因与这些问题相伴生活,和谐相处。

归因对于心理问题的理解最早来自心理学家对抑郁的研究。因此,归因治疗最早被用于抑郁症的治疗。根据归因治疗理念和应用的发展,归因治疗不仅适用于归因方式作为问题的心理病理学基础,而且适用于以上存在不适应性归因方式的各种心理行为问题。常见的包括抑郁症、焦虑性障碍(广泛性焦虑症、惊恐发作、强迫症、创伤后应激障碍、社交焦虑症)、躯体形式障碍、成瘾行为、生理心理问题、家庭暴力、自杀行为等。

十、内 观 治 疗

内观治疗(Naikan therapy)是日本学者吉本伊信于1937年研究创造的一种心理治疗方法。它的思想内涵出自中国《论语》的"君子日三省乎其身"的内省观点。"内观"是指"观内"、"了解自己"、"凝视内心中的自我"。吉本借用佛学"观察自我内心"的方法,设置特定的程序进行"集中内省",以达到自我精神修养或者治疗精神障碍的目的。内观疗法又可称作"观察自己法"、"洞察自我法"。患者通过内省或反省自己从他人那获取的恩惠以及给他人带来的麻烦中认识自己内心的不足与欠缺,获得对他人价值的肯定,进而让求助者重新认识自我、洞察自我,意识到以往与他人交往中存在的问题,以解决由于性格、生活经历中的非理性因素所造成的人际关系障碍及其所带来的心理困扰。

(一) 基本理论

内观治疗认为"我执"是造成所有烦恼的根源。"我执"是佛学用语,可解释为不明事理、自私、任性、固执、贪婪、愤懑,是由于利己、自我中心所造成。吉本认为内观的核心是"打破我执,恢复纯朴"。尽管人类有许多不合理的现象,但每个人又不间断地从他人那里得到帮助和支持(直到现在仍是这样),这是人类赖以生存的基本事实。只有深刻真切认识到这一点,个体才能有勇气去反省和面对自己的内心,才能打开心扉重新去认识自我与他人、与社会的关系。

内观治疗的治疗机制是通过内观使患者对人生的再体验、对恩情的再体验、对人生的再定义,使患者在内观过程中通过对过去的多角度、多侧面、多层次的理解与反省,改变对自我的过分强调、改变自我中心、改变利己的态度以及物质万能的价值观,产生健康人应有的罪恶感、羞耻感、与亲友间的连带感和对他人的信任感。通过内观患者对自我形象和他人形象进行调整,提高与他人的协调和自我控制能力,从而稳定情绪、减轻症状。

(二) 实施方法

1. 集中内观

此为经典的内观治疗方法。

(1) 让患者在一个 $2m^2$ 的小房间或屏风隔开的小空间里静坐,保持放松的姿势,心理困扰严重者可以躺下。闭睛或睁眼均可。

(2) 反省自己对于别人采取的行为。首先从母亲的记忆开始(儿童期),包括三点具体事实:①母亲为我做了什么? ②我为母亲做过什么? ③我带给母亲的困扰有哪些? 以上三类回忆内容的时间分配比率为 2:2:6。回忆以年代顺序,2~3 年为一段,从幼年时代至现在。

(3) 然后依次是父亲、祖父母、兄弟姐妹、配偶、子女、老师、同学、朋友、同事等,直至现在同自己有交往的,对自己进行过照顾或有恩的人均需一一进行回忆。重点回忆他们给自己的恩情和帮助。一个循环后又回到自己对于母亲的主题。

(4) 治疗师每隔 1~2 小时与被治疗者的晤谈一次(10~15 分钟),了解与指导下一步心理治疗的内容。特别要指导被治疗者,站在对方角色立场上,对每一件事情一边体验,一边思考,看自己有没有过失。

(5) 从上午六时起床开始,除用食、饮水、排泄、就寝以外的时间均为内观。期间严禁听收音机、看电视、读书和与别人交谈。除非紧急事件不能打电话。

被治疗者一般进行连续七天的回忆与思考。

2. 日常内观

(1) 每日定时实施,像集中内观时针对特定人物做一定时间的内观。

(2) 针对昨日和今日的人际关系进行内观。

(3) 由于靠自己日常内观较难维持,故可由有内观经验者集合做日常内观,或每周写一封信给治疗者,报告内观结果,也可以写内观日记,接受检查。

3. 渐进内观

在医院实施内观治疗,拘束性的强弱对于治疗效果有影响。因为吉本模式的内观治疗拘束性太强,在医院实施起来较为困难,于是产生了"渐进内观",即随着内观的过程逐渐增加每天的内观时间,增强整体的拘束性。这种改良式的内观治疗不仅易导入,据称疗效也相当。

(三) 实施的过程

1. 导入期

先由治疗师利用播放内观法的录音带让内观者确认内观的目的与方法。次日说明察觉自己的意义、过程及可能产生的抗拒,然后导入内观。

2. 初期

初期阶段的特征是痛苦、杂念与内在抗拒而无法集中。内观治疗称此情形为初期的困惑状态,其原因为:

(1) 课题与目前的苦恼脱节:内观的第一个课题是要省察"幼年的我与母亲"的关系,与当前的苦恼似乎无关系;

(2) 思考模式不熟悉:要求设身处地去想,或者把过去认为是当然的事情要从负债、否定自己的角度去看,当事者可能习惯此种思考模式;

(3) 记忆唤起困难:日常生活的思考并不需重视太早的记忆,而内观疗法则要求对于过去做系统而具体的回忆;

(4) 生理痛苦:在狭窄的空间静坐,早晨至夜晚,可能伴随生理的痛苦;

(5) 自我防卫机制与抗拒:内观思考是把自己错误的个人感情或事件暴露出来,因此,在潜意识里表现对于杂念、记忆追溯的困难。

3. 中期

第3~6天属于中期。内观加深,痛苦也随之增加。如果能忍受痛苦,继续进行内观,则能感受到自己被尊重、得到他人恩惠的事实,由衷觉得自己的存在完全被接纳。从而达成思考模式的转变或

人格的变化,内观疗法称之为"转机"。

出现"转机"的因素或条件如下。

(1) 内观思考的增强:集中思考训练,应具备在质的方面有求变的意志;

(2) 粉碎概念:内观的命题不只是要否定自己的过去,也要否定自己的思考模式。吉本称此为"粉碎概念",即粉碎并改变陋习的自我训练;

(3) 记忆重现:内观进行到某一阶段之后,回忆的数量会增加,时间的隔绝也随之缩短,现实感觉增加,存在的确认接踵而至,然后才会有"转机"的出现;

(4) 洞察与情绪经验出现:自我批判可能带来情绪苦闷、自我否定;也可能重担释怀、感激满心。

4. 结束期

集中内观通常有1小时的结束座谈会,互相交换内观体验。治疗师也会鼓励大家在日常生活上能继续进行内观。

内观治疗对治疗神经症、精神分裂症、抑郁症、心身疾病、物质滥用及其他各种心理、精神相关疾病均有应用。对学校青少年心理健康教育、心理成长、考前辅导亦有帮助。

第五节 心理治疗的发展趋势

世界各国心理治疗的发展速度各有不同。有些国家如美国、加拿大、法国、英国、德国、日本及北欧诸国的心理治疗相当发达,而许多发展中国家则处于起步阶段,还有一些国家基本上未开展心理治疗的工作。心理治疗的发展要求一定的社会条件,只有当一个国家经济发展到相当程度后,心理治疗的工作才可能被重视。在贫困落后的国家,人民衣不蔽体,食不果腹,战火不断,瘟疫流行,朝不保夕,当然谈不上心理治疗。发展中国家急于改善物质生活,偏重经济发展,心理治疗也容易被忽略。20世纪80年代以来,中国的心理治疗无论是在理论,还是在治疗技术方面都取得了很大的进展。随着社会、经济、文化的不断发展,以及人们生活方式的不断改变,心理治疗的发展也在与时俱进。

如果不谈心理治疗在世界范围内发展的不平衡,只是站在这一学科的前沿,仍可观察到以下几个主要的发展趋势。

一、由专门心理治疗理论趋向"通用原理"(general theory)

越来越多的学者主张,将不同心理学派的理论、技巧整合成一套可遵循的通用原理。有了这一套原理,心理治疗师就不会拘泥于任何一派学说的限制而在临床工作中灵活处置。因为越来越多的研究支持这样一个观点,就是任何一种心理治疗流派的理论(包括认知的、情绪的、行为的、生理的),均不足以解释心理障碍的复杂原因和心理治疗产生疗效的机制。有经验的心理治疗者都会感觉到,不论是"精神分析"、"行为科学"或"人本主义"的理论,都无法单独对应这个极其复杂的社会、极其复杂的患者和极其复杂的心理现象。所以,顽固地坚持某一种学说而对其他的学说不屑一顾是不明智的。所以,一个好的心理治疗家应根据患者的具体情况,灵活界定自己在众多心理学理论、技巧上的取向或取舍。几十年来的大量研究证明,各种心理治疗均有自身的适应证和治疗效果,而且至今也没有令人信服的资料证明,哪一种心理治疗独特地优于其他的心理治疗。心理治疗的整合可以是战略性的,也可以纯粹是战术性的,甚至是权宜性的。尽管有不少专业治疗者认为这种倾向是导致理论结构松懈的"折中手法",但"通用原理"仍不失为一个大胆合理的设想。

"通用原理"虽然是一种发展趋势,但也有学者认为可能会存在一些隐患。如果在不了解各种理论及其疗效的特异性因素之前,盲目地"通用"并不能提高治疗效果,就像有些医生喜欢开药"大杂烩",因为对疾病的诊断没有把握,对药物的作用不甚了解。所以,只有在熟知各种心理治疗的理论、操作规程及其特异成分,了解了何种治疗对何种疾病或症状可能更为有效的前提之下,再根据来访者的具体情况,进行有的放矢、合理选择配伍,才可能做到"通用",达到"法无定法"的境界。

二、治疗目标由个体趋向扩展到个体以外

传统的心理治疗都是针对求治者本人的。治疗者和患者"一对一"的形式至今仍然是心理治疗最经典的方法。但是临床实践的经验告诉我们,虽然每一个接受治疗的人看起来都是一个独立存在的个体,但他必定属于某一个系统,即必定来自某一个特定的家庭、团体、社会阶层。他是这个系统的组成部分,是这个系统的一分子,系统制约着每一分子的变化,而每一分子的变化也会反作用于这个系统。根据这个原理,来访者的心理、行为、疾病一定会受到周围环境和人际关系的深刻影响,同时也影响着他周围的环境和人际关系。心理治疗师们越来越认识到,如果对这种情况不甚了解或视而不见,撇开患者与其周围的互动关系而孤立地去治疗患者,常常是事倍功半的。心理治疗的对象有时候必须扩展开去,延伸到那些相关的人们。于是,除了最经典的"一对一"的心理治疗之外,一些心理治疗方法如婚姻治疗、家庭治疗、团体治疗,正是基于这样一种新的观念相继诞生的。

三、治疗领域趋向于扩大化

求助于心理治疗的对象越来越多,其问题已由以往单一的精神病学逐渐扩展到临床各科;从临床医学扩展到预防医学和康复医学;甚至从医学扩展到医学领域之外的诸如人际关系、婚姻家庭等一般性心理卫生问题的处理。

因此,心理治疗的从业人员将迅速增多,除精神科医师以外,还有专门的临床心理工作者、获得心理治疗师执照的各科医务工作者以及相关的社会工作人员。心理治疗的方法也将继续增多。各种经典的心理学派,各种学派不同形式的拼接融合,以及带有浓厚民族文化色彩的各国特有的治疗形式都将拥有用武之地。

四、治疗形式由面晤发展至远程(网络)

随着电脑科技的快速发展,网络电子信息已经迅速走进了现代人的生活。"足不出户知天下",网络的发展,给人们创造了一个新的生活方式、一种新的人际沟通桥梁,自然也为心理咨询与心理治疗创造了一个新的平台与空间。通过互联网开展的远程心理咨询与心理治疗,也将成为一种新的需求

和服务领域。

远程交流的常用方式有：电话、电子邮件和网络音频、视频等。远程交流具有其独特优势。由于突破了时空限制，一台电脑、一部电话、一根网线，一端连接着治疗师，一端是来访者，就可以进行咨询和治疗了，解决了因路途遥远、交通受限、行动不便等原因造成的阻碍，扩大了服务范围。但由于网络的局限性，某些治疗技术难以有效实施也是显而易见的。所以，远程心理治疗不仅对设备有要求，对治疗师和来访者均有较高的要求，比如没有摄像头，治疗师则无法观察到来访者的肢体语言和情绪变化，来访者无法看到示范动作等；来访者不会使用电脑或网络，治疗师或来访者因打字速度不够快而无法流畅地用文字表达自己的思维等，均可能达不到预期的效果。尽管如此，远程心理治疗仍不失为传统的面对面治疗形式的有益补充。只是其操作及相关因素还需进一步研究与规范。

五、疗程趋向缩短

随着许多国家的工业化、现代化，生产与生活节奏在不断地加速。传统上那种旷日持久的心理治疗可行性越来越小。调查发现，一次心理治疗后的脱落率很高，如 Lazare 1972 年就报道过第一次交谈后的脱落率超过 50%。而且疗程越长，脱落情况越严重。尽可能地缩短疗程已成为包括精神分析治疗师在内的所有心理治疗家所关心的问题。长程的治疗计划，虽然周全而且理想，但难以付诸实施，因而变得毫无意义。因此，有学者提出"开放性、一次性治疗"。

所谓"开放性"，即来访者是有可能再来求助的，应敞开大门，力争来访者再诊。所以治疗师除了向来访者明确表示一次治疗对他的帮助是有限的，希望他继续治疗。当然，最好是让来访者从每一次治疗中获得一些立竿见影的效果，使他心悦诚服、不虚此行，因而更有可能慕名再来。

所谓"一次性"，即治疗师必须想到这位来访者接受一次治疗之后将不再来了，因而尽量利用这仅有的时机使出浑身解数对来访者施加影响，不留尾巴，不期待下次。因此，心理治疗的发展不仅使每位治疗师都有一种符合时代的紧迫感，而且对他们的治疗技巧有了更高的要求。

人们早已意识到，漫长的经典的精神分析治疗过程已不再适应现代人的生活节奏了。缩短疗程对传统的精神分析治疗是一大挑战。对此，有人提出"短程治疗"，即为一种有理论依据的，同时伴有治疗目标改变的系统的治疗方法，而不仅仅只是疗程的缩短。这种短程治疗包括五个基本特征：①及时干预；②治疗师的水平要求相对较高；③明确、有限的治疗目标；④焦点问题的确认；⑤与来访者共同商议治疗时限。这些特征在所谓"开放性、一次性治疗"中是可以借鉴的。

然大凡美好愿望，多需经过一番认知思考、仔细分析，方案选择，再努力付诸实施等一系列思维和行为等过程，才可能促成现实。对诸多心理治疗进行规范，在国内尚属首创，国外亦不多见，从设想到实施，我们同样经历了类似的心路历程。所幸的是，这一设想与实施方案得到了科技部的认可与资助。

1. 原创性心理治疗规范化是尚未遇到过的新课题

通过期刊检索查得，我国较知名的原创性心理干预方法不下十种，但应用研究和方法学研究很少。近十年，研究我国原创性心理治疗的研究论文共有 142 篇，大多是个案报告或简单的结果研究，缺少技术过程的研究、缺少大样本的量化研究，更缺少深入细致的质化研究。

难点之一在于很多原创方法问世不久，还在成长之中，尚需时间检验。较为成熟的、在我国排名前三位的有中国道家认知疗法、心理疏导疗法和钟氏领悟疗法。这三种心理治疗在我国已经使用了十几年以上，基本成型、应用也较广，有关这三种疗法的研究论文 126 篇，占我国同类文章的 90%。

难点之二就是原创性心理治疗必然带有原创者个人的心理学见解、文化背景、临床经验甚至个性特点，旁人难得真髓。目前只有中国道家认知疗法已经制定了两种操作技术规范，其中之一正在接受科学的量化检验和质化研究。

2. 引进的方法也需要一个消化吸收和再创新的艰难历程

引进的心理治疗大多是举世公认、行之有效的。但心理治疗是一门实践性很强的学科，每一种心理治疗都产生于特定的社会文化，适用于特定的社会人群。因此,大量学者注意到,那些创建于西方的认知疗法、行为疗法、精神分析疗法、人本心理疗法是不是可以拿来就用? 拿来就用管不管用呢?

将引进的心理治疗本土化能为过程研究提供宽广舞台,而过程研究的成果则可促成这些心理治疗技术进一步与中国现实相结合,有扬弃地吸收其精髓。

3. 最后一个难题是技术规范的研究方法

当前心理咨询与心理治疗偏重于结果研究和量化研究。很有必要在进行结果研究的同时加强过程研究;在进行随机对照式的量化研究的同时加强发现式的质化研究;在研究治疗与效果简单的线性关系的同时加强复杂的非线性研究。这些相辅相成的研究发现的丰富信息,对心理咨询与心理治疗技术流程的完善也许将带来革命性的进步。

规范化流程的建立要以实验研究为基础,而关于心理咨询与心理治疗技术的研究,无论国内国外,做得最多的是结果研究,以随机化临床试验为研究范式,来确定各种心理治疗的疗效或进行相互比较。但是若要总结、优化、规范一种心理治疗,则必须弄清为何治疗能够奏效。结果研究不能回答这个问题。而过程研究则有可能回答上述问题。因此,关注治疗过程(therapy process)逐渐地成为重要的研究手段。美国心理学会的临床心理学分会和北美心理治疗研究协会共同倡议加强运用"过程研究"。

即使是过程研究,由于当今占主流的科学方法学的影响,大多数仍然是量化的、假设-检验式的研究。所以,研究结果也可能似是而非,与患者和治疗师的真实感觉相去甚远。所以,Stiles(1996)早就强烈批评过这种量化的过程研究范式。尽管这种不满当时并未被多数研究者接受(Hayes 等,1996),但从此,质性的研究在此领域的重要性逐渐被提升。Elliott 等(2001)对过程研究中的质化研究方法做了详尽的介绍,我国学者张日昇等(2008)也认为过程研究是心理咨询与治疗领域中非常适合采用质化研究的主题。

另外,要想推广心理治疗技术,将其技术流程和实施过程规范化、模式化,并编成治疗手册无疑是一种好方法。但也有人对于治疗手册的编制和使用提出批评,认为治疗手册的研究证据是从组群均值的评估中得来的,它限制了治疗师和来访者之间的灵活互动(Seligman,1995)。因此提示我们,规范和治疗手册不能过于刻板,不能太具指定性,不能只采信量化实验结果,也要重视质化研究结论。只是要求限制在一个共同的理论、框架和一系列方法措施范围内。正如英国国家卫生部特别提醒规范手册的使用者那样,要明白规范手册中的建议仍可有一定程度的机动性(Lucock 等,2006)。

(曹玉萍 刘协和)

主要参考文献

艾小青,曹玉萍,张亚林.2012.心理治疗的临床研究方法.中国临床心理学杂志,20(1):125~128.

曹玉萍,张亚林.2006.老庄哲学与心理健康维护.临床心身疾病杂志,12(2):138~140.

陈树林,李凌江.2005.创伤后应激障碍的心理治疗.临床精神医学杂志,15(3):181~182.

陈向一,杨玲玲,左成业.精神障碍的家庭治疗研究.中国临床心理学杂志,1993,1(1):25~28,32.

龚耀先.1993.临床心理学的过去与现在.中国临床心理学杂志,1(1):2~7.

郝伟.1991.当代的森田疗法.国外医学精神病学分册,3:136~141.

黄薛冰,张亚林,杨德森.2001.中国道家认知疗法对大学生心理健康的预防干预.中国心理卫生杂志,15(4):243~246.

黄友歧,李心天.1950.电休克疗法治疗精神病之临床观察.中华新医学报,1(7):497.

李思特,李雪荣.2001.对孤独症患儿的心理干预.中国心理卫生杂志,15(1):65~66.

李雪荣,刘破资.1990.认知疗法治疗抑郁性神经症.中国心理卫生杂志,4(1):30~33.

刘克菊,郝伟,谌红献,等.2005.对男性海洛因依赖者康复训练效果的随访.中国药物依赖性杂志,14(5):372~375.

刘晓敏,曹玉萍,胡力,等.2012.心理治疗师理论取向选择的影响因素.中国心理卫生杂志.

柳娜,张亚林,邹韶红,等.2010.亲密伴侣暴力施暴者心理干预的发展.中国心理卫生杂志,24(6):416~419.

唐秋萍,邓云龙.2002.精神分裂症心理治疗的研究现状.中国行为医学科学,11(1):115~117.

王国强,张亚林,黄国平等.2007.合并道家认知疗法治疗早期高血压的随机对照研究.中国临床心理学杂志,15(3):326~328,307.

许又新.1993.心理治疗入门.贵阳:贵州教育出版社.

杨德森,张亚林,肖水源,等.2002.中国道家认知疗法介绍.中国神经精神疾病杂志,28(2):152~154.

杨放如.2000.心身放松疗法治疗原发性高血压的临床疗效观察.

中国临床心理学杂志,8(2):120,121.

杨加青,赵兰民,买孝莲.2005.中国道家认知疗法并用盐酸米安色林与单用盐酸米安色林治疗老年抑郁症的对照研究.中国神经精神疾病杂志,31(5):333~335.

杨坚.1994.治疗家的心理品质在心理治疗中的作用.中国临床心理学杂志,2(3):188~190.

俞少华,张亚林,罗爱兰,等.大学生心理辅导模式的研究.中国心理卫生杂志,17(4):219~222.

张日昇,徐洁,张雯.2008.心理咨询与治疗研究中的质性研究.心理科学,31:681~684.

张亚林,曹玉萍.2011.家庭暴力的现状及干预.北京:人民卫生出版社.

张亚林,林克明.1995.论心理学的本土化.中国临床心理学杂志,3(4):217~219.

张亚林,杨德森,肖泽萍,等.2000.中国道家认知疗法治疗焦虑障碍.中国心理卫生杂志,14(1):62.

张亚林,杨德森.1986.系统脱敏治疗癔症的对照研究.中华神经精神科杂志,19(5):297.

张亚林,杨德森.1988.系统脱敏与冲击疗法社交恐怖的疗效比较.中国心理卫生杂志,6:250~252.

张亚林,杨德森.1998.中国道家认知疗法—ABCDE技术.中国心理卫生杂志,12(3):188~190.

张亚林,赵靖平,杨德森,等.2000.广泛性焦虑患者单胺递质、神经内分泌及免疫的动态观察.中华精神科杂志,33(4):200~202.

张亚林.1993.行为疗法.贵阳:贵州教育出版社.

张迎黎,张亚林,杨桓.2010.关键事件技术在心理治疗及临床医学中的应用.医学与哲学(人文社会医学版),31(6):48,49.

赵静波,季建林.2009.心理咨询和治疗师的专业能力和情感能力的多中心调查.中国心理卫生杂志,23(4):229~233.

朱金富,杨德森,肖水源,等.2006.道家认知疗法对冠心病患者纤溶激活系统的影响.中国心理卫生杂志,20(12):824.

邹韶红,张亚林,张勇,等.2009.预防性心理干预对新婚夫妻家庭暴力态度的影响.中国心理卫生杂志,23(11):814~818.

邹韶红,张勇,张亚林,等.2012.新婚夫妻男性受虐心理干预效果分析.中国公共卫生杂志,28(1):22~24.

左成业,钟友彬,张亚林.1993.心理冲突与解脱——现代心理治疗.长沙:湖南科学技术出版社.

左成业.1989.系统式家庭心理治疗.国外医学精神病学分册,1:1~5.

Castonguay,LG,Beutler,LE.2006.Principles of therapeutic change:A task force on participants,relationships,and techniques factors. Journal of Clinical Psychology,62,631~638.

Derson Young,Liang Zhou,Jiang-Fu Zhu.2008.Daoistic cognitive psychotherapy:philosophical foundation and basic procedure. World Cultural Psychiatry Research Review,32~36.

Lei Feng,Yuping Cao,Yalin Zhang,et al.2011.Psychological therapy with Chinese patients. Asia-Pacific Psychiatry,3:167~172.

Lucock,M P,Hall,P,Noble.2006.Factors influencing the clinical practice of psychotherapists in the UK. Clinical Psychology and Psychotherapy,13:123~130.

Seligman,MEP.1995.The effectiveness of psychotherapy:The Consumer Reports study,American Psychologist,50:965~974.

Yalin Zhang,Derson Young,Lingjiang Li,et al.2002.Chinese Taoist Cognitive Psychotherapy in the treatment of generalized anxiety disorder in contemporary China. Transcultural Psychiatry,39(1):115~129.

Yuping Cao.2012.An indigenous psychotherapy:Chinese Taoist Cognitive Psychotherapy. In:Roy Moodley,Uwe PGielen,Rosa Wu. Handbook of Counseling and Psychotherapy in an International Context.

索　引

Y

其他